住院医师规范化培训考试用书

住院医师规范化培训考试
通关必做2000题

→ **妇产科** ←

主　编　王丽霞

副主编　王　宁　康　立　刘红秀

编　委　(按姓氏笔画排序)

刘佳欣　刘奕彤　孙海燕　杨　坤　李利娜

李思辉　佟　玉　邹田甜　孟雪云　赵　颖

贺　佳　黄家珍　崔　雪　程　晓　谭　爽

霍佳宁　魏　巍

中国健康传媒集团

中国医药科技出版社

内 容 提 要

本书根据国家卫健委颁布的《住院医师规范化培训结业理论考核大纲》，精选 2000 余道试题，题型全面，并对较难和易错题做出详细解析，以帮助住院医师了解培训考试形式和内容，融会贯通地掌握相关考点，顺利通过考核。书末附赠模拟试卷及其答案与解析，以供考生实战演练，有效检验复习效果。

本书主要适用于妇产科住院医师规范化培训基地学员和相关带教老师，也可供相关专业本科生、研究生及专科医师参考使用。

图书在版编目（CIP）数据

妇产科住院医师规范化培训考试通关必做 2000 题/王丽霞主编. —北京：中国医药科技出版社，2023.2
住院医师规范化培训考试用书
ISBN 978 – 7 – 5214 – 3735 – 5

Ⅰ.①妇…　Ⅱ.①王…　Ⅲ.①妇产科病 – 诊疗 – 资格考试 – 习题集　Ⅳ.①R71 – 44

中国国家版本馆 CIP 数据核字（2023）第 006382 号

美术编辑	陈君杞
责任编辑	高一鹭　刘孟瑞
版式设计	友全图文

出版　**中国健康传媒集团**｜中国医药科技出版社

地址　北京市海淀区文慧园北路甲 22 号

邮编　100082

电话　发行：010 – 62227427　邮购：010 – 62236938

网址　www.cmstp.com

规格　787mm × 1092mm $\frac{1}{16}$

印张　35 $\frac{1}{2}$

字数　785 千字

版次　2023 年 2 月第 1 版

印次　2023 年 2 月第 1 次印刷

印刷　三河市万龙印装有限公司

经销　全国各地新华书店

书号　ISBN 978 – 7 – 5214 – 3735 – 5

定价　**88.00 元**

获取新书信息、投稿、为图书纠错，请扫码联系我们。

◉ 前 言 ◉

根据国家卫健委、人力资源和社会保障部等联合发布的《关于建立住院医师规范化培训制度的指导意见》，住院医师规范化培训是近年来中国医疗卫生健康领域的一项重要工作。目前，中国医师协会已基本完成住院医师规范化培训基地标准、培训内容与统一标准的确立，参加规培对全国各地的住院医师而言已是势在必行。对于临床医学专业硕士研究生而言，必须取得住院医师规范化培训合格证书才能申请硕士专业学位。我国住培考核主要分为两个部分：第一部分是专业理论考核，试题来自国家设立的理论考核题库，题型为选择题；第二部分为临床实践能力考核，在培训基地进行，根据临床病例及模拟操作进行面试。为了能帮助住院医师更好地学习妇产科专业知识，顺利通过国家结业考核，特编写此书。

《妇产科住院医师规范化培训考试通关必做 2000 题》力求实现"三大转化"——基本理论转化为临床实践、基本知识转化为临床思维、基本技能转化为临床能力；完成"两大提升"——从执业医师到住院医师的提升，从住院医师到专科医师的提升！

《妇产科住院医师规范化培训考试通关必做 2000 题》由具有丰富教学和临床实践经验的老师编写而成，根据国家卫健委颁布的《住院医师规范化培训结业理论考核大纲》，精选 2000 余道试题，题型全面，并对较难和易错题做出详细解析，以帮助住院医师了解规培考试形式和内容，融会贯通地掌握相关考点，顺利通过考核，并逐步提高疾病诊断能力和解决实际问题的能力。书末附赠一套模拟试卷及其答案与解析，以供考生实战演练，有效检验复习效果。

本书内容具有实用性、权威性和先进性，主要适用于妇产科住院医师规范化培训基地学员和相关带教老师，也可供相关专业本科生、研究生及专科医师参考使用。

由于编者经验水平有限，书中错误和疏漏之处在所难免，恳请广大师生和读者批评指正。

题型说明

A1 型题：单句型最佳选择题

每道试题由一个题干和 A、B、C、D、E 五个备选答案组成。备选答案中只有一个答案为正确答案，其余四个均为干扰答案。

例：骨盆的关节包括

A. 耻骨联合、骶髂关节与骶尾关节

B. 耻骨联合与骶髂关节

C. 耻骨联合与骶尾关节

D. 骶髂关节与骶尾关节

E. 骶尾关节

正确答案：A

【解析】骨盆由骶骨、尾骨和左右两块髋骨及其韧带连结而成。骨盆的关节包括耻骨联合、骶髂关节和骶尾关节。

A2 型题：病历摘要型最佳选择题

每道试题由一个简要病历作为题干，一个引导性问题和 A、B、C、D、E 五个备选答案组成。备选答案中只有一个答案为正确答案，其余四个均为干扰答案。

例：孕妇，31 岁，现孕 41 周，无产兆。宫高 35cm，LOA，胎头入盆，胎心率 135 次/分。2 周前尿 E_3 值为 16mg/24 小时，今日测为 8mg/24 小时，应考虑为

A. 胎儿宫内窘迫

B. 胎儿生长迟缓

C. 脐带受压

D. 胎盘功能减退

E. 胎儿过度成熟

正确答案：D

【解析】尿雌三醇（E_3）及雌三醇/肌酐（E/C）比值测定：如 24 小时 E_3 的总量 <10mg，或尿 E/C 比值 <10 时，为子宫胎盘功能减退。

A3 型题：病例组型最佳选择题

每道试题先叙述一个以患者为中心的临床场景，然后提出若干个相关问题，每个问题均与开始叙述的临床场景有关，但测试要点不同，且问题之间相互独立。每个问题下面都有 A、B、C、D、E 五个备选答案，备选答案中只有一个答案为正确答案，其余四个均为干扰答案。

例：（1~2 题共用题干）

经产妇，38 岁，G_5P_1，停经 29 周，阴道流血 2 天，无腹痛，孕期未规律产检，现阴道少量

流血。入院查体：血压 100/70mmHg，心率 80 次/分，心、肺（－），腹软，未及明显宫缩，无压痛，胎心率 140 次/分。超声提示胎盘完全覆盖宫颈内口，胎方位横位。胎儿大小与孕周相符。

1. 可能的诊断为

A. 胎盘早剥 B. 前置胎盘

C. 胎儿宫内窘迫 D. 胎膜早破

E. 以上均不正确

正确答案：B

【解析】患者可能的诊断为前置胎盘。妊娠晚期无痛性阴道出血为前置胎盘的特点。所以选项 B 正确。查体未及明显宫缩，子宫无压痛，胎盘早剥（选项 A）不能诊断。若持续胎心听诊，胎心率＜110 次/分或＞160 次/分时应考虑胎儿宫内窘迫（选项 C）可能。前置胎盘极少发生胎膜早破，题中无明显阴道流液表现，故胎膜早破（选项 D）无法诊断。因此本题的正确答案为 B。

2. 患者发生上述疾病的可能原因为

A. 经产妇

B. 多次刮宫

C. 受精卵滋养层发育迟缓

D. 子宫内膜损伤或病变

E. 以上全部

正确答案：E

【解析】前置胎盘的病因尚不清楚。高龄孕妇（＞35 岁）、经产妇或多产妇、吸烟或吸毒女性为高危人群。其原因可能为子宫内膜损伤或病变、胎盘异常、受精卵滋养层发育迟缓。

A4 型题：病例串型最佳选择题

每道试题先叙述一个以患者为中心的临床场景，然后提出若干个相关问题。当病情逐渐展开时，可以逐步增加新的信息。每个问题均与开始叙述的临床场景有关，也与新增加的信息有关，但测试要点不同，且问题之间相互独立。每个问题下面都有 A、B、C、D、E 五个备选答案，备选答案中只有一个答案为正确答案，其余四个均为干扰答案。

例：（1～3 题共用题干）

初产妇，29 岁，现孕 38^{+2} 周。单胎头位入院待产。自然临产，现阴道检查，宫口开 4cm，胎先露头，S＝0，宫缩间隔 3～4 分钟，持续 30～40 秒。

1. 现目前的处理措施正确的是

A. 继续观察

B. 人工破膜

C. 静脉滴注缩宫素

D. 补液支持

E. 剖宫产

正确答案：A

【解析】孕妇自然临产，宫口开4cm，S=0，宫缩间隔3~4分钟，持续30~40秒，属于正常产程，可不予处理，先继续观察。

2. 4小时后，产妇宫缩时子宫体部不变硬，持续20秒，间隔5~6分钟，胎心140次/分，查宫口开4cm，S=0，胎膜未破，此时最适宜的处理是

    A. 继续观察

    B. 立即剖宫产终止妊娠

    C. 缩宫素静脉滴注

    D. 人工破膜

    E. 产钳助产

    正确答案：D

【解析】4小时后宫口仍开4cm，S=0，宫缩间隔延长，临产后子宫收缩节律性、对称性及极性无改变，但收缩力减弱，考虑为继发性子宫收缩乏力，即产程早期宫缩正常，于第一产程活跃期后期或第二产程时宫缩减弱。可采取人工破膜加速产程，如仍无进展，亦可静脉滴注缩宫素加强宫缩。

3. 此时对母儿的影响，叙述不正确的是

    A. 产妇精神疲惫、全身乏力

    B. 易发生羊水栓塞

    C. 易发生胎儿窘迫

    D. 可致产后出血和产褥感染率增加

    E. 可致产后尿潴留

    正确答案：B

【解析】子宫收缩乏力可引起产程延长至产妇休息不好、精神与体力消耗；呻吟和过度换气、进食减少，可出现精神疲惫、乏力、排尿困难及肠胀气。严重者引起产妇脱水、低钾血症或酸中毒，最终影响子宫收缩，手术产率增加。第二产程延长可因产道受压过久，发生产后尿潴留，受压组织长期缺血，继发水肿、坏死，软产道受损，形成生殖道瘘。同时，易导致产后出血和产褥感染。不协调性宫缩乏力时子宫收缩间歇期子宫壁不能完全松弛，对子宫胎盘循环影响大，易发生胎儿窘迫；产程延长使胎头及脐带等受压时间过久，手术助产机会增加，易导致新生儿窒息、产伤、颅内出血及吸入性肺炎等。宫缩过强使宫腔压力增高，增加羊水栓塞的风险，故宫缩乏力不会增加羊水栓塞风险。所以选项B的叙述错误。

B1型题：配伍题

每组试题由若干道题和A、B、C、D、E五个备选答案组成。所有试题共用备选答案，每个备选答案可能被选择一次、多次或不被选择。

例：（1~4题共用备选答案）

    A. 子宫瘢痕

    B. 产科手术创伤

    C. 宫缩剂使用不当

D. 胎先露部下降受阻

E. 子宫收缩药物使用不当

1. 产时子宫破裂的主要原因为

2. 自发性子宫破裂的主要原因为

3. 产钳助产后出现子宫破裂的主要原因为

4. 宫缩剂的剂量、使用方法或应用指征不当引发子宫破裂的原因可能为

正确答案：D、A、B、E

【解析】（1）骨盆狭窄、头盆不称、软产道梗阻、胎位异常、巨大胎儿或胎儿畸形（如联体婴儿等）等均可导致胎先露下降受阻，生产时子宫下段过分伸展变薄可发生子宫破裂。（2）剖宫产术、子宫肌瘤剔除术、宫角切除术、子宫成形术后形成瘢痕子宫，在妊娠晚期或分娩期由于宫腔内压力增高可使瘢痕破裂产生子宫破裂。（3）产科手术损伤可引起子宫破裂。宫颈口未开全时行产钳助产、中、高位产钳牵引或臀牵引术等可造成宫颈裂伤延及子宫下段。（4）胎儿娩出前缩宫素或其他宫缩剂的剂量、使用方法或应用指征不当，或孕妇对药物敏感性个体差异，可导致子宫收缩过强，从而引起子宫破裂。

X 型题：多项选择题

每道试题由一个题干和 A、B、C、D、E 五个备选答案组成。备选答案中有两个或两个以上的正确答案。多选、少选、错选均不得分。

例：原发性闭经的常见病因有

A. 性腺发育障碍

B. 米勒管发育不全

C. 下丘脑功能异常

D. 多囊卵巢综合征

E. 高催乳素血症及卵巢早衰

正确答案：ABC

【解析】原发性闭经的常见原因有性腺发育障碍、米勒管发育不全及下丘脑功能异常等，诊断时应重视染色体核型分析。继发性闭经的常见原因有多囊卵巢综合征、高催乳素血症及卵巢早衰等，以下丘脑性闭经最常见，诊断时应重视性激素测定。

⊙ 目 录 ⊙

上篇 通关试题

下篇　试题答案与解析

01

上篇　通关试题

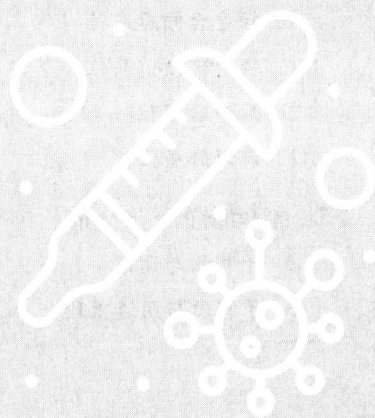

第一章　女性生殖系统解剖及生理

一、A1 型题

1. 骨盆的关节包括
  A. 耻骨联合、骶髂关节与骶尾关节
  B. 耻骨联合与骶髂关节
  C. 耻骨联合与骶尾关节
  D. 骶髂关节与骶尾关节
  E. 骶尾关节

2. 左侧卵巢动脉来自
  A. 左髂总动脉
  B. 左髂外动脉
  C. 左髂内动脉
  D. 左腹主动脉
  E. 左肾动脉

3. 关于阴道，以下叙述正确的是
  A. 位于真骨盆下部中央，上窄下宽
  B. 上端包绕子宫颈，下端开口于阴道前庭前部
  C. 后穹隆顶端与子宫直肠陷凹贴近，子宫直肠陷凹是腹腔最低部分
  D. 阴道后壁短于前壁
  E. 黏膜由复层鳞状上皮细胞所覆盖，有腺体

4. 子宫的正常位置为
  A. 水平位
  B. 轻度后倾后屈位
  C. 轻度前倾前屈位
  D. 后倾后屈位
  E. 前倾前屈位

5. 子宫动脉的下支分布于
  A. 子宫颈与阴道
  B. 子宫颈与阴道上段
  C. 阴道

  D. 子宫体、宫颈与阴道上段
  E. 子宫峡部、宫颈与阴道

6. 子宫动脉的上支分为
  A. 卵巢支与输卵管支
  B. 宫体支、宫颈支与阴道支
  C. 宫底支、卵巢支与输卵管支
  D. 宫底支、宫体支与宫颈支
  E. 宫体支、卵巢支与输卵管支

7. 维持子宫前倾的韧带是
  A. 圆韧带
  B. 阔韧带
  C. 主韧带
  D. 宫骶韧带
  E. 圆韧带 + 宫骶韧带

8. 关于卵巢的形态学特征，以下叙述不正确的是
  A. 为一对扁椭圆形的性腺
  B. 借卵巢系膜与阔韧带相连
  C. 卵巢的大小、形状随年龄大小而有差异
  D. 绝经后卵巢逐渐萎缩变小变硬
  E. 卵巢表面有腹膜

9. 临床上寻找卵巢血管的标志是
  A. 卵巢悬韧带
  B. 卵巢子宫索
  C. 子宫阔韧带
  D. 卵巢系膜
  E. 卵巢固有韧带

10. 关于女性内生殖器的血供，以下描述不正确的是
  A. 营养子宫的动脉是腹主动脉的分支
  B. 子宫动脉发出阴道支营养阴道
  C. 输卵管的血液供应来自子宫动脉和卵巢动脉
  D. 卵巢的血液供应来自子宫动脉和卵巢

动脉

　　E. 子宫动脉分支营养子宫、卵巢、输卵
　　　　管、阴道

11. 以下不属于子宫韧带的是

　　A. 圆韧带　　　　　　B. 阔韧带

　　C. 宫骶韧带　　　　　D. 主韧带

　　E. 骨盆漏斗韧带

12. 子宫最狭窄的部分是

　　A. 组织学内口　　　　B. 解剖学内口

　　C. 子宫颈管　　　　　D. 子宫峡部

　　E. 子宫外口

13. 子宫动脉来自于

　　A. 髂内动脉　　　　　B. 髂外动脉

　　C. 髂总动脉　　　　　D. 股主动脉

　　E. 腹主动脉

14. 关于子宫峡部，以下叙述不正确的是

　　A. 峡部下端为组织学内口

　　B. 峡部上端为解剖学内口

　　C. 峡部下端为解剖学内口

　　D. 是子宫体和子宫颈之间最狭窄的部分

　　E. 子宫峡部于妊娠晚期伸展为子宫下段

15. 行全子宫切除术时不需要切断的韧带是

　　A. 主韧带　　　　　　B. 子宫圆韧带

　　C. 子宫骶韧带　　　　D. 卵巢固有韧带

　　E. 骨盆漏斗韧带

16. 关于子宫阔韧带，以下叙述不正确的是

　　A. 上缘游离

　　B. 有前后两叶

　　C. 外1/3包绕输卵管

　　D. 外1/3部包绕卵巢动静脉，形成骨盆漏
　　　　斗韧带

　　E. 宫体两侧的阔韧带中富含血管、神经
　　　　及淋巴管

17. 关于阴道壁的组织结构，以下叙述不正确

的是

　　A. 阴道壁自内向外由黏膜、肌层和纤维
　　　　组织膜构成

　　B. 阴道黏膜层由非角化复层鳞状上皮
　　　　覆盖

　　C. 阴道上端1/3处黏膜不受性激素影响，
　　　　无周期性变化

　　D. 肌层由内环和外纵两层平滑肌构成

　　E. 阴道壁富有静脉丛，损伤后易出血或
　　　　形成血肿

18. 关于女性内生殖器的血液供应，以下叙述
正确的是

　　A. 子宫动脉上支分为宫底支、卵巢支及
　　　　输卵管支

　　B. 子宫动脉下支比子宫动脉上支粗

　　C. 盆腔静脉感染不易于蔓延

　　D. 卵巢动脉经卵巢固有韧带到达卵巢

　　E. 阴道动脉来自髂外动脉

19. 关于会阴的叙述，下列错误的是

　　A. 是位于阴道口和肛门之间的楔形软
　　　　组织

　　B. 厚3～4cm

　　C. 由表及里为皮肤、皮下脂肪、筋膜、
　　　　部分肛提肌和会阴中心腱

　　D. 分娩时因会阴伸展性极小，故易发生
　　　　裂伤

　　E. 妊娠后期会阴组织变软，有利于分娩

20. 以下结构不是由腹膜构成的是

　　A. 卵巢悬韧带　　　　B. 卵巢系膜

　　C. 输卵管系膜　　　　D. 卵巢固有韧带

　　E. 子宫阔韧带

21. 阴道动脉来自

　　A. 肾动脉　　　　　　B. 腹主动脉

　　C. 髂外动脉　　　　　D. 髂内动脉

　　E. 髂总动脉

22. 以下骨盆类型中最少见的是

    A. 女型骨盆　　　　B. 男型骨盆

    C. 扁平型骨盆　　　D. 混合型骨盆

    E. 类人猿型骨盆

23. 关于肛提肌的组成从前内向后外分别为

    A. 耻尾肌、髂尾肌和坐尾肌

    B. 坐尾肌、耻尾肌和球海绵体肌

    C. 耻尾肌、髂尾肌和球海绵体肌

    D. 坐尾肌、耻尾肌和坐骨海绵体肌

    E. 耻尾肌、髂尾肌和坐骨海绵体肌

24. 判断中骨盆是否狭窄的重要指标是

    A. 髂嵴间径　　　　B. 髂棘间径

    C. 骶耻外径　　　　D. 坐骨结节横径

    E. 坐骨切迹宽度

25. 舟状窝位于

    A. 阴蒂与尿道口之间

    B. 小阴唇与处女膜之间

    C. 尿道口与阴道口之间

    D. 阴道口与阴唇系带之间

    E. 大阴唇后方与阴道口之间

26. 关于骨盆底的形态学特征，以下说法正确的是

    A. 外层为盆膈

    B. 肛门外括约肌属盆膈范畴

    C. 中层为泌尿生殖膈

    D. 球海绵体肌有松弛阴道的作用

    E. 肛门外括约肌是组成骨盆底部大的肌肉

27. 关于子宫肌层，以下叙述不正确的是

    A. 非孕时厚约0.8cm

    B. 由平滑肌组织、少量弹力纤维与胶原纤维组成

    C. 肌层是子宫体壁的3层结构中最厚的一层

    D. 子宫收缩时血管被压缩，能有效地制止产后出血

    E. 肌纤维的分布外层多为纵行，内层多为网状结构，中间为环行

28. 维持子宫在盆腔内正常位置的是

    A. 骨盆底肌肉及其上下筋膜的支托作用

    B. 膀胱和直肠的支撑

    C. 子宫四对韧带及盆底组织的支托作用

    D. 子宫四对韧带的作用

    E. 腹腔压力的作用

29. 关于女性生殖系统，以下叙述正确的是

    A. 前庭大腺开口于大小阴唇间沟，大小约1~2cm

    B. 子宫体与子宫颈长度比例，婴儿期为1:1，成年为2:1

    C. 子宫内膜层有内膜下层组织

    D. 成年女性输卵管间质部与峡部长度比约1:(2~3)

    E. 生育期妇女卵巢重约3~4g

30. 关于女性生殖系统的淋巴系统，以下叙述不正确的是

    A. 分为髂淋巴组、骶前淋巴组和腰淋巴组

    B. 外生殖器、阴道下段、会阴及肛门部的淋巴被腹股沟浅淋巴结收纳

    C. 阴蒂、腹股沟浅淋巴被腹股沟深淋巴结收纳

    D. 会阴及下肢的淋巴被腹股沟浅淋巴结收纳

    E. 子宫底、输卵管、卵巢淋巴部分汇入腰淋巴结

31. 支配女性外生殖器的神经主要为

    A. 会阴神经　　　　B. 痔下神经

    C. 外阴神经　　　　D. 阴部神经

    E. 阴蒂背神经

32. 卵巢表面覆盖有

A. 浆膜   B. 结缔组织

C. 生发上皮   D. 卵巢实质

E. 卵巢白膜

33. 关于女性骨盆对分娩的影响，以下叙述不正确的是

A. 真骨盆是胎儿娩出的骨产道

B. 阴道分娩时胎儿循骨盆轴娩出

C. 男型骨盆出口前矢状径较短，呈漏斗状，常导致难产

D. 假骨盆与产道无直接关系

E. 坐骨棘位于真骨盆中部，是判断胎先露下降程度的重要标志

34. 骨盆外测量骶耻外径的后标志点为

A. 第 5 腰椎棘突

B. 米氏菱形窝的上角

C. 腰骶部菱形窝的中央

D. 髂嵴后连线中点上 1.5cm

E. 髂后上棘连线中点下 2 ~ 2.5cm

35. 宫骶韧带的前端是在

A. 宫颈上侧方

B. 宫颈后面侧方

C. 子宫颈两侧

D. 子宫后面侧方

E. 宫颈后面上侧方

36. 衡量胎先露下降程度的重要指示点是

A. 坐骨棘   B. 骶尾关节

C. 宫颈外口   D. 胎先露最低点

E. 坐骨结节间径中点

37. 关于女性生殖器黏膜上皮，下列说法正确的是

A. 子宫内膜为柱状上皮

B. 输卵管黏膜为复层高柱状上皮

C. 阴道黏膜上皮为单层鳞状上皮

D. 子宫颈管黏膜为复层鳞状上皮

E. 子宫颈阴道部黏膜为高柱状上皮

38. 加强盆底托力的肌肉是

A. 肛提肌   B. 球海绵体肌

C. 会阴浅横肌   D. 会阴深横肌

E. 坐骨海绵体肌

39. 属于海绵体组织的是

A. 阴阜   B. 阴蒂

C. 小阴唇   D. 大阴唇

E. 处女膜

40. 基础体温双相型曲线表明

A. 有排卵

B. 子宫内膜发生增生期变化

C. 生殖器感染

D. 子宫内膜结核

E. 有雌激素分泌

41. 关于雌激素的生理作用，以下叙述不正确的是

A. 促使子宫发育并使子宫收缩力增强

B. 加强输卵管肌节律性收缩的振幅

C. 控制促性腺激素的分泌

D. 促进钠与水的排泄

E. 抑制低密度脂蛋白合成

42. 关于排卵的机制，以下叙述不正确的是

A. 排卵前，出现 LH/FSH 峰

B. 是酸性黏多糖（AMPS）的作用

C. LH/FSH 高峰促使纤维酶蛋白酶生成

D. 前列腺素增多

E. 卵巢皮质及外膜平滑肌纤维收缩

43. 在下列选项中提示无排卵的是

A. 阴道脱落细胞涂片多为中层或角化的细胞

B. 子宫内膜呈分泌期变化

C. 卵巢内黄体形成

D. 经前宫颈黏液结晶涂片可见羊齿状结晶

E. 基础体温双相型

44. 下列不属于孕激素的生理作用的是

A. 使宫口闭合

B. 使阴道上皮细胞脱落加快

C. 使基础体温在排卵后降低1℃

D. 促使子宫内膜由增殖期变为分泌期

E. 促进水钠排泄

45. 子宫内膜由增殖期变为分泌期，主要是受哪种激素的作用

    A. 雄激素

    B. 孕激素

    C. 卵泡刺激素（FSH）

    D. 黄体生成素（LH）

    E. 促性腺激素释放激素（GnRH）

46. 黄体发育到达高峰的时间是

    A. 排卵前2~3天

    B. 排卵后5~6天

    C. 排卵前7~8天

    D. 排卵后7~8天

    E. 排卵后12~14天

47. 关于性腺分化，以下描述正确的是

    A. 生殖腺嵴和中肾嵴相邻，生殖腺嵴在外侧，中肾嵴在内侧

    B. 性腺由原始生殖细胞和体腔上皮共同组成

    C. Y染色体长臂上有编码睾丸决定因子的性别决定区

    D. 原始生殖腺细胞表达睾丸决定因子，性腺就会分化为睾丸

    E. 原始生殖腺细胞不表达睾丸决定因子，则在胚胎第6周时，原始性腺分化为卵巢

48. 诊断有无排卵，理想的诊刮时间是

    A. 月经第1天

    B. 月经第5天

    C. 月经干净后3天

    D. 月经周期中间

    E. 月经来潮6小时内

49. 关于女性甾体激素，以下说法不正确的是

    A. 属于类固醇激素

    B. 孕激素的代谢产物为雄酮、原胆烷醇酮

    C. 雌激素含18个碳原子

    D. 雄激素含19个碳原子

    E. 孕激素含21个碳原子

50. 检查阴道上皮细胞以估计激素水平，适宜的取材部位是

    A. 阴道上段侧壁   B. 阴道下1/3段

    C. 阴道前庭   D. 宫颈表面

    E. 阴道后穹隆

51. 对于正常月经的临床表现，以下叙述不正确的是

    A. 具有周期性及自限性

    B. 体弱或营养不良者月经初潮常推迟

    C. 月经第一次来潮称月经初潮

    D. 月经来潮时伴有明显下腹痛是正常现象

    E. 正常月经不超过80ml

52. 以下符合雌激素生理作用的是

    A. 降低妊娠子宫对缩宫素的敏感性

    B. 使子宫内膜增生

    C. 使宫颈黏液减少变稠，拉丝度减少

    D. 使阴道上皮脱落加快

    E. 通过中枢神经系统有升温作用

53. 关于雌激素的周期性变化，下列说法恰当的是

    A. 随着卵泡发育成熟，雌激素分泌逐渐增多

    B. 卵泡开始发育时，雌激素处于中等水平

    C. 黄体退化时，雌激素分泌量急剧上升

    D. 于排卵前分泌量突然减少

E. 排卵后分泌量继续减少

54. 雌激素对下丘脑的反馈作用为

A. 雌激素 – 负反馈，孕激素 – 正反馈

B. 雌激素 – 正反馈，孕激素 – 负反馈

C. 雌激素 – 负反馈，孕激素 – 负反馈

D. 雌激素 – 负反馈，孕激素 – 正负反馈

E. 雌激素 – 正负反馈，孕激素 – 负反馈

55. 卵巢内类固醇激素（甾体激素）的合成途径是

A. 胆固醇→雌激素→雄激素

B. 胆固醇→孕激素→雌激素

C. 胆固醇→雄激素→雌激素

D. 胆固醇→雄激素→孕激素

E. 胆固醇→雌激素→孕激素

56. 血中垂体促性腺激素含量最高的时期是

A. 月经来潮前期　　B. 绝经后 3 年

C. 新生儿期　　　　D. 青春期

E. 老年期

57. 属于子宫内膜分泌中期镜下特征的是

A. 见到顶浆分泌

B. 子宫内膜呈海绵状

C. 腺上皮细胞呈立方形或低柱状

D. 腺上皮细胞核下开始出现含糖原小泡

E. 内膜腺体开口面向宫腔，有糖原等分泌物溢出

58. 无周期性变化不受性激素影响的是

A. 宫颈黏膜　　　　B. 子宫内膜

C. 阴道上皮细胞　　D. 输卵管黏膜

E. 卵巢生发上皮

59. 卵子完成第 1 次成熟分裂是在

A. 受精时　　　　　B. 排卵期

C. 出生时　　　　　D. 青春期

E. 胚胎 8～10 周

60. 排卵前卵泡的结构由外向内排列正确的是

A. 颗粒细胞、卵泡腔、卵丘和放射冠

B. 卵泡外膜、卵泡内膜、卵泡腔、卵丘和放射冠

C. 卵泡内膜、颗粒细胞、卵泡腔、卵丘和放射冠

D. 卵泡外膜、颗粒细胞、卵泡腔、卵丘和放射冠

E. 卵泡外膜、卵泡内膜、颗粒细胞、卵泡腔和放射冠

61. 对 GnRH 的释放具有促进和抑制双重作用的是

A. 去甲肾上腺素　　B. β – 内啡肽

C. 5 – 羟色胺　　　D. 多巴胺

E. 褪黑激素

62. 关于雄激素分泌的周期性变化，以下叙述不正确的是

A. 女性雄激素全部来自肾上腺

B. 卵巢能分泌睾酮、雄烯二酮和脱氢表雄酮

C. 卵泡内膜层是合成分泌雄烯二酮的主要部位

D. 卵巢间质细胞和门细胞主要合成与分泌睾酮

E. 排卵前循环中雄激素升高可促进非优势卵泡闭锁

二、A2 型题

63. 患者女性，28 岁。月经周期为 28 天，有排卵。此患者在月经周期第 17 天进行刮宫，子宫内膜镜检属于

A. 增生早期　　　　B. 增生晚期

C. 分泌早期　　　　D. 分泌晚期

E. 排卵期

64. 患儿女性，15 岁。骑自行车时不慎摔伤，自觉外阴部胀痛难忍，最可能的诊断为

A. 小阴唇裂伤　　　B. 大阴唇血肿

C. 处女膜破裂　　　D. 会阴体损伤

E. 前庭大腺出血

65. 初产妇，29 岁。妊娠 40 周，规律宫缩 10 小时见胎头拨露，欲行会阴侧切术，会切断的肌肉不包括

A. 会阴浅横肌　　　B. 坐骨海绵体肌

C. 会阴深横肌　　　D. 球海绵体肌

E. 部分肛提肌

66. 患者女性，28 岁。平素月经规律，月经史：$13 \text{岁} \frac{5}{26} \text{天}$。患者的排卵时间一般在月经周期的

A. 第 5 天　　　　B. 第 12 天

C. 第 14 天　　　　D. 第 16 天

E. 第 19 天

67. 患者女性，28 岁。月经周期为 28 天，目前为月经干净后第 8 天，宫颈黏膜片检查结果提示清晰而典型的羊齿植物叶状结晶，表明患者所处于的阶段为

A. 月经期　　　　B. 月经前

C. 排卵期　　　　D. 已妊娠

E. 接近排卵

68. 患儿女，12 岁。月经来潮 1 年，但只来潮了 3 次，经期 7 日，周期 2 ~ 6 个月，月经色红，无血块，每次用卫生巾 1 包半，经期有腰痛。以下的处理中恰当的是

A. 经期适当休息，勿做剧烈运动

B. 少量雌激素周期治疗

C. 雌激素、孕激素周期治疗

D. 经期口服止痛药

E. 经期服用丹参片

69. 患儿女，14 岁。13 岁月经初潮，现月经周期无规律性，以下说法不正确的是

A. 可能是因为雌激素水平不足以引起 LH 的高峰

B. 初潮后最初 2 年无排卵性月经周期常见

C. 该患者无须用药物治疗

D. FSH 可逐渐升高出现正反馈

E. 已初步具有生育能力，生殖系统功能发育已完善

70. 患者女性，29 岁。结婚 3 年正常夫妻生活未孕（不分居，未避孕）。为了解卵巢功能，决定做阴道细胞学涂片检查。医生考虑采样和分析结果时，以下说法不正确的是

A. 排卵前在雌激素作用下增生、角化

B. 阴道黏膜的变化在阴道中 1/3 处最明显

C. 阴道黏膜受雌激素、孕激素的变化而改变

D. 排卵前阴道细胞富含糖原，并被阴道杆菌分解而呈酸性

E. 排卵后在孕激素作用下上皮细胞大量脱落

71. 患者女性，49 岁。月经周期紊乱 1 年，现停经 1 个多月，基础体温单相，宫颈黏液呈典型羊齿植物叶状结晶，相应的子宫内膜表现应是

A. 增殖期图像

B. 分泌期早期图像

C. 分泌期中期图像

D. 分泌期晚期图像

E. 萎缩型图像

72. 患者女性，35 岁。带环 2 年，不规则少量出血 13 天。若支持宫外孕诊断，刮取子宫内膜可出现

A. 增生期表现

B. 分泌期早期表现

C. 分泌期分泌功能不足

D. 蜕膜样改变

E. 增生过长

三、A3/A4 型题

(73～74 题共用题干)

患者女性，47 岁。14 岁月经初潮，既往月经规律，周期 28～30 天，持续 5 天，近 1 年月经周期不规则，20～35 天行经一次，持续 7～12 天干净；经量多，每次需用卫生巾 2 包。

73. 目前该女性处于
   A. 性成熟期　　　　B. 青春期
   C. 绝经过渡期　　　D. 绝经期
   E. 绝经后期

74. 目前该女性的卵巢状况为
   A. 卵巢功能属于成熟阶段
   B. 常为有排卵性月经
   C. 卵巢内卵泡已耗竭
   D. 卵巢内卵泡数明显减少且易发生卵泡发育不良
   E. 卵巢内剩余卵泡完全丧失对垂体促性腺激素的反应

(75～77 题共用题干)

患者女性，32 岁。其月经史：13 岁 $\frac{3～5}{29}$ 天，末次月经是 10 月 21 日。

75. 她的月经周期是
   A. 3～5 天　　　　B. 24～26 天
   C. 13 天　　　　　D. 28 天
   E. 29 天

76. 患者的初潮年龄是
   A. 3～5 岁　　　　B. 13 岁
   C. 24 岁　　　　　D. 29 岁
   E. 30 岁

77. 患者的经期是
   A. 3～5 天　　　　B. 11 天
   C. 13 天　　　　　D. 29 天
   E. 30 天

(78～80 题共用题干)

患者女性，33 岁。月经史：15 岁 $\frac{5}{32}$ 天，以往月经周期规律。结婚 5 年，夫妻同居，有正常性生活，至今未怀孕。末次月经 6 月 24 日。

78. 从理论推算，该患者排卵日应在
   A. 7 月 1 日左右
   B. 7 月 7 日左右
   C. 7 月 12 日左右
   D. 7 月 14 日左右
   E. 7 月 21 日左右

79. 判断该女性患者有无排卵，最简便的检查方法是
   A. 尿孕二醇测定
   B. 孕激素试验
   C. 基础体温测定
   D. 子宫内膜活检
   E. 放射免疫法测定血浆中 LH

80. 若该患者有排卵，检查结果能反映体内已受孕激素影响的是
   A. 阴道上皮表层细胞角化
   B. 基础体温呈单相型
   C. 子宫内膜呈增生期图像
   D. 宫颈黏液出现羊齿植物叶状结晶
   E. 子宫内膜腺上皮细胞出现核下空泡

四、B1 型题

(81～83 题共用备选答案)
   A. 主韧带　　　　B. 阔韧带
   C. 圆韧带　　　　D. 宫骶韧带
   E. 骨盆漏斗韧带

81. 自输卵管伞端延伸至盆壁的韧带是
82. 保持子宫不至向下脱垂的主要韧带为
83. 可限制子宫向两侧移动的是

(84～86 题共用备选答案)

    A. 泌尿生殖膈　　B. 会阴浅筋膜

    C. 中心腱　　　　D. 盆腹膜

    E. 盆膈

84. 骨盆底的浅层肌肉的肌腱在阴道外口与肛门之间会合形成

85. 覆盖于耻骨弓与坐骨结节之间的三角形平面上的是

86. 骨盆底最坚韧的一层，由肛提肌及其筋膜组成的是

(87～88 题共用备选答案)

    A. 致密层　　　　B. 功能层

    C. 基底层　　　　D. 海绵层

    E. 子宫肌层

87. 月经后子宫内膜由哪层再生

88. 受雌激素影响而发生周期性脱落的子宫组织结构是

(89～92 题共用备选答案)

    A. 阔韧带　　　　B. 主韧带

    C. 圆韧带　　　　D. 宫骶韧带

    E. 卵巢固有韧带

89. 横行于宫颈两侧和骨盆侧壁之间的韧带是

90. 终止于大阴唇前端的子宫韧带是

91. 绕过直肠到达第 2、3 骶椎前面的筋膜的子宫韧带是

92. 将卵巢与子宫连接的韧带是

(93～96 题共用备选答案)

    A. 纤毛细胞　　　B. 无纤毛细胞

    C. 楔状细胞　　　D. 未分化细胞

    E. 基底细胞

93. 不属于输卵管黏膜上皮的是

94. 具有分化功能的细胞是

95. 有助于运送卵子的细胞是

96. 具有分泌作用的细胞是

(97～101 题共用备选答案)

    A. 子宫静脉　　　B. 子宫动脉

    C. 左卵巢静脉　　D. 右卵巢静脉

    E. 卵巢动脉

97. 来自髂内动脉前干的是

98. 汇入髂内静脉的是

99. 汇入下腔静脉的是

100. 汇入左肾静脉的是

101. 来自腹主动脉的是

(102～104 题共用备选答案)

    A. 生发上皮　　　B. 高柱状上皮

    C. 鳞状上皮化生　D. 复层鳞状上皮

    E. 有纤毛的高柱状上皮

102. 阴道黏膜是

103. 子宫颈管黏膜是

104. 输卵管黏膜是

(105～108 题共用备选答案)

    A. 入口呈扁平状，横径长而前后径短，耻骨弓宽

    B. 入口略呈三角形，两侧壁内聚，耻骨弓较窄

    C. 入口略呈横椭圆形，横径较前后径稍长，耻骨弓较宽

    D. 入口呈长椭圆形，前后径较横径稍长，耻骨弓较窄

    E. 入口呈肾形，骶骨下段向后移，尾骨呈钩状，耻骨弓宽

105. 女型骨盆的形态为

106. 男型骨盆的形态为

107. 扁平骨盆的形态为

108. 类人猿型骨盆的形态为

(109～113 题共用备选答案)

    A. 生殖隆突　　　B. 尿生殖窦

    C. 尿生殖褶　　　D. 副中肾管

    E. 生殖结节

109. 小阴唇来自

110. 大阴唇来自

111. 阴蒂来自

112. 阴道下 1/3 来自

113. 输卵管、子宫来自

（114 ~ 116 题共用备选答案）

　　A. 雌激素　　　　　B. 孕激素

　　C. LH/FSH　　　　 D. 雄激素

　　E. 甲状腺素

114. 在排卵前 24 小时左右出现峰值的是

115. 在排卵前呈低值，排卵后出现峰值的是

116. 在卵巢周期中出现两个峰值的是

（117 ~ 119 题共用备选答案）

　　A. 卵泡刺激素（FSH）

　　B. 黄体生成素（LH）

　　C. 泌乳素

　　D. 雌激素

　　E. 孕激素

117. 卵泡早期分泌量少，其后逐渐增高，高峰以后降低，黄体期再度升高。该激素是

118. 卵泡前半期分泌少，以后逐渐上升，24 小时迅速升高出现分泌陡峰，24 小时后骤降，黄体期维持低水平。该激素是

119. 卵泡早期血含量甚微，排卵后分泌量增加，7 ~ 8 天后逐渐下降。该激素是

（120 ~ 123 题共用备选答案）

　　A. 雌激素　　　　　B. 孕激素

　　C. 雄激素　　　　　D. FSH

　　E. LH

120. 激活颗粒细胞芳香化酶的是

121. 使子宫内膜由增殖期变为分泌期的是

122. 有蛋白合成作用的是

123. 使子宫内膜增生的是

（124 ~ 127 题共用备选答案）

　　A. 去甲肾上腺素　　B. β - 内啡肽

　　C. 孕激素　　　　　D. 雌激素

　　E. GnRH

124. 受垂体促性腺激素和卵巢激素正反馈调节的是

125. 抑制 GnRH 分泌的是

126. 小剂量对下丘脑产生负反馈作用的是

127. 对下丘脑和垂体有负反馈作用，抑制促性腺激素分泌的是

（128 ~ 132 题共用备选答案）

　　A. 绝经过渡期　　　B. 绝经期

　　C. 围绝经期　　　　D. 绝经后期

　　E. 老年期

128. 卵巢功能开始衰退直至绝经后 1 年内的时间称为

129. 生命中最后一次月经称为

130. 开始出现绝经趋势直至最后一次月经的时期称为

131. 绝经后的生命时期称为

132. 妇女 60 岁以后称为

五、X 型题

133. 以下关于真骨盆的叙述，正确的是

　　A. 是胎儿娩出的通道

　　B. 假骨盆是其一部分

　　C. 有骨盆入口和出口

　　D. 又称骨产道

　　E. 骨盆呈前深后浅的形态

134. 关于卵巢，以下叙述不正确的是

　　A. 生育期妇女卵巢大小约 4cm × 3cm × 1cm

　　B. 卵巢以骨盆漏斗韧带与子宫相连

　　C. 卵巢表面有腹膜覆盖

　　D. 卵巢白膜是一层致密纤维组织

　　E. 皮质是卵巢的主体

135. 以下属于子宫附件的是

　　A. 子宫角　　　　　B. 宫颈口

　　C. 卵巢　　　　　　D. 宫颈

E. 输卵管

136. 阴道黏膜层的组织结构和生理特点有

    A. 高柱状上皮

    B. 复层鳞状上皮

    C. 无腺体

    D. 黏膜上皮不受性激素影响

    E. 阴道壁有很多横行皱襞

137. 关于阴道黏膜的组织学周期性变化，以下叙述不正确的是

    A. 雌激素使阴道底层细胞增生，逐渐演变为中层细胞和表层细胞

    B. 雌激素使阴道上皮增厚

    C. 排卵后雌、孕激素使表层细胞出现角化

    D. 排卵后阴道上皮细胞主要是表层细胞

    E. 孕激素使阴道上皮脱落

138. 在子宫切除术中，进行以下哪些步骤时需要注意避免损伤输尿管

    A. 处理圆韧带时

    B. 处理子宫动脉时

    C. 处理阔韧带时

    D. 处理主韧带时

    E. 处理骨盆漏斗韧带

139. 女性外生殖器淋巴可分为

    A. 髂淋巴组

    B. 腰淋巴组

    C. 腹股沟深淋巴组

    D. 腹股沟浅淋巴组

    E. 骶前淋巴组

140. 阴部内动脉包括

    A. 痔下动脉   B. 痔中动脉

    C. 会阴动脉   D. 阴唇动脉

    E. 阴蒂动脉

141. 肛提肌的作用包括

    A. 加强尿道括约肌

    B. 加强肛门括约肌

    C. 如强阴道括约肌

    D. 加强盆底托力

    E. 加强腹肌

142. 阴道下段的血供可来自

    A. 子宫动脉下支   B. 阴部内动脉

    C. 阴道动脉   D. 痔中动脉

    E. 子宫动脉上支

143. 排卵时随卵细胞一同排出的有

    A. 放射冠

    B. 透明带

    C. 卵泡内膜细胞

    D. 卵泡外膜细胞

    E. 小部分卵丘的颗粒细胞

144. 患者女性，24 岁。青春期后月经不规律，13 岁 $\frac{5 \sim 7}{30 \sim 60}$ 天，因计划结婚生育来妇科诊治。关于患者是否有排卵需要进行的检查有

    A. FSH   B. LH

    C. 染色体   D. 雌激素

    E. 颅脑 CT 检查

145. 以下属于甾体激素的是

    A. 雌酮   B. 睾酮

    C. 雌二醇   D. 卵泡刺激素

    E. 黄体酮（孕酮）

146. 关于女性一生各阶段的生理特点，以下叙述正确的是

    A. 月经初潮标志卵巢功能成熟，为性成熟的开始

    B. 儿童期儿童体格及内、外生殖器同时发育

    C. 第二性征的出现标志青春期开始

    D. 绝经过渡期月经不规律，常为无排卵性月经

E. 绝经后期卵巢功能已完全衰竭，雌激素水平低落

147. 关于月经，以下叙述不正确的是

A. 有排卵才有月经

B. 正常月经失血量不少于 80ml

C. 月经周期的长短主要取决于卵泡成熟期的长短

D. 月经血是凝固的，常伴有血块

E. 排卵发生在月经来潮后第 14 天

148. 以下选项中，属于子宫内膜周期性变化的是

A. 增殖期　　　B. 分泌期

C. 月经期　　　D. 排卵期

E. 黄体期

149. 雌、孕激素在以下哪些生理作用中相互拮抗

A. 子宫收缩

B. 输卵管蠕动

C. 宫颈黏液变化

D. 阴道上皮细胞角化和脱落

E. 乳腺腺泡的发育

150. 检查卵巢功能常用的方法有

A. 阴道脱落细胞检查

B. 子宫内膜检查

C. 宫颈黏液结晶检查

D. 测量基础体温

E. 宫颈刮片

151. 雄激素的生理作用包括

A. 促使阴蒂、阴唇和阴阜发育

B. 促进阴毛、腋毛生长

C. 促进阴道上皮增生和角化

D. 抑制肾远曲小管对水、钠的重吸收

E. 促使长骨骨基质生长和钙的保留

152. 关于女性的基础体温，以下叙述不正确的是

A. 每天测体温，连成曲线即为基础体温

B. 孕激素能兴奋下丘脑的体温调节中枢，使体温升高

C. 基础体温出现双相是排卵的重要指标

D. 若高温相 <11 天属于黄体过早萎缩

E. 体温上升幅度 <0.3℃，可能是黄体发育不良

第二章 产前检查及孕期保健

一、A1 型题

1. 关于四步触诊法，以下项目不正确的是
   A. 了解子宫大小、胎产式和胎先露等情况
   B. 第一步是双手置于子宫底部，判断是胎头还是胎臀
   C. 第二步是双手分别置于腹部两侧，辨别胎背方向
   D. 第三步是双手置于耻骨联合上方，了解先露是头还是臀
   E. 第四步是双手置于胎先露两侧，沿骨盆入口向下深按，进一步核实先露部，并确定入盆的程度

2. 妊娠中期胎儿宫内状况的监测内容不包括
   A. 宫高、腹围的测量
   B. 胎心率监测
   C. 胎动计数
   D. 超声评估胎儿发育及结构异常筛查
   E. 胎儿染色体异常的筛查和诊断

3. 以下为Ⅲ类胎心监护特点的是
   A. 延长减速
   B. 频发晚期减速
   C. 频发变异减速
   D. 胎心过缓
   E. 胎心率基线变异缺失伴复发性晚期减速，或正弦波型

4. 国内采用来计算围产期相关的统计指标。
   A. 围产期Ⅰ   B. 围产期Ⅱ
   C. 围产期Ⅲ   D. 围产期Ⅳ
   E. 围产期Ⅴ

5. 羊膜腔穿刺用于产前诊断，应在妊娠何时进行
   A. 12 ~ 16 周   B. 16 ~ 22 周
   C. 22 ~ 24 周   D. 24 ~ 28 周
   E. 26 周以后

6. 女性骨盆测量数值最大的是
   A. 髂棘间径   B. 髂嵴间径
   C. 骶耻外径   D. 对角径
   E. 坐骨结节间径

7. 以下骨盆测量数值中低于正常值的是
   A. 坐骨棘间径 10cm
   B. 髂嵴间径 27cm
   C. 骶耻外径 18cm
   D. 髂棘间径 24cm
   E. 坐骨结节间径 7cm

8. 以下骨盆测量数值中属于正常值的是
   A. 坐骨棘间径 8.5cm
   B. 髂嵴间径 23cm
   C. 骶耻外径 19cm
   D. 髂棘间径 21cm
   E. 坐骨结节间径 11cm

9. 髂棘间径测量的是
   A. 两侧髂嵴外缘的距离
   B. 两侧髂前上棘内侧缘的距离
   C. 两侧髂前上棘外侧缘的距离
   D. 两侧髂嵴内缘的距离
   E. 中骨盆横径的长度

10. 胎儿胎心率的正常值为
    A. 100 ~ 110 次/分
    B. 120 ~ 130 次/分
    C. 130 ~ 135 次/分

D. 110 ~ 160 次/分

E. 160 ~ 180 次/分

11. 腹壁听诊时,以下声音与胎心音频率一致的是

A. 胎盘血流杂音　　B. 腹主动脉音

C. 脐带杂音　　　　D. 胎动杂音

E. 子宫杂音

12. 关于胎心音听诊的叙述正确的是

A. 为单音

B. 速度较慢

C. 妊娠 24 周后,在胎儿肢体侧听得最清楚

D. 初孕妇在妊娠 18 ~ 20 周经腹壁可听到

E. 胎心率与母体心率近似

13. 关于胎心率早期减速,以下叙述不正确的是

A. 是指伴随宫缩出现的减速

B. 减速的开始到胎心率最低点的时间 ≥ 30 秒

C. 对称性地、缓慢地下降到最低点再恢复到基线

D. 减速的最低点常与宫缩的峰值同时出现

E. 减速的起始、深度和持续时间与宫缩之间无固定规律

14. 妊娠期超声影像学筛查的最佳检测孕周为

A. 妊娠 11 ~ 14 周　　B. 妊娠 14 ~ 18 周

C. 妊娠 18 ~ 20 周　　D. 妊娠 20 ~ 24 周

E. 妊娠 24 ~ 28 周

15. 低危孕妇孕期保健常规筛查的检查项目不包括

A. 妊娠 11 ~ 13^{+6} 周 NT 及早期唐氏综合征筛查

B. 孕早期首次产检血尿常规及病毒性肝炎筛查

C. 妊娠 18 ~ 24 周系统超声筛查胎儿畸形

D. 妊娠 16 ~ 20 周检测血清铁,及时发现及纠正妊娠期缺铁性贫血

E. 妊娠 24 ~ 28 周进行妊娠糖尿病筛查

16. 妊娠中期进行三联筛查的血清学标志物不包括

A. 甲胎蛋白(AFP)

B. 人绒毛膜促性腺激素(hCG)

C. 游离 β – 人绒毛膜促性腺激素(β – hCG)

D. 游离雌三醇(uE$_3$)

E. 抑制素 A

17. 观察早、中期胎儿结构最适宜的办法是

A. 超声　　　　　B. MRI

C. CT　　　　　 D. 胎儿镜

E. X 线检查

18. 双绒毛膜双胎妊娠诊断非整倍体优先选择的产前诊断方法是

A. 绒毛穿刺　　　B. 羊水穿刺

C. 脐血穿刺　　　D. 超声

E. 胎儿组织活检

19. 月经规律孕妇末次月经第 1 日是 2021 年 9 月 17 日,计算预产期是

A. 2022 年 2 月 8 日

B. 2022 年 2 月 26 日

C. 2022 年 6 月 10 日

D. 2022 年 6 月 24 日

E. 2022 年 6 月 26 日

20. 电子胎心监护(EFM)最重要的评价指标是

A. 胎心率基线　　B. 基线变异

C. 早期减速　　　D. 变异减速

E. 反复性减速

21. Manning 评分法的指标不包括

A. 缩宫素激惹试验(OCT)

B. 羊水最大暗区垂直深度

C. 胎儿呼吸运动

D. 胎动

E. 胎儿张力

22. 经产前检查,当医师发现或者怀疑胎儿异常时,应当对孕妇进行

A. 产前诊断 　　　 B. 母婴保健

C. 孕妇保健 　　　 D. 胎儿保健

E. 产妇保健

23. 关于妊娠 11 ~ 13^{+6} 周的超声检查,以下叙述不正确的是

A. 胎儿头臀长度(CRL)能较准确地估计孕周

B. 检测胎儿颈项透明层(NT)厚度

C. 协助判断双胎妊娠的绒毛膜性

D. 联合血清学检测进行非整倍体筛查

E. 根据胎盘附着位置协助诊断前置胎盘

24. 下列哪种药物与神经管缺陷(NTD)预防有关

A. 维生素 E 　　　 B. 叶酸

C. 铁剂 　　　 D. 维生素 B_{12}

E. 地塞米松

25. 关于妊娠期母、儿药物代谢动力学的特点,以下叙述不正确的是

A. 孕妇口服药物达峰时间延迟

B. 与非妊娠期相同剂量给药,孕妇血药浓度降低

C. 经肾脏排泄的药物在妊娠期半衰期缩短,孕妇用药频率需增加

D. 药物在胎儿体内分布不均匀,肝、脑分布较少,而肺则很多

E. 药物通过胎盘进入的速度远大于通过胎盘排出的速度,胎儿体内药物容易蓄积

26. 致畸高度敏感期是指

A. 受精后 2 周内

B. 受精后 3 ~ 8 周之间

C. 受精后 9 周 ~ 足月

D. 早孕期

E. 整个孕期

27. 胚胎心脏发育最易受累时期是

A. 排卵后 17 天内

B. 受精后 21 ~ 40 天

C. 受精后 24 ~ 26 天

D. 受精 9 周后

E. 中孕期

28. 关于药物对胎儿的影响,以下叙述不正确的是

A. 早孕女性口服沙利度胺可造成胎儿短肢畸形

B. 孕期使用己烯雌酚可导致青春期后阴道腺病

C. 泼尼松、地塞米松不经胎盘代谢直接进入胎体

D. 风疹活疫苗接种后 3 个月内不宜妊娠

E. 苯妥英、利福平、抗组胺药经过胎盘的生物转化作用形成的产物具有致畸活性

29. 单绒毛膜双羊膜囊双胎选择性减胎术不应选择的方式是

A. 氯化钾减胎 　　　 B. 射频消融减胎

C. 双极电凝术 　　　 D. 脐带结扎术

E. 激光凝固术

30. 以下除哪项因素外,孕妇均应在首次产前检查即进行糖筛查

A. 明显肥胖

B. 妊娠期糖尿病家族史

C. 孕早期反复空腹尿糖阳性

D. 糖尿病家族史

E. 前次妊娠不明显原因死胎史

二、A2 型题

31. 孕妇，22 岁，G_1P_0，孕 12 周，初次来门诊产检。患者平素健康。首次产前检查的内容不包括
    A. 产科检查
    B. 询问病史
    C. 全身检查
    D. 血常规、尿常规、血型（ABO 和 Rh）、空腹血糖、肝功和肾功、乙型肝炎表面抗原、梅毒螺旋体和 HIV 筛查
    E. OGTT

32. 初产妇，25 岁，第一次到产检门诊就诊。平素月经不规律，末次月经为 2020 年 6 月 1 日至 6 月 5 日，患者曾在外院做过两次超声检查，第一次超声检查报告预产期为 2021 年 3 月 22 日，第二次超声检查报告预产期为 2021 年 3 月 25 日。此次在产检门诊做了第三次超声，报告预产期为 2021 年 3 月 26 日。该孕妇的预产期应该是
    A. 2021 年 3 月 8 日
    B. 2021 年 3 月 12 日
    C. 2021 年 3 月 22 日
    D. 2021 年 3 月 25 日
    E. 2021 年 3 月 26 日

33. 初产妇，32 岁，现孕 35 周常规产检。孕 32 周超声未提示胎盘位置异常，臀先露。拟行四步触诊法，以下准备工作不正确的是
    A. 孕妇排尿后仰卧在检查床上
    B. 头部去枕平卧
    C. 暴露腹部
    D. 注意保暖及隐私的保护
    E. 双腿略屈曲稍分开

34. 孕妇，28 岁，现孕 12^{+3} 周，行早孕期筛查，超声胎儿顶臀径相当于 12 周，NT

3.8mm，胎儿鼻骨可见。未行母体血清学筛查。前来咨询。最合适的建议是
    A. 观察，待孕中期超声胎儿结构筛查结果
    B. 绒毛穿刺胎儿染色体检查
    C. 绒毛穿刺胎儿基因芯片检查
    D. 观察，待孕中期胎儿超声心动图结果
    E. 孕早期母血清学筛查

35. 孕妇，25 岁，G_1P_0，现孕 19 周。因唐氏筛查高风险要求做产前诊断，孕妇应选择的诊断方法为
    A. 绒毛穿刺　　　B. 羊水穿刺
    C. 脐血穿刺　　　D. 胎儿镜检查
    E. 胎儿组织取样活检

36. 孕妇，32 岁，G_3P_0，因停经 43 周入院待产。产科检查：血压 120/80mmHg，宫高 35cm，腹围 105cm，胎方位 LOA，胎心 130 次/分。拟行胎盘功能测定，以下提示胎盘功能减退的是
    A. 12 小时胎动次数≥20 次
    B. B 超检查显示羊水池最大直径≥3cm
    C. 血清胎盘生乳素≥4mg/小时
    D. NST 试验有反应型
    E. OCT 试验胎心出现连续晚期减速

37. 初产妇，32 岁，现孕 34 周，重度子痫前期。治疗 2 天后，病情无改善，被要求终止妊娠。以下产前检查中不必要进行的是
    A. 血清胎盘生乳素测定
    B. 雌三醇测定
    C. NST 检查
    D. 宫颈黏液检查
    E. 羊水指数测定

38. 初产妇，28 岁，现孕 31^{+3} 周。近期腹部增大迅速，宫高 38cm，腹围 120cm，血压 120/80mmHg，胎心 138 次/分。宜行的检

查是

A. 尿雌三醇测定　　B. 羊水 US 比值

C. 肝功能　　D. NST

E. B 超检查

39. 孕妇，女性，33 岁，G_2P_1，孕 42^{+2} 周，第 1 胎产钳助娩，出生时 Apgar 评分 3 分，出生后 1 天死亡。现估计胎儿体重 3900～4000g，宫颈 Bishop 评分 8 分，NST 有反应型。最佳的处理是

A. 行人工破膜术

B. 普拉睾酮 200mg 静脉注射

C. 小剂量缩宫素引产

D. 行剖宫产术

E. 测尿雌三醇/肌酐

40. 初孕妇，34 岁，孕 36 周，产科检查：宫高 30cm，胎方位为骶左前（LSA），胎心 140 次/分。此时预测胎儿在宫内安危状况最简易的方法是

A. NST

B. OCT

C. 连续测定尿雌三醇

D. 胎动计数

E. 测定血清胎盘生乳素

41. 初产妇，26 岁，孕 38 周，枕左前位，不规律宫缩 2 天，阴道少许流血 5 小时，血压 130/90mmHg，宫高 34cm，腹围 98cm，在脐左下可闻及胎心，胎心率 150 次/分，胎背在左侧腹部触及，宫缩持续 20 秒，间隔 10 分钟。肛查：宫口可容指尖，宫缩素激惹试验出现早期减速，入院后行肥皂水灌肠，2 小时后宫缩持续 40 秒，间隔 5 分钟，S^{-1}，宫口一指松。以下处理措施不恰当的是

A. 鼓励进食

B. 每小时听胎心音一次

C. 左侧卧位并吸氧

D. 静脉滴注缩宫素

E. 阴道镜检查宫口扩张度

42. 经产妇，41 岁，G_4P_1，患有妊娠糖尿病，血糖控制不佳。10 年前足月阴道分娩 1 次，现孕 39 周，因"伴阵发性腹痛 2 小时"入院。查体未见异常，产科检查：宫高 36cm，有自发的规律宫缩，宫口开大 1cm。以下提示胎儿胎盘功能不全，需要进行急诊剖宫产的是

A. 超声示羊水指数为 5cm

B. 胎心监护出现变异减速

C. 宫缩时无明显胎心加速

D. 胎心监护出现早期减速

E. 胎心监护出现频发晚期减速

43. 孕 37 周无高危因素孕妇，常规产检，平素胎动正常，门诊 20 分钟 NST 提示基线变异为 5 次/分，未见明显加速，以下措施中不必要的是

A. 延长 NST 的时间

B. 吸氧改变体位

C. 摇晃胎头或声音刺激

D. 行超声生物物理评分

E. 立即收入院行剖宫产终止妊娠

44. 患者女性，25 岁，停经 40 天。因"发热伴鼻塞流涕 3 天"来院就诊，诊断为早孕。关于孕期用药的原则，以下叙述不正确的是

A. 用药必须有明确的指征，避免不必要的用药

B. 严格掌握剂量和用药持续时间

C. 妊娠早期若病情允许，尽量推迟到妊娠中晚期再用药

D. 尽量选择新上市药而不用旧药

E. 应选择单独用药、避免联合用药

45. 患者女性，24 岁。当日自测早孕试纸阳

性，2 天前口服利巴韦林，以下处理不恰
当的是

A. 仔细询问病史，核对末次月经及同房
时间

B. 进行血 β-hCG 及超声检查

C. 核对药物名称、使用时间及剂量

D. 继续妊娠，常规产检

E. 立即终止妊娠

46. 孕妇，30 岁，自述怀孕 2 个月余，超声提
示宫内单胎（70 天左右）。近期因"低
热、盗汗"在外地被诊断为肺结核，以下
叙述不正确的是

A. 立即终止妊娠

B. 妊娠期活动性肺结核的治疗原则是早
期、联合、适量用药

C. 乙胺丁醇是 B 类药物，孕期可使用

D. 产后抗结核治疗期间并非母乳喂养的
禁忌

E. 活动性肺结核产后禁止哺乳

47. 孕妇，25 岁，G_2P_1，现孕 30 周，超声检
查提示胎儿膀胱过度充盈，以下不属于行
膀胱羊膜腔引流术适应证的是

A. 染色体异常　　　B. 染色体正常

C. 下尿路梗阻　　　D. 羊水量减少

E. 未合并其他先天性异常

三、A3/A4 型题

(48~49 题共用题干)

经产妇，32 岁，因早孕就诊。现哺乳期，
月经尚未来潮。超声提示宫内活胎，孕 8 周
左右。

48. 该孕妇首次就诊时，最重要进行的工作是

A. 确定孕周，推算预产期

B. 复查超声判断胚胎发育情况

C. 夫妻双方染色体检查

D. 常规妇科检查

E. 早期唐氏筛查

49. 孕妇在孕 12 周时按照医生的预约再次产
检，此时最重要的一项检查是

A. 心电图　　　　　B. 孕酮

C. 血 β-hCG　　　D. 血常规

E. 胎儿染色体非整倍体异常的筛查

(50~51 题共用题干)

经产妇，28 岁，现孕 16 周行第二次产
检。产妇既往有早产病史，早期染色体检查正
常，在 24 周复诊时空腹血糖为 6.0mmol/L。

50. 以下的处理措施不必要的是

A. 使用孕酮预防早产

B. 羊膜腔穿刺检查胎儿染色体

C. 阴道超声测定宫颈长度

D. 早产的认识与预防宣教

E. 母体血甲胎蛋白（AFP）测定筛查胎儿
开放性神经管缺陷（NTD）

51. 该孕妇孕 24 周时复诊时，以下哪项处理
不必要

A. 早产的认识与预防宣教

B. 胎儿系统结构筛查

C. 预约 OGTT

D. 营养与生活方式的指导

E. 近期血糖的情况

(52~53 题共用题干)

初孕妇，32 岁，无不良孕产史，现孕 16
周，行产前检查。

52. 此时可进行的检查项目是

A. 绒毛活检

B. 胎儿心脏超声检查

C. 经皮脐静脉穿刺

D. 唐氏筛查

E. 糖筛查

53. 若该孕妇筛查 21-三体综合征发病概率为
1/3000，应进一步做的检查是

A. 羊膜腔穿刺术

B. 绒毛活检

C. B 超检查

D. 经皮脐行静脉穿刺

E. 无须进一步检查

（54～57 题共用题干）

患者女性，出生日期为 1989 年 12 月 1 日，末次月经为 2016 - 01 - 19。母体血清学产前筛查结果：21 - 三体风险 1/100，18 - 三体风险 1/5800，NTD 低风险。

54. 遗传咨询时，最恰当的处理方式为

A. 21 - 三体高风险，建议终止妊娠

B. 孕妇是低龄，正常产检即可

C. 核实筛查报告上的孕周、年龄、体重等信息是否准确，再给出咨询意见

D. 建议通过超声胎儿结构筛查排除 21 - 三体患病风险

E. 建议孕妇外周血胎儿游离 DNA 产前筛查

55. 核实孕妇信息后，发现孕妇年龄填写错误，交由实验室重新计算风险后结果提示：21 - 三体风险 1/250，18 - 三体风险 1/3000，NTD 低风险。此时最佳咨询建议为

A. 21 - 三体高风险，建议介入性产前诊断

B. 建议孕妇外周血胎儿游离 DNA 产前筛查

C. 再进行一次母血清学产前筛查

D. 建议通过超声胎儿结构筛查排除 21 - 三体患病风险

E. 建议终止妊娠

56. 介入性产前诊断结果提示，胎儿染色体核型为 46，XY，rob（13；21），+21，此结果提示胎儿为

A. 21 - 三体综合征患儿

B. 13 - 三体综合征患儿

C. 罗伯逊平衡易位

D. 13 - 三体和 21 - 三体的嵌合体

E. 46 条染色体，故无染色体异常

57. 孕妇选择终止妊娠，后续再做的检查为

A. 引产胎儿尸体解剖

B. 夫妇双方染色体检查

C. 产妇性激素检查

D. 男方精液检查

E. 不需再行检查

（58～60 题共用题干）

患者女性，38 岁，因停经半年，自觉腹部膨隆就诊。腹部超声发现妊娠，胎儿大小相当于 22 周。现来咨询要求产前诊断。

58. 以下检查不宜进行的是

A. 孕妇外周血胎儿游离 DNA 产前筛查（NIPT）

B. 介入性产前诊断

C. 母体血清学产前筛查

D. 超声胎儿结构筛查

E. 常规产前检查

59. 孕妇接受了 NIPT 检测，结果提示 18 - 三体高风险，以下处理方式不合适的是

A. 建议行介入性产前诊断进行确诊

B. 建议超声胎儿结构筛查

C. 超声胎儿结构正常即可继续妊娠

D. 排除母亲染色体异常可能

E. 18 - 三体患病风险极高可直接引产

60. 胎儿染色体核型分析未见异常，NIPT 假阳性的原因不包括

A. 胎盘嵌合体

B. 胎儿母亲染色体异常

C. 胎儿游离 DNA 浓度过低

D. 检测过程中存在样本污染

E. 标本错误

（61~63 题共用题干）

孕妇，28 岁，现孕 17 周。母血清学产前筛查结果：21-三体风险 1/800，18-三体风险 1/3800，NTD 低风险。复核妊娠相关信息无误。无遗传性疾病生育史、家族史。

61. 目前不建议进行的检查是

A. NIPT

B. 介入性产前诊断

C. 胎儿超声结构筛查

D. 常规产检

E. 终止妊娠

62. 孕妇接受 NIPT 检查，结果提示低风险，以下说法正确的是

A. 说明胎儿一切正常

B. 孕妇仍需进行超声胎儿结构筛查

C. 孕妇仍需进行介入性产前诊断

D. 2 周后复查 NIPT

E. 已排除 21-三体患病风险

63. 孕妇孕 23^{+2} 周时胎儿超声结构筛查提示胎儿心脏室间隔缺损可能，进而接受了介入性产前诊断。染色体微阵列分析结果提示患儿为 arr［hg19］lq21.lq21.2（146,043,713-147,929,323）xl。NIPT 未检出该异常的原因是

A. 标本错误

B. NIPT 检测时孕周太小

C. NIPT 检测过程存在失误

D. 医生在 17 周时，错误地建议了 NIPT 检查

E. 检出的 1 号染色体的微缺失不在 NIPT 检测范围内

（64~66 题共用题干）

孕妇，30 岁，孕产史"0-0-0-0"。孕 17 周时血清学筛查，唐氏综合征风险为 1/1100，18-三体综合征风险为 1/30500，开放性神经管畸形低风险。孕 23 周时行超声胎儿结构筛查示：胎儿测量值相当于 22$^+$ 周，胎儿左心室强回声光点，右侧脉络丛囊肿。现孕 24 周，前来咨询。

64. 以下处理措施错误的是

A. 定期产前检查

B. 无创胎儿产前筛查

C. 羊膜腔穿刺胎儿染色体检查

D. 胎儿随访 3~4 周超声检查

E. 终止妊娠

65. 孕妇选择行 NIPT，结果为低风险，继续妊娠。孕 30 周时超声检查示胎儿双侧脑室后角增宽（左侧 14.5mm，右侧 16.5mm），应建议首先进行的的处理是

A. 胎儿为脑积水，应终止妊娠

B. 孕妇抽血查 TORCH，排除宫内感染

C. 胎儿头颅磁共振了解颅脑结构情况

D. 脐血管穿刺胎儿染色体检查

E. 羊膜腔穿刺胎儿基因芯片检查

66. 胎儿头颅 MRI 结果正常。TORCH 检查均阴性。妊娠 34 周超声胎儿双侧脑室后角增宽（左侧 12.5mm，右侧 13mm）。后续应进行的处理为

A. 脐血管穿刺胎儿染色体检查

B. 羊膜腔穿刺胎儿基因芯片检查

C. 嘱孕妇减少饮水以减少胎儿脑室积液量

D. 经随访胎儿脑室仍增宽，可考提前剖宫产分娩

E. 经随访胎儿脑室仍增宽，可考虑放弃胎儿，终止妊娠

（67~68 题共用题干）

孕妇，37 岁，G_2P_1，曾顺产一正常男孩。现孕 12 周。早孕胎儿颈项透明层（NT）结果提示 NT 为 3.6mm。

67. 以下情况可能性最大的是

A. 18-三体综合征　B. 唐氏综合征

C. 13 - 三体综合征　D. 特纳综合征

E. 平衡易位

68. 为进一步明确胎儿染色体核型，以下操作最合适的是

A. 脐血穿刺　　　B. 绒毛穿刺

C. 羊水穿刺　　　D. 胎儿镜检查

E. NIPT

(69 ~ 70 题共用题干)

初孕妇，28 岁，现孕 14 周。在门诊查体时发现宫高平脐，多普勒胎心仪听到 2 个频率不同的胎心音疑为双胎妊娠。

69. 为了确诊首选的辅助检查为

A. B 超检查

B. 腹部 X 线拍摄片检查

C. 宫腔镜检查

D. 腹腔镜检查

E. CT 检查

70. 孕妇孕期的注意事项有

A. 补充足够的蛋白质、维生素、铁剂、钙剂

B. 定期产前检查

C. 孕晚期避免过劳

D. 30 周后多卧床休息

E. 以上说法均正确

(71 ~ 73 题共用题干)

经产妇，33 岁，现孕 35 周。定期医院产检，既往足月分娩一男婴，新生儿有早发型 B 族链球菌（GBS）感染史。

71. 评估胎儿宫内安危最简单的方法是

A. 听胎心　　　　B. 超声检查

C. 自数胎动　　　D. NST

E. 胎儿头皮血 pH 值测定

72. 孕妇孕 37 ~ 41 周常规保健的内容不包括

A. 行生物物理评分

B. 血压、体重

C. 宫底高度

D. 胎心率

E. 胎位

73. 为了预防早发型新生儿 B 族链球菌感染，以下措施恰当的是

A. 孕 35 周行 GBS 检查

B. 孕 35 周即开始使用青霉素直至分娩

C. 胎膜早破或临产尽早使用口服抗生素

D. 胎膜早破或临产尽早静脉使用青霉素直至分娩

E. 行 GBS 检查时，只需取阴道下段分泌物送检

(74 ~ 75 题共用题干)

孕妇，28 岁，G_1P_0。现孕 36^{+4} 周，单胎头位。发热 1 天，最高体温 37.8℃，门诊查胎心率 150 ~ 170 次/分，现以 "产前发热" 收入院进一步诊治。

74. 该孕妇住院后，以下处理措施不恰当的是

A. 完善检查，寻找发热原因

B. 立即终止妊娠

C. 左侧卧位休息、吸氧

D. 清淡饮食，补液支持

E. 加强胎心监护

75. 入院后血常规提示白细胞计数 11.48 × 10^9/L，中性粒细胞百分比 85.8%，C 反应蛋白（CRP）12mg/L，考虑抗感染治疗，以下药物不适合孕期使用的是

A. 青霉素　　　　B. 氨苄西林

C. 头孢拉定　　　D. 头孢唑林

E. 左氧氟沙星

(76 ~ 77 题共用题干)

患者女性，33 岁。停经 60 天，平素月经不规律，月经周期 30 ~ 45 天，近 1 周服用抗过敏药物，来院咨询孕期用药。

76. 临床评估药物对胚胎、胎儿的安全性需要

考虑

A. 暴露于药物时所处的发育阶段

B. 核对药物的孕期安全数据

C. 药物疗程的长度及暴露剂量

D. 遗传易感性

E. 以上均是

77. 以下说法不正确的是

A. 氯雷他定在孕早期可以使用

B. 氯苯那敏产前 2 周用药可能使晶状体后纤维组织形成

C. 阿司咪唑在孕期可以使用

D. 受精后 2 周内药物对胚胎影响表现为"全"或"无"

E. 已用某种可能致畸的药物，早孕阶段用药一般应考虑终止妊娠

(78～79 题共用题干)

孕妇，31 岁，G_3P_1，人工流产 1 次。因"停经 26^{+1} 周，超声发现胎儿水肿 1 天"就诊。孕妇为 B 型血，Rh（-），丈夫 A 型血，Rh（+）。2 年前曾因胎儿水肿引产 1 次，此次诊断为母儿 Rh 血型不合。

78. 超声检查胎儿贫血情况，最需要注意的是

A. 胎儿大脑中动脉血流参数

B. 胎儿脐动脉血流参数

C. 胎儿脐静脉血流参数

D. 胎儿腹主动脉血流参数

E. 胎儿颈动脉血流参数

79. 超声检查提示胎儿贫血严重，孕妇同意宫内输血治疗，以下关于宫内输血的描述正确的是

A. 宫内输血后的存活率与胎儿输血前的贫血程度无关

B. 水肿胎儿较非水肿胎儿可耐受输血量小

C. 宫内输血只能进行 1 次

D. 输血途径包括血管内输血和胸腔输血

E. 选用 Rh 阴性 O 型洗涤浓缩红细胞

(80～81 题共用题干)

孕妇，38 岁，G_1P_0，现孕 24 周，胎动正常。排畸超声结果显示胎心 124 次/分，胎儿双侧肾盂分离 9mm、11mm，双侧输尿管扩张，膀胱高度充盈，羊水池最大直径 2cm。

80. 最可能的原因是

A. 胎儿下尿路梗阻

B. 胎儿上尿路梗阻

C. 胎儿肾发育不良

D. 胎儿脑发育不良

E. 胎儿肺发育不良

81. 若检查结果提示该病例适用膀胱羊膜腔引流术，以下关于膀胱羊膜腔引流术的叙述不正确的是

A. 膀胱羊膜腔引流术是一种根治性措施

B. 膀胱羊膜腔引流术使尿液从梗阻的膀胱向羊膜腔内转移

C. 在用超声引导或评估时，可应用羊膜腔灌注以增加羊水量

D. 可给予患者单次负荷量和口服抗生素作为预防用药

E. 在膀胱羊膜腔引流过程后，应随即进行 24～48 小时的后续超声评估

四、B1 型题

(82～83 题共用备选答案)

A. 孕妇外周血胎儿游离 DNA 产前筛查

B. 羊膜腔穿刺细胞培养胎儿染色体检查

C. 超声胎儿结构筛查

D. 重新抽血筛查

E. 终止妊娠

82. 孕妇，36 岁，现孕 20 周。孕 18^{+4} 周时行血清学筛查，结果为 21 - 三体风险值为 1/200（截断值为 1/270），18 - 三体风险

值为 1/10000（截断值为 1/300），前来咨询，给予的首选建议是

83. 孕妇，25 岁，孕 18^{+2} 周时母体血清学筛查 21 - 三体风险 1/2000，18 - 三体风险 1/5300，开放性 NTD 高风险。现孕 20^{+3} 周，前来咨询，应首选的建议为

（84 ~ 88 题共用备选答案）

    A. 临床对照研究中，未发现药物对妊娠早期、中期及晚期的胎儿有损害，其危险性极小

    B. 临床对照研究中，药物对妊娠早期、中期及晚期胎儿的危害证据不足或不能证实

    C. 动物实验发现药物造成胎仔畸形或死亡，但无人类对照研究，使用时必须谨慎权衡药物对胎儿的影响

    D. 药物对人类胎儿有危害，但临床非常需要，又无替代药物，应充分权衡利弊后使用

    E. 对动物和人类均具有明显的致畸作用，在妊娠期禁用

84. 药物的妊娠分类中，A 类药物为
85. 药物的妊娠分类中，B 类药物为
86. 药物的妊娠分类中，C 类药物为
87. 药物的妊娠分类中，D 类药物为
88. 药物的妊娠分类中，X 类药物为

五、X 型题

89. 以下属于经典孟德尔遗传方式的有
    A. 常染色体显性遗传
    B. 常染色体隐性遗传
    C. X - 连锁遗传
    D. Y - 连锁遗传
    E. 假常染色体显性遗传

90. 关于胎心监护以下叙述正确的是
    A. 将测量胎心的探头置于胎背部位

    B. NST 是指在未临产情况下的胎心监护
    C. 胎心监护时，当宫缩时，胎心基线降至 100 次/分钟，当宫缩过后，迅速恢复正常，称晚期减速
    D. 胎心基线 140 次/分，胎动后既无加快也无减速时，不能诊断无胎儿窘迫
    E. 晚期减速的最低点通常早于宫缩峰值

91. 晚期减速的特点与临床意义正确的是
    A. 胎心减慢与恢复呈均匀渐进过程
    B. 从开始到最低点的时间 ≥30 秒
    C. 减速迟于宫缩
    D. 通常与胎盘功能低下有关
    E. 无临床意义，可按正常产程处理

92. 以下属于高危儿的是
    A. 孕龄 <37 周或 ≥42 周
    B. 出生体重 <2500g
    C. 产时感染
    D. 高危妊娠产妇的新生儿
    E. 生后 1 分钟内 Apgar 评分 4 ~7 分

93. I 类电子胎心监护需满足的条件有
    A. 胎心率基线 110 ~160 次/分
    B. 基线变异为中度变异
    C. 有晚期减速及变异减速
    D. 存在或者缺乏早期减速
    E. 存在或者缺乏加速

94. 关于胎肺成熟度的监测，以下叙述正确的是
    A. 妊娠满 29 周胎儿肺发育基本成熟
    B. 妊娠满 34 周胎儿肺发育基本成熟
    C. 羊水 L/S =1，提示胎儿肺成熟
    D. 羊水 L/S >2，提示胎儿肺成熟
    E. 磷脂酰甘油阳性，提示胎肺成熟

95. 基线变异按照振幅波动程度可分为
    A. 变异消失   B. 微小变异
    C. 中等变异   D. 显著变异

E. 延长减速

96. 彩色多普勒超声胎儿血流监测技术监测胎儿血流动力学常用的指标有
    A. 脐动脉和胎儿大脑中动脉的 S/D 比值
    B. RI 值（阻力指数）
    C. PI 值（搏动指数）
    D. 脐静脉和静脉导管的血流波形
    E. 脐动脉和胎儿大脑中动脉的 S－D 值

97. 具有出生缺陷的高危人群进行产前诊断检查的指征有
    A. 羊水过多或者过少
    B. 筛查发现染色体核型异常、胎儿发育异常
    C. 妊娠早期时接触过可能导致胎儿先天缺陷的物质
    D. 夫妇一方有遗传病家族史
    E. 年龄达到或超过 30 周岁

98. 孕妇，26 岁，G_1P_0，现孕 41^{+1} 周。缩宫素引产，现宫口开大 3cm，宫缩 6 次/10 分钟，强度中，胎心监护提示基线 130 次/分、中等变异，部分宫缩后出现胎心减速。胎心变异减速的特征包括
    A. 与宫缩有固定规律
    B. 从开始至最低点的时间 <30 秒
    C. 减速持续时间≥15 秒，但 <2 分钟
    D. 减速持续时间 >2 分钟
    E. 与脐带受压有关

99. 使用胎儿电子监护，提示胎儿宫内窘迫的是
    A. 基线缺乏变异　　B. 早期减速
    C. 晚期减速　　　　D. 变异减速
    E. NST 试验有反应型

100. 青春期一级保健内容包括
    A. 合理的营养
    B. 培养良好的个人生活习惯
    C. 筛查健康和行为问题
    D. 进行心理卫生和性知识等教育
    E. 早期发现疾病

101. 在 B 超检查羊水的方法中，以下叙述不正确的是
    A. AFV 是指最大羊水暗区的垂直深度
    B. AFI（羊水指数）是以孕妇脐为中心，分成 4 区
    C. AFI≥25cm 为羊水过多
    D. AFV >6cm 为羊水过多
    E. AFI 是以胎儿脐部为中心，分成 4 区

102. 妊娠中晚期孕妇的膳食指南正确的是
    A. 多摄入富含叶酸的食物并补充叶酸
    B. 适当增加鱼、禽、蛋、瘦肉等优质蛋白质的来源
    C. 适当增加奶类的摄入
    D. 适当增加碘的摄入
    E. 常吃含铁丰富的食物

第三章　妊娠生理

一、A1 型题

1. 诊断宫内早孕最可靠的辅助检查方法是

　　A. 阴道脱落细胞学检查

　　B. 基础体温测定

　　C. 宫颈黏液涂片干燥后镜检

　　D. 尿妊娠试验

　　E. B 型超声检查

2. 关于妊娠期泌尿系统的变化，以下叙述不正确的是

　　A. 右侧输尿管受右旋子宫压迫

　　B. 输尿管增粗，蠕动减弱，尿流缓慢

　　C. 妊娠中期以后，肾盂及输尿管呈轻度扩张

　　D. 受雌激素影响泌尿系统平滑肌张力降低

　　E. 妊娠晚期孕妇可出现尿频及尿失禁

3. 关于妊娠期的子宫及其变化，以下叙述不正确的是

　　A. 受精卵着床后，子宫内膜因受孕激素的影响而发生蜕膜变

　　B. 妊娠晚期子宫有不同程度的右旋

　　C. 妊娠后期子宫体部增长最快

　　D. 妊娠后，子宫峡部逐渐伸展变长，形成子宫下段

　　E. 妊娠早期子宫的血流量主要供应子宫肌层和蜕膜

4. 于妊娠期间不增加的凝血因子是

　　A. 凝血因子Ⅶ　　　　B. 凝血因子Ⅷ

　　C. 凝血因子Ⅸ　　　　D. 凝血因子Ⅺ

　　E. 凝血因子Ⅹ

5. 孕妇过度通气的主要原因是

　　A. 孕激素对呼吸中枢的刺激

　　B. 由腹式呼吸转变为胸式呼吸

　　C. 母体血内二氧化碳分压增高

　　D. 孕中期耗氧量增加 30% ~ 40%

　　E. 横膈升高，膈肌上下活动度增加

6. 关于妊娠期母体血液的改变，以下说法恰当的是

　　A. 血容量于妊娠 10 周开始增加，妊娠 36 周达高峰

　　B. 白细胞总数增高，中性粒细胞减少

　　C. 网织红细胞轻度减少

　　D. 血浆纤维蛋白原稍增多

　　E. 血浆白蛋白降低

7. 以下乳房出现的变化与妊娠无关的是

　　A. 乳晕皮脂腺肥大形成蒙氏结节

　　B. 可以挤出稀薄黄色液体

　　C. 乳头增大并变黑

　　D. 乳头凹陷

　　E. 乳晕变黑

8. 关于正常妊娠以下叙述不正确的是

　　A. 早孕反应多出现在妊娠 6 周前后

　　B. 孕妇自觉胎动多在第 18 ~ 20 周

　　C. 多普勒胎心检测仪在停经 10 周即可经腹部听到胎心

　　D. 胎心在妊娠 18 周可以用听诊器听到

　　E. 免疫学妊娠试验于妊娠第 8 ~ 10 周阳性率最高

9. 妊娠 8 周时的 B 超特点是

　　A. 可见妊娠囊，不具人形

　　B. 外生殖器可初辨性别

C. 可见人形，胎体明显大于头

D. 胚胎初具人形，头大，心脏已形成

E. 胎儿已开始出现呼吸运动

10. 正常妊娠满 28 周末的胎儿体重大约为

    A. 500g   B. 1000g

    C. 1500g   D. 2000g

    E. 2500g

11. 关于胎儿的发育过程，以下叙述正确的是

    A. 妊娠 8 周末，心脏未形成

    B. 妊娠 20 周末，胎儿体重约为 500g

    C. 妊娠 24 周，胎儿体重约为 1000g

    D. 妊娠 32 周末，胎儿体重约为 2000g

    E. 妊娠 36 周末，胎儿体重约为 2500g

12. 根据胎儿身长判定妊娠周数，以下叙述正确的是

    A. 妊娠 12 周末，胎儿身长为 9cm

    B. 妊娠 16 周末，胎儿身长为 18cm

    C. 妊娠 28 周末，胎儿身长为 31cm

    D. 妊娠 32 周末，胎儿身长为 34cm

    E. 妊娠 40 周末，胎儿身长为 45cm

13. 关于胎儿的血液循环特点，以下叙述恰当的是

    A. 左心室的血液流入动脉导管

    B. 下腔静脉血是混合血，有来自脐静脉含氧量较高的血液

    C. 脐动脉于出生后闭锁成为肝圆韧带

    D. 肺动脉血液小部分经动脉导管流入主动脉

    E. 上腔静脉血大部分通过卵圆孔流入左心房

14. 关于新生儿的血液循环特点，以下叙述不正确的是

    A. 卵圆孔在生后数分钟开始关闭，多在生后 1 年时完全闭锁

    B. 肺动脉与主动脉弓之间的动脉导管闭

锁成为动脉韧带

C. 脐动脉与相连的腹下动脉形成腹下韧带

D. 脐静脉的末支静脉导管闭锁为静脉韧带

E. 脐静脉闭锁成肝圆韧带

15. 以下方法可核实孕周，不包括

    A. 根据基础体温提示的排卵期推算孕周

    B. 平素月经规则可根据末次月经推算孕周

    C. 根据妊娠初期血 hCG 增高的时间推算孕周

    D. 根据超声胎儿双顶径、股骨长度推算孕周

    E. 根据早孕反应开始出现的时间推算孕周

16. 人绒毛膜促性腺激素的产生来自

    A. 细胞滋养层细胞

    B. 妊娠滋养细胞

    C. 真蜕膜

    D. 底蜕膜

    E. 羊膜

17. 人绒毛膜促性腺激素（hCG）于妊娠期间分泌量达高峰的时期是

    A. 妊娠 5～7 周   B. 妊娠 8～10 周

    C. 妊娠 11～13 周   D. 妊娠 14～16 周

    E. 妊娠 17～19 周

18. 妊娠时维持黄体功能的主要激素是

    A. 雌激素   B. 孕激素

    C. 卵泡刺激素   D. 黄体生成素

    E. 人绒毛膜促性腺激素

19. 对于人胎盘生乳素（hPL）的叙述不恰当的是

    A. 是一种双链多肽激素

    B. 妊娠 5 周即可在母体血浆中测出

C. 随妊娠进展分泌量持续增加

D. 至妊娠 39~40 周达高峰并维持至分娩

E. 产后迅速下降

20. 关于胎儿附属物的构成，以下说法不恰当的是

  A. 脐带一端连于胎儿腹壁脐轮，另一端附着于胎盘母体面

  B. 羊膜为光滑、无血管、无神经、无淋巴的半透明薄膜

  C. 胎盘由羊膜、叶状绒毛膜和底蜕膜构成

  D. 叶状绒毛膜是构成胎盘的主要部分

  E. 胎膜是由羊膜和平滑绒毛膜组成

21. 胎儿血液含氧量最低的血管是

  A. 静脉导管   B. 下腔静脉

  C. 脐动脉   D. 肺静脉

  E. 主动脉

22. 关于胎膜的叙述不正确的是

  A. 胎膜由绒毛膜与羊膜组成

  B. 胎膜的内层为羊膜

  C. 胎膜的外层为绒毛膜

  D. 作用是维持羊膜腔的完整性，对胎儿起到保护作用

  E. 平滑绒毛膜至妊娠晚期与羊膜相贴，不能与羊膜完全分开

23. 对于蜕膜的描述，恰当的是

  A. 受精卵着床后，宫颈黏膜发生蜕膜变

  B. 蜕膜细胞来自致密层蜕膜样细胞增大

  C. 包蜕膜最终发育成胎盘的母体部分

  D. 真蜕膜高度伸展，缺乏营养而退化

  E. 底蜕膜为胎膜的组成部分

24. 发育为胎盘母体部分的是

  A. 底蜕膜   B. 包蜕膜

  C. 真蜕膜   D. 羊膜

  E. 绒毛膜

25. 对于胎盘功能的叙述，不恰当的是

  A. 通过简单扩散进行 O_2、CO_2 交换

  B. 血浆蛋白为大分子，不能通过胎盘

  C. 分子量 <250 的物质以简单扩散通过胎盘

  D. 免疫球蛋白 G 的分子量较大，不能通过胎盘

  E. 在胎盘内进行物质交换的部位主要在血管合体膜

26. 关于羊水的来源与吸收，以下叙述正确的是

  A. 胎儿尿液是妊娠早期羊水的主要来源

  B. 胎儿吞咽是羊水吸收的主要方式

  C. 妊娠 18 周以后主要是母体血清经胎膜进入羊膜腔的透析液

  D. 脐带华通胶不产生羊水

  E. 妊娠中期以后，羊水渗透压逐渐增高

二、A2 型题

27. 孕妇，31 岁，现孕 41 周，无产兆。宫高 35cm，LOA，胎头入盆，胎心率 135 次/分。2 周前尿 E_3 值为 16mg/24 小时，今日测为 8mg/24 小时，应考虑为

  A. 胎儿宫内窘迫

  B. 胎儿生长迟缓

  C. 脐带受压

  D. 胎盘功能减退

  E. 胎儿过度成熟

28. 患者女性，32 岁，婚后 2 年未孕，平时月经规律，现停经 41 天，近 1 周自觉乳房胀痛，尿妊娠试验阳性，基础体温曲线示高温相已达 28 天，最可能的诊断为

  A. 卵巢早衰   B. 早期妊娠

  C. 月经前期   D. 子宫性闭经

  E. 垂体性闭经

29. 患者女性，28 岁，停经 62 天，腹痛并伴

少量阴道流血 3 天，发热 1 天。月经周期 5～7 天/28 天。查体：体温 38.5℃，脉搏 90 次/分，血压 100/70mmHg，急性病容。妇科检查：阴道内少量暗红色积血，宫口松，子宫妊娠 50 天大小，软，压痛，双侧附件区增粗，压痛明显。血常规：WBC 13.2×10^9/L。尿妊娠试验阳性。处理宜

A. 立即行刮宫术

B. 控制感染 + 保胎治疗

C. B 超检查后决定是否保胎

D. 控制感染后静脉滴注缩宫素

E. 控制感染后行刮宫术

三、A3/A4 型题

(30～33 题共用题干)

初孕妇，27 岁，现孕 42 周，自觉胎动减少已 3 日。血压 110/70mmHg，枕左前位，无头盆不称征象。

30. 该孕妇可以省略的检查项目是

A. Bishop 宫颈成熟度评分

B. 胎儿监护仪监测胎心变化

C. 血 hCG 值化验

D. 测量子宫长度和腹围

E. B 型超声监测

31. 为能恰当处理，最重要的检查项目是

A. 测羊水肌酐值

B. 测羊水脂肪细胞百分率

C. 测羊水胆红素类物质值

D. 测孕妇尿液雌激素/肌酐比值

E. 测羊水卵磷脂/鞘磷脂比值

32. 不能证明胎盘功能低下的项目是

A. 测胎儿头皮血 pH 值

B. 羊膜镜观察羊水性状

C. 超声多普勒检查胎心数

D. 测孕妇血胎盘生乳素值

E. 胎儿监护仪行缩宫素激惹试验

33. 经上述检查证实胎盘功能减退，此种情况最恰当的处理方式应是

A. 刺激乳头诱发宫缩

B. 行剖宫产术结束分娩

C. 静滴缩宫素使其经阴道分娩

D. 左侧卧位，吸氧，等待自然分娩

E. 静滴维生素 C，吸氧，等待自然分娩

四、B1 型题

(34～36 题共用备选答案)

A. 黑格征

B. 早孕反应

C. 蒙氏结节

D. 仰卧位低血压综合征

E. 希克斯（Hicks）收缩

34. 妊娠 12～14 周起，子宫出现不规则的无痛性收缩，是指

35. 乳晕着色，乳晕上皮脂腺肥大形成小隆起，是指

36. 停经 6 周左右出现恶心、晨起呕吐等症状，是指

(37～39 题共用备选答案)

A. 第 6～8 周　　　B. 第 10 周

C. 第 32～34 周　　D. 第 34～36 周

E. 第 30 周

37. 妊娠期母体血容量达到高峰时间为

38. 妊娠期母体血容量开始增加的时间为

39. 妊娠期母体心排出量开始增加的时间为

(40～42 题共用备选答案)

A. 阴道　　　　　B. 子宫颈

C. 输卵管伞部　　D. 输卵管

E. 输卵管峡部及壶腹部交界处

40. 精子获能的主要部位是

41. 拾取卵子的主要部位是

42. 卵子等待受精的主要部位是

（43 ~ 45 题共用备选答案）

    A. 易化扩散   B. 简单扩散

    C. 滤过作用   D. 主动运输

    E. 通过血管合体膜裂隙或通过细胞膜内陷吞噬

43. 葡萄糖在胎盘内进行交换及转换的方式是

44. 氨基酸、钙、磷、碘和铁在胎盘内进行交换及转换的方式是

45. 氧气、二氧化碳在胎盘内进行交换及转换的方式是

（46 ~ 48 题共用备选答案）

    A. 胎盘   B. 胎膜

    C. 羊膜   D. 脐带

    E. 羊水

46. 具有保护胎儿和母体功能的是

47. 构成胎盘的胎儿部分，属于胎盘最内层的是

48. 含有甾体激素代谢需要的多种酶活性，在分娩发动方面有很大作用的是

（49 ~ 51 题共用各选答案）

    A. 30ml   B. 300ml

    C. 400ml   D. 800ml

    E. 1000ml

49. 妊娠 38 周时羊水的量约为

50. 妊娠 40 周时羊水的量约为

51. 过期妊娠时，羊水的量可减少至

五、X 型题

52. 关于着床后子宫内膜的变化，以下叙述正确的是

    A. 受精完成后，子宫内膜迅速发生蜕膜化

    B. 按照行程的先后顺序，将蜕膜分为 3 部分

    C. 底蜕膜以后发育成胎盘母体部分

    D. 真蜕膜是底蜕膜和包蜕膜以外覆盖子

宫腔的蜕膜

    E. 约在妊娠 28 周，包蜕膜和真蜕膜相贴近，子宫腔消失

53. 妊娠期卵巢的变化有

    A. 停止排卵

    B. 新卵泡仍不断发育

    C. 黄体的功能于妊娠 10 周后，由胎盘取代

    D. 妊娠 3 ~ 4 个月时黄体开始萎缩

    E. 妊娠 6 ~ 7 周前产生大量雌激素及孕激素

54. 妊娠期促进乳房发育的激素有

    A. 雌激素   B. 孕激素

    C. 垂体催乳素   D. 人胎盘生乳素

    E. 人绒毛膜促性腺激素（hCG）

55. 妊娠期循环系统心脏的特点有

    A. 增大的子宫使膈肌升高

    B. 心脏向左、向上、向前移位

    C. 妊娠晚期心率每分钟增加 20 ~ 30 次

    D. 心尖搏动不变

    E. 心电图出现电轴左偏约 15°

56. 妊娠期分泌减少的激素有

    A. GnRH（促性腺激素释放激素）

    B. FSH（卵泡刺激素）

    C. LH（黄体生成素）

    D. 雄激素

    E. 垂体泌乳素

57. 停经 6 周可以出现的症状有

    A. 畏寒、头晕   B. 乏力、嗜睡

    C. 食欲缺乏   D. 出现妊娠纹

    E. 恶心、晨起呕吐

58. 关于胎儿血液系统的特点，在下列叙述中正确的是

    A. 胎儿血液循环在受精后 3 周末建立

    B. 妊娠 10 周时是红细胞生成的主要时期

C. 妊娠足月时，胎儿的骨髓产生全部的红细胞

D. 妊娠最后 4~6 周，成人血红蛋白增多

E. 妊娠 16 周时，胎儿血液循环出现粒细胞

59. 关于胎动，以下说法中正确的是

A. 妊娠晚期胎动增加

B. 常在妊娠 20 周左右自觉胎动

C. 妊娠 38 周后达高峰

D. 胎动夜间和下午较为活跃

E. 胎动常在胎儿睡眠周期消失

60. 受精卵着床的必备条件有

A. 体内分泌足量的雌激素和孕酮

B. 透明带消失

C. 定位、黏着和穿透

D. 囊胚细胞滋养细胞分化出合体滋养细胞

E. 囊胚和子宫内膜同步发育且功能协调

61. 对于妊娠足月胎盘结构，以下叙述正确的是

A. 重 450~650g

B. 呈圆形或椭圆形

C. 中间厚、边缘薄，有胎儿面及母体面

D. 母体面被绒毛膜分隔成 20 个左右母体叶

E. 胎儿面由羊膜覆盖，脐带附着于中央附近

62. 对于胎盘的功能，以下叙述正确的是

A. 免疫球蛋白 G 可通过胎盘，使胎儿出生后短期内具有免疫力

B. 分泌大量雌激素和孕激素参与母体妊娠期各系统改变

C. 凡物质分子量小于 250 者，可经简单扩散在母儿间自由交换

D. 具有良好的防御功能，细菌、病毒均

不能通过

E. 胎盘合体滋养细胞能合成大量激素、酶、神经递质和细胞因子，以维持正常妊娠

63. 对于胎盘合成的甾体激素，以下说法恰当的是

A. 主要有孕激素和雌激素

B. 雌激素由胎儿 - 胎盘单位产生

C. 孕激素于妊娠末期 24 小时尿中排出量 <5mg

D. 胎儿肾上腺及肝脏产生雌激素前身物质，是胎盘合成雌三醇的主要来源

E. 测定孕妇血、尿或羊水中的雌三醇值，是为了了解胎儿在宫内的状况

64. 对于母儿之间的物质交换，以下说法恰当的是

A. 在胎盘内进行物质交换的部位，主要在血管合体膜

B. 血管合体膜主要由合体滋养细胞、绒毛间质、毛细血管基底膜和毛细血管内皮细胞 4 层组成的薄膜

C. 分子量 <250 的物质，容易通过血管合体膜

D. 在胎盘内，葡萄糖的转运属于简单扩散

E. 母血与胎儿血液并不直接相通，隔着绒毛毛细血管壁、绒毛间质和绒毛表面细胞层

65. 关于羊水以下叙述正确的是

A. 妊娠早期，羊水为母体血清经胎膜进入羊膜腔的透析液

B. 羊水的吸收 50% 由胎膜完成

C. 妊娠期羊水相对恒定，羊水在羊膜腔内是停止不动的

D. 羊水的功能是保护胎儿和母体

E. 妊娠足月时，羊水呈中性或弱酸性

66. 人绒毛膜促性腺激素（hCG）的功能有

    A. 使月经黄体变为妊娠黄体

    B. 促进雄激素芳香化转化为雌激素

    C. 刺激孕酮的形成

    D. 抑制植物血凝素对淋巴细胞的刺激作用

    E. 能抑制子宫收缩，用于保胎

67. 以下关于羊水的描述正确的是

    A. 一般在妊娠 37～38 周的量是最多的

    B. 呈中性或弱碱性

    C. 妊娠早期羊水略有混浊

    D. 羊水中有大量的激素

    E. 足月妊娠时羊水比重为 1.007～1.025

68. 人胎盘生乳素（hPL）的功能有

    A. 促进乳腺腺泡发育

    B. 刺激乳腺上皮细胞合成乳白蛋白、乳酪蛋白和乳珠蛋白

    C. 促进胰岛素生成

    D. 通过脂解作用提高游离脂肪酸、甘油浓度

    E. 促进母体对胎儿的排斥作用

69. 对于脐带，以下说法恰当的是

    A. 脐带有 2 根脐动脉和 1 根脐静脉

    B. 脐带表面由羊膜覆盖

    C. 脐静脉之氧分压低于脐动脉

    D. 脐带杂音之速率与胎心率相同

    E. 妊娠足月（40 周末），脐带长度平均约 55cm

第四章　病理妊娠

1. 早产的概念是

    A. 妊娠满 28 周至不满 37 足周间分娩者

    B. 妊娠满 28 周至不满 38 足周间分娩者

    C. 妊娠满 27 周至不满 40 足周间分娩者

    D. 妊娠满 27 周至不满 37 足周间分娩者

    E. 妊娠满 28 周至不满 40 足周间分娩者

2. 治疗先兆早产的药物不包括

    A. β－肾上腺素能受体激动剂

    B. 前列腺素合成酶抑制剂

    C. 硫酸镁

    D. 硝苯地平

    E. 苯甲酸雌二醇

3. 关于早产分娩期的处理，以下叙述不正确的是

    A. 大部分早产儿可经阴道分娩

    B. 产程中应持续胎心监护

    C. 第二产程不常规会阴切开

    D. 为避免新生儿窒息，应使用阴道助产，尽量缩短第二产程

    E. 胎位异常者，可考虑剖宫产

4. 硫酸镁抑制宫缩用量过大时，以下临床表现最先出现的是

    A. 膝跳反射消失　　B. 心率加快

    C. 尿量减少　　　　D. 呼吸抑制

    E. 血压下降

5. 预防早产的重要措施中不正确的是

    A. 子宫颈内口松弛者应于妊娠中期行宫颈内口环扎术

    B. 加强对高危妊娠患者的管理

    C. 积极治疗妊娠并发症

    D. 常规抗生素预防感染以延长孕周及降低早产率

    E. 定期产前检查

6. 关于胎膜早破，以下说法不正确的是

    A. 胎膜早破是导致早产的原因之一

    B. 未足月胎膜早破是指妊娠未满 37 周，临产前发生的胎膜破裂

    C. 足月胎膜早破是指妊娠满 37 周，临产前发生的胎膜破裂

    D. 单胎妊娠中，足月胎膜早破发生率 2% ~ 4%，未足月胎膜早破发生率为 8%

    E. 双胎妊娠中，未足月胎膜早破发生率为 7% ~ 20%

7. 关于胎膜早破的诊断，以下叙述不正确的是

    A. 窥阴器检查可见液体自宫颈口内流出或后穹隆有液池形成

    B. 阴道后穹隆积液涂片见到羊齿植物状结晶可有助于判断胎膜早破

    C. 阴道液 pH ≥ 6.5 时支持胎膜早破的诊断

    D. 血液、宫颈黏液、尿液可使阴道液酸碱度检查出现假阳性

    E. 羊水的 pH 低于平时阴道的 pH

8. 以下关于胎膜早破的处理，叙述正确的是

    A. 妊娠 > 37 周者若无明确剖宫产指征可在破膜后 4 ~ 24 小时内引产

    B. 妊娠 < 28 周者应终止妊娠

    C. 妊娠 28 ~ 34 周如无妊娠禁忌证，可予期待保胎治疗

    D. 妊娠 < 28 周的绒毛膜羊膜炎，明确诊断

后可以继续妊娠

E. 胎肺未成熟者予动态观察与等待, 监测
母胎情况, 待胎肺自然成熟后可予终止
妊娠

9. 胎膜早破对母儿的影响不包括

A. 宫内感染　　　 B. 影响产程进展

C. 胎儿宫内窘迫　 D. 脐带脱垂

E. 诱发早产

10. 以下不能提示胎膜早破合并羊膜腔感染
的是

A. 羊水细菌培养有细菌生长

B. 羊水涂片革兰氏染色检查出细菌

C. 羊水 IL-6 测定: $10\mu g/L$

D. 血 C 反应蛋白: $7mg/L$

E. 降钙素原: $1\mu g/L$

11. 关于妊娠时限的定义, 正确的是

A. 妊娠达到或超过 40 周尚未分娩者称过
期妊娠

B. 妊娠达到或超过 41 周尚未分娩者称过
期妊娠

C. 妊娠不足 38 周分娩者称早产

D. 发生在妊娠 13 周末前的流产称为早期
流产

E. 发生在妊娠 12 周或之后的流产称为晚
期流产

12. 关于过期妊娠, 以下叙述不正确的是

A. 凡预产期超过 2 周, 尚未临产者均为
过期妊娠

B. 过期妊娠胎儿体重可能过轻

C. 过期妊娠易发生胎儿窘迫

D. 可使产程延长

E. 过期妊娠胎盘功能可正常

13. 以下情况不引起转氨酶增高的是

A. 妊娠剧吐

B. 妊娠高血压综合征

C. 妊娠期肝内胆汁淤积症

D. 过期妊娠

E. 妊娠期静脉注射四环素数天

14. 关于过期妊娠应立即终止妊娠的指标, 以
下叙述不正确的是

A. 12 小时内胎动 <10 次或 NST 为无反应
型, OCT 阳性或可疑

B. 胎儿体重 ≥4000g 或胎儿生长受限

C. 羊水暗区 <3cm 和 (或) 羊水粪染

D. 持续尿 E/C 比值高

E. 宫颈条件成熟

15. 关于过期妊娠患者的胎盘, 以下叙述正确
的是

A. 胎盘都小、薄、轻, 充满钙化斑

B. 胎盘粘连或胎盘植入的几率增加

C. 胎盘中的绒毛和血管均有灌注不足

D. 胎盘大小、重量可以正常, 胎盘母面
可以仅有少量或散在的红白梗死区及
钙化点

E. 胎盘均较大, 重量超过 600g, 明显纤
维化及钙化

16. 适龄初产妇, 妊娠 35 周, LSA, 为评估该
孕妇羊水量, 首选的最有价值的检测项
目是

A. 羊水指数

B. 直接测量羊水量

C. 羊水池最大垂直深度

D. 测量羊水池的两个直径

E. 测量羊水池的四个直径

17. 关于慢性羊水过多的临床表现, 以下叙述
不正确的是

A. 多发生在妊娠晚期

B. 症状较缓和, 孕妇多能适应

C. 子宫底高度及腹围大于同期孕周

D. 容易感觉到胎动

E. 触诊时感觉子宫张力大

E. 先天性食管闭锁

18. 关于羊水过多的概念，以下说法恰当的是
    A. 妊娠末期羊水量 >2000ml
    B. 妊娠足月羊水量 >2000ml
    C. 妊娠近足月羊水量 >2000ml
    D. 妊娠任何时期间羊水量≥2000ml
    E. 妊娠 32 周以后羊水量≥2000ml

19. 孕早期发生重度羊水过少的后遗症中最常见、最严重的是
    A. 法洛四联症
    B. 胎儿骨骼畸形
    C. 胎儿肺部发育不全
    D. 胎儿生长受限
    E. 胎儿神经管发育异常

20. 导致羊水过多的胎儿疾病原因不包括
    A. 无脑儿、脊柱裂
    B. 胎儿脑脊膜裸露于羊膜腔内使大量液体渗出
    C. 胎儿缺乏抗利尿激素
    D. 中枢吞咽功能异常
    E. 胎盘催乳素受体减少

21. 羊水过多的处理方式正确的是
    A. 首先排除胎儿畸形
    B. 合并胎儿结构异常时，一经发现应立即终止妊娠
    C. 高位破膜后不需加用缩宫素引产
    D. 胎儿娩出后不能应用宫缩剂
    E. 可长时间应用前列腺素合成酶抑制药治疗

22. 羊水过多孕妇娩出的新生儿容易罹患的疾病是
    A. 出生前感染性肺炎
    B. 胎粪性腹膜炎
    C. 肺不张
    D. 先天性膈疝

23. 关于吲哚美辛治疗羊水过多的叙述不正确的是
    A. 原理为抗利尿作用
    B. 原理为增强肾近端小管对水和钠的重吸收作用
    C. 具体用量为 1～2mg/（kg·d）
    D. 用药期间必须监测羊水量
    E. 应限于 32 周前使用

24. 羊水过多合并正常胎儿时，处理方式不正确的是
    A. 妊娠 >32 周者可使用吲哚美辛进行治疗
    B. 自觉症状轻者，注意休息，取侧卧位以改善子宫胎盘循环
    C. 自觉症状严重者，可经腹羊膜腔穿刺放出适量羊水
    D. 行羊膜腔穿刺放羊水时，可酌情给予镇静剂和抑制子宫收缩药物
    E. 妊娠≥34 周，胎肺未成熟，可给予地塞米松促胎肺成熟治疗后再考虑终止妊娠

25. 关于急性羊水过多，以下说法恰当的是
    A. 下肢及外阴水肿发生率不高
    B. 多发生在妊娠 28～32 周
    C. 自觉症状轻微
    D. 胎心听诊清楚
    E. 容易发生早产

26. 关于羊水过少的病因，以下说法不正确的是
    A. 母体血容量增多
    B. 胎儿慢性缺氧致肾血流量减少
    C. 肾小管发育不全
    D. 使用前列腺素酶抑制药时间过久
    E. 羊膜通透性改变

27. 羊水过少伴有的胎儿结构异常中，最常见的有

A. 染色体异常

B. 消化道异常

C. 心脏结构异常

D. 呼吸道异常

E. 泌尿系统结构异常

28. 以下叙述与羊水过少无关的是

A. 妊娠期羊水量少于 300ml

B. 主要与羊水产生减少或羊水外漏增加有关

C. 电镜下有鳞状上皮化生现象

D. 电镜下羊膜上皮细胞萎缩

E. 一经确诊应及时终止妊娠

29. 关于羊水过少的诊治，以下说法不恰当的是

A. 对妊娠已足月、胎儿可宫外存活者应及时终止妊娠

B. 合并胎盘功能不良、胎儿窘迫，应采用剖宫产术终止妊娠

C. 无论胎儿胎肺是否成熟，都应剖宫产终止妊娠

D. 对胎儿储备功能尚好，无明显宫内缺氧，可以阴道试产

E. 妊娠晚期可行羊膜腔输液治疗羊水过少

30. 为了预防羊水过多的并发症，以下做法不正确的是

A. 采取低位破膜后，边放羊水边用腹带包腹或腹部沙袋加压，避免胎盘早剥

B. 一旦破膜立即平卧，抬高臀部，防止脐带脱垂

C. 防止早产及胎膜早破

D. 放羊水速度应 <500ml/h

E. 防止产后休克

31. 妊娠期高血压疾病患者水肿（＋＋），表示

A. 水肿延及外阴及腹部

B. 踝部及小腿水肿

C. 水肿延及股部

D. 全身水肿

E. 伴有腹水

32. 妊娠期高血压疾病的基本病理生理变化是

A. 过度水钠潴留

B. 全身小动脉痉挛

C. 血液高度浓缩

D. 慢性弥散性血管内凝血

E. 肾素 - 血管紧张素 - 前列腺素系统平衡失调

33. 治疗子痫及预防复发的首选药物是

A. 硫酸镁　　　　　B. 地西泮

C. 苯妥英钠　　　　D. 冬眠合剂

E. 呋塞米

34. 子痫前期患者应用硫酸镁治疗时，应注意尿量每 24 小时不少于

A. 400ml　　　　　B. 500ml

C. 600ml　　　　　D. 650ml

E. 700ml

35. 硫酸镁中毒时最早出现的症状是

A. 全身肌张力减退

B. 尿量减少

C. 呼吸减慢

D. 膝反射减弱或消失

E. 心率增快

36. 妊娠期高血压疾病的并发症不包括

A. 弥散性血管内凝血

B. 羊水过少

C. 肾功能衰竭

D. 巨大儿

E. 胎盘早剥

37. 关于子痫，以下说法不正确的是
    A. 是子痫前期 – 子痫最严重的阶段
    B. 发作前可有不断加重的严重表现
    C. 通常只发生于产前
    D. 子痫通常在子痫前期的基础上发生抽搐
    E. 全身肌肉先出现强烈抽动，随后出现全身肌肉强直

38. 妊娠期高血压疾病患者应用硫酸镁中毒时，解毒药为
    A. 10% 葡萄糖酸钙
    B. 肾上腺素
    C. 10% 葡萄糖
    D. 强心药
    E. 利尿药

39. 子痫前期患者应用利尿药的禁忌证是
    A. 心力衰竭   B. 脑水肿
    C. 肺水肿   D. 全身水肿
    E. 血细胞比容 >0.35

40. 重度子痫前期的诊断标准是
    A. 血压≥160/110mmHg，尿蛋白≥5g/24h 或随机蛋白尿≥（＋＋＋）
    B. 血压 ≥ 165/112mmHg，尿蛋白 > 5g/24h，水肿（＋＋）
    C. 血压较基础血压高 30/15mmHg 伴微量尿蛋白
    D. 血压不超过 185/112mmHg，尿蛋白（－）
    E. 血压正常或略高，尿蛋白 >5g/24h，水肿（＋＋）

41. 关于子痫的叙述正确的是
    A. 子痫发生之前都具有较明显的自觉症状
    B. 妊娠一旦终止，子痫不会再发生
    C. 光、声刺激可诱发抽搐

D. 体重增加过快与子痫无关
E. 产后子痫较为常见

42. 重度子痫前期孕妇治疗时首选的药物是
    A. 降压药   B. 利尿药
    C. 镇静药   D. 解痉药
    E. 降低颅内压药

43. 开始使用阿司匹林用于子痫前期抗凝治疗的最晚时间为
    A. 妊娠 11 周   B. 妊娠 15 周
    C. 妊娠 16 周   D. 妊娠 20 周
    E. 妊娠 22 周

44. 关于硫酸镁的用药指征，以下叙述不正确的是
    A. 控制子痫抽搐及防止再抽搐
    B. 预防重度子痫前期发展成为子痫
    C. 重度子痫前期患者临产前用药
    D. 预防产时子痫或产后子痫
    E. 作为降压药使用

45. 关于镁离子的解痉机制，以下叙述不正确的是
    A. 抑制运动神经末梢释放乙酰胆碱，阻断神经肌肉接头间的信息传导，使骨骼肌松弛
    B. 刺激血管内皮细胞合成前列环素，抑制内皮素合成，缓解血管痉挛状态
    C. 增强机体对血管紧张素Ⅱ的反应，缓解血管痉挛状态
    D. 通过阻断谷氨酸通道阻止钙离子内流，解除血管痉挛、减少血管内皮损伤
    E. 提高孕妇和胎儿血红蛋白的亲和力，改善氧代谢

46. 关于扩容疗法，以下叙述不正确的是
    A. 扩容增加心脏负担，可发生肺水肿，心力衰竭
    B. 适用于子痫前期孕妇

C. 常用扩容药物有白蛋白、低分子右旋糖酐

D. 扩容后可改善重要器官的血液灌注

E. 贫血、电解质紊乱时慎重选择扩容剂

47. 关于重度子痫前期的产科处理方式原则，以下叙述不正确的是

A. 超过 36 周者应及时终止妊娠

B. 重症患者为尽早结束分娩可行剖宫产术

C. 妊娠终止 48 小时后，子痫即不可能发生

D. 不足 36 周时，若胎盘功能减退表明胎儿危象，应终止妊娠

E. 不足 36 周时，若治疗后孕妇病情继续恶化，应终止妊娠

48. 子痫前期的高危因素不包括

A. 孕妇年龄大于 40 岁

B. 子痫前期病史

C. 初次产检时 BMI ≥ 35kg/m²

D. 本次妊娠为多胎妊娠

E. 经产妇

49. 对于妊娠 39 周患重度子痫前期的初孕妇，恰当的处理方式应是

A. 治疗 24 ~ 48 小时症状改善后终止妊娠

B. 积极治疗，等待产程发动

C. 积极治疗至预产期终止妊娠

D. 静脉滴注缩宫素引产

E. 行人工破膜引产

50. 关于 HELLP 综合征的产科处理，以下叙述不正确的是

A. 胎儿窘迫、先兆肝破裂及病情恶化者，应立即终止妊娠

B. HELLP 综合征不是剖宫产指征

C. 可采用阴部阻滞和硬膜外麻醉

D. 阴道分娩宜采用局部浸润麻醉

E. 剖宫产采用局部浸润麻醉或全身麻醉

51. 妊娠晚期胰岛素需要量增加的主要原因是

A. 体力活动减少

B. 摄入热量增加

C. 胎盘催乳素的分泌

D. 游离皮质醇浓度升高

E. 血容量增加

52. 对于无糖尿病高危因素的孕妇，孕期行口服葡萄糖耐量试验（OGTT）的最佳时间是

A. 20 ~ 24 周   B. 23 ~ 25 周

C. 24 ~ 28 周   D. 28 ~ 30 周

E. 24 ~ 26 周

53. 为了解妊娠期糖尿病患者胎儿肺部发育成熟度，最敏感的检查方法是

A. 泡沫试验

B. 振荡试验

C. 肌酐含量测定

D. 胆红素含量测定

E. 磷脂酰甘油测定

54. 关于妊娠对糖尿病的影响，以下叙述不恰当的是

A. 产后全身内分泌激素很快恢复至非妊娠水平，不再会发生低血糖

B. 胎盘分泌的激素在周围组织中有抗胰岛素作用

C. 血容量增加，血液稀释，胰岛素相对不足

D. 随妊娠进展，空腹血糖开始下降

E. 产程中能量消耗及产妇进食少，容易发生酮症酸中毒

55. 某妊娠妇女尿糖阳性，需进一步进行的检查项目是

A. 尿常规   B. 血常规

C. 肾脏功能   D. 空腹血糖

E. 胰腺 B 超

56. 糖尿病的女性，妊娠对糖尿病的影响有
    A. 血容量增加，血液稀释，胰岛素相对不足
    B. 产后胰岛素的需要量增加
    C. 糖尿病患者的孕期不容易发生酮症酸中毒
    D. 肾小球滤过率减少，而肾小管对糖吸收增加
    E. 使肾排糖阈值升高

57. 在下列内科疾病中，较易并发非特异性外阴炎的是
    A. 心脏病　　　B. 糖尿病
    C. 支气管炎　　D. 肺炎
    E. 高血压

58. 糖尿病对胎儿的影响，以下叙述不正确的是
    A. 死胎发生率增加
    B. 易发生巨大儿
    C. 胎儿生长受限的发生率增加
    D. 胚胎异常的发生率增加
    E. 胎儿畸形的发生率增加

59. 关于妊娠合并糖尿病的处理原则，以下叙述不正确的是
    A. 如血糖控制不满意，终止妊娠前应用促胎肺成熟药物
    B. 病情轻者可口服降糖药物，病情较重者需注射胰岛素
    C. 认真进行饮食控制，并给予维生素、钙和铁剂
    D. 已有继发于糖尿病肾功能受损者，应及早终止妊娠
    E. 器质性病变较轻或血糖控制较好者，可在严密监护下继续妊娠

60. 妊娠期糖尿病母胎远期并发症不包括

A. 母亲产后肥胖
B. 母亲再次妊娠后妊娠期糖尿病复发
C. 母亲发生 2 型糖尿病
D. 子代患肥胖病
E. 子代患 2 型糖尿病

61. 以下新生儿并发症中，与母亲患有妊娠合并糖尿病无关的是
    A. 新生儿呼吸窘迫综合征
    B. 新生儿低血糖
    C. 新生儿高胰岛素血症
    D. 新生儿高钙血症
    E. 新生儿红细胞增多症

62. 妊娠对糖尿病孕妇的影响，不包括
    A. 易发生子痫前期－子痫
    B. 易发生感染
    C. 易发生羊水过多
    D. 易发生酮症酸中毒
    E. 易发生妊娠期胆汁淤积症

63. 关于妊娠合并糖尿病患者的远期随访，以下叙述不正确的是
    A. GDM（妊娠期糖尿病）患者，孕期空腹血糖异常者，产后6周内复查，空腹血糖仍异常的，应诊断为 PGDM（孕前糖尿病）
    B. GDM 患者，孕期空腹血糖正常者，产后6～12周行 OGTT（口服葡萄糖耐量试验）。OGTT 异常的，为产前漏诊的 PGDM
    C. GDM 患者，孕期空腹血糖正常者，产后6～12周行 OGTT。OGTT 正常者，不需要再随访
    D. 合理饮食，加强锻炼，控制体重
    E. 避免应用可能增加胰岛素抵抗的药物，如糖皮质激素、烟酸等

64. 关于妊娠合并糖尿病的叙述，以下不正确

的是

A. 妊娠合并糖尿病包括妊娠期糖尿病和糖尿病合并妊娠

B. 在妊娠期发生的糖代谢异常属于妊娠期糖尿病

C. 在原有糖尿病基础上合并妊娠属于糖尿病合并妊娠

D. GDM 患者的糖代谢异常于产后不能恢复正常

E. 妊娠合并糖尿病孕妇中 90% 以上为 GDM

65. 关于妊娠合并糖尿病患者难产率升高的原因，以下叙述不正确的是

A. 羊水过多
B. 巨大儿
C. 宫缩乏力
D. 产程延长
E. 胎儿窘迫

66. 妊娠糖尿病患者终止妊娠的最佳时间是

A. 妊娠 34 ~ 35 周
B. 妊娠 36 ~ 37 周
C. 妊娠 40 周
D. 根据病情随时终止妊娠
E. 控制血糖的同时，尽量推迟终止妊娠的时机

67. 关于口服葡萄糖耐量试验，以下描述不正确的是

A. 试验前 3 天严格控制碳水化合物摄入量

B. 试验前禁食 12 小时

C. 口服葡萄糖粉 75g

D. 测空腹以及服糖后 1 小时、2 小时、3 小时的血糖

E. 4 个时间点的血糖值中，任意两项超过正常值为异常

68. 关于妊娠期糖尿病应用胰岛素的治疗，以下叙述正确的是

A. 明确诊断为 GDM 的患者，餐前血糖≥ 5.8mmol/L 即应用胰岛素治疗

B. 随妊娠进展，所需胰岛素用量随之增加，至产前达到峰值

C. 行选择性剖宫产术前，不需要停用胰岛素

D. 产后胰岛素用量减为产前用量的 1/3 ~ 1/2

E. 产后 42 天胰岛素用量恢复至孕前水平

69. 关于 GDM 的饮食治疗，以下叙述不正确的是

A. 饮食治疗是糖尿病治疗的基础，大多数 GDM 患者只需要通过饮食治疗即可满意控制血糖

B. 糖尿病孕妇需要严格控制饮食，整个孕期体重增加不超过 12.5 kg

C. 孕中期后每周热量增加 3% ~ 8%，每日热量 126 ~ 146 kJ (30 ~ 35 kcal)/kg。其中碳水化合物占 40% ~ 50%，蛋白质占 20% ~ 30%，脂肪占 30% ~ 35%

D. 补充足量维生素、钙、铁

E. 少量多餐，每日进食 5 ~ 6 次

70. 关于妊娠期糖尿病（GDM），以下叙述不正确的是

A. 大多数 GDM 者，产后血糖能恢复正常

B. 产后 6 ~ 12 周进行 OGTT

C. 产后复查 OGTT 正常者，将来患 2 型糖尿病概率仍较高

D. 产后 OGTT 正常者，仍要定期检查血糖。

E. 产后 24 小时进行 OGTT，如仍异常，即可诊断糖尿病

71. 关于 GDM 的治疗，以下叙述正确的是

A. 孕期只需要饮食控制

B. 糖尿病患者孕期可以继续口服降糖药

C. 饮食控制后，血糖仍高者需要及时加

用胰岛素

D. 所有 GDM 孕妇均需要胰岛素控制血糖

E. 如果胎儿体重符合孕周，孕期可以不控制饮食

72. 妊娠合并糖尿病的分娩方式及时机，以下叙述不正确的是

A. 无妊娠并发症的 GDM A1 级可经阴道分娩

B. 无妊娠并发症的 GDM A1 级，严密监测下到预产期终止妊娠

C. 糖尿病伴微血管病变者可剖宫产终止妊娠

D. GDM A2 级者需要剖宫产终止妊娠

E. 血糖控制不好者，终止妊娠前应该促胎肺成熟

73. 妊娠合并糖尿病患者分类 "T" 表示患者有

A. 心脏病

B. 肾移植

C. 糖尿病历时 10～19 年

D. 下肢血管钙化

E. 视网膜病

74. 对妊娠期糖尿病有确诊意义的是

A. 空腹血糖≥5.8mmol/L

B. 口服葡萄糖耐量试验结果任何一点血糖值达到或超过正常值

C. 服 50g 糖 1 小时抽静脉血测血糖值≥7.8mmol/L

D. 妊娠期有 "三多" 症状，且本次妊娠伴有巨大儿，尿糖阳性

E. 有糖尿病家族史特别是不明原因的死胎、死产、巨大儿分娩史

75. 关于妊娠合并糖尿病的处理，以下叙述不正确的是

A. 用胰岛素控制血糖，不影响胎儿

B. 大多数妊娠期糖尿病可以限制饮食得到控制

C. 糖尿病孕妇不宜进行运动锻炼

D. 孕晚期应估计胎儿成熟度

E. 已有严重心血管病、肾功能减退者，不宜妊娠

76. 关于妊娠对糖尿病的影响，以下叙述不恰当的是

A. 胎盘分泌的激素在周围组织中有抗胰岛素作用

B. 血容量增加，血液稀释，胰岛素相对不足

C. 随妊娠进展，空腹血糖开始下降

D. 产程中能量消耗大及产妇进食少，易发生酮症酸中毒

E. 产后全身内分泌激素很快恢复至非妊娠水平，不再会发生低血糖

77. 关于妊娠期肝内胆汁淤积症，以下叙述不恰当的是

A. 病因目前尚不清楚

B. 是妊娠中、晚期特有的并发症

C. 临床上以皮肤瘙痒和黄疸为特征

D. 此病对孕妇的危害大于对胎儿的危害

E. 发病率与季节有关，冬季高于夏季

78. 有关妊娠期肝内胆汁淤积症，以下叙述不正确的是

A. 瘙痒症状一般在分娩后 24～48 小时缓解，黄疸在分娩后 1～2 周内消退

B. 妊娠 24 周，空腹血清总胆汁酸（TBA）38.0μmol/L，根据 ICP 诊疗分度为轻度

C. ICP 可能与遗传和环境有一定关系

D. 高雌激素水平是导致本病的唯一因素

E. 轻度黄疸不随孕周的增加而加重

79. 是妊娠期特有的疾病，首先出现瘙痒

症状。

A. 妊娠糖尿病

B. ICP

C. 妊娠期高血压疾病

D. HELLP 综合征

E. 重症肝炎

80. 妊娠期肝内胆汁淤积症最主要的特异性实验室证据是

A. 血清胆汁酸增高

B. 尿素氮增高

C. 血清 ALT 增高

D. 血清胆红素增高

E. 尿酸增高

81. 妊娠剧吐的病因不包括

A. 甲状腺功能亢进

B. 葡萄胎

C. 多胎妊娠

D. 精神紧张

E. 慢性肠胃炎

82. 妊娠剧吐一般发生于

A. 妊娠 1~5 周
B. 妊娠 6~10 周

C. 妊娠 10~15 周
D. 妊娠 20~25 周

E. 妊娠 25 周以后

83. 关于妊娠剧吐的发病机制，以下叙述不恰当的是

A. 临床表现的程度与血 hCG 水平有正相关关系

B. 精神过度紧张焦虑的孕妇发病率高

C. 经济状况较差的孕妇发病率相对高

D. 葡萄胎患者发病率较一般孕妇高

E. 此种情况病因尚不明确

84. 妊娠剧吐可能出现的临床表现不包括

A. 水及电解质紊乱

B. 代谢性碱中毒

C. 体重减轻

D. 尿量减少

E. 肝功能异常

85. 下列属于妊娠剧吐并发症的是

A. Sheehan 综合征　　B. Asherman 综合征

C. Wernicke 综合征　　D. Meigs 综合征

E. Turner 综合征

86. Wernicke 脑病是以下哪种维生素缺乏所致

A. 维生素 B_1
B. 维生素 B_6

C. 维生素 C
D. 维生素 D

E. 维生素 A

87. 关于妊娠剧吐所致的 Wernicke 脑病的临床表现，以下叙述不正确的是

A. 眼球震颤
B. 视力障碍

C. 木僵或昏迷
D. 凝血功能障碍

E. 急性期言语增多

88. 用于止吐治疗妊娠剧吐的药物中，避免在孕 10 周前作为一线用药，且仅作为顽固性妊娠剧吐患者的最后止吐方案的是

A. 维生素 B_6 型
B. 甲氧氯普胺

C. 昂丹司琼
D. 异丙嗪

E. 甲泼尼龙

二、A2 型题

89. 初产妇，25 岁，停经 34 周。因"少量阴道流血，下腹阵痛 3 小时"入院。查体：胎心率 148 次/分，腹部可扪及宫缩，间隔 5 分钟，持续 20 秒。阴道检查：宫颈管消退，宫口开 1cm。产妇的主要诊断是

A. 先兆早产
B. 前置胎盘

C. 晚期妊娠
D. 胎盘早剥

E. 早产临产

90. 孕妇，28 岁，现孕 33 周。规律宫缩 1 小时，无阴道流血，无发热，已经确诊为早产。为确定母婴状况，以利于治疗，可进行的检查不包括

A. B 超

B. 胎心监护

C. 胎儿纤维连接蛋白

D. 胎膜已破者，行羊水检查

E. 阴道检查及阴道流液涂片

91. 孕妇，32 岁，现孕 36 周。自述于翻身、行走时经常感觉腹部发紧，无痛感。阴道检查：宫口未开，宫颈管未消失。此时最恰当的诊断为

A. 先兆流产　　B. 早产临产

C. 先兆早产　　D. 先兆临产

E. 生理性宫缩

92. 孕妇，31 岁，G_2P_0，现孕 37 周。因 "11 小时前开始阴道流水" 入院。查体：无腹坠。体温 36.6℃，心率 100 次/分，血压 110/80mmHg，心肺未见其他异常，腹部无压痛，后阴道间断流水，可见胎脂，无异味，血 WBC10×10^9/L，同时各项检查证实胎儿存活，胎儿大小与实际孕周相符。孕妇最恰当的处理方式是

A. 期待疗法，包括抑制子宫收缩、预防感染和促进胎肺成熟等综合治疗措施

B. 观察 12 小时，如未临产进行引产

C. 观察 12 小时，如未临产行剖宫产

D. 不予处理方式顺其自然

E. 立即剖宫产

93. 初产妇，28 岁，现孕 38 周。因 "晨起发现阴道流液" 入院。阴道流液量中、无臭，患者无明显腹痛，胎心 146 次/分，宫颈管未消退，宫口未开。为确诊需要首选参考进行的检查为

A. 阴道液 pH >7

B. 阴道涂片出现羊齿状结晶

C. 阴道液中胎儿纤连蛋白含量 >0.05mg/L

D. 阴道窥器检查见后穹隆有混有胎质的液池形成

E. 阴道液中 IGFBP－1、PAMG－1 检测阳性

94. 单胎初产妇，22 岁。因 "阴道流液 6 小时后出现规律腹痛" 入院。入院后 8 小时分娩，新生儿阿普加评分为 9－10－10 分，胎膜胎盘送病理检查结果回报绒毛膜羊膜炎。关于胎膜早破后绒毛膜羊膜炎的临床表现，不正确的是

A. 母体心率 ≥110 次/分

B. 母体体温 ≥38℃

C. 胎儿心率增快，胎心率基线 ≥160 次/分

D. 胎儿心动过缓，胎心率基线 ≤110 次/分

E. 母体外周血白细胞计数 ≥15×10^9/L

95. 初产妇，26 岁，现孕 42^{+1} 周，规律宫缩 10 小时。检查胎儿较大，估计体重 3800g，枕左前位，胎头高浮，胎心率 166 次/分。骨盆正常大小，宫口开 2cm，尿雌激素/肌酐比值为 7。恰当的分娩方式应是

A. 静脉滴注缩宫素加速产程

B. 等待宫口开全，行产钳助娩

C. 等待宫口开全，行胎头吸引术助娩

D. 左侧卧位，吸氧，静脉滴注 10% 葡萄糖液

E. 尽快行剖宫产术

96. 初产妇，30 岁，现停经 41 周，自觉胎动减少 1 天。查体：胎心率 148 次/分，腹部未扪及明显宫缩，阴道检查：宫颈管未消退，先露 S^{-3}。以下处理错误的是

A. 立即剖宫产　　B. 电子胎儿监护

C. 超声检查　　D. 羊膜镜检查

E. 促宫颈成熟后引产

97. 初产妇，23 岁，现孕 24 周，腹胀 2 天。体格检查：血压 130/90mmHg，表情痛苦，

发绀，不能平卧。产科检查：宫高 36cm，腹围 102cm，胎位不清，胎心未闻及。最可能的诊断是

A. 死胎

B. 急性羊水过多

C. 双胎妊娠

D. 妊娠合并心脏病

E. 妊娠期高血压疾病

98. 孕妇，40 岁，甲状腺功能减退合并妊娠，孕期不定期产检，妊娠 26 周行超声检查提示：胎儿头端可见一"瘤结"状物，颅骨环呈不完全圆形图像，羊水池最大垂直深度：14cm，羊水指数：29cm。诊断：胎儿神经系统畸形：无脑儿可能；羊水过多；高龄妊娠。中枢神经系统病变如无脑儿发生羊水过多的机制中可能性最小的是

A. 渗透性利尿

B. 脑脊液漏出

C. 吞咽功能受损

D. 抗利尿激素缺乏导致胎儿尿量增多

E. 过多液体从暴露的脑膜流到羊膜腔内

99. 孕妇，30 岁，G_1P_0，现停经 38 周。因"超声提示羊水过少半天"入院。孕期定期产前检查未见异常，孕中期糖耐量检查（−），孕晚期糖化血红蛋白测定：4.0%。今产检发现近 2 周腹围、宫高无明显增长，且子宫较敏感，行超声检查提示：胎儿大小相当于孕 38 周，未见明显畸形，羊水指数 5.0cm，胎盘成熟度 Ⅱ～Ⅲ 度。目前诊断：G_1P_0，妊娠 38 周，LOA，单活胎；羊水过少。该孕妇有顺产意愿，入院后辅助检查中价值最小的是

A. 电子胎心监护

B. 胎儿生物物理监测

C. OCT

D. NST

E. 胎儿成熟度检查

100. 孕妇，妊娠 40 周后进行缩宫素引产，第 1 天出现规律宫缩，但引产 13 小时后，宫颈未开，停缩宫素后宫缩很快消失，第 2 天再次复查 B 超，羊水指数为 5。各种临床资料未显示破水。以下处理方式比较恰当的是

A. 在严密胎心监护下进行缩宫素引产

B. 改用米索前列醇引产

C. 继续缩宫素引产

D. 可以急症剖宫产

E. 择期剖宫产

101. 初孕妇，27 岁，现孕 37 周。半月前产前检查未见异常。近 1 周自觉头痛、眼花，测血压 160/108mmHg，尿蛋白 2g/24h，下肢水肿。子宫高度 33cm，胎心 168 次/分，B 型超声检查测胎头双顶径 8.0cm，羊水最大深度 2.5cm。随意尿 E/C 比值为 8。以下诊断不恰当的是

A. 子痫前期　　B. 胎儿生长受限

C. 胎儿窘迫　　D. 羊水过少

E. 胎盘功能减退

102. 孕妇，32 岁。因羊水过少，在产程观察中发现胎儿窘迫表现，宫口开大 2cm。先露 −2cm。除外胎儿畸形后，首选的治疗方案是

A. 立即剖宫产　　B. 缩宫素静滴

C. 硫酸镁静滴　　D. 人工破膜

E. 吸氧

103. 初产妇，27 岁，B 超检查发现羊水过少。羊水过少的标准指数是

A. ≤3cm　　　B. ≤4cm

C. ≤5cm　　　D. ≤6cm

E. ≤7cm

104. 初孕妇，孕 36^{+2} 周，重度子痫前期，最

恰当的处理原则是

A. 立即行剖宫产术

B. 行人工破膜术

C. 积极治疗待其自然临产

D. 积极治疗后及时终止妊娠

E. 积极治疗 1 周后终止妊娠

105. 孕妇，25 岁，现孕 36 周，G_1P_0，诊断为重度子痫前期。入院后治疗 2 天，血压持续在 165/120mmHg，自觉胎动减少 1 天，NST 为无反应型，B 超检查生物物理评分 4 分。以下处理正确的是

A. 吸氧观察　　　B. 立即行 OCT

C. 立即行剖宫产术　D. 次日复查 NST

E. 继续治疗及改善胎儿宫内情况至妊娠 37 周

106. 初孕妇，25 岁，现孕 38 周。既往血压正常，孕期未做产前检查。7 天前突觉头痛，逐渐加重。来院时血压 166/112mmHg，尿蛋白 5g/24 小时，下肢水肿（＋＋），血细胞比容 0.40。此时的恰当处置应是

A. 立即行剖宫产术

B. 行头颅 CT 检查

C. 静脉注射呋塞米 40mg

D. 静脉注射硝普钠 40mg

E. 25% 硫酸镁 16ml 缓慢静脉注射后改静脉滴注

107. 孕妇，38 岁，G_1P_0，现孕 28 周，产检发现 24 小时动态血压偏高，以下药物在妊娠期不能使用的是

A. 肼屈嗪　　　B. 拉贝洛尔

C. 甲基多巴　　D. 硝苯地平

E. 卡托普利

108. 孕妇，33 岁，现孕 35 周，无明显自觉症状。近 2 周血压升高，达 156/110mmHg，

浮肿（＋＋），尿蛋白（＋）。孕妇应诊断为

A. 轻度子痫前期

B. 重度子痫前期

C. 妊娠期高血压

D. 妊娠合并慢性高血压病

E. 慢性高血压病并发子痫前期

109. 子痫前期孕妇，25 岁，水肿（＋＋＋），硫酸镁解痉及利尿药治疗 1 周后，足月自娩一女婴，体重 3000g，产时出血 200ml，产后 10 分钟突然脸色苍白，血压 70/50mmHg。脉搏 120 次/分。以下最可能的诊断是

A. 失血性休克

B. 仰卧位低血压综合征

C. 产后虚脱

D. 羊水栓塞

E. 心力衰竭

110. 孕妇，34 岁，现孕 38 周，诊断为子痫前期，连用硫酸镁 15g/日治疗 3 天，发现膝腱反射消失，血 Mg^{2+} 浓度 ＞3.5mmol/L。本病例应首选的处理方式方法是

A. 立即停用硫酸镁，并给 10% 葡萄糖酸钙 10ml 缓慢静注

B. 给 20% 甘露醇 250ml 静脉快速滴注

C. 静脉滴注低分子右旋糖酐 500ml

D. 立即注射氯丙嗪合剂半量

E. 静脉滴注呋塞米 40mg

111. 初产妇，30 岁，现孕 38 周。因"自感腹痛伴阴道少量出血 2 小时"入院。查体：血压 160/110mmHg，下肢水肿（＋＋），尿蛋白（＋＋＋），子宫硬如板状，胎位欠清晰，胎心音未闻及，肛查宫颈口未开，最可能的诊断是

A. 重度子痫前期合并胎盘早剥

B. 重度子痫前期先兆临产

C. 重度子痫前期

D. 先兆子宫破裂

E. 前置胎盘

112. 初产妇，32 岁，现孕 38 周。规律宫缩 5 小时。产科宫口扩张 3cm，胎心率 140 次/分，胎头已衔接，突发抽搐，继之意识消失，测血压 170/120mmHg，尿蛋白（＋＋＋）。此病例应考虑为

A. 子痫前期   B. 高血压危象

C. 癫痫   D. 子痫

E. 脑出血

113. 初产妇，37 岁，现孕 37 周，重度子痫前期。常规治疗中突然下腹痛，腹拒按，阴道出血，胎心消失，应采取的措施是

A. 会阴侧切   B. 人工破膜

C. 剖宫产   D. 引产

E. 低位产钳术

114. 初孕妇，24 岁，G_1P_0，现孕 38 周。伴子痫前期临产，宫口开大 8cm，血压 150/112mmHg，尿蛋白（＋＋），2 小时后行产钳助产，胎盘娩出顺利，阴道出血不多。产后 30 分钟患者突然心慌，出冷汗，血压下降。初步诊断为产后虚脱，其发生的原因可能是

A. 产后腹压骤降，内脏血管扩张，有效循环血量减少

B. 血液稀释，血容量增加，对失血的耐受性差

C. 未严格限制钠盐摄入

D. 分娩操作时刺激

E. 产后使用镇静剂

115. 孕妇，27 岁，现孕 32 周。基础血压 110/75mmHg，现血压 160/100mmHg，休息后水肿仍为（＋＋＋），尿蛋白（＋＋＋），尿常规中可见透明和颗粒管型。患

者孕前曾因蛋白尿诊断为肾炎，血尿酸与尿素氮增高，眼底检查小动脉痉挛，视网膜水肿，有渗出物，近日经常有头晕、恶心而就医。孕妇正确的诊断为

A. 重度子痫前期合并慢性肾炎

B. 妊娠合并慢性高血压

C. 妊娠合并慢性肾炎

D. HELLP 综合征

E. 子痫前期

116. 初孕妇，25 岁，孕 31 周时产前检查正常，妊娠 34 周出现头痛、眼花症状。检查血压 180/110mmHg，尿蛋白 2.6g/24h，水肿（＋＋），眼底 A∶V＝1∶2，视网膜水肿。此种情况应诊断为

A. 轻度子痫前期

B. 重度子痫前期

C. 妊娠期蛋白尿

D. 妊娠合并慢性高血压

E. 妊娠合并慢性肾炎

117. 孕妇，32 岁，G_1P_0，现宫内妊娠 38 周。妊娠 37 周时血压为 120/70mmHg。3 天前开始头晕，血压 165/105mmHg，体重略有增加，尿蛋白（＋＋），宫高 30cm，有不规则收缩，胎心 130 次/分，首要的处理方式是

A. 剖宫产

B. 注射硫酸镁

C. 门诊治疗，密切随访

D. 肥皂水灌肠引产

E. 人工破膜加缩宫素引产

118. 初产妇，35 岁，G_1P_0，现孕 36 周。血压 180/120mmHg，尿蛋白（＋＋），OCT 为晚期减速，尿 E3 4mg/24h，L/S＝2，胎动消失，胎心 124 次/分。孕妇最宜采取的处理方式是

A. 积极治疗 48 小时后不见好转行剖宫产

B. 人工破膜加缩宫素引产

C. 静点硫酸镁，注射利血平

D. 立即行剖宫产

E. 扩容治疗

119. 孕妇，28 岁，在妊娠 20 周为预测妊娠期高血压疾病的发生进行预测性诊断，最有预测价值的方法是

A. 左侧卧位较仰卧位的舒张压高 15mmHg

B. 右侧卧位较仰卧位的舒张压高 30mmHg

C. 血细胞比容 0.31，全血黏度比值 3.2，血浆黏度比值 1.4

D. 测尿钙/肌酐比值为 0.06

E. 平均动脉压为 90mmHg

120. 孕妇，34 岁，G_1P_0，现孕 38 周。血压 150/110mmHg，胎心 140 次/分，尿蛋白 2.0g/24 小时，水肿（＋），宫颈软已消失，行人工破膜及缩宫素引产 11 小时，无产兆。下一步处理方式应是

A. 休息 2 天再继续引产

B. 加用抗生素，继续引产

C. 加大缩宫素浓度，继续引产

D. 降压解痉，等待自然临产

E. 剖宫产术

121. 初产妇，28 岁，现妊娠 40 周。2 天前出现头痛、眼花。血压 170/110mmHg，尿蛋白（＋＋），全身水肿，胎心良好，正常胎位，血细胞比容 0.43，以下紧急治疗不恰当的是

A. 静脉滴注低分子右旋糖酐

B. 静脉滴注 $MgSO_4$

C. 口服肼屈嗪

D. 即行剖宫产术

E. 左侧卧位

122. 初产妇，26 岁，G_1P_0，现妊娠 36 周。因"头痛 5 天，加重 3 小时，2 小时前突发

抽搐 1 次"入院。查体：血压 165/120mmHg，尿蛋白（＋）。该患者最可能的诊断是

A. 子痫　　　　B. 妊娠合并癫痫

C. 脑出血　　　D. 脑血栓形成

E. 颅内感染

123. 初产妇，28 岁，妊娠 33^{+2} 周。因"剧烈头痛并呕吐 3 次"求诊。查体：血压 170/110mmHg，尿蛋白（＋＋），双下肢轻度水肿。胎心率 138 次/分，无宫缩。该患者应立即采取的措施是

A. 静脉滴注缩宫素

B. 人工破膜后静脉滴注缩宫素

C. 立即行剖宫产术

D. 肌内注射哌替啶

E. 静脉滴注硫酸镁及快速静脉滴注甘露醇

124. 初产妇，25 岁，现妊娠 30 周。体重 90kg，血压正常，宫高 30cm，胎心 138 次/分。该产妇首选的检查方法是

A. 尿常规　　　B. 糖筛查试验

C. 心电图　　　D. 肾功能检查

E. B 超

125. 妊娠合并糖尿病孕妇，32 岁，现孕 39 周，临产。在产程观察中，以下处理不正确的是

A. 血糖控制在接近正常水平

B. 密切监测血糖及尿酮体

C. 及时纠正代谢紊乱，如酮症酸中毒、低钾血症等

D. 应在 12 小时内结束分娩

E. 可按每 4g 葡萄糖加 1U 胰岛素的比例补液，使血糖 <5.6mmol/L

126. 妊娠期糖尿病孕妇，31 岁，现孕 36^{+4} 周，血糖控制满意，无产科合并症，无产兆。

上次妊娠于孕 37 周时发生不明原因死胎。以下产科处理中正确的是

A. 应在 37 周前终止妊娠

B. 应在 38 周终止妊娠

C. 应在 40 周妊娠终止妊娠

D. 应在 41 周妊娠终止妊娠

E. 应在 42 周妊娠前终止妊娠

127. 孕妇，38 岁，G_4P_2，现孕 35 周。两胎均于孕 35 周左右时胎死宫内，本次孕期诊断为妊娠期糖尿病。以下处理不适宜的是

A. 入院监测血糖水平

B. 促胎肺成熟后及时行剖宫产术

C. 监测餐后 2 小时血糖

D. 加强胎心监护

E. 行 B 超检查

128. 初孕妇，29 岁，现妊娠 37 周。有妊娠期糖尿病，胎心 140 次/分，产前监护 NST 无反应型，首先采用的处理措施是

A. 行 OCT（缩宫素激惹试验）

B. 行 B 超检查了解胎儿宫内情况

C. 行人工破膜术以了解羊水性状

D. 立即行剖宫产术

E. 3 日后复查 NST

129. 孕妇，33 岁，G_2P_1，现孕 38 周。因"妊娠合并糖尿病，胎膜早破 2 小时"入院。孕妇首选的处理方法是

A. 应用抗生素

B. 缩宫素静脉滴注

C. 了解血糖水平

D. 尽快行剖宫产

E. 地塞米松 10mg 静脉滴注

130. 孕妇，33 岁，G_2P_0，现孕 34^{+2} 周。体重 89kg。确诊为妊娠合并糖尿病，经饮食控制后血糖控制不满意，应给予的合理

治疗是

A. 及早终止妊娠

B. 严格控制饮食，加强产前监测

C. 加用胰岛素可不必控制饮食

D. 制订合理饮食方案的同时加用胰岛素治疗

E. 继续控制饮食，主要控制糖类摄入量

131. 妊娠期糖尿病分娩的最佳时期为

A. 妊娠 33 周以前　B. 妊娠 33～35 周

C. 妊娠 38～39 周　D. 妊娠 39～40 周

E. 妊娠 40 周以后

132. 初孕妇，28 岁，现孕 32 周。确认为妊娠合并糖尿病，现采用胰岛素治疗，在凌晨 5：00 时惊醒，心慌、出汗，此时应立即

A. 试体温　　　　B. 测血糖

C. 查尿糖及酮体　D. 进食

E. 开放静脉

133. 初孕妇，37 岁，现孕 24 周。自叙有 5 年高血压史，10 年糖尿病史。B 超检查提示羊水过多。该孕妇发生羊水过多最可能的原因是

A. 高龄初产

B. 胎儿神经管畸形

C. 妊娠合并糖尿病

D. 妊娠合并高血压

E. 不明原因

134. 孕妇，31 岁，孕 20 周时发现尿糖阳性，口服葡萄糖耐量试验结果：空腹血糖 6.6mmol/L，服糖后 2 小时血糖 10.6mmol/L。既往无糖尿病史。最可能的诊断是

A. 肾性糖尿

B. 糖尿病合并妊娠

C. 妊娠期糖尿病

D. 继发性糖尿病

E. 其他特殊类型糖尿病

135. 孕妇，30 岁。孕期规律产检，停经 24 周行 OGTT 示空腹、1 小时及 2 小时的血糖分别为 5.3mmol/L、8.1mmol/L、6.5mmol/L。以下处理不正确的是

A. 调整饮食

B. 运动指导

C. 监测血糖情况

D. 立即加用胰岛素治疗

E. 评估胎儿生长速度及羊水情况

136. 女性，35 岁，合并糖尿病 2 年多，孕前口服二甲双胍控制血糖，血糖维持在 6 ~ 7mmol/L，近期有妊娠计划，孕前评估包括

A. 眼底检查　　　B. 糖化血红蛋白

C. 心电图　　　　D. 肌酐

E. 以上都对

137. 孕妇，30 岁，孕前身高为 160cm，体重为 62kg，孕期规律产检，行 OGTT 示空腹、1 小时及 2 小时血糖分别为 5.1mmol/L、10.2mmol/L、8.4mmol/L，给予调整饮食、运动控制血糖，以下指导不正确的是

A. 少吃多餐

B. 碳水化合物占 50% ~ 60%

C. 总的能量摄入为 1800 ~ 2000cal

D. 因脂肪的摄入会增加酮症，孕期不建议摄入

E. 餐后 30 分钟可增加中等强度的运动

138. 孕妇，26 岁，现妊娠 33 周，合并妊娠糖尿病，通过调整饮食血糖水平控制良好、胎儿大小发育正常。下一步的处理是

A. 给予地塞米松

B. 每日监测血糖

C. 加用胰岛素治疗

D. 口服二甲双胍

E. 继续控制饮食

139. 妊娠中晚期孕妇，28 岁，出现皮肤瘙痒，既往无皮肤及其他肝脏疾病。为协助诊断，首先应做的检查是

A. 血清结合胆红素

B. 血胆固醇

C. 血清总胆汁酸

D. 尿胆原

E. 血清总胆红素

140. 经产妇，24 岁，妊娠 28 周开始出现皮肤瘙痒，无其他不适，辅助检查提示 TBA 30μmol/L，肝炎相关指标及肝脏超声未见明显异常，首先选用治疗的一线用药为

A. 硫酸镁　　　　B. 硝苯地平

C. 熊去氧胆酸　　D. 地屈孕酮

E. 地塞米松

141. 初孕妇，25 岁，孕 6 周。近日来频繁呕吐，无食欲，尿酮体阳性，诊断为妊娠呕吐。关于本病病因，以下叙述不正确的是

A. 至今病因不明

B. 可能与 hCG 水平升高有关

C. 随雌激素水平升高，呕吐症状减少

D. 可能与游离甲状腺激素升高有关

E. 可能与精神社会因素有关

142. 孕妇，31 岁，G_3P_1，现孕 12 周。近两周来频繁呕吐，体重下降 5%，尿酮（+++）。以下治疗措施最合理的是

A. 立即终止妊娠

B. 止呕、静脉补液

C. 口服治疗心律失常的药物

D. 行肾穿刺

E. 门诊观察

三、A3/A4 型题

（143～144 题共用题干）

孕妇，35 岁，现孕 30^{+3} 周。3 年前孕 20 周时发生难免流产。孕期定期产检，OGTT（-），胎动无异常。因"下腹阵发性腹痛伴少量阴道见红 3 小时"入院。查体：体温 37.3℃，血压 133/83mmHg，心肺（-），呼吸 29 次/分。产科检查：宫底高度为 31cm，扪及宫缩间隔 3～4 分钟，宫体间歇期张力如常，无压痛，胎心率 140～150 次/分。阴道检查：宫口 4cm，宫颈容受 100%，头先露$^{-2}$。

143. 孕妇最可能的诊断为

A. 早产临产　　　B. 先兆早产

C. 胎膜早剥　　　D. 先兆流产

E. 胎膜早破

144. 孕妇入院后的处理不正确的是

A. 地塞米松促胎肺成熟

B. 硫酸镁预防脑瘫

C. 胎儿监护

D. 联合硝苯地平抑制宫缩

E. 联系儿科医生，新生儿应当按照早产儿处理

（145～146 题共用题干）

孕妇，28 岁，停经 34 周。因"规律性腹痛 2 小时"就诊，无阴道流液及流血。阴道检查：宫口未开，宫颈管未消失。

145. 最恰当的诊断为

A. 生理性子宫缩

B. 先兆流产

C. 早产临产

D. 先兆临产

E. 先兆早产

146. 对患者最恰当的处理是

A. 左侧卧位休息

B. 抑制宫缩，延长孕周

C. 抑制宫缩同时促胎肺成熟

D. 促胎肺成熟同时等待自然分娩

E. 促胎肺成熟同时行剖宫产结束妊娠

（147～149 题共用题干）

孕妇，28 岁，G_2P_0，停经 25^{+3} 周。因"下腹痛半天"入院，既往人工流产 1 次。入院查体：生命体征平稳，腹部可扪及宫缩，间隔 10～15 分钟，持续 20～30 秒，强度中，胎心 150 次/分。阴道窥检：宫颈阴道部长约 1.5cm，宫口未开。

147. 利托君作为常用的宫缩抑制剂，临床上可发生的副作用不包括

A. 母胎心率增快

B. 心肌耗氧量增加

C. 血糖升高

D. 水钠潴留

E. 血钾升高

148. 对于早产预测，以下叙述不正确的是

A. 早产预测的目的在于判断是否需要使用宫缩抑制剂，避免过度用药

B. 阴道后穹隆分泌物 FFN 检测预测早产，可从 16 周开始

C. 宫颈长度 <25mm 或内口漏斗形成，提示早产风险增大

D. FFN >50μg/L 为阳性，提示早产风险增加

E. FFN 检测阴性预测值比阳性预测值高

149. 对于早产的治疗，以下叙述不正确的是

A. 已明确宫颈机能不全者，应于妊娠 12～14 周行宫颈环扎术

B. 宫缩较频繁，但宫颈无改变者，也需卧床和住院

C. 对未足月胎膜早破者，必须预防性使用抗生素

D. 妊娠 <34 周，一周内有可能分娩者，

应使用糖皮质激素促胎儿肺成熟

    E. 孕周已达 34 周，如无母胎并发症，应停用抗早产药

（150～151 题共用题干）

初产妇，28 岁，因"停经 33 周，阴道排液 2 小时"入院。平素月经规则，早孕期停经 49 天时行阴道彩超提示宫内妊娠 CRL 相当于孕 7 周。定期产检，无特殊。2 小时前无诱因出现阴道排液，量中，无明显阴道出血及下腹痛。体格检查：体温 36.6℃，宫高 31cm，腹围 98cm，胎位 LOA，胎心率 150 次/分，未扪及宫缩。阴道检查：阴道内中量清亮液体，pH ＞7。患者入院 2 天后，孕妇出现不规则宫缩，寒战，测体温 38.11℃，心率 110 次/分。血常规：WBC 18×10^9/L，中性粒细胞百分比 85%。

150. 以下处理方案中正确的是

    A. 顺其自然，不必干预

    B. 立即行剖宫产术

    C. 静脉点滴缩宫素引产

    D. 地塞米松促胎肺成熟后立即终止妊娠

    E. 地塞米松促胎肺成熟后继续安胎治疗

151. 进一步处理方案正确的是

    A. 给予物理降温，维 C 银翘片、小柴胡等药物治疗

    B. 静脉抗生素治疗，继续安胎到 34 周

    C. 静脉点滴缩宫素引产

    D. 子宫颈扩张球囊促宫颈成熟后静脉点滴缩宫素引产

    E. 静脉抗生素治疗同时行剖宫产术

（152～153 题共用题干）

孕妇，32 岁，因为既往发生两次中期妊娠无痛性宫口扩张，晚期流产，本次在妊娠 14 周时行择期宫颈环扎术。至今妊娠 35 周，出现少量阴道血性分泌物，无明显下腹痛。体格检查：宫底高 32cm，LOA，胎心率 150 次/分，

无宫缩，无阴道流液，宫颈环扎线存在，位置正常，宫口未开。

152. 以下处理恰当的是

    A. 密切监测母胎儿情况，无需特殊处理

    B. 拆除宫颈环扎线，密切监测母胎儿情况

    C. 静脉点滴宫缩抑制剂安胎

    D. 拆除宫颈环扎线，人工破膜

    E. 拆除宫颈环扎线，静脉点滴缩宫素引产

153. 如该孕妇目前已孕 37 周，恰当的处理是

    A. 密切监测母胎儿情况，无需特殊处理

    B. 拆除宫颈环扎线，密切监测母胎儿情况

    C. 行剖宫产术，术后拆除宫颈环扎线

    D. 拆除宫颈环扎线，静脉点滴缩宫素引产

    E. 拆除宫颈环扎线，人工破膜

（154～156 题共用题干）

孕妇，33 岁，G_3P_0，现妊娠 41 周。因"不规律腹痛 2 天、阴道流液 4 小时"入院。骨盆外测量径线正常，枕右前位，估计胎儿体重 3400g，宫缩不规律，胎心率 135 次/分。宫颈管长 0.5cm，质软，宫口未开，先露头，S^{-2}，触不到前羊膜囊。阴道排液 pH 试纸检查呈弱碱性，羊水涂片镜检可见羊齿状结晶。

154. 不支持该患者胎膜早破诊断依据的是

    A. 不规律腹痛

    B. 阴道流液

    C. 羊水涂片镜检可见羊齿状结晶

    D. 阴道排液 pH 试纸检查呈弱碱性

    E. 肛查触不到前羊膜囊

155. 针对该患者的处理方式措施，以下正确的是

    A. 给予地塞米松肌注促胎肺成熟

    B. 增加肛查次数以了解胎头是否入盆

C. 患者待产期间发生脐带脱垂后可继续
观察

D. 破膜超过 48 小时后给予抗生素预防感
染

E. 破膜 12~18 小时后未临产可采取措施
尽快结束分娩

156. 护士应指导该患者采取的正确体位是

A. 仰卧位,抬高臀部

B. 左侧卧位,抬高臀部

C. 右侧卧位,抬高臀部

D. 半卧位,抬高臀部

E. 膝胸卧位

(157~158 题共用题干)

初产妇,30 岁,G_3P_0,自然流产 2 次,
现孕 31 周。因"间断阴道流液 5 小时,伴有不
规律下腹疼痛"入院。查体:胎心 134 次/分。
阴道检查:宫颈管消退 30%,宫口未开,头
先露,阴道液 pH > 7。

157. 胎膜早破的病因不包括

A. 钙缺乏　　　　B. 羊水过多

C. 宫颈内口松弛　D. 生殖道感染

E. 维生素 C 缺乏

158. 该孕妇最恰当的处理是

A. 行剖宫产终止妊娠

B. 行引产阴道分娩终止妊娠

C. 予抗生素预防感染,等待自然分娩,
做好接生准备,同时呼叫新生儿科医
师到场

D. 予宫缩抑制剂抑制宫缩,抗生素预防
感染,地塞米松促胎肺成熟保胎处理

E. 抬高臀位,保持外阴干净,等待自然
临产

(159~161 题共用题干)

初产妇,27 岁,单胎,现妊娠 38^{+3} 周。
因"胎膜早破 2 小时"入院。查体:腹软,

未扪及宫缩,宫口未开,宫颈软,中位,消失
80%,先露头,S^{-3},羊水清亮;胎心率 145
次/分,胎儿大小与孕周相符,估计约 3000g,
胎心监护 NST 反应型。

159. 此刻应采取的措施为

A. 继续等待自然分娩

B. 立即行剖宫产终止妊娠

C. 小剂量米索前列醇引产

D. 大剂量米索前列醇引产

E. 小剂量静脉滴注缩宫素引产

160. 若经上述处理后出现规律宫缩 20 小时,
宫口开大 3cm,S^{-1},以下处理最合理
的是

A. 继续静脉滴注缩宫素,观察产程进展

B. 提高静脉滴注缩宫素浓度,观察产程
进展

C. 行阴道助产加速产程进展

D. 立即剖宫产终止妊娠

E. 停用缩宫素后补液、吸氧、左侧卧
位,观察产程进展

161. 若行引产后出现规律宫缩 6 小时,宫口
开大 8cm,S^{+1},I 类胎心监护,此刻需

A. 继续观察产程进展,无需特殊干预

B. 立即行剖宫产终止妊娠

C. 肌内注射哌替啶

D. 静脉滴注麦角新碱

E. 行会阴侧切

(162~164 题共用题干)

单胎经产妇,26 岁,现妊娠 30^{+1} 周。因
"阴道流液 3 小时,不规律下腹紧缩感 1 小时"
入院。查体:体温 36.3℃,心率 77 次/分,血
压 107/78mmHg,腹部无压痛,白细胞计数
10.5×10^9/L,中性粒细胞比 67%,超声提示单
活胎,胎儿发育与孕周相符,胎方位 LOA,胎
心率 138 次/分,羊水最大深度 5.1cm。

162. 对于该孕妇,以下处理不正确的是

A. 卧床休息，保持外阴清洁

B. 静脉滴注缩宫素引产

C. 地塞米松促胎肺成熟

D. 静脉滴注硫酸镁预防胎儿脑瘫

E. 抗生素预防感染及宫缩抑制剂保胎

163. 对于该孕妇，正确的促胎肺成熟治疗方案是

A. 肌内注射地塞米松 5mg，每 12 小时 1 次，共 4 次

B. 肌内注射地塞米松 6mg，每 12 小时 1 次，共 4 次

C. 肌内注射地塞米松 5mg，每 12 小时 1 次，共 6 次

D. 肌内注射地塞米松 6mg，每 12 小时 1 次，共 6 次

E. 肌内注射地塞米松 5mg，每 24 小时 1 次，共 4 次

164. 若保胎至 33 周，体温 38.3℃，心率 111 次/分，胎心率 172 次/分，宫底压痛，未扪及宫缩，宫颈 Bishop 评分 2 分，头先露。辅助检查：白细胞计数 19×10^9/L，中性粒细胞比 93%，CRP109mg/L，PCT 15ng/ml。此时应

A. 加强抗感染同时立即引产，阴道分娩终止妊娠

B. 加强抗感染同时行剖宫产终止妊娠

C. 加强抗感染继续保胎治疗

D. 温水擦浴降温，口服布洛芬，补液

E. 静脉大剂量广谱抗生素抗感染

（165 ~ 167 题共用题干）

孕妇，33 岁，G_2P_0，停经 42 周。平素月经 4 ~ 5 天/27 ~ 30 天，停经 8 周曾行 B 超示胎囊 8 周，未规律产检。身高 165cm，血压 110/80mmHg，心肺（－）。产科宫高 38cm，腹围 101cm，无宫缩，头浮，TO：8cm，肛查宫颈消 70%，宫口未扪。

165. 诊断成立的是

A. 巨大儿 　　　　B. 过期妊娠

C. 胎儿窘迫 　　　D. 羊水过少

E. 头盆不称

166. 如果胎心监护无异常，B 超示 LOA，胎儿双顶径 9.5cm，胎盘Ⅲ级，AFI 7.5cm。以下处理正确的是

A. 急诊剖宫产

B. 择期剖宫产

C. 羊膜腔内输液治疗

D. 严密监测下继续妊娠

E. 严密监测胎儿宫内情况和胎盘功能情况下缩宫素引产

167. 进行上述操作后进行缩宫素引产 1 天仍头浮，宫口未开，停用缩宫素后宫缩消失，第 2 天复查 B 超 AFI 4.5cm，以下处理方式正确的是

A. 急诊剖宫产 　　　B. 择期剖宫产

C. 改用米索引产 　　D. 继续缩宫素引产

E. 在严密胎心监护下进行缩宫素引产

（168 ~ 169 题共用题干）

孕妇，34 岁，现妊娠 41 周。因"自觉胎动减少 1 天"入院。查体：腹部膨隆，未及宫缩，胎心率 150 次/分。阴道检查：宫颈管未消退，宫颈中位，质中，宫口未开，先露 S^{-3}。胎心监测 NST 反应型。

168. 判断胎儿宫内安危的方法不包括

A. 自我胎动监测

B. 电子胎心监护

C. 超声 Manning 评分

D. 胎儿脐血流监测

E. 测定血清胎盘生乳素

169. 对于过期妊娠的处理，以下叙述不正确的有

A. 为避免过期妊娠，41 周后应即考虑终

止妊娠

B. 过期妊娠无胎儿宫内窘迫迹象，可经阴道试产

C. 过期妊娠者如宫颈已成熟，可使用静脉缩宫素引产

D. 宫颈 Bishop 评分 ≥5 分，可使用静脉缩宫素引产

E. 宫颈扩张球囊是常用的促宫颈成熟的方法

（170～171 题共用题干）

初产妇，25 岁，末次月经 2016－07－28，自诉"怀孕 10 个月"于 2017－05－25 就诊咨询分娩时期。平素月经欠规则，停经 9 周时超声提示"宫内早期妊娠，胎儿大小相当于 6 周"，之后无规律产检。患者诉近期胎动正常，行 NST 反应型，产科超声提示：宫内妊娠单活胎，胎儿双顶径（BPD）93mm，头围（HC）332mm，腹围（AC）338mm，股骨长（FL）70mm，AFI 100mm，脐血流 PI 值及 S/D 值未见明显异常。

170. 以下处理方法正确的是

A. 等待自然分娩发动

B. 直接缩宫素静脉点滴引产

C. 立即行剖宫产术

D. 行人工破膜

E. 以宫颈扩展球囊促宫颈成熟后缩宫素引产

171. 孕妇 1 周后仍未临产，检查 NST 反应型，下一步处理措施正确的是

A. 等待自然分娩发动

B. 已为过期妊娠，胎盘功能逐渐减退，应立即行剖宫产术

C. 阴道检查宫颈 Bishop 评分 5 分，予促宫颈球囊促宫颈成熟后引产

D. 阴道检查宫颈 Bishop 评分 5 分，予静脉点滴缩宫素引产

E. 阴道检查宫颈 Bishop 评分 5 分，先予人工破膜，1 小时后无规律宫则缩静脉点滴缩宫素引产

（172～174 题共用题干）

孕妇，36 岁，G_2P_1，曾顺产一健康男孩。现妊娠 20 周。此次妊娠中孕期超声所见胃泡扩张及十二指肠球部扩张。

172. 胎儿最可能的诊断是

A. 食管闭锁 B. 十二指肠闭锁

C. 空肠闭锁 D. 回肠闭锁

E. 结肠闭锁

173. 超声检查还可见的现象为

A. 羊水增多 B. 羊水减少

C. 羊水正常 D. "靶环征"消失

E. 出现"双叶征"

174. 孕妇行产前诊断，结果提示胎儿染色体正常，孕妇继续妊娠。孕 28 周时孕妇出现呼吸困难等症状，可采取以下保种措施改善症状

A. 羊水灌注

B. 羊水减量

C. 住院吸氧

D. 全面体检查找病因

E. 绝对卧床休息

（175～178 题共用题干）

孕妇，32 岁，G_3P_2，现孕 32 周，自觉腹部增大，伴腹部不适、呼吸困难、不能平卧。腹部检查扪不到胎儿，胎心闻及不清。

175. 最可能的诊断是

A. 妊娠合并心力衰竭

B. 妊娠期高血压疾病

C. 妊娠合并肾衰

D. 羊水过多

E. 子宫破裂

176. 确诊的首选检查是

A. 超声　　　　　B. 腹部平片

C. CT　　　　　　D. 羊膜腔穿刺

E. 胎儿镜

177. 患者检查后确诊为羊水过多，若胎儿正常，首选的处理措施为

A. 无需特殊处理，继续妊娠

B. 口服吲哚美辛

C. 依沙吖啶引产

D. 羊膜腔穿刺行羊水减量

E. 促胎儿肺成熟后终止妊娠

178. 进行羊水减量操作时应注意

A. 禁止重复操作

B. 术前排空膀胱

C. 操作前测量孕妇血压、脉搏，如正常无需再测

D. 一次性放羊水量可以达到 2000ml

E. 口服吲哚美辛最大量为 2mg/（kg·d）

（179～181 题共用题干）

初孕妇，27 岁，现妊娠 24 周。因"2 天前始自觉子宫迅速增大，呼吸困难，不能平卧，腹软、下肢水肿"入院。腹部检查扪不到胎儿，听不见胎心。

179. 孕妇最可能的诊断是

A. 急性羊水过多

B. 妊娠合并慢性肾炎

C. 妊娠期高血压疾病

D. 妊娠合并心力衰竭

E. 子宫破裂

180. 为了确诊，首选的检查方法是

A. 腹部平片　　　B. B 型超声

C. 羊膜囊造影　　D. 取血测 AFP

E. 羊膜腔穿刺

181. 若患者检查后确诊为羊水过多合并正常胎儿，首选的处理方式是

A. 观察病情以延长孕龄

B. 吲哚美辛 2mg/（kg·d）

C. 人工破膜终止妊娠

D. 依沙吖啶 50mg 引产

E. 羊膜腔穿刺放羊水 1000ml

（182～183 题共用题干）

孕妇，28 岁，G_5P_1，顺产 1 次，社会因素人工流产 3 次。因"妊娠 43^{+1} 周伴羊水过少"入院。孕妇本次孕期检查未见明显异常，入院前行超声检查提示：羊水池最大垂直深度 1.5cm，羊水指数 5cm，余未见明显异常。

182. 该病例出现羊水过少最可能的原因是

A. 胎儿畸形　　　B. 胎膜早破

C. 胎盘功能障碍　D. 妊娠糖尿病

E. 母亲血容量降低

183. 孕妇有阴道顺产意愿，入院后最有价值的辅助检查是

A. 电子胎心监护

B. 胎儿生物物理监测

C. OCT

D. 胎盘功能检查

E. 胎儿成熟度检查

（184～186 题共用题干）

孕妇，24 岁，停经 40 周。因"胎动减少 3 天"入院。体格检查：宫高 28cm，胎心 132 次/分，子宫敏感性高，轻微刺激即可诱发宫缩。胎心电子监护检查子宫收缩时出现晚期减速。

184. 以下检查手段最重要的是

A. B 型超声

B. 住院观察

C. 仔细四步触诊

D. 尿雌三醇、胎盘生乳素检测

E. 重复胎心电子监护

185. 此种情况最可能的诊断是

A. 脐带绕颈　　　B. 正常妊娠

C. 羊水过少　　　D. 羊水过多

E. 临产

186. 最恰当的处理方式为

A. 吸氧

B. 缩宫素引产

C. 人工破膜观察羊水

D. 住院观察，密切检测胎心胎动

E. 剖宫产

（187～189 题共用题干）

初产妇，25 岁，现孕 29 周。早晨产检时发现血压 144/92mmHg，尿蛋白阴性。

187. 此时最适宜的处理应是

A. 减轻工作 1 周后复查

B. 2 周后复查

C. 1 个月后复查

D. 有头痛等症状及时复查

E. 出现下肢水肿时复查

188. 再次复查时结果同前，此时最适宜的处理应是

A. 仰卧位休息

B. 左侧卧位休息

C. 静脉滴注缩宫素

D. 静脉滴注冬眠合剂

E. 口服利尿药

189. 经过治疗，孕妇血压降至正常，妊娠末期最恰当的医嘱是

A. 加强营养，适当锻炼

B. 密切观察血压变化

C. 定期监测胎心

D. 定期 B 超检查

E. 定期做羊水振荡试验

（190～192 题共用题干）

初产妇，28 岁，G_1P_0，现孕 35 周。因"近 1 个月出现下肢水肿，头痛 1 周，视物不清 1 天，伴上腹不适，恶心"入院。实验室检查：ALT（丙氨酸氨基转移酶）58U/L，尿蛋白（＋＋）。

190. 患者最可能的诊断为

A. 子痫前期

B. 子痫前期并发 HELLP 综合征

C. 重度妊娠期高血压疾病合并急性病毒性肝炎

D. 重度妊娠期高血压疾病合并急性脂肪肝

E. 先兆子痫合并急性胆囊炎

191. 以下检查中最有帮助的是

A. 眼底检查

B. B 超检查了解胆囊情况

C. 血小板 + 纤维蛋白原

D. 血小板 + 胆红素

E. 血小板 + 纤维蛋白原 + FDP（纤维蛋白降解产物）

192. 以下处理中最恰当的是

A. 保肝治疗

B. 积极治疗 24～48 小时后引产

C. 积极治疗 24～48 小时胎肺成熟后剖宫产

D. 立即行剖宫产术终止妊娠

E. 积极治疗后如好转待胎儿存活时再终止妊娠

（193～196 题共用题干）

孕妇，27 岁，宫内妊娠 25 周。因"双下肢肿 3 周，头痛眼花 3 天"入院。查体：血压 180/120mmHg。宫底平脐，胎心 154 次/分。

193. 追问病史有重要价值的是

A. 曾有反复发作的泌尿系感染

B. 有高血压家族史

C. 曾患病毒性肝炎

D. 既往血压正常

E. 既往脑炎病史

194. 最有可能出现的辅助检查结果是

    A. 尿蛋白（－）

    B. 眼底小动脉痉挛

    C. 血肌酐增高

    D. 血小板 $< 50 \times 10^9 / L$

    E. 血红蛋白 $< 80 g/L$

195. 后查尿蛋白（＋＋＋＋），以下治疗最不恰当的是

    A. 静点硫酸镁　　B. 口服降压药物

    C. 口服地高辛　　D. 适当应用镇静药

    E. 酌情应用利尿剂

196. 患者解痉降压治疗 2 天，血压波动于 140 ~ 180/90 ~ 120mmHg，化验 ALT 70IU/L。以下治疗最恰当的是

    A. 静点缩宫素引产

    B. 急诊手术剖宫取胎

    C. 羊膜腔内注射依沙吖啶引产

    D. 继续解痉降压，严密监测胎儿生长情况下继续妊娠

    E. 继续解痉降压，同时米非司酮加米索前列醇引产

（197 ~ 200 题共用题干）

经产妇，36 岁，现妊娠 34 周。因"水肿 3 周"求诊。查体：血压 150/100mmHg，宫高 26cm，胎心 144 次/分，水肿（＋＋），尿蛋白（＋＋）。

197. 最可能的诊断是

    A. 妊娠期高血压

    B. 子痫

    C. 慢性高血压合并妊娠

    D. 子痫前期

    E. 慢性高血压并发子痫前期

198. 最主要的检查是

    A. 血细胞比容　　B. 血总蛋白量

    C. 凝血功能　　　D. B 超

    E. 眼底

199. 不需采取的措施是

    A. 给予地塞米松　　B. 给予肼屈嗪

    C. 给予硫酸镁　　　D. 给予地西泮

    E. 卧床休息行左侧卧位

200. 预防该病的措施不包括

    A. 保持情绪愉快

    B. 积极用钙制品

    C. 增加产前检查次数

    D. 在妊娠晚期开展预测工作

    E. 指导孕妇减少脂肪及过多盐摄入

（201 ~ 204 题共用题干）

初产妇，26 岁，妊娠 36 周，未进行产前检查。因"下肢水肿半月，头痛 3 日，今晨出现视物不清，头痛加重，呕吐 1 次"入院。尿蛋白（＋＋＋）。

201. 查体的阳性发现最可能是

    A. 心率 >110 次/分

    B. 血压 $>160/110mmHg$

    C. 肾区叩痛

    D. 脾大

    E. 肝大

202. 血压如为 145/98mmHg，此种情况可能的诊断是

    A. 轻度妊娠期高血压疾病

    B. 中度妊娠期高血压疾病

    C. 合并原发高血压

    D. 先兆子痫

    E. 合并肾炎

203. 若发现眼底小动脉痉挛，有视网膜渗出，治疗药物是

    A. 肼屈嗪　　　B. 地塞米松

    C. 地高辛　　　D. 地西泮

    E. 硫酸镁

204. 对于是否用扩容治疗，最有价值的检

查是

  A. 血清铁

  B. 尿比重

  C. 24 小时尿蛋白值

  D. 血细胞比容

  E. 血白蛋白

（205～206 题共用题干）

孕妇，32 岁，停经 5 个月。因"血压升高 10 天，头痛 1 天，抽搐 2 次"入院。查体：血压 182/126mmHg，脉搏 112 次/分。入院后再次发生抽搐。

205. 控制患者抽搐的首选药物是

  A. 地西泮   B. 硫酸镁

  C. 苯巴比妥   D. 哌替啶

  E. 吗啡

206. 对患者最恰当的处理应为

  A. 继续解痉、降压治疗

  B. 置于单人暗室，避免声光刺激

  C. 给予支持治疗

  D. 防止再次发生抽搐

  E. 终止妊娠

（207～208 题共用题干）

孕妇，42 岁，G_3P_1。20 年前顺产一次。现妊娠 28 周。体重 74kg，身高 155cm。产前检查发现血压升高，为 142/94mmHg，双下肢水肿明显。

207. 最具有参考价值的病史是

  A. 既往有无高血压病史

  B. 家庭经济条件情况

  C. 前次分娩时是否发生产科并发症

  D. 是否有胎儿畸形

  E. 是否有胎儿生长受限

208. 关于该孕妇的生活健康指导，叙述不正确的是

  A. 鼓励患者控制 BMI

  B. 加强筛查及自我健康管理，监测血压情况

  C. 患者血压升高，不能进行体育锻炼，建议严格卧床休息

  D. 需进行血常规、尿常规、血肌酐、肝功等检查

  E. 鼓励健康的饮食及生活习惯

（209～210 题共用题干）

孕妇，21 岁，G_2P_1，既往行剖宫产一次。现妊娠 36^{+3} 周。因"无明显诱因突发剧烈腹痛伴阴道流血"入院。查体：血压 159/102mmHg，心率 120 次/分，尿蛋白（++）。子宫表面张力高，未扪及明显宫缩。累积阴道流血约 600ml。急诊行超声检查可见胎盘后方异常低回声，胎心率 98 次/分，估计胎儿体重 1900g。

209. 该患者最可能的诊断为

  A. 前置胎盘出血   B. 前置血管出血

  C. 子宫破裂   D. 胎盘早剥

  E. 宫颈撕裂

210. 关于该孕妇的下一步治疗方案，叙述不正确的是

  A. 给予补液、抗休克后积极引产，经阴道分娩为最佳分娩方式

  B. 配血，做好输血准备

  C. 分娩后需给予硫酸镁静脉滴注

  D. 通知儿科医生做好新生儿复苏措施

  E. 监测凝血功能，若出现异常积极纠正

（211～213 题共用题干）

初产妇，40 岁，双胎妊娠，孕期建档并行规律产检。孕前体重 70kg。

211. 子痫前期的高危因素不包括

  A. 经产妇

  B. 体外受精胚胎移植受孕

  C. 多胎妊娠

D. 高龄（≥40 岁）

E. 肥胖

212. 该患者入院监测血压波动在 135 ~ 120/86 ~ 68mmHg，尿蛋白（+）。待产期间未使用硫酸镁。后因胎膜早破、脐带脱垂，急诊行剖宫产术，术中监测血压波动在 180 ~ 145/110 ~ 97mmHg，且患者自觉头部闷胀感明显。关于术后处理正确的是

A. 术后应使用硫酸镁至少 12 小时

B. 终止妊娠后无需继续监测血压

C. 积极预防产后出血，可给予麦角新碱

D. 产后可使用 ARB 类降压药

E. 哺乳期应选择产前使用的降压药物

213. 该患者剖宫产后监测血压，血压升高至 179/114mmHg。给予镇静处理后血压下降至 145/101mmHg。术后 4 小时患者突发全身抽搐，牙关紧闭，伴意识模糊，口唇发绀。随后抽搐强度减弱，鼾声大作，但仍烦躁不安。此时应考虑诊断为

A. 低血糖　　　　B. 癫痫发作

C. 低钙血症　　　D. 产后子痫

E. 颅内出血

（214 ~ 216 题共用题干）

孕妇，40 岁，G_4P_1。因"妊娠 29^{+6} 周，头昏、头痛 2^+ 天，全身皮肤黄染 1 天"入院。曾人工流产 2 次，9 年前足月顺利分娩一活男婴，健在。否认乙肝病史。孕期未行产前检查。半月前双下肢水肿，未在意。2^+ 天孕妇自觉头昏、头痛，无眼花及视物模糊，未予重视。今晨发现全身皮肤黄染，外院测血压 204/116mmHg，尿蛋白（++++），给予口服硝苯地平 10mg，复测血压 158/102mmHg，考虑重度子痫前期。当地医院给予硫酸镁解痉，硝苯地平片降压处理。孕妇自觉胃痛、胃

胀不适。

214. 该患者完善以下辅助检查，不支持该患者妊娠期高血压并发溶血、肝酶升高、血小板减少（HELLP 综合征）这一诊断的是

A. 肝酶升高：ALT ≥ 40U/L 或 AST ≥ 70U/L

B. 血小板减少：血小板计数 < 100 × 10^9/L

C. 血清总胆红素 ≥ 20.5μmol/L

D. 血清结合珠蛋白 < 250mg/L

E. 低血糖：血糖 2.1mmol/L

215. 该患者的治疗原则正确的是

A. 该患者可门诊密切随访，无需收治入院

B. 给予积极保肝、升血小板治疗后，血压可自行下降至正常

C. 患者出现黄疸的原因为消化系统受累

D. 尽快终止妊娠

E. HELIP 为阴道分娩绝对禁忌证

216. 关于降压药物，以下叙述正确的是

A. 拉贝洛尔为 α、β 肾上腺素受体阻滞剂，用法为 50 ~ 150mg 口服，3 ~ 4 次/日

B. 硝苯地平与拉贝洛尔同为 α、β 肾上腺素能受体阻滞剂

C. 硫酸镁也属于降压药物的一种

D. 硝普钠降压效果明显，为降压一线用药

E. 硝普钠产前应用时间宜超过 4 小时

（217 ~ 219 题共用题干）

孕妇，41 岁，因"妊娠 29^{+2} 周，发现血压增高 10 天，加重 2 天"入院。24 周出现双下肢膝以下凹陷性水肿，休息后稍有减轻。26 周开始口服阿司匹林 50mg/日至今。10 天前出现血压增高，为临界高血压，无头昏、眼花等不适，未特殊治疗。2 天前血压增高显著

（160/100mmHg），并伴有头昏眼花症状及球结膜水肿，门诊给予硝苯地平片 30mg，1 次/日，血压控制不佳。

217. 该患者入院后治疗方案中正确的是

    A. 保证摄入足量的蛋白质和热量，避免摄入食盐

    B. 积极降压，力求在最短时间内将血压降至 120/80mmHg 以下

    C. 保证充足睡眠，必要时术前可口服地西泮 2.5～5.0mg

    D. 该患者目前无头痛、视物模糊等症状，可暂时不使用硫酸镁

    E. 因子痫前期患者存在血液浓缩，故应给予扩容处理

218. 患者入院后积极给予降压、解痉、促胎肺成熟等治疗。治疗期间出现以下情况，不应考虑终止妊娠的是

    A. 经积极处理后血压继续升高

    B. 进行性肾功能不全

    C. 肺水肿

    D. 头痛、眼花、少尿等症状反复发作

    E. 促胎肺成熟疗程结束后

219. 积极治疗 1 周，患者血压控制可。超声监测胎儿状况时发现胎儿脐动脉舒张末期血流信号消失，考虑胎儿窘迫终止妊娠。目前该患者为产后，血压为 152/112mmHg，产后 2 小时阴道出血 300ml。以下说法错误的是

    A. 终止妊娠后高血压及尿蛋白等症将逐渐好转，不可能出现反复

    B. 产后血压升高若≥150/100mmHg 应继续给予降压治疗

    C. 产后 6 周若患者血压仍未恢复时应于产后 12 周再次复查，以排除慢性高血压

    D. 产后不可应用任何麦角新碱类药物

    E. 子痫前期患者因血血液浓缩，血容量较正常少，应积极扩容处理

（220～222 题共用题干）

孕妇，30 岁，G_2P_0，现妊娠 28 周，体重 90kg，其母患有糖尿病。

220. 患者应进行的检查为

    A. 做口服糖耐量试验

    B. 行 50g 糖筛查试验

    C. 测定空腹血糖

    D. 常规产前检查

    E. 血常规

221. 该患者经检查确诊为妊娠期糖尿病，应给予的合理治疗为

    A. 及早人工终止妊娠

    B. 控制饮食，主要是控制糖类的摄入量

    C. 加用胰岛素可不必控制饮食

    D. 严格控制饮食，加强产前监测

    E. 根据孕妇体重设计每日所需热量，制定合理饮食，监测血糖

222. 饮食控制 2 周后检查孕妇体重为 94.5kg，宫高、腹围增加。以下情况不可能的是

    A. 测量误差

    B. 出现羊水过多

    C. 饮食限制不够合理

    D. 出现妊娠期高血压疾病

    E. 孕妇营养好，胎儿宫内生长良好

（223～224 题共用题干）

初产妇，29 岁，G_2P_0，平素月经规律，孕期未规律产检，既往孕 24 周因脊柱裂胎儿而行引产 1 次。现妊娠 30 周，行超声检查发现羊水过多，胎儿大于妊娠周数，未见明显畸形。孕妇体态肥胖，近期有多饮、多食、多尿症状。

223. 产妇首先考虑的诊断是

    A. 胎儿神经系统发育异常

    B. 胎儿消化道发育异常

C. 妊娠糖尿病

D. 母儿血型不合

E. 风疹病毒感染

224. 为明确诊断应首选的项目是

　　A. 血脂系列检查

　　B. 夫妇双方血型检查

　　C. 血清病毒系列检查

　　D. 口服葡萄糖耐量试验

　　E. 抽取羊水行 AFP 检查

(225～226 题共用题干)

　　孕妇, 30 岁, 现停经 6 周, 孕前合并糖尿病 5 年多, 未规律治疗。现随机血糖为 10～11mmol/L, 糖化血红蛋白为 8%。

225. 以下情况中, 不属于立即终止妊娠的指征的是

　　A. 伴发恶性进展性视网膜炎

　　B. 出现酮症酸中毒

　　C. 伴发动脉硬化性心脏病

　　D. 孕前口服二甲双胍治疗

　　E. 伴发严重的肾功能不全

226. 该病对妊娠的影响无关的项目是

　　A. 难产发生率增高

　　B. 胎儿畸形发生率增高

　　C. 过期妊娠发生率增高

　　D. 妊娠期高血压疾病发生率增高

　　E. 围生儿死亡率增高

(227～228 题共用题干)

　　孕妇, 30 岁, 现停经 39 周。因"规律宫缩临产"收入院。孕期诊断为妊娠糖尿病, 给予饮食运动管理, 血糖控制不佳, 于妊娠 28 周开始应用皮下胰岛素控制血糖, 监测血糖空腹为 5～5.5mmol/L, 餐后血糖为 6～7mmol/L。

227. 产程中处理不正确的是

　　A. 监测血糖、尿酮体情况

　　B. 继续应用皮下胰岛素治疗

　　C. 如胎儿偏大警惕难产

　　D. 产程中密切监测胎心变化

　　E. 如血糖升高可静脉应用胰岛素

228. 新生儿分娩及产后处理不正确的是

　　A. 生后 30 分钟内测定末梢血糖

　　B. 提早喂糖水、喂奶

　　C. 检查血红蛋白、血细胞比容

　　D. 检测血钾、血钙及镁、胆红素

　　E. 避免母乳喂养

(229～231 题共用题干)

　　孕妇, 34 岁, 2 年前在妊娠 20 周胎死宫内后予以引产。并发现血糖异常, 诊断为糖尿病。孕前改用胰岛素控制血糖。孕期规律产检, 血糖监测大致正常。现停经 30 周, 2 天前出现腹泻后, 食欲下降, 自行停用胰岛素治疗。1 天前患者因"出现恶心、呕吐, 乏力、嗜睡症状"急诊入院。查体: 患者皮肤干燥, 呼吸频促, 呼吸中可闻及烂苹果气味。

229. 患者目前考虑的诊断最可能为

　　A. 酮症酸中毒　　　B. 子痫前期

　　C. 颅内出血　　　　D. 急性胃肠炎

　　E. HELLP 综合征

230. 目前应该进行的检查为

　　A. 血糖、血气

　　B. 尿酮体、电解质

　　C. 胎心监护

　　D. 心电图

　　E. 以上全部

231. 目前给予的治疗不包括

　　A. 给予胰岛素降低血糖

　　B. 立即剖宫产终止妊娠

　　C. pH < 7.1, 可以给予纠酸治疗

　　D. 纠正电解质紊乱

　　E. 监测血糖及尿酮体变化

(232～236 题共用题干)

　　经产妇, 26 岁, 妊娠 29 周时出现皮肤瘙痒, 巩膜轻微发黄半月, 无其他不适。查体:

血压 126/84mmHg，前次妊娠有同样病史，于产后黄疸自行消退。化验 ALT 140U/L。

232. 孕妇最可能的诊断是

    A. 药物性肝炎

    B. 急性病毒性肝炎

    C. 妊娠期急性脂肪肝

    D. 妊娠期肝内胆汁淤积症

    E. HELLP 综合征

233. 若怀疑是妊娠期肝内胆汁淤积症，为确诊应做的检查项目是

    A. 血清直接胆红素   B. SGPT 和 SGOT

    C. 血胆固醇   D. 血清胆酸

    E. 尿胆原

234. 若怀疑是病毒性肝炎，应具备的症状为

    A. 黄疸

    B. 胆固醇升高

    C. HBsAg（+）

    D. ALT 剧烈升高

    E. 食欲缺乏、恶心、呕吐等消化道症状

235. 经确诊为妊娠期肝内胆汁淤积症，对胎儿及新生儿的影响不包括

    A. 血压升高   B. 胎儿窘迫

    C. 早产   D. 死胎

    E. 新生儿颅内出血

236. 该患者接下来的处理方式中，不恰当的是

    A. 立即引产

    B. 及时终止妊娠

    C. 药物治疗后继续观察

    D. 临产前行胎心监护及计数胎动

    E. 熊去氧胆酸、地塞米松药物治疗

（237～240 题共用题干）

    孕妇，36 岁，G_3P_1，现妊娠 33^{+5} 周。因"1 周前开始出现皮肤瘙痒，巩膜轻微黄染"入院。患者无恶心、呕吐等其他症状。既往孕 36 周时胎死宫内引产一次。胎心监护反应型。

237. 为明确诊断，以下项目中最有效的是

    A. 肝炎全套检测   B. NST

    C. 肝胆超声   D. TBA

    E. 超声检查评估胎儿宫内情况

238. 若明确诊断为 ICP，关于患者瘙痒的特征性描述正确的是

    A. 全身轻度瘙痒，无皮损

    B. 四肢、躯干瘙痒，向腹部蔓延

    C. 以四肢瘙痒为主

    D. 全身瘙痒严重，皮肤抓痕

    E. 出现于手掌、脚掌、脐周，逐渐加剧延至四肢、躯干、颜面部

239. 实验室检查：谷草转氨酶（ALT）320IU，谷丙转氨酶（AST）100IU，总胆汁酸（TBA）45μmol/L，直接胆红素（DBIL）38μmol/L。以下处理措施不正确的是

    A. NST 及超声监测胎儿宫内情况

    B. 即刻剖宫产终止妊娠

    C. 地塞米松促胎肺成熟

    D. 口服熊去氧胆酸

    E. 护肝治疗

240. 若现妊娠 34^{+2} 周，复查 TBA 60μmol/L，适宜终止妊娠的时机及方式为

    A. 即刻剖宫产终止妊娠

    B. 即刻缩宫素引产终止妊娠

    C. 期待治疗至 37 周以上剖宫产终止妊娠

    D. 期待治疗至 37 周缩宫素引产终止妊娠

    E. 期待治疗至 39 周以上缩宫素引产终止妊娠

（241～242 题共用题干）

    孕妇，26 岁，G_3P_1，现孕 9 周，超声提示双胎妊娠，现因"恶心呕吐 7 天加重 1 天"来诊，尿常规尿酮体（++++）。

241. 以下处理不恰当的是

    A. 检查肝功能、血电解质、甲状腺功能

B. 补充维生素 B₁ 预防 Wernicke 脑病

C. 纠正水电解质紊乱及酸碱平衡失调

D. 补充维生素 C、维生素 B

E. 终止妊娠

242. 经积极治疗后孕妇恶心、呕吐症状无改善，且出现发热，体温高于38℃，持续3天，伴皮肤、巩膜黄染，卧床休息时心率130～140 次/分。以下处理最恰当的是

A. 终止妊娠

B. 予物理降温治疗

C. 查血培养，尿培养等明确感染源

D. 予药物退热治疗

E. 以上均不对

（243～244题共用题干）

　　孕妇，26 岁，G₃P₁，现孕 9 周。超声提示双胎妊娠，现因"恶心、呕吐 7 天加重 1 天"来院就诊。

243. 以下选项不属于妊娠剧吐病因的是

A. 绒毛膜促性腺激素（hCG）水平升高

B. 甲状腺功能减退

C. 甲状腺功能亢进

D. 生活环境和经济状况较差

E. 精神过度紧张、焦虑、忧虑

244. 尿常规提示尿酮体（＋＋＋＋），以下处理不恰当的是

A. 检查肝功能、血电解质、甲状腺功能

B. 补充维生素 B₁ 预防 Wernicke 脑病

C. 纠正水电解质紊乱及酸碱平衡失调

D. 多潘立酮止吐

E. 补充维生素 C、维生素 B₆

（245～246题共用题干）

　　孕妇，停经 9⁺ 周，伴明显的恶心、呕吐，体重较 2 个月前下降6%，近日出现嗜睡，精神迟钝，前来就诊。

245. 孕妇最可能的诊断是

A. 妊娠剧吐

B. 妊娠糖尿病

C. 妊娠期甲状腺功能减退

D. 妊娠期肝内胆汁淤积症

E. 妊娠期高血压

246. 入院后应完善的相关检查不包括

A. 尿液检查　　　B. 血常规

C. 胃镜肠镜　　　D. 血气分析

E. 超声检查

（247～249题共用题干）

　　患者女性，已婚，25 岁，来门诊就诊，自述近 1 周来无明显诱因频繁呕吐，呕吐物为胃内容物。

247. 针对该患者，问诊中最有价值的是

A. 停经史　　　　B. 既往用药情况

C. 既往手术史　　D. 家族史

E. 呕吐后是否有腹痛，及与腹痛的关系

248. 若患者诉停经40⁺天，应完善的检查中不包括

A. 查早孕超声　　B. 查尿常规

C. 查孕酮与 hCG　D. 查肝肾功能

E. 行胃镜检查

249. 经检查，该患者诊断为妊娠期剧吐，以下关于该诊断可能的临床表现中，错误的是

A. 呕吐开始时以晨间、餐后为重

B. 严重者可出现持续黄疸

C. 呕吐严重者尿比重降低

D. 严重者可能出现酸中毒

E. 严重者可能出现凝血功能障碍

四、B1 型题

（250～253题共用备选答案）

A. 死产　　　　　B. 早产

C. 流产　　　　　D. 死胎

E. 过期产

250. 妊娠 20 周以后胎儿在子宫内死亡，称为

251. 胎儿在分娩过程中死亡，称为

252. 妊娠满 28 周但不满 37 周分娩者，称为

253. 月经规律，妊娠超过 42 周分娩者，称为

(254 ~ 257 题共用备选答案)

    A. 缩宫素引产

    B. 立即剖宫产

    C. 择期剖宫产

    D. 不予任何处理方式

    E. 严密监测下继续妊娠

254. 明确过期妊娠，胎儿宫内未见异常，无产科指征。处理方式原则为

255. 明确过期妊娠，胎心监护评 5 分，羊水指数为 3，无产科指征，处理方式原则为

256. 明确过期妊娠，羊水指数为 6，临产后频繁晚期减速，处理方式为

257. 明确过期妊娠，胎儿宫内未见异常，初产头浮，估计胎儿 4000g，最佳处理方式是

(258 ~ 259 题共用备选答案)

    A. 死胎   B. 羊水过少

    C. 羊水过多   D. 胎儿窘迫

    E. 过期妊娠

258. 羊水量少于 300ml，属于

259. 妊娠的任何时期内，羊水量超过 2000ml，属于

(260 ~ 263 题共用备选答案)

    A. 羊水过少   B. 胎膜早破

    C. 急性胎儿窘迫   D. 急性羊水过多

    E. 慢性羊水过多

260. 子宫体积数日内急剧增大，横膈上抬，呼吸困难、听不到胎心，此为

261. 子宫较正常孕周大，无明显压迫症状，胎心遥远，此为

262. 羊膜镜看不到前羊膜囊，阴道液 pH > 7.0，此为

263. 羊水黏稠、浑浊，破膜后羊水量约 300ml，此为

(264 ~ 267 题共用备选答案)

    A. 麦角新碱

    B. 哌替啶（哌替啶）

    C. 硫酸镁

    D. 缩宫素

    E. 呋塞米

264. 24 小时尿量小于 100ml 者不宜用

265. 妊娠期高血压疾病合并心力衰竭治疗不宜用

266. 心脏病孕妇产后出血时禁用

267. 子痫前期出现剧烈头痛时应首选

(268 ~ 271 题共用备选答案)

    A. 哌替啶   B. 硫酸镁

    C. 甘露醇   D. 地西泮（安定）

    E. 吗啡

268. 重度子痫前期伴心力衰竭时禁用的药物是

269. 膝腱反射消失时，不能使用的药物是

270. 第二产程期间不能使用的药物是

271. 有肺水肿时不能使用的药物是

(272 ~ 274 题共用备选答案)

    A. 右旋糖酐   B. 氢氯噻嗪

    C. 甘露醇   D. 地西泮

    E. 硫酸镁

272. 重度子痫前期患者剧烈头痛伴呕吐，选用

273. 不协调子宫收缩乏力，选用

274. 重度子痫前期患者血压 160/110mmHg，选用

(275 ~ 277 题共用备选答案)

    A. 妊娠期高血压

    B. 子痫前期重度

    C. 子痫前期轻度

D. 妊娠合并慢性肾炎

E. 妊娠合并慢性高血压

275. 眼底血管痉挛，视网膜水肿，24 小时尿蛋白 ≥2g，一般发生在

276. 眼底动脉硬化屈曲，视网膜有棉絮状渗出，尿中多量蛋白，有各种管型，一般发生在

277. 眼底动脉硬化屈曲，动静脉压迹，尿蛋白常阴性，一般发生在

五、X 型题

278. 早产患儿 32 周以后大剂量长期使用吲哚美辛抑制宫缩，可出现

A. 胎儿动脉导管提前关闭

B. 胎儿肺动脉高压

C. 肾功能受损

D. 胎儿心包积液

E. 羊水减少

279. 可用于治疗早产的药物有

A. 利托君　　　　　B. 硫酸镁

C. 硝苯地平　　　　D. 卡前列素

E. 阿托西班

280. 需终止早产治疗的情况有

A. 宫缩进行性增强，经过治疗无法控制者

B. 有宫内感染者

C. 衡量利弊，继续妊娠对母胎的危害大于胎肺成熟对胎儿的好处时

D. 妊娠 ≥34 周，无母胎并发症

E. 妊娠 ≥34 周，有母胎并发症

281. 未足月胎膜早破早产的病因及高危因素包括

A. 未足月胎膜早破史

B. 体重指数 <19.0

C. 营养不良

D. 宫颈机能不全

E. 双胎或多胎妊娠

282. 预防胎膜早破的措施有

A. 加强围产期卫生宣教与指导

B. 积极预防和治疗生殖道感染

C. 抗生素预防感染

D. 避免突然腹压增加

E. 及时行宫颈内口环扎术

283. 关于足月胎膜早破的处理方式，叙述正确的是

A. 超过 12 小时应给予抗生素预防感染

B. 对宫颈成熟的孕妇，首选缩宫素引产

C. 破膜时应注意羊水的颜色和性状

D. 宫颈不成熟且无阴道分娩禁忌证者，可应用前列腺素制剂促宫颈成熟

E. 尽早剖宫产终止妊娠

284. 引起胎膜早破的常见病原体有

A. 厌氧菌

B. 衣原体

C. 支原体

D. B 族链球菌（GBS）

E. 淋病奈瑟菌

285. 妊娠 28～35 周出现胎膜早破，可给予的处理方式包括

A. 促胎肺成熟

B. 预防性使用抗生素

C. 查血常规、C 反应蛋白

D. 应用子宫收缩抑制药

E. B 超监测残余羊水量

286. 过期妊娠患者的围生儿患病率和死亡率增加，最常见的死因是

A. 巨大胎儿　　　　B. 低血糖

C. 新生儿窒息　　　D. 胎儿窘迫

E. 胎粪吸入综合征，吸入性肺炎或肺不张

287. 对于过期妊娠的胎盘功能描述恰当的是

A. 多数过期妊娠患者胎盘功能减退

B. 多数过期妊娠患者胎盘功能正常

C. 多数过期妊娠患者胎盘功能不减退

D. 多数过期妊娠患者胎盘功能不正常

E. 过期妊娠患者胎盘功能既可以正常，也可不正常

288. 关于过期妊娠对母儿的影响，以下叙述正确的是

A. 如胎盘功能正常，可成为巨大儿

B. 颅骨钙化明显，不易变形

C. 均可导致阴道分娩困难

D. 易发生胎儿窘迫

E. 可导致胎儿死亡

289. 过期妊娠易发生羊水过少的原因是

A. 胎儿肾小管对抗利尿激素的敏感性增高

B. 羊膜上皮细胞萎缩，微绒毛肿胀

C. 母亲血容量低

D. 胎盘功能减退，灌注量不足

E. 胎膜功能减退，细胞萎缩，微绒毛肿胀

290. 关于羊水过少的处理原则，以下叙述正确的是

A. 根据胎儿有无畸形以及孕周大小治疗方案不同

B. 羊水过少合并胎儿畸形者应尽早终止妊娠

C. 羊水过少合并 FGR，应期待治疗、延长孕龄

D. 孕中期并发羊水过少应及时终止妊娠

E. 孕晚期并发羊水过少应定期监测羊水量

291. 确诊过期妊娠，在下列中应立即终止妊娠的是

A. 宫颈 Bishop 评分 9

B. 胎儿体重≥4000g

C. 胎动 12 小时累计数 10 次

D. 生物物理评分 8 分

E. 胎儿生长受限

292. 对于过期妊娠患者的新生儿描述恰当的是

A. 因宫内生长时间长，多数表现为巨大儿

B. 50%发展成过熟儿

C. 10%发展成过熟儿

D. 多数不正常

E. 多数正常

293. 明显的羊水过多常伴有胎儿结构异常，最常见的有

A. 神经系统异常　　B. 消化道异常

C. 心脏结构异常　　D. 呼吸道异常

E. 泌尿系统结构异常

294. 孕妇，30 岁，G_1P_0，现妊娠 34^{+5} 周，月经规律，宫高及腹围小于同期妊娠。因"胎动时自觉腹痛剧烈"入院。查体：宫高 28cm，腹围 86mm，胎心率 150 次/分。超声检查提示：双顶径 77mm，头围 270mm，腹围 240mm，股骨长 55mm，羊水池最大垂直深度 2cm，双侧肾脏结构显影欠清，膀胱空虚，看不到尿液。可能的诊断是

A. 胎儿宫内发育迟缓

B. 胎儿心动过速

C. 正常妊娠

D. 羊水过少

E. 羊水正常

295. 羊水过多对母亲的主要危害有

A. 产后出血　　B. 胎盘早剥

C. 心力衰竭　　D. 下肢水肿

E. 并发胎位异常

296. 羊水过多对胎儿的影响包括

A. 早产增多　　B. 胎位异常

C. 胎儿窘迫　　D. 肌肉骨骼畸形

E. 脐带帆状附着

297. 导致羊水过多的胎儿畸形有

A. 消化道畸形　　B. 泌尿道畸形

C. 联体儿　　　　D. 脊柱裂

E. 无脑儿

298. 关于羊膜腔输液治疗羊水过少，以下说法恰当的是

A. 滴速为 10ml/分

B. 输注的液体为 0.9% 氯化钠液

C. 输液时应使 AFI 达到 5cm 以上

D. 若羊膜腔输液 800ml 变异减速仍不消失，则为失败

E. 通过羊膜腔输液可降低胎心变异加速率及剖宫产率

299. 羊水过少的并发症有

A. 过期妊娠　　　B. 胎儿骨骼畸形

C. 肺发育不全　　D. 法洛四联症

E. 胎儿宫内生长迟缓

300. 关于羊水过少的处理方式及原则，以下说法正确的有

A. 若同时并发胎儿宫内发育迟缓，应采取期待治疗以延长孕龄

B. 妊娠中期发现羊水过少应及时终止妊娠

C. 妊娠晚期，每次 B 超检查均应测羊水量

D. 产程中发现羊水过少可以向羊膜腔内注射液体

E. 妊娠 40 周的患者，可经腹注射液体补充羊水

301. 诊断羊水过少的依据包括

A. B 超发现羊水和胎儿界面不清

B. 临产后宫缩多不协调，产程延长

C. 胎儿肺发育不全

D. B 超下 AFI≤7cm

E. 破膜时羊水少于 300ml 且黏稠浑浊

302. HELLP 综合征需与以下哪些疾病进行鉴别

A. 血栓性血小板减少性紫癜

B. 膜性肾炎

C. 溶血性尿毒症性综合征

D. 妊娠期急性脂肪肝

E. 病毒性肝炎

303. HELLP 综合征最主要的死亡原因是

A. 胎盘早剥

B. 体腔积液

C. 产后出血

D. 多器官功能衰竭

E. 弥散性血管内凝血（DIC）

304. 硫酸镁的用药原则为

A. 预防和治疗子痫的用药方案相同

B. 分娩前未使用硫酸镁者，分娩过程中可使用

C. 分娩前未使用硫酸镁者，分娩过程中也不可使用

D. 分娩过程中使用硫酸镁，可持续至产后至少 72 小时

E. 注意保持硫酸镁血药浓度的稳定性

305. 血管内皮细胞损伤使以下哪些物质合成减少

A. 一氧化氮　　　B. 前列环素 I_2

C. 内皮素　　　　D. 血栓素 A_2

E. 血小板

306. 预防并控制子痫的镇静药物有

A. 地西泮　　　　B. 哌替啶

C. 氯丙嗪　　　　D. 异丙嗪

E. 苯巴比妥钠

307. 早发型重度子痫前期建议终止妊娠的情况有

A. 患者出现持续不适症状或严重高血压

B. 子痫、肺水肿、HELLP 综合征

C. 发生严重肾功能不全或凝血功能障碍

D. 胎盘早剥

E. 孕周太大无法存活的胎儿

308. 妊娠期高血压疾病扩容的指征为

A. 严重低蛋白血症

B. 心力衰竭

C. 严重贫血

D. 脑水肿

E. 全身水肿

309. 重度子痫前期分娩期的注意事项包括

A. 注意观察自觉症状变化

B. 监测血压并继续降压治疗

C. 将血压控制在 ≤160/110mmHg

D. 监测胎心变化

E. 给予麦角新碱治疗产后出血

310. 关于子痫前期的终止妊娠时机，以下叙述正确的是

A. 子痫前期患者可期待治疗至 37 周终止妊娠

B. 妊娠 <24 周重度子痫前期经治疗病情不稳定者建议终止妊娠

C. 孕 24～28 周重度子痫前期患者根据母儿情况及当地医疗条件和医疗水平决定是否期待治疗

D. 孕 28～34 周，若重度子痫前期病情不稳定，经积极治疗 24～48 小时病情仍加重，应立即终止妊娠

E. 妊娠 ≥34 周的重度子痫前期患者应考虑终止妊娠

311. 治疗子痫前期的口服降压药物中，甲基多巴的副作用有

A. 嗜睡　　　　　B. 便秘

C. 口干　　　　　D. 心动过缓

E. 心动过速

312. 妊娠高血压综合征常见的并发症有

A. 胎盘早剥　　　B. 脑水肿

C. 脑血栓形成　　D. 门静脉周围出血

E. 肾衰竭

313. HELLP 综合征是妊娠期高血压的严重并发症，其特点为

A. 血管内溶血　　B. 肝被膜下血肿

C. 血小板减少　　D. 肝酶升高

E. 腹水

314. 妊娠期糖尿病的高危因素有

A. 孕前长期口服短效避孕药

B. 妊娠前超重或肥胖

C. 多囊卵巢综合征

D. 糖尿病家族史

E. 反复外阴阴道假丝酵母菌病者

315. 某孕妇妊娠期可疑合并糖尿病的情况包括

A. 多饮、多食、多尿

B. 二级亲属患 2 型糖尿病

C. 本次妊娠伴羊水过多

D. 本次妊娠伴巨大儿

E. 1 次尿糖阳性

316. GDM 患者妊娠期血糖的控制标准为

A. 空腹血糖 ≤5.3mmol/L

B. 餐后血糖 ≤6.7mmol/L

C. 夜间血糖不低于 3.3mmol/L

D. HbAlc 宜 <5.5%

E. HbAlc <6.0%

317. PGDM 患者妊娠期血糖的控制标准为

A. 妊娠早期血糖控制勿过于严格，以防低血糖发生

B. 空腹血糖、夜间血糖宜控制在 3.3～5.6mmol/L

C. 餐后峰值血糖 5.6～7.1mmol/L

D. HbAlc 宜 <5.5%

E. HbAlc <6.0%

318. 与妊娠期肝内胆汁淤积症相关的有

A. 不能预测的胎死宫内

B. 新生儿颅内出血

C. 胎膜早破

D. 早产

E. 胎儿窘迫

319. 妊娠剧吐的并发症有

A. 语妄

B. 胎儿畸形

C. 黄疸

D. 电解质紊乱代谢性酸中毒

E. 韦尼克（Wernicke）脑病

320. 妊娠剧吐终止妊娠的指征是

A. 持续性黄疸

B. 心率每分钟超过 120 次

C. 有颅内或眼底出血，经治疗后不见

好转

D. 考虑到引发胎儿畸形

E. 病情不见好转，体温持续在 38℃ 以上

321. 关于妊娠剧吐的患者的治疗，以下说法正确的是

A. 明确失水量及电解质紊乱情况，酌情补充水分和电解质

B. 营养不良者静脉补充必需氨基酸、脂肪乳

C. 对精神情绪不稳定的孕妇给予心理治疗

D. 适当利尿，每日维持尿量 1000ml 以上

E. 尽量鼓励进食

第五章 妊娠合并疾病

1. 促使心脏病孕妇死亡的主要原因是

 A. 未经产前检查 B. 心脏病病程长

 C. 心力衰竭与感染 D. 孕妇年龄大

 E. 孕周大

2. 患心脏疾病的孕妇容易发生心力衰竭的时期是

 A. 妊娠 32 ~ 34 周 B. 妊娠 24 ~ 26 周

 C. 妊娠 28 ~ 30 周 D. 妊娠 20 ~ 22 周

 E. 妊娠 36 ~ 37 周

3. 妊娠合并心脏病常见的严重并发症，也是妊娠合并心脏病孕产妇死亡的主要原因的是

 A. 心力衰竭

 B. 感染性心内膜炎

 C. 缺氧和发绀

 D. 静脉栓塞和肺栓塞

 E. 恶性心律失常

4. 心脏病产妇在胎儿娩出后应立即

 A. 腹部放置沙袋

 B. 静脉推注麦角新碱

 C. 鼓励下床活动

 D. 抗感染

 E. 行绝育术

5. 妊娠期间可以诊断器质性心脏病的体征主要是

 A. 心尖部有Ⅱ级收缩期吹风样杂音

 B. 心尖部有舒张期雷鸣样杂音

 C. 心律失常，有期前收缩

 D. 心率达 120 次/分

 E. 心界稍向左扩大

6. 关于妊娠合并心脏病，下列说法正确的是

 A. 心功能Ⅲ级可继续妊娠

 B. 心脏孕妇的主要死亡原因是产后出血

 C. 严重心脏病孕妇的胎儿预后比正常孕妇的胎儿差

 D. 听诊闻舒张期杂音，不应立即确诊为心脏病

 E. 对阵发性室上性心动过速的孕妇，可确诊为器质性心脏病

7. 关于妊娠合并心脏病患者为预防心衰而采取的各项措施，以下叙述不正确的是

 A. 保证充分休息，避免过劳及情绪激动

 B. 妊娠 20 周以后预防性应用铁剂防止贫血

 C. 要限制过度加强营养而导致体重过度增长

 D. 预防和积极治疗引起心力衰竭的诱因

 E. 严重心脏病患者妊娠晚期可给予营养心肌药物；同时预防性给予地高辛使洋地黄化

8. 妊娠合并心脏病的种类不包括

 A. 先天性心脏病

 B. 风湿性心脏病

 C. 先兆子痫性心脏病

 D. 围生期心肌病

 E. 妊娠期高血压疾病性心脏病

9. 关于妊娠合并心脏病孕妇的分娩期处理方式，以下说法正确的是

 A. 忌用地西泮、哌替啶

 B. 应行剖宫产术

C. 应缩短第二产程

D. 无感染者不需使用抗生素

E. 为预防产后出血，应肌内注射麦角新碱

10. 妊娠合并心脏病患者产后防治有 4 项重点不包括

A. 防出血　　　　B. 防血栓

C. 防感染　　　　D. 防心衰

E. 防哺乳

11. 妊娠合并心脏病患者，心功能 Ⅲ 级，剖宫产术后应适当限制液体入量，术后 24 小时液体入量应控制在

A. 500ml　　　　B. 1000ml

C. 1500ml　　　　D. 2000ml

E. 2500ml

12. 妊娠合并风湿性心脏病患者，心功能 Ⅲ 级，经阴道分娩，产褥期处理不正确的是

A. 卧床休息

B. 严密监护心率、呼吸、血压变化

C. 应用广谱抗生素预防感染至产后 7 天

D. 不宜母乳喂养，给予戊酸雌二醇回奶

E. 可以在产后 1 周左右选择行绝育手术

13. 妊娠合并风湿性心脏病患者，孕 33 周时发生心力衰竭，以下与心力衰竭的诱发因素无关的是

A. 感染

B. 心律失常

C. 静脉输入液体过多过快

D. 过度体力劳累或情绪激动

E. 过量使用洋地黄药物

14. 妊娠合并风湿性心脏病，早期心力衰竭的可靠诊断依据为

A. 肺底部持续湿啰音

B. 心尖部闻及 Ⅱ 级收缩期杂音

C. 心界扩大

D. 休息时心率 >100 次 / 分

E. 膝盖以下凹陷性水肿

15. 妊娠合并心脏病心功能 Ⅱ 级的诊断依据是

A. 能从事强体力劳动

B. 一般体力活动不受限制

C. 一般体力活动显著受限

D. 一般体力活动轻度受限

E. 休息时即有心功能不全症状

16. 妊娠合并心脏病的治疗应是

A. 妊娠 2 个月发生心衰，应立即行人工流产

B. 产后乏力性出血，应立即肌内注射麦角新碱

C. 产后不宜哺乳，应加服雌激素回奶

D. 产后 24 小时应行输卵管结扎术

E. 宫口开全立即手术助娩

17. 关于妊娠合并心脏病的孕妇产褥期的处理方式，错误的是

A. 产前待产时曾有过心力衰竭的孕妇，产后仍需继续使用强心剂

B. 凡属不宜再妊娠者，应在产后第三天施行输卵管结扎术

C. 产后 24 小时是发生心力衰竭的危险时期

D. 产后应继续使用抗生素预防感染

E. 心脏病妊娠风险低且心功能 Ⅰ 级者建议哺乳

18. 病毒性肝炎的致病病毒中，属于 DNA 病毒的是

A. 甲型肝炎病毒（HAV）

B. 乙型肝炎病毒（HBV）

C. 丙型肝炎病毒（HCV）

D. 丁型肝炎病毒（HDV）

E. 戊型肝炎病毒（HEV）

19. 关于妊娠合并肝炎对母儿的影响，以下叙述不正确的是

A. 发生于妊娠早期时可加重妊娠反应

B. 妊娠早期合并病毒性肝炎, 胎儿畸形发生率增高

C. 妊娠晚期合并急性乙型肝炎者, 约 70% 胎儿发生感染

D. 母亲 HBsAg (乙肝表面抗原) 阳性, 新生儿全为阳性

E. 易发生早产

20. 关于病毒性肝炎对妊娠的影响, 以下叙述正确的是

A. 病毒性肝炎不增加胎儿畸形的发生率, 但流产、早产率增加

B. 妊娠期肝炎的死亡率同非妊娠期

C. 仅重症肝炎易发生产后出血

D. 凝血因子的合成降低

E. 使血浆醛固酮水平下降

21. 应高度重视妊娠晚期出现的急性肝炎, 主要因为

A. 易合并妊娠期高血压疾病及发展为子痫

B. 易发生糖代谢异常, 影响胎儿发育

C. 易发展为重型肝炎, 孕产妇死亡率高

D. 易发生早产, 胎儿存活率降低

E. 易发生宫缩乏力, 产程延长

22. 以下不属于妊娠期肝功能生理性变化的是

A. 妊娠晚期转氨酶轻度升高

B. 妊娠晚期碱性磷酸酶升高 2 倍

C. 纤维蛋白原升高

D. 白蛋白浓度降低

E. 凝血因子降低

23. 急性重型肝炎的主要病理表现为

A. 肝细胞散在性坏死

B. 肝细胞广泛性坏死

C. 肝细胞急性广泛性变性

D. 肝小叶中心肝细胞急性变性

E. 肝小叶中心肝细胞散在性变性

24. 妊娠晚期重症肝炎的治疗, 最主要的措施是

A. 立即行剖宫产术

B. 给予凝血因子治疗

C. 治疗并发症

D. 给予肝素治疗

E. 给予大量糖皮质激素

25. 妊娠晚期合并急性病毒性肝炎者, 应给予重视和积极治疗, 因为

A. 容易发展为重症肝炎, 孕产妇死亡率增高

B. 容易合并妊娠期高血压疾病及发生子痫

C. 容易发生糖代谢障碍, 影响胎儿发育

D. 容易发生早产, 胎儿不易存活

E. 容易发生宫缩乏力, 产程延长

26. 妊娠合并肝炎患者产后的处理方式正确的是

A. 鼓励母乳喂养

B. 四环素预防感染

C. 产妇分娩后回普通病房休息

D. 注射维生素 K 预防出血

E. 产后早期下床活动

27. 关于病毒性肝炎合并妊娠的处理, 以下叙述不正确的是

A. 早期妊娠应行人工流产术, 中期妊娠一般不主张终止妊娠

B. 近预产期时应使用维生素 K_1 并备新鲜血

C. 应预防感染

D. 产时应常规选用对肝脏无害的抗生素

E. 临产期间应及时加用肝素预防 DIC 发生

28. 急性病毒性肝炎妇女最佳的避孕方法是

A. 安全期避孕

B. 使用阴茎套避孕

C. 放置宫内节育器

D. 口服短效避孕药

E. 使用长效避孕针

29. 关于妊娠合并病毒性肝炎患者妊娠期和分娩的处理方式，以下叙述不正确的是

A. 慢性活动性肝炎患者建议继续妊娠

B. 妊娠期治疗主要采用护肝、对症、支持疗法

C. 治疗期间严密监测肝功能、凝血功能等指标。

D. 非重型肝炎可阴道分娩

E. 分娩时防止滞产，缩短第二产程

30. 妊娠合并病毒性肝炎时，在昏迷前期口服新霉素的目的是

A. 抑制肠道内细菌生长，减少氨等有毒物质的形成和吸收

B. 杀伤病毒，预防内源性感染

C. 控制肝炎进展恶化

D. 预防肝肾综合征的发生

E. 预防肠道感染

31. 妊娠期急性脂肪肝的并发症不包括

A. 高血糖　　　B. 凝血功能异常

C. 肝肾衰竭　　D. 腹腔积液

E. 肝性脑病

32. 妊娠期急性脂肪肝的实验室检查结果不升高的是

A. 转氨酶　　　B. 碱性磷酸酶

C. 纤维蛋白原　D. 胆红素

E. 凝血时间

33. 有关孕期血液系统的生理性改变，以下叙述正确的是

A. 血容量自 6~8 周开始增加，32~34 周达高峰

B. 孕期红细胞比容与非孕时相同

C. 孕期贫血大多为巨幼细胞贫血

D. 妊娠期间只有血小板增加，其余凝血因子均降低

E. 白细胞增加明显，主要为淋巴细胞

34. 孕妇常规补充铁剂的时间应是

A. 妊娠 2 个月开始

B. 妊娠 6 周开始

C. 妊娠 2 个半月开始

D. 妊娠 3 个月开始

E. 妊娠 4 个月开始

35. 妊娠期最常见的贫血是

A. 再生障碍性贫血

B. 地中海贫血

C. 巨幼细胞贫血

D. 缺铁性贫血

E. 溶血性贫血

36. 缺铁性贫血孕妇对妊娠的影响不包括

A. 贫血性心脏病　　B. 失血性休克

C. 产褥感染　　　　D. 胎儿生长受限

E. 胎儿神经管缺陷

37. 缺铁性贫血的实验室诊断依据不包括

A. 血红蛋白 <100g/L

B. 红细胞 <3.5×10^{12}/L

C. 血细胞比容 <0.33

D. 孕妇血清铁 <10μmol/L

E. 骨髓象为红细胞增生，铁颗粒减少

38. 下列叙述错误的是

A. 正常成年女性患者体内含铁总量为2g，主要以结合方式存在

B. 为预防缺铁性贫血可从孕中期开始补铁治疗

C. 妊娠合并贫血是妊娠期最常见的合并症

D. 铁剂通过简单扩散方式从母体转给

胎儿

E. 几乎有 50% 孕妇合并贫血

39. 巨幼细胞贫血造成的胎儿畸形最常见的是

A. 神经管缺损

B. 唐氏综合征（先天愚型）

C. 先天性心脏病

D. 短肢畸形

E. 脑积水

40. 关于妊娠合并巨幼细胞贫血的描述，不正确的是

A. 由叶酸或维生素 B_{12} 缺乏引起

B. 外周血呈大细胞正血红蛋白性贫血

C. 本病多发生在妊娠晚期

D. 全身多种组织和细胞均可受累

E. 巨幼细胞贫血多数由于叶酸缺乏引起，可单用叶酸治疗

41. 临产前重度贫血的处理方式关键是

A. 注射维生素 K 预防产时出血

B. 少量多次输入浓缩红细胞

C. 少量多次输入血小板

D. 预防性给予抗生素

E. 口服硫酸亚铁片

42. 妊娠合并再生障碍性贫血孕妇死亡的主要疾病不包括

A. 败血症

B. 颅内出血

C. 充血性心力衰竭

D. 严重的泌尿道感染

E. 严重的呼吸道感染

43. 治疗特发性血小板减少性紫癜（ITP）的首选药是

A. 糖皮质激素 B. 丙种球蛋白

C. 血小板 D. 免疫抑制剂

E. 雄激素

44. 治疗特发性血小板减少性紫癜（ITP）时

使用血小板的指征不包括

A. 血小板 $< 15 \times 10^9/L$

B. 有出血倾向

C. 防止重要器官出血（脑出血）

D. 手术

E. 分娩

45. 妊娠合并阑尾炎的阑尾位置特点是

A. 随妊娠子宫的不断增大，阑尾会逐渐向上、向外、向后移位

B. 在妊娠 3 个月末阑尾位于髂嵴下 1 横指

C. 妊娠 5 个月末在髂嵴上 2 横指

D. 妊娠 8 个月末可达胆囊区

E. 产后 42 天回复到非妊娠位置

46. 关于妊娠期阑尾炎的特点，以下叙述不正确的是

A. 易发生坏死、穿孔及腹膜炎

B. 妊娠期阑尾的炎症容易扩散，病情发展快

C. 妊娠期类固醇激素分泌增多，抑制孕妇的免疫机制，可诱发阑尾炎

D. 炎症波及子宫可诱发子宫收缩，子宫收缩又促进炎症扩散

E. 妊娠期阑尾位置上移，并被增大的子宫的掩盖，故腹膜刺激征不明显

47. 妊娠中期合并急性阑尾炎的鉴别诊断不包括

A. 右侧卵巢囊肿蒂扭转

B. 右侧输卵管妊娠破裂

C. 急性胆囊炎

D. 右侧肾盂积水

E. 右输尿管结石

48. 关于妊娠合并急性阑尾炎，以下说法恰当的是

A. 妊娠 5 个月末，阑尾在髂嵴下 2 横指

B. 一经确诊应给予大剂量广谱抗生素

C. 发生在妊娠晚期，腹肌紧张较明显

D. 以妊娠前 6 个月内居多

E. 发病率不比非孕期高

49. 妊娠中晚期阑尾炎患者的临床表现与非妊娠患者不同点主要在于

A. 腹膜炎体征

B. 转移性右下腹痛

C. 恶心和呕吐

D. 血常规中白细胞高

E. 发热

50. 关于妊娠期阑尾炎的表现，以下叙述不正确的是

A. 妊娠早期急性阑尾炎的症状和体征，与非妊娠期基本相同

B. 孕 8 周，查体右下腹麦氏点右上部有压痛反跳痛和肌紧张

C. 孕 20 周，右侧腰部疼痛

D. 白细胞计数 >10×10⁹/L 时有诊断意义

E. 尿液检查常无阳性发现

51. 妊娠合并急性阑尾炎的治疗原则是

A. 广谱抗生素治疗

B. 保胎治疗

C. 退热治疗

D. 应及时终止妊娠

E. 一旦确诊，给予抗生素的同时立即行手术治疗

52. 孕妇可以考虑阑尾炎的情况是

A. 孕妇既往无急慢性阑尾炎发作史

B. 孕期突然出现上腹痛伴恶心呕吐

C. 右下腹压痛反跳痛，部位偏高，体温 38.9℃

D. 外周血白细胞计数为 12×10⁹/L，体温正常范围

E. 出现尿频尿急

53. 以下不属于妊娠合并急性胰腺炎的特征

的是

A. 易发生 ARDS

B. 有黄疸、发热和消化道出血预示有出血坏死性胰腺炎

C. 患者血栓及 DIC 风险降低

D. 肾功能损害加重

E. 中上腹偏左或全腹疼痛，多伴有腰背痛、恶心呕吐，进食后加重弯腰时减轻

54. 妊娠合并急性胰腺炎的特征不包括

A. 发病急　　　　B. 并发症多

C. 治疗困难　　　D. 病死率低

E. 严重威胁母儿健康

55. 妊娠合并急性胰腺炎患者禁用吗啡镇痛的原因是

A. 吗啡可导致呼吸抑制

B. 吗啡容易导致炎症扩散

C. 使用吗啡容易成瘾

D. 吗啡可引起 Oddi 括约肌痉挛，加重疼痛

E. 吗啡与其他治疗用药有配伍禁忌

56. 妊娠合并急性胰腺炎患者首选的止痛药物是

A. 哌替啶　　　　B. 阿托品

C. 吗啡　　　　　D. 山莨菪碱

E. 环丙沙星

57. 妊娠合并急性胰腺炎最常用的诊断方法是

A. 血清、尿淀粉酶测定

B. 超声检查

C. CT 增强扫描

D. 磁共振

E. X 线检查

58. 性传播疾病的英文缩写字符为

A. PSTT　　　　B. CIN

C. HPV　　　　D. STD

E. TBS

59. 诊断女性生殖道淋病取材的最佳部位是

　A. 阴道口　　　　　B. 宫颈管

　C. 宫颈阴道部　　　D. 阴道穹隆

　E. 阴道

60. 关于妊娠期淋病的治疗，以下说法不正确的是

　A. 宜尽早治疗

　B. 青霉素为首选药物

　C. 禁用喹诺酮类药物

　D. 性伴侣应同时治疗

　E. 遵循及时、足量、规则的用药原则

61. 孕妇在妊娠期间感染梅毒，对胎儿的影响是

　A. 患三期梅毒孕妇感染胎儿机会最大

　B. 患二期梅毒孕妇感染胎儿机会较大

　C. 患一期梅毒孕妇感染胎儿机会不大

　D. 早期潜伏期梅毒孕妇感染胎儿机会大

　E. 晚期潜伏期梅毒孕妇无传染性，不感染胎儿

62. 梅毒的主要传播途径为

　A. 接吻　　　　　B. 输血

　C. 饮食　　　　　D. 性交

　E. 衣物

63. 关于妊娠期梅毒的传播，以下叙述不正确的是

　A. 主要通过性交传播

　B. 二期梅毒孕妇传染性最强

　C. 通常先天梅毒儿占死胎的 30%

　D. 晚期潜伏梅毒的母儿垂直传播率为 10%

　E. 未经治疗的一期梅毒的母儿垂直传播率为 30%

64. 先天梅毒儿的早期表现是

　A. 楔状齿

B. 神经性耳聋

C. 鞍鼻

D. 间质性角膜炎、骨膜炎

E. 皮肤大疱、皮疹、鼻炎、鼻塞、肝脾肿大、淋巴结肿大

65. 妊娠合并梅毒的治疗，若患者青霉素过敏，应选用

　A. 青霉素　　　　B. 红霉素

　C. 庆大霉素　　　D. 喹诺酮类

　E. 多西环素

66. 人乳头瘤病毒的英文缩写为

　A. HIV　　　　　B. HBV

　C. HSV　　　　　D. VIN

　E. HPV

67. 引起尖锐湿疣最常见的病原体是

　A. HPV　　　　　B. HSV

　C. HIV　　　　　D. HBV

　E. VIN

68. 关于妊娠合并尖锐湿疣对孕妇、胎儿和新生儿的影响，以下叙述正确的是

　A. 妊娠期病灶增长缓慢

　B. 阴道分娩时容易致大出血

　C. 胎儿宫内感染多见

　D. 通过软产道感染胎儿罕见

　E. 出生的新生儿常患喉乳头瘤

69. 关于妊娠期尖锐湿疣，以下叙述正确的是

　A. 是最常见的性传播性疾病

　B. 胎儿宫内感染非常常见

　C. 在妊娠期病灶增长慢

　D. 妊娠期必须切除病灶

　E. 外阴部最常见

70. 妊娠合并尖锐湿疣的治疗，以下叙述不恰当的是

　A. 妊娠期忌用咪喹莫特、足叶草脂和足叶草毒素

B. 尖锐湿疣在妊娠早期应尽早采用物理或手术治疗

C. 患尖锐湿疣的妇女所生新生儿有发生喉乳头瘤的危险性，应建议患尖锐湿疣的孕妇尽快终止妊娠

D. 患尖锐湿疣的孕妇，在胎儿和胎盘完全成熟后，在胎膜未破前可考虑行剖宫产术

E. 若病灶阻塞产道或阴道分娩会导致严重出血，宜在胎膜未破前行剖宫产术

71. 关于妊娠合并 HSV 感染，以下叙述不恰当的是

A. 复发性生殖器疱疹患者其对胎儿或新生儿的传染性低

B. 妊娠晚期感染者应行剖宫产术结束分娩

C. 预防胎儿或新生儿感染的主要措施是妊娠期 HSV 感染的预防和控制

D. 剖宫产能避免新生儿感染 HSV

E. 妊娠早期感染 HSV 的患者应及时终止妊娠

72. 关于妊娠期生殖器疱疹的叙述，正确的是

A. 可垂直传播

B. 新生儿经产道感染最常见

C. 新生儿不会通过产后感染

D. 妊娠早期原发生殖器疱疹多数可导致流产或死胎

E. 妊娠晚期原发感染与胎儿生长受限无关

73. 生殖器疱疹感染的临床分型为

A. Ⅰ型和Ⅱ型

B. 疱疹Ⅰ型和Ⅱ型

C. 早期、中期、晚期

D. 潜伏型和感染型

E. 初感染的急性型和再活化的诱发型

74. 关于妊娠合并 HSV 感染的处理，以下叙述不恰当的是

A. 原发生殖器疱疹孕妇可口服阿昔洛韦

B. 对于频繁复发或新近感染的孕妇，在妊娠最后 4 周可给予持续的阿昔洛韦治疗

C. 既往有复发性生殖器疱疹病史，但在妊娠近足月时无任何复发迹象的孕妇，应给予阿昔洛韦治疗

D. 有活动性皮损的孕妇，在无禁忌证的前提下，可于胎膜未破之前进行剖宫产术

E. 无活动性皮损的孕妇可经阴道分娩，但分娩后要对其新生儿进行密切监测

75. 关于孕妇生殖道感染沙眼衣原体，以下说法正确的是

A. 多为宫内感染

B. 产道感染少见

C. 产褥期感染多见

D. 喹诺酮类药物有显效

E. 影响胎儿，易患结膜炎，肺炎

76. 关于妊娠期衣原体感染的叙述，不正确的是

A. 是女性生殖道感染最常见的病原体

B. 新生儿衣原体感染为全身性疾病

C. 产褥期感染多见

D. 产道感染多见

E. 宫内感染少见

77. 艾滋病常用的血清学检查方法是

A. 聚合酶链反应检查前病毒 DNA

B. ELISA 检查抗原

C. 免疫印迹法检查抗体

D. 组织培养，分离 HIV

E. ELISA 检查抗体

78. 以下不宜用于巨细胞病毒感染的诊断是

A. 酶联免疫吸附试验检测孕妇巨细胞病毒 IgG、IgM

B. 宫颈脱落细胞涂片行 Ciemsa 染色

C. DNA 分子杂交

D. PCR 技术

E. 血培养

79. 关于孕妇感染巨细胞病毒，下列说法正确的是

A. 多为显性感染

B. 可以哺乳，因乳汁中无病毒

C. 中晚期妊娠发现确诊，应予引产

D. 血清学检查可用于巨细胞病毒感染的诊断

E. 早期妊娠发现确诊，应及时治疗，继续妊娠

80. 关于孕妇感染弓形虫，以下说法恰当的是

A. 包囊形态见于急性感染

B. 垂直传播的可能性较少

C. 应用乙酰螺旋霉素有效

D. 滋养体形态见于慢性感染

E. 检查新生儿无异常无需治疗

二、A2 型题

81. 初产妇，28 岁，孕 34 周首次产前检查。以下提示心脏病的是

A. 心浊音界轻微扩大

B. 妊娠晚期轻度憋气

C. 双下肢水肿，休息后消退

D. 心尖区柔和的收缩期杂音

E. 一般家务劳动后心跳加快且感心悸

82. 孕妇，38 岁，现孕 35 周，在从事家务劳动后感到胸闷、气喘、心悸，伴有夜间阵发性呼吸困难。查体：脉搏 118 次/分，呼吸 22 次/分，心界向左扩大，心尖部可闻及 3/6 级收缩期杂音，粗糙，肺底有湿啰音，下肢水肿（＋）。以下处理措施中最恰当的是

A. 加强产前检查

B. 限制食盐的摄入

C. 内科处理控制心衰

D. 应控制心衰后立即引产

E. 应控制心衰后行剖宫产术终止妊娠

83. 孕妇，37 岁，妊娠 31 周，有风心病史，无心衰史，感冒后出现胸闷、气急、夜间不能平卧，检查心率 120 次/分，双下肢水肿（＋）。处理方式应是

A. 控制心衰后静脉滴注缩宫素引产

B. 控制心衰后行剖宫产术终止妊娠

C. 积极控制心衰后，继续妊娠

D. 静脉滴注缩宫素引产

E. 立即行剖宫产术

84. 初孕妇，36 岁，妊娠 60 天，轻微劳动后胸闷，气急，心悸，夜间胸闷需起床，检查心率 118 次/分，呼吸 22 次/分，心界向左侧扩大，心尖区有 Ⅲ 级收缩期杂音，粗糙，肺底可闻及湿啰音，下肢水肿（＋）。处理方式应是

A. 限制食盐摄入

B. 加强产前监护

C. 立即终止妊娠

D. 积极控制心衰，继续妊娠

E. 控制心衰后行人工流产术

85. 孕妇，28 岁，足月妊娠合并风湿性心脏病，心功能 Ⅱ级，胎头吸引器助产，产后 2 小时内阴道出血 200ml，子宫轮廓清楚，心率 120 次/分，呼吸 24 次/分，双肺可闻及小水泡音，宫底脐下 2 指。该患者最正确的治疗措施是

A. 静脉输液　　　　B. 肌注宫缩剂

C. 抗生素治疗　　　D. 快速洋地黄化

E. 毛花苷丙 0.4mg ＋ 25% 葡萄糖注射液 20ml 静推

86. 风湿心脏病孕妇，32 岁，现妊娠 10 周。因"从事轻度家务活动后感胸闷、呼吸困难"求诊。查体：脉搏 118 次/分，呼吸 22 次/分，心界向左侧扩大，心尖区闻及Ⅲ级收缩期杂音，性质粗糙，肺底有啰音，下肢水肿（＋＋＋）。以下处理最适当的是

A. 加强产前监护

B. 低盐饮食

C. 立即行人工流产术

D. 积极治疗心衰，继续妊娠

E. 控制心衰后行人工流产术

87. 孕妇，24 岁，现妊娠 38 周。查体：血压 90/60mmHg，脉搏 100 次/分，口唇稍紫，杵状指，心脏听诊杂音粗糙。患者应采取的处理措施为

A. 立即终止妊娠

B. 可继续妊娠

C. 此次终止妊娠，半年后再次妊娠

D. 出现心衰症状后方考虑终止妊娠

E. 可继续妊娠，分娩后建议行绝育术

88. 孕妇，30 岁，G_1P_0，现孕 38 周。患风湿性心脏病，心功能Ⅰ～Ⅱ级，胎儿估计 2700g。产科检查：宫口开全 20 分钟，先露头，S^{+3}，胎方位 LOT。以下处理正确的是

A. 行剖宫产术

B. 吗啡皮内注射

C. 侧切待其自然分娩

D. 助产缩短第二产程

E. 胎儿娩肩时肌注麦角新碱，预防产后出血

89. 初产妇，26 岁，孕 38 周，日常体力劳动时自觉疲劳、心悸、气短。查体：血压 120/80mmHg，脉搏 90 次/分，呼吸 18 次/分。叩诊心浊音界稍向左扩大，心尖部可闻及

2/6 级柔和吹风样收缩期杂音，右肺部闻及湿啰音，咳嗽后消失，踝部轻度水肿。最可能的诊断是

A. 正常妊娠改变

B. 风湿性心脏病合并妊娠

C. 心脏病合并妊娠，性质待查

D. 妊娠期高血压心脏病

E. 围生期心肌病

90. 风湿性心脏病孕妇，26 岁，病情稳定，心功能Ⅱ级，产妇临产入待产室。以下处理方法不正确的是

A. 临产即用抗生素，维持至产后 1 周

B. 可适当应用镇静剂

C. 若非病情需要，不主张常规使用洋地黄预防心衰

D. 产后出血较多时，尽量避免输血

E. 产程进展慢，估计头盆不称可能时，尽早行剖宫产术

91. 经产妇，30 岁，G_2P_1，现孕 38 周。因"在无诱因下胸闷、憋气、不能平卧 3 天"入院。诊断为妊娠合并心力衰竭。为明确心脏病类型，需要首选的检查是

A. 血常规　　　　　B. 尿蛋白

C. 肝肾功能　　　　D. 超声心动检查

E. 胸片

92. 孕 34 周孕妇可出现心功能异常的有关症状，不包括

A. 劳力性呼吸困难

B. 经常性夜间端坐呼吸

C. 肩背部放射性疼痛

D. 咯血

E. 经常性胸闷、胸痛

93. 孕妇，25 岁，停经 50 天感心慌、胸闷，诊断为先天性心脏病合并早孕，来院咨询是否可继续妊娠。查体：口唇、甲床轻度

发绀，血压正常，心率 80 次/分，律齐，胸骨左缘第 3~4 肋间可闻及 3/6 级收缩期杂音，肺动脉瓣第二心音亢进，双肺呼吸音粗。超声诊断：室间隔缺损伴肺动脉高压。以下解答中正确的是

A. 维持妊娠至足月

B. 等待至孕中期行引产术

C. 不宜继续妊娠，入院行人工流产术

D. 严密监护心功能，出现心衰立即终止妊娠

E. 入院先行心脏手术，如心功能改善则继续妊娠

94. 孕妇，28 岁，G_1P_0，现孕 10 周，合并风湿性心脏病，确诊为左房室瓣狭窄，心功能 II 级，既往无心衰史。以下处理正确的是

A. 及早终止妊娠

B. 劝其长期避孕，今后亦不宜妊娠

C. 在产科及内科医师监护下可继续妊娠

D. 如孕期经过良好，可待临产后入院分娩

E. 妊娠 28 周发生心衰，心衰控制后应引产

95. 风湿性心脏病患者，女性，26 岁，现妊娠 45 天出现心力衰竭，其处理原则应是

A. 立即行负压吸宫术终止妊娠

B. 控制心力衰竭后继续妊娠

C. 边控制心力衰竭边终止妊娠

D. 控制心力衰竭后行负压吸宫术

E. 控制心力衰竭后行钳刮术

96. 孕妇，26 岁，G_1P_0，孕 28 周行产前检查。血 ALT 40U/L。实验室检查结果显示：HBsAg（+），HBeAg（+），其他常规检查各项指标正常，产科检查正常。其母婴传播的情况可能是

A. 乙肝病毒不通过胎盘传递给胎儿

B. 其胎儿多半受感染

C. 分娩时通过母血传播，但不通过其唾液和汗液传播给胎儿

D. 其胎儿将不会成为病毒携带者

E. 孕中期患急性乙型肝炎者，胎儿感染率为 70%

97. 初产妇，28 岁，孕 34 周。因"出现恶心、呕吐、腹胀、黄疸、轻度乏力"住院。诊断为妊娠合并急性乙型病毒性肝炎。该患者的治疗是

A. 立即隔离、保肝治疗，继续妊娠

B. 立即行剖宫产术

C. 无须特殊处理，待至顺产

D. 人工引产

E. 严密监护下继续妊娠

98. 初孕妇，25 岁，孕 36 周，妊娠合并急性乙型肝炎。以下措施不恰当的是

A. 卧床休息，加强营养，避免过劳

B. 静脉滴注红霉素预防感染

C. 静脉滴注葡萄糖液 + 维生素 C

D. 静脉滴注保肝药

E. 肌内注射维生素 K

99. 初孕妇，27 岁，现妊娠 11 周。因"出现畏食、恶心、呕吐及右上腹疼痛，皮肤黄疸"入院。实验室血清谷丙氨基转移酶、谷草氨基转移酶、胆红素、黄疸指数均高于正常，乙型肝炎表面抗原阳性。最可能的诊断是

A. 妊娠剧吐

B. 妊娠急性脂肪肝

C. 妊娠肝内胆汁淤积症

D. 妊娠合并乙型肝炎

E. 妊娠期高血压疾病合并肝脏损害

100. 重型肝炎初产妇，27 岁，现妊娠 40 周。现临产 8 小时，宫口开大 3cm。此种情况

下的处置不恰当的是

A. 输新鲜血

B. 剖宫产

C. 肌内注射维生素 K_1

D. 经阴道手术助娩

E. 静滴葡萄糖液加维生素 C

101. 初孕妇，妊娠 34 周，近 1 周恶心、呕吐、食欲差。皮肤无黄染，肝区叩痛（+），HBsAg（+），HBeAg（+），GPT260U，尿蛋白（-），初步诊断：急性重度性肝炎。应给予积极治疗的原因是

A. 病毒性肝炎易发生胎儿畸形

B. 易引起乙型肝炎母婴传播

C. 易发生宫缩乏力

D. 易发展为重症肝炎

E. 易发生子痫

102. 孕妇，32 岁，G_1P_0，现孕 14 周，胎死宫内 3 天。乙型肝类病毒检测：HBsAg（+），HBcAg（+）。最恰当的处理是

A. 立即羊膜腔内注射依沙吖啶

B. 观察 2～3 周，保肝治疗

C. 凝血功能检查＋保肝治疗

D. 肝素小剂量应用

E. 口服米非司酮

103. 孕妇，30 岁，G_1P_0，现妊娠 35 周，未临产。因"恶心、呕吐、乏力伴皮肤黄染、瘙痒 1 周"入院。结合化验检查诊断为妊娠合并重型乙型病毒性肝炎。除保肝治疗外，应采取的措施是

A. 静脉滴注缩宫素促进宫颈成熟

B. 尽快行子宫动脉栓塞术

C. 积极控制 24 小时后尽快行剖宫产术

D. 严密监测病情变化，继续妊娠至 37 周

E. 尽快行利凡诺羊膜腔内注射引产

104. 经产妇，27 岁，孕 32 周起出现转氨酶进

行性增高，无其他不适。血压 126/84mmHg。前次妊娠有同样病史，转氨酶于产后自行恢复正常。最可能的诊断是

A. 妊娠期高血压疾病引起肝损害

B. 急性病毒性肝炎

C. 妊娠期急性脂肪肝

D. 妊娠期肝内胆汁淤积症

E. 药物性肝炎

105. 患者女性，28 岁，孕产史"0－0－0－0"（足月产－早产－流产－现存子女），孕 10^{+3} 周，早孕反应严重；食欲缺乏，消瘦。近期产检发现轻度贫血，血红蛋白 93g/L，MCV 110fl。否认既往病史及手术史。最有可能诊断为哪种类型的贫血

A. 缺铁性贫血

B. 巨幼细胞贫血

C. 溶血性贫血

D. 骨髓增生异常综合征

E. 再生障碍性贫血

106. 患者女性，33 岁，孕产史"0－0－1－0"，现孕 39^{+4} 周。2 年前因人工流产时发现白细胞、红细胞、血小板计数下降，诊断为再生障碍性贫血。现孕期未正规产检，因阴道见红入院，查白细胞计数 3.1×10^9/L，血红蛋白 92g/L，血小板计数 76×10^9/L。以下建议错误的是

A. 补充铁剂

B. 联系血库备血

C. 积极预防感染

D. 动态监测血常规

E. 立即行剖宫终止妊娠

107. 育龄期女性至孕前咨询门诊就诊，有关妊娠期贫血，作为接诊医生，不正确的建议是

A. 孕期常见缺铁性贫血

B. 可导致胎儿发育不良

C. 应积极纠正贫血

D. 严重时可引起心力衰竭

E. 孕期轻度贫血若无不适，则无须服用铁剂

108. 孕妇，31 岁，现妊娠 12 周，自述尿频、尿痛 1 天，阴道检查发现大量脓性分泌物，白带涂片发现白细胞内有大量成对的、肾形的革兰阴性双球菌。最适宜的诊断是

A. 急性淋病　　B. 急性尿道炎

C. 急性盆腔炎　　D. 急性宫颈糜烂

E. 急性子宫内膜炎

109. 孕妇，26 岁，现妊娠 36 周。因"尿频、尿急、尿痛 3 天，伴阴道分泌物增多"入院。查体：尿道口及宫颈口均可见脓性分泌物。以下治疗不恰当的是

A. 对 β - 内酰胺类抗生素改用大观霉素

B. 首选头孢曲松钠并加用红霉素

C. 淋病孕妇分娩的新生儿应预防用药

D. 不将青霉素作为首选药

E. 喹诺酮类药

三、A3/A4 型题

（110 ~ 113 题共用题干）

孕妇，27 岁，现妊娠 36 周。既往体健。因"下肢水肿，头痛，咳嗽气短 8 天"入院。查体：血压 165/120mmHg，呼吸 32 次/分，心率 128 次/分，心尖部可闻及 I°BSM，双肺底闻及水泡音，浮肿（＋＋），宫高 28cm，LOA，胎心 150 次/分，尿蛋白（＋＋），半小时尿量 30ml，红细胞压积 45%，血小板 110 × 10^9/L，纤维蛋白原 250mg/dl，3P 试验弱阳性。

110. 该孕妇此种情况的并发症为

A. 急性肾功能不全

B. 胎儿宫内窘迫

C. 胎盘早期剥离

D. 心力衰竭

E. DIC

111. 此并发症的主要诊断依据是

A. 尿量 30ml

B. 红细胞压积 45%

C. 水肿（＋＋＋），尿蛋白（＋＋）

D. 心率 128 次/分，双肺闻及小水泡音

E. 纤维蛋白原定量 250mg/dl，3P 试验（±）

112. 关于此病例主要的病理生理变化，以下叙述不正确的是

A. 组织中水、钠过度潴留

B. 子宫肌层蜕膜小动脉扩张

C. 肾小球毛细血管痉挛、肾缺血

D. 冠状动脉痉挛，心肌缺血，间质水肿

E. 血液浓缩，血容量及血浆容量降低

113. 对该孕妇的即时治疗原则是

A. 扩容治疗

B. 抗生素控制感染

C. 镇静及降压药物治疗

D. 强心、利尿、解痉治疗

E. 即刻剖宫产术终止妊娠

（114 ~ 117 题共用题干）

孕妇，32 岁，现孕 17 周。诊断为房间隔缺损，缺损 1.8cm²。

114. 以下产科处理原则中正确的是

A. 无须特殊处理

B. 立即行钳刮术终止妊娠

C. 立即行负压吸引术终止妊娠

D. 立即行剖宫取胎术

E. 加强孕期监护继续妊娠

115. 以下妊娠期的处理不正确的是

A. 保证充足睡眠，避免劳累及情绪激动

B. 孕 20 周前每 2 周一次产前检查，孕 20 周后每 1~2 周一次产前检查

C. 高蛋白、多维生素、低盐、低脂肪饮食

D. 及早纠正可诱发心衰的因素

E. 预防性应用洋地黄

116. 对妊娠期的抗凝治疗，以下叙述正确的是

A. 香豆素类抗凝剂可通过胎盘进入胎儿体内，除致畸外，还可损伤胎儿组织细胞致流产、死胎等，故孕期禁用

B. 妊娠早期及计划分娩前 2 周应停用华法林，改用阿司匹林口服抗凝

C. 肝素不通过胎盘，对胎儿无影响，所以整个孕期可替代华法林抗凝

D. 妊娠期应定期检测凝血酶原时间，为调节抗凝药物用量提供依据，积极预防栓塞及出血

E. 妊娠期抗凝药物治疗，用药剂量以控制凝血酶原时间在正常范围为宜

117. 患者产后抗凝药物治疗不正确的是

A. 如无异常情况，产后 12~48 小时开始抗凝治疗

B. 华法林抗凝，不宜母乳喂养

C. 产后出血者，可以加用维生素 K_1

D. 监测凝血酶原时间，调整抗凝药物剂量

E. 华法林恢复使用初期需要与肝素叠加使用

（118~119 题共用题干）

孕妇，28 岁，G_1P_0，既往有风湿性心脏病，现妊娠 33 周。因"着凉"后出现咳嗽，咳白色泡沫痰，感胸闷、气促，尤其是夜间需端坐呼吸。入院时查体：心率 115 次/分，呼吸 30 次/分，急性面容，双肺呼吸音粗，双肺底闻及细湿啰音，咳嗽后不消失。

118. 该孕妇最主要的诊断可考虑为

A. 上呼吸道感染　　B. 支气管炎

C. 支气管扩张　　D. 肺结核

E. 心力衰竭

119. 该孕妇的最佳处理是

A. 抗心力衰竭治疗

B. 抗感染治疗

C. 控制心力衰竭症状后继续妊娠

D. 控制心力衰竭症状的同时行剖宫产终止妊娠

E. 控制心力衰竭症状后短时间经阴道试产

（120~121 题共用题干）

孕妇，32 岁，G_3P_2，现孕 12 周。小孩健在。孕妇既往有风湿性心脏病，现出现咳嗽咳痰、胸闷、端坐呼吸，肺部听诊细湿啰音。

120. 以下说法正确的是

A. 继续妊娠

B. 建议终止妊娠

C. 看治疗效果再决定

D. 立即终止妊娠

E. 不需要抗感染治疗

121. 该患者的最佳处理方式是

A. 先药物流产，再抗心力衰竭治疗

B. 先人工流产，再抗心力衰竭治疗

C. 控制心力衰竭症状后行负压吸宫术

D. 控制心力衰竭症状后行钳刮术

E. 控制心力衰竭症状后先药物流产，必要时再行清宫术

（122~123 题共用题干）

孕妇，28 岁，现停经 49 天，妇科超声提示宫内早孕，胚胎存活。20 岁时因室间隔缺损，行封堵术，术后使用抗凝药，无胸闷、心悸、呼吸困难等不适，可进行一般体力活动，工作生活如常。

122. 以下说法正确的是

    A. 必须终止妊娠

    B. 尽早行药物流产

    C. 尽早行负压吸宫术

    D. 尽早行钳刮术

    E. 可继续妊娠，孕期增加产检次数，定期由心内科、产科医师共同评估心功能

123. 该孕妇可以继续妊娠的条件是

    A. 发生过急性心肌炎

    B. 心功能 Ⅲ ~ Ⅳ 级

    C. 无心力衰竭病史

    D. 有肺动脉高压

    E. 并发感染性心内膜炎

（124 ~ 126 题共用题干）

初产妇，G_1P_0，现妊娠 37 周。因"自觉乏力，食欲差伴恶心、呕吐，小便深黄色 4 ~ 5 天"入院。查体：体温 37.5℃，神志清，全身皮肤黄染，躯干及四肢皮肤可见散在出血点，肝肋下及边有触痛，儿头浅入，胎心 140 次/分，初步印象是妊娠合并病毒性肝炎。

124. 妊娠合并病毒性肝炎不需要与以下哪种疾病进行鉴别

    A. HELLP 综合征

    B. 药物性肝损害

    C. 妊娠期急性脂肪肝

    D. 妊娠剧吐

    E. 妊娠期肝内胆汁淤积症

125. 以下检查与诊断关系不密切的是

    A. 胸透

    B. 血小板

    C. 乙肝五项 + HBV DNA

    D. ALT + 胆红素

    E. 血型 + 血红蛋白

126. 以下处理方式不正确的是

    A. 临产时应备好新鲜血

    B. 预防感染常规选用四环素

    C. 使用肝素宜小剂量并据病情调整

    D. 临产期间及产后 24 小时内不宜使用肝素

    E. 在保肝及纠正凝血功能后，尽早剖宫产结束分娩

（127 ~ 129 题共用题干）

孕妇，29 岁，G_1P_0，现妊娠 36 周。因"恶心、呕吐进行性加重 5 天，明显黄疸 2 天"入院。基本生命体征平稳，胎心率 140 次/分。NST（+）。血 HBsAg（+），HBeAg（+），HBcAb（+），HBV DNA 1×10^8 拷贝/ml，ALT 95IU/L，AST 100IU/L，总胆红素 35μmol/L，白蛋白 38g/L。既往乙型肝炎病史 2 年。

127. 该患者考虑诊断为

    A. 妊娠期肝内胆汁淤积症

    B. 36 周妊娠，孕 1 产 0

    C. 妊娠期急性脂肪肝

    D. HELLP 综合征

    E. 妊娠合并乙型病毒性肝炎

128. 对于该患者的处理，不合理的是

    A. 严密监测肝功能、凝血功能等指标

    B. 给予护肝、对症、支持治疗

    C. 可行抗病毒治疗

    D. 可继续妊娠

    E. 及时终止妊娠

129. 经治疗后该患者病情好转，至妊娠 38 周自然临产，怀疑巨大儿行剖宫产分娩，新生儿 Apgar 评分正常，对于该新生儿的处理不正确的是

    A. 出生后 12 小时内注射乙型肝炎免疫球蛋白

    B. 采用 0，1，6 方案接种乙肝疫苗

    C. 注射疫苗后于 7 ~ 12 月龄进行随访

D. 确定预防免疫成功后，无须每年随访

E. 7月龄随访时，HBsAg（－），HBsAb 90IU/L，则无须进行后续处理

（130～132题共用题干）

孕妇，36岁，G_2P_1。现孕15周。夫妻双方均为广东人，2年前曾顺产一"地中海贫血"女孩，该女孩足月分娩，出生时正常，婴儿期易吐奶、哭闹。2岁查血常规：血红蛋白70g/L，平均红细胞体积72fl，平均红细胞血红蛋白含量21pg。查体：脸色苍白，巩膜稍黄，腹部稍膨隆，肝脏肋下可触及，脾脏肋下1横指，质软，无明显头颅和面部骨骼畸形。

130. 结合题中检查，第一胎患儿可疑诊断为

A. 轻型 α－地中海贫血

B. 轻型 β－地中海贫血

C. 中间型 α－地中海贫血

D. 中间型 β－地中海贫血

E. 重型 α－地中海贫血

131. 经过检查后，夫妻双方分别为标准型（－－/αα）和静止型（－α/αα 或者 $αα_T/αα$）α－地中海贫血基因携带者，第二胎的患病率为

A. 1/2 的概率为静止型

B. 1/2 的概率为中间型

C. 1/2 的概率为正常

D. 1/2 的概率为标准型

E. 1/2 的概率为携带者

132. 现孕妇要求对第二胎进行的产前诊断为

A. 无需行产前诊断　B. 绒毛活检

C. 羊膜腔穿刺　　　D. 经皮脐带穿刺

E. 无创基因检测

（133～136题共用题干）

孕妇，26岁，G_2P_1，曾顺产一血友病A男孩，现妊娠10^{+4}周，要求行产前诊断。夫妻双方均正常。

133. 血友病是

A. 常染色体隐性遗传

B. 常染色体显性遗传

C. X染色体隐性遗传

D. X染色体显性遗传

E. Y染色体隐性遗传

134. 该对夫妻生育血友病孩子与血友病基因携带者孩子的概率分别是

A. 100%，0%　　　B. 50%，50%

C. 50%，25%　　　D. 25%，25%

E. 25%，50%

135. 孕妇要求对胎儿行产前诊断，以下说法正确的是

A. 先行父母及先证者基因诊断，再行胎儿产前诊断

B. 先行胎儿产前诊断，再行父母及先证者基因诊断

C. 不需要行基因诊断，行产前诊断即可

D. 不需要行产前诊断，行基因诊断即可

E. 基因诊断与产前诊断二者顺序没有特殊要求

136. 应选择的产前诊断方法为

A. 绒毛穿刺　　　B. 羊水穿刺

C. 脐血穿刺　　　D. 胎儿组织活检

E. 胎儿镜观察

（137～140题共用题干）

孕妇，28岁，因"停经39周，发现血小板减少数月"入院。孕9周时首次发现血小板减少，当时$80×10^9$/L，无明显出血倾向，孕期定期随访，孕25周发现全身皮肤、双下肢出血点，牙龈出血，血小板计数降至$19×10^9$/L，血红蛋白102g/L，肝肾功能正常。追问病史，否认家族史、既往病史、化学物及放射物接触史。

137. 以下检查作为首选的是

A. 外周血涂片　　　B. 超声

C. 骨髓穿刺　　　　D. 血型鉴定

E. 血清叶酸、维生素 B_{12}

138. 目前最危险的并发症为

A. 全身瘀斑

B. 颅内出血

C. 消化道出血

D. 胎儿血小板减少

E. 感染

139. 经检查血清血小板抗体阳性，血小板减少最可能的原因为

A. 再生障碍性贫血

B. 巨幼细胞贫血

C. 急性白血病

D. MDS

E. ITP

140. 根据以上诊断，首选的治疗措施为

A. 补充叶酸、维生素 B_{12}

B. 使用丙种球蛋白

C. 使用肾上腺皮质激素

D. 脾切除

E. 化疗

（141～143 题共用题干）

孕妇，25 岁，因"停经 17 周，上胸部发现皮肤紫癜 2 天"收住院，末次月经 2017 - 08 - 28，停经 40 天尿妊娠试验阳性。孕早期无腹痛，无阴道流血流液。近 2 天无明显诱因出现上胸部皮肤紫癜，无头晕、发热等不适。既往史：6 岁时曾出现类似病史，当时诊断为 ITP，应用肾上腺皮质激素治疗血小板恢复正常后一直未予处理。入院查体：体温 36.7℃，脉搏 78 次/分，呼吸 20 次/分，血压 110/80mmHg，发育正常，营养中等，上胸部可见大片皮肤紫癜，心肺正常，腹软，肝脾肋下未

触及，下腹部稍膨隆，无压痛。产科检查：宫底脐耻之间，胎方位不清，无宫缩，胎心率 140 次/分，心律齐。实验室检查：血红蛋白 95g/L，红细胞计数 3.8×10^{12}/L，白细胞计数 6.2×10^{12}/L，中性粒细胞百分比 0.67，淋巴细胞百分比 0.31，血小板计数 45×10^9/L，尿常规：尿蛋白阳性，肝肾功能正常，甲状腺功能正常。凝血时间 15 分钟（试管法），毛细血管脆性试验阳性。

141. 根据相关病史，目前可诊断为

A. 妊娠合并特发性血小板减少性紫癜

B. 早期妊娠（妊娠 17 周）

C. 轻度贫血

D. 过敏性紫癜

E. 白血病

142. 妊娠合并特发性血小板减少性紫癜的诊断依据不包括

A. 脾脏明显缩小

B. 贫血和皮肤黏膜出血

C. 血小板计数小于 100×10^9/L

D. 抗血小板抗体为阳性

E. 毛细血管脆性试验阳性，血块退缩时间、出血时间延长

143. 目前的治疗方式不可选择

A. 注射后口服肾上腺皮质激素

B. 大剂量丙种球蛋白

C. 脾切除

D. 补充叶酸、维生素 B_{12}

E. 立即终止妊娠

（144～147 题共用题干）

孕妇，26 岁，G_2P_0，现孕 31 周。因"恶心、呕吐伴不规律下腹坠痛 10 小时"入院。查体：一般情况尚可，体温 37.3℃，血压 120/80mmHg，脉搏 90 次/分，呼吸 20 次/分，心肺未见异常，妊娠腹型，肝脾未触及，剑突下右侧轻压痛，无反跳痛，麦氏点无压痛。产

科检查：有不规律宫缩，宫体部无压痛，宫缩间歇期子宫完全松弛。宫高 29cm，腹围 88cm，胎方位 LOA，胎心 144 次/分，骨盆外测量无异常。肛查：宫颈未消，先露头浮。入院后进行必要的实验室检查，如血、尿常规检测，请外科会诊，最后诊断为妊娠合并急性阑尾炎。

144. 对于该患者首选的治疗方案是

    A. 立即手术治疗切除阑尾，术后给予抗炎、保胎治疗，尽可能延长孕周

    B. 首选广谱抗生素保守治疗，同时加用抑制宫缩的药物，尽可能不采取手术治疗

    C. 首先广谱抗生素保守治疗，数天后切除阑尾，术后尽可能延长孕周

    D. 立即行剖宫产术，然后行阑尾切除术

    E. 立即行阑尾切除术，然后行剖宫产术

145. 如计划切除阑尾，切除阑尾后行保胎方案治疗，术中最佳的麻醉方案是

    A. 局麻

    B. 腰麻

    C. 全静脉麻醉

    D. 局麻和静脉复合麻醉

    E. 连续硬膜外麻醉

146. 术中切口选择

    A. 阑尾切口   B. 胆囊切口

    C. 上腹正中切口   D. 下腹正中切口

    E. 高于麦氏点的右侧腹直肌旁切口

147. 关于术中是否置引流的说法，正确的是

    A. 尽可能不放置引流

    B. 最好短时置盆腔引流

    C. 最好短时置腹腔引流

    D. 最好置盆腔引流

    E. 最好置腹腔引流

(148～149 题共用题干)

孕妇，22 岁，G_1P_0，因"停经 10 周，腹痛伴恶心、呕吐 1 天"入院。起初为上腹部痛，现在腹痛加重，并局限在右下腹部，偶有恶心、呕吐，伴低热。查体：体温 38.3℃，血压 100/60mmHg，心率 105 次/分，呼吸 22 次/分，右下腹压痛、反跳痛，无阴道流血。血常规：白细胞计数 15.1×10^9/L，中性粒细胞百分比 0.88。

148. 该产妇主要诊断可考虑为

    A. 妊娠剧吐

    B. 妊娠合并急性阑尾炎

    C. 妊娠合并急性胃肠炎

    D. 妊娠合并急性胰腺炎

    E. 妊娠合并急性肾盂肾炎

149. 接下来的处理方法是

    A. 孕期不建议行腹腔镜探查

    B. 一旦确诊，立即终止妊娠

    C. 先抗感染治疗，待病情好转后再考虑是否手术

    D. 术中常规放置引流管

    E. 积极抗感染治疗的同时立即剖腹探查或腹腔镜探查

(150～153 题共用题干)

孕妇，22 岁，现孕 18 周。因"性交后 1 周出现白带多，脓性，伴尿频、尿急、尿道烧灼感 1 天"入院。妇科检查：尿道口红肿、充血，有脓性分泌物流出，阴道内见大量脓性分泌物，宫颈光滑、充血、水肿，有脓性分泌物流出，子宫附件无压痛。宫颈分泌物涂片较多多形核白细胞，并在多形核白细胞内找到革兰氏阴性双球菌。

150. 该患者最可能的诊断是

    A. 妊娠合并滴虫阴道炎

    B. 妊娠合并沙眼衣原体

    C. 妊娠合并淋病

    D. 妊娠合并外阴化脓性感染

    E. 妊娠合并巨细胞病毒感染

151. 为明确诊断应进一步进行的检查是

    A. 核酸检测，应用 PCR 技术检测

    B. 宫颈涂片

    C. 直接免疫荧光染色法

    D. 宫颈分泌物的培养

    E. 白带常规

152. 患者经宫颈分泌物培养确诊为妊娠合并淋病，其首选的治疗药物为

    A. 青霉素   B. 头孢曲松钠

    C. 大观霉素   D. 喹诺酮类

    E. 林可霉素

153. 淋病孕妇娩出的新生儿应预防应用

    A. 甲硝唑   B. 多西环素

    C. 青霉素   D. 头孢曲松钠

    E. 四环素

（154～156 题共用题干）

孕妇，24 岁，因"近期出现尿频、尿痛 4 天，3 天来白带增多，黄脓样，伴外阴疼痛"入院。检查见外阴前庭及阴道黏膜充血，以手指压尿道旁腺时有脓性分泌物流出，触痛明显。

154. 此患者的诊断可能是

    A. 念珠菌性阴道炎 B. 滴虫阴道炎

    C. 淋菌性阴道炎   D. 泌尿系感染

    E. 艾滋病

155. 应做的检查是

    A. 分泌物加 10% 的氢氧化钾镜检

    B. 宫颈分泌物涂片革兰染色

    C. 宫颈刮片，细胞学检查

    D. 分泌物悬滴检查

    E. 衣原体培养

156. 假设宫颈分泌物涂片在多核白细胞内找到革兰阴性双球菌，最佳的治疗方法是

    A. 链霉素 0.5g 肌内注射

    B. 甲硝唑 0.2g 口服，每日 3 次

    C. 卡那霉素 0.2g 肌内注射，每日 2 次

    D. 庆大霉素 8 万 U 肌内注射，每 8 小时 1 次

    E. 水剂普鲁卡因青霉素 80 万 U 1 次肌内注射，两侧臀部各 40 万 U

（157～159 题共用题干）

孕妇，30 岁，现妊娠 3 个月。因"低热、乏力、头痛及白带增多 10 天"入院。查宫颈脱落细胞涂片见到巨大细胞包涵体。

157. 可能有关的病原体是

    A. 人乳头瘤病毒

    B. 巨细胞病毒

    C. 单纯疱疹病毒

    D. 白色念珠菌

    E. 沙眼衣原体

158. 临床进一步确诊有赖于

    A. 血清学检查   B. 病理学检查

    C. 分泌物培养   D. 血培养

    E. 尿培养

159. 应给予的治疗措施为

    A. 终止妊娠

    B. 一般对症治疗

    C. 治疗病毒感染，同时保胎治疗

    D. 临床症状不明显可进一步观察

    E. 临床症状改善后继续妊娠到足月

四、B1 型题

（160～161 题共用备选答案）

    A. 房间隔缺损

    B. 室间隔缺损

    C. 动脉导管未闭

    D. 二尖瓣关闭不全

    E. 二尖瓣狭窄

160. 妊娠合并结构异常性心脏病中，最常见的左向右分流型先天性心脏病是

161. 妊娠合并结构异常性心脏病中，最多见

的风湿性心脏病是

（162～164题共用备选答案）

    A. 95%   B. 80%～90%

    C. 70%～90%   D. 20%

    E. 60%～70%

162. ITP合并妊娠行脾切除的有效率可达到

163. 缺铁性贫血占妊娠期贫血的百分比是

164. GDM患者再次妊娠再次发生GDM的几率是

（165～166题共用备选答案）

    A. 妊娠剧吐   B. 临产

    C. 胎盘早剥   D. 急性胃肠炎

    E. 消化性溃疡穿孔

165. 妊娠早期因消化道症状容易被误诊为

166. 妊娠晚期因炎症刺激导致宫缩易被误诊为

（167～169题共用备选答案）

    A. 侵犯机体多种组织器官

    B. 病灶呈鸡冠或菜花状生长

    C. 全身皮肤黏膜出现多样皮疹

    D. 尿频、尿痛等急性尿道炎表现

    E. 无痛性红色硬结，表面呈表浅溃疡，
       边缘整齐隆起

167. 一期梅毒临床表现为

168. 二期梅毒临床表现为

169. 三期梅毒临床表现为

（170～171题共用备选答案）

    A. 淋病   B. 梅毒

    C. 尖锐湿疣   D. 生殖器疱疹

    E. 沙眼衣原体感染

170. 以下妊娠期性传播疾病中，近年发病率居我国首位的是

171. 以下妊娠期性传播疾病中，近年发病率居我国第二位的是

（172～176题共用备选答案）

    A. 脑内钙化   B. 眼结膜炎

    C. 水疱疹   D. 鞍鼻

    E. 喉乳头瘤

172. 梅毒孕妇分娩的新生儿易出现

173. 尖锐湿疣孕妇分娩的新生儿易出现

174. 弓形虫病孕妇分娩的新生儿易出现

175. 沙眼衣原体孕妇分娩的新生儿易出现

176. 生殖器疱疹孕妇分娩的新生儿易出现

（177～178题共用备选答案）

    A. 几日到几周   B. 5个月

    C. 5年   D. 8年

    E. 10年

177. 急性HIV感染期的潜伏期为

178. 艾滋病无症状期的潜伏期为

（179～181题共用备选答案）

    A. 右髂前上棘至脐连线中外1/3处

    B. 髂上2横指

    C. 髂下2横指

    D. 髂嵴水平

    E. 胆囊区

179. 妊娠12周阑尾位置为

180. 妊娠40周阑尾位置为

181. 产后15天阑尾位置为

（182～186题共用备选答案）

    A. 红霉素   B. 螺旋霉素

    C. 阿昔洛韦   D. 50%三氯醋酸

    E. 头孢曲松钠治疗

182. 淋病应给予

183. 弓形虫病应给予

184. 尖锐湿疣应给予

185. 妊娠早期生殖器疱疹应给予

186. 沙眼衣原体感染不推荐使用

（187～190题共用备选答案）

    A. 头孢曲松钠作为首选治疗，加用红

霉素

  B. 孕早期治疗感染，同时终止妊娠

  C. 孕早期治疗感染，同时继续妊娠

  D. 首选青霉素疗法

  E. 抗病毒治疗

187. 巨细胞病毒感染恰当的处理方式是

188. 淋病恰当的处理方式是

189. 梅毒恰当的处理方式是

190. 尖锐湿疣恰当的处理方式是

（191~195 题共用备选答案）

  A. 弓形虫   B. 其他

  C. 风疹病毒   D. 巨细胞病毒

  E. 单纯疱疹病毒

191. TORCH 的组成中，T 代表

192. TORCH 的组成中，O 代表

193. TORCH 的组成中，R 代表

194. TORCH 的组成中，C 代表

195. TORCH 的组成中，H 代表

五、X 型题

196. 关于妊娠合并心脏病的治疗，以下说法不正确的是

  A. 妊娠 12 周以后发生心衰时，应在控制心衰后行钳刮或中期引产术

  B. 妊娠 8 周发生心衰时，应立即行人工流产

  C. 心脏手术应选择在妊娠 12 周内进行

  D. 产后出血可少量给予麦角新碱

  E. 宫口开全立即行手术助娩

197. 巨细胞病毒的主要感染途径有

  A. 飞沫   B. 唾液

  C. 尿液   D. 性接触

  E. 器官移植

198. 妊娠合并心脏病的种类有

  A. 先天性心脏病 B. 风湿性心脏病

  C. 贫血性心脏病 D. 围产期心肌病

  E. 妊娠期高血压疾病性心脏病

199. 妊娠合并心脏病早期心力衰竭的表现是

  A. 休息状态下心率超过 110 次/分，呼吸超过 20 次/分

  B. 肺底部有少量小水泡音，咳嗽后不消失

  C. 轻微活动后即感胸闷、气促

  D. 夜间有端坐呼吸

  E. 剧烈活动后胸闷、气促

200. 妊娠合并心脏病中，左向右分流型先天性心脏病包括

  A. 房间隔缺损 B. 室间隔缺损

  C. 动脉导管未闭 D. 法洛四联症

  E. 艾森门格综合征

201. 妊娠合并结构异常性心脏病中，风湿性心脏病包括

  A. 二尖瓣狭窄

  B. 室间隔缺损

  C. 动脉导管未闭

  D. 二尖瓣关闭不全

  E. 主动脉瓣狭窄及关闭不全

202. 心肌炎可发生于妊娠任何阶段，主要病因有

  A. 柯萨奇 B 型、A 型

  B. ECHO 病毒

  C. 流感病毒

  D. 疱疹病毒

  E. 毒物反应或中毒

203. 关于妊娠并发病毒性肝炎，以下说法中不正确的是

  A. 由于孕期的生理改变，如孕妇营养不良，肝脏易受病毒损害

  B. 甲型肝炎可经过胎盘传给胎儿

  C. 该病发生于妊娠早期，胎儿畸形的发生率增高

D. 妊娠晚期合并肝炎易发展为重型肝炎

E. 不宜哺乳者回奶可以使用雌激素

204. 妊娠合并病毒性肝炎的用药原则是

A. 重型肝炎者可给予维生素、ATP、辅酶 A

B. 预防及治疗 DIC 可给予肝素但用量宜小

C. 临产后、术前 6 小时、产后 8 小时停用肝素

D. 接近临产期有出血倾向者可给予维生素 K

E. 烦躁时可给予氯丙嗪

205. 关于妊娠合并肝炎的处理方式，以下说法不正确的是

A. 妊娠中、晚期应积极防治妊娠期高血压疾病

B. 孕早期感染肝炎病毒应行人工流产术

C. 新生儿注射乙肝疫苗后不与产妇隔离

D. 分娩期尽量延长第二产程

E. 预防产后出血及感染

206. 出现以下哪些情况时可考虑为妊娠合并重型肝炎

A. 消化道症状严重

B. 黄疸迅速加深，每日上升 $17.1\mu mol/L$

C. PTA <40%

D. 肝脏扩大，出现肝臭气味

E. 肝性脑病

207. 妊娠期较常见的母体血液系统并发症有

A. 缺铁性贫血

B. 巨幼细胞贫血

C. 再生障碍性贫血

D. 弥散性血管内凝血

E. 特发性血小板减少性紫癜

208. 关于孕期缺铁性贫血，以下叙述不正确的是

A. 妊娠期最常见的贫血

B. 妊娠中晚期，孕妇对铁摄取不足或吸收不良，均可引起贫血

C. 为大细胞性贫血

D. 血清铁 $<6.5\mu mol/L$ 可以诊断为缺铁性贫血

E. 一旦贫血必须输血

209. 关于妊娠合并巨幼细胞贫血的实验室诊断，以下说法恰当的是

A. 红细胞叶酸值 <237nmol/L

B. 血清维生素 B_{12} <74pmol/L

C. 红细胞平均血红蛋白 >32pg

D. 红细胞平均体积 >92fv

E. 血清叶酸值 <6.8mmol/L

210. 妊娠合并再生障碍性贫血患者分娩期的处理方式包括

A. 尽量阴道分娩

B. 减少产后出血

C. 尽量延长第二产程

D. 可采用手术止血措施

E. 防止产道血肿形成

211. 关于再生障碍性贫血与妊娠之间的关系，以下叙述正确的是

A. 妊娠可使再生障碍性贫血加重

B. 再生障碍性贫血孕产妇易合并严重感染

C. 妊娠可使贫血加重，易发生贫血性心脏病

D. 再生障碍性贫血孕妇易发生妊娠期糖尿病

E. 再生障碍性贫血孕产妇易发生颅内出血、心力衰竭

212. 妊娠合并 ITP 的处理方式包括

A. 孕期血小板 $<50\times10^9/L$，有出血倾向者首选肾上腺皮质激素

B. 12 周以前就需肾上腺皮质激素治疗者，要考虑终止妊娠

C. 输注血小板将刺激体内产生血小板抗体，加快血小板的破坏

D. 丙种球蛋白、免疫抑制剂及雄激素在妊娠期不主张使用

E. 脾切除的时间宜在妊娠 3~6 个月

213. 关于妊娠合并急性阑尾炎的临床表现和诊断，以下叙述恰当的是

A. 妊娠各期的阑尾炎的症状和体征均与非妊娠期阑尾炎相似

B. 妊娠早期的阑尾炎的症状和体征与非妊娠期阑尾炎相似

C. 妊娠早期的阑尾炎的症状和体征与非妊娠期阑尾炎明显不同

D. 妊娠中晚期的阑尾炎的症状和体征与非妊娠期阑尾炎明显相似

E. 妊娠中晚期的阑尾炎的症状和体征与非妊娠期阑尾炎明显不同

214. 决定妊娠合并急性阑尾炎预后的主要因素是

A. 患者的年龄

B. 患者的既往生育史

C. 阑尾炎的病情严重程度

D. 患者体重

E. 孕龄

215. 关于淋病，以下说法正确的有

A. 妊娠期任何阶段的淋病奈瑟菌感染对妊娠预后均有影响

B. 发病率居我国性传播性疾病首位

C. 淋病奈瑟菌为革兰染色阴性球菌

D. 子宫颈管易受淋病奈瑟菌感染

E. 主要通过血液传播

216. 妊娠期淋病对胎儿及婴幼儿的影响有

A. 新生儿淋菌性结膜炎

B. 新生儿败血症

C. 肾囊肿

D. 角膜溃疡

E. 虹膜睫状体炎

217. 以下属于晚期梅毒的有

A. 皮肤梅毒

B. 心血管梅毒

C. 神经梅毒

D. 内脏梅毒

E. 二期梅毒

218. 以下属于非梅毒螺旋体试验的有

A. 性病研究实验室试验

B. 快速血浆反应素试验

C. 荧光螺旋体抗体吸附试验

D. 梅毒螺旋体被动颗粒凝集试验

E. 以上全部

219. 诊断或高度怀疑先天梅毒的依据有

A. 先天梅毒的临床表现

B. 病变部位、胎盘、羊水或脐血找到梅毒螺旋体

C. 体液中抗梅毒螺旋体 IgM 抗体（＋）

D. 脐血或新生儿血非梅毒螺旋体试验抗体滴度较母血增高 2 倍以上

E. 脐血或新生儿血非梅毒螺旋体试验抗体滴度较母血增高 4 倍以上

220. 有关尖锐湿疣，以下说法正确的是

A. 病原体主要侵犯柱状上皮和移行上皮

B. 孕妇患尖锐湿疣胎儿宫内感染较常见

C. 为性传播疾病，病原体为人乳头状病毒

D. 妊娠期尖锐湿疣生长快，分娩后可自然消退

E. 病理检查病灶，见棘层高度增生，有空泡细胞

221. 引起尖锐湿疣的病毒类型主要为

A. HPV5 型　　　　B. HPV6 型

C. HPV7 型　　　　D. HPV8 型

E. HPV11 型

222. 诊断疱疹病毒感染可采用

A. PCR 扩增 HSV

B. 水疱组织病理切片

C. 水疱液接种培养 48 小时

D. 疱液中分离出单纯疱疹病毒

E. 新生儿脐血中特异 IgM（＋）提示宫内感染

223. 沙眼衣原体最常见的血清型有

A. D 型　　　　　B. E 型

C. F 型　　　　　D. G 型

E. K 型

224. 孕妇感染宫颈沙眼衣原体的危险因素有

A. 重度宫颈糜烂　　B. 文化程度高

C. 胎膜早破　　　　D. 多个性伴侣

E. 人乳头状病毒

225. 有关妊娠生殖道沙眼衣原体感染，以下说法正确的是

A. 以性传播为主，潜伏期 7～12 天

B. 可发生垂直传播，产道感染多见

C. 宫内感染时，新生儿衣原体 IgG 阳性

D. 局部用药（红霉素）有效

E. 以阴道炎最常见

226. 沙眼衣原体感染最多见的症状为

A. 子宫颈管炎　　　B. 尿路炎

C. 前庭大腺感染　　D. 子宫内膜炎

E. 输卵管炎

227. 母亲沙眼衣原体感染对胎儿及新生儿可造成

A. 新生儿主要通过衣原体感染的软产道被感染

B. 衣原体感染新生儿最常侵犯眼结膜

C. 新生儿衣原体感染不会造成全身感染性疾病

D. 口服红霉素预防衣原体肺炎的发生

E. 可以发生垂直传播

228. 常见的与泌尿生殖道感染有关的支原体有

A. 解脲支原体　　　B. 人型支原体

C. 肺炎支原体　　　D. 生殖道支原体

E. 以上全部

229. 艾滋病的高危人群有

A. 静脉毒瘾者

B. 性伴侣已证实感染 HIV

C. 来自 HIV 高发区

D. 使用过不规范的血制品

E. HIV 抗体阳性患者所生子女

230. 急性 HIV 感染的常见症状有

A. 发热　　　　　B. 头痛

C. 淋巴结病　　　D. 关节痛

E. 便秘

231. 艾滋病期的临床表现有

A. 发热

B. 体重增加

C. 全身浅表淋巴结肿大

D. 卡波西肉瘤

E. 中枢神经系统症状

232. 艾滋病的产科处理措施正确的有

A. 尽可能缩短破膜距分娩的时间

B. 尽量避免进行产钳助产术

C. 对于产后出血主张使用麦角生物碱类药物

D. 在妊娠 38 周时选择性剖宫产以降低 HIV 母婴传播

E. 推荐 HIV 感染者母乳喂养

第六章 胎盘与胎儿异常

一、A1 型题

1. 关于前置胎盘出现阴道流血，以下说法恰当的是
  - A. 常发生在妊娠中期
  - B. 常伴有下腹部疼痛
  - C. 阴道流血量与前置胎盘类型无关
  - D. 妊娠 28 周出现阴道流血多为完全性前置胎盘
  - E. 妊娠足月出现阴道流血多为部分性前置胎盘

2. 关于前置胎盘的临床表现，下列叙述不正确的是
  - A. 主要症状是妊娠晚期无痛性阴道流血
  - B. 完全性前置胎盘出现阴道流血的时间早
  - C. 常致胎头浮或胎位异常
  - D. 产后检查胎膜破口距胎盘边缘 7cm 以上
  - E. 子宫软，胎位清晰，胎心正常

3. 前置胎盘腹部检查可见
  - A. 枕先露头高浮
  - B. 子宫大于妊娠月份
  - C. 胎位不易摸清
  - D. 不易发生胎位异常
  - E. 宫体硬如板状

4. B 超诊断前置胎盘的依据是
  - A. 妊娠后 B 超下见胎盘近子宫颈内口或覆盖内口
  - B. 妊娠 36 周 B 超下见胎盘近子宫颈内口或覆盖内口
  - C. 妊娠 28 周 B 超下见胎盘近子宫颈内口或覆盖内口
  - D. 妊娠 32 周 B 超下见胎盘近子宫颈内口或覆盖内口
  - E. 妊娠 12 ~ 28 周 B 超下见胎盘近子宫颈内口或覆盖内口

5. 前置胎盘时，期待疗法不适用于
  - A. 妊娠 36 周以前
  - B. 阴道出血量不多
  - C. 孕妇一般情况良好
  - D. 胎儿存活
  - E. 已临产

6. 前置胎盘的并发症不包括
  - A. 产后出血
  - B. 植入性胎盘
  - C. 产褥感染
  - D. 围产儿预后不良
  - E. 凝血功能障碍

7. 关于前置胎盘的处理方式，胎儿存活时，正确的处理方式是
  - A. 边缘性前置胎盘临产后应积极破膜行头皮或臀下肢牵引
  - B. 阴道分娩适用于部分性前置胎盘，胎儿为头位
  - C. 剖宫产术是处理前置胎盘的主要手段
  - D. 剖宫产术中均应采取宫体纵切口
  - E. 胎盘一经娩出，大量出血则会停止

8. 关于前置胎盘的诊断，以下说法不正确的是
  - A. 前置胎盘类型决定出血早晚及出血量的多少
  - B. 产后检查胎盘，胎盘边缘有血凝块及胎膜破口距胎盘 <7cm
  - C. 腹部检查为胎头高浮或胎位异常

D. 超声检查可协助诊断

E. 出血伴宫缩及腹痛

9. 在前置胎盘病例中，仅适用于阴道试产分娩的是

A. 部分性前置胎盘，胎儿为头位

B. 边缘性前置胎盘，胎儿为头位

C. 部分性前置胎盘，胎儿为臀位

D. 低置胎盘，胎儿为臀位

E. 以上都不是

10. 关于前置胎盘行阴道检查，以下叙述不正确的是

A. 有备血、输血、输液的条件

B. 有即刻手术结束分娩的条件

C. 患者一般情况好，阴道无活动性出血时可行阴道检查

D. 发现宫颈口已经扩张，估计短时间内能经道阴分娩，可行阴道检查

E. 检查时以一手示、中指轻轻行阴道穹隆部触诊

11. 关于胎盘早剥的病理变化，以下说法恰当的是

A. 主要病理变化为真蜕膜出血

B. 发生隐性出血，不易发生子宫胎盘卒中

C. 阴道内的血液与羊水相混，流出血性羊水

D. Ⅰ度凝血块压迫胎盘在母体面上出现压迹

E. 底蜕膜分离面大，形成胎盘后血肿，表现显性出血

12. 胎盘早剥典型的表现不正确的是

A. 腹痛伴阴道流血

B. 肉眼血尿

C. 子宫张力增高和子宫压痛

D. 失血性休克

E. 弥散性血管内凝血

13. 重型胎盘早剥与先兆子宫破裂在临床表现上所共有的特征是

A. 剧烈腹痛　　　　B. 合并重度妊高征

C. 跨耻征阳性　　　D. 子宫板样硬

E. 出现病理性缩复环

14. 关于Ⅰ度胎盘早剥，以下说法正确的是

A. 多见于分娩期

B. 以隐性出血为主

C. 子宫大于妊娠月份

D. 胎心与胎位不清

E. 腹痛明显

15. 关于重型胎盘早剥的临床表现，以下叙述不正确的是

A. 腹痛剧烈，严重时可出现恶心、呕吐、面色苍白、血压下降等

B. 无或仅有少量阴道流血

C. 可很快出现休克、肾功异常及凝血功能障碍

D. 持续性腹痛、腰酸、腰痛

E. 子宫如孕周大小，触诊软，有压痛，以胎盘附着处最为明显

16. 胎盘早剥的处理正确的是

A. 一旦确诊后应尽快终止妊娠

B. 出血不多可作期待疗法

C. 胎儿死亡均采取阴道分娩

D. 破膜后可用头皮钳牵引胎头止血

E. 胎盘卒中按摩法促使子宫收缩无效

17. 对于胎盘早剥，以下说法不正确的是

A. 妊娠 20 周后或分娩期，正常位置的胎盘在胎儿娩出前部分或全部从子宫壁剥离

B. 妊娠期高血压疾病患者于妊娠晚期发生阴道出血伴严重腹痛

C. 出现相应症状后应争取 6 小时内结束

分娩

D. 重症隐性胎盘早剥易诱发弥散性血管
内凝血

E. 轻型胎盘早剥可以在严密观察下继续
妊娠

18. 可引起新生儿先天性畸形的常见病毒是
   A. 风疹病毒
   B. 麻疹病毒
   C. 狂犬病毒
   D. 脊髓灰质炎病毒
   E. EB 病毒

19. 关于胎儿出生缺陷发生率的顺序，由多到
   少的是
   A. 21 - 三体综合征，腹裂，脑膨出，无
      脑儿，脑积水，腭裂
   B. 先天性心脏病，脑积水，无脑儿，开
      放性脊柱裂，腭裂，脑脊膜膨出
   C. 无脑儿，脑积水，开放性脊柱裂，脑
      脊膜膨出，腭裂，先天性心脏病
   D. 脑积水，开放性脊柱裂，无脑儿，脑
      脊膜膨出，腭裂，先天性心脏病
   E. 开放性脊柱裂，21 - 三体综合征，脑
      积水，无脑儿，腭裂，脑脊膜膨出

20. 严重的出生缺陷胎儿中最常见的是
   A. 无脑儿   B. 脑积水
   C. 开放性脊柱裂   D. 脑脊膜膨出
   E. 腹壁裂

21. 容易引起子宫破裂的胎儿异常有
   A. 无脑儿   B. 脑积水
   C. 脊柱裂   D. 唇裂
   E. 腭裂

22. 发现隐性脊柱裂的最佳时机是
   A. 妊娠 7~8 周
   B. 妊娠 9~10 周
   C. 妊娠 12~15 周

D. 妊娠 18~20 周
E. 妊娠 21~23 周

23. 隐性脊柱裂的超声检查不可见
   A. 两行强回声的间距变窄
   B. 形成角度呈 V 或 W 形
   C. 脊柱短小、不完整
   D. 脊柱不规则弯曲
   E. 伴有不规则的囊性膨出物

24. 最常见的致死性骨骼发育不良疾病是
   A. 致死性侏儒
   B. 软骨不发育
   C. 成骨不全 II 型
   D. 先天性低磷酸酯酶症
   E. 肢体屈曲症

25. 在诊断胎儿宫内生长受限时，以下检查中
   意义最大的是
   A. 人胎盘催乳素（HPL）
   B. HCG
   C. B 超检查
   D. 脐动脉血流
   E. 宫高和腹围

26. 引起胎儿生长受限的胎盘因素不包括
   A. 帆状胎盘   B. 轮廓状胎盘
   C. 副叶胎盘   D. 脐带过长
   E. 小胎盘

27. 内因性均称型胎儿生长受限一般发生在
   A. 妊娠 17 周之前   B. 妊娠 17~22 周
   C. 妊娠 22~30 周   D. 妊娠 30~32 周
   E. 妊娠 32 周之后

28. 关于胎儿生长受限的治疗，以下叙述不正
   确的是
   A. 治疗越早，效果越好
   B. 左侧卧位、吸氧
   C. 输液、补充营养物质
   D. 改善子宫胎盘血流

E. 长期应用地塞米松

29. 在诊断胎儿生长受限时，以下检查意义最大的是

A. 测量子宫长度、腹围

B. 孕妇体重变化

C. 超声

D. HPL

E. 脐动脉血流

30. 巨大胎儿经阴道分娩的常见并发症不包括

A. 产程延长 B. 产后出血

C. 肩难产 D. 头盆不称

E. 羊水栓塞

31. 关于巨大胎儿与双胎妊娠的共同点，不正确的是

A. 均易促使产程延长

B. 均易促使宫缩乏力

C. 均易导致产后出血

D. 均为高危妊娠

E. 早产发生率均高

32. 巨大胎儿孕妇腹部检查不正确的是

A. 宫高 >35cm

B. 先露部高浮

C. 多数胎头跨耻征阳性

D. 胎心听诊清晰

E. 胎心听诊位置较低

33. 关于巨大胎儿的处理，以下叙述不正确的是

A. 估计胎儿体重 >4000g 且合并糖尿病者，建议剖宫产终止妊娠

B. 估计胎儿体重 >4000g 而无糖尿病者，可阴道试产

C. 分娩后应行宫颈及阴道检查，了解有无软产道损伤，并预防产后出血

D. 对妊娠期发现巨大胎儿可疑者，建议预防性引产

E. 新生儿出生后 1～2 小时开始喂糖水，及早开奶

34. 关于胎儿急性缺氧的病因，以下叙述正确的是

A. 脐带真结、脐带脱垂

B. 子宫胎盘血管硬化、狭窄、梗死

C. 母儿血型不合

D. 胎儿严重的心血管疾病、呼吸系统疾病

E. 母体血液含氧量不足

35. 关于慢性胎儿窘迫，以下说法不恰当的是

A. 多发生在分娩期

B. 多因慢性肾炎所致

C. 多因妊娠期高血压疾病所致

D. 往往延续至临产

E. 多发生在妊娠晚期

36. 胎儿慢性缺氧的病因正确的是

A. 脐带绕颈 B. 胎儿宫内感染

C. 前置胎盘 D. 胎盘早剥

E. 脐带过长或过短

37. 慢性胎儿宫内窘迫的临床表现不包括

A. 胎盘功能正常

B. 胎动减少或消失

C. 胎儿电子监护异常

D. 胎儿生物物理评分低

E. 脐动脉多普勒超声提示血流异常

38. 诊断胎儿宫内窘迫的依据不包括

A. 胎位异常

B. 胎儿头皮血 pH <7.20

C. 羊膜镜检羊水深绿色合并胎心监护晚期减速

D. 胎动频繁

E. 胎心率基线 <110 次/分

39. 诊断胎儿窘迫的胎儿头皮血 pH 应为

A. <7.20 B. 7.20～7.24

C. 7.25 ~ 7.29　　D. 7.30 ~ 7.34

E. 7.35 ~ 7.39

40. 连续测 12 小时的胎动总数，提示为胎儿窘迫的是

A. 10 次以下　　B. 15 次以下

C. 20 次以下　　D. 25 次以下

E. 30 次以下

41. 关于死胎的叙述不正确的是

A. 死胎是指妊娠 20 周后胎儿在子宫内死亡

B. 胎死宫内 3 周以上未娩出可引发 DIC

C. 宫底停止升高是死胎最可靠的诊断依据

D. 雌激素能提高子宫对缩宫素的敏感性

E. 颅骨重叠或脊柱成角变曲是死胎的征象

42. 死胎的可靠证据是

A. 自觉胎动消失

B. 子宫停止增长

C. 检查未闻胎心

D. 羊水浑浊

E. B 超检查提示胎心及胎动消失

43. 确诊死胎后，胎儿死亡多长时间易并发凝血功能障碍

A. 1 周后　　B. 2 周后

C. 3 周后　　D. 4 周后

E. 5 周后

44. 容易引起孕妇发生低纤维蛋白原血症的是

A. 死胎稽留

B. 不全流产伴休克

C. 患再生障碍性贫血

D. 患血小板减少性紫癜

E. 前置胎盘大量阴道流血

45. 双卵双胎的特点是

A. 均有两个胎盘

B. 发生率低于单卵双胎

C. 两胎囊间的中隔由两层羊膜和两层绒毛膜组成

D. 双绒毛膜双胎一定是双卵双胎

E. 胎儿死亡率高于单绒毛膜双胎

46. 单卵双胎时，受精卵分裂极少发生在

A. 桑椹期

B. 晚期囊胚

C. 羊膜囊形成后

D. 原始胚盘形成后

E. 以上都不是

47. 关于单卵双胎发生的原因，以下说法正确的是

A. 不受种族、遗传、年龄或胎次的影响，也与促排卵药物应用无关

B. 与种族、遗传、年龄、胎次、促排卵药物应用有关

C. 与母亲甲状腺功能亢进有关

D. 与母亲的营养过剩有关

E. 与母亲糖尿病史有关

48. 单卵双胎若分裂发生在桑椹期（早期胚泡），则

A. 将形成两个独立的受精卵，两个羊膜囊，两个绒毛可以独立着床，形成各自的胎盘

B. 胚胎各自发育成两个胎儿，共用一个胎盘，共存于一个羊膜腔内

C. 将各自形成独立的胚胎，形成双羊膜囊单绒毛膜共有一个胎盘

D. 可以发育成包入性寄生胎或胎内胎

E. 可以导致不同程度不同形式的联体儿

49. 双胎妊娠中最常见的类型是

A. 单卵单胎

B. 双卵双胎

C. 单绒毛膜双羊膜囊双胎

D. 双绒毛膜双羊膜囊双胎

E. 单绒毛膜单羊膜囊双胎

50. 关于双卵双胎的特点，以下说法恰当的是

   A. 两个胎儿体重悬殊

   B. 发生率低于单卵双胎

   C. 胎儿死亡率高于单卵双胎

   D. 有发生双胎输血综合征的可能

   E. 两胎囊间的中隔由两层羊膜和两层绒毛膜组成

51. 关于联体儿，以下说法不正确的是

   A. 联体儿终止妊娠的处理方式以母亲免受伤害为原则，不管妊娠月份，都应尽量阴道分娩

   B. 联体儿一旦发现应尽早终止妊娠，以不损伤母体为原则，若为妊娠 40 周，应行剖宫产

   C. 极少见，是单卵双胎在孕早期发育过程中未能分离或分离不完全所致

   D. 腹部检查时不易与双胎妊娠相鉴别

   E. 可分为相等联体儿和不等联体儿

52. 关于 sIUGR，以下说法正确的是

   A. sIUGR 可分为 4 型

   B. sIUGR 常伴有双胎的羊水量异常

   C. sIUGR 的两个胎儿体重相差 10% 以上

   D. sIUCR 发病的主要原因为胎盘分配不均

   E. 以上都不对

53. 关于无并发症及合并症的双胎妊娠的最佳分娩孕周，以下叙述正确的是

   A. 单绒毛膜单羊膜囊双胎 32 ~ 34 周

   B. 单绒毛膜单羊膜囊双胎 33 ~ 34 周

   C. 双绒毛膜双羊膜囊双胎 36 ~ 37 周

   D. 单绒毛膜单羊膜囊双胎 33 ~ 34 周

   E. 以上均不对

二、A2 型题

54. 孕妇，35 岁，G_1P_0，现孕 39 周。因"无

痛性阴道出血 5 小时，1 小时前出现不规律宫缩"入院。查体：阴道出血量约 500ml，胎方位 ROA，胎头高浮，胎心 160 次/分，耻骨联合上可闻及胎盘杂音。此时最恰当的处理是

   A. 给予止血药治疗

   B. 开放静脉通道，行阴道检查

   C. 静脉滴注缩宫素

   D. 立即行剖宫产术

   E. 行人工破膜术后头皮牵引，促进分娩

55. 初孕妇，27 岁，经诊断为前置胎盘，以下检查中孕妇禁止进行的是

   A. 阴道检查　　　　B. 肛查

   C. 超声检查　　　　D. 腹部检查

   E. 产后检查胎盘

56. 初产妇，28 岁，现妊娠 28 周。半夜睡醒发现自己卧在血泊之中，呈休克状态，阴道出血稍减少，最可能的诊断是

   A. 边缘性前置胎盘

   B. 部分性前置胎盘

   C. 完全性前置胎盘

   D. 胎盘早剥

   E. 子宫破裂

57. 孕妇，24 岁，G_2P_1，现孕 30 周。因"阴道流血 3 天，增多 2 小时"急诊入院。查体：血压 90/60mmHg，脉搏 112 次/分，宫底剑突下三横指，臀先露，LSA，胎心 136 次/分，有规则宫缩。为进一步确诊，首选的检查为

   A. 肛查　　　　　　B. 阴道检查

   C. B 超检查　　　　D. 颈管内指诊

   E. 腹部平片

58. 初产妇，32 岁，G_2P_0，现妊娠 37 周，双胎妊娠（头、臀）。忽然感觉阵发性腹痛 3 小时，阴道出血 2 小时如月经量，半小时

前阴道流水色清。ROA/LSA，胎心128～132次/分，先露浅入，于耻骨上可闻及与母体脉搏一样的吹风样杂音，宫缩30秒/4～5分，最可能的诊断是

A. 胎盘早剥

B. 帆状胎盘前置血管破裂

C. 完全性前置胎盘

D. 边缘性前置胎盘

E. 产程中正常现象

59. 初产妇，27岁，现妊娠32周，头位。因"阴道出血3天"求诊。出血量少，无腹痛，胎心正常，无明显宫缩，经诊断为前置胎盘。孕妇恰当的处理方式是

A. 绝对卧床，给予镇静剂，观察病情变化

B. 立即行人工破膜

C. 立即行缩宫素引产，宫口开大后行碎胎术

D. 立即人工破膜及点滴缩宫素

E. 立即行剖宫产术

60. 经产妇，31岁，现孕36周，早晨起床时发现阴道流血，量中等，无腹痛，为确诊需参考的辅助检查结果是

A. 血压高

B. 胎心听不清

C. 子宫有局限性压痛

D. 超声提示胎盘下缘部分覆盖宫颈内口

E. 贫血程度与阴道流血量不相符

61. 初产妇，27岁，现孕39周。因"无诱因出现阴道流血，多于月经量"入院。查体：腹软，未及明显宫缩。此时最不需要进行的检查项目是

A. 备血   B. 血常规

C. 凝血功能检查   D. B型超声检查

E. 缩宫素激惹试验

62. 经产妇，35岁，G_5P_1，剖宫产1次，现孕35周。夜间突发阴道流血多于月经量，急诊来院。查体：血压90/60mmHg，心率120次/分，神清，四肢湿冷，心肺（-），腹软，子宫软，未及明显宫缩，胎心160次/分。此时最恰当的处理应是

A. 止血、输液，等待足月终止妊娠

B. 纠正休克同时行急诊剖宫产术

C. 输血补液，待血压、心率稳定，胎心正常后行剖宫产术

D. 争取破膜后胎头压迫止血

E. 输血同时根据胎产式及胎方位决定分娩方式

63. 初孕妇，28岁，现孕39周，枕右前位。晨起发现阴道出血，血量达450ml，并伴有头晕、乏力等症状。胎心良好，140次/分，无宫缩，诊断为前置胎盘。首选处理应是

A. 绝对卧床，观察病情

B. 给予镇静药物

C. 立即引产

D. 立即行剖宫产术

E. 止血药物

64. 孕妇，24岁，现妊娠34周。半月前发现血压升高，进行口服降压药控制，昨日夜间开始感到头痛，今晨突发持续性剧烈下腹痛，伴阴道出血，检查子宫板状硬。该病的主要病理变化是

A. 胎盘边缘血窦破裂

B. 胎盘血管痉挛

C. 包蜕膜出血

D. 底蜕膜出血

E. 真蜕膜出血

65. 初产妇，31岁，现孕36周，不慎被外物撞击腹部后感腹痛，伴少量阴道流血，自觉胎动消失。检查未闻及胎心。患者可诊断为

A. 胎盘早剥　　　B. 前置胎盘

C. 先兆早产　　　D. 脐带脱垂

E. 先兆子宫破裂

66. 初产妇，29 岁，现孕 36 周，突发剧烈腹痛，面色苍白，血压降至 80/60mmHg，脉搏微弱。腹部检查：子宫硬如板状，有压痛，胎位触不清，胎心听不清，确诊为重型胎盘早剥。宫口开 1cm。此时处理最恰当的是

A. 输液、输血、尽快剖宫产

B. 静脉滴注缩宫素

C. 人工破膜后静脉滴注缩宫素

D. 人工破膜后头皮钳牵引

E. 人工破膜减张后，继续观察

67. 初产妇，37 岁，现孕 35 周。因"跌倒后发生持续性下腹疼痛"入院。查体：子宫张力大，不能完全松弛，胎心监护见频发晚期减速，内诊：宫颈管未完全消退，宫口未开。以下处理恰当的是

A. 静脉滴注硫酸镁

B. 静脉滴注缩宫素引产

C. 给予镇静药等待产程发作

D. 立即剖宫产

E. 给予止痛药

68. 初产妇，妊娠 39 周，以往有高血压病史，摔跤后腹痛来院。胎心音可闻及，子宫放松不佳，以胎盘早剥即刻行剖宫产术，胎儿娩出时已死亡，见子宫前壁呈紫铜色，后壁大面积瘀斑，出血量多，注射宫缩剂无效，此种情况的紧急处理方法是

A. 行子宫切除术

B. 宫腔填塞纱布

C. 输血、输液

D. 治疗肾功能衰竭

E. 治疗 DIC

69. 初孕妇，28 岁，现孕 34 周。自觉头痛眼花 1 周，经治疗 5 日未见显效。今晨 4 时突然出现腹痛并逐渐加重，呈持续状，检查腹部发现子宫板状硬。此种情况最可能的诊断是

A. Ⅰ度胎盘早剥

B. Ⅲ度胎盘早剥

C. 先兆早产

D. 前置胎盘

E. 先兆子宫破裂

70. 孕妇，32 岁，现妊娠 36 周，血压 180/120mmHg。腹痛剧烈，面色苍白，脉弱，血压下降至 100/70mmHg，阴道少量出血，子宫较妊娠月份大，硬如板状，胎心听不清，应考虑为

A. 重型胎盘早剥

B. 先兆子宫破裂

C. 先兆早产

D. 前置胎盘

E. 羊水栓塞

71. 孕妇，35 岁，G_3P_1，现孕 39 周。超声提示胎儿生长发育小于孕周，以下因素不能导致胎儿生长受限的是

A. 胎盘因素

B. 母亲患有合并症

C. 高龄

D. 多次孕产史

E. 脐带异常

72. 孕妇，28 岁，停经 43 周，既往月经周期为 6~7 天/28 天。产检：骨盆外测量正常，宫高 33cm，胎方位 LOA，胎心率 126 次/分。肛查：宫颈管已消退，宫口开 1cm，S^{+2}。无刺激胎心监护（NST）无反应。以下处理最恰当的是

A. 复查 NST

B. 等待自然临产

C. 人工破膜术了解羊水情况

D. B 超生物评分，了解胎儿宫内情况

E. 即行剖宫产

73. 初产妇，29 岁，妊娠 41 周，临产 11 小时。宫口开大 4cm，ROA，胎心 168 次/分，羊水呈绿色。以下处理方式最恰当的是

A. 待自然分娩

B. 静脉注射哌替啶

C. 静脉滴注缩宫素

D. 立即剖宫产

E. 吸氧

74. 初产妇，29 岁，G_1P_0，现孕 39^{+4} 周，宫口开大 3~4cm，胎心 100 次/分，胎心监测示：频繁的晚期减速，胎儿头皮血 pH = 7.16，以下处理最恰当的是

A. 产妇左侧卧位，等待自然分娩

B. 吸氧

C. 加宫缩抑制剂缓解宫缩

D. 等待宫口开全后，阴道助产

E. 立即剖宫产

75. 初产妇，28 岁，G_1P_0，现妊娠 40^{+1} 周，产程进展顺利，宫口已开全，先露 S^{+3}，突然出现胎心率变化，持续 <100 次/分，下一步稳妥的处理是

A. 吸氧　　　　　B. 左侧卧位

C. 积极寻找原因　　D. 立即剖宫产

E. 尽快阴道助产

76. 足月妊娠，临产，随着产程的进展，产程进入活跃期后，胎心监测出现频繁晚期减速，此时宫口扩张 4cm，胎膜已破，羊水 I 度污染，胎先露位于坐骨棘上 2cm，最佳的处理方案是

A. 继续胎儿监护　　B. 抑制宫缩

C. 左侧卧位　　　　D. 剖宫产

E. 扩宫颈，加速产程

77. 孕妇，38 岁。孕期未定期产检，停经 26 周，门诊产检诊断考虑为早发型子痫及胎儿宫内生长受限，超声提示胎死宫内。为查明胎儿死亡原因，除了胎儿尸体解剖，以下实验室检查最重要的是

A. HbAlc　　　　　B. TORCH

C. LA 和 ACA　　　D. TSH

E. TPPA

78. 孕妇，23 岁，双胎妊娠 24 周，未行早孕超声检查，行彩色多普勒超声排畸发现双胎之一为法洛四联症畸形，并提示一个胎盘，位于后壁，可见两个羊膜囊，现孕妇要求行选择性减胎术，以下处理正确的是

A. 直接行氯化钾选择性减胎术

B. 直接行射频消融选择性减胎术

C. 立即终止妊娠

D. 继续妊娠，常规产检

E. 分清绒毛膜性质再决定减胎方式

79. 孕妇，25 岁，G_2P_1，既往足月顺娩一活女婴，出生体重 3500g，本次妊娠为 IVF - ET 术后双胎妊娠 25 周，超声提示孕妇宫颈内口扩张，呈漏斗状，内口分离 11mm，扩张长度 14mm，剩余宫颈长 13mm，孕妇无腹部紧缩感及阴道流血、流液不适。以下处理正确的是

A. 定期产检，随访观察

B. 嘱卧床休息减少双胎早产发生

C. 建议行宫颈环扎预防双胎妊娠早产发生

D. 孕激素口服或阴道给药预防双胎早产发生

E. 以上均正确

80. 孕妇，38 岁，G_1P_0，本次自然受孕，单绒毛膜双羊膜囊双胎，现孕 32 周。今日产检行超声检查提示双胎之一胎心率为 0，以下处理正确的是

A. 不需处理

B. 立即终止妊娠，防止发生急性宫内输血造成存活胎儿神经系统损伤

C. 住院保胎治疗，预防另一胎儿早产

D. 立即检测存活胎儿大脑中动脉的最大收缩期流速峰值（PSV）判断胎儿是否存在严重贫血

E. 以上处理均不对

81. 初产妇，25 岁，G_1P_0，单绒毛膜单羊膜囊双胎妊娠 32 周。规律下腹痛 5 小时，宫口开大 5cm，胎膜已破，羊水清，头先露，S^{-0}，胎心监测提示双胎之一胎心出现晚期减速，以下处理正确的是

A. 妊娠未足月，予积极抑制宫缩保胎处理

B. 待宫口开全，阴道助产，同时做好急诊剖宫产准备

C. 小剂量静脉滴注缩宫素加快产程进展

D. 急诊剖宫产终止妊娠

E. 嘱产妇左侧卧位，吸氧，静脉营养支持

82. 初产妇，28 岁，G_2P_0，2009 年稽留流产 1 次，本次为 IVF - ET 术后，放置胚胎 2 枚，孕 9 周超声提示宫内妊娠，其中，胎囊为单绒毛膜单胎，另一胎囊为单绒毛膜双胎。孕妇要求行减胎术入院，目标胎儿的选择正确的是

A. 选择单绒毛膜单胎的胎囊为对象，保留单绒毛膜双胎

B. 选择单绒毛膜双胎的胎囊为对象，保留单绒毛膜单胎

C. 建议继续妊娠，告知其风险

D. 建议终止妊娠

E. 以上说法均不对

83. 经产妇，27 岁，孕 39 周，双胎妊娠。第一胎儿枕先露自然分娩，第二胎儿间隔 8

分钟后臀助产娩出，历经 10 分钟娩出胎盘，随后阴道流血量达 600ml。该患者阴道流血最可能的原因是

A. 宫颈裂伤　　　B. 胎盘残留

C. 子宫收缩乏力　D. 副胎盘残留

E. 凝血功能障碍

三、A3/A4 型题

(84～86 题共用题干)

患者女性，37 岁，结婚 10 年，G_4P_0，现孕 32 周。因"无诱因阴道少许流血 3 天，不伴腹痛"来诊。查体：血压 110/70mmHg，HR80 次/分，子宫软，无压痛，胎头高浮，胎心 140 次/分，耻骨联合上方可闻及胎盘杂音。曾有 2 次人工流产史，1 次因过期流产行刮宫术史。

84. 患者最可能的诊断是

A. 先兆流产　　　B. 前置胎盘

C. 胎盘早剥　　　D. 先兆子宫破裂

E. 胎盘边缘血窦破裂

85. 以下处理原则中不正确的是

A. 注意休息，密切观察阴道流血量，监护胎儿宫内状况

B. 维持正常血容量，配合输血

C. 酌情给予宫缩抑制剂

D. 促胎肺成熟

E. 即刻终止妊娠

86. 最恰当的处理是

A. 行人工破膜术及缩宫素静脉滴注

B. 预防感染，密切观察

C. 缩宫素引产

D. 即刻行剖宫产

E. 即刻行人工破膜术

(87～89 题共用题干)

经产妇，28 岁，现孕 37 周。因"阴道无痛性多量流血 5 小时"入院。查体：血压80/

60mmHg，脉搏 102 次/分。无宫缩，宫底在剑突下 2 指，臀先露，胎心 94 次/分，骨盆外测量正常。

87. 以下诊断最可能的是

　　A. 先兆临产　　　　B. 正常产程

　　C. 前置胎盘　　　　D. 胎盘早剥

　　E. 先兆子宫破裂

88. 以下处理最恰当的是

　　A. 期待疗法

　　B. 行外转胎位术

　　C. 行人工破膜术

　　D. 静脉滴注缩宫素引产

　　E. 立即行剖宫产术

89. 为预防本病发生，以下操作最有意义的是

　　A. 避免多次刮宫、多产、产褥感染

　　B. 避免宫腔内压力骤然降低

　　C. 加强定期的产前检查

　　D. 妊娠期间避免长时间仰卧和腹部外伤

　　E. 积极防治妊娠期高血压疾病

（90~92 题共用题干）

　　初产妇，28 岁，妊娠 37 周，人工流产 2 次。今晨突然阴道流血约 200ml。血压 105/60mmHg，腹软，无压痛。宫高 31cm，胎先露浮动，胎心 138 次/分。

90. 首先考虑的诊断是

　　A. 前置胎盘　　　　B. 胎盘早剥

　　C. 帆状胎盘　　　　D. 宫颈息肉

　　E. 先兆子宫破裂

91. 为明确诊断首选的检查是

　　A. 宫颈指检　　　　B. B 超

　　C. 阴道穹隆扣诊　　D. 阴道窥器检查

　　E. 腹部 X 线摄片

92. 该病的处理方式方法是

　　A. NST　　　　　　B. 经阴道试产

　　C. 立即剖宫产　　　D. 测定 L/S 比值

　　E. 人工破膜 + 缩宫素引产

（93~95 题共用题干）

　　初产妇，27 岁，现妊娠 33 周，无明显原因发生阴道少量出血，无痛性。

93. 以下临床表现符合前置胎盘诊断的是

　　A. 伴有下腹阵痛

　　B. 胎先露高浮，臀位

　　C. 子宫板硬，有压痛

　　D. 宫底升高，胎位不清

　　E. 伴血压升高

94. 该孕妇经保守治疗，病情平稳。妊娠 36 周时，无痛性阴道出血，量比月经稍少，宫底脐上 4 指，软，无压痛，左骶前位，先露高，胎心好，此种情况的处理方式应为

　　A. 立即剖宫产

　　B. 立即人工破膜

　　C. 立即缩宫素静脉点滴引产

　　D. 立即牵引胎足压迫胎盘止血

　　E. 立即住院卧床休息，保胎，观察

95. 假设该产妇孕周满 37 周，计划行剖宫产术，术中见胎盘附着处子宫表面有紫色瘀斑，子宫出血较多。以下处理方式不正确的是

　　A. 按摩子宫

　　B. 配血，输血

　　C. 子宫肌壁内注射缩宫素

　　D. 经积极处理方式子宫仍不收缩应立即切除子宫

　　E. 经积极处理方式出现血液不凝时，不宜行子宫切除术

（96~97 题共用题干）

　　经产妇，38 岁，G$_5$P$_1$，停经 29 周，阴道流血 2 天，无腹痛，孕期未规律产检，现阴道少量流血。入院查体：血压 100/70mmHg，心

率 80 次/分，心肺（−），腹软，未及明显宫缩，无压痛，胎心率 140 次/分。超声提示胎盘完全覆盖宫颈内口，胎方位横位。胎儿大小与孕周相符。

96. 可能的诊断为

　　A. 胎盘早剥　　　B. 前置胎盘

　　C. 胎儿宫内窘迫　D. 胎膜早破

　　E. 以上均不正确

97. 患者发生上述疾病的可能原因为

　　A. 经产妇

　　B. 多次刮宫

　　C. 受精卵滋养层发育迟缓

　　D. 子宫内膜损伤或病变

　　E. 以上全部

（98～99 题共用题干）

初产妇，25 岁，现孕 36 周。因"晚 10 时突然无痛性阴道大出血"入院。查体：血压 100/70mmHg，心率 90 次/分，子宫软，胎方位枕左前，胎心 160 次/分。

98. 入院后应做的检查不包括

　　A. 阴道检查

　　B. 胎心监测

　　C. 血常规、凝血功能

　　D. 备血

　　E. 超声检查

99. 以下处理正确的是

　　A. 静脉滴注缩宫素

　　B. 人工破膜

　　C. 立即行剖宫产术

　　D. 根据胎方位及胎产式决定分娩方式

　　E. 止血、输液、等待足月终止妊娠

（100～101 题共用题干）

孕妇，35 岁，G₂P₁，因"停经 33 周，腹部撞击后 1 小时"入院。患者孕期规律产检，既往剖宫产 1 次，1 小时前因车祸撞击腹部导

致剧烈腹痛，急诊入院。查体子宫张力高，患者腹痛难忍，立即行剖宫产术，术中见子宫表面呈蓝紫色，约 1/3 面积胎盘后方有血凝块压迹，术中患者大量出血，血压及血氧饱和度进行性下降，后经加压缝合及输血等处理后逐渐好转。

100. 该患者目前考虑诊断为

　　A. 胎盘早剥　　　B. 羊水栓塞

　　C. 急性心力衰竭　D. 前置胎盘

　　E. 子宫破裂

101. 该患者容易出现的并发症是

　　A. 急性左侧心力衰竭

　　B. 周围循环充血

　　C. 急性肝衰竭

　　D. 深静脉血栓

　　E. 羊水栓塞

（102～104 题共用题干）

初孕妇，28 岁，现孕 34 周。产前检查血压 178/110mmHg。因"4 小时前突然腹痛伴阴道流血"入院。查体：血压 70/32mmHg，脉搏 118 次/分，宫底剑突下 2 指，板状腹，胎位不清，胎心音消失，宫颈未消失。

102. 当前最有诊断价值的辅助检查为

　　A. 胎心监护

　　B. 阴道检查

　　C. B 型超声检查

　　D. 血白细胞计数及分类

　　E. 血红细胞计数及血红蛋白值

103. 此种情况最有可能的诊断为

　　A. 先兆子宫破裂　B. 胎盘早剥

　　C. 前置胎盘　　　D. 子宫破裂

　　E. 羊水栓塞

104. 最恰当的处理方式是

　　A. 剖宫产结束分娩

　　B. 输血输液

C. 穿颅术结束分娩

D. 静脉滴注缩宫素催产

E. 给予镇静药，等待产程发动

(105~107 题共用题干)

孕妇，23 岁，G_1P_0，现孕 33 周，孕期产检正常。因"夫妻同房后腹痛半天，阴道少量流血"入院。查体：贫血貌，血压 106/70mmHg，脉搏 110 次/分，子宫较妊娠月份大，宫高 32cm，子宫张力大，并有轻压痛，胎位胎心不清。血常规检查：血红蛋白 70g/L，血细胞比容 28%。

105. 患者最可能的诊断是

A. 急性羊水过多　　B. 双胎

C. 前置胎盘　　　　D. 胎盘早剥

E. 早产

106. 以下最具有诊断意义的是

A. 子宫大于孕月　　B. 夫妻同房史

C. 阴道少量流血　　D. 胎心胎位不清

E. 贫血貌与外出血不符

107. 患者最佳处理方法是

A. 行人工破膜术

B. 阴道触诊

C. 即刻行剖宫产术

D. 期待疗法

E. 吸氧，输新鲜血液

(108~109 题共用题干)

孕妇，28 岁，G_2P_0，现孕 39 周。因"剧烈持续腹痛伴少量阴道流血 4 小时"入院。查体：贫血貌，血压 90/50mmHg，心率 120 次/分，腹部触及低张性子宫收缩，子宫有局限性压痛，胎位不清，胎心遥远，胎心率 130 次/分，宫口未开。

108. 最有可能的诊断是

A. 前置胎盘　　　　B. 胎盘早剥

C. 先兆临产　　　　D. 先兆子宫破裂

E. 妊娠合并急性阑尾炎

109. 为明确诊断，最有价值的辅助检查是

A. 超声检查　　　　B. 胎心监护

C. 血型检查　　　　D. 血常规

E. 肝肾功能

(110~111 题共用题干)

孕妇，25 岁，IVF – ET 术后，现孕 32 周。因"阴道出血 2 小时"就诊。查体：血压 120/88mmHg，心率 98 次/分，腹部无压痛及反跳痛，宫高 30cm，腹部可触及不规律宫缩，胎心率 150 次/分，自感胎动如常。超声检查：宫颈长 1.8cm，胎盘下缘局部剥离可能。以"先兆早产，胎盘早剥"收入院进一步诊治。

110. 与胎盘早剥无关的因素为

A. 重度子痫前期

B. 未足月胎膜早破

C. 辅助生育技术

D. 有胎盘早剥史

E. 妊娠期肝内胆汁淤积综合征

111. 该患者入院后，以下处理不恰当的是

A. 地塞米松促胎肺成熟

B. 应用宫缩抑制剂

C. 卧床休息

D. 监测胎心

E. 行宫颈环扎术

(112~114 题共用题干)

初产妇，32 岁，现孕 24 周，平素月经周期正常。超声检查：LOA，双顶径 44mm，胸径 10mm，腹径 40mm，胎动正常，胎心率 124 次/分，羊水池最大直径 2cm，肾脏结构可见。膀胱未显示。

112. 孕妇可诊断为

A. 胎儿生长受限，羊水过少

B. 胎儿窘迫

C. 正常妊娠

D. 羊水过少

E. 胎儿畸形

113. 引起该病最可能的原因是

    A. 胎肺发育不良

    B. 21 - 三体综合征

    C. 胎儿脑发育不全

    D. 胎儿泌尿生殖系统畸形

    E. 胎儿先天性心脏病

114. 下一步应该进行的检查为

    A. 胎心监护

    B. 胎儿生物物理评分

    C. 脐动脉 S/D 和大脑中动脉血流

    D. 系统超声和胎儿染色体核型分析

    E. 羊水穿刺胎儿染色体检查

(115～116 题共用题干)

孕妇，36 岁，第一胎，宫内妊娠 33 周发现 FGR。

115. 胎心监护为有反应型，宫颈评分 7 分，以下治疗不恰当的是

    A. 吸氧

    B. 卧床休息

    C. 口服复合氨基酸

    D. 人工破膜引产

    E. 右旋糖酐 + 复方丹参静脉滴注

116. 治疗 1 周复查 NST 无反应型，BPS 评分 5 分，以下措施恰当的是

    A. 继续原治疗

    B. 人工破膜引产

    C. 立即行剖宫产术

    D. 继续适量补充维生素 E

    E. 先予地塞米松促胎肺成熟后再行剖宫产术

(117～119 题共用题干)

初孕妇，28 岁，现孕 30 周，宫高 24cm。

B 超检查结果显示：双顶径 7.0cm，羊水指数 10cm。胎盘 Ⅰ 级。脐动脉血流 S/D = 3.4，NST 可疑型。

117. 孕妇最可能诊断为

    A. 正常晚期妊娠   B. 胎儿生长受限

    C. 羊水过多   D. 巨大胎儿

    E. 胎儿窘迫

118. 与胎儿生长受限无关的因素为

    A. 孕妇年龄及营养状况

    B. 孕妇慢性高血压或肾炎等疾病

    C. 孕妇骨盆狭小或胎先露异常

    D. 胎儿可能有先天性畸形

    E. 胎儿可能代谢功能不良

119. 该孕妇住院后，以下处理不恰当的是

    A. 详细检查孕妇，除外内科疾病

    B. 三维彩超检查，除外胎儿畸形

    C. 左侧卧位休息、加强营养

    D. 静脉滴注氨基酸、维生素 C 等

    E. 应维持到足月再终止妊娠

(120～121 题共用题干)

初产妇，28 岁，现妊娠 26 周。早孕期超声提示：停经天数与孕周相符，超声检查：LOA，双顶径 50mm，胎动正常，胎心率 145 次/分，羊水池最大直径 4cm。

120. 引起该病的病因可能是

    A. 胎儿肺发育不良

    B. 唐氏综合征

    C. 胎儿脑发育不全

    D. 胎儿泌尿系统畸形

    E. 胎儿先天性心脏病

121. 胎儿染色体核型分析为 21 - 三体，以下处理最合适的是

    A. 缩宫素引产

    B. 依沙吖啶引产

    C. 宫内营养治疗

D. 水囊引产

E. 剖宫产终止妊娠

(122～124 题共用题干)

初产妇，36 岁，现孕 32 周，发现胎儿生长受限。

122. 胎心监护为反应型，羊水量正常，胎动正常，以下哪些治疗不正确

    A. 吸氧，左侧卧位

    B. 静脉给予氨基酸

    C. 右旋糖酐＋丹参

    D. 葡萄糖＋复合维生素

    E. 人工破膜引产

123. 治疗 1 周后，以下指标不能确切评估病情的是

    A. 双顶径   B. 羊水指数

    C. 脐动脉 S/D   D. 孕妇体重变化

    E. 胎动

124. 以下情况需要终止妊娠的是

    A. 胎动正常

    B. 一周胎儿略有生长

    C. 胎心监护无反应型

    D. 羊水偏少

    E. 胎儿生物物理评分 6 分

(125～127 题共用题干)

初产妇，足月临产，产程进展顺利，LOA 位，胎儿头平坐骨棘。胎心监护突然出现变异减速，最低胎心率 70 次/分，持续 50 秒。

125. 患者发生以上症状可能的原因是

    A. 胎盘功能减退   B. 慢性胎儿窘迫

    C. 脐带受压   D. 胎头受压

    E. 胎盘早剥

126. 首选的处理方法是

    A. 立即剖宫产

    B. 立即会阴侧切

    C. 静滴缩宫素

D. 吸氧、左侧卧位

E. 吸氧、左侧卧位，严密观察胎心音变化

127. 若胎心率无改善，则下一步处理是

    A. 剖宫产术   B. 产钳术

    C. 胎头吸引术   D. 等待自然分娩

    E. 静滴缩宫素

(128～129 题共用题干)

孕妇，34 岁，现妊娠 32 周。因"妊娠合并心脏病"行胎心监护，见胎心率为 120 次/分，基线变异振幅 3 次/分，20 分钟内有 2 次胎动，胎动时胎心率不加速。

128. 最可能的诊断是

    A. 胎儿储备功能良好

    B. 慢性胎儿窘迫

    C. 急性胎儿窘迫

    D. 胎儿处于睡眠状态

    E. 无法做出诊断

129. 针对患者的处理，错误的是

    A. 立即剖宫产

    B. 左侧卧位，定期吸氧

    C. 积极治疗心脏病

    D. 促胎肺成熟，争取胎儿成熟后终止妊娠

    E. 进行胎儿生物物理评分，加强胎儿监护，注意胎动变化

(130～131 题共用题干)

初产妇，26 岁，现妊娠 40^{+4} 周，规律宫缩 10 小时，内诊查宫口 8cm，先露儿头，S^0，胎膜未破，骨产道无异常。胎心 136 次/分，给予患者人工破膜，发现羊水为黄绿色，胎心监护反应良好。

130. 最可能的诊断是

    A. 胎儿储备功能良好

    B. 慢性胎儿窘迫

C. 急性胎儿窘迫

D. 胎儿酸中毒

E. 无法做出诊断

131. 最合适的处理是

A. 严密观察产程，胎心监护，等待自然
分娩

B. 立即剖宫产

C. 小剂量滴注缩宫素

D. 持续吸氧

E. 产钳助产

（132～133 题共用题干）

初产妇，33 岁，G_4P_0，有自然流产史 3 次，未找到明确原因。现孕 30 周，因"自觉胎动消失 1 天"就诊。检查未探及胎心，可疑胎死宫内。

132. 以下关于死胎的叙述不正确的是

A. 妊娠 20 周后胎儿在子宫内死亡称为死胎

B. 胎儿在分娩过程中死亡也属于死胎

C. 胎盘大量出血或脐带异常可引起死胎

D. 双胎输血综合征可引起死胎

E. 死胎与孕妇疾病无关

133. 对于该孕妇的分析及处理，以下叙述正确的是

A. 孕妇自觉胎动消失，即可诊为死胎

B. B 超检查未能探及胎心者可确诊为死胎

C. 一旦胎死宫内，即可诱发凝血功能障碍

D. 确诊后不宜立即施行宫腔内注入依沙吖啶引产

E. 凡诊断死胎者，均不应行剖宫产术

（134～137 题共用题干）

孕妇，21 岁，G_2P_1，既往体健。孕 30^+ 周时超声提示宫内活胎。现孕 36 周，因"自觉

胎动消失 2 天"入院。既往因"臀先露、胎儿宫内窘迫"行子宫下段剖宫产术，胎儿体重 2900g。

134. 为进一步明确诊断，以下检查最有价值的是

A. 超声　　　　　B. 胎心监护

C. 宫高、腹围　　D. 自身免疫抗体

E. 糖化血红蛋白

135. 入院后阴道检查：宫口可容 1 指，质硬，宫颈管消退 50%，宫口后位。实验室检测血小板计数、凝血功能等均正常。为尽快引产，以下方案最适合的是

A. 高剂量缩宫素

B. 米索前列醇

C. 前列腺素 E2

D. Foley 球囊促宫颈成熟

E. 剖宫产

136. 为进一步评估胎儿死亡病因，以下检查最有价值的是

A. 尸检和包括染色体分析等在内的分子遗传学检查

B. 抗 β_2 糖蛋白 - I

C. 胎儿 V 因子 Leiden 突变

D. K - B 试验

E. 脐血培养

137. 关于患者下次妊娠预防死胎的发生，叙述不正确的是

A. 加强孕期保健管理和监测

B. 产前诊断

C. 积极治疗各种母体合并症及并发症

D. 积极处理，早期干预，足月后尽快终止妊娠

E. 加强高危妊娠的筛查及重点监测

（138～141 题共用题干）

孕妇，35 岁，G_3P_0，停经 29^+ 周，既往有

糖尿病病史 3 年，孕期未定期产检，感胎动减少到胎动消失 1 周入院。查体：血压 140/100mmHg，心肺（－），宫高 22cm，腹围 80cm。超声提示：胎方位 LSA，宫内死胎，羊水暗区 90mm，羊水指数 220mm。孕妇血型 RH（－），血糖浓度 11mmol/L。

138. 该患者发生死胎的可能原因不包括

A. 脐带因素

B. 母儿血型不合

C. 妊娠合并糖尿病

D. 子痫前期

E. DIC

139. 关于该患者引产的方法，以下叙述不恰当的是

A. 急症剖宫产取胎

B. 缩宫素

C. 球囊引产

D. 米非司酮＋米索前列醇

E. 米索前列醇

140. 该患者的处理不正确的是

A. 完善辅助检查，特别是凝血功能的检测

B. 应用胰岛素控制血糖

C. 死胎 80% 在 2～3 周内自然娩出，应等待自然临产

D. 死胎一经确诊，应尽早引产

E. 死胎易引起产后出血，术前积极备血

141. 关于孕妇 RH（－）血型，以下说法不正确的是

A. 抗 D 滴度检测

B. Kleihauer 抗酸染色法（FMH Test）无需重复检测

C. 72 小时内完善抗 D 丙种免疫球蛋白注射

D. 若 FMH 高，则可调整抗 D 丙种免疫球蛋白注射剂量

E. Kleihauer 抗酸染色法（FMH Test）有利于检测 FMH

（142～144 题共用题干）

孕妇，25 岁，G_1P_0，根据末次月经推算为妊娠 12 周，首次进行产检。

142. 超声检查发现该孕妇为双胎妊娠，胎儿头臀长大小不一，则该孕妇孕周为

A. 根据较小胎儿推测孕周

B. 根据较大胎儿推测孕周

C. 根据末次月经推测孕周

D. 取两个胎儿头臀长平均值推测孕周

E. 取末次月经与较大胎儿推测孕周的中间值

143. 该孕妇明确此次妊娠双胎为单绒毛膜双羊膜囊双胎，8 周后该孕妇超声检查结果提示，双胎儿头臀长差异为 30%，头臀长较小胎儿羊水最大深度 1.8cm，较大者羊水最大深度 11cm，且较小胎儿膀胱不显影，最合适的诊断是

A. 胎儿宫内生长受限

B. 胎儿生长不一致

C. 双胎输血综合征

D. 胎儿泌尿道畸形

E. 胎儿宫内窘迫

144. 孕妇要求宫内治疗，以下操作中最可行的是

A. 无需宫内治疗，可期待疗法

B. 激光凝固胎盘血管交通支

C. 羊水减量

D. 选择性减胎术

E. 羊膜隔造口术

（145～146 题共用题干）

孕妇，28 岁，G_1P_0，现孕 24 周，双胎妊娠，超声提示双胎羊水深度 1.3cm/9.7cm，且羊水少的胎儿脐血流舒张期断流。

145. 该孕妇应考虑诊断为

A. 双胎输血综合征Ⅰ期

B. 双胎输血综合征Ⅱ期

C. 双胎输血综合征Ⅲ期

D. 双胎输血综合征Ⅳ期

E. 双胎输血综合征Ⅴ期

146. 最佳治疗措施为

A. 羊水穿刺减量术

B. 羊膜隔打孔引流羊水

C. 脐带结扎术

D. 激光消融脐带吻合支

E. 以上均不对

(147～148 题共用题干)

孕妇，28 岁，G_1P_0，单绒毛膜双胎妊娠 35^{+4} 周。孕期定期产检，OGTT（－），胎动无异常。规律下腹疼痛 2 小时入院。查体：体温 36.3℃，血压 123/73mmHg，心肺（－），心率 79 次/分。产科检查：宫底高度为 31cm，扪及宫缩 3～4 分钟/次，胎心率波动于 140～150 次/分。阴道检查：宫颈管消失，宫口开 2cm，头先露，S^{-0}，床旁超声提示另一胎儿为臀先露。

147. 孕妇要求阴道试产，以下处理不正确的是

A. 不建议阴道试产，说服孕妇及家属改剖宫产终止妊娠

B. 充分告知风险，做好阴道助产和急诊剖宫产的准备

C. 胎儿监护

D. 34 周以上的早产临产均不予抑制宫缩干预

E. 联系儿科医生，新生儿应当按照早产儿处理

148. 3 小时后宫口开全，双胎之一胎儿顺利娩出，以下处理不正确的是

A. 立即采取措施，尽快娩出第二个胎儿

B. 立即断脐，防止第二胎儿失血

C. 阴道检查，查明第二胎儿胎位

D. 定时监测胎心率

E. 保持纵产式，固定胎儿位置

四、B1 型题

(149～150 题共用备选答案)

A. 死胎　　　　　B. 羊水过少

C. 胎膜早破　　　D. 急性羊水过多

E. 急性胎儿窘迫

149. 妊娠 32 周，未闻及胎心，羊水 AFP 显著增高，宫高及腹围小于同期妊娠，此为

150. 妊娠 37 周，胎心 180 次/分，出现频繁的晚期减速，此为

(151～152 题共用备选答案)

A. 妊娠期高血压＋FGR

B. 妊娠期高血压

C. 羊水过少

D. 胎儿生长受限（FGR）

E. 低危妊娠

151. 初孕妇，29 岁，现孕 34 周，血压 130/85mmHg，尿蛋白（－），宫高 27cm，下肢水肿（±），B 超双顶径 78mm，股骨长 56mm。腹围 256mm，羊水指数 10cm。最可能的诊断是

152. 孕妇，24 岁，G_2P_0，现孕 32 周。血压 140/90mmHg。蛋白尿（＋/－）。定期产前检查：体重 1 个月内未增加，宫高 28cm，双顶径 77mm，最大羊水深度 50mm。最可能的诊断是

(153～157 题共用备选答案)

A. 巨大胎儿　　　B. 多胎妊娠

C. 羊水过多　　　D. 胎儿水肿

E. 胎儿生长受限

153. 糖尿病孕妇妊娠如胎盘功能正常可导致

154. 血型不合时可导致

155. 胎儿神经管畸形多伴有

156. 慢性胎盘功能不良可导致

157. 促排卵治疗易导致

（158～160 题共用备选答案）

    A. 阴道出血量与全身症状成正比

    B. 阴道出血量与全身症状不一致

    C. 阴道可有出血，并有血尿

    D. 阴道可不出血

    E. 阴道出血量多于月经量

158. 胎盘早剥的表现有

159. 前置胎盘的表现有

160. 先兆子宫破裂的表现有

（161～164 题共用备选答案）

    A. 羊水过多

    B. 易引起 DIC

    C. 孕妇尿 E_3 值低

    D. 胎头周径明显大于腹周径

    E. B 超示某段脊柱两行强回声的间距变宽

161. 脊柱裂时会出现

162. 无脑儿时会出现

163. 脑积水时会出现

164. 死胎时会出现

（165～168 题共用备选答案）

    A. 72 小时后至 4 天内

    B. 72 小时内

    C. 4～8 天

    D. 9～13 天

    E. 13 天

165. 联体双胎受精卵发生分裂的时间是

166. 双绒毛膜双羊膜囊单卵双胎受精卵发生分裂的时间是受精后

167. 单绒毛膜双羊膜囊单卵双胎受精卵发生分裂的时间是受精后

168. 单绒毛膜单羊膜囊单卵双胎受精卵发生分裂的时间是受精后

五、X 型题

169. 以下与前置胎盘有关的是

    A. 多次流产史   B. 宫腔操作史

    C. 双胎妊娠   D. 产褥感染史

    E. 低龄

170. 造成前置胎盘的主要原因有

    A. 子宫发育不良

    B. 胎盘异常

    C. 子宫内膜病变或损伤

    D. 受精卵滋养层发育迟缓

    E. 辅助生殖技术

171. 完全性前置胎盘的临床表现有

    A. 巨大胎儿   B. 出血量多

    C. 出血量递增   D. 多次反复出血

    E. 初次出血的时间较早

172. 关于前置胎盘的处理方式，以下说法恰当的是

    A. 以孕周、前置类型、出血多少、有无休克决定是否用期待疗法

    B. 治疗原则为抑制宫缩、纠正贫血、预防感染

    C. 依据 B 超确诊前置胎盘的类型

    D. 中央性前置胎盘禁止破膜

    E. 依胎次胎位及胎儿是否存活综合分析

173. 胎盘早剥的并发症包括

    A. 胎儿宫内死亡

    B. 弥散性血管内凝血

    C. 子宫破裂

    D. 失血性休克

    E. 急性肾功能衰竭

174. 妊娠 16～24 周应诊断的致命畸形有

    A. 无脑儿

    B. 脑膨出

C. 开放性脊柱裂

D. 严重的胸腹壁缺损伴内脏外翻

E. 致死性软骨发育不全

175. 临床及 B 超诊断脑积水的依据是

A. 妊娠 16 周后，脑室率（中线至侧脑室侧壁距离/中线至颅骨内缘距离）> 0.5

B. 胎头宽大，骨质薄软，有弹性，囟门大，颅缝宽

C. 胎头周径明显大于腹周径

D. 颅内大部分被液性暗区占据

E. 中线飘动

176. 内因性均称型胎儿生长受限的病因包括

A. 基因或染色体异常

B. 病毒感染

C. 接触放射性物质

D. 接触有毒物质

E. 缺乏重要生长因素

177. 产生巨大胎儿的原因有

A. 高龄产妇

B. 孕妇肥胖

C. 过期妊娠

D. 妊娠合并糖尿病

E. 初产妇

178. 巨大胎儿对胎儿的影响有

A. 颅内出血　　　B. 锁骨骨折

C. 臂丛神经损伤　D. 阴道损伤

E. 会阴裂伤

179. 急性胎儿窘迫时，应尽快终止妊娠的指征是

A. 胎心率低于 120 次/分或高于 180 次/

分，伴羊水 Ⅱ ~ Ⅲ 度污染

B. 羊水 Ⅲ 度污染，B 超显示羊水池 < 2cm

C. 胎心图基线变异消失，伴晚期减速

D. 胎动 >10 次/12 小时

E. E/C 值 >10

180. 引起死胎的胎盘及脐带因素有

A. 前置胎盘

B. 胎盘早剥

C. 血管前置

D. 胎儿生长受限

E. 脐带帆状附着

181. 以下关于双绒毛膜双羊膜囊（DCDA）膜性的诊断正确的是

A. 胎盘分离

B. 胎盘融合

C. 隔膜的插入 λ 征

D. 隔膜的插入 T 征

E. 隔膜厚度厚，分层

182. 关于双胎输血综合征新生儿的诊断标准，正确的是

A. 两新生儿 Hb 值相差 >50g/L

B. 两新生儿 Hb 值相差 <50g/L

C. 两新生儿体重相差 ≥20%

D. 两新生儿体重相差 >30%

E. 可发生在双卵双胎

183. 单卵双胎所特有的胎儿畸形有

A. 心脏畸形　　　B. 联体双胎

C. 无心畸形　　　D. 神经管缺陷

E. 胃肠道发育异常

第七章 正常分娩与正常产褥

1. 在分娩时的最主要产力是

A. 子宫收缩力　　B. 肛提肌收缩力

C. 腹肌收缩力　　D. 膈肌收缩力

E. 腹压力

2. 分娩时子宫收缩最强的部位是

A. 子宫角部　　B. 子宫底部

C. 子宫体部　　D. 子宫下段

E. 子宫颈部

3. 临产的主要标志是

A. 规律宫缩，胎先露下降，宫口扩张

B. 见红，破膜，宫口扩张

C. 规律宫缩，破膜，胎先露下降

D. 见红，规律宫缩，胎先露下降

E. 见红，破膜，规律宫缩

4. 关于子宫收缩力的叙述不正确的是

A. 宫缩的节律性对胎儿有利

B. 是临产后的主要产力，贯穿整个分娩过程

C. 正常宫缩是宫体随意、有规律的阵发性收缩

D. 节律性宫缩是临产的重要标志

E. 宫缩间歇对胎儿有利

5. 中骨盆平面的形状为

A. 横椭圆形　　B. 圆形

C. 纵椭圆形　　D. 漏斗形

E. 倒三角形

6. 在分娩时允许进行"试产"的条件是

A. 头先露，骨盆入口轻度狭窄

B. 头先露，骨盆出口轻度狭窄

C. 头先露，中骨盆轻度狭窄

D. 臀先露，骨盆入口轻度狭窄

E. 臀先露，中骨盆轻度狭窄

7. 骨盆腔的最短径线是

A. 入口前后径　　B. 入口斜径

C. 中骨盆横径　　D. 出口前后径

E. 中骨盆前后径

8. 关于正常骨产道，以下说法正确的是

A. 骨盆入口前后径比横径大

B. 中骨盆平面是骨盆最小平面

C. 中骨盆平面横径比前后径大

D. 骨盆入口前后径是左右髂耻缘间的最大距离

E. 站立时骨盆入口平面与地平面平行

9. 关于子宫生理性缩复环，以下叙述正确的是

A. 由于子宫收缩及缩复，使子宫上段的肌肉增厚，子宫下段被牵拉扩张变薄所致

B. 腹部可见环痕，并逐渐上移

C. 下腹部疼痛，并有压痛

D. 胎儿有宫内窘迫的表现

E. 可出现产程延长或子宫破裂

10. 临产后，正常宫缩以多少速度向子宫下段扩散

A. 2.5cm/秒　　B. 8cm/秒

C. 2cm/秒　　D. 3cm/秒

E. 4cm/秒

11. 决定分娩的因素不包括

A. 产力　　B. 产道

C. 胎儿　　D. 分娩镇痛

E. 社会心理因素

12. 如果正常分娩，当胎盘附着于宫底时，脐带的长度至少是

    A. 31cm   B. 30cm

    C. 32cm   D. 33cm

    E. 35cm

13. 关于骨盆出口平面的径线，以下说法正确的是

    A. 出口前后径是指耻骨联合下缘至骶尾关节间的距离，平均值为 12.75cm

    B. 出口横径是指两坐骨结节外侧缘的距离，平均值为 9cm

    C. 出口前矢状径是指耻骨联合下缘至坐骨结节间径中点间的距离，平均值为 8.5cm

    D. 出口后矢状径是指骶尾关节至坐骨结节连线中点的距离，平均约为 6cm

    E. 出口横径和出口后矢状径之和 >15cm 时，中等大小的妊娠足月胎头可通过后三角区经阴道分娩

14. 以下关于枕先露的分娩机制，叙述不正确的是

    A. 衔接：无论初产妇、经产妇，胎头均于临产后衔接

    B. 俯屈：胎儿下颏接近胸部

    C. 内旋转：枕部向母体中线方向旋转 45° 达耻骨联合后方

    D. 仰伸：胎儿双肩径进入骨盆入口左斜径

    E. 外旋转：胎头与胎肩平行

15. 第一产程中关于胎心监测的说法不正确的是

    A. 潜伏期在宫缩间歇时每 1~2 小时听胎心一次

    B. 进入活跃期后，应每 15~30 分钟听胎心一次，每次听诊 1 分钟

    C. 胎心监护能观察胎心率的变异及其与宫缩的关系

    D. 若宫缩后出现胎心率减慢且不能迅即恢复，或胎心率 <120 次/分或 >160 次/分为胎儿缺氧表现

    E. 正常情况下，第一产程后半期，宫缩时胎头受压，胎心率一过性减慢每分钟小于 100 次

16. 关于分娩的先兆症状，以下描述不正确的是

    A. 见红多发生在分娩开始前 24~48 小时

    B. 见红是分娩即将开始的一个比较可靠的征象

    C. 初产妇见红血量比经产妇多

    D. 分娩发动前，由于子宫肌层敏感性增强，可出现不规律宫缩

    E. 哌替啶能抑制假宫缩

17. 先兆临产比较可靠的征象是

    A. 见红

    B. 胎动活跃

    C. 胎儿下降感

    D. 尿中 HCG 明显增多

    E. 在夜间出现下腹部不适的宫缩，清晨消失

18. 以下产程时间叙述不正确的是

    A. 初产妇第一产程潜伏期不超过 20 小时

    B. 经产妇第一产程潜伏期不超过 14 小时

    C. 未实施硬膜外麻醉的初产妇第二产程不超过 3 小时

    D. 未实施硬膜外麻醉的经产妇第二产程不超过 2 小时

    E. 第三产程不超过 15 分钟

19. 进入第二产程的标志是

    A. 胎头拨露

B. 宫口开全

C. 会阴体膨隆，肛门括约肌松弛

D. 胎先露降至坐骨棘水平以下

E. 产妇出现排便感，不自主向下屏气

20. 关于正常枕先露的分娩机制，以下叙述正确的是

  A. 衔接—俯屈—下降—内旋转—仰伸—复位及外旋转

  B. 衔接—下降—内旋转—俯屈—仰伸—复位及外旋转

  C. 衔接—下降—俯屈—内旋转—仰伸—复位及外旋转

  D. 下降—俯屈—衔接—内旋转—仰伸—复位及外旋转

  E. 下降—衔接—俯屈—内旋转—仰伸—复位及外旋转

21. 下列不需要做会阴侧切术的情况是

  A. 初产妇阴道助产手术时

  B. 会阴过紧或胎头过大

  C. 早产时预防新生儿颅内出血

  D. 经产妇会阴无阻力，胎儿窘迫需立即结束分娩者

  E. 估计分娩时会阴撕裂不可避免者

22. 产褥期母体的变化中最显著的是

  A. 生殖系统变化

  B. 乳房的变化

  C. 循环及血液系统的变化

  D. 消化系统的变化

  E. 泌尿系统的变化

23. 关于产褥期妇女的临床表现，以下描述恰当的是

  A. 产后宫缩痛多见于初产妇

  B. 产后初期，产妇脉搏增快

  C. 产后第 1 天宫底稍下降

  D. 子宫复旧因哺乳而加速

E. 恶露通常持续 1~2 周

24. 关于恶露的特点，以下叙述正确的是

  A. 白色恶露含少量胎膜

  B. 浆液恶霸持续 3 天

  C. 正常恶露持续 4~6 周

  D. 血性恶露持续 7 天

  E. 血性恶露含有蜕膜和细菌

25. 产妇正常经阴道分娩后 3 天，以下描述中错误的是

  A. 体温 37.4℃　　B. 脉搏 60 次/分

  C. 呼吸 14 次/分　　D. 子宫平脐

  E. 睡眠及初醒时出汗很多

26. 轻度会阴撕裂或者会阴切口缝合后在产后几日能自行愈合

  A. 产后 1~2 日　　B. 产后 3~4 日

  C. 产后 6~7 日　　D. 产后 10 日

  E. 产后 3 周

27. 临产后，肥皂水灌肠可用于

  A. 胎膜早破　　B. 胎头未衔接

  C. 胎位异常　　D. 严重心脏病

  E. 初产妇宫口开大 3cm

28. 关于产后检查的说法，以下叙述不正确的是

  A. 产后访视至少 5~6 次

  B. 产后医院妇科检查主要是内生殖器恢复情况

  C. 产妇应于产后 42 天去医院做产后健康检查

  D. 第一次行产后检查时同时携带新生儿

  E. 产后访视的内容包括新生儿状况、检查乳房、会阴或剖宫产切口愈合情况

二、A2 型题

29. 初产妇，28 岁，临产 10 小时。肛查：宫口已开全，头先露，棘下 4cm。此时产力

的组成为

A. 子宫收缩力＋腹肌收缩力＋膈肌收缩力

B. 子宫收缩力

C. 子宫收缩力＋膈肌收缩力

D. 子宫收缩力＋腹肌收缩力

E. 子宫收缩力＋腹肌收缩力＋膈肌收缩力＋肛提肌收缩力

30. 经产妇，32岁，G_2P_1，现妊娠41周。因"规律腹痛2小时"入院。阴道检查宫口开大2cm，行胎心监护。此时的胎心监护为

A. NST　　　　B. CST

C. TCT　　　　D. NST和OCT

E. LCT

31. 一产妇分娩时产道出血400ml，血压100/65mmHg，Hb 110g/L。因产妇平时身体虚弱，其家属要求输血以补充营养和加快恢复体力。此时正确的处理是

A. 输注全血2U

B. 输注红细胞悬液2U

C. 输注新鲜冰冻血浆400ml

D. 输注入血白蛋白

E. 加强饮食营养，但不输注任何血液制品

32. 初产妇，孕40周，规律阵痛9小时，向下屏气已2小时，外阴可见胎头。阴道检查：宫口开全，矢状缝在左斜径上，小囟门在5点处，S^0，胎心158/分，宫缩规则，持续20秒，间歇5~6分钟。此时最恰当的处理是

A. 静脉滴注缩宫素

B. 胎头吸引器转胎位及牵引术

C. 行剖宫产术

D. 手法转胎位，产钳助产

E. 安定10mg静脉推注

33. 初产妇，27岁，规律宫缩12小时，连续观察2小时，宫口由6cm开大至7cm，胎头棘下1cm，胎心率140次/分；本例正确处理应是

A. 严密观察产程进展，无需特殊处理

B. 肌内注射哌替啶100mg

C. 静脉滴注缩宫素

D. 立即行人工破膜，加强产力

E. 立即行剖宫产术

34. 初产妇，26岁，现孕39周，规律宫缩6小时。血压110/70mmHg，骨盆外测量正常，预测胎儿体重为2700g，枕左前位，胎心142次/分。肛查：宫口开3cm，S^{+1}。最恰当的处置应是

A. 不需干涉产程进展

B. 静脉注射地西泮10mg

C. 静脉缓注25%硫酸镁16ml

D. 静脉滴注缩宫素

E. 行人工破膜术

35. 初产妇，28岁，产程正常，胎儿娩出后30分钟，胎盘仍未排出，出血不多，恰当的处理方法是

A. 等待自然娩出

B. 按压子宫及使用缩宫素

C. 阿托品0.5mg肌内注射

D. 立即手取胎盘

E. 立即剖宫取胎盘

36. 初产妇，25岁，现孕39周，临产后产程进展顺利，胎头拨露时，胎心110次/分，应采取的措施是

A. 静脉滴注稀释缩宫素

B. 立即行剖宫产术

C. 吸氧等待自然分娩

D. 会阴侧切，胎头吸引术助产

E. 用胎儿监护仪器检测是否缺氧

37. 孕妇，28 岁，G_1P_0，现孕 42 周，经检查胎盘功能良好，决定试产，以下与试产成功率有关的是
    A. 宫颈 Bishop 评分
    B. 羊水量的多少
    C. 胎头下降情况
    D. 是否见红
    E. 胎膜是否破裂

38. 初产妇，27 岁，正常宫缩 15 小时后自娩一活女婴，现胎儿娩出已 10 分钟，胎盘尚未娩出，无阴道流血。此时的处理不恰当的是
    A. 牵拉脐带或压迫宫底以了解胎盘是否剥离
    B. 经腹壁向宫底注射缩宫素
    C. 查看子宫形态、硬度和宫底高度
    D. 查看外露脐带段是否向外延伸
    E. 等待并观察，有胎盘剥离征象时协助胎盘娩出

39. 初产妇，25 岁，产程顺利，宫口开全 1 小时，胎头已拨露，胎心监护显示胎心为早期减速，应采取的处理措施为
    A. 立即行剖宫产术
    B. 产钳助产
    C. 立即静脉注射 50% 葡萄糖液
    D. 静脉滴注缩宫素
    E. 等待自然分娩

40. 初产妇，24 岁，现孕 40 周，宫口开全 1 小时，胎心 116 次/分，胎膜已破，羊水变为 II 度浑浊，S^{+4}，胎方位为枕右前位，胎动 9 次/12 小时。此时恰当处理应是
    A. 吸氧，等待自然分娩
    B. 立即行剖宫产术
    C. 胎头吸引术助娩
    D. 产钳术助娩
    E. 静脉滴注缩宫素加速产程进展

41. 经产妇，33 岁，G_3P_2，足月顺产 2 胎，无难产史，现孕 38 周。因"3 小时前开始规律宫缩"入院。急诊检查：宫缩持续 45 秒，间隔 3 分钟，胎心率 140 次/分，头位，宫口开 8cm，羊膜囊明显突出。此时恰当的处理是
    A. 急送产房，准备接生
    B. 灌肠以促进产程
    C. 破膜后住院
    D. 急诊留观
    E. 无须监测胎心

42. 初产妇，25 岁，足月顺产，产后第 2 天，体温 37.5℃，阴道流血少，宫底脐下一指，收缩好。可诊断为
    A. 正常产褥
    B. 产后子宫内膜炎
    C. 子宫复旧不良
    D. 上呼吸道感染
    E. 胎盘胎膜部分残留

43. 初产妇，25 岁，会阴侧切分娩一健康男婴，体重 3400g，其正常产褥期的临床表现是产后
    A. 24 小时体温 38.5℃
    B. 第 1 天宫底达脐下 3 指
    C. 1 周血容量恢复至未孕状态
    D. 4 周宫颈恢复至非孕时状态
    E. 2 周恶露开始转为浆液性

三、A3/A4 型题

（44~45 题共用题干）

初产妇，25 岁，孕 40 周，规律宫缩 4 小时，胎方位为枕左前位，估计胎儿体重 3000g，胎心 140 次/分。阴道检查：宫口开 3cm，胎膜未破，骨盆外测量未见异常。

44. 此时恰当的处理为
    A. 行人工破膜术

B. 行剖宫产术

C. 哌替啶肌内注射

D. 等待自然分娩

E. 静脉滴注缩宫素

45. 若此后宫缩逐渐减弱，产程达 16 小时，胎膜已破，宫口开 7cm。此时恰当处理应为

A. 静脉推注地西泮

B. 静脉滴注缩宫素

C. 肌内注射缩宫素

D. 立即行剖宫产术

E. 静脉注射麦角新碱

（46～47 题共用题干）

初产妇，28 岁，临产 4 小时，宫缩 30 秒，间隔 4 分钟，胎心 148 次/分，先露头，高浮，突然阴道流液，色清。

46. 该孕妇住院后，以下处理措施不恰当的是

A. 立即听胎心

B. 记录时间

C. 鼓励产妇在宫缩时，运用腹压加速产程进展

D. 行阴道检查了解宫口扩张、胎头下降情况及有无脐带脱垂

E. 破膜 12 小时可予抗生素预防感染

47. 2 小时后，该孕妇胎心监测出现频发晚期减速，阴道检查宫口开 2cm，胎头棘上 2cm，以下处理不恰当的是

A. 建议剖宫产结束分娩

B. 与孕妇及家属交代病情

C. 点滴缩宫素促进产程

D. 请儿科协助抢救

E. 立即配血，补液，留置尿管

（48～51 题共用题干）

初产妇，30 岁，现妊娠 39 周。因"阵发性下腹痛 8 小时"入院。胎心监护提示胎心

基线 158 次/分，基线变异可，伴有变异减速，胎心最低至 100 次/分，可快速恢复正常，超声提示脐带绕颈 1 周。阴道检查：宫口开 3cm，头先露，S⁻¹，胎膜未破，估计胎儿体重 3400g，骨盆测量正常。

48. 此例出现变异减速的可能原因是

A. 胎头受压　　B. 胎盘功能不足

C. 脐带受压　　D. 胎儿异常

E. 胎盘早剥

49. 此时可采取的措施不包括

A. 左侧卧位或改变体位

B. 测产妇体温及血压等生命征

C. 持续胎心监测

D. 间断监测胎心

E. 人工破膜

50. 人工破膜后见羊水 Ⅱ 度浑浊，胎心监护提示胎心频发晚期减速，此时应采取的处理措施为

A. 等待宫口开全行阴道助产

B. 立即行剖宫产

C. 静脉滴注小剂量缩宫素加强宫缩

D. 等待自然分娩

E. 待宫口开全加腹压助产

51. 经处理，产妇分娩一男婴，1 分钟躯体皮肤红润，四肢青紫，四肢稍屈曲，吸痰有轻微喉反射，呼吸浅慢，心率 130 次/分，该新生儿 Apgar 评分为

A. 4 分　　　　B. 5 分

C. 6 分　　　　D. 7 分

E. 8 分

（52～53 题共用题干）

产妇，30 岁，3 年前剖宫产一次，此次临产 5 小时，宫缩 30 秒，间隔 5 分钟，胎心 138 次/分，先露头，要求试产。

52. 该孕妇住院后，医生予阴道检查，以下内

容不能在阴道检查中得到的是

A. 宫颈软硬、厚薄

B. 宫口扩张程度

C. 了解胎方位

D. 了解胎头下降程度

E. 胎儿大小

53. 该孕妇住院后，上级医生评估试产风险，需要包括在评估项目中的内容不包括

A. 上次剖宫产与此次分娩间隔时间长短

B. 上次剖宫产手术方式及有无感染、出血等并发症

C. 孕妇是否高龄

D. 此次是否存在上次剖宫产指征

E. 产房有无紧急剖宫产技术

(54 ~ 57 题共用题干)

初孕妇，29 岁，临产 16 小时，在胎儿娩出后，宫底降至脐平后又升高达脐上，阴道流血约 200ml，暗红色，后胎盘排出。

54. 该产妇的胎盘剥离及排出方式为

A. 胎儿面娩出式　　B. 母体面娩出式

C. 胎盘嵌顿　　D. 异常剥离

E. 以上都不是

55. 以下处理不正确的是

A. 接产者用手下压宫底或牵拉脐带协助胎盘剥离

B. 确认胎盘完全剥离后可协助娩出胎盘

C. 检查胎盘胎儿面有无血管断裂，及时发现副胎盘

D. 胎盘娩出后仔细检查软产道有无裂伤

E. 在胎儿前肩娩出时静脉推注麦角新碱 0.2mg 预防产后出血

56. 若发现副胎盘残留，以下处理正确的是

A. 静脉注射缩宫素促进副胎盘剥离

B. 经脐静脉快速注入缩宫素

C. 在无菌操作下伸手入宫腔取出残留

组织

D. 等待 30 分钟待其自然排出

E. 立即行刮宫产术

57. 为预防产后出血，以下说法错误的是

A. 正常分娩出血量多数不超过 300ml

B. 分娩次数 >5 次的多产妇易发生宫缩乏力，应及时应用宫缩剂

C. 胎儿已娩出 30 分钟，胎盘仍未排出，但出血不多时，应注意排空膀胱

D. 胎盘未全剥离而出血较少时，立即行手取胎盘术

E. 胎盘娩出后出血多时，可经下腹部直接注入宫体肌壁内麦角新碱 0.2 ~ 0.4mg

(58 ~ 60 题共用题干)

初产妇，29 岁，G_1P_0，现妊娠 39 周。因"不规律下腹紧缩感 2 天，下腹阵痛 2 小时"入院。查体：血压 120/72mmHg，宫高 33cm，腹围 96cm，胎心率 145 次/分，宫缩持续 30 秒，间隔 5 ~ 6 分钟，规律，强度中上。阴道检查：宫颈 Bishop 评分 6 分，宫口未开，头先露。

58. 本例最可能的诊断是

A. 孕 1 产 0，宫内妊娠 39 周，单活胎，临产

B. 孕 1 产 0，宫内妊娠 39 周，单活胎，先兆临产

C. 胎儿窘迫

D. 继发性宫缩乏力

E. 潜伏期延长

59. 入院 2 小时后产妇宫缩持续 35 秒，间隔 2 ~ 3 分钟，胎心 140 次/分，S^{-2}，宫口开大 2cm，血压正常。此时处理不恰当的是

A. 自主体位

B. 每隔 4 ~ 6 小时测量血压 1 次

C. 检查有无头盆不称

D. 鼓励进食，增加能量

E. 静脉滴注缩宫素加速产程

60. 宫口开全 1.5 小时，胎心监护提示胎心 150 次/分，频繁出现晚期减速，羊水黄绿色，阴道检查宫口开全，S^{+3}，ROA，胎头拨露。此时的紧急处理是

A. 肌内注射哌替啶 100mg

B. 立即行剖宫产术

C. 会阴侧切，阴道助产

D. 不宜用胎头吸引术助产

E. 可暂时观察，等待自然分娩

（61～64 题共用题干）

初产妇，28 岁，现孕 36 周。因"早产临产"入院待产，规律宫缩 8 小时。生命体征正常，腹部无压痛，宫口开 2cm，未破膜，LOA。估计胎儿体重 2500g，胎心监护为Ⅰ类，产道检查无明显异常。

61. 此时恰当的处理应是

A. 静脉滴注缩宫素加速产程

B. 继续胎儿监护，期待治疗

C. 人工破膜加速产程进展

D. 给予宫缩抑制剂，使其维持妊娠至 37 周分娩

E. 行剖宫产术

62. 患者入院后，产妇宫缩疼痛逐渐加剧，患者难以忍受。如果疼痛不能减轻，患者要求剖宫产，最佳的镇痛方法是

A. 针灸　　　　　B. 艾灸

C. 吸入笑气　　　D. 硬膜外镇痛

E. 哌替啶 100mg 肌内注射

63. 产妇使用以上镇痛方法后，宫口开 6cm 后无进展达 4 小时，此时最恰当的处理是

A. 自由体位　　　B. 立即剖宫产

C. 继续严密监测　D. 人工破膜

E. 停止使用分娩镇痛

64. 经处理后，宫口开全 4 小时，胎儿仍未娩出。阴道检查：LOA，先露 S^{+3}。缩宫素已使用至最大滴速，此时最恰当的处理是

A. 继续指导用力试产

B. 继续加强宫缩

C. 考虑阴道助产

D. 立即行剖宫产

E. 宫缩时腹部加压

（65～66 题共用题干）

初产妇，29 岁，现孕 40 周，妊娠晚期有细菌性阴道炎病史，在规律宫缩 16 个小时后自然分娩。产后第 3 天，10：00 及 16：00 测体温均为 37.8℃，无特殊不适。双乳肿胀，有硬结，宫底在脐下 2 指，恶露呈红色，量不多，尿常规示大量红细胞，血常规：白细胞计数 $10×10^9$/L，中性粒细胞比例 74%，淋巴细胞比例 26%。

65. 目前可诊断考虑为

A. 子宫内膜炎　　B. 乳汁淤积

C. 泌尿系统感染　D. 正常产褥

E. 发热待查

66. 现应首选的处理是

A. 抗感染治疗

B. 嘱患者多喝水并碱化尿液

C. 乳腺切开引流

D. 肌内注射麦角新碱

E. 乳房热敷，多让新生儿吮吸

四、B1 型题

（67～69 题共用备选答案）

A. 腹肌及膈肌收缩力

B. 肛提肌收缩力

C. 盆底肌收缩力

D. 子宫收缩力

E. 腹肌收缩力

67. 临产后能使宫颈管消失，宫口扩张，胎先

露下降的是

68. 第二产程时娩出胎儿的重要辅助力量是

69. 具有协助胎先露部在盆底进行内旋转作用的是

（70～72题共用备选答案）

    A. 耻骨联合下缘到骶尾关节间的距离

    B. 耻骨联合上缘中点至骶岬前缘正中间的距离

    C. 骶尾关节至坐骨结节连线中点的距离

    D. 两侧坐骨棘之间的距离

    E. 坐骨结节间的距离

70. 骨盆出口前后径是指

71. 骨盆出口后矢状径是指

72. 骨盆真结合径是指

（73～75题共用备选答案）

    A. 胎头俯屈   B. 胎头衔接

    C. 胎头仰伸   D. 胎头外旋转

    E. 胎头内旋转

73. 胎头矢状缝适应中骨盆与出口前后径一致的动作是指

74. 胎头枕部遇肛提肌阻力，借杠杆作用使下颏接近胸部的动作是指

75. 胎头娩出后，双肩径转成与骨盆出口前后径相一致的方向，胎头为保持与胎肩的垂直关系而发生的动作是指

（76～80题共用备选答案）

    A. 20小时   B. 14小时

    C. 3小时   D. 2小时

    E. 30分钟

76. 初产妇第一产程潜伏期最长为

77. 经产妇第一产程潜伏期最长为

78. 未实施硬膜外麻醉的初产妇第二产程最长为

79. 未实施硬膜外麻醉的经产妇第二产程最长为

80. 第三产程最长为

（81～84题共用备选答案）

    A. 1周   B. 3周

    C. 5周   D. 6周

    E. 7周

81. 产后子宫恢复至非孕期大小约需

82. 产后子宫体缩小至孕12周大小，约需

83. 产后第几周，除胎盘附着部位外，宫腔表面均由新生内膜覆盖

84. 产后胎盘附着部位子宫内膜全部修复约需

（85～87题共用备选答案）

    A. 产后宫缩痛   B. 子宫复旧

    D. 泌乳热   C. 初乳

    E. 恶露

85. 某产妇产褥早期因宫缩引起的下腹阵痛，属于

86. 某产妇产后7日内分泌淡黄色乳汁，属于

87. 某产妇产后子宫体肌纤维缩复和子宫内膜再生，属于

（88～92题共用备选答案）

    A. 3～5天   B. 10天

    C. 14天   D. 2～3周

    E. 6周

88. 产褥期一般所需的时间是产后

89. 分娩后产妇分泌成熟乳汁的时间是产后

90. 正常产后，子宫降至真骨盆内所需的时间是产后

91. 一般情况下，会阴切口缝合术后愈合的时间是产后

92. 正常产褥期血容量恢复未孕状态所需的时间是产后

五、X型题

93. 临产后正常宫缩的特点包括

    A. 节律性   B. 对称性

    C. 极性   D. 缩复作用

    E. 进行性

94. 分娩期的子宫颈变化正确的是
    A. 分娩前初产妇子宫颈管比经产妇的长
    B. 孕周越大颈管越短
    C. 初产妇子宫颈管先消失，然后颈口扩张
    D. 经产妇颈管消失与扩张同时进行
    E. 子宫颈口常被向上、向外牵拉、扩张，呈漏斗形

95. 正常产褥不可以出现
    A. 中度贫血　　　　B. 尿潴留
    C. 便秘　　　　　　D. 体温升高
    E. 脉搏加快

96. 在产褥期时，以下器官逐渐恢复或接近正常未孕状态的是
    A. 输尿管　　　　　B. 子宫
    C. 阴道　　　　　　D. 乳房
    E. 外阴

97. 有关产褥期保健，以下说法不正确的是
    A. 经阴道自然分娩的产妇应尽早适当活动
    B. 若已恢复性生活，应采取避孕措施
    C. 产后检查包括产后访视和产后健康检查
    D. 产后访视至少 3 次，第 1 次在产后 14 天
    E. 产褥期可行妇科检查，观察盆腔内生殖器是否恢复至非孕状态

98. 以下属于正常产褥期表现的有
    A. 产后呼吸减慢
    B. 胎盘娩出后宫底在脐下一指
    C. 哺乳可加重产后宫缩痛
    D. 产后 24 小时内体温可以超过 38℃
    E. 产后 24 小时内白细胞计数恢复至正常范围

99. 下列符合正常产褥期子宫颈复旧规律的是
    A. 产后 2~3 天，子宫颈口可通过 2 指
    B. 产后 1 周时，子宫颈外口关闭
    C. 产后 1 周时，子宫颈内口关闭
    D. 产后 4 周时，子宫颈完全恢复正常形态
    E. 产后 6 周时，子宫颈完全恢复正常形态

第八章　异常分娩

一、A1 型题

1. 关于协调性子宫收缩乏力的叙述不正确的是

　　A. 又称低张性子宫收缩乏力

　　B. 子宫收缩节律性、对称性和极性均正常

　　C. 收缩力低于 40mmHg

　　D. 宫缩持续时间短，间歇期长

　　E. 宫缩高峰时，子宫有隆起，按压时有凹陷

2. 急产是指

　　A. 第二产程不足 1 小时

　　B. 经产妇总产程不足 2 小时

　　C. 分娩总产程不足 3 小时

　　D. 初产妇总产程不足 5 小时

　　E. 第一、二产程不足 6 小时

3. 出现子宫收缩乏力后，使用缩宫素过程中不正确的是

　　A. 原则是以最小浓度获得最佳宫缩

　　B. 缩宫素最大给药浓度不超过 20mU/分

　　C. 用药期间需注意胎心、血压、宫缩及产程进展等变化

　　D. 缓慢增加剂量，逐步调整到有效剂量（宫缩间歇 2~3 分钟，持续 40~60 秒，宫腔压力达 50~60mmHg）

　　E. 适用于所有宫缩乏力患者

4. 协调性子宫收缩乏力的处理原则不正确的是

　　A. 人工破膜

　　B. 静脉滴注缩宫素

　　C. 加强子宫收缩

　　D. 指导孕妇休息、饮食及大小便

　　E. 均需剖宫产终止妊娠

5. 产妇行缩宫素引产，在出现规律宫缩后，胎心频繁出现晚期减速，胎头仍未入盆，宫口未开，最佳的处理方法是

　　A. 停止缩宫素引产，吸氧 1 小时，复查胎心并进行胎心监护

　　B. 氧气吸入，继续引产，待宫口开 2cm 以上时行人工破膜术，视羊水情况及胎头下降情况决定分娩方式

　　C. 取左侧卧位，氧气吸入，继续引产

　　D. 停止缩宫素引产，立即行剖宫产术终止妊娠

　　E. 以上都可以

6. 如果测量骨盆出口横径 <8cm，应进一步测量下列何条径线

　　A. 对角径　　　　　B. 坐骨棘间径

　　C. 坐骨切迹宽度　　D. 出口前矢状径

　　E. 出口后矢状径

7. 以下关于软产道裂伤的描述不正确的是

　　A. 宫颈裂伤可延伸至子宫下段

　　B. 阴道裂伤多为不规则

　　C. Ⅰ度会阴裂伤指会阴部皮肤及阴道入口黏膜撕裂

　　D. Ⅱ度会阴裂伤指裂伤已达会阴体筋膜及肌层，累及阴道后壁黏膜

　　E. Ⅲ度会阴裂伤指裂伤向会阴深部扩展，肛门外括约肌已断裂，直肠黏膜不完整

8. 以下哪种情况可经阴道试产

　　A. 轻度头盆不称

B. 明显头盆不称

C. 中骨盆横径狭窄

D. 中骨盆及出口平面狭窄

E. 出口横径与后矢状径之和 <15cm

9. 关于狭窄骨盆的处理原则，以下叙述不正确的是

A. 中骨盆狭窄，先露棘下 2cm，可经阴道助产

B. 出口横径 + 后矢状径之和 <15cm，应行剖宫产术

C. 轻度头盆不称，在严密监护下阴道试产

D. 均小骨盆，胎儿不大，可阴道试产

E. 严重骨盆畸形，应行剖宫产术

10. 关于漏斗型骨盆，以下描述不正确的是

A. 坐骨结节间径 <8cm

B. 耻骨弓角度 <90°

C. 坐骨结节间径 + 出口后矢状径 <15cm

D. 坐骨切迹宽度 <2 横指

E. 对角径 <11.5cm

11. 以下情况可以建议经阴道试产的是

A. 阴道纵隔

B. 子宫下段剖宫产史

C. 阴道簇状尖锐湿疣

D. 生殖道瘘修补术后

E. 子宫颈巨大肌瘤

12. 下列在各种胎方位的分娩经过中，错误的是

A. 枕横位一般能经阴道分娩

B. 持续性枕横位可吸引器助产

C. 枕后位临产后多能转成枕前位

D. 额左后位可经阴道分娩

E. 单臀先露可阴道助产

13. 头先露时，下列情况可以经阴道试产的是

A. 高直后位　　　B. 前不均倾位

C. 额后位　　　D. 额先露

E. 后不均倾位

14. 持续性颏横位，面先露的分娩机制是

A. 向后内旋转135°，以颏后位娩出

B. 向左前方转45°，以颏前位娩出

C. 在中骨盆平面，以颏部为支点，以颏前位娩出

D. 向前向内旋转135°，以颏前位娩出

E. 足月活胎不能经阴道自然娩出

15. 关于臀先露以下叙述不正确的是

A. 为最常见的异常胎位

B. 胎龄愈小臀先露发生率愈高

C. 臀先露多于妊娠 28～32 周间转为头先露

D. 必须在妊娠 30 周前行外转胎位术

E. 出头困难时需产钳助产

16. 臀位分娩，脐部娩出后，应多长时间内结束分娩

A. 8 分钟　　　B. 8～10 分钟

C. 10～15 分钟　　　D. 15～20 分钟

E. 20～30 分钟

17. 关于臀先露，以下叙述正确的是

A. 第二产程接产前应导尿并常规行会阴侧切术

B. 子宫收缩乏力的发生率并不增多

C. 胎臀已进入盆腔，排出胎便是胎儿窘迫的征象

D. 无法经阴道分娩

E. 易发生胎膜早破、脐带脱垂

18. 以下不属于臀位剖宫产指征的是

A. 骨盆入口轻度狭窄

B. 巨大儿

C. 软产道异常

D. 高龄初产妇

E. 第二产程、脐带脱垂、胎儿存活

19. 关于复合先露的描述，在下列中错误的是

A. 胎头或胎臀伴有上肢或下肢作为先露部同时进入骨盆入口

B. 胎头与一手或一前臂复合先露最常见

C. 常见于胎头高浮、骨盆狭窄、胎位异常、早产、羊水过多及双胎妊娠

D. 应与肩先露、臀先露鉴别

E. 无论何种情况，均应行剖宫产术终止妊娠

20. 关于宫缩乏力导致产程延长的后果，以下描述不正确的是

A. 产后出血　　　B. 生殖道瘘管

C. 胎盘植入　　　D. 产褥感染

E. 尿潴留

21. 活跃期停滞的诊断标准是破膜后且宫口扩张≥cm，宫缩正常但宫口停止扩张≥小时，或宫缩乏力且宫口停止扩张≥小时。

A. 6，4，6　　　　B. 3，4，6

C. 3，2，4　　　　D. 6，2，4

E. 6，4，2

22. 第二产程延长的诊断标准是：①行硬膜外麻醉分娩镇痛时，初产妇＞小时，经产妇＞小时，产程无进展；②未使用硬膜外分娩镇痛时，初产妇＞小时，经产妇＞小时产程无进展。

A. 3，2，2，1　　　B. 4，3，3，2

C. 4，3，2，1　　　D. 3，2，3，2

E. 4，2，2，1

23. 宜阴道试产的情况有

A. 孕妇心功能 3 级

B. 严重的骨盆狭窄

C. 胎儿频发晚期减速，短时间不能结束分娩者

D. 胎儿颈部巨大淋巴管瘤，影像学检查提示胎儿气管受压明显

E. 羊水Ⅲ度混浊，胎心监护Ⅰ类，宫口

开全，头先露，S^{+3}

24. 以下不属于产钳助产术适应证的是

A. 产妇因合并各种并发症需缩短第二产程，如：心脏病心功能 1～2 级

B. 宫缩乏力，第二产程延长

C. 胎儿窘迫

D. 产妇或家属要求

E. 臀位阴道分娩后出头困难

25. 肩难产对新生儿的最常见并发症为

A. 臂丛神经损伤

B. 新生儿锁骨骨折

C. 新生儿窒息

D. 新生儿颅内出血

E. 新生儿神经系统异常

26. 处理肩难产时的注意事项不正确的是

A. 会阴后斜切开不宜过大

B. 做好新生儿复苏

C. 认真检查产道裂伤

D. 预防产后出血

E. 预防产褥感染

27. 对肩难产助产最常用的助产措施是

A. 屈大腿法　　　B. 压前肩法

C. 牵后肩法　　　D. 断锁骨法

E. 旋肩法

二、A2 型题

28. 初产妇，27 岁，现孕 39 周。因"规律宫缩 9 小时"入院。查体：宫高 34cm，腹围 97cm，宫缩密，子宫呈持续紧张状态，拒按，胎方位扪不清，胎心率 160 次/分。肛查：宫口开 2cm，有水囊感，头先露，S^{-2}，患者烦躁不安，呼痛不止，观察 2 小时后产程无进展。以下处理不正确的是

A. 人工破膜

B. 精神安慰

C. 地西泮 10mg 静脉注射

D. 哌替啶 100mg 肌内注射

E. 缩宫素静脉滴注

29. 初产妇，孕足月。腹胀 12 小时。胎方位 ROA，已入盆，胎心 142 次/分，宫缩规律，持续 60 秒，间歇 1~2 分钟，产妇烦躁不安。肛查：宫口开 1cm，S^0，观察 2 小时，产程无进展。初步诊断为

A. 先兆子宫破裂

B. 高张性子宫收缩乏力

C. 潜伏期延长

D. 活跃期停滞

E. 子宫强直性收缩

30. 初产妇，28 岁，现妊娠 39 周。规律宫缩 17 小时，骨盆外测量正常，估计胎儿体重 3500g，现宫缩减弱变稀，宫缩间隔 5~6 分钟，持续 20~30 秒，宫缩弱。阴道检查，宫口开 7cm，S^{+1}，胎膜未破，先露头，胎心 145 次/分。以下诊断正确的是

A. 先兆临产

B. 继发性宫缩乏力

C. 原发性宫缩乏力

D. 活跃期停滞

E. 胎儿窘迫

31. 初产妇，规律宫缩 12 小时，宫口开 2cm，S^{-3}，4 小时后宫口仍开 2cm，S^{-3}，宫缩 10 秒/6~7 分钟，以下处理不正确的是

A. 人工破膜

B. 人工破膜后缩宫素加速产程

C. 检查有无头盆不称

D. 鼓励进食，增加能量

E. 剖宫产终止妊娠

32. 初产妇，28 岁，现妊娠 40 周，规律宫缩 13 小时，近 2 小时产程无进展，产妇持续性腹痛，腹部拒按，胎心 152 次/分。肛查宫口开大 3cm，胎头 S^{+1}。本例正确处

理应是

A. 阴道检查后再决定分娩方式

B. 静脉滴注缩宫素

C. 肌内注射哌替啶 100mg

D. 人工破膜后静脉滴注缩宫素

E. 立即行剖宫产术

33. 初产妇，28 岁，现孕 39 周，因"自然临产"入院待产。从规律的宫缩开始至宫口开 4cm 已达 20 小时，估计胎儿体重 3000g，阴道检查骨盆未发现明显异常，胎方位 LOA，先露 S^{-1}，已破膜，胎心监护 I 类。此时最需要评估的内容是

A. 宫缩情况　　　B. 中骨盆情况

C. 羊水性状　　　D. 孕妇血象

E. 产瘤情况

34. 初产妇，24 岁，G_1P_0，现孕 38^{+5} 周。胎头双顶径 9.3cm，骨盆入口约成三角形，两侧壁内聚，坐骨棘突出，耻骨弓较窄，骶坐切迹窄呈高弓型，骶骨较直而前倾，出口后矢状径较短。患者可诊断为

A. 女型骨盆

B. 扁平型骨盆

C. 类人猿型骨盆

D. 男型骨盆

E. 均小骨盆

35. 初产妇，28 岁，骨盆内外测量结果：坐骨棘间径 <10cm，坐骨结节间径 <8cm，耻骨弓角度 <90°。应属于哪种类型骨盆

A. 扁平型骨盆　　B. 漏斗型骨盆

C. 均小骨盆　　　D. 类人猿型骨盆

E. 骨软化病骨盆

36. 孕妇，26 岁，现孕 39 周。坐骨结节间径 7cm，出口后矢状径 7cm，宫口已开 2cm。正确的分娩方式应是

A. 自然分娩

B. 会阴侧切自然分娩

C. 行产钳术

D. 行胎头吸引术

E. 行剖宫产术

37. 初产妇，36 岁，孕 40 周，足先露，宫缩持续 45 秒，间隔 3~4 分，胎心 145 次/分，先露浮，宫口开 2cm，胎儿双顶径 10cm，测产妇骨盆对角径长 10cm。最恰当处理是

A. 肌内注射缩宫素

B. 静脉滴注葡萄糖 + 维生素 C

C. 继续观察，等待自然分娩

D. 会阴切开臀牵引术

E. 准备行剖宫产术

38. 初产妇，29 岁，现孕 39 周。因 "临产 10 小时" 入院。查体：宫高 39cm，估计胎儿 3800g，左枕前位，胎心好，宫缩强，宫口开 4cm，胎头跨耻征阳性，应采取的处理是

A. 等待自然分娩

B. 行人工破膜术

C. 行剖宫产术终止妊娠

D. 缩宫素静脉滴注

E. 阴道检查

39. 初产妇，26 岁，在分娩过程中，宫口开全 2 小时 10 分钟，先露 S^{+2}，胎方位 LOT，宫缩强度由强转为中，持续 40 分钟，宫缩间歇时间由 2.5 分钟延长至 4~5 分钟，诊断为第二产程延长，造成这种情况最常见的原因是

A. 宫缩乏力

B. 产妇衰竭

C. 中骨盆平面狭窄

D. 骨盆出口狭窄

E. 胎儿过大

40. 初产妇，28 岁，G_1P_0，现孕 39 周，临产 9 小时。阴道检查：宫口开 9cm，S = 0，胎儿枕部位于 6 点处。造成此种胎位异常的原因不正确的是

A. 男型骨盆

B. 类人猿型骨盆

C. 头盆不称

D. 子宫收缩乏力

E. 长时间平卧

41. 初产妇，28 岁，G_1P_0，现孕 38^{+2} 周。因 "规律腹痛半天，阴道流液 2 小时" 来院。阴道检查：宫口开 3cm，可及胎儿口鼻。造成此种胎位异常的原因不包括

A. 腹壁松弛   B. 头盆不称

C. 宫缩乏力   D. 脐带过短

E. 无脑儿畸形

42. 初孕妇，妊娠 38 周。腹部检查：子宫呈椭圆形，胎先露部较软且不规则，胎心在脐上偏左。本例的胎先露应是

A. 肩先露   B. 臀先露

C. 面先露   D. 枕先露

E. 额先露

43. 初产妇，28 岁，头位，宫口开全 2 小时，S^{+3}，LOT，胎心监护为 Ⅲ 类监护，宫缩良好，最佳处理方法是

A. 等待阴道自然分娩

B. 静脉滴注缩宫素加速产程

C. 剖宫产终止妊娠

D. 持续胎心监护

E. 阴道检查后产钳助产

44. 初产妇，26 岁，孕 38 周，不完全臀先露，胎心良好，胎膜未破，估计胎儿体重 > 3800g。最恰当的处理方法是

A. 等待自然分娩

B. 行阴道镜检查

C. 缩宫素静脉滴注

D. 行人工破膜术

E. 行剖宫产术

45. 初产妇，29 岁，现孕 30 周，双胎早产，胎位均为头位，当第一胎儿娩出后，第二胎儿胎膜破裂，阴道检查在第二胎儿胎头前方可触及条索状物。此时处理恰当的是

A. 吸氧 + 抬高臀部

B. 检查者于阴道内上推胎儿头部

C. 立即行剖宫产术

D. 立即行产钳术

E. 腹部双手捞胎头向上提拉

46. 初产妇，27 岁，宫口开全 3 小时，无分娩镇痛，诊断为持续性枕后位，胎先露棘下 2.5cm，胎心 140 次/分，宫缩间隔 2～3 分钟，持续 35 秒，强度中。接下来的处理方案包括

A. 继续观察

B. 自由体位分娩

C. 会阴侧切手转胎头至枕前位产钳助产

D. 静脉滴注缩宫素后继续指导运用腹压

E. 剖宫产

47. 初产妇，29 岁，现妊娠 40 周，规律宫缩 18 小时，阴道检查：宫口开大 6cm，S^{-1}，宫缩渐弱，20～30 秒/6～7 分钟。2 小时后复查，宫口仍开大 6cm，S^{-1}，骨盆外测量正常范围，胎心 130～135 次/分，规律，该产妇属于下列产程图异常中的

A. 潜伏期延长　　　B. 活跃期延长

C. 活跃期停滞　　　D. 胎头下降延缓

E. 第二产程停滞

48. 初产妇，26 岁，现孕 41 周。阴道检查：宫颈口完全扩张，宫颈管完全消失，胎头颅骨最低点达坐骨棘平面，且胎头处于枕后位，3 小时产程无进展。以下说法中正确的是

A. 枕后位通常与女型骨盆相关

B. 胎儿头骨已通过骨盆入口平面

C. 胎头下降受阻

D. 若患者未使用硬膜外镇痛，则目前属于正常产程状态，反之属于异常

E. 以上说法均不正确

49. 初产妇，31 岁，现孕 41 周，临产 12 小时。产科检查：宫高 39cm，估计胎儿 3800g，胎方位 LOA，胎心好，宫缩强。阴道检查：宫颈已展平，宫口开 5cm，胎膜已破，头先露，S^{-1}，可触及产瘤 5cm × 5cm × 1.0cm，宫缩时先露下降不明显。应采取的处理是

A. 等待自然分娩

B. 观察经过

C. 行剖宫产术

D. 静脉滴注缩宫素

E. 下床活动

50. 初产妇，27 岁，孕 38^{+6} 周，食欲正常。昨晚 9：00 起有腹部阵痛，一夜未睡，今晨就诊，精神疲乏，宫缩持续 10～15 秒，间隔 10～35 分钟，宫缩强度弱。肛查：头先露，未入盆，宫口开指尖，前羊膜囊不明显，骨盆测量无异常。以下处理最恰当的是

A. 肥皂水灌肠

B. 缩宫素静脉滴注

C. 补液支持疗法

D. 哌替啶 100mg 肌内注射

E. 行人工破膜术

51. 初产妇，26 岁，规律宫缩 13 小时，已破膜，产科检查：枕左前位，胎心 92 次/分，宫口开全，S^{+3}。此时正确的处理措施是

A. 行剖宫产术

B. 吸氧、备血

C. 等待自然分娩

D. 会阴侧切后自然分娩

E. 会阴侧切后产钳分娩

52. 初孕妇，26 岁，G_1P_0，现孕 40 周。因"阵发性腹痛 6 小时"入院。查体：骶耻外径 18cm，坐骨结节间径 8cm，宫高 38cm，腹围 98cm，骶左前，胎心 140 次/分。肛查：宫口开 3cm，未破膜，足先露，入院后 5 小时宫缩持续 30 秒，间隔 6~7 分，产程无进展。以下处理最恰当的是

A. 静脉滴注催产素

B. 温肥皂水灌肠

C. 行人工破膜术

D. 不需处理，继续观察

E. 行剖宫产术

53. 初产妇，25 岁，妊娠糖尿病 40 周胎膜早破入院待产。后行缩宫素引产，宫口开至 7cm 后产程无进展达 4 小时。经充分评估，宫缩 40 秒/3 分钟，骨盆无明显狭窄，先露 S^{-1}，LOT。产瘤大小约 3cm×3cm，位于前顶骨。矢状缝靠近骶岬，盆腔后半部空虚。羊水清，胎心监护 I 类。1 周前超声测量胎儿双顶径 95mm、头围 340mm、腹围 350mm、股骨长 70mm，宫高 35mm，入院时宫高 40cm。目前的处理应为

A. 严密监护下继续待产

B. 加强宫缩

C. 徒手转胎位

D. 镇静

E. 剖宫产

54. 初产妇，28 岁，行硬膜外镇痛分娩，第二产程 3 小时，现宫口已开全，距规律宫缩达 24 小时，经评估可继续阴道试产。此时对母儿可能的影响不包括

A. 产后出血　　B. 产褥感染

C. 会阴裂伤　　D. 胎肺不成熟

E. 胎儿宫内感染

三、A3/A4 型题

（55~57 题共用题干）

孕妇，24 岁，足月妊娠，临产已 10 小时，宫口扩张 2cm，自觉下腹部持续疼痛，孕妇烦躁不安，疼痛喊叫，宫缩频率高，子宫下段收缩最强。

55. 该患者的初步诊断是

A. 不协调性宫缩乏力

B. 协调性宫缩乏力

C. 骨盆狭窄

D. 胎位不正

E. 正常分娩

56. 导致此诊断最不可能的原因是

A. 羊水过多　　B. 头盆不称

C. 多次妊娠　　D. 巨大儿

E. 子宫畸形

57. 此时应首选的措施是

A. 静脉滴注缩宫素

B. 行剖宫产术

C. 肌内注射哌替啶

D. 行人工破膜术

E. 无须任何处理

（58~60 题共用题干）

初产妇，29 岁，现孕 38^{+2} 周。单胎头位入院待产。自然临产，现阴道检查，宫口开 4cm，胎先露头，S=0，宫缩间隔 3~4 分钟，持续 30~40 秒。

58. 现目前的处理措施正确的是

A. 继续观察

B. 人工破膜

C. 静脉滴注缩宫素

D. 补液支持

E. 剖宫产

59. 4 小时后，产妇宫缩时子宫体部不变硬，持

续 20 秒，间隔 5~6 分钟，胎心 140 次/分，查宫口开 4cm，S=0，胎膜未破，此时最适宜的处理是

A. 继续观察

B. 立即剖宫产终止妊娠

C. 缩宫素静脉滴注

D. 人工破膜

E. 产钳助产

60. 此时对母儿的影响，叙述不正确的是

A. 产妇精神疲惫、全身乏力

B. 易发生羊水栓塞

C. 易发生胎儿窘迫

D. 可致产后出血和产褥感染率增加

E. 可致产后尿潴留

(61~62 题共用题干)

初产妇，32 岁，G_2P_0。现孕 39 周。胎膜早破，规律宫缩 2 小时后，娩一活婴。

61. 以下说法不正确的是

A. 患者属于急产

B. 产后需仔细探查宫颈、阴道及会阴

C. 预防产后出血

D. 容易发生胎盘滞留

E. 总产程小于 2 小时结束分娩，称为急产

62. 预防急产发生，不正确的是

A. 有急产史孕妇，应提前住院待产

B. 胎儿娩出时，指导孕妇向下用力屏气

C. 提前做好接产及抢救新生儿窒息的准备

D. 产后仔细检查宫颈、阴道、外阴，若有撕裂应及时缝合

E. 若属未消毒的接产，应给予抗生素预防感染

(63~65 题共用题干)

初产妇，28 岁，现妊娠 40 周。因"胎膜早破 2 小时"入院。查体：血压 120/

75mmHg，宫高 35cm，腹围 105cm。现阴道检查，宫口开 5cm，S=0；2 小时后宫缩减弱，间歇时间增加，给予缩宫素静脉滴注后，产妇出现持续性腹痛，烦躁不安，宫缩间隔 1~2 分钟，持续 45 秒，胎心 110 次/分。阴道检查，宫口开 5cm，S=0。

63. 此时最可能的诊断是

A. 先兆子宫破裂

B. 胎盘早剥

C. 不协调性子宫收缩过强

D. 协调性子宫收缩过强

E. 高张性宫缩乏力

64. 此时应立即采取的措施不包括

A. 立即停止静脉滴注缩宫素

B. 持续监测胎心变化

C. 给予吸氧

D. 应用宫缩抑制剂

E. 立即剖宫产终止妊娠

65. 经上述处理后，孕妇仍感腹痛难忍，子宫下段压痛明显，宫缩间隔 1~2 分钟，持续 45~60 秒。阴道检查：宫口开全，S^{+1}，胎心 100 次/分，此时应立即采取的措施是

A. 等待宫口开全行产钳助产

B. 会阴侧切，阴道助产

C. 立即肌内注射哌替啶或地西泮

D. 立即剖宫产终止妊娠

E. 立即静脉滴注硫酸镁

(66~68 题共用题干)

孕妇，28 岁，G_1P_0，现孕 39^{+6} 周。规律宫缩 16 小时，现宫缩间隙 2~3 分钟，持续 30~40 秒，胎心 150 次/分。阴道检查，宫口开 6cm，S=0，先露头。

66. 目前以下处理正确的是

A. 不需要干涉产程进展，继续观察

B. 肌内注射哌替啶

C. 人工破膜

D. 静脉滴注缩宫素

E. 剖宫产终止妊娠

67. 2 小时后宫缩间隔 5～6 分钟，持续 30 秒，胎心 150 次/分，先露头，宫口仍开 6cm，S = 0，目前需要

A. 人工破膜

B. 继续观察

C. 剖宫产终止妊娠

D. 肥皂水灌肠

E. 改变体位

68. 经上述处理后，1 小时后出现宫缩间隔 1～2 分钟，持续 45 秒，阴道检查宫口开全，S^{+2}，分娩过程中需要注意的情况不包括

A. 阴道分娩，保护会阴，避免软产道裂伤

B. 连续胎心监护，警惕胎儿窒迫

C. 若出现胎儿窒迫，应立即终止妊娠

D. 做好新生儿窒息复苏准备工作

E. 立即产钳助产

（69～70 题共用题干）

孕妇，27 岁，G_1P_0。40 周妊娠，因腹胀 4 小时入院。入院时检查胎头先露，部分入盆，跨耻征可疑。阴道检查：骶耻内径大于 12cm，骶骨凹度呈中度弧形，两侧坐骨棘内突，坐骨切迹小于 2 指，骶尾关节活动良好，耻骨弓角度 75°。

69. 此种情况下诊断应考虑为

A. 正常骨盆 　　B. 扁平型骨盆

C. 均小骨盆 　　D. 畸形骨盆

E. 漏斗型骨盆

70. 该孕妇的分娩方式应考虑

A. 择期剖宫产

B. 产钳助产

C. 自然阴道分娩

D. 由孕妇和家属确定

E. 先试产出现产程停滞后再剖宫产

（71～73 题共用题干）

初产妇，32 岁，现孕 39 周。骨盆各径线为：对角径 13cm，坐骨棘间径 9.5cm，坐骨结节间径 7cm，耻骨弓角度 80°。

71. 该产妇的骨盆可诊断为

A. 扁平骨盆 　　B. 中骨盆狭窄

C. 漏斗型骨盆 　　D. 均小骨盆

E. 畸形骨盆

72. 估计胎儿体重 3700g，其分娩方式应为

A. 等待自然分娩

B. 阴道试产

C. 行剖宫产术

D. 产钳助产

E. 胎头吸引助产

73. 若出口后矢状径为 8.5cm，估计能经阴道分娩的条件是

A. 持续性枕后位

B. 估计胎儿体重 2 800g

C. 胎儿宫内窒迫

D. 完全臀先露

E. 以上都不是

（74～75 题共用题干）

初产妇，29 岁，G_1P_0，现孕 40 周。临产 10 小时，破膜 7 小时，宫缩规律，30 秒/2～3 分钟，胎心 150 次/分，羊水 I 度。阴道检查：宫口开 5cm，S = 0，矢状缝在右斜径上，小囟在 7 点处，坐骨棘稍突。观察 4 小时后，胎心 152 次/分，阴道检查：宫颈前唇水肿，宫口开 5cm，S = 0，矢状缝在右斜径上，小囟在 7 点处，有产瘤，剖宫产终止妊娠。

74. 剖宫产手术的指征是

A. 胎儿窒迫 　　B. 持续性枕后位

C. 胎膜早破　　　　D. 宫缩乏力

E. 枕前位

75. 该患者可能的骨盆形态为

A. 类人猿型骨盆

B. 单纯扁平骨盆

C. 佝偻病性扁平骨盆

D. 女型骨盆

E. 均小骨盆

(76 ~ 77 题共用题干)

初产妇，28 岁，G_1P_0，现孕 39 周。因"规律宫缩 11 小时"入院。查体：髂棘间径 25cm，骶耻外径 20cm，坐骨结节间径 7.5cm，枕右前位，胎心 134 次/分，肛查宫口开大 4cm，胎头"0"。3 小时后患者诉腹痛难忍，查体：子宫下段压痛明显，宫缩 45 秒/1 ~ 2 分钟，胎心 102 次/分，肛查宫口开大 5cm，胎头"0"。

76. 此时产程受阻的原因主要是

A. 扁平骨盆

B. 佝偻病性扁平骨盆

C. 骨盆入口狭窄

D. 骨盆出口狭窄

E. 中骨盆狭窄

77. 此时最可能的诊断是

A. 协调性子宫收缩过强

B. 不协调性子宫收缩过强

C. 不协调性子宫收缩乏力

D. 先兆子宫破裂

E. Ⅲ度胎盘早剥

(78 ~ 81 题共用题干)

初产妇，27 岁，妊娠近足月，疑胎方位为肩先露。

78. 检查产妇腹部，最常见到的异常情况是

A. 子宫呈纵椭圆形

B. 子宫呈板状硬

C. 胎心率减慢

D. 出现病理性缩复环

E. 呈悬垂腹

79. 若为嵌顿性肩前位，脱出的胎手是胎儿左手，其腹部检查应是

A. 胎背朝向产妇腹壁，胎头在产妇腹壁左侧

B. 胎背朝向产妇腹壁，胎头在产妇腹壁右侧

C. 胎儿肢体朝向产妇腹壁，胎头在产妇腹壁右侧

D. 胎儿肢体朝向产妇腹壁，胎头在产妇腹壁左侧

E. 胎儿肢体朝向产妇腹壁，胎头在产妇腹壁剑突下

80. 胎心 144 次/分且规律，宫缩时间间隔 5 分钟，持续 40 秒。缩复环在脐耻之间，此时的处理原则应是

A. 送回胎手，并取臀高头低位

B. 待宫口开全后行内转胎位术

C. 行外转胎位术，转成纵产式

D. 在深麻醉下行内转胎位术

E. 立即行剖宫产术

81. 娩出的新生儿颜面及全身皮肤呈青紫色、呼吸表浅，心率 120 次/分且有力，此时首先应做的处置是

A. 吸氧，保暖

B. 行人工呼吸

C. 脐静脉注射纳洛酮

D. 纠正酸中毒

E. 清理呼吸道

(82 ~ 83 题共用题干)

经产妇，30 岁，孕 36 周，双胎妊娠，自然分娩。第 1 胎儿为头位，新生儿体重 2600g，Apgar 评分 8 分；第一个胎儿娩出后即阴道检

查发现第 2 胎儿为横位、肩先露，破膜后上肢脱出，胎心 144 次/分，宫缩间隔 6 ~ 7 分钟，持续 15 秒，强度弱。

82. 本例恰当的紧急处理应是

A. 给予子宫收缩剂

B. 行内倒转术

C. 人工破膜

D. 急诊剖宫产

E. 胸膝卧位纠正胎位

83. 若内倒转失败，以下处理正确的是

A. 给予子宫收缩剂

B. 行外倒转术

C. 启动紧急剖宫产

D. 胎头吸引术

E. 臀高位继续待产

（84 ~ 85 题共用题干）

经产妇，26 岁，前次分娩胎儿体重 3000g，此次因"足月妊娠自然临产"而入院，估计胎儿体重 4000g，第一产程进展顺利，但宫口开全后 1 小时胎先露下降不满意，可触及小产瘤。

84. 为确定是否为持续性枕后位，以下检查最可靠的是

A. 阴道检查触摸矢状缝

B. 阴道检查触摸大小囟门

C. 阴道检查触摸耳廓及耳屏位置及方向

D. 腹部触摸胎背的位置

E. 根据腹部胎心听诊的位置

85. 经阴道检查发现为持续性枕横位，以下处理正确的是

A. 必须立即行剖宫产分娩

B. 马上行胎头吸引术经阴道分娩

C. 可以使用中位产钳助产

D. 胸膝卧位协助转胎位并继续指导屏气用力

E. 试行手转胎头，并加强宫缩，再观察

（86 ~ 87 题共用题干）

初产妇，28 岁，现孕 39 周。因"规律宫缩 2 小时"入院。估计胎儿体重 3500g，骨盆外测量 24cm – 27cm – 18cm – 8.5cm，查宫底剑突下 1 横指，LOA，胎心监护 I 类，宫缩强，胎头跨耻征可疑阳性。观察 4 小时，产妇腹部检查，未能触及胎头，胎头已入盆。阴道检查：宫口开大 4cm。行人工破膜，先露 S – 2 至 S – 1，宫缩时下降不明显。胎头矢状缝与骨盆入口横径一致，靠近骶岬盆腔后半部空虚，宫颈前唇水肿。宫缩规律，强度较前减弱。

86. 目前的诊断为

A. 先兆临产   B. 持续性枕后位

C. 活跃期停滞   D. 后不均倾位

E. 前不均倾位

87. 下一步处理措施较为恰当的是

A. 继续阴道试产

B. 哌替啶镇静

C. 软化宫颈

D. 使用缩宫素加强宫缩

E. 剖宫产分娩

（88 ~ 89 题共用题干）

初产妇，26 岁，现妊娠 39 周。晨 6 时出现阴道流液，色清，后出现规律下腹痛，下午 3 时宫口开大 7 ~ 8cm，胎心 140 次/分。阴道检查：S^{+1}，胎头后囟在骶骨前处，前囟在耻骨联合后。

88. 本例最可能的诊断是

A. 持续性枕后位   B. 高直后位

C. 骨盆入口狭窄   D. 枕前位

E. 高直前位

89. 本例最恰当的处理为

A. 静脉滴注缩宫素

B. 手转胎头

C. 产钳助产术

D. 胎头吸引术

E. 急诊剖宫产术

(90~93 题共用题干)

初产妇，24 岁，现孕 38 周。因 "3 小时前破膜" 入产房，羊水清，入产房时宫口开 1cm。现宫口扩张 3cm，LOA，胎心监护 I 类，宫缩 30 秒/3~4 分钟，产道无明显异常，估计胎儿体重 3250g，孕妇生命体征正常。

90. 此时最恰当的处置应是

A. 静脉滴注缩宫缩加强宫缩

B. 行剖宫产术

C. 严密观察产程进展情况

D. 促宫颈成熟

E. 人工破膜

91. 患者因宫缩减弱和宫颈变化减慢开始使用缩宫素，并实施硬膜外镇痛，潜伏期已达 12 小时，子宫收缩 40 秒/3~4 分钟，胎心监护 I 类，宫口开 6cm，先露 S^{-2}。孕妇自诉有近 4 小时未有便意，未解小便，此时处理应是

A. 导尿并留置导尿管

B. 加强宫缩

C. 静脉注射地西泮 10mg

D. 行剖宫产术

E. 哌替啶 100mg 肌内注射

92. 经处理后胎头开始下降，先露 S^{+2}，宫口开 7cm，羊水 Ⅲ 度浑浊，胎心监护 I 类，宫缩好，此时处理应是

A. 严密胎心监护及产程的进展

B. 使用三代头孢类抗生素治疗

C. 肥皂水灌肠

D. 行剖宫产术

E. 羊水灌注

93. 宫口已开全 2 小时，宫缩减弱，宫缩时先露下降欠佳，羊水 Ⅲ 度浑浊，胎心监护 Ⅱ

类，阴道检查：先露 S^{+3}，前囟位于骨盆左前方。此时的处理方法是

A. 胸膝卧位

B. 吸氧，静脉注射地西泮

C. 徒手转胎方位，产钳助产

D. 静脉滴注葡萄糖注射液内加维生素 C

E. 继续严密监护下阴道试产

四、B1 型题

(94~97 题共用备选答案)

A. 低张性子宫收缩乏力

B. 高张性子宫收缩乏力

C. 原发性子宫收缩乏力

D. 继发性子宫收缩乏力

E. 正常子宫收缩乏力

94. 子宫收缩失去正常特性，间歇时子宫不放松，称为

95. 临产后宫缩一直短而弱，间歇长，产程进展慢，称为

96. 产程进展到一定阶段后，宫缩减弱，出现宫缩乏力，称为

97. 子宫保持正常特性，仅收缩力弱，间歇时间长，持续时间短，弱而无力，称为

(98~100 题共用备选答案)

A. 高张性子宫收缩乏力

B. 低张性子宫收缩乏力

C. 病理性缩复环

D. 痉挛性狭窄环

E. 强直性子宫收缩

98. 宜用哌替啶治疗的是

99. 宜滴注缩宫素的是

100. 需行剖宫产的是

(101~104 题共用备选答案)

A. 有节律性

B. 环逐渐升高

C. 无对称性和极性

D. 环的位置不变

E. 易造成会阴Ⅲ°撕裂

101. 低张性子宫收缩乏力表现为

102. 高张性子宫收缩乏力表现为

103. 痉挛性狭窄环表现为

104. 病理性缩复环表现为

(105~107 题共用备选答案)

A. 正常产程　　　B. 活跃期延长

C. 潜伏期延长　　D. 活跃期停滞

E. 第二产程停滞

105. 进入活跃期后,活跃期宫颈口扩张速度 <0.5cm/h 称为

106. 宫口开大 6cm,若宫缩正常,停滞 5 小时无进展为

107. 初产妇临产 21 小时,宫口开大 5cm 为

(108~111 题共用备选答案)

A. 屈大腿法

B. 耻骨上加压法

C. 牵后臂娩后肩法

D. 断锁骨法

E. 旋肩法

108. 当胎儿后肩入盆时,将后肩向侧上旋转,同时将胎头同向旋转,当后肩旋转至前肩位置时娩出,是指

109. 自骶骨侧进阴道,将胎儿后上肢沿胎儿胸前滑出阴道而娩出后肩及后臂,是指

110. 在耻骨联合上方向后下压胎儿前肩部,同时牵拉胎儿,加压与牵引互相配合,是指

111. 产妇双腿极度屈曲贴近腹部,双手抱膝,是指

五、X 型题

112. 关于不协调性子宫收缩乏力的临床表现,以下叙述正确的是

A. 产妇出现持续性腹痛及静息宫内压

升高

B. 易发生胎儿窘迫

C. 宫口扩张及胎先露下降缓慢

D. 宫缩存在正常的对称性、节律性和极性

E. 可给予镇静剂

113. 关于不协调性宫缩过强的临床表现,以下叙述正确的是

A. 子宫痉挛性狭窄环

B. 病理性缩复环

C. 第三产程胎盘嵌顿

D. 强直性子宫收缩

E. 急产

114. 狭窄骨盆对产程的影响包括

A. 胎位异常

B. 胎头下降停滞

C. 第一产程活跃期延长

D. 第一产程潜伏期延长

E. 第二产程延长

115. 产道异常对胎婴儿的影响有

A. 产伤　　　　　B. 颅内出血

C. 脐带脱垂　　　D. 胎儿宫内窘迫

E. 新生儿黄疸

116. 关于臀位妊娠,下列处理中不恰当的是

A. 破膜后应严密注意胎心变化

B. 孕 32~34 周可施行外倒转术

C. 骨盆入口轻度狭窄时可阴道试产

D. 临产后禁止肥皂水灌肠

E. 破膜后见羊水胎粪污染,应考虑胎儿窘迫

117. 肩难产的产前高危因素有

A. 巨大胎儿

B. 妊娠期糖尿病

C. 过期妊娠

D. 第一产程活跃期延长

E. 孕妇骨盆解剖结构异常

118. 肩难产对母体的最常见并发症有

A. 产后出血

B. 阴道裂伤

C. 严重会阴裂伤

D. 宫颈裂伤

E. 子宫破裂

119. 以下属于第二产程异常的是

A. 潜伏期延长

B. 活跃期延长

C. 胎头下降延缓

D. 胎头下降停滞

E. 第二产程延长

第九章　分娩期并发症

1. 产后出血是指阴道流血量在胎儿经阴道娩出后 24 小时内超过
  A. 300ml
  B. 400ml
  C. 500ml
  D. 600ml
  E. 700ml

2. 产后出血最常见的原因是
  A. 子宫收缩乏力
  B. 胎盘滞留
  C. 胎盘部分残留
  D. 软产道裂伤
  E. 凝血功能障碍

3. 治疗宫缩乏力导致的产后出血的一线治疗措施不包括
  A. 使用缩宫素
  B. 使用麦角新碱
  C. 使用卡贝缩宫素
  D. 使用氨甲环酸
  E. 使用卡前列素氨丁三醇

4. 子宫压缩缝合术最常使用的子宫缝合技术为
  A. B－Lynch 缝合法
  B. Hayman 缝合术
  C. Cho 缝合术
  D. Pereira 缝合术
  E. 间断水平褥式缝合

5. 关于产后出血的手术治疗方式，以下叙述不正确的是
  A. 剖宫产术中宫腔填塞可选用水囊压迫或纱条填塞

B. 宫腔填塞水囊或纱条后 72 小时取出
  C. 子宫压迫缝合最常用的方法是 B－Lynch 缝合术
  D. 盆腔血管结扎术包括子宫动脉结扎和髂内动脉结扎
  E. 子宫切除术适用于各种保守治疗方法无效者

6. 羊水栓塞的诱发因素不包括
  A. 胎膜早破
  B. 前置胎盘
  C. 子宫破裂
  D. 臀位
  E. 羊水过多

7. 羊水栓塞的病理生理改变不包括
  A. 急性左侧心力衰竭
  B. 肺动脉高压
  C. 过敏样反应
  D. 弥散性血管内凝血
  E. 全身炎症反应综合征

8. 羊水栓塞产生的过敏样反应为以下何种类型的变态反应
  A. Ⅰ型变态反应
  B. Ⅱ型变态反应
  C. Ⅲ型变态反应
  D. Ⅳ型变态反应
  E. 以上均不是

9. 羊水栓塞的确诊依据是
  A. 有突发呼吸困难
  B. 查到胎儿有核红细胞
  C. 休克及昏迷
  D. 腔静脉中查到胎脂、胎粪
  E. 以上均错误

10. 羊水栓塞三联征是指

　A. 骤然的低氧血症、低血压、凝血功能障碍

　B. 逐渐顺次出现的低氧血症、低血压、凝血功能障碍

　C. 产后出血、低血压、心力衰竭

　D. 逐渐顺次出现的产后出血、低血压、呼吸循环衰竭

　E. 低血压、血氧饱和度下降、呼吸循环衰竭

11. 健康妊娠妇女在分娩时突然出现发绀、呼吸困难、休克，应首先考虑为

　A. 过敏性休克　　　B. 羊水栓塞

　C. 空气栓塞　　　　D. 血栓栓塞

　E. 血型不合引起急性溶血

12. 抢救羊水栓塞的首要措施是

　A. 纠正 DIC 及继发纤溶

　B. 纠正呼吸循环衰竭

　C. 纠正肾功能衰竭

　D. 立即终止妊娠

　E. 切除子宫

13. 子宫破裂多发生在

　A. 妊娠早期　　　　B. 妊娠中期

　C. 妊娠晚期　　　　D. 产褥期

　E. 分娩期

14. 导致子宫破裂的原因不包括

　A. 胎先露下降受阻

　B. 各种不适当的阴道助产手术

　C. 急性羊水过多

　D. 子宫壁瘢痕破裂

　E. 宫缩剂使用不当

15. 子宫病理性缩复环是指

　A. 子宫体部和子宫下段之间形成缩窄环并随宫缩逐渐上升

　B. 子宫某部肌肉呈不协调收缩形成环状狭窄

　C. 子宫上下段之间形成环，但不随宫缩而上升

　D. 宫缩时硬，子宫松弛时为软

　E. 常发生于妊娠期

16. 容易引起子宫破裂的胎位是

　A. 横位　　　　　　B. 枕横位

　C. 额前位　　　　　D. 全臀位

　E. 高直前位

17. 子宫破裂最常见的临床表现是

　A. 胎儿窘迫

　B. 电子胎心监护（EFM）异常

　C. 宫缩间歇有严重腹痛

　D. 阴道异常出血

　E. 宫缩消失

18. 不属于先兆子宫破裂临床表现的是

　A. 呼吸短促　　　　B. 脉搏加快

　C. 子宫收缩过强　　D. 迅速出现贫血

　E. 出现病理缩复环

19. 关于完全性子宫破裂的临床表现，以下说法恰当的是

　A. 产妇突然感到宫缩停止

　B. 子宫出现强直性收缩

　C. 出现凝血功能障碍

　D. 病理性缩复环上升

　E. 胎心无变化

20. 关于不完全性子宫破裂，以下说法恰当的是

　A. 子宫肌层全部或部分破裂，浆膜层尚未穿破，宫腔与腹腔未相通

　B. 子宫肌层全部或部分破裂，浆膜层部分穿破

　C. 子宫肌层部分性破裂，宫腔与腹腔相通

　D. 胎儿及附属物不在宫腔内

E. 胎心正常

21. 关于先兆子宫破裂的诊断依据，以下叙述不正确的是
    A. 宫缩频强，先露部下降受阻，产程延长
    B. 因膀胱受压可致明显血尿
    C. 可见病理缩复环
    D. 血红蛋白下降
    E. 下腹剧痛拒按

22. 关于子宫破裂的处理，以下叙述正确的是
    A. 子宫破裂后胎儿死亡未娩出者，如宫口已开全，先经阴道娩出死胎
    B. 破裂时间较久有感染可能者，如无子女仍可行裂伤修补术，并加用抗生素
    C. 先兆破裂如不能立即经阴道助产，应行剖宫产术
    D. 子宫破裂除可行修补术外，均应行子宫次全切除术
    E. 子宫破裂发生后，立即使用缩宫素缩小破口

23. 脐带过长是指
    A. <30cm　　　　B. ≤20cm
    C. ≥32cm　　　　D. ≥60cm
    E. >100cm

24. 正常脐带生理性扭转的周数是
    A. 8~10周　　　　B. 6~8周
    C. 4~5周　　　　D. 7~12周
    E. 6~11周

25. 胎先露部已衔接、胎膜已破者，脐带受压于胎先露部与骨盆之间，引起胎儿缺氧，甚至胎心完全消失，以下最严重的胎位是
    A. 头先露　　　　B. 面先露
    C. 臀先露　　　　D. 肩先露
    E. 复合先露

26. 下列哪种情况最易导致新生儿死亡

A. 脐带假结　　　　B. 脐带脱垂
C. 脐带过长　　　　D. 脐带扭转
E. 脐带过短

27. 脐带缠绕最常见的是
    A. 绕躯干　　　　B. 绕上肢
    C. 绕颈部　　　　D. 绕下肢
    E. 绕手与足

二、A2 型题

28. 初产妇，26岁，因宫缩乏力致第二产程延长行产钳助娩，产后阴道流血量约800ml，诊断为宫缩乏力所致，其主要临床表现应为
    A. 胎盘娩出后阵发性出血量多
    B. 胎盘未娩出时出血不止
    C. 胎儿娩出后立即出血不止
    D. 胎盘剥离延缓而出血
    E. 胎盘娩出后出血无血凝块

29. 初产妇，25岁，急产，胎儿体重3800g，在胎盘娩出后30分钟内有较多量间歇性阴道出血，色红；在宫底、宫颈及肌内各注射缩宫素10U。查看胎盘完整，胎膜有一处见血管中断于胎膜边缘。究其出血原因，最可能是
    A. 胎盘滞留　　　　B. 胎盘植入
    C. 胎盘残留　　　　D. 阴道裂伤
    E. 宫颈裂伤

30. 初产妇，26岁，在胎儿娩出后无阴道流血，但胎盘娩出后阴道流血不断，时多时少，1小时内阴道流血量达600ml。查体：血压70/50mmHg，脉搏126次/分。此时应采取的紧急措施是
    A. 手入宫腔探查
    B. 静脉滴注缩宫素加强宫缩
    C. 诊断为宫颈裂伤，立即缝合
    D. 诊断为阴道血肿，立即处理

E. 检查凝血功能，输注纤维蛋白原

31. 初产妇，30 岁，重度子痫前期，剖宫产分娩，胎盘娩出后子宫收缩差，出血较多，考虑为宫缩乏力，以下处理措施最不正确的是

　　A. 按摩子宫

　　B. 静脉滴注缩宫素

　　C. 子宫动脉上行支结扎

　　D. 立即行子宫切除术

　　E. 输液、输血纠正休克

32. 初产妇，33 岁，因"停经 37 周，院外分娩后阴道大量流血 1 小时"入院，患者孕期未产检。因"1 小时前在家中分娩后阴道大量流血"急诊入院。对该患者的处理，不正确的是

　　A. 建立静脉通道，监测生命体征

　　B. 检查子宫收缩情况及软产道情况

　　C. 立即送入手术室准备急诊剖腹探查手术

　　D. 检查胎盘胎膜是否完整

　　E. 完善血常规凝血功能

33. 产妇，25 岁，长期发热伴阴道流液 20 天，2 小时前家中分娩一死胎，后因出血多转入医院。查体：宫底位于脐上两横指，子宫下段收缩差，未见宫颈裂伤，阴道血肿。考虑患者系宫缩乏力导致产后出血。该患者宫缩乏力的原因最可能为

　　A. 患者疲惫，营养差

　　B. 胎膜早破，宫腔感染

　　C. 产程时间长

　　D. 子宫肌壁损伤

　　E. 合并其他内科合并症

34. 经产妇，31 岁，总产程 1 小时 10 分钟，胎儿出生体重 4000g，患者胎盘胎膜娩出完整，子宫位于脐下一横指，质硬，子宫

下段收缩好。宫颈 3 点钟方向见长约 4cm 裂伤，活动性出血，阴道侧壁见一直径约 6cm 血肿，此时阴道出血量 600g（称重法），以下处理不适用于此患者的是

　　A. 立即清除血肿，必要时可置橡皮片引流

　　B. 立即缝合宫颈裂伤

　　C. 监测患者生命体征

　　D. 立即使用卡前列素等强力的促宫缩药物

　　E. 立即复查血常规及凝血功能等

35. 产后出血患者在产后 42 天到门诊随访，此次妊娠该患者患有妊娠糖尿病，孕妇及家属担心此次产后出血对下次妊娠的影响，对于此患者的健康教育，以下说法不正确的是

　　A. 鼓励患者下次妊娠仍定期产检

　　B. 若下次妊娠发现妊娠糖尿病，需规律监测血糖

　　C. 若产检时发现产后出血的高危因素，如前置胎盘等情况，需要到有输血及抢救条件的医院分娩

　　D. 产后仍需控制饮食，监测血糖

　　E. 建议下次剖宫产分娩

36. 患者女性，29 岁，妊娠 39 周，孕期检查正常，自然临产，宫缩强，胎膜刚破。突然出现烦躁，呼吸困难，发绀，最可能的诊断是

　　A. 胎盘早剥　　　　B. 羊水栓塞

　　C. 子宫破裂　　　　D. 前置胎盘

　　E. 子痫

37. 初产妇，30 岁，G_3P_0，因"停经 41^{+2} 周，阵发性腹痛 2 小时"入院。入院后，用小剂量缩宫素引产。产程为 1 小时 15 分钟。胎头娩出后，产妇忽感胸闷、呼吸困难、口唇发绀、心慌气短，血压降至 75/

50mmHg，心率 102 次/分。考虑患者为羊水栓塞。该疾病的处理措施不正确的是

A. 保持呼吸道通畅，吸氧

B. 抗过敏，解除肺动脉高压，改善低氧血症

C. 仅需要麻醉科及产科医生协作处理即可

D. 防治 DIC，补充凝血因子，抗纤溶治疗

E. 抗休克治疗，补充血容量，纠正酸中毒，纠正心力衰竭，酌情使用升压药物

38. 初产妇，26 岁，G_2P_0，孕期未建卡，入院时核实孕周为 42^{+3} 周。入院时监测各项生命体征正常，胎心监护正常。予缩宫素引产，2 小时后胎膜破裂，随即产程进展迅速，3 小时宫口开全，分娩一活婴。产妇突然惊叫一声，血压迅速下降，随即阴道流出不凝血液，患者昏迷，考虑患者为羊水栓塞引起产后出血。以下处理不正确的是

A. 积极抗休克处理，推荐尽早按照大量输血方案处理（1:1:1）

B. 积极纠正凝血功能障碍

C. 药物治疗无效的难治性产后出血，需采取其他保守性手术甚至切除子宫止血

D. 患者出现宫缩乏力表现时，要积极应用促宫缩剂

E. 血小板和凝血因子的补充需等待实验室检查结果予以相应处理

39. 初产妇，26 岁，G_3P_0，孕 38 周时入院。入院时监测各项生命体征正常，胎心监护正常。产程进展迅速，总产程共计 2 小时 10 分钟，胎盘娩出后，患者阴道流出大量不凝血，呼吸困难，血压迅速下降并昏迷，考虑患者系羊水栓塞。因羊水栓塞的

临床表现可能不典型，以下临床表现中，不应考虑为羊水栓塞的情况是

A. 无法用其他原因解释的血压骤降或心搏骤停

B. 无法用其他原因解释的急性缺氧

C. 无法用其他原因解释的呼吸困难、发绀或呼吸停止

D. 凶险性前置胎盘患者大量失血后血压骤降

E. 无法用其他原因解释的凝血功能障碍

40. 经产妇，22 岁，G_4P_1，既往剖宫产 1 次。因"停经 36 周，规律腹痛半天"入院，入院后行剖宫产术，胎儿娩出后，患者突发寒战，随后出现大量阴道流血并昏迷。考虑患者系羊水栓塞，以下叙述中正确的是

A. 羊水栓塞多为缓慢起病

B. 羊水栓塞多发生予产后 24 小时后

C. 羊水栓塞多发生于分娩过程中，尤其是胎儿娩出前后的短时间内

D. 羊水栓塞多发生于分娩过程中，尤其是胎盘娩出前后的短时间内

E. 羊膜腔穿刺及外伤不会导致羊水栓塞

41. 经产妇，38 岁，临产 16 小时，破膜 19 小时。体温正常，宫缩强，下腹压痛，左枕前位，先露高，胎心 150 次/分，宫口开大 2cm，胎头双顶径 9.8cm，导尿见肉眼血尿，血常规示白细胞计数 $13.23 \times 10^9/L$，最可能的诊断是

A. 子宫破裂　　　　B. 胎盘早剥

C. 忽略性肩先露　　D. 先兆子宫破裂

E. 难产并发腹腔感染

42. 初产妇，妊娠 39 周，胎儿估计 3700g，在人工破膜 + 缩宫素静脉点滴下，5 小时宫口开大 9cm，突然脐下 2 指处可见病理缩复环，导尿浅粉色，最适宜的处理方式为

A. 立即行产钳助产术

B. 立即行剖宫产术

C. 给予镇静剂后行阴道助产

D. 给予镇静剂后等待自然分娩

E. 即停用缩宫素，等待自然分娩

43. 孕妇，24岁，自述怀孕34周，腹痛未予重视。因"突发阴道大量流液4小时"来院。听诊胎心70~80次/分，搏动弱；阴道检查有条索状物脱出宫颈2cm。发生胎心异常的最可能原因为

A. 胎头受压　　　B. 脐带打结

C. 脐带脱垂　　　D. 脐带先露

E. 脐带绕颈

44. 初产妇，27岁，因"停经37周，规律腹痛3小时"入院。入院后行胎心监护提示胎心变异减速，可疑胎儿窘迫。以下导致胎儿窘迫的因素不正确的是

A. 脐带扭转

B. 胎盘过小

C. 胎儿严重的心脏病

D. 胎盘血供不良

E. 球拍状胎盘

45. 孕妇，37岁，因"停经39周，规律下腹痛3小时"入院。入院后查胎心率127次/分，胎心监护反应型，阴道检查宫口开2cm，宫颈管已消失，S^{-2}，胎膜未破，可扪及规律宫缩。孕期检查未见明显异常。超声提示胎儿颈后脐带压迹，呈"W"形。目前患者可诊断为

A. 先兆临产　　　B. 脐带绕颈

C. 羊水过多　　　D. 胎膜早破

E. 胎儿窘迫

46. 孕妇，35岁，停经24周，在门诊行四维超声检查提示单脐动脉，以下与单脐动脉无关联的是

A. 染色体异常　　　B. 胎儿畸形

C. 早产　　　　　　D. 先天性心脏病

E. 羊水异常

三、A3/A4 型题

(47~48题共用题干)

患者女性，31岁，2年前在分娩时发生出血性休克，至今无月经，伴毛发脱落。目光呆滞、畏寒、嗜睡、性欲低下。

47. 最可能诊断为

A. Swyer 综合征

B. Asherman 综合征

C. Sheehan 综合征

D. Turner 综合征

E. Stein – Leventhal 综合征

48. 妇科检查提示子宫明显小于正常。引起该患者闭经的病变部位在

A. 甲状腺　　　　B. 子宫

C. 卵巢　　　　　D. 垂体

E. 下丘脑

(49~50题共用题干)

孕妇，33岁，G_2P_1，现妊娠36周，双胎妊娠。第一胎头先露娩出后，第二胎臀先露助产娩出，胎盘娩出后阴道流血间歇性流血，量约600ml，伴血凝块，子宫轮廓不清，宫体柔软。

49. 该产妇产后出血的主要原因为

A. 产后宫缩乏力　　　B. 软产道裂伤

C. 凝血功能障碍　　　D. 羊水栓塞

E. 以上均是

50. 以下做法中不恰当的是

A. 立即建立静脉通道、加快补液

B. 按摩子宫

C. 使用强有力宫缩剂

D. 宫腔填塞

E. 切除子宫

(51～52题共用题干)

孕妇，30岁，G_2P_2，此次妊娠诊断为边缘性前置胎盘，经阴道分娩后出血较多。分娩后2小时，患者脉率120次/分，血压90/52mmHg，氧饱和度95%。

51. 估计产妇的失血量为

A. 500～1000ml   B. 1000～1500ml

C. 1000～2000ml   D. 1500～2000ml

E. 2000ml以上

52. 1小时后，患者再次出血500g（称重法），检查结果示：红细胞计数 2.02×10^9/L，白细胞计数 15.2×10^9/L，血红蛋白57g/L，血小板计数 112×10^{12}/L，凝血酶原时间15.7秒，活化部分凝血活酶时间62.0秒，纤维蛋白原2.39g/L，以下输血策略中正确的是

A. 输入同型去白红细胞悬液2.0U

B. 输入同型去白红细胞悬液6.0U

C. 输入同型去白红细胞悬液6.0U，并输入新鲜冰冻血浆600ml

D. 输入同型去白红细胞悬液6.0U，血小板2U

E. 输入同型去白红细胞悬液2.0U，并输入新鲜冰冻血浆200ml

(53～54题共用题干)

初产妇，30岁，因"停经39周，腹痛半小时"入院。患者定期产检，发现妊娠糖尿病，依从性差，未监测血糖，既往史无特殊，入院前1周感阴道分泌物增多伴瘙痒。入院后分娩一活男婴，体重4100g，总产程时间2小时20分钟。胎儿娩出后，随即出现阴道大量流血，色鲜红，有血凝块。

53. 此患者产后出血的最可能原因为

A. 产道裂伤   B. 宫缩乏力

C. 胎盘残留   D. 宫腔感染

E. 凝血功能异常

54. 经积极处理后患者好转出院，出院后在家中监测体温，波动于38.5～38.8℃，以下关于产褥病率的叙述正确的是

A. 产褥病率是指分娩时及产褥期生殖道受病原体感染，引起局部和全身的炎性变化

B. 产褥病率不包括产褥期中暑

C. 产褥病率仅包括生殖道来源的感染

D. 产褥病率是指分娩24小时后的10天内，用口表每日测量4次，间隔时间4小时，体温有两次达到或超过38℃

E. 产褥病率是指分娩24小时后的1个月内，用口表每日测量4次，体温有两次达到或超过38℃

(55～57题共用题干)

经产妇，29岁，现孕41周。头位，自然临产，产程进展顺利，宫口开8cm，胎头棘下2cm，自然破膜，羊水黄绿，在破膜3分钟后孕妇自觉呼吸困难、烦躁、发绀。查体：血压80/40mmHg，脉搏126次/分，心率45次/分，胎心100次/分。

55. 最可能的诊断是

A. 胎盘早剥   B. 羊水栓塞

C. 子痫   D. 子宫破裂

E. 哮喘发作

56. 对患者立即进行处理，以下措施错误的是

A. 正压给氧

B. 小流量鼻管吸氧

C. 地塞米松静脉注射

D. 毛花苷丙静脉注射

E. 代血浆补充血容量

57. 应采取以下哪种方式终止妊娠

A. 行剖宫产术

B. 密切观察，等待自然分娩

C. 穿颅术

D. 产钳助产

E. 缩宫素引产

（58～59 题共用题干）

孕妇，25 岁，G_1P_0，孕 14 周建卡，规律产检无特殊。因"停经 31^{+3} 周，发现胎儿宫内死亡 1 天"入院。入院查体：生命体征平稳。入院彩超：胎盘下缘位置不低，宫内单死胎。完善相关检查后于入院当天下午行羊膜腔穿刺依沙吖啶引产术。术后第二天晨孕妇自然破膜，羊水暗红色，量约 100ml；阴道检查宫口开大 6cm，推入分娩室过程中患者突感胸闷、表情痛苦、面色苍白、大汗淋漓、口唇及四肢甲床发绀，血氧饱和度 83%，心率 121 次/分，血压 122/91mmHg，听诊心肺未闻及异常。

58. 该患者目前可考虑诊断为

　　A. 产后出血

　　B. 羊水栓塞

　　C. 急性左侧心力衰竭

　　D. 肺栓塞

　　E. 胎盘早剥

59. 关于本疾病的诊断要点，以下叙述不正确的是

　　A. 破膜后突感寒战，出现呛咳、气急、烦躁不安、恶心呕吐等前驱症状

　　B. 出现呼吸困难、发绀、抽搐、昏迷，脉搏细速

　　C. 必须在母体血液中存在羊水有形成分

　　D. 凝血功能障碍，或无法解释的严重出血

　　E. 血压下降

（60～61 题共用题干）

初产妇，37 岁，G_1P_0。因"胎膜已破 3 天，临产 2 天，自觉胎动消失半天"入院。查体：体温 39.9℃，脉搏 124 次/分，血压 90/60mmHg；产科检查：胎位 LOA，先露头，

S^{-2}，胎心 110 次/分，NST 提示晚期减速，宫体压痛，尿色清，宫口开 2cm。实验室检查：白细胞计数 2.2×10^9/L，中性粒细胞 95%，淋巴细胞 5%。

60. 以下诊断中错误的是

　　A. 高龄初产　　　　B. 胎膜早破

　　C. 产时感染　　　　D. 先兆子宫破裂

　　E. 胎儿宫内窘迫

61. 以下处置中错误的是

　　A. 吸氧

　　B. 静脉滴注抗生素

　　C. 高渗葡萄糖＋维生素 C 注射液静脉推注

　　D. 静脉滴注缩宫素促进阴道分娩

　　E. 行剖宫产术

（62～63 题共用题干）

初产妇，29 岁，现妊娠 39 周，临产 16 小时。宫口 3cm 时，以 5% 葡萄糖液 500ml＋缩宫素 5U，50 滴/分静脉点滴，4 小时后宫口开大 9cm，产妇突诉腹疼，呕吐、烦躁，检查下腹部压疼明显，子宫轮廓不清，胎心消失，阴道少量出血。

62. 最可能的诊断是

　　A. 胎盘早剥　　　　B. 前置胎盘

　　C. 子宫破裂　　　　D. 先兆子宫破裂

　　E. 妊娠合并急性胰腺炎

63. 最适宜的处理为

　　A. 立即停用缩宫素，等待自然分娩

　　B. 立即行产钳助产术

　　C. 立即行剖宫产术

　　D. 给予镇静剂后行阴道助产

　　E. 给予镇静剂后等待自然分娩

（64～65 题共用题干）

初产妇，26 岁，现孕 41 周，临产 18 小时。因宫颈扩张活跃期停滞，宫口开大 8cm，

1.5 小时经缩宫素静脉点滴产程无进展，基层转诊，初步诊断为"子宫破裂"。

64. 体检中发现最可靠的诊断依据是

    A. 产妇疼痛难忍，呼叫，烦躁不安

    B. 子宫轮廓不清，胎体可清楚扪及

    C. 脐下病理缩复环随宫缩上升

    D. 可见阴道大量鲜血流出

    E. 胎心胎动消失

65. 此患者最适宜的处理方法是

    A. 输血输液观察

    B. 迅速阴道助产娩出死胎

    C. 立即剖宫取胎，同时行子宫次全切除术

    D. 即行阴道内诊，以明确破口部位及大小

    E. 剖宫取胎后，对破口小，时间短，无感染者可行修补术

（66~67 题共用题干）

初产妇，24 岁，G_1P_0，现妊娠 40 周，临产，已破水 24 小时，胎儿手脱出阴道口，胎心 140 次/分，此时宫口开全，于下腹脐耻之间出现一凹陷。

66. 以下处理方法中恰当的是

    A. 立即给予镇静剂

    B. 抗休克治疗

    C. 乙醚麻醉下行内倒转术

    D. 立即剖宫产

    E. 立即将手消毒送回阴道内

67. 产妇一阵剧烈腹痛后，宫缩停止，胎动消失，呼吸急迫，面色苍白，脉搏细数，出冷汗，血压 80/50mmHg，此时应考虑为

    A. 不完全性子宫破裂

    B. 先兆子宫破裂

    C. 完全性子宫破裂

    D. 胎盘早剥

    E. 前置胎盘

（68~69 题共用题干）

初产妇，28 岁，现孕 37 周。因"腹痛伴阴道流水 2 小时"入院。阴道检查：宫颈展平，宫口开 4cm，于阴道内可触及胎足及波动的脐带，宫缩规律，胎心 140~150 次/分。

68. 患者的诊断最可能为

    A. 臀位，胎膜早破

    B. 臀位足先露，脐带脱垂

    C. 臀位，脐带先露

    D. 脐带脱垂，胎儿窘迫

    E. 臀位足先露，脐带先露

69. 此时最佳的处理方案为

    A. 静脉滴注缩宫素加强宫缩，缩短产程

    B. 行脐带还纳术

    C. 宫口开全后行臀位牵引术

    D. 立即行剖宫产术

    E. 以上都不对

（70~72 题共用题干）

初产妇，26 岁，现妊娠 39 周。因"规律宫缩伴阵发性胎动频繁 5 小时，胎动及宫缩后胎心突然变慢"入院。肛查：胎头高浮，宫口开大 3cm，胎膜未破。估计胎儿体重 3400~3500g。孕妇左侧卧位及抬高臀部时胎心迅速恢复正常，骨盆测量正常。

70. 此种情况最可能的诊断是

    A. 脐带缠绕   B. 脐带脱垂

    C. 脐带先露   D. 脐带打结

    E. 脐带扭转

71. 此种情况首选的处理方式为

    A. 人工破膜观察羊水性状

    B. 吸氧＋抬高臀部

    C. 做好剖宫产准备

    D. 胎心监测

    E. B 超诊断

72. 此孕妇最适宜的分娩时机和分娩方式应是

A. 测定胎盘功能，如果发现有逐渐降低
时可考虑手术结束分娩

B. 人工破膜后给予缩宫素加强产力，待
宫口开全后行产钳助娩

C. 氧气吸入，嘱孕妇定时数胎动，期待
自然分娩

D. 短期内处理方式，尽快剖宫产

E. 缩宫素引产，缩短第二产程

（73~75题共用题干）

孕妇，25岁，G₁P₀，因"停经31⁺³周，阴道流液3小时"入院。孕期在门诊规律产检，未见明显异常。入院后查胎心率80次/分，阴道检查可扪及一条索状物体，有搏动感，未扪及宫缩。

73. 目前最应考虑的主要诊断为

A. 先兆早产　　　B. 脐带脱垂

C. 脐带先露　　　D. 阴道横隔

E. 羊水异常

74. 为进一步明确诊断，患者最应完善的检查是

A. 阴道超声检查

B. 血常规检查

C. 骨盆外测量

D. 腹部超声检查

E. 持续胎心监测

75. 患者目前应进行的处理是

A. 立即催产，阴道分娩终止妊娠

B. 立即剖宫产终止妊娠

C. 继续等待保胎治疗

D. 阴道助产分娩

E. 其他方式

四、B1型题

（76~79题共用备选答案）

A. 子宫收缩乏力

B. 软产道裂伤

C. 凝血功能障碍

D. 胎盘因素

E. 阴道血肿

76. 胎儿经阴道娩出后，立即出现多量阴道流血，色鲜红，持续不断。最可能的病因诊断应为

77. 胎儿娩出后5分钟出现阴道流血，色暗红。最可能的病因诊断应为

78. 胎儿或胎盘娩出后阴道持续流血，且血液不凝。最可能的病因诊断应为

79. 失血导致的临床表现明显，伴阴道疼痛而阴道流血不多。最可能的病因诊断应为

（80~83题共用备选答案）

A. 子宫瘢痕

B. 产科手术创伤

C. 宫缩剂使用不当

D. 胎先露部下降受阻

E. 子宫收缩药物使用不当

80. 产时子宫破裂的主要原因为

81. 自发性子宫破裂的主要原因为

82. 产钳助产后出现子宫破裂的主要原因为

83. 宫缩剂的剂量、使用方法或应用指征不当引发子宫破裂的原因可能为

（84~88题共用备选答案）

A. 复合先露　　　B. 脐带先露

C. 脐带脱垂　　　D. 脐带缠绕

E. 脐带帆状附着

84. 脐带围绕胎儿颈部、四肢或躯干，称为

85. 胎膜未破，脐带位于胎先露部一侧，称为

86. 胎先露部伴有肢体同时进入骨盆入口，称为

87. 胎膜已破，脐带脱出于宫颈口外或阴道口外，称为

88. 脐带附着于胎膜，脐带血管通过羊膜与绒毛膜间进入胎盘，称为

五、X型题

89. 引起产后出血胎盘滞留的常见原因有

A. 膀胱充盈　　　B. 胎盘嵌顿

C. 胎盘剥离不全　D. 胎盘植入

E. 凝血功能障碍

90. 产后出血导致软产道裂伤的原因有

A. 阴道手术助产

B. 巨大胎儿分娩

C. 急产

D. 软产道静脉曲张

E. 软产道组织弹性强

91. 软产道裂伤的部位有

A. 阴道　　　　　B. 宫颈

C. 会阴　　　　　D. 子宫下段

E. 子宫体

92. 产后出血估测失血量的方法有

A. 称重法

B. 容积法

C. 观测尿量法

D. 休克指数法（SI）

E. 血红蛋白测定

93. 羊水栓塞导致凝血功能异常的可能机制包括

A. 羊水中含有大量的促凝物质

B. 促凝物质进入母血循环后可以在血管内产生大量微血栓

C. 促凝物质进入母血循环后可以产生大量深静脉血栓

D. 大量凝血因子被耗竭

E. 大量纤维蛋白原被耗竭

94. 纠正羊水栓塞凝血功能障碍常用的治疗包括

A. 补充凝血因子

B. 补充血浆

C. 补充纤维蛋白原

D. 补充冷沉淀

E. 碳酸氢钠

95. 按发生子宫破裂的部位分类，可分为

A. 子宫下段破裂　B. 子宫体部破裂

C. 子宫底部破裂　D. 子宫颈破裂

E. 子宫峡部破裂

96. 关于脐血管数目异常，以下叙述正确的是

A. 正常脐带含有一条脐静脉和两条脐动脉

B. 脐带只有一条动脉

C. 只发现单脐动脉，没有其他结构异常，新生儿预后良好

D. 可有染色体非整倍体的风险

E. 可有肾脏发育不全、无肛门、椎骨缺陷等畸形

97. 初产妇，31岁，因"停经37周，不规律腹痛1小时"入院。入院行产科超声检查提示脐带绕颈1周。以下属于脐带绕颈原因的是

A. 脐带过长　　　B. 胎动频繁

C. 羊水过多　　　D. 羊水过少

E. 胎儿小

第十章 新生儿疾病

一、A1 型题

1. 新生儿出生后 2~3 天出现的黄疸多考虑为

  A. 早产儿黄疸   B. 母乳性黄疸

  C. 生理性黄疸   D. 病理性黄疸

  E. 败血症

2. 生后 24 小时内出现的黄疸,首先应考虑为

  A. 母乳性黄疸   B. 胆道闭锁

  C. 新生儿溶血病   D. 新生儿肝炎

  E. 败血症

3. 严重新生儿溶血患儿生后第 1 天的处理措施不正确的是

  A. 立即用压缩红细胞换血,以改善胎儿水肿

  B. 交换输血

  C. 防止低血糖、低体温

  D. 光照疗法

  E. 大量输注白蛋白,以预防胆红素脑病

4. 以下关于新生儿 ABO 免疫性溶血病的描述不正确的是

  A. 胎儿期可发病

  B. 本病第一胎即可发病,约占 10%~20%

  C. 新生儿血清中的免疫性抗体可在体内存在 1~2 个月

  D. 胎盘中存在 A 或 B 抗原可中和母亲的抗体

  E. 新生儿许多组织均存在血型抗原如 A 或 B 抗原

5. 以下不属于新生儿窒息的病因的是

  A. 急产

  B. 胎粪吸入

  C. 分娩时用麻醉剂过量

  D. 脐带绕颈

  E. 孕母患妊娠高血压

6. 抢救新生儿窒息的首要措施是

  A. 给呼吸中枢兴奋剂

  B. 加压给氧

  C. 给予碳酸氢钠纠正酸中毒

  D. 清理呼吸道

  E. 人工呼吸

7. 当正压人工呼吸与胸外按压配合进行时,大约每分钟各多少次

  A. 30 次呼吸,90 次按压

  B. 40 次呼吸,80 次按压

  C. 60 次呼吸,60 次按压

  D. 60 次呼吸,120 次按压

  E. 60 次呼吸,90 次按压

8. 如一个成员正在经气管导管为新生儿做正压人工呼吸,并认为在复苏过程中可能需要给药或扩容,作为复苏小组的另一成员将要实施的操作是

  A. 安置喉罩气道

  B. 插入脐动脉导管

  C. 插入脐静脉导管

  D. 经口插入胃管

  E. 建立外周血管静脉通道

二、A2 型题

9. 7 天足月新生儿,女性,生后 3 天出现黄疸,吃奶及精神好。血红蛋白 155g/L,血清胆红素 170μmol/L,结合胆红素 3.5μmol/L。可能的诊断为

A. 新生儿溶血病　　B. 新生儿肝炎

C. 新生儿败血症　　D. 生理性黄疸

E. 先天性甲状腺功能减退

10. 婴儿，男性，出生后3天，第一胎，足月顺产，出生18小时发现皮肤黄染，吃奶好。体检：反应好，皮肤巩膜中度黄染，肝肋下2cm，子血型"B型"，母血型"O型"，血清胆红素257μmol/L（15mg/dl）。最可能的诊断为

A. 新生儿肝炎

B. 败血症

C. 新生儿ABO溶血病

D. 新生儿Rh溶血病

E. 胆道闭锁

11. 足月新生儿，生后6天出现皮肤黄染，血清胆红素205μmol/L（12mg/dl），母乳喂养，吃奶好。首先应采用何种治疗方法

A. 光照疗法

B. 口服苯巴比妥

C. 输血浆

D. 暂停母乳，24～72小时后复查血清胆红素

E. 换血疗法

12. 新生儿，男性，生后母乳喂养，43天时因发热去医院就诊，体检发现头面部及胸腹部皮肤黄染，肝肋下3cm，质中。以下与以上临床表现无关的是

A. 新生儿母乳性黄疸

B. 新生儿生理性黄疸

C. 婴儿肝炎综合征

D. 新生儿尿路感染

E. 新生儿败血症

13. 患儿男，生后74小时，G_2P_1，足月顺产。生后7小时发现颜面黄染，呈进行性加重，1小时前黄疸显著加深，小儿嗜睡、吐奶、少吃。查体见肌张力减弱，吸吮反射变弱。诊断应首先考虑新生儿溶血病合并

A. 败血症　　B. 化脓性脑膜炎

C. 胆红素脑病　　D. 低血糖

E. 缺氧缺血性脑病

14. 患儿女，生后4天，因"不吃、不哭、体温不升2天"入院。查体发现：患儿反应差，气促，皮肤较红，躯干、四肢近端黄染，脐部红肿，有脓性分泌物。产生黄疸最可能的原因是

A. 新生儿肺炎

B. 红细胞增多症

C. 败血症

D. 新生儿溶血病

E. 葡萄糖-6磷酸酶缺陷症

15. 患儿男，日龄3天。足月顺产，生后2天出现黄疸，迅速加重，一般状态尚好。血清胆红素298μmol/L，母血O型，子血A型。抗体释放试验阳性。下列治疗措施哪一项应先考虑

A. 光照疗法　　B. 换血疗法

C. 输血浆　　D. 纠正酸中毒

E. 苯巴比妥

16. 患儿女，2岁半，落日眼，耳聋，牙齿深褐色，流涎，对外界反应迟钝，伴手足徐动。最可能的诊断为

A. 苯丙酮尿症

B. 继发性癫痫

C. 核黄疸后遗症

D. 甲状腺功能减退

E. 21-三体综合征

17. 婴儿女，胎龄39周，生后8小时发现皮肤黄染，完善血生化提示：血清总胆红素150μmol/L，间接胆红素142μmol/L。应

150

首先考虑为

A. 母乳性黄疸

B. 婴儿肝炎综合征

C. 胆道闭锁

D. 新生儿溶血病

E. 新生儿败血症

18. 一足月女婴，其母血型 O 型，其父血型 A 型，患儿脐血送检 ABO 溶血试验，以下结果可诊断为新生儿 ABO 溶血的是

A. B 型直抗试验（＋），游离试验（－），放散试验（±）

B. B 型直抗试验（±），游离试验（＋），放散试验（－）

C. A 型直抗试验（－），游离试验（±），放散试验（±）

D. A 型直抗试验（＋），游离试验（－），放散试验（±）

E. O 型直抗试验（±），游离试验（＋），放散试验（－）

19. 一足月新生儿因脐带绕颈引起胎儿窘迫，娩出时 1 分钟、5 分钟、10 分钟 Apgar 评分分别为 2 分、5 分、7 分。由于窒息可导致的病理状态不包括

A. 缺氧缺血性脑病

B. 颅内出血

C. 溶血性贫血

D. 坏死性小肠结肠炎

E. 心源性休克

20. 产妇，29 岁，妊娠 40 周时产钳分娩新生儿，Apgar 评分 5 分，清理呼吸道后呼吸仍然不能建立处理方式正确的是

A. 加压给氧，开始瞬间压力可达 50 ~ 60cmH$_2$O

B. 给碳酸氢钠，改善肺血液灌注

C. 注射呼吸中枢兴奋剂

D. 人工呼吸

E. 保暖，预防感染

21. 足月新生儿，女，有宫内窘迫史，羊水为黄绿色，经产钳助产娩出。生后 1 分钟四肢发绀，心率 95 次/分，刺激时皱眉，呼吸浅弱，肌张力低。以下处理措施不正确的是

A. 擦干、保暖

B. 吸出污染的羊水，保持气道通畅

C. 给氧

D. 注射洛贝林刺激呼吸

E. 若心率 <60 次/分，进行胸外心脏按压

22. 患儿女，胎龄 30 周出生，体重 1200g，生后 2 小时出现反应差，呻吟，口吐泡沫，面色发绀，三凹征阳性，并进行性加重，四肢肌张力低。考虑最可能的诊断是

A. 新生儿败血症

B. 新生儿低血糖

C. 新生儿呼吸窘迫综合征

D. 新生儿颅内出血

E. 先天性心脏病

23. 足月新生儿，男，出生后 1 分钟 Apgar 评分为 3 分，复苏后出现嗜睡、频繁惊厥。控制惊厥的首选药物是

A. 地西泮　　　　B. 苯巴比妥

C. 副醛　　　　　D. 水合氯醛

E. 异丙嗪

24. 足月产婴儿，女，出生 1 天。出生后 1 分钟的 Apgar 评分为 3 分。查体：脉搏 90 次/分，心率 30 次/分，嗜睡，面色微绀，前囟饱满，心音低钝，四肢肌张力减低，拥抱反射消失。最可能的诊断是

A. 胎粪吸入综合征

B. 新生儿败血症

C. 新生儿低血糖

D. 新生儿缺氧缺血性脑病

E. 新生儿肺透明膜病

25. 早产儿，28 周分娩后，因呼吸不好应用正压人工呼吸，最初时给予 30% 的氧，使用脉搏氧饱和度测定仪 5 分钟后，血氧饱和度仍为 80% 无上升，此时应该采取的措施为

A. 提高氧浓度

B. 维持同样的氧浓度

C. 减少氧浓度

D. 给予弹足底刺激

E. 静脉插管

26. 孕 40 周产妇，产前有大量阴道出血史，新生儿出生后皮肤苍白，出生体重 3500g，应用各种复苏措施无改善，决定使用扩容剂，应给予的剂量为

A. 0.35ml B. 3.5ml

C. 13.5ml D. 35ml

E. 350ml

三、A3/A4 型题

(27～29 题共用题干)

足月新生儿，女性，第 1 胎第 1 产。娩出经过顺利，无窒息，母乳喂养。生后 18 小时出现黄疸并加重，胎粪已排空。生后第 3 天住院。体检：皮肤、巩膜中至重度黄染，心、肺听诊正常，肝肋下 2.5cm，脾未及。血红蛋白 12.5g/L，网织红细胞 0.05，白细胞数 $11×10^9$/L，中性粒细胞 0.7，血型 A 型，血清总胆红素 255μmol/L（15mg/dl），结合胆红素 8μmol/L。

27. 该患儿首先考虑诊断为

A. 新生儿败血症

B. 新生儿溶血病

C. 新生儿肝炎综合征

D. 母乳性黄疸

E. 先天性胆道畸形

28. 为明确诊断，应首先进行的检查项目是

A. 血培养

B. 红细胞 G-6-PD 活性测定

C. 肝功能、乙型肝炎二对半

D. 血型抗体检查

E. 肝及胆道超声波检查

29. 治疗措施为

A. 交换输血 B. 输血

C. 输注白蛋白 D. 光照疗法

E. 氨苄西林＋庆大霉素静脉滴注

(30～32 题共用题干)

足月儿，母乳喂养，生后 3 天因黄疸住院，血清总胆红素 289μmol/L，母血型为 O 型，Rh 阳性，父亲血型为 AB 型，Rh 阳性。

30. 首先应做的检查是

A. 血培养

B. 肝功能

C. 血涂片找球形红细胞

D. 测定血型

E. 测定血型和抗人球蛋白试验

31. 该患儿最可能的诊断是

A. 新生儿败血症

B. 新生儿肝炎

C. 新生儿 ABO 溶血病

D. 新生儿 Rh 溶血病

E. 新生儿母乳性黄疸

32. 首先应采取的治疗措施是

A. 光疗 B. 抗生素应用

C. 换血 D. 输注白蛋白

E. 口服苯巴比妥

(33～37 题共用题干)

患儿，女性，36 小时足月顺产，生后 16 小时出现黄疸，肝脾略肿大，血清总胆红素 256μmol/L，直接胆红素 12μmol/L，血型为 A 型，RhCcDee，母亲血型为 O 型，RhCcDEe，

直接抗人球蛋白试验弱阳性。

33. 该病儿最可能的诊断是

    A. 新生儿巨细胞病毒感染

    B. 新生儿 ABO 血型不合溶血病

    C. 新生儿 Rh 溶血病

    D. 新生儿败血症

    E. 新生儿 G－6PD 缺乏症

34. 对本病最有诊断价值而阳性率又高的检查是

    A. 血红蛋白测定及网织红细胞计数

    B. 直接抗人球蛋白试验

    C. 间接抗人球蛋白试验

    D. 抗体释放试验

    E. 游离抗体试验

35. 为降低血清胆红素，首选的治疗措施是

    A. 换血   B. 光疗

    C. 输白蛋白   D. 输碳酸氢钠

    E. 口服苯巴比妥

36. 为防止患儿发生胆红素脑病，以下治疗没有意义的是

    A. 光疗

    B. 输白蛋白

    C. 维持血 pH 值在正常范围

    D. 加强喂养，防止低血糖

    E. 应用抗生素防止感染

37. 若需要换血治疗，最适宜的血源是

    A. A 型血

    B. O 型血

    C. A 型，Rh CcDee

    D. AB 型血浆，O 型红细胞

    E. O 型，Rh CcDee

(38 ~ 40 题共用题干)

    新生儿生后 3 天因高胆红素血症入院。患儿为 O 型血，入院时 Hb 90g/L，血清总胆红素水平为 390μmol/L。

38. 首先采用以下哪项措施

    A. 立即换血

    B. 立即静脉输注白蛋白

    C. 立即静脉输血

    D. 光疗

    E. 静脉输注丙种球蛋白

39. 患儿发生抽搐，首先考虑为

    A. 低血糖   B. 胆红素脑病

    C. 低血钙   D. 化脓性脑膜炎

    E. 颅内出血

40. 首先进一步检查能明确诊断的是

    A. 血常规

    B. 释放试验

    C. 脑电图

    D. 直接抗人球蛋白试验

    E. 母血的血型抗体

(41 ~ 43 题共用题干)

    新生儿，男性，40 孕周出生，出生时体重 2900g，出生前胎心减慢、胎动减少，出生时发绀、四肢肌张力低、羊水Ⅲ度。

41. 在窒息复苏方案中，应首先采取的步骤是

    A. 尽量吸净呼吸道黏液，保持气道通畅

    B. 建立呼吸，增加通气

    C. 给予肾上腺素

    D. 维持正常循环，保证足够心输出量

    E. 给予纳洛酮

42. 以下哪种情况在初步复苏后应加用正压通气

    A. 初步复苏后无自主呼吸

    B. 四肢发绀

    C. 刺激无反应

    D. 心率 <120 次/分

    E. 肌张力明显减低

43. 复苏时，该患儿在以下哪种情况需要气管插管

A. 复苏后心率 80 次/分

B. 5 分钟 Apgar 评分 8 分

C. 面罩正压给氧无效

D. 呼吸道有分泌物

E. 呼吸不规则

(44~45 题共用题干)

一足月女婴, 生后 7 天开始黄疸进行性加重, 现生后 1 个月, 黄疸无明显减退。无发热、抽搐表现, 间有呕吐, 大便呈白陶土样, 查体发现皮肤暗黄, 肝脏右肋下约 3cm。

44. 病史问诊中应注意

A. 家族史有无 G-6-PD 酶缺乏症

B. 其母怀孕的胎次与产次

C. 其母孕期有无感染史

D. 妊娠合并高血压的情况

E. 患儿父母的血型

45. 临床诊断首先应考虑为

A. 母乳性黄疸   B. 新生儿 ABO 溶血

C. 婴儿肝炎综合征   D. 生理性黄疸

E. 蚕豆病

(46~47 题共用题干)

一足月男婴, 生后 12 小时内出现黄疸, 门诊查血生化提示: 血清总胆红素 117μmol/L, 间接胆红素 108μmol/L。

46. 为明确诊断, 首选的检查是

A. 转氨酶

B. G-6-PD 酶活性

C. 血培养及感染指标

D. 血常规及网织红细胞计数

E. 血型及血型抗体检查

47. 检查结果提示血型 A 型, ABO 溶血实验提示 "直接抗人球蛋白试验 (+), 游离抗体试验 (+++), 抗体放散试验 (+++)", 以下治疗正确的是

A. 抗感染治疗

B. 输注人血白蛋白

C. 输注丙种球蛋白

D. 护肝治疗

E. 换血治疗

(48~49 题共用题干)

一患儿生后 24 小时内出现皮肤黄染, 吃奶偏差, 家属诉稍有嗜睡, 急查血生化提示: 血清总胆红素达 342μmol/L。

48. 该患儿应首选何种治疗

A. 蓝光照射

B. 输注人血白蛋白

C. 补液支持治疗

D. 护肝治疗

E. 换血治疗

49. 患儿确诊 ABO 溶血病, 达到换血指征, 目前体重 3kg, 首选何种成分换血

A. A 型血浆 300ml + A 型红细胞悬液 300ml

B. O 型血浆 300ml + O 型红细胞悬液 300ml

C. AB 型血浆 300ml + O 型红细胞悬液 300ml

D. O 型血浆 300ml + AB 型红细胞悬液 300ml

E. A 型血浆 300ml + O 型红细胞悬液 300ml

(50~52 题共用题干)

早产儿, 34 周出生, 出生时困难, Apgar 评分 7 分, 生后 5 小时出现进行性呼吸困难及发绀, 两肺呼吸音低, 深吸气末少量湿啰音。

50. 该患儿呼吸困难最可能的原因是

A. 胎粪阻塞支气管

B. 大量羊水吸入

C. 肺泡表面活性物质缺乏

D. 肺液潴留过多

E. 肺部细菌感染

51. 患儿最可能的诊断是

A. 羊水吸入综合征

B. 感染性肺炎

C. 持续发生肺动脉高压

D. 新生儿湿肺

E. 新生儿呼吸窘迫综合征

52. 最紧急的处理是

A. 保温　　　　　B. 抗生素

C. 纠正酸中毒　　D. 激素

E. 正压给氧

（53～57 题共用题干）

男，足月，因脐带绕颈，宫内窘迫剖宫产娩出，羊水清，生后无呼吸，皮肤苍白，四肢松弛，心率 40 次/分。经清理呼吸道后仍无呼吸，心率为 60 次/分。清理呼吸道时有轻微反应。

53. 该病儿的 Apgar 评分应为

A. 1 分　　　　　B. 2 分

C. 3 分　　　　　D. 0 分

E. 4 分

54. 清理呼吸道后，有喘息样呼吸，根据上述应立即进行

A. 复苏气囊面罩加压给氧

B. 肌注肾上腺素

C. 胸外心脏按压

D. 补充碳酸氢钠

E. 气管插管，机械通气

55. 若经过上述处理 30 秒后呼吸 10～15 次/分，心率 50 次/分，应立即进行

A. 气管插管加压给氧，并胸外心脏按压

B. 继续复苏气囊面罩加压给氧

C. 肌注肾上腺素

D. 补充碳酸氢钠

E. 补液维持正常循环

56. 经过有效的正压通气和胸外按压 60 秒后，

患儿心率持续 <60 次/min。应给予的处理是

A. 多巴胺改善微循环

B. 碳酸氢钠纠正酸中毒

C. 连接呼吸机

D. 1：10000 肾上腺素，首选静脉给药

E. 以上均正确

57. 新生儿尽管给予了正压通气、胸外按压和肾上腺素，心率仍然 <60 次/min，查体患儿皮肤苍白，毛细血管再充盈时间延长（>3 秒）。应给予的处理是

A. 输血浆扩充血容量

B. 甘露醇减轻脑细胞水肿

C. 碳酸氢钠纠正酸中毒

D. 多巴胺强心，改善循环

E. 生理盐水扩容

（58～60 题共用题干）

孕 42^{+3} 周分娩婴儿，男性，出生体重 4500g，羊水Ⅲ度，生后 Apgar 评分 1 分钟为 3 分，窒息复苏时气管内吸出胎粪。

58. 该患儿于生后 1 小时出现气促、发绀、呻吟、三凹征，双肺可闻及粗湿啰音，听诊左肺呼吸音较右肺降低。考虑诊断为

A. 胎粪吸入综合征

B. 新生儿肺出血

C. 湿肺

D. 新生儿呼吸窘迫综合征

E. 宫内感染性肺炎

59. 该患儿胸部 X 线检查特征一般情况下可能性小的是

A. 弥漫性浸润影

B. 可并发气胸

C. 支气管充气征

D. 可见肺气肿

E. 两肺透亮度增强伴有节段性肺不张

60. 呼吸机辅助呼吸后，给氧浓度为 100%，患儿发绀不能改善。血气分析提示右桡动脉 PaO_2 高于股动脉 PaO_2 18mmHg，提示

A. 心力衰竭

B. 新生儿持续肺动脉高压（PPHN）

C. 肺水肿

D. 气胸

E. 严重先天性心脏病

（61～67 题共用题干）

患儿胎龄 33 周，生后 6 小时出现呼吸困难、呻吟、进行性加重。体检有吸气性三凹征，两肺呼吸音减低。

61. 最可能的诊断为

A. 肺出血

B. 湿肺

C. 严重的先天性心脏病

D. 新生儿呼吸窘迫综合征

E. 宫内感染性肺炎

62. 该患儿摄胸片可表现为

A. 胸片可见斑片状、面纱或云雾状密度增高或有叶间积液，多伴有肺气肿，心胸比例增大

B. 胸片可见肺大疱、脓胸或脓气胸

C. 胸片缺乏特异性改变，初期肺纹理增粗，亦可呈局灶性改变，条索状阴影或大块实变征

D. 胸片显示两肺透亮度增强伴有节段性或小叶肺不张，也可仅有弥漫性浸润影或并发气胸、纵隔气肿

E. 胸片显示两肺透亮度普遍降低，可见弥漫性均匀网状阴影和支气管充气征，重者呈"白肺"

63. 以下处理最恰当的是

A. 头罩吸氧　　　B. 纠正酸中毒

C. 地塞米松　　　D. 高压氧

E. 持续气道正压通气（CPAP）联合肺表面活性物质（PS）

64. 关于患儿用氧，下列说法正确的是

A. 应进行血氧监测，使 PaO_2 维持在 50～70mmHg，SaO_2 维持在 85%～95%

B. 应进行血氧监测，使 PaO_2 维持在 50～65mmHg，SaO_2 维持在 88%～92%

C. 应进行血氧监测，使 PaO_2 维持在 60～70mmHg，SaO_2 维持在 88%～95%

D. 应进行血氧监测，使 PaO_2 维持在 50～80mmHg，SaO_2 维持在 87%～93%

E. 应进行血氧监测，使 PaO_2 维持在 65～70mmHg，SaO_2 维持在 90%～95%

65. 若给予该患儿肺表面活性物质（PS）治疗，首次给药剂量为

A. 50mg/kg

B. 80～100mg/kg

C. 100～150mg/kg

D. 100～200mg/kg

E. 200～250mg/kg

66. 经治疗后病情改善，但第 2 天患儿又出现呼吸急促、尿量减少、心率增快，达 180 次/分，经皮血氧饱和度在 70%～80% 左右。应首先考虑为

A. 感染性肺炎

B. 肺动脉高压

C. 气漏

D. 支气管肺发育不良

E. 动脉导管开放

67. 针对上述症状，采取以下哪种治疗可能有效

A. 地塞米松　　　B. 加强抗感染

C. 硫酸镁　　　　D. 吲哚美辛

E. 前列环素

（68～69 题共用题干）

患儿，男性，第一胎第一产，胎龄 39 周，

经阴道分娩，Apgar 评分 1 分钟为 2 分，生后 24 小时抽搐一次。查体：反应迟钝，瞳孔缩小，心肺无明显异常，四肢肌张力减低，握持反射和拥抱反射减弱。

68. 该患儿复苏时的关键措施是

A. 清理呼吸道　　B. 建立呼吸

C. 胸外按压　　D. 纠正酸中毒

E. 补充容量

69. 该患儿初步复苏步骤顺序应为

A. 刺激、保持体温、清理呼吸道（必要时）、刺激、擦干

B. 保持体温、清理呼吸道（必要时）、摆好体位、刺激、擦干

C. 清理呼吸道（必要时）、摆好体位、保持体温、刺激、擦干

D. 保持体温、摆好体位、清理呼吸道（必要时）、刺激、擦干

E. 清理呼吸道（必要时）、摆好体位、擦干、保持体温、刺激

四、B1 型题

(70 ~ 73 题共用备选答案)

A. 生理性黄疸

B. 新生儿溶血症

C. 先天性胆道闭锁

D. 新生儿病毒性肝炎

E. 新生儿感染或败血症

70. 出生 24 小时内出现黄疸，为

71. 生后 3 天出现，4 ~ 5 天最明显，为

72. 生后 1 ~ 2 周出现，进行性加重，为

73. 生后 1 ~ 3 周缓慢起病，伴食欲不振、恶心，为

(74 ~ 75 题共用备选答案)

A. 新生儿败血症

B. 新生儿胎粪延迟排出

C. 新生儿溶血病

D. 新生儿母乳性黄疸

E. TORCH 感染

74. 新生儿，男性，足月顺产分娩，生后 6 小时开始母乳喂养，12 小时排胎粪，24 小时发现其头面、胸腹及下肢有黄染。最可能的诊断是

75. 新生儿，女性，生后母乳喂养，吃奶好，体重增长满意，大便黄色，41 天因黄疸不退去医院就诊。体检：反应好，面色红黄，头面部及胸腹部皮肤黄染，肝肋下 1cm，质软。以下诊断可能性最大的是

五、X 型题

76. 以下可使新生儿黄疸加重的因素有

A. 缺氧　　　　B. 脱水

C. 饥饿　　　　D. 头皮血肿

E. 碱中毒

77. 关于母乳性黄疸的描述正确的是

A. 所有母乳喂养的新生儿都会产生黄疸

B. 表现为非溶血性高未结合胆红素血症

C. 都需要停喂母乳

D. 黄疸常可通过母乳少量多次而得到缓解

E. 是因为母乳中缺乏 β - 葡萄糖醛酸苷酶

78. 关于新生儿病理性黄疸的特点，以下叙述正确的有

A. 血清结合胆红素 >34μmol/L

B. 黄疸在生后 24 小时内出现

C. 黄疸持续时间不超过 10 天

D. 黄疸进展快，胆红素每天上升超过 85μmol/L

E. 黄疸退而复现

79. 以下关于 Rh 新生儿溶血病的说法正确的是

A. Rh 溶血病一般不发生在第一胎

B. 当存在 ABO 血型不符合时，Rh 血型不

合的溶血常不易发生

C. Rhe 溶血病最常见

D. 母亲 Rh 阳性不会使胎儿发生溶血

E. 既往输过 Rh 阳性血的 Rh 阴性母亲，其第一胎可发病

80. ABO 血型不合导致的新生儿溶血多发生于以下哪些患者中

A. 母亲 O 型、新生儿 A 型

B. 母亲 O 型、新生儿 B 型

C. 母亲 A 型、新生儿 B 型

D. 母亲 B 型、新生儿 A 型

E. 母亲 AB 型、新生儿 A 型

81. 我国新生儿窒息的标准有：①5 分钟 Apgar 评分 ≤7，仍未建立有效呼吸；②脐动脉血气 pH <7.15；③排除其他引起低 Apgar 评分的病因；④产前具有可能导致窒息的高危因素。以上标准中，属于必要条件的是

A. ①   B. ②

C. ③   D. ④

E. ③ + ④

第十一章　异常产褥

一、A1 型题

1. 产褥感染最常见的病原体是

    A. β-溶血性链球菌　B. 大肠杆菌

    C. 葡萄球菌　　　　D. 荚膜梭菌

    E. 支原体

2. 有关产褥感染的叙述正确的是

    A. 指分娩及产褥期生殖道受病原体侵袭，引起局部和全身感染

    B. 多为单种细菌感染

    C. 凡产褥期体温升高均为生殖器感染所致

    D. 产后未发生产褥感染时，宫腔内培养不出细菌

    E. 以上都不是

3. 导致产褥病率发生的主要原因是

    A. 手术切口感染　　B. 急性乳腺炎

    C. 上呼吸道感染　　D. 泌尿系统感染

    E. 产褥感染

4. 严重的产褥感染可形成"冰冻骨盆"的是

    A. 急性盆腔结缔组织炎

    B. 急性盆腔腹膜炎

    C. 急性子宫内膜炎

    D. 急性子宫肌炎

    E. 急性输卵管炎

5. 产褥感染的诱因不包括

    A. 产褥期性交　　　B. 产程延长

    C. 羊膜腔感染　　　D. 多次宫颈检查

    E. 产后出血过多

6. 关于产褥感染的预防，以下叙述不正确的是

    A. 妊娠晚期避免盆浴

    B. 分娩期尽量减少阴道检查

    C. 接产过程中必须严格无菌操作

    D. 会阴侧切感染者随时可以坐浴

    E. 避免产后出血

7. 关于产褥感染的处理方式，以下说法错误的是

    A. 半卧位以利引流

    B. 选用有效的抗生素

    C. 纠正全身一般情况

    D. 胎盘残留者，应控制感染后清宫

    E. 禁用肾上腺皮质激素，避免感染扩散

8. 晚期产后出血的原因不包括

    A. 子宫胎盘附着面复旧不全

    B. 继发性子宫收缩乏力

    C. 产后子宫滋养细胞肿瘤

    D. 子宫黏膜下肌瘤

    E. 剖宫产术后子宫切口愈合不良

9. 阴道分娩后晚期产后出血的最常见原因是

    A. 胎盘、胎膜残留

    B. 蜕膜残留

    C. 子宫胎盘附着面复旧不全

    D. 产后子宫滋养细胞肿瘤

    E. 子宫黏膜下肌瘤

10. 为了明确非剖宫产产妇晚期产后出血的原因，最好的诊断方法是

    A. 阴道检查　　　　B. 诊断性刮宫

    C. 腹腔镜　　　　　D. CT 检查

    E. B 超检查

11. 晚期产后出血的预防措施不包括

    A. 胎儿娩出后而胎盘滞留者可强行牵拉

脐带娩出，防止胎盘残留

B. 发现有胎盘胎膜缺损时应及时取出

C. 不能排除胎盘残留时应行宫腔探查

D. 剖宫产时合理选择切口的位置

E. 严格无菌操作，术后合理使用抗生素预防感染

12. 产褥期抑郁症症状最常见于产后

A. 3 天内   B. 1 周内

C. 2 周内   D. 3 周内

E. 4 周内

13. 关于产褥期抑郁症的说法正确的是

A. 停止哺乳

B. 用药得当可以哺乳

C. 只用心理治疗不用药物治疗

D. 再次妊娠有 70% 复发率

E. 1 年内 20% 患者可治愈

二、A2 型题

14. 初产妇，32 岁，因"顺产后 10 天，发热下腹痛 3 天"入院。查体：体温 38.9℃，血压 105/65mmHg，脉搏 110 次/分。急性痛苦面容，下腹压痛。妇科检查：子宫如妊娠 3 个月大，触痛明显，子宫右侧触及有压痛实性包块，根据情况考虑为

A. 急性子宫内膜炎

B. 急性子宫肌炎

C. 急性盆腔腹膜炎

D. 急性盆腔结缔组织炎

E. 血栓静脉炎

15. 初产妇，28 岁，人流术后 3 天微热，下腹坠痛并有血性分泌物，子宫稍大，触痛明显，附件正常。患者应考虑为

A. 子宫肌炎   B. 子宫颈粘连

C. 宫腔积血   D. 吸宫不全

E. 子宫复旧不全

16. 产妇，25 岁，产后 10 天后，患者感下腹

部痛伴发热 3 天。查体：体温 39℃，脉搏 98/分，呼吸 26 次/分。脓血性恶露，有恶臭。血常规：WBC 13×10^9/L，N 0.88。最可能的诊断是

A. 晚期产后出血   B. 产褥中暑

C. 急性膀胱炎   D. 正常产褥

E. 产褥感染

17. 初产妇，27 岁，半月前经阴道自然分娩，产后出血量约 700ml，未输血。至今恶露量多，有臭味。查体：宫底在耻骨联上 2cm，有压痛。妇科检查：子宫左侧触及一 6cm × 7cm × 5cm 的肿块，有压痛。以下处理方法不正确的是

A. 取宫腔分泌物做细菌培养

B. 行 B 超检查

C. 静脉滴注广谱抗生素

D. 急查白细胞总数及分类

E. 行剖腹探查术

18. 初产妇，25 岁，从分娩后第 2 天起，持续 3 天体温在 37.5℃左右，子宫收缩好，无压痛，会阴伤口红肿、疼痛，恶露淡红色，无臭味，双乳软，无硬结。最可能导致发热的原因是

A. 会阴伤口感染   B. 乳腺炎

C. 产褥感染   D. 上呼吸道感染

E. 乳头皲裂

19. 初产妇，26 岁，于产后第 4 天寒战后出现高热 39.4℃。检查：下腹压痛明显，恶露量多且臭味明显，子宫复旧不良。初步判断导致感染的病原体是

A. 以大肠杆菌为主

B. 以金黄色葡萄球菌为主

C. 以 β-溶血性链球菌为主

D. 以沙眼衣原体为主

E. 以厌氧链球菌及大肠杆菌为主

20. 初产妇，23 岁，会阴侧切分娩一足月儿，体重 3500g。现为产后 25 小时，会阴水肿明显，体温 37.4℃。不应采取的措施是
    A. 保持会阴清洁，会阴擦洗 2 ~ 3 次/天
    B. 50% 硫酸镁湿敷外阴
    C. 红外线照射
    D. 若伤口感染，可提前拆线
    E. 因会阴部水肿，为避免愈合不良，可于产后 10 天拆线

21. 初产妇，25 岁，足月妊娠，胎膜早破，自然分娩后第 3 天，体温 38.8℃，下腹疼痛，恶露血性、浑浊、有臭味，宫底平脐，宫体压痛，白细胞计数 $15.8 \times 10^9/L$，中性粒细胞百分比 80%，最可能的诊断是
    A. 急性子宫内膜炎
    B. 急性子宫肌炎
    C. 急性输卵管炎
    D. 急性盆腔腹膜炎
    E. 急性盆腔结缔组织炎

22. 初产妇，38 岁，足月单胎，因试产 10 小时跨耻征阳性、头盆不称行急诊剖宫产术，手术顺利，术后第 2 天开始下床活动，术后第 6 天突发高热，体温 39.2 ~ 39.9℃，伴左下肢疼痛、活动受限。查体：体温 39.8℃，脉搏 100 次/分，呼吸 22 次/分，血压 109/78mmHg。腹软，无压痛及反跳痛，宫底位于耻骨联合上一横指，宫底无压痛及反跳痛，左下肢肿胀、发白，皮温升高。本患者诊断为
    A. 脓毒血症
    B. 血栓性静脉炎
    C. 急性盆腔炎
    D. 急性子宫内膜炎，
    E. 急性腹膜炎

23. 经产妇，28 岁，因"剖宫产术后反复阴道不规则流血 2 个多月"，介入治疗后 20 天第二次入院。患者因臀位行剖宫产术，手术过程顺利，术后 60 天突然出现阴道大量流血，伴血块，约 900ml。血常规：血红蛋白 68g/L。积极抗休克的同时行子宫动脉栓塞术，1 周后患者阴道流血停止。术后 85 天再次出现阴道流血量增多，量约 500ml，伴寒战、低热再次入院。入院后立即完善各项检查，腹部超声未见明显异常。宫颈分泌物培养见粪肠球菌。入院后最合适的处理是
    A. 可行清宫术，找到出血的原因及病灶
    B. 如为切口愈合不良，可予输血、抗感染治疗，可等待其自然愈合
    C. 如切口感染，均应行子宫切除术，去除感染灶
    D. 再次行介入术
    E. 根据患者出血量、感染程度、有无生育要求综合制订治疗方案

24. 初产妇，30 岁，某日其抱着不到百天的孩子，从 17 层高楼坠落身亡。据调查，该女子产后一直情绪低落，睡眠极差，思维能力减退，反复出现死亡的想法。该患者最可能的疾病是
    A. 器质性精神障碍
    B. 药物依赖性抑郁症
    C. 产褥期抑郁症
    D. 一时冲动
    E. 双相情感障碍

三、A3/A4 型题

(25 ~ 26 题共用题干)

初产妇，25 岁，产后 8 天，出现寒战、高热、下腹痛部疼痛。查体：体温 39℃，血压 125/79mmHg，脉搏 99 次/分。妇检：下腹软，子宫压痛（＋），子宫在脐耻之间，血性恶露有臭味。详细问病史，产妇诉产程中手取胎盘。

25. 患者最可能的诊断为

A. 子宫感染

B. 急性宫颈炎

C. 急性盆腔腹膜炎

D. 急性盆腔结缔组织炎

E. 子宫穿孔

26. 目前最佳的处理措施为

A. 根据临床经验立即使用抗生素

B. 预防感染同时行清宫术

C. 需要根据细菌药敏结果使用抗生素

D. 使用抗生素同时加用肾上腺皮质激素

E. 病情严重，需平卧位休息

（27～29 题共用题干）

初产妇，29 岁，总产程 22 小时，会阴切开，低位产钳助产，产后 4 天发热 38.8℃，伴寒战，检查发现下腹部压痛，子宫耻上 4 指，恶露少，而不臭。

27. 最有助于诊断的项目是

A. 血常规　　　B. 血培养

C. 中段尿培养　D. 盆腔 B 超

E. 宫腔分泌物培养

28. 如诊断为产褥感染，最可能的病原菌是

A. 脆弱类杆菌　B. 消化链球菌

C. 大肠埃希菌　D. 溶血性链球菌

E. 金黄色葡萄球菌

29. 诊断明确后，最适宜的治疗是

A. 中西医结合治疗

B. 静脉滴注抗生素

C. 中药清热解毒

D. 抗生素 + 肾上腺皮质激素

E. 抗生素 + 小量输血

（30～32 题共用题干）

患者，29 岁，顺产后 12 天，因"1 天前出现寒战、高热"入院。患者 12 天前在医院足月顺产一活婴，产程顺利，产后 2 天出院。

入院前 1 天患者无明显诱因出现全身发冷，之后出现发热，测最高体温达 39.9℃，全身疲乏，右下肢持续性疼痛。入院查体：体温 39.4℃，脉搏 99 次/分，呼吸 20 次/分，血压 123/77mmHg。平车入院，急性病容，自主体位，神志清楚，查体合作。心肺查体未见明显异常，双侧乳房不胀，泌乳通畅。下腹痛压痛（-）、反跳痛（-），无腹肌紧张。右下肢静脉压痛明显，伴水肿，皮肤发白。左下肢未见明显异常。

30. 本患者首先考虑诊断为

A. 脓毒血症

B. 血栓性静脉炎

C. 急性盆腔炎

D. 急性子宫内膜炎

E. 急性盆腔结缔组织炎

31. 对诊断本例最重要的辅助检查是

A. 血常规

B. 彩色多普勒超声

C. 宫颈分泌物培养

D. 血培养

E. 凝血功能

32. 对于本例患者，以下处理不正确的是

A. 有效抗生素治疗，同时行清宫术

B. 应用大量抗生素治疗同时加用肝素钠

C. 可用活血化瘀中药治疗

D. 应先根据经验，使用抗生素

E. 治疗期间需监测凝血功能

（33～34 题共用题干）

产妇，27 岁，G_4P_2，顺产后 10 天，因"阴道大量流血 3 小时"入院。患者孕期规律产检，既往顺产 1 次，人工流产手术 2 次。10 天前阴道分娩一活婴，出生体重 3500g，分娩后血性恶露一直较多，3 小时前大量阴道流血，自述打湿衣裤及床单，急诊入院。

33. 目前考虑患者诊断为晚期产后出血，关于

晚期产后出血，下列说法正确的是

A. 分娩 24 小时内，阴道大量流血超过 500ml

B. 分娩 24 小时后，在产褥期内发生的子宫大量出血

C. 在产后 2 周发病最多见

D. 表现为少量持续的出血

E. 不会导致失血性休克

34. 查体发现该患者宫底位于耻骨联合以上三横指，轻度压痛，宫颈口有烂肉样组织物及血凝块，以下处理中不正确的是

A. 使用缩宫素

B. 行剖腹探查术

C. 行刮宫术，刮出物需送病理检查

D. 检查血常规、凝血功能等

E. 抗感染治疗

(35 ~ 37 题共用题干)

患者女性，33 岁，因"二次剖宫产术后，阴道不规则流血 3 个月余"入院。患者术后出现阴道不规则流血，出血量每次不等，多时如月经量，少时为血性分泌物，无异味，无腹痛、发热，曾口服益母草等药物治疗，效果差。此次出血量仍较多，有血块，伴有头晕、乏力等不适入院治疗。

35. 此时分析其出血原因最可能为

A. 子宫收缩乏力

B. 胎膜残留

C. 胎盘残留

D. 子宫切口愈合不良

E. 凝血功能障碍

36. 为明确诊断，入院后最有意义的检查措施不包括

A. 超声了解剖宫产术后子宫及宫腔情况

B. 妇科检查

C. 血常规及感染指标的监测

D. 阴道分泌物的培养

E. 宫腔镜检查

37. 进一步处理不包括

A. 介入手术

B. 抗生素预防感染治疗

C. 剖腹探查备瘢痕切除术

D. 清宫术

E. 纠正贫血治疗

(38 ~ 39 题共用题干)

患者女性，27 岁，因"顺产后 12 天，阴道流血增多 3 小时"入院。

38. 入院后，查体患者无发热，腹部无压痛及反跳痛，阴道流血少于月经量，无血块，无异味，考虑患者最有可能的诊断是

A. 子宫收缩乏力

B. 胎膜、胎盘残留

C. 生殖道感染

D. 宫颈裂伤

E. 凝血功能障碍

39. 此时最合适的处理是

A. 清宫

B. 止血药

C. 缩宫素静脉滴注

D. 抗生素预防感染

E. 宫颈裂伤处缝合

(40 ~ 42 题共用题干)

初产妇，35 岁，G_3P_0，妊娠合并类风湿关节炎（伴关节畸形），孕期口服泼尼松治疗，于孕 40 周行剖宫产。术后第 5 天失眠，情绪低落，无食欲，反应迟钝。

40. 该患者应考虑的疾病为

A. 剖宫产术后正常表现

B. 器质性精神障碍

C. 产褥期抑郁症

D. 药物性抑郁症

E. 双相情感障碍

41. 该患者的最恰当处理是
    A. 观察病情变化，产科住院期间不需处理
    B. 耐心进行心理治疗，必要时给予药物治疗
    C. 不予处理，继续观察
    D. 心理治疗
    E. 必须药物治疗

42. 该患者如病情无法改善，持续加重，考虑需药物治疗，首选的治疗为
    A. 改善饮食，不需用药
    B. 单胺氧化酶
    C. 5 - 羟色胺再吸收抑制剂
    D. 地西泮
    E. 卡马西平

（43～44 题共用题干）

产妇，37 岁，G_4P_3，既往顺产 3 次均是女儿，此次因妊娠 38^{+5} 周，下腹痛 2 小时入院，入院后经阴道自然分娩 1 足月活女婴，产妇一直无法接受又是女儿的现实，产后一直情绪低落，拒绝母乳喂养，反应迟钝。

43. 与患者有关的疾病诊断为
    A. 药物性抑郁症
    B. 产褥期感染
    C. 产褥期抑郁症
    D. 精神分裂症
    E. 双向情感障碍

44. 对于产妇疾病的特点，以下描述不正确的是
    A. 产褥期精神综合征的最常见类型
    B. 分娩后出现的抑郁症状
    C. 通常在产后 2 周内出现症状
    D. 必须药物治疗，无法自愈
    E. 通常预后良好，多数患者 1 年内治愈，再次妊娠，少数复发

四、B1 型题

（45～48 题共用备选答案）
    A. 大肠埃希菌　　　B. 厌氧性链球菌
    C. 需氧性链球菌　　D. 厌氧性类杆菌
    E. 金黄色葡萄球菌

45. 急性乳腺炎主要的病原菌是

46. 产褥感染中引起菌血症和感染性休克最常见的病原菌是

47. 产褥期伤口感染的主要致病菌是

48. 能产生致热外毒素与溶组织酶，并发脓毒血症的是

（49～51 题共用备选答案）
    A. 产后 5 日内　　　B. 产后 10 日内
    C. 产后 2 周左右　　D. 术后 2～3 周
    E. 术后 1 个月内

49. 胎盘胎膜残留、蜕膜残留引起的阴道出血多发生在

50. 胎盘附着部位复旧不良引起的阴道出血多发生在

51. 剖宫产子宫切口裂开或愈合不良所致的阴道流血多发生在

五、X 型题

52. 产褥期引起菌血症和感染性休克的最常见需氧菌有
    A. 大肠埃希菌　　　B. 克雷伯菌属
    C. 变形杆菌　　　　D. 表皮葡萄球菌
    E. 产气荚膜梭菌

53. 产褥感染的主要症状有
    A. 发热　　　　　　B. 腹痛
    C. 异常恶露　　　　D. 出血
    E. 腹膜炎

54. 下肢血栓性静脉炎常侵及的静脉有
    A. 股静脉　　　　　B. 腘静脉
    C. 髂内静脉　　　　D. 髂总静脉
    E. 大隐静脉

55. 产褥感染的感染途径包括

    A. 外源性感染　　　B. 内源性感染

    C. 交叉性感染　　　D. 淋巴传播感染

    E. 特异性感染

56. 容易造成剖宫产术后子宫切口愈合不良引起出血的因素有

    A. 切口感染

    B. 横切口选择过低或过高

    C. 切口缝合过松

    D. 切口缝合过紧或过密

    E. 子宫下段横切口两端切断子宫动脉向下斜行分支

57. 治疗产褥期抑郁症的首选药物有

    A. 盐酸帕罗西汀　　　B. 盐酸舍曲林

    C. 阿米替林　　　　　D. 苯乙肼

    E. 氯丙嗪

58. 产褥期抑郁症的诊断标准中，必须具备的是

    A. 情绪抑郁

    B. 对全部或多数活动明显缺乏兴趣或愉悦

    C. 体重显著下降或增加

    D. 失眠或睡眠过度

    E. 精神运动性兴奋或阻滞

第十二章　女性生殖系统炎症

一、A1 型题

1. 关于外阴及生殖道炎性疾病，以下叙述正确的是
- A. 低位直肠癌保肛手术并发症可能导致非特异性外阴炎
- B. 阴道毛滴虫生存力弱，过酸或碱性环境不利生长
- C. 分娩时宫颈裂伤未缝合可导致慢性盆腔炎
- D. 直接蔓延是人工流产术后继发盆腔炎的主要途径
- E. 胃溃疡穿孔不会引起输卵管卵巢炎

2. 滴虫阴道炎的治愈标准是
- A. 临床症状消失
- B. 白带湿片法检查滴虫转阴性
- C. 全身及局部用药 3 个疗程后
- D. 连续 3 次月经期后检查滴虫阴性
- E. 连续 3 次月经期前检查滴虫阴性

3. 诊断细菌性阴道病的指标不包括
- A. 匀质、稀薄、灰白色阴道分泌物，常黏附于阴道壁
- B. 阴道分泌物 pH > 4.5
- C. 胺试验阳性
- D. 线索细胞
- E. 挖空细胞

4. 治疗细菌性阴道病的全身用药首选
- A. 甲硝唑 400mg，口服，每日 2 次，共 7 日
- B. 替硝唑 2g，口服，每日 1 次，连服 3 日
- C. 替硝唑 1g，口服，每日 1 次，连服 5 日
- D. 克林霉素 300mg，口服，每日 2 次，连服 7 日
- E. 甲硝唑 2g 顿服

5. 滴虫阴道炎的典型临床表现是
- A. 血性阴道分泌物，外阴瘙痒
- B. 稀薄均匀一致的分泌物
- C. 黄绿色泡沫状阴道分泌物，外阴瘙痒
- D. 白色豆腐渣样阴道分泌物，外阴奇痒
- E. 黄色阴道分泌物，不痒

6. 外阴阴道假丝酵母菌病患者，外阴阴道可见
- A. 散在红色斑点
- B. 黄色水样阴道分泌物
- C. 边缘有不规则凸起的溃疡
- D. 白色块状物
- E. 小阴唇及阴道粘连

7. 关于细菌性阴道病，以下说法不正确的是
- A. 阴道内正常菌群失调
- B. 正常阴道菌群以乳杆菌占优势
- C. 部分患者无临床症状
- D. 阴道分泌物为黏稠白带
- E. 治疗选用抗厌氧菌药物

8. 关于萎缩性阴道炎的临床表现，以下说法不正确的是
- A. 阴道分泌物增多
- B. 可出现血样脓性白带
- C. 外阴瘙痒
- D. 阴道黏膜菲薄充血
- E. 阴道黏膜上可见白色膜状物

9. 目前子宫颈炎症最常见的病原体是
- A. 厌氧菌

B. 大肠埃希菌

C. 金黄色葡萄球菌

D. 溶血性链球菌

E. 淋病奈瑟菌

10. 以下属于子宫颈炎愈合过程的是

A. 非典型增生轻度

B. 非典型增生中度

C. 非典型增生重度

D. 非典型鳞状上皮化生

E. 鳞状上皮化生

11. 急性子宫颈炎的主要表现为

A. 阴道分泌物增多

B. 外阴瘙痒

C. 经间期出血

D. 外阴灼热感

E. 尿急、尿频、尿痛

12. 治疗单纯急性淋病奈瑟菌性子宫颈炎的常用药物不包括

A. 头孢曲松钠　　B. 头孢克肟

C. 头孢噻肟钠　　D. 头孢西丁

E. 阿奇霉素

13. 慢性子宫颈炎患者的典型临床症状为

A. 白带增多　　B. 外阴瘙痒

C. 外阴疼痛　　D. 外阴灼热感

E. 外阴湿疹

14. 慢性子宫颈炎的治疗方法不正确的是

A. 微波治疗　　B. 冷冻治疗

C. 激光治疗　　D. 局部上药

E. 全身应用大剂量抗生素

15. 关于盆腔炎性疾病的感染途径，以下叙述不正确的是

A. 链球菌感染多经淋巴系统蔓延

B. 葡萄球菌感染多沿生殖器黏膜上行蔓延

C. 厌氧菌感染多沿生殖器黏膜上行蔓延

D. 大肠埃希菌感染多经淋巴系统蔓延

E. 结核菌感染多经血液循环传播

16. 关于盆腔厌氧菌感染的特点，下列叙述错误的是

A. 容易形成盆腔脓肿

B. 容易形成感染性血栓静脉炎

C. 多沿生殖道黏膜上行播散

D. 脓液可有粪臭味

E. 脓液可有气泡

17. 盆腔炎性疾病的临床表现正确的是

A. 患者均出现腹痛

B. 月经通常没有改变

C. 可出现消化系统症状，如呕吐、腹泻

D. 均出现阴道分泌物增加

E. 均有发热

18. 最常见的盆腔炎性疾病是

A. 子宫内膜炎

B. 子宫肌炎

C. 输卵管炎及输卵管卵巢炎

D. 盆腔结缔组织炎

E. 盆腔腹膜炎

19. 盆腔炎性疾病的高危因素不包括

A. 分段诊刮术史

B. 阑尾炎

C. 细菌性阴道病

D. 性伴侣使用避孕套

E. 性伴侣患性传播疾病

20. 盆腔炎性疾病多发生在

A. 围绝经期妇女

B. 绝经后妇女

C. 性活跃期妇女

D. 初潮前少女

E. 无性生活妇女

21. 盆腔炎性疾病的最低诊断标准是

A. 血C-反应蛋白升高

B. 红细胞沉降率升高

C. 体温超过 38.3℃

D. 子宫颈举痛

E. 子宫颈异常带液脓性分泌物或脆性增加

22. 盆腔炎性疾病的附加诊断标准是

    A. B 超检查发现附件包块

    B. 红细胞沉降率正常

    C. 附件区压痛

    D. 子宫颈举痛

    E. 阴道分泌物湿片出现大量白细胞

23. 盆腔炎性疾病中，可考虑应用氟喹诺酮类药物的因素不包括

    A. 淋病奈瑟菌地区流行

    B. 个人危险因素低

    C. 有良好的随访条件

    D. 对头孢菌素类药物过敏

    E. 患者申请使用

24. 盆腔炎性疾病应考虑手术治疗的是

    A. 呕吐、腹泻

    B. 体温超过 38.3℃

    C. 抗生素治疗 72 小时无效，病情加重

    D. 病情严重出现电解质紊乱

    E. B 超检查提示输卵管卵巢脓肿

25. 常见的盆腔炎性疾病后遗症不包括

    A. 卵巢非赘生性囊肿

    B. 输卵管积水

    C. 慢性盆腔痛

    D. 异位妊娠和不孕

    E. 输卵管卵巢囊肿

二、A2 型题

26. 患者女性，32 岁，因"外阴瘙痒、灼痛 2 天，坐卧不宁"来诊，痛苦貌。妇科检查：白带较多，呈白色稠厚豆渣样，小阴唇内侧附着白色膜状物，擦除后露出红肿黏膜面。患者最可能的诊断为

    A. 滴虫阴道炎

    B. 外阴阴道假丝酵母菌病

    C. 细菌性阴道病

    D. 淋病

    E. 生殖器疱疹

27. 患者女性，48 岁，因"外阴瘙痒伴白带增多、有异味 3 天"来诊。妇科检查：外阴略肿，阴道分泌物稀薄，见少许豆腐渣样分泌物，有鱼腥味。肝肾功能正常。可选择的治疗不包括

    A. 外用甲硝唑泡腾片

    B. 口服甲硝唑片

    C. 外用硝酸咪康唑阴道栓

    D. 外用中药洗剂

    E. 外用雌三醇软膏

28. 患者女性，30 岁，自诉外阴瘙痒 7 天，伴阴道内大量脓性黄绿色分泌物，有恶臭。该患者最可能的诊断是

    A. 细菌性阴道炎   B. 滴虫阴道炎

    C. 萎缩性阴道炎   D. 宫颈糜烂

    E. 外阴阴道假丝酵母菌病

29. 患者女性，33 岁。白带增多伴腥臭味 1 个月，妇科检查见阴道分泌物呈稀薄灰白色，镜检发现线索细胞，考虑诊断为

    A. 外阴阴道假丝酵母菌病

    B. 细菌性阴道病

    C. 衣原体阴道炎

    D. 滴虫阴道炎

    E. 支原体阴道炎

30. 患者女性，61 岁，绝经 4 年，近期阴道白带增多，偶尔白带带血，诊断为萎缩性阴道炎，治疗中除局部抗感染治疗外，可加用少量

    A. 雄激素   B. 孕激素

    C. 雌激素   D. 维生素

E. 糖皮质激素

31. 患者女性，32 岁。白带多，外阴瘙痒，阴道检查示宫颈、阴道充血。分泌物呈脓性，宫颈颗粒型糜烂，重度，以下治疗方案最佳的是

A. 物理疗法

B. 局部活检 + 局部药物腐蚀 + 全身消炎

C. 局部药物消炎

D. 宫颈锥形切除术

E. 局部消炎后，局部活检，若为阴性，则物理疗法

32. 经产妇，34 岁，腰痛白带多，经多次治疗效果不佳，宫颈肥大，宫颈活检病理切片报告为"鳞状上皮化生"，该产妇应诊断为

A. 子宫颈非典型性增生

B. 宫颈腺体囊肿

C. 子宫颈息肉

D. 子宫颈原位癌

E. 慢性子宫颈炎

33. 患者女性，36 岁，因患慢性宫颈炎行宫颈活检，病理诊断为子宫颈息肉，其病理变化正确的是

A. 宫颈腺管口被鳞状上皮细胞覆盖

B. 宫颈鳞状上皮脱落，柱状上皮覆盖

C. 组织充血，宫颈水肿，腺体和间质增生

D. 宫颈管局部黏膜增生，向宫颈外口突出

E. 宫颈管内的黏膜及其下的组织充血，水肿，结缔组织增生

34. 患者女性，产后 2 个月，月经未复潮，因"发热伴下腹痛及血性白带 2 天"求诊。查体：腹软，下腹有轻压痛，无反跳痛。妇科检查：宫颈举痛，子宫稍大，压痛，双侧附件增厚，明显压痛，阴道分泌物为

脓血性。体温 38.5℃，血红蛋白 110g/L，白细胞计数 15.0×10^9/L，中性粒细胞百分比 84%，患者最可能的诊断为

A. 输卵管妊娠

B. 卵巢囊肿蒂扭转

C. 盆腔炎性疾病

D. 输卵管积水

E. 急性盆腔腹膜炎

三、A3/A4 型题

（35~36 题共用题干）

患者女性，32 岁，已婚，因"外阴肿物，伴外阴坠感 3 天"求诊。妇科检查：右侧处女膜缘阴道口 7 点处可触及一直径 4cm 的包块，有波动感，轻度压痛，略红肿。

35. 最可能的诊断是

A. 前庭大腺脓肿　　B. 前庭大腺囊肿

C. 大阴唇脓肿　　　D. 小阴唇脓肿

E. 梅毒硬下疳

36. 最佳处理方案是

A. 应用抗生素

B. 1：5000 高锰酸钾坐浴

C. 观察，休息

D. 局麻下肿物切除术

E. 应用抗生素，行切开引流并放置引流条

（37~39 题共用题干）

患者女性，40 岁，近 3 天白带多，伴外阴痒就诊，查外阴黏膜充血，阴道壁充血，分泌物黄绿色，有臭味，中等量，呈泡沫状，草莓样宫颈，宫颈充血。

37. 此患者可确诊为

A. 外阴阴道假丝酵母菌病

B. 滴虫阴道炎

C. 萎缩性阴道炎

D. 阿米巴阴道炎

E. 细菌性阴道病

38. 为了确诊，患者应进行的辅助检查是

    A. 血常规

    B. 尿常规

    C. 阴道分泌物细菌培养及药敏试验

    D. 湿片法阴道分泌物查滴虫

    E. 阴道脱落细胞学检查

39. 关于此病的治疗不正确的是

    A. 甲硝唑2g，单次口服

    B. 阴道局部应用小苏打冲洗

    C. 替硝唑2g，单次口服

    D. 性伴侣同时治疗，治疗期间禁止性交

    E. 治疗后应于每次月经后复查白带，3次均阴性方为治愈

(40~43题共用题干)

患者女性，31岁，阴道分泌物增多伴外阴瘙痒1周。近1年曾先后3次出现上述症状，被诊断为外阴阴道假丝酵母菌病，给予咪康唑（达克宁栓）局部治疗后好转。妇科检查见阴道黏膜充血，阴道内大量块状分泌物，取分泌物查滴虫阴性，假丝酵母菌阳性。

40. 取分泌物湿片法查念珠菌，最好使用

    A. 生理盐水　　　B. 过氧化氢

    C. 蒸馏水　　　　D. 小苏打

    E. 10%氢氧化钾

41. 此患者应诊断为

    A. 滴虫阴道炎

    B. 细菌性阴道病

    C. 复发性外阴阴道假丝酵母菌病

    D. 外阴阴道假丝酵母菌病

    E. 非特异性外阴炎

42. 该病的发病与下列哪项无关

    A. 长期应用抗生素

    B. 糖尿病患者治疗

    C. 阴道乳酸杆菌数量的减少

    D. 长期使用避孕套避孕

    E. 口腔、肠道、阴道假丝酵母菌可交叉感染

43. 关于此病的治疗，以下说法不恰当的是

    A. 治疗以全身用药为主

    B. 应选用广谱抗生素

    C. 无需对性伴侣进行常规治疗

    D. 应查出诱发因素以消除诱因

    E. 治疗后应于月经前复查阴道分泌物

(44~45题共用题干)

患儿女，5岁，因"外阴痒伴白带增多1周"就诊。查体：处女膜完整，阴道口大量脓性分泌物，小阴唇粘连。临床考虑为婴幼儿外阴阴道炎。

44. 婴幼儿外阴阴道炎可能的病因不包括

    A. 外阴尚未完全发育好

    B. 雌激素水平低下

    C. 阴道内误放异物

    D. 婴幼儿卫生习惯不良

    E. 饮食习惯不良

45. 追问病史，得知患儿1周前阴道内塞入纽扣一枚。下一步处理措施错误的是

    A. 保持外阴清洁、干燥，减少摩擦

    B. 口服抗生素

    C. 行宫腔镜检查，取出异物

    D. 阴道冲洗

    E. 小阴唇粘连者外涂雌激素软膏

(46~47题共用题干)

患者女性，26岁，哺乳2年。因"外阴灼热感、瘙痒3天"求诊。妇科检查：阴道黏膜充血，分泌物较少，呈水样，无异味，阴道分泌物检查可见大量白细胞而未见细菌。

46. 患者最可能的诊断是

    A. 宫颈上皮内瘤变

    B. 萎缩性阴道炎

    C. 念珠菌阴道炎

    D. 滴虫阴道炎

    E. 细菌性阴道炎

47. 恰当的治疗方案是

    A. 外用克霉唑阴道栓

    B. 外用己烯雌酚软膏

    C. 甲硝唑 0.2g po qd

    D. 建议停止哺乳，外用乳酸或醋酸冲洗阴道

    E. 甲羟孕酮 2mg po qd

（48 ~ 49 题共用题干）

    患者女性，35 岁，G_3P_1，妇科普查发现子宫颈超过 1/3 面积，而小于 2/3 面积，出现发红，表面呈颗粒状，患者无不适主诉。

48. 该患者首先的处理方案是

    A. 激光治疗   B. 冷冻治疗

    C. 宫颈刮片检查   D. 宫颈组织活检

    E. 手术治疗

49. 物理治疗应选择在

    A. 患者确诊后

    B. 月经来潮前 3 ~ 4 天

    C. 月经干净后 3 ~ 7 天

    D. 排卵期

    E. 任何时候

（50 ~ 53 题共用题干）

    患者女性，32 岁，慢性盆腔炎病史 3 年，反复发作，此次因"阴道分泌物增多 1 个月，高热伴下腹痛 3 天"求诊。查体：体温 39℃，心率 100 次/分，心肺无异常，腹肌紧张，压痛，反跳痛。妇科阴道少量脓性分泌物，宫颈充血，可见少量脓性分泌物自宫颈口流出，举痛明显，子宫后位，正常大小，左侧可及 5cm×6cm×6cm 大小的囊性包块，边界不清，活动受限，压痛明显。尿 hCG 阴性，血常规：白细胞 $15×10^9$/L，血红蛋白 130g/L，中性粒细胞 90%，淋巴细胞 10%。

50. 该患者最可能的诊断是

    A. 慢性盆腔炎急性发作

    B. 子宫内膜异位症

    C. 卵巢癌

    D. 卵巢囊肿

    E. 异位妊娠

51. 为进一步明确诊断，应做的检查是

    A. 诊断性刮宫   B. 阴道分泌物培养

    C. 血培养   D. 阴道超声

    E. 血 hCG

52. 恰当的治疗方案是

    A. 物理治疗

    B. 中药治疗

    C. 抗生素治疗

    D. 立即后穹隆切开引流

    E. 立即剖腹探查

53. 患者经上述处理方式 3 天后包块增大伴腹痛加重，处理方式是

    A. 继续选用敏感抗生素并加大剂量

    B. 后穹隆切开引流

    C. 加用中药治疗

    D. 加用物理治疗

    E. 剖腹探查

（54 ~ 56 题共用题干）

    患者女性，24 岁，1 周前有不洁性生活史，高热 2 天，伴右下腹疼痛。查体：右下腹压痛。妇科检查：宫颈口可见脓性分泌物流出，子宫压痛，右附件区压痛，未触及包块。

54. 诊断可能性最大的是

    A. 盆腔炎性疾病   B. 梅毒

    C. 宫颈炎症   D. 阑尾炎

    E. 异位妊娠

55. 能明确诊断的辅助检查是

    A. 尿常规

    B. 血常规

    C. 血培养

    D. 腹部 X 线

    E. 阴道分泌物 0.9% 氯化钠湿片查找白细胞

56. 治疗应选用的抗生素是

    A. 阿奇霉素   B. 喹诺酮类

    C. 甲硝唑   D. 头孢曲松钠

    E. 克林霉素

（57～58 题共用题干）

    患者女性，35 岁，人工流产术后反复下腹痛 2 年，加重 3 天。在劳累后或经期病情反复，使用抗生素治疗有效。既往月经规则，现月经干净后第 3 天。已绝育。妇科检查：阴道通畅，分泌物量多，宫颈举痛，子宫后位，大小正常，压痛。右侧附件区可及肿块，约 6cm，压痛，活动度差。左侧附件区未及异常。

57. 该患者需要进一步做的检查不包括

    A. 血培养

    B. 血常规及 C 反应蛋白

    C. 子宫附件超声

    D. 阴道分泌物常规

    E. 阑尾超声

58. 主要考虑的诊断是

    A. 急性阑尾炎   B. 卵巢黄体破裂

    C. 异位妊娠   D. 盆腔炎性疾病

    E. 卵巢囊肿蒂扭转

四、B1 型题

（59～61 题共用备选答案）

    A. 分泌物涂片革兰染色

    B. 淋病奈瑟菌培养

    C. 核酸杂交

    D. 核酸扩增

    E. 酶联免疫吸附试验

59. 诊断淋病的"金标准"方法为

60. 不推荐用于女性淋病的诊断方法为

61. 检测诊断淋病奈瑟菌感染敏感性、特异性高的方法为

（62～63 题共用备选答案）

    A. 分泌物涂片革兰染色

    B. 衣原体培养

    C. 核酸杂交

    D. 核酸扩增

    E. 酶联免疫吸附试验

62. 临床检测沙眼衣原体最常用的方法为

63. 检测沙眼衣原体感染敏感、特异的方法为

（64～66 题共用备选答案）

    A. 沿生殖道黏膜上行蔓延感染

    B. 经淋巴系统蔓延感染

    C. 经血液循环传播感染

    D. 直接蔓延感染

    E. 医源性感染

64. 盆腔炎性疾病结核菌感染的主要途径为

65. 非妊娠期、非产褥期盆腔炎性疾病的主要感染途径为

66. 产褥感染、流产后感染及放置宫内节育器后感染扩散的主要途径是

（67～69 题共用备选答案）

    A. 宫颈柱状上皮异位

    B. 子宫颈肥大

    C. 子宫颈息肉

    D. 宫颈腺囊肿

    E. 巴氏腺囊肿

67. 慢性炎症长期刺激使宫颈管局部黏膜增生形成

68. 慢性炎症长期刺激使宫颈组织充血、水肿，腺体和间质增生形成

69. 宫颈阴道部外观呈细颗粒状的红色区，称为

五、X 型题

70. 萎缩性阴道炎的产生原因有

    A. 卵巢功能衰退或缺失

    B. 雌激素水平降低

    C. 阴道壁萎缩

    D. 上皮细胞内糖原减少

    E. 以厌氧菌为主的其他致病菌过度繁殖

71. 萎缩性阴道炎的治疗原则为

　　A. 降低雌激素

　　B. 补充雌激素

　　C. 补充雄激素

　　D. 增加阴道抵抗力

　　E. 使用抗生素抑制细菌生长

72. 淋病奈瑟菌侵袭的部位有

　　A. 子宫颈管柱状上皮

　　B. 尿道移行上皮

　　C. 尿道旁腺

　　D. 前庭大腺

　　E. 膀胱

73. 检测淋病奈瑟菌常用的方法有

　　A. 分泌物涂片革兰染色

　　B. 淋病奈瑟菌培养

　　C. 核酸杂交

　　D. 核酸扩增

　　E. 酶联免疫吸附试验

74. 检测沙眼衣原体常用的方法有

　　A. 分泌物涂片革兰染色

　　B. 衣原体培养

　　C. 核酸杂交

　　D. 核酸扩增

　　E. 酶联免疫吸附试验

75. 治疗沙眼衣原体感染所致子宫颈炎的药物包括

　　A. 四环素类　　　　B. 大环内酯类

　　C. 氟喹诺酮类　　　D. 头孢菌素类

　　E. 头霉素类

76. 急性子宫颈炎的性传播疾病病原体有

　　A. 链球菌　　　　B. 肠球菌

　　C. 葡萄球菌　　　D. 沙眼衣原体

　　E. 淋病奈瑟菌

77. 慢性子宫颈管黏膜炎进行物理治疗的注意事项正确的有

　　A. 治疗前，应常规行子宫颈癌筛查

　　B. 有急性生殖道炎症也可以进行

　　C. 治疗时间应选在月经干净后 3~7 日内进行

　　D. 物理治疗后可有大量水样排液

　　E. 治疗后 4 周内可以盆浴

78. 盆腔炎性疾病的致病菌中，沿生殖道黏膜上行蔓延的有

　　A. 淋病奈瑟菌　　　B. 沙眼衣原体

　　C. 葡萄球菌　　　　D. 厌氧菌

　　E. 大肠埃希菌

79. 腹腔镜诊断盆腔炎性疾病的特异标准包括

　　A. 输卵管表面明显充血

　　B. 输卵管壁水肿

　　C. 子宫颈异常带液脓性分泌物或脆性增加

　　D. 输卵管伞端或浆膜面有脓性渗出物

　　E. 阴道分泌物湿片出现大量白细胞

第十三章　子宫内膜异位症与子宫腺肌症

一、A1 型题

1. 以下关于"卵巢巧克力囊肿"的叙述不正确的是

    A. 单发或多发囊肿

    B. 半数以上累及双侧卵巢

    C. 囊肿直径多 >5cm

    D. 囊肿常与邻近结构粘连

    E. 病理为黄体囊肿

2. 子宫内膜异位症引起不孕的原因不包括

    A. 卵巢、输卵管周围粘连影响受精卵运输导致不孕

    B. 黄体形成不良

    C. 未破裂卵泡黄素化综合征

    D. 宫颈黏液性状改变

    E. 患者的细胞或体液免疫功能异常

3. 子宫内膜异位症最主要的临床特点是

    A. 经期前 2 日出现腹痛

    B. 经期腹痛伴肛门坠胀感

    C. 继发性痛经，进行性加重

    D. 下腹两侧疼痛

    E. 经期腹痛伴发热

4. 关于子宫内膜异位症所致的疼痛，以下不恰当的是

    A. 痛经表现为继发性痛经，进行性加重

    B. 疼痛部位多为下腹部及腰骶部

    C. 多于月经第 1 天开始，以后逐渐减轻

    D. 疼痛程度与病灶大小不一定成正比

    E. 痛经不是内异症诊断的必需症状

5. 卵巢癌和子宫内膜异位症的共同体征是

    A. 腹水

    B. 卵巢实性肿块

    C. CA125 水平升高

    D. 阴道后穹隆硬性结节

    E. 卵巢肿块的大小随月经改变

6. 子宫内膜异位症发生的潜在原因不包括

    A. 阴道横隔

    B. 阴道完全性纵隔

    C. 宫颈外口狭窄

    D. 阴道下段闭锁

    E. 剖宫产手术史

7. 诊断子宫内膜异位症的最佳方法是

    A. 腹腔镜检查　　　　B. X 线检查

    C. 诊断性刮宫　　　　D. B 型超声检查

    E. 测 CA125

8. 卵巢子宫内膜异位囊肿首选的诊断和治疗方法是

    A. 假孕疗法　　　　　B. 假绝经疗法

    C. 囊肿穿刺　　　　　D. 腹腔镜手术

    E. 开腹手术

9. 关于子宫内膜异位症的说法不正确的是

    A. 盆腔子宫内膜异位症最常见的部位是卵巢

    B. 腹腔镜检查是目前确诊子宫内膜异位症的标准方法

    C. 痛经是子宫内膜异位症的典型症状，表现为继发性痛经，进行性加重

    D. 卵巢子宫内膜异位囊肿引起月经异常可能与病灶破坏卵巢组织，影响卵巢功能有关

    E. 子宫内膜异位症形态学上是良性，无种

植、侵袭及远处转移等特点

10. 子宫内膜异位症的治疗正确的是

A. 以期待为主，慎重采取手术

B. 首选手术治疗，复发仅用药物治疗

C. 首选药物治疗，失败后手术

D. 药物治疗期间要避孕

E. 手术和药物治疗结合

11. 达那唑治疗子宫内膜异位症的主要机制是

A. 假孕作用　　　B. 雄激素作用

C. 抗前列腺素作用　D. 假绝经作用

E. 抗雌激素作用

12. 子宫内膜异位症患者行根治性手术的切除范围为

A. 双附件

B. 子宫、双附件

C. 子宫、双附件切除及盆腔淋巴结

D. 子宫、双附件及盆腔内所有病灶

E. 子宫、双附件及盆腔内所有内膜异位病灶

13. 以下关于子宫腺肌病的说法不正确的是

A. 子宫内膜腺体和间质侵入子宫肌层中所致

B. 半数以上的患者合并有盆腔子宫内膜异位症

C. 10% ~ 47% 子宫肌层中有子宫内膜组织

D. 与子宫内膜异位症均受雌激素的调节

E. 多发生于 30 ~ 50 岁经产妇

14. 子宫腺肌病的病理特点，叙述错误的是

A. 子宫均匀增大，呈球形

B. 子宫增大一般不超过 12 周妊娠子宫大小

C. 子宫肌层病灶以后壁居多

D. 子宫腺肌瘤周围有包膜

E. 子宫腺肌瘤难以将其自肌层剥出

15. 关于子宫腺肌病的手术治疗，以下叙述不正确的是

A. 年轻患者可行子宫病灶切除术

B. 有生育要求的患者可行子宫病灶切除术

C. 年轻希望保留生育功能者，可使用子宫动脉阻断术

D. 无生育要求表现为月经过多者，可进行子宫内膜去除术

E. 对症状严重、无生育要求或药物治疗无效者，可采用全子宫切除术

二、A2 型题

16. 患者女性，34 岁，1 - 0 - 3 - 1，体健，近 2 年来腹痛并有日渐加重趋势。妇科检查：左侧附件区可触及一 6cm × 7cm 的囊性肿块，张力高，推之不动，有粘连感。追问病史，患者 1 年前肿块直径仅为 4cm。最恰当的诊断是

A. 卵巢恶性肿瘤

B. 慢性盆腔炎

C. 卵巢良性肿瘤

D. 结核性盆腔炎

E. 卵巢子宫内膜异位囊肿

17. 患者女性，25 岁，未婚。妇科检查发现右侧附件区直径为 4cm 囊性包块，活动好。血清 CA125 20U/ml。B 型超声为单房囊性肿物。此例最可能的诊断是

A. 输卵管卵巢囊肿

B. 卵巢巧克力囊肿

C. 卵巢滤泡囊肿

D. 卵巢皮样囊肿

E. 卵巢黏液性囊腺瘤

18. 患者女性，38 岁。子宫下段剖宫产术后 10 年，近 4 年痛经，且逐年加剧。妇科检查：子宫活动欠佳，后穹隆可触及多个小

结节。其诊断首先考虑为

A. 慢性盆腔炎

B. 卵巢癌

C. 子宫腺肌病

D. 子宫内膜异位症

E. 多发性浆膜下肌瘤

19. 患者女性，35 岁，发现右侧附件区囊性肿块 3 个月，腹腔镜手术剥除右侧卵巢子宫内膜异位囊肿。术后不宜使用的药物为

A. 孕激素

B. GnRH - a

C. 达那唑

D. 孕三烯酮

E. 结合雌激素

20. 患者女，30 岁。继发不孕伴痛经 2 年。妇科检查：宫颈光滑，子宫后位，正常大小，粘连固定，经阴道后穹隆扪及触痛结节。应诊断为

A. 卵巢癌　　　　　B. 子宫内膜异位症

C. 慢性盆腔炎　　　D. 子宫腺肌病

E. 盆腔淤血症

21. 患者女性，35 岁，G_3P_1，4 年前出现痛经，近 1 年进行性加重。妇科检查：子宫后倾后屈，妊娠 8 周大小，质硬，活动差，子宫后壁及直肠子宫陷凹处扪及 2 个质硬结节，触痛明显。最可能的诊断是

A. 子宫肌瘤

B. 子宫腺肌病

C. 子宫腺肌病 + 子宫内膜异位症

D. 子宫内膜异位症

E. 子宫内膜癌盆腔转移

22. 患者女性，28 岁，不孕，经期腹痛 5 年。自述经前 1～2 日开始腹痛，经后逐渐消失。妇科检查：子宫大小正常，后倾，粘连；双侧卵巢均有直径约 6cm 的囊性肿

块；阴道后穹隆处有小紫蓝色结节，双侧子宫骶韧带呈串珠状增厚。根据上述症状及体征，应考虑的诊断为

A. 慢性盆腔炎

B. 结核性盆腔炎

C. 子宫内膜异位症

D. 双侧输卵管卵巢囊肿

E. 卵巢癌

23. 患者女性，28 岁，既往体健，月经规律，有渐进性经期右下腹胀痛 4 年及婚后不孕 2 年。查体：一般情况良好；子宫大小正常，后倾，粘连；右卵巢包块直径大约 6cm，囊性，不活动；骶韧带处有豆大的痛性结节。在下列疾病中可能性最大的是

A. 结核性盆腔炎

B. 右卵巢卵泡囊肿

C. 右卵巢癌

D. 右输卵管卵巢囊肿

E. 子宫内膜异位症

24. 患者女性，28 岁，未婚，进行性痛经 2 年，腹腔镜检查为子宫内膜异位症，按修正的子宫内膜异位症分期法（RAFS）评分为 14 分，该患者属于子宫内膜异位症的哪一期

A. 0 期　　　　　　B. Ⅰ 期

C. Ⅱ 期　　　　　　D. Ⅲ 期

E. Ⅳ 期

25. 患者女性，27 岁，近 2 年常于经前 1 天开始出现下腹痛，直至每次月经结束，并痛经逐渐加重，伴经量增多，以下检查无意义的是

A. 妇科检查　　　　B. 盆腔 B 型超声

C. CA125 测定　　　D. 腹腔镜检查

E. 腹部 X 线平片

26. 患者女性，36 岁，进行性痛经。经量增

多，经期延长，已 3 年，曾用药物保守治疗无效。现痛经加剧，经量更多。血红蛋白 78g/L，体质明显下降。妇科检查：子宫颈光滑，宫体前位、活动、增大，如孕 2 个月大小，有高低不平的结节感，质硬，有压痛；附件未及。考虑诊断为

A. 子宫肌瘤

B. 子宫腺肌病

C. 子宫内膜异位症

D. 功能失调性子宫出血

E. 子宫内膜炎

27. 患者女性，28 岁，经产妇，因经量增多、经期延长及逐年加重的痛经，近 2 年需服用止痛药。妇科检查：子宫均匀增大如孕 8 周大小，质硬，有压痛，附件区未触及异常。逐渐加重的痛经，原因最可能是

A. 原发性痛经

B. 子宫肌瘤

C. 子宫腺肌病

D. 子宫内膜异位症

E. 子宫内膜结核

28. 患者女性，34 岁，已婚已育，继发性痛经 3 年余，进行性加重，口服止痛药物无效。妇科检查：子宫增大如孕 7 周大小，后壁局部突起直径 5cm，后穹隆触及触痛结节，双附件区未触及包块。最恰当的治疗为

A. 定期随访

B. 期待治疗

C. 子宫内膜异位症病灶切除术

D. 次全子宫加双侧输卵管切除术

E. 全子宫加双侧输卵管切除术

三、A3/A4 型题

(29 ~ 31 题共用题干)

患者女性，30 岁，痛经 10 年，原发不孕

3 年，月经规律，经量中等，痛经显著，需服止痛药。查体：宫骶韧带触痛，有结节，子宫后位，大小正常，活动差，左附件区触及一直径 6cm 囊肿，活动好。基础体温曲线呈双相型，HSG 提示宫腔大小形态正常，双侧输卵管通畅。实验室检查：CA125 45IU/L，男方精液检查正常。

29. 该患者不孕的原因可能是

A. PCOS

B. POF

C. 子宫内膜异位症

D. 不明原因不孕

E. 卵巢良性肿瘤

30. 确诊首先选择的检查是

A. 腹腔镜探查术　　B. 宫腔镜检查

C. 诊刮术　　　　　D. 监测排卵

E. 基础内分泌检查

31. 术后药物治疗首选

A. GnRH – a　　　　B. 甲羟孕酮

C. 孕三烯酮　　　　D. 达那唑

E. 米非司酮

(32 ~ 35 题共用题干)

患者女性，32 岁，婚后 4 年未孕，近 2 年出现经期腹痛、经量增多、经期延长。查体：子宫后倾，活动欠佳，右侧附件区触及 8cm×7cm×6cm 囊性肿块，与子宫紧贴。

32. 为明确诊断，不作为独立的诊断依据的辅助检查是

A. B 型超声检查

B. CA125

C. 腹腔镜检查

D. 子宫输卵管碘油造影

E. 输卵管通液术

33. 最可能的诊断是

A. 卵巢癌

B. 盆腔脓肿

C. 右卵巢畸胎瘤

D. 右卵巢子宫内膜异位囊肿

E. 子宫浆膜下肌瘤

34. 最佳的治疗方法是

A. 期待疗法

B. 短效口服避孕药

C. 高效孕激素

D. GnRH - a

E. 腹腔镜手术治疗

35. 最佳的手术方案是

A. 患侧卵巢囊肿切除

B. 患侧附件切除

C. 子宫 + 患侧卵巢囊肿切除

D. 子宫 + 患侧附件切除

E. 子宫 + 双侧附件切除

（36 ～ 37 题共用题干）

患者女性，46 岁，因子宫肌瘤行经腹全子宫及双侧输卵管切除。经腹部探查，发现严重子宫内膜异位症，其右侧卵巢紧密粘连于右侧盆腔侧壁。

36. 在试图切除右附件时，最合适的初始步骤是

A. 输尿管的辨认

B. 盆腔粘连松解术

C. 剥离宫颈的膀胱

D. 结扎和断离骨盆漏斗血管

E. 切除盆腔腹膜子宫内膜异位病灶

37. 全子宫切除时需要断离的韧带不包括

A. 阔韧带　　　　B. 圆韧带

C. 主韧带　　　　D. 宫骶韧带

E. 骨盆漏斗韧带

（38 ～ 40 题共用题干）

患者女性，46 岁，因"阴道出血 20 天"入院。末次月经 2021 年 9 月 20 日。2021 年

10 月 18 日，阴道淋漓出血，10 天后血量增多有血块，伴下腹隐痛。既往月经 6/30 天，量中，无痛经。$G_2P_1A_1$，20 年前顺产，此后人流 1 次。17 年前带环至今。查体：血压 120/80mmHg，脉搏 80 次/分。妇科检查：外阴阴道（-），宫颈光滑，子宫中位，常大，双附件（-）。实验室检查：Hb 121g/L，WBC $4.1×10^9$/L，PLT $357×10^9$/L。B 超检查：子宫前位 5.9cm × 5.3cm × 4.4cm，内膜 1.3cm，O 型环，节育环环位正，双附件（-）。

38. 诊断不考虑为

A. 带环出血　　　B. 异位妊娠

C. 子宫腺肌病　　D. 子宫内膜炎

E. 黄体萎缩不全

39. 止血首选

A. 大剂量雌激素

B. 止血药物

C. 孕激素治疗

D. 雌孕激素联合治疗

E. 取环及诊刮术

40. 子宫内膜病理为月经期内膜，下一步应建议患者

A. 人工周期治疗

B. 口服避孕药治疗

C. 妇康片治疗

D. 观察，不需治疗

E. 继续口服抗生素 1 个月

（41 ～ 43 题共用题干）

患者女性，40 岁，经产妇，进行性痛经 6 年。查体：子宫均匀性增大，如孕 2 个月大小，质硬，压痛。

41. 最可能的诊断是

A. 子宫黏膜下肌瘤

B. 子宫内膜异位症

C. 子宫腺肌病

D. 子宫内膜癌

E. 卵巢畸胎瘤

42. 下列病史对该患者最有诊断价值的是

A. 室早　　　　　B. 继发不孕

C. 肾结石　　　　D. 慢性气管炎

E. 高血压

43. 最可靠的诊断方法为

A. 血 CA125 测定　　B. 宫腔镜检查

C. 腹部 X 线摄片　　D. 盆腔 B 超检查

E. 宫颈刮片

(44～46 题共用题干)

患者女性，46 岁，已婚已育，经期下腹疼痛加重 8 年，止痛药物治疗无效。妇科检查：子宫后倾，活动欠佳，增大如妊娠 8 周，右角结节状突起质硬，轻压痛。

44. 以下检查对诊断最无意义的是

A. 超声检查　　　　B. 血清 CA125

C. 盆腔 CT　　　　D. 盆腔 MRI

E. 宫腔镜检查

45. 应考虑的疾病是

A. 子宫肌瘤

B. 子宫腺肌瘤

C. 子宫内膜异位症

D. 慢性盆腔炎

E. 结核性盆腔炎

46. 应采用的治疗措施是

A. 期待疗法

B. 口服避孕药

C. GnRH－a 治疗

D. 子宫腺肌瘤病灶切除术

E. 全子宫加双输卵管切除术，保留双卵巢

(47～49 题共用题干)

患者女性，49 岁，痛经 11 年，近 1 年稍减轻，且月经稀发、经量减少、潮热多汗。妇科检查：外阴阴道正常，宫颈光滑，子宫增大

如孕 9 周大小，活动不好，双附件区增厚。B 型超声见子宫 9cm×7cm×6cm，肌壁有不规则边界欠清等回声，右附件区囊性无回声 4cm。

47. 考虑诊断为

A. 子宫肌瘤　　　　B. 子宫腺肌病

C. 右卵巢囊肿　　　D. 子宫内膜异位症

E. 盆腔炎、

48. 目前最佳治疗方法为

A. 期待治疗　　　　B. GnRH－a 治疗

C. 口服避孕药　　　D. 激素替代治疗

E. 手术治疗

49. 在定期复查过程中 CA125 逐渐升高，若手术，考虑的最佳手术方案是

A. 右卵巢囊肿剥除术

B. 全子宫及输卵管切除术

C. 全子宫及输卵管切除＋右卵巢囊肿剥除术

D. 全子宫及输卵管切除＋右卵巢切除术

E. 全子宫＋双附件切除术

四、B1 型题

(50～52 题共用备选答案)

A. 高效孕激素疗法

B. 假绝经疗法

C. 雄激素疗法

D. GnRH－a 治疗

E. 假孕疗法

50. 子宫内膜异位症治疗中，长期口服大量高效孕激素时辅以小量雌激素的人工闭经方法属于

51. 子宫内膜异位症治疗中，对垂体产生降调节，称为药物性卵巢切除的治疗为

52. 子宫内膜异位症治疗中，达那唑治疗属于

(53～55 题共用备选答案)

A. 观察治疗

B. 根治性手术

C. 性激素治疗

D. 保留卵巢功能手术

E. 保留生育功能手术

53. 子宫内膜异位症患者，病变轻微，无症状或症状轻微患者，给予

54. 子宫内膜异位症患者，近绝经期的重症患者，给予

55. 子宫内膜异位症患者，年轻无生育要求的重症患者，给予

（56～59 题共用备选答案）

A. 孕三烯酮　　　B. 戈舍瑞林

C. 甲羟孕酮　　　D. 雄激素

E. 达那唑

56. 无转氨酶升高的不良反应的药物为

57. 对肝功能影响较小，很少因转氨酶过度升高而需中途停药的药物为

58. 常见副作用为阴道不规则点滴出血的药物为

59. 属于 17α-乙炔睾酮衍生物的药物为

五、X 型题

60. 子宫内膜异位症病变最常发生的部位是

A. 卵巢　　　　　B. 宫骶韧带

C. 膀胱子宫陷凹　D. 直肠子宫陷凹

E. 阴道直肠隔

61. 子宫内膜异位症的基本病理变化为

A. 异位子宫内膜随卵巢激素变化而发生周期性出血

B. 异位子宫内膜发生周围纤维组织增生和囊肿、粘连形成

C. 异位子宫内膜在病变区出现紫褐色斑点或小泡

D. 异位子宫内膜发展为大小不等的紫褐色实质性结节或包块

E. 异位子宫内膜停止生长

62. 子宫内膜异位症的临床表现是

A. 子宫直肠陷凹处及骶骨韧带上有触痛性结节

B. 进行性、继发性痛经

C. 不孕

D. 子宫粘连固定，附件粘连肿块

E. 月经正常

63. 子宫内膜异位症患者首选腹腔镜检查的情况有

A. 疑为内异症的不孕症患者

B. 妇科检查无阳性发现的慢性腹痛

C. 妇科检查无阳性发现的痛经进行性加重者

D. 超声检查有阳性发现的慢性腹痛加重者

E. 有症状特别是血清 CA125 水平升高者

64. 内异症相关疼痛未合并不孕及无附件包块的患者，首选的一线治疗药物有

A. 非甾体类抗炎药

B. 口服避孕药

C. 高效孕激素

D. 促性腺激素释放激素激动剂（GnRH-a）

E. 左炔诺孕酮宫内缓释系统

65. 应警惕内异症恶变的情况有

A. 绝经后内异症患者，疼痛节律改变

B. 卵巢囊肿直径 >10cm

C. 影像学检查有恶性征象

D. 血清 CA125 水平 >100U/ml

E. 血清 CA125 水平 >200U/ml

66. 典型的子宫内膜异位症病灶镜下可以见到

A. 子宫内膜腺体

B. 纤维素

C. 内膜间质

D. 含铁血黄素巨噬细胞

E. 阿－斯小体

67. 以下措施对预防子宫内膜异位症有帮助的是
    A. 口服阿司匹林
    B. 及时切除卵巢囊肿
    C. 及时治疗宫颈粘连
    D. 减少经宫腔手术
    E. 口服避孕药

68. 子宫腺肌病子宫剖视大体可见
    A. 肌层增厚、变硬
    B. 肌壁中见肌纤维带和微囊腔

C. 肌层中局限性生长结节
    D. 结节剖面见漩涡状结构
    E. 结节周围包膜完整

69. 子宫腺肌病的子宫标本在显微镜下可见
    A. 子宫肌层内见子宫内膜腺体
    B. 子宫肌层内见子宫内膜间质
    C. 子宫肌层内异位内膜腺体处于增生期
    D. 子宫肌层内异位内膜腺体无分泌期改变
    E. 其他疾病切除的子宫标本，子宫肌层中未见子宫内膜组织

第十四章 外阴上皮非瘤样病变

一、A1 型题

1. 关于外阴上皮内非瘤样病变，以下哪项不正确

A. 其发病因素不明，可能与遗传及自身免疫有关

B. 可有外阴慢性单纯性苔藓、硬化性苔藓及其他皮肤病三种

C. 其增生型有发展为外阴癌的危险

D. 见到溃疡、出血及白色病变可确诊为外阴癌

E. 睾酮对硬化性苔藓局部治疗常有效

2. 属于癌前病变的外阴白色病变是

A. 增生型营养不良

B. 硬化苔藓型营养不良

C. 混合型营养不良

D. 营养不良伴有上皮不典型增生

E. 白癜风

3. 关于外阴慢性单纯性苔藓的手术治疗，以下叙述不正确的是

A. 反复药物、物理治疗无效可手术治疗

B. 出现不典型增生者可手术治疗

C. 有恶变可能者可手术治疗

D. 手术治疗影响外观及局部功能，一般不采用手术治疗

E. 无远期复发可能，故一般采用手术治疗

4. 外阴慢性单纯性苔藓的皮肤损害特点不包括

A. 皮肤颜色暗红或粉红

B. 白色病变

C. 皮肤增厚、色素沉着

D. 皮肤纹理明显，呈苔藓样改变

E. 皮肤表面光滑润泽

5. 关于外阴慢性单纯性苔藓的诊断，以下叙述不正确的是

A. 活检做病理诊断是最可靠的诊断依据

B. 应在病变区做多点活检

C. 活检应选在皮肤有皲裂、溃疡、隆起、硬结和粗糙等不同部位取材，方能做出病理分类

D. 用碘涂抹病变区，皮肤出现不着色区，做多点活检准确率高

E. 由于病变不恒定，活检不仅要多点取材，还要定期随访，才能提高准确率

6. 关于继发性外阴慢性单纯性苔藓，以下叙述不正确的是

A. 又称特发性外阴慢性单纯性苔藓

B. 可继发于硬化性苔藓

C. 可继发于扁平苔藓

D. 和慢性摩擦或搔抓刺激有关

E. 病变可能与局部维 A 酸受体 α 含量减少有关

7. 外阴硬化性苔藓的病理特征错误的是

A. 表皮萎缩

B. 过度角化

C. 黑色素细胞增多

D. 黑色素细胞减少

E. 外阴苍白伴皮肤皱缩

8. 关于外阴硬化性苔藓的治疗不正确的是

A. 根据临床表现即可确诊

B. 确诊靠组织学检查

C. 活检应在皲裂处进行

D. 活检应在溃疡、挛缩处进行

E. 应多点活检

9. 贝赫切特病的临床表现，叙述不正确的是

A. 以 20 ~ 40 岁年轻妇女多见

B. 先出现口腔溃疡，然后外阴溃疡，最后出现眼部病变

C. 溃疡为单个或多个，边界清楚，溃疡愈合后可形成瘢痕

D. 眼部病变最初表现为眼前房积脓

E. 晚期可发生视神经萎缩等，甚至失明

10. 关于外阴白癜风的临床治疗，以下叙述正确的是

A. 不需治疗

B. 2.5% 氢化可的松软膏

C. 2% 丙酸睾丸酮凡士林软膏

D. 激光

E. 5% 氢化可的松软膏

二、A2 型题

11. 患者女性，44 岁，外阴奇痒 2 年。妇科检查：阴蒂处皮肤色素略减退，双侧大阴唇表面粗糙，呈苔藓样变，可见抓痕、皲裂。最可能的诊断是

A. 阴虱病

B. 阴蒂癌

C. 外阴慢性单纯性苔藓

D. 外阴神经性皮炎

E. 外阴硬化性苔藓

12. 患者女性，40 岁，自觉外阴痒 3 年，曾查白带常规提示念珠菌阳性，一直按念珠菌阴道炎治疗，效果差。妇科检查发现双小阴唇萎缩，阴道口缩小，会阴及肛周色素减退，阴道分泌物较少。最可能的诊断是

A. 难治性念珠菌阴道炎

B. 非特异性外阴炎

C. 外阴慢性单纯性苔藓

D. 外阴神经性皮炎

E. 外阴硬化性苔藓

13. 患者女性，40 岁，因"外阴痒数年，加重 1 年"来院就诊。查体：大小阴唇区域皮肤增厚，似皮革样改变，粗糙，隆起，局部可见抓痕及破溃，两侧基本对称分布。阴道通畅。对于本患者，以下医嘱错误的是

A. 禁用肥皂刺激　　B. 不能服镇静药

C. 避免用手搔抓　　D. 禁用刺激性药物

E. 穿肥大内裤

14. 患者女性，30 岁，新婚 1 周，性生活困难。妇科外阴黏膜变薄、干燥，可见破裂口，皮肤无弹性，阴蒂萎缩，小阴唇平坦消失，阴道口挛缩狭窄，仅容指尖。该患者治疗应选用

A. 手术治疗

B. 全身 + 药物保守治疗

C. 活检出现不典型增生时手术治疗

D. 雌激素制剂局部上药以缓解症状

E. 以上都不是

三、A3/A4 型题

(15 ~ 17 题共用题干)

患者女性，48 岁。因外阴奇痒 5 年，长期应用"皮炎平"治疗。起初效果较好，后疗效减弱，现时常烦躁，难以入睡。妇科检查：阴蒂处皮肤色素略减退并萎缩，可见多角性略高扁平丘疹，大小阴唇形态尚正常，阴道通畅，分泌物外观正常，宫颈光滑，子宫后位，正常大，双附件无明显异常。

15. 最可能的诊断是

A. 难治性念珠菌阴道炎

B. 神经性皮炎

C. 外阴慢性单纯性苔藓

D. 外阴硬化性苔藓

E. 外阴硬化性苔藓合并鳞状上皮细胞增生

16. 下一步选择的治疗方案，错误的是

    A. 一般治疗包括禁用刺激性药物擦洗，不食辛辣食物

    B. 可用地西泮、氯雷他定等药物治疗

    C. 可行外阴活检

    D. 可局部应用丙酸睾酮软膏治疗

    E. 可尝试换氟轻松软膏，仍欠佳可考虑局部病灶切除术或激光治疗

17. 患者外阴活检提示 VIN Ⅲ级，下一步的治疗是

    A. 观察等待其自然消退

    B. 冷冻或激光治疗

    C. 行扩大的局部病灶切除术（距病灶边缘 1cm）

    D. 单纯外阴切除术

    E. 术中送快速病理，如为浸润癌则行外阴皮肤切除术 + 双侧腹股沟淋巴结清扫

（18 ~ 19 题共用题干）

患儿女性，3 岁，诉外阴略瘙痒 1 周余。查体：会阴皮肤略发红肿胀，于外阴及肛周可见白色病损坏。

18. 本例患者最可能的诊断是

    A. 外阴慢性单纯性苔藓

    B. 外阴硬化性苔藓

    C. 外阴白癜风

    D. 外阴癌

    E. 白化病

19. 对于本例患者，以下治疗错误的是

    A. 观察

    B. 止痒

    C. 丙酸睾酮软膏外用

D. 氢化可的松软膏外用

E. 黄体酮油膏外用

四、B1 型题

（20 ~ 23 题共用备选答案）

    A. 激光

    B. 无需治疗

    C. 手术切除病灶

    D. 皮质激素局部涂擦

    E. 丙酸睾酮局部涂擦

20. 外阴慢性单纯性苔藓治疗首选

21. 外阴硬化性苔藓成年人治疗首选

22. 外阴白化病治疗首选

23. 外阴白癜风治疗首选

五、X 型题

24. 外阴慢性单纯性苔藓的病理特点为

    A. 表皮层角化过度

    B. 表皮层角化不全

    C. 棘细胞层增厚

    D. 上皮细胞排列整齐

    E. 上皮细胞有异型性

25. 外阴慢性单纯性苔藓的药物治疗正确的是

    A. 局部应用皮质激素药物控制瘙痒

    B. 长期使用类固醇药物

    C. 1% ~ 2% 氢化可的松软膏

    D. 局部用药前可先用温水坐浴

    E. 瘙痒症状缓解后，停用高效类固醇药物

26. 外阴慢性单纯性苔藓的局部物理治疗方法有

    A. 聚焦超声   B. CO_2 激光

    C. 氦氖激光   D. 波姆光

    E. 液氮冷冻

27. 外阴硬化性苔藓属于 2006 年 ISSVD 分类中的

A. 棘层细胞增生型

B. 苔藓样型

C. 均质化型

D. 硬化型

E. 综合型

28. 外阴硬化性苔藓的病损区位于

A. 大阴唇　　　B. 小阴唇

C. 阴蒂包皮　　D. 阴道黏膜

E. 阴唇后联合及肛周

29. 外阴硬化性苔藓的诊断不正确的是

A. 局部药物治疗有效率约为80%

B. 多数可能改善症状并痊愈

C. 需要长期用药

D. 幼女硬化性苔藓可采用丙酸睾酮油膏治疗

E. 幼女硬化性苔藓可局部涂1%氢化可的松软膏

30. 贝赫切特病的主要特征有

A. 反复发作口腔黏膜溃疡

B. 反复发作外阴溃疡

C. 反复发作眼炎

D. 反复发作皮肤损害

E. 不伴有心血管、关节甚至中枢神经系统损害

第十五章　生殖器结核与性传播疾病

一、A1 型题

1. 生殖器结核最先侵犯的部位是

    A. 卵巢，其次是输卵管

    B. 子宫内膜，其次是输卵管

    C. 输卵管，其次是子宫内膜

    D. 阴道，其次是宫颈

    E. 外阴，其次是阴道

2. 对于生殖器结核的诊断无特异性的是

    A. 结核菌素试验阳性

    B. 子宫输卵管碘油造影

    C. 盆腔 X 线检查

    D. 子宫内膜病理检查

    E. 腹腔镜检查

3. 关于生殖器结核的临床表现，以下叙述不正确的是

    A. 不孕　　　　　B. 闭经

    C. 月经稀少　　　D. 下腹坠痛

    E. 痛经进行性加重

4. 生殖器结核短疗程药物治疗的时间是

    A. 4~5 个月　　　B. 2~3 个月

    C. 6~9 个月　　　D. 10~12 个月

    E. 1~2 年

5. 关于卵巢结核，以下叙述不正确的是

    A. 主要由输卵管结核蔓延而来

    B. 有卵巢周围炎

    C. 经常侵犯卵巢深层

    D. 少部分由血液循环传播引起

    E. 可在卵巢深部形成结节及干酪样坏死性脓肿

6. 女性生殖器结核最主要的传播途径是

    A. 直接蔓延　　　B. 血行传播

    C. 淋巴传播　　　D. 性交传播

    E. 呼吸道传播

7. 以下性传播疾病的防治措施中，较为有效的是

    A. 在人群中开展普查、普治

    B. 研制更有效的性病治疗药物

    C. 严厉打击卖淫嫖娼

    D. 提高医务人员的诊疗能力

    E. 在高危人群中开展健康教育

8. 下列性病病原体中，可通过胎盘感染胎儿，引起先天性疾病的是

    A. 人乳头瘤病毒　　B. 沙眼衣原体

    C. 淋球菌　　　　　D. 梅毒螺旋体

    E. 杜克雷嗜血杆菌

9. 以下属于经典性传播疾病的是

    A. 衣原体感染　　　B. 艾滋病

    C. 滴虫病　　　　　D. 软下疳

    E. 尖锐湿疣

10. 非淋菌性尿道炎的病原体是

    A. 解脲支原体（UU）

    B. 人型支原体（MH）

    C. 生殖道支原体（MG）

    D. 立克次体

    E. 螺旋体

11. 关于 I 型生殖器疱疹的叙述错误的是

    A. 占生殖器疱疹的 10%

    B. 主要引起上半身皮肤、黏膜或器官疱疹

    C. 易通过垂直传播感染胎儿

D. 由单纯疱疹病毒引起

E. 极少感染胎儿

12. 引起生殖器疱疹的单纯疱疹病毒主要型别是

    A. HSV－1　　　　B. HSV－2

    C. HSV－3　　　　D. HSV－4

    E. HSV－5

13. 关于尖锐湿疣合并 HIV 感染者，以下叙述不恰当的是

    A. 该类患者常用疗法的疗效不如免疫力正常者

    B. 治疗后易复发

    C. 其治疗的周期和方法同单纯 HPV 感染的治疗

    D. 此类患者更容易在生殖器疣的基础上发生鳞癌或类似于疣的鳞癌

    E. 此类患者常需作活检来确诊

14. 我国重点监测的性传播疾病不包括

    A. 淋病　　　　　B. 生殖器疱疹

    C. 梅毒　　　　　D. 阴道念珠菌病

    E. 尖锐湿疣

15. 关于女性生殖器尖锐湿疣的治疗，在下列叙述中不适宜的是

    A. 80%～90% 三氯醋酸涂擦局部

    B. 冷冻疗法

    C. 激光治疗

    D. 口服红霉素治疗

    E. 微波治疗

16. 关于淋病的治疗原则，以下叙述不恰当的是

    A. 及时、足量、规则用药

    B. 首选第三代头孢类抗生素

    C. 治疗后无须随访

    D. 一般应同时用抗沙眼衣原体药物

    E. 性伴侣也应接受检查及治疗

二、A2 型题

17. 患者女性，33 岁，婚后 8 年不孕，既往曾患肺结核已愈，初步诊断为"生殖器结核"。根据体检及病史，下列条件不符合诊断的是

    A. 子宫两侧可触及大小不规则的肿块或结节

    B. 多数患者缺乏明显症状，阳性体征不多见

    C. 较严重的患者，腹部触诊可有柔韧感及腹水征

    D. 子宫腔小而坚硬，又无组织物刮出者可排除此病

    E. 较多数患者经诊断性刮宫时才被发现患有此病

18. 患者女性，31 岁，26 岁时做人流 1 次，继发不孕，近来低热消瘦，经量减少，继而闭经。妇科发育好，消瘦，子宫比正常略小，活动受限，左侧附件区增厚感，右侧可及条块状物，界限不清，超声示子宫腔小而不规则，子宫输卵管碘油造影示双侧输卵管不通，有串珠样改变，考虑闭经的原因可能是

    A. 慢性盆腔炎　　　B. 卵巢早衰

    C. 盆腔结核　　　　D. 双侧输卵管炎

    E. 刮宫后引起宫腔粘连

19. 患者女性，32 岁，婚后 5 年不孕，2 年来月经量少，近 3 个月闭经，经常低热。妇科检查：子宫缩小，活动不良，两侧宫旁组织增厚，左侧可触及一 3cm×3cm×2cm 肿物，轻压痛。实验室检查：血沉 30mm/小时。行诊刮术时发现宫腔不规则，刮出组织少。子宫输卵管碘油造影检查显示输卵管不通，有串珠样改变。患者最可能诊断为

    A. 慢性盆腔炎

B. 子宫内膜异位症

C. 化脓性输卵管炎

D. 宫腔粘连

E. 生殖器结核

20. 患者女性，28 岁，原发不孕，月经减少 4 个月，诊断性刮宫未发现异常。妇科检查：子宫稍小，活动欠佳，双侧可触及不规则包块，质硬。最可能的诊断是

　　A. 子宫内膜异位症

　　B. 慢性盆腔炎

　　C. 卵巢肿瘤

　　D. 输卵管结核

　　E. 月经失调

21. 患者女性，55 岁，外阴部位出现多处菜花样、鸡冠状赘生物 1 月，不痛，伴外阴瘙痒，触之可有碎屑脱落，首先考虑为

　　A. 假性湿疣　　　　B. 尖锐湿疣

　　C. 扁平湿疣　　　　D. 外阴癌

　　E. 外阴乳头瘤

三、A3/A4 型题

(22 ~ 25 题共用题干)

　　患者女性，29 岁，婚后 4 年未孕，半年来低热、盗汗、食欲缺乏。妇科子宫后位，略小于正常，活动差，双附件区扪及直径 4cm 的肿块，活动受限，血沉 45mm/L。

22. 首先考虑的疾病是

　　A. 卵巢癌

　　B. 生殖器结核

　　C. 盆腔炎性包块

　　D. 卵巢巧克力囊肿

　　E. 子宫发育不良伴肺结核

23. 为明确诊断应进行的检查是

　　A. 宫腔镜检查　　B. 腹腔镜检查

　　C. CA125　　　　D. B 超

　　E. 诊断性刮宫 + 病理检查

24. 对此患者最适宜的处理方式是

　　A. 抗感染治疗　　　B. 支持疗法

　　C. 手术治疗　　　　D. 中药治疗

　　E. 抗结核治疗

25. 若此患者月经周期正常，经量增多，拟取子宫内膜病理检查的时间应选在

　　A. 月经第 5 天

　　B. 月经期任何一天

　　C. 月经干净后 3 ~ 7 天

　　D. 月经周期任何一天均可

　　E. 经前 1 周或月经来潮 6 小时

(26 ~ 28 题共用题干)

　　患者女性，30 岁，因原发不孕 3 年就诊。曾有咳嗽、低热史，目前胸片示右上肺结核。月经周期 28 ~ 30 天，量少，无痛经。

26. 以下对于检查不孕症的原因有较大帮助的是

　　A. 血常规　　　　B. 妇科检查

　　C. 血沉　　　　　D. 旧结核菌素试验

　　E. 子宫输卵管造影

27. 最可靠的确诊依据是

　　A. 子宫输卵管造影

　　B. 腹部 X 线摄片

　　C. 子宫内膜活检

　　D. 月经血培养

　　E. B 超

28. 最有效的治疗措施是

　　A. 青霉素 + 链霉素

　　B. 头孢菌素 + 甲硝唑

　　C. 红霉素 + 甲硝唑

　　D. 链霉素 + 利福平

　　E. 利福平 + 异烟肼 + 乙胺丁醇

(29 ~ 30 题共用题干)

　　患者女性，33 岁，婚后 10 年，丈夫精液正常，诊为原发性不孕。近两年月经量减少，

午后低热。妇科检查：子宫较小，活动度欠佳，宫旁组织增厚，右侧可触及 4cm×3cm×3cm 肿物，轻度压痛。子宫输卵管造影显示串珠样改变。无停经史。

29. 该病的鉴别诊断不包括

　　A. 慢性盆腔炎

　　B. 子宫内膜异位症

　　C. 异位妊娠

　　D. 卵巢肿瘤

　　E. 输卵管卵巢脓肿

30. 恰当的治疗措施是

　　A. 口服中药　　　　B. 口服达那唑

　　C. 宫腔镜治疗　　　D. 剖腹探查术

　　E. 系统抗结核治疗

四、B1 型题

(31~33 题共用备选答案)

　　A. 异位妊娠　　　　B. 急性盆腔炎

　　C. 生殖器结核　　　D. 子宫内膜异位症

　　E. 卵巢良性肿瘤

31. 闭经、不孕伴低热盗汗，输卵管碘油造影

呈串珠状，可诊断为

32. 痛经，子宫一侧或双侧可扪及肿物，活动受限，可诊断为

33. 停经、腹痛、阴道不规则流血，可诊断为

五、X 型题

34. 生殖器结核常见的传染途径包括

　　A. 血行传播　　　　B. 直接蔓延

　　C. 呼吸道传播　　　D. 淋巴传播

　　E. 性交传播

35. 生殖器结核菌检查的方法有

　　A. 涂片抗酸染色查找结核菌

　　B. 结核分枝杆菌培养

　　C. 分子生物学方法

　　D. 动物接种

　　E. γ - 干扰素释放实验

36. 与泌尿生殖道感染有关的支原体中，人型支原体（MH）感染主要引起的疾病有

　　A. 阴道炎　　　　　B. 子宫颈炎

　　C. 输卵管炎　　　　D. 盆腔炎

　　E. 子宫内膜炎

第十六章　女性生殖系统发育异常

一、A1 型题

1. 在以下女性生殖器官发育异常中，不影响性生活、能正常怀孕，但影响正常分娩的是
   - A. 阴道闭锁
   - B. 阴道纵隔
   - C. 处女膜闭锁
   - D. 先天性无阴道
   - E. 阴道横膈

2. 关于子宫发育畸形的叙述，下列说法中不正确的是
   - A. 双子宫一般不影响受孕
   - B. 完全双角子宫是指从宫颈内口处分开
   - C. 纵隔子宫可引起不孕，妊娠后流产率较高
   - D. 单角子宫时，未发育侧的卵巢、输卵管、肾脏多缺如
   - E. 残角子宫系仅一侧副中肾管发育，对侧副中肾管完全未发育所致

3. 在下列女性生殖器官发育异常中，合并子宫内膜异位症可能性最大的是
   - A. 始基子宫
   - B. 幼稚子宫
   - C. 先天性无阴道
   - D. 处女膜闭锁
   - E. 鞍状子宫

4. 关于处女膜闭锁的叙述不正确的是
   - A. 系阴道末端的泌尿生殖窦组织未腔化所致
   - B. 可逐渐发展至子宫积血、输卵管积血，甚至腹腔内积血
   - C. 绝大多数患者至青春期时，因逐渐加剧的周期性下腹痛，但无月经来潮时被发现

   - D. 手术治疗，待积血大部分排出后，常规检查宫颈及宫腔是否正常
   - E. 可见处女膜向外膨隆，表面呈紫蓝色，无阴道开口

5. 关于先天性宫颈闭锁的叙述，下列正确的是
   - A. 临床上较多见
   - B. 与盆腔子宫内膜异位症无关
   - C. 若患者子宫内膜有功能时，青春期后可因宫腔积血而出现周期性腹痛
   - D. 治疗均以手术方式穿通宫颈，建立人工子宫－阴道通道以使经血畅流
   - E. 手术成功后患者多可受孕

6. 关于阴道横隔，以下说法错误的是
   - A. 系因双侧副中肾管会合后的尾端与尿生殖窦相接处未贯通或部分贯通
   - B. 以阴道上、中段交界处多见
   - C. 完全性横隔较少见，多数是隔中央或侧方有一小孔
   - D. 应将横隔切开，并切除其多余部分，最后缝合切缘
   - E. 手术不需要放置阴道模型

7. 关于先天性无阴道，以下说法正确的是
   - A. 大部分可有正常的子宫和卵巢
   - B. 检查时见外阴和第二性征发育正常，但无阴道口或仅在阴道外口处见一浅凹陷
   - C. 由于染色体核型为 46，XY，大多数患者合并先天性无子宫或仅有始基子宫
   - D. 一旦确诊，即应行阴道成形术
   - E. 手术时机为性生活开始前

8. 以下女性生殖器官发育异常，合并存在原发不孕可能性最大的是

    A. 双子宫双阴道   B. 单角子宫

    C. 幼稚子宫   D. 始基子宫

    E. 子宫纵隔

9. 关于幼稚子宫，下列描述不恰当的是

    A. 卵巢发育不正常

    B. 子宫小于正常

    C. 月经稀少

    D. 宫颈相对较长

    E. 可给予人工周期治疗

10. 关于残角子宫的叙述不正确的是

    A. 由一侧副中肾管发育不全所致

    B. 有正常输卵管和卵巢

    C. 常伴有同侧泌尿器官发育畸形

    D. 不可能发生子宫内膜异位症

    E. 确诊后，应切除残角子宫及同侧输卵管

二、A2 型题

11. 患者女性，19 岁，无月经来潮，但周期性下腹痛伴有肛门坠胀。检查时见处女膜向外膨隆，表面呈紫蓝色，无阴道开口。直肠腹部诊可在下腹部扪及位于阴道包块上方的另一较小包块，压痛明显。患者最可能的诊断是

    A. 处女膜闭锁   B. 先天性无子宫

    C. 先天性无阴道   D. 阴道横隔

    E. 阴道闭锁

12. 患者女性，26 岁，结婚 3 个月，性生活不满意，无月经来潮。最可能的诊断是

    A. 原发不孕症   B. 原发闭经

    C. 先天性无阴道   D. 处女膜闭锁

    E. 阴道横隔

13. 患者女性，18 岁，无月经来潮伴有周期性下腹痛，检查未见阴道开口，黏膜表面无

蓝染，未见黏膜膨出。肛查扪及向直肠突出的包块，直肠腹部诊可在下腹部扪及腹腔内一较小包块，压痛明显。最可能的诊断是

    A. 处女膜闭锁

    B. 先天性无阴道

    C. 先天性阴道闭锁

    D. 先天性宫颈闭锁

    E. 先天性无子宫

14. 患者女性，27 岁，结婚 3 年，自然流产 2 次，宫腔镜检查可见双侧输卵管开口，宫底部向内突出。最可能的诊断是

    A. 双角子宫   B. 纵隔子宫

    C. 单角子宫   D. 残角子宫

    E. 黏膜下子宫肌瘤

15. 患者女性，初产妇，33 岁，G_1P_0，第一产程进展顺利，因第二产程延长行阴道检查发现阴道横隔。此种情况的处理方式是

    A. 切开横隔   B. 切开会阴

    C. 立即剖宫产   D. 切开会阴及阴道

    E. 观察先露部，能否进一步下降

三、A3/A4 型题

（16～19 题共用题干）

    患者女性，16 岁，无月经来潮。诉无周期性腹痛，检查见患者体格、第二性征及外阴发育正常，但未见阴道口，仅在前庭后部见一浅凹陷，约 3cm，较松弛，肛诊未扪及宫体。

16. 为明确诊断，应进一步进行的检查是

    A. 盆腔磁共振

    B. 盆腔超声 + 内分泌激素

    C. 双肾输尿管 B 型超声

    D. 染色体核型检查

    E. 内分泌激素水平

17. 若 B 型超声未探及子宫，双侧卵巢大小正常，内分泌检查为正常女性水平，可能的

诊断为

A. 处女膜闭锁　　　B. 阴道下段闭锁

C. 阴道横隔　　　　D. 先天性无阴道

E. 雄激素不敏感综合征

18. 该患者的染色体核型可能为

A. 46，XY

B. 46，XX 或 46，XY

C. 45，XO

D. 46，XX

E. 47，XXX

19. 应进行的处理正确的是

A. 立即行阴道成形术

B. 立即行处女膜切开术

C. 阴道横隔切除

D. 激素替代治疗

E. 性生活前采用阴道模具顶压法

（20～23题共用题干）

患者女性，26岁，反复自然流产史，平素月经规律，无明显痛经，外院检查曾提示子宫畸形可能，未进一步诊治。

20. 为明确诊断，首选的检查是

A. 子宫输卵管碘油造影

B. 三维超声

C. 盆腔 CT

D. 宫腔镜检查

E. 腹腔镜探查

21. 若影像学提示子宫外形正常，横径较宽，宫底无凹陷，宫底中央低回声带将子宫内膜分为左右两部分。考虑诊断为

A. 纵隔子宫　　　　B. 完全双角子宫

C. 双子宫　　　　　D. 弓形子宫

E. 单角子宫

22. 对于该畸形的临床表现和处理，下列哪项正确

A. 该畸形大部分患者都会影响育龄女性

的妊娠结局，包括反复流产、早产、不孕等

B. 治疗以药物治疗为主

C. 所有该类畸形患者诊断后均需要立即手术治疗

D. 是否需要治疗取决于是否为完全性纵隔子宫

E. 是否需要治疗取决于患者有无不良妊娠史，如流产、早产

23. 该患者宜采用的治疗方法为

A. 开腹行子宫纵隔切除术

B. 宫腔镜下子宫纵隔切除术

C. 全子宫切除术

D. 小剂量雌激素加孕激素序贯治疗4～6个月

E. 子宫整形术

（24～26题共用题干）

患者女性，25岁，周期性下腹痛，经期明显，妇科检查在子宫一侧扪及较小的肿块，有触痛。B型超声提示：宫旁见一与子宫肌层等回声包块，其外缘与子宫浆膜相延续，中央为内膜回声，但与子宫腔、宫颈不通。

24. 目前应考虑诊断为

A. 双子宫　　　　　B. 双角子宫

C. 残角子宫　　　　D. 纵隔子宫

E. 弓形子宫

25. 若患者为非孕期，治疗措施为

A. 子宫整形术

B. 一经确诊应切除残角子宫

C. 临床症状不明显者，可不予处理

D. 子宫纵隔切除术

E. 口服避孕药治疗痛经

26. 若患者停经2个月，超声检查于残角子宫内见到胎芽、胎心，处理方式应为

A. 保胎治疗，防止流产

B. 该残角子宫为有功能子宫，处理同正常子宫妊娠

C. 加强监护，足月后即行剖宫产术

D. 及时切除妊娠的残角子宫，同时切除该侧输卵管

E. 及时切除妊娠的残角子宫，可保留该侧输卵管

四、B1 型题

（27 ~ 29 题共用备选答案）

　　A. 双子宫　　　　B. 始基子宫

　　C. 鞍状子宫　　　D. 纵隔子宫

　　E. 幼稚子宫

27. 女性患者，18 岁，初潮月经量少，最可能的是

28. 女性患者，18 岁，原发闭经，最可能的是

29. 女性患者，25 岁，月经规律，量正常，婚后 3 年不孕，最可能的是

（30 ~ 34 题共用备选答案）

　　A. 阴道闭锁　　　B. 阴道纵隔

　　C. 阴道横隔　　　D. 先天性无阴道

　　E. 无孔处女膜

30. 尿生殖窦上皮未能贯穿前庭部所致为

31. 尿生殖窦未参与形成阴道下端所致为

32. 双侧副中肾管汇合后，其中隔未消失或未完全消失为

33. 双侧副中肾管发育不全，为

34. 两侧副中肾管汇合后的尾端与尿生殖窦相

连接处未贯通或部分贯通，为

五、X 型题

35. 副中肾管衍化物发育不全所致的异常包括

　　A. 无子宫　　　　B. 纵隔子宫

　　C. 痕迹子宫　　　D. 单角子宫

　　E. 始基子宫

36. 以下关于阴道发育异常的描述正确的是

　　A. 先天性无阴道几乎均合并无子宫或仅有始基子宫，但有正常卵巢功能

　　B. 阴道闭锁段多位于阴道下段

　　C. 阴道横隔以阴道上、中段交界处为多见

　　D. 若系分娩时发现阴道横隔阻碍胎先露部下降均应行剖宫产

　　E. 阴道完全纵隔患者无症状

37. 以下属于子宫发育异常的有

　　A. 单角子宫　　　B. 双角子宫

　　C. 子宫下垂　　　D. 始基子宫

　　E. 先天性无子宫

38. 以下属于先天性宫颈发育异常的有

　　A. 宫颈缺如

　　B. 宫颈闭锁

　　C. 先天性宫颈管狭窄

　　D. 宫颈角度异常

　　E. 先天性无子宫

第十七章　盆底功能障碍性疾病与生殖系统损伤疾病

一、A1 型题

1. 子宫脱垂最重要的病理改变是

A. 阔韧带变厚

B. 宫底韧带松弛

C. 骨盆漏斗韧带松弛

D. 圆韧带松弛

E. 盆底组织松弛，失去正常张力

2. 以下符合子宫脱垂症状的是

A. 阴道前壁有半球形块状物膨出

B. 阴道内宫颈长，但宫体在盆腔内，屏气不下移

C. 宫颈口见红色、质硬的肿块

D. 阴道口有肿物脱出，卧床休息后可回缩

E. 阴道内见被覆暗红色绒样子宫内膜

3. 关于放置子宫托的叙述不正确的是

A. 宫颈或阴道壁有炎症和溃疡者不宜使用

B. 应选择大小合适的子宫托

C. 子宫托使用安全，可长期放置不取

D. 应白天放置，晚间取出，洗净备用

E. 子宫托放置不当可导致尿瘘或粪瘘

4. 无脱垂的女性，阴道后壁 POP - Q 评分为

A. Aa：0；Ba：0

B. Ap：0；Bp：0

C. Aa：－1；Ba：－3

D. Ap：－3；Bp：－3

E. Ap：－1；Bp：－1

5. 盆腔器官脱垂不包括

A. 膀胱膨出

B. 尿道憩室

C. 直肠膨出

D. 子宫脱垂

E. 小肠疝

6. 压力性尿失禁最典型的症状是

A. 腹压增加下不自主溢尿

B. 尿急、尿频

C. 急迫性尿失禁

D. 排尿后膀胱区胀满感

E. 逼尿肌收缩压下出现溢尿

7. 压力性尿失禁常进行的辅助检查不包括

A. 压力试验

B. 指压试验

C. 亚甲蓝试验

D. 棉签试验

E. 尿动力学检查

8. 关于压力性尿失禁的诊治，以下叙述不正确的是

A. 棉签试验中棉签摆动幅度超过 45° 则表明有尿道下垂

B. 膀胱尿道造影观察指标有后尿道膀胱角、尿道倾斜度、尿道骨盆角、耻骨联合口距离

C. 一般不需进行膀胱尿道镜检查

D. α 受体激动剂可用于治疗压力性尿失禁

E. Burch 手术的适应证为 0～Ⅱb 型压力性尿失禁、无盆腔和耻骨后手术史

9. 关于膀胱阴道瘘的叙述不正确的是

A. 有尿液不自主流出，属于尿失禁的范畴

B. 主要病因有难产、盆腔手术、肿瘤放疗及恶性肿瘤侵袭

C. 术后数天发现的尿瘘应延迟 3 个月以上再行修补手术

D. 如瘘管较小，留置导尿管 3～6 周有可能自行愈合

E. 膀胱阴道瘘术前可在阴道中局部使用雌激素，以提高手术成功率

10. 明确尿瘘瘘孔的位置、大小、数目的最直接检查方法是
    A. 阴道流液肌酐测定
    B. 血肌酐测定
    C. 膀胱镜、输尿管镜检查
    D. 放射性核素肾图
    E. 泌尿系统彩超

11. 关于尿瘘的预防措施，以下叙述不正确的是
    A. 提高产科质量
    B. 使用子宫托须定期取出
    C. 疑有损伤者，留置导尿管 3~7 天
    D. 考虑手术困难时，术前应放置输尿管导管
    E. 术中发现的输尿管或膀胱损伤应及时修补

12. 最常见的粪瘘是
    A. 膀胱阴道瘘
    B. 尿道阴道瘘
    C. 膀胱尿道阴道瘘
    D. 输尿管阴道瘘
    E. 直肠阴道瘘

13. 以下不会导致直肠阴道瘘的是
    A. 产时会阴Ⅲ度裂伤
    B. 盆腔手术损伤
    C. 感染性肠病
    D. 长期便秘
    E. 先天性畸形

14. 关于粪瘘的手术，以下叙述不正确的是
    A. 先天性粪瘘应在患者月经初潮前进行手术
    B. 压迫坏死性粪瘘，应等待 3~6 个月后再行手术修补
    C. 术前严格肠道准备，同时口服肠道抗生素

    D. 术后给予静脉高营养，同时口服肠蠕动抑制药物
    E. 保持会阴清洁

二、A2 型题

15. 患者女性，76 岁，子宫脱垂Ⅲ度伴阴道前后壁膨出，伴高血压、冠心病、糖尿病。最佳的治疗方案是
    A. 补中益气汤
    B. 盆底肌肉锻炼和物理治疗
    C. 曼氏手术
    D. 阴道封闭术
    E. 子宫悬吊术

16. 患者女性，33 岁，G_2P_2，3 年前末次分娩时行产钳助产术，近半年来阴道口有肿物脱出。查体：宫颈及部分宫体脱出阴道口外，伴阴道壁明显脱垂，子宫大小正常，双附件无异常。治疗方式应为
    A. 行曼氏手术
    B. 经腹子宫切除及阴道前后壁修补术
    C. 经阴子宫切除及阴道前后壁修补术
    D. 阴道封闭术
    E. 使用子宫托

17. 患者女性，55 岁，妇科检查发现，患者最大屏气用力状态下，阴道前壁全部突出于阴道口外，按中国传统分度应分为
    A. Ⅰ度
    B. ⅡA 度
    C. ⅡB 度
    D. Ⅲ度
    E. Ⅳ度

18. 患者女性，78 岁，外阴脱出肿物 6 年，加重 3 个月，伴排尿困难，需还纳外阴脱出物方能排尿。7 年前因冠心病放置冠脉支架，糖尿病史 16 年。检查见阴道前、后壁及子宫大部分脱出处女膜外，初次就诊应首选的治疗方案为
    A. 经阴道植入网片的盆底重建手术

（TVM）

B. 曼氏手术

C. 放置子宫托

D. 骶前固定手术

E. 阴式子宫切除 + 阴道前后壁修补术

19. 患者女性，26 岁，G_2P_2，产后 56 天复查。自觉外阴坠胀，最大屏气用力状态下阴道前壁远端小部分膨出，Aa 点 − 0.5，伴轻度压力性尿失禁，首选的治疗方案是

A. 子宫托

B. 盆底肌训练和物理治疗

C. 阴道前壁修补术

D. 尿路吊带手术

E. 口服托特罗定类药物

20. 患者女性，50 岁，子宫脱垂Ⅲ度伴阴道前后壁膨出，无手术禁忌，无生育要求。最佳的治疗方案是

A. 经阴道子宫切除 + 阴道前后壁修补术

B. 盆底肌肉锻炼和物理治疗

C. 曼氏手术 + 聚丙烯网片全盆修补悬吊

D. 聚丙烯网片前盆悬吊

E. 聚丙烯网片后盆悬吊

21. 患者女性，52 岁，阴道口膨出肿物 1 年，休息时能回纳，近半月来经休息后不能回纳，大笑、咳嗽时有尿液流出，有腰酸及下坠感，绝经 3 年，以往有 3 次足月生产史。妇科检查：会阴Ⅱ度陈旧性裂伤，阴道前壁有球形膨出，宫颈脱出于阴道外，肥大，宫颈 12 点处有直径 10cm 的溃疡，有渗血，子宫略小，水平位，活动可，两侧附件无异常。诊断为子宫脱垂。应采取的治疗措施是

A. 宫颈溃疡愈合后阴道中隔成形术

B. 应用子宫托

C. 宫颈溃疡愈合后行阴道前后壁修补术

D. 行阴道前后壁修补术，缩短圆韧带，切除部分宫颈

E. 溃疡愈合后，经阴道行子宫切除 + 阴道前后壁修补术

22. 患者女性，56 岁，G_4P_2，绝经 5 年，阴道口脱出一块状物 1 年，用力屏气时有尿液溢出。妇科检查：会阴口裂伤，阴道口外见一半球形隆起，触之柔软，用力屏气可见尿液溢出，导尿时可在隆起的肿物内扪及导尿管。恰当的诊断或处理应为

A. 阴道后壁膨出

B. 阴道前壁Ⅲ度膨出

C. 子宫脱垂

D. 应用子宫托

E. 行阴式子宫切除 + 阴道前后壁修补术

23. 患者女性，50 岁，绝经 4 年，阴道口脱出一肿物 2 年，伴排尿困难，常有尿频、尿急、尿痛发作。最可能的诊断为

A. 子宫脱垂Ⅰ度

B. 阴道后壁Ⅱ度脱垂

C. 阴道后壁Ⅲ度脱垂

D. 阴道前壁脱垂合并尿道膨出

E. 阴道前壁脱垂合并膀胱膨出

24. 患者女性，50 岁，剧烈运动后出现不自主溢尿，患者最可能的诊断为

A. 尿路感染

B. 压力性尿失禁

C. 阴道后壁膨出

D. 膀胱阴道瘘

E. 急迫性尿失禁

25. 患者女性，55 岁，近年来自觉阴道口肿物脱出，逐渐增大，咳嗽时明显且伴尿液流出。为明确诊断应进行检查应不包括

A. 妇科检查   B. 压力试验

C. 棉签试验   D. 亚甲蓝试验

E. 肛门指检

26. 患者女性，41 岁，子宫全切术后第 7 天，发现不自主排液。以下检查中，属于可发现尿瘘的最简单的方法是

    A. 尿动力学　　　　B. 尿路超声

    C. 盆腔 CT　　　　D. 膀胱镜检查

    E. 阴道排出物肌酐含量测定

27. 患者女性，45 岁，因子宫肌瘤和月经过多行腹腔镜下全子宫切除术。术后第 5 天出现持续性阴道漏液，双侧腰区无叩击痛，窥阴器可见浅黄色液体集聚于阴道后穹隆。行亚甲蓝试验示蓝染液体从阴道壁孔流出，瘘孔大小约 7mm，针对该患者的最适宜处理为

    A. 卧床休息，加强营养

    B. 输尿管支架置入

    C. 耻骨上膀胱造瘘术

    D. 瘘口 < 10mm，用 Foley 尿管持续膀胱引流

    E. 瘘周围组织健康，可尽早行膀胱阴道瘘修补术

三、A3/A4 型题

(28 ~ 29 题共用题干)

患者女性，50 岁，G_5P_2，流产 3 次，绝经 3 年。2 年前发现外阴肿物脱出，加重 3 个月，伴尿急、尿频感、咳嗽漏尿（漏尿 2 ~ 3 次/周），量少，有排便不尽感，无排尿及排便困难。妇检：阴道前壁全部及阴道后壁部分脱出处女膜缘外，子宫颈最低点距处女膜缘外 5cm，宫颈少许糜烂，无宫颈延长，子宫萎缩，双侧附件区未扪及包块。

28. 患者为了判断盆腔器官脱垂程度需要进行的检查是

    A. POP - Q 评分

    B. 诱发试验和膀胱颈抬举试验

    C. 还纳脱垂器官后尿动力学检查

    D. 肠镜检查

    E. 盆腔超声检查

29. 若患者选择手术治疗，应选择的最佳的手术方式是

    A. TVM　　　　　　B. 阴道封闭术

    C. 曼氏手术　　　　D. 阴道骶骨固定术

    E. 阴式子宫切除 + 阴道前后壁修补

(30 ~ 31 题共用题干)

患者女性，75 岁，外阴肿物脱出 3 年余，近 2 个月出现外阴肿物不能自行还纳，伴排尿、排便困难。妇科检查：阴道前、后壁大部分脱出处女膜缘外，子宫颈部分突出于处女膜缘外。

30. 该患者最可能的诊断为

    A. 重度盆腔器官脱垂

    B. 子宫黏膜下肌瘤

    C. 尿道憩室

    D. 肠疝

    E. 阴道壁囊肿

31. 若患者无性生活要求，且无手术禁忌证，应选择的最佳手术治疗方式是

    A. TVM

    B. 阴道封闭术

    C. 曼氏手术

    D. 腹腔镜下阴道骶骨固定术

    E. 阴宫 + 阴道前后壁修补术

(32 ~ 34 题共用题干)

患者女性，46 岁，G_3P_3，近 1 年来发现阴道口有肿物脱出，并出现溢尿现象，多在大笑、打喷嚏、咳嗽时出现。查体发现患者阴道前壁Ⅱ度膨出。

32. 这种尿失禁最可能的类型是

    A. 急迫性尿失禁　　B. 压力性尿失禁

    C. 功能性尿失禁　　D. 先天性尿失禁

    E. 溢出性尿失禁

33. 为了明确尿失禁的类型需要进行的检查是

A. 尿动力学检查　　B. 亚甲蓝试验

C. 膀胱镜检查　　D. 输尿管镜检查

E. 泌尿系造影

34. 患者首选的治疗为

A. 子宫切除及阴道前壁修补

B. 阴道前壁修补术

C. 盆底肌肉锻炼

D. 膀胱颈悬吊手术

E. 不需治疗

(35~37 题共用题干)

　　患者女性，50 岁，G_3P_3，绝经 2 年，子宫脱垂Ⅰ度 5 年，自行安放子宫托治疗。患者因不方便，经常长期放置子宫托不取，近 1 个月出现持续性阴道流液现象，色清亮。

35. 考虑最可能的诊断是

A. 阴道感染　　B. 膀胱阴道瘘

C. 压力性尿失禁　　D. 急迫性尿失禁

E. 输卵管积液

36. 进一步的检查宜先采用

A. 尿动力学检查　　B. 亚甲蓝试验

C. 膀胱镜检查　　D. 输尿管镜检查

E. 泌尿系造影

37. 以下治疗方式中不正确的是

A. 术前排除尿路感染

B. 术前提前应用抗生素预防感染

C. 确诊后应立即手术

D. 术后服用雌激素 1 个月

E. 术后留置尿管 10~14 天

四、B1 型题

(38~42 题共用备选答案)

A. 子宫脱垂Ⅰ度，轻型

B. 子宫脱垂Ⅰ度，重型

C. 子宫脱垂Ⅱ度，轻型

D. 子宫脱垂Ⅱ度，重型

E. 子宫脱垂Ⅲ型

38. 检查时见宫颈外口距处女膜缘 3cm，未达处女膜缘，可诊断为

39. 检查时在阴道口见到子宫颈，宫颈已达处女膜缘，可诊断为

40. 检查时见宫体在阴道内，宫颈脱出阴道口，可诊断为

41. 检查时见部分宫体脱出阴道口，可诊断为

42. 检查时见宫颈与宫体全部脱出阴道口外，可诊断为

(43~45 题共用备选答案)

A. 膀胱前壁膨出Ⅰ度

B. 膀胱前壁膨出Ⅱ度

C. 膀胱前壁膨出Ⅲ度

D. 子宫脱垂Ⅱ度

E. 子宫脱垂Ⅲ度

43. 患者阴道前壁形成球状物，向下突出，达处女膜缘，但仍在阴道内，诊断为

44. 患者部分阴道前壁膨出突出于阴道口外，诊断为

45. 患者阴道前壁全部突出于阴道口外，诊断为

(46~48 题共用备选答案)

A. Ⅰ级尿失禁　　B. Ⅱ级尿失禁

C. Ⅲ级尿失禁　　D. Ⅳ级尿失禁

E. Ⅴ级尿失禁

46. 咳嗽、打喷嚏或慢跑时发生的尿失禁属于

47. 快速运动或上下楼梯时发生的尿失禁属于

48. 站立时发生尿失禁，但患者在仰卧位时可控制尿液，属于

(49~51 题共用备选答案)

A. 膀胱阴道瘘　　B. 尿道阴道瘘

C. 直肠阴道瘘　　D. 膀胱宫颈瘘

E. 输尿管阴道瘘

49. 通常不能控制排尿，尿液均从阴道流出，亚甲蓝试验见到有蓝色液体经阴道壁小孔流出为

50. 通常不能控制排尿，尿液均从阴道流出，亚甲蓝试验见到有蓝色液体经宫颈口流出为

51. 海绵无色或黄染提示可能为

五、X 型题

52. 盆腔器官脱垂定量分期法（POP – Q）中使用的参数有

    A. 阴道前壁的解剖指示点 Aa、Ba

    B. 阴道顶端的解剖指示点 Ap、Bp

    C. 阴道后壁的解剖指示点 C、D

    D. 阴裂（gh）的长度

    E. 会阴体（pb）的长度

53. 预防盆腔器官脱垂，以下叙述正确的是

    A. 开展计划生育

    B. 提高接生技术防止产伤

    C. 普及产褥期知识

    D. 治疗慢性气管炎

    E. 产褥早期可以从事重体力劳动

54. 导致压力性尿失禁的因素有

    A. 根治性子宫切除术后

    B. 产程延长或难产

    C. 尿路感染

    D. 尿道内括约肌先天发育障碍

    E. 绝经后

55. 产伤和盆腔手术损伤所致的常见尿瘘为

    A. 膀胱阴道瘘   B. 尿道阴道瘘

    C. 输尿管阴道瘘   D. 膀胱宫颈瘘

    E. 膀胱子宫瘘

56. 尿瘘的辅助诊断方法有

    A. 亚甲蓝试验   B. 靛胭脂试验

    C. 膀胱镜检查   D. 腹部 X 线检查

    E. 排泄性尿路造影

第十八章 妇科常见危重急症

一、A1 型题

1. 输卵管妊娠多发生于

  A. 壶腹部   B. 峡部

  C. 伞部   D. 间质部

  E. 输卵管同侧或双侧

2. 输卵管妊娠的最主要病因是

  A. 输卵管炎症

  B. 输卵管妊娠史或手术史

  C. 输卵管发育不良或功能异常

  D. 辅助生殖技术

  E. 避孕失败

3. 急诊行输卵管妊娠破裂或流产手术时应遵循的首要原则是

  A. 尽快钳夹出血处，切除或保留患侧输卵管

  B. 进行对侧输卵管整形术

  C. 切除子宫

  D. 切除患侧附件

  E. 尽量吸出腹腔血液作自体血回输

4. 异位妊娠最具特异性的 B 超检查特征是

  A. 盆腔积血

  B. 子宫旁见液性暗区

  C. 子宫旁见原始心管搏动

  D. 子宫旁见胚囊样结构

  E. 卵巢下方见液性暗区

5. 关于输卵管间质部妊娠的说法错误的是

  A. 子宫大小大于停经月份

  B. 子宫大小与停经月份基本符合

  C. 子宫不对称

  D. 一侧角部突出

  E. 破裂所致的征象与子宫破裂极相似

6. 与输卵管妊娠的临床表现有关的因素有

  A. 受精卵着床部位

  B. 是否流产或破裂

  C. 出血量多少

  D. 出血时间长短

  E. 以上全部

7. 输卵管妊娠的检查方法不包括

  A. 尿妊娠试验   B. 血 $\beta-hCG$

  C. B 型超声检查 D. 后穹隆穿刺

  E. 宫腔镜检查

8. 异位妊娠的首选治疗药物为

  A. 甲氨蝶呤   B. 氟尿嘧啶

  C. 米非司酮   D. 前列腺素

  E. 氯化钾

9. 异位妊娠的化学药物治疗指征不包括

  A. 无药物治疗的禁忌证

  B. 无明显腹腔内出血

  C. 妊娠囊直径 <4cm

  D. 血 hCG <2000U/L

  E. 异位妊娠破裂

10. 异位妊娠的手术治疗指征不包括

  A. 生命体征不稳定或有腹腔内出血征象者

  B. 血清 hCG 水平较低（<1500U/L）且呈下降趋势者

  C. 随诊不可靠者

  D. 药物治疗禁忌证或无效者

  E. 持续性异位妊娠者

11. 卵巢妊娠的诊断标准不包括

A. 患侧输卵管完整

B. 异位妊娠位于卵巢组织内

C. 绒毛组织中有卵巢组织

D. 异位妊娠以卵巢固有韧带与子宫相连

E. 异位妊娠以输卵管系膜与输卵管相连

12. 卵巢妊娠的治疗方法不包括

A. 药物治疗 　　 B. 卵巢部分切除

C. 卵巢楔形切除 　 D. 卵巢切除术

E. 卵巢患侧附件切除术

13. 关于宫颈妊娠的叙述不正确的是

A. 妇科检查发现在膨大的宫颈上方为正常大小的子宫

B. 妊娠产物完全在宫颈管内

C. 分段刮宫，宫腔内未发现任何妊娠产物

D. B 型超声检查显示宫腔空虚，妊娠产物位于膨大的宫颈管内

E. 治疗可行吸刮宫颈管术，如出血多应及时行全子宫切除术

14. 经阴道超声诊断剖宫产瘢痕部位妊娠的图像不包括

A. 宫腔内无妊娠囊

B. 宫颈管内无妊娠囊

C. 妊娠囊位于子宫峡部前壁，超声下可见原始心管搏动或者仅见混合性回声包块

D. 膀胱壁和妊娠囊之间有正常肌层

E. 彩色多普勒血流显像显示妊娠囊周边高速低阻血流信号

15. 应用 MTX 治疗输卵管妊娠时，判断治疗效果的主要指标是

A. 血红蛋白水平升高

B. 阴道流血量减少

C. 腹痛缓解

D. 月经恢复

E. 血 hCG 水平下降并连续 3 次阴性

16. 关于卵巢肿瘤蒂扭转的处理，以下叙述错误的是

A. 一经确诊即行手术切除肿瘤

B. 术时应先在扭转蒂部靠子宫的一侧钳夹后，再切除肿瘤和扭转的瘤蒂

C. 术中尽量避免将肿瘤弄破

D. 切下肿瘤后应剖检并送病检

E. 钳夹前可先将扭转的蒂复位

17. 关于流产，以下说法正确的是

A. 稽留流产指子宫与停经月份相符

B. 先兆流产时子宫大小与停经月份不符

C. 早期流产是指妊娠20周以前发生流产

D. 复发性流产指自然流产连续发生 2 次者

E. 流产指妊娠不满 28 周，胎儿体重不足 1000g 而终止者

18. 对稽留流产的处理不正确的是

A. 处理前检查血常规和凝血功能

B. 做好输血准备

C. 可口服戊酸雌二醇片以提高子宫肌对缩宫素的敏感性

D. 子宫大于12孕周者，可行刮宫术

E. 若有凝血功能障碍，待凝血功能好转后，再行刮宫

19. 先兆流产的诊断依据不包括

A. 停经后少量阴道流血

B. 下腹坠痛

C. 尿妊娠试验阳性

D. 子宫大小与停经时间相符

E. 子宫颈口扩张

20. 提示与复发性流产有相关性的检查是

A. 抗着丝点抗体 　 B. 抗磷脂抗体

C. 抗 RNP 抗体 　　 D. 抗组蛋白抗体

E. 抗中性粒细胞胞浆抗体

二、A2 型题

21. 患者女性，30 岁，停经 46 天，下腹部隐痛伴不规则阴道少量出血 10 天。双合诊子宫正常大，右侧附件触及鸡蛋大小韧性包块，尿妊娠试验可疑阳性。最可能的诊断为

A. 卵巢囊肿 　　 B. 妊娠黄体

C. 输卵管积水 　　 D. 陈旧性宫外孕

E. 子宫内膜异位症

22. 患者女性，25 岁，停经 48 天，自测尿妊娠试验阳性，阴道流血 2 天，左下腹隐痛 1 天，检查示宫口闭，子宫饱满，左下腹轻压痛，以下检查最有意义的是

A. 诊断性刮宫 　　 B. 宫腔镜检查

C. B 型超声检查 　　 D. 血 hCG

E. 腹腔镜检查

23. 患者女性，27 岁，停经 50 天，少量阴道流血 1 天，突发下腹剧痛 2 小时，伴恶心、呕吐及一过性晕厥。查面色苍白，四肢厥冷，血压 60/40mmHg，脉搏 120 次/分，妇科检查；后穹隆触痛及宫颈举痛明显，盆腔触诊因痛不满意。此时考虑腹腔内出血，最有价值的辅助检查方法是

A. 尿妊娠试验 　　 B. B 型超声检查

C. 阴道后穹隆穿刺 　　 D. 诊断性刮宫

E. 腹腔镜检查

24. 患者女性，33 岁，已婚已育，室间隔缺损 2cm，双向分流，肺动脉压力 80mmHg，心功能Ⅲ级，诊断为异位妊娠，右输卵管妊娠破裂，治疗应为

A. 期待治疗

B. 药物保守治疗

C. 手术行右输卵管切除术

D. 手术行右附件切除术

E. 手术行右输卵管切除 + 左输卵管结

扎术

25. 患者女性，32 岁，因双侧输卵管不通，行 IVF - ET，第一次移植 2 枚胚胎，冷冻 8 枚胚胎，胚胎移植后 1 个月，血 β - hCG 为 3000U/L，B 型超声提示宫内无妊娠囊，内膜 6mm，左侧附件区见卵黄囊及原始心管搏动，治疗应为

A. 期待治疗

B. 药物保守治疗

C. 手术行左输卵管切除术

D. 手术行左附件切除术

E. 手术行左输卵管切除 + 右输卵管结扎术

26. 患者女性，38 岁，0 - 0 - 1 - 0，经期第 2 天因急腹痛就诊。有子宫肌瘤和卵巢囊肿史，以往有痛经史，日益加重，此次剧痛，有肛门刺痛感。妇科检查：宫颈举痛，子宫略大，右侧附件区可扪及一直径为 4cm 大小的囊性肿块，触痛，全腹均有压痛和肌紧张，体温 39℃，血压 110/76mmHg。最可能的诊断是

A. 卵巢囊肿扭转

B. 盆腔炎

C. 宫外孕

D. 子宫肌瘤红色变性

E. 子宫内膜异位囊肿破裂

27. 患者女性，24 岁，7 天前因妊娠 40 天行药物流产，今晨大便时，左下腹突然撕裂样剧痛，并晕倒在地。查体：体温 37.2℃，血压 75/52mmHg，脉搏 100 次/分，下腹压痛、反跳痛明显。妇科检查：外阴少量流血，宫颈举痛明显，宫口闭，子宫稍大，稍软。右侧附件区似有一包块，边缘不清，压痛。最可能的诊断是

A. 宫颈粘连

B. 急性阑尾炎

C. 药物流产不全

D. 输卵管妊娠破裂

E. 流产后右附件炎

28. 患者女性，24 岁，未婚未育，否认性生活，早晨起后下腹疼痛，体温 37.3℃，脉搏 96 次/分，右下腹压痛。妇科检查子宫正常大小，右附件区扪及直径约 8cm 的囊性肿块，压痛，近子宫处压痛最明显。白细胞计数 13×10^9/L。诊断首先考虑为

A. 输卵管妊娠流产　B. 盆腔炎性包块

C. 盆腔脓肿　　　　D. 卵巢囊肿蒂扭转

E. 阑尾周围脓肿

29. 患者女性，23 岁，G_3P_0，急性右下腹痛，阵发性加剧 4 个小时，伴恶心、呕吐。1 年前查体曾发现右侧卵巢囊实性肿块 4cm。妇科检查：宫颈 Ⅱ 度糜烂样改变，子宫中位，正常大小，子宫右上方可触及一直径 8cm 的囊实性肿块，活动受限，压痛明显。B 超检查提示肿块为囊实性，实性部分内有强回声。临床诊断为右卵巢成熟畸胎瘤蒂扭转，立即行剖腹探查术，术中发现右侧附件顺时针扭转 720°，呈紫黑色，盆腔内少量血性渗出。以下处理中最不恰当的是

A. 探查左侧附件

B. 右附件切除，剖视左卵巢

C. 直接钳夹蒂部行右侧附件切除术

D. 复位蒂扭转，剥除肿瘤送快速冷冻病理检查

E. 直接钳夹蒂部行右侧附件切除，送快速冷冻病理检查

30. 患者女性，25 岁，剖宫产术后 3 个月，性交后出现下腹疼痛伴发热 2 天。妇科检查：子宫后位，正常大小，轻压痛，双附件区明显增厚及压痛。实验室检查：血

WBC 15×10^9，尿妊娠试验阴性。可能的诊断为

A. 子宫内膜异位症

B. 异位妊娠

C. 卵巢囊肿蒂扭转

D. 输卵管积水

E. 急性盆腔炎

31. 经产妇，24 岁，现妊娠 39 周，主诉宫缩痛，阴道流血，色黑，混有黏液。以下关于阴道流血的原因，最可能的是

A. 子宫颈裂伤　　B. 前置胎盘

C. 见红　　　　　D. 胎盘早剥

E. 血管前置

32. 孕妇，31 岁，G_3P_1，现孕 36 周。因"腹痛 8 小时伴阴道出血 6 小时"入院。查体：血压 80/50mmHg，脉搏 120 次/分，宫高 36cm，胎心 100 次/分，宫口开 1cm。最恰当的处理是

A. 行头皮牵引术

B. 行人工破膜术

C. 即刻行剖宫产术

D. 静脉滴注缩宫素加速产程

E. 行人工破膜术及缩宫素静脉滴注加速分娩

33. 患者女性，25 岁，停经 2 个月。因"阵发性腹痛伴阴道出血多于月经量 1 天"来诊。妇科检查：宫口有组织物堵塞，子宫如孕 2 个月大小。最恰当的处理是

A. 继续观察

B. 予以保胎治疗

C. 立即行清宫术

D. 给予输液及止血剂

E. 进一步查血–hCG 以明确诊断

34. 患者女性，21 岁，因"人流术后 3 天，发热 1 天"来诊。因停经 2 个月，2 天前在

私人诊所行人工流产，术中及术后阴道流血少。查体：体温 39℃，脉搏 130 次/分，血压 110/70mmHg。妇科检查：宫口闭，可见少量脓血性分泌物，子宫如孕 2 个月大小，软，压痛明显，检查过程中突然有大量阴道出血。以下处理适宜的是

A. 缩宫素肌内注射

B. 抗生素及缩宫素治疗

C. 抗生素及止血治疗

D. 刮匙全面搔刮宫腔，术后应用抗生素

E. 卵圆钳轻取胚胎，同时应用抗生素及补液

35. 患者女性，30 岁，第 1 胎分娩后连续 4 次人工流产，经量比以往减少。最后一次人工流产在 4 个月前，以后未转经，并出现周期性下腹痛。妇科检查：宫颈轻度糜烂，子宫略大而有压痛，附件未及块状物。首先考虑的疾病是

A. 人工流产后感染

B. 人工流产后子宫内膜异位症

C. 人工流产后宫颈粘连

D. 人工流产综合反应

E. 人工流产穿孔

36. 经产妇，28 岁，停经 6 周，下腹阵发性剧烈疼痛 10 小时伴多量阴道流血，超过月经量。检查宫口开大近 2cm。本例最正确的处置应是

A. 静脉滴注止血药物

B. 口服硫酸沙丁胺醇

C. 肌内注射硫酸镁

D. 肌内注射孕酮

E. 行负压吸宫术

37. 患者，女性，26 岁，停经 5 周，因 "出现阴道断续少量流血" 来诊。妇科检查：子宫大小与停经周数相符，软，宫口未开，见少许新鲜血液自宫口流出。尿妊娠试验

（＋）。正确的处理应是

A. 引产

B. 药物流产

C. 肌内注射止血药物

D. 安静卧床

E. 清宫术

三、A3/A4 型题

（38～39 题共用题干）

育龄妇女，停经 46 天，尿妊娠试验阳性，阴道少量流血 5 天，下腹疼痛伴肛门坠痛 1 天，贫血貌。

38. 患者最有可能的诊断是

A. 先兆流产　　　　B. 难免流产

C. 不全流产　　　　D. 稽留流产

E. 输卵管妊娠破裂或流产

39. 此时对患者最简单可靠的诊断方法是

A. 测定血 β－HCG

B. 行阴道后穹隆穿刺术

C. 腹部 CT 检查

D. 腹腔镜检查

E. 盆腔超声检查

（40～41 题共用题干）

已婚未产妇，28 岁，停经 47 天，尿妊娠试验阳性。突感右下腹疼痛，面色苍白，恶心，出汗，阴道少量出血，体温正常，既往有盆腔炎病史。

40. 以下叙述不正确的是

A. 最可能的诊断为输卵管妊娠破裂

B. 叩诊有移动性浊音

C. 血压下降，脉搏增快

D. 妇科检查：子宫稍大，软，宫颈举痛，后穹隆饱满

E. 行后穹隆穿刺术可抽出脓性液体

41. 为了进一步确诊，需要进行的辅助检查是

A. B 超检查　　　　B. 宫腔镜检查

C. 腹腔镜检查　　　D. 后穹隆穿刺

E. 诊断性刮宫

（42～45题共用题干）

患者女性，28岁，婚后2年未孕，停经3个月，自测尿妊娠试验阳性，少量阴道流血半个月，口服孕酮保胎中，今晨起床后突发下腹痛，面色苍白，出冷汗。来院急诊查血压80/50mmHg，心率110次/分，脉搏细速，四肢厥冷。

42. 检查时可能出现的体征不包括

A. 阴道少量暗红血，后穹隆饱满有触痛

B. 宫口松开大，外口见活动性出血

C. 宫颈举痛明显

D. 子宫略增大变软，有漂浮感

E. 下腹部明显压痛、反跳痛、肌紧张

43. 需要立即做的下一步检查是

A. 血 β－hCG　　　B. 后穹隆穿刺

C. B型超声检查　　D. 诊断性刮宫术

E. 腹腔镜检查

44. 最合适的处理方法为

A. 吸氧、心电监护

B. 补液、输血

C. 抗休克同时手术治疗

D. 止血药应用

E. 大剂量抗生素应用

45. 术中见输卵管间质部妊娠，应进行的手术为

A. 宫角楔形切除术

B. 患侧输卵管切除术

C. 宫角楔形切除及患侧输卵管切除术

D. 宫角楔形切除及患侧附件切除术

E. 次全子宫切除术

（46～48题共用题干）

患者女性，45岁，已婚已育，放环10年余，末次月经量少，淋漓不净1周，晨起后突发下腹痛，有肛门坠胀感，伴乏力、出冷汗。入院查血压80/60mmHg，脉搏120次/分，表情淡漠，口渴无尿，面色苍白，四肢厥冷，脉搏细速。

46. 最有可能的诊断是

A. 异常子宫出血　　B. 不全流产

C. 黄体破裂　　　　D. 异位妊娠破裂

E. 异位妊娠流产

47. 后穹隆穿刺抽出10ml不凝血，考虑为腹腔内出血、失血性休克。补充血容量，通常首先采用的液体是

A. 5%葡萄糖溶液

B. 10%葡萄糖溶液

C. 5%碳酸氢钠溶液

D. 右旋糖酐溶液

E. 平衡盐溶液

48. 接下来抗休克同时进行手术，术中见腹腔内大量积血及凝血块，左侧输卵管壶腹部增粗，直径3cm，见破口，表面活动性出血，最合适的手术方案为

A. 先清除腹腔内出血，再行患侧输卵管切除术

B. 清除腹腔内出血，同时行患侧输卵管切除术

C. 患侧输卵管切除，对侧输卵管结扎，清除腹腔内出血

D. 快速钳夹患侧输卵管出血部位，患侧输卵管切除，清除腹腔内出血

E. 快速钳夹患侧输卵管出血部位，患侧输卵管切除，清除腹腔内出血，最后行取环术

（49～51题共用题干）

患者女性，20岁，无性生活史，无意间扪及右下腹部有一肿块。早晨起床后突发右下腹疼痛，较剧，伴恶心、呕吐，体温37.2℃。检查右下腹有肿块，压痛明显。肛查：子宫右

侧可扪及直径约 10cm 肿块，活动、触痛，根部压痛尤为明显。

49. 该患者最可能的诊断应为

A. 输卵管结核

B. 盆腔炎症性包块

C. 急性阑尾炎

D. 卵巢肿瘤合并感染

E. 卵巢肿瘤蒂扭转

50. 最有价值的辅助检查方法是

A. 查白细胞总数及分类

B. 查痰中抗酸杆菌

C. 检查血中 C 反应蛋白

D. 腹部 X 线平片

E. 超声检查

51. 若经确诊，最恰当的处理应为

A. 给予广谱抗生素

B. 抗结核和抗感染治疗

C. 阴道后穹隆切开，放置引流条

D. 先抗炎待病情稳定行手术治疗

E. 立即手术治疗

(52～53 题共用题干)

患者女性，34 岁，继发不孕 4 年。月经后 4 天突发寒战、高热，右下腹痛，体温 39.9℃。妇科检查：宫颈充血、有脓性分泌物，子宫稍增大、压痛，双侧附件增厚、压痛。

52. 下列诊断可能性最大的是

A. 子宫内膜异位症　　B. 急性阑尾炎

C. 急性盆腔炎　　　　D. 急性宫颈炎

E. 输卵管积脓

53. 应采取的治疗措施是

A. 抗生素治疗　　　　B. 化疗

C. 退热治疗　　　　　D. 中药治疗

E. 止痛药物

(54～56 题共用题干)

患者女性，28 岁，人工流产术后 1 周，

发热 5 天，下腹痛 2 天。追问病史，术后有性交史。查体：体温 39℃，血压 100/70mmHg，心率 100 次/分。下腹部有压痛、反跳痛。妇科检查：阴道有少量血性分泌物，子宫正常大小，压痛（+），双侧附件增厚，压痛（+）。白细胞 150×10⁹/L，中性粒细胞百分比 90%。

54. 最可能的诊断是

A. 阑尾炎　　　　　　B. 肾盂肾炎

C. 肠炎　　　　　　　D. 急性盆腔炎

E. 膀胱炎

55. 对治疗最有帮助的诊断检查是

A. 红细胞沉降率　　　B. 尿 hCG 检查

C. 胸片　　　　　　　D. 盆腔超声

E. 病原体检查

56. 在实验室检查报告出来之前最合适的处理是

A. 服用止痛片　　　　B. 少量输血

C. 腹部加压包扎　　　D. 手术

E. 抗生素药物治疗

(57～58 题共用题干)

患者，女性，46 岁，以往月经周期规则。近 1 年来经期延长 12～14 天，血流量大。30 天前曾行诊断性刮宫，未发现子宫内膜癌变。此次再次阴道出血 20 多天，血红蛋白 80g/L。妇科检查未发现异常。基础体温呈单相。

57. 该患者应考虑诊断为

A. 无排卵型功血　　　B. 子宫内膜下肌瘤

C. 子宫内膜炎　　　　D. 有排卵型功血

E. 血液疾病

58. 对该患者的治疗原则是

A. 止血、调整周期、促排卵

B. 调整周期、减少出血

C. 调整垂体和性腺功能、

D. 减少出血

E. 加强营养

(59~60 题共用题干)

孕妇，34 岁，有 3 次自然流产史，现孕 4 月余，因"1 天前阴道少量出血，腹部有下坠感"来诊。产科检查：阴道少量出血，宫口开 2cm，宫体前倾，子宫大小与孕周相符无宫缩。

59. 患者最可能的诊断是

    A. 复发性流产　　　B. 过期流产

    C. 早期流产　　　　D. 不全流产

    E. 完全流产

60. 下列处理最为重要的是

    A. 注射镇静剂　　　B. 禁止性生活

    C. 注射黄体酮　　　D. 注射维生素 E

    E. 行宫颈内口环扎术

(61~63 题共用题干)

孕妇，28 岁，现孕 2 月，平时体健。昨晚开始下腹痛伴出血，量多，今日出血量仍多并感头晕、眼花，至医院途中昏倒，急救入院。查体：外阴有大量血迹，阴道内有积血块，宫颈口开，内可触及软性胚胎组织，宫体 2 月妊娠大小，面色苍白，血压 70/50mmHg，脉搏 120 次/分。

61. 估计出血量为

    A. 100ml　　　　　B. 200ml

    C. 300ml　　　　　D. 400ml

    E. >500ml

62. 患者最可能的诊断为

    A. 难免流产伴休克

    B. 不全流产伴休克

    C. 前置胎盘伴休克

    D. 输卵管妊娠伴休克

    E. 胎盘早剥伴休克

63. 此时最合适的处理是纠正休克，同时应

    A. 行清宫术

    B. 静脉滴注催产素

    C. 给予维生素 K

    D. 给予前列腺素

    E. 给予升压药

(64~66 题共用题干)

患者女性，28 岁，停经 3 个月，早孕反应消失，阴道少量流血 2 天。妇科检查：宫口闭，子宫如妊娠 8 周大，质软，双侧附件区未触及异常。

64. 为明确诊断，首选的检查是

    A. 腹部 CT 检查

    B. 彩色多普勒超声检查

    C. 超声检查

    D. 诊断性刮宫

    E. 血孕酮测定

65. 该患者最可能的诊断是

    A. 完全流产　　　　B. 难免流产

    C. 流产感染　　　　D. 稽留流产

    E. 先兆流产

66. 该患者正确的处理措施是

    A. 继续观察 1 周

    B. 孕激素保胎治疗

    C. 静脉滴注缩宫素引产

    D. 雌激素治疗后刮宫

    E. 孕激素治疗后刮宫

(67~69 题共用题干)

患者女性，32 岁，已婚，停经 46 天，下腹部轻度阵发性疼痛及阴道少量流血 10 小时。妇科检查：子宫稍大；宫口未开。

67. 本例最可能的诊断是

    A. 不全流产　　　　B. 稽留流产

    C. 先兆流产　　　　D. 难免流产

    E. 复发性流产

68. 若 2 天后阴道流血量增多，下腹部阵发性疼痛明显加重。妇科检查：宫口通过 1 指，宫口处见胚胎组织堵塞。此时最可能

的诊断是

A. 不全流产　　B. 稽留流产

C. 先兆流产　　D. 难免流产

E. 复发性流产

69. 本例此时最有效的处理措施是

A. 肌内注射巴曲酶

B. 纱布条填塞阴道压迫止血

C. 尽早行刮宫术

D. 肌内注射维生素 K_1

E. 压迫下腹部，排出胚胎组织

（70～71 题共用题干）

　　患者女性，30 岁，已婚，因停经 58 天，阴道出血 1 周；次日腹痛伴阴道流血增多，如厕时见有组织物排出，阴道出血减少，腹痛明显减轻。

70. 最可能的诊断是

A. 难免流产　　B. 不全流产

C. 完全流产　　D. 稽留流产

E. 先兆流产

71. 此时最恰当的处理是

A. 清宫

B. 超声检查宫腔有无残留胚胎，然后决定处理方案

C. 缩宫素静脉滴注

D. 抗炎 + 观察

E. 宫腔镜检查

四、B1 型题

（72～74 题共用备选答案）

A. 停经、腹痛、阴道出血及阴道排出组织

B. 右下腹痛，体温血象高，子宫双附件（－）

C. 停经、腹痛、阴道出血、后穹隆穿刺抽出不凝固血液

D. 人流后下腹痛，宫颈举痛，体温血象高，后穹隆穿刺抽出洗肉样水

E. 月经后半期腹痛，阴道少量流血，尿妊娠（－），后穹隆穿刺抽出不凝固血液

72. 输卵管妊娠

73. 黄体破裂

74. 流产

（75～77 题共用备选答案）

A. 先兆流产　　B. 难免流产

C. 不全流产　　D. 稽留流产

E. 完全流产

75. 患者女性，28 岁，已婚，停经 60 天，阴道少量流血 2 天，色鲜红，伴轻度下腹阵发性疼痛。妇科检查：宫口闭，子宫增大如孕 2 个月，既往流产 1 次。最可能的诊断是

76. 患者女性，25 岁，已婚，停经 60 天，阴道流血 2 天，色鲜红，伴下腹阵发性剧烈疼痛 8 小时。检查宫口开大 1cm，子宫增大如孕 2 个月，既往 2 个月流产 1 次。最可能的诊断是

77. 患者女性，30 岁，已婚，停经 50 天后出现阴道出血，量多，有肉样组织流出。检查宫口未开，子宫小于停经天数。超声提示宫内可见一液性暗区，双附件区未见明显包块；$\beta-hCG$ 为 1534.76U/L。最可能的诊断是

五、X 型题

78. 关于子宫残角妊娠的描述正确的是

A. 多发生于初产妇

B. 可引起严重腹腔内出血

C. 可经阴道分娩

D. 超声检查有助于诊断

E. 一经确诊应尽早手术

79. 输卵管妊娠时，关于子宫的改变以下叙述

不正确的是

A. 子宫增大与停经月份相符

B. 子宫可增大、变软，但小于停经月份

C. 子宫大小正常

D. A－S反应为输卵管妊娠所特有

E. 子宫内膜形态学无改变

80. 下列属于宫外孕的是

A. 阔韧带妊娠　　B. 宫颈妊娠

C. 子宫残角妊娠　D. 腹腔妊娠

E. 卵巢妊娠

81. 早期复发性流产的常见原因有

A. 胚胎染色体异常

B. 免疫功能异常

C. 黄体功能不全

D. 甲状腺功能低下

E. 子宫解剖异常

82. 患者女性，55岁。51岁自然绝经，G_2P_1，有2型糖尿病史。绝经后阴道流血2个月余，无明显腹痛，无排便困难。凝血功能正常。有阴道流血症状。一般考虑引起以上症状的可能原因有

A. 卵巢内分泌功能失调

B. 前庭大腺囊肿

C. 阴道炎

D. 宫颈息肉

E. 处女膜闭锁

83. 输卵管妊娠的常见症状包括

A. 停经　　　　　B. 阴道大出血

C. 下腹胀痛　　　D. 突发下腹痛

E. 晕厥

第十九章 女性生殖系统肿瘤

一、A1 型题

1. 常见的外阴良性肿瘤不包括

    A. 外阴乳头瘤   B. 汗腺腺瘤

    C. 纤维瘤   D. 脂肪瘤

    E. 淋巴管瘤

2. 对于子宫颈鳞状上皮内病变（SIL），以下描述正确的是

    A. 现在称之为 CIN

    B. LSIL 包括 CIN1 和 CIN2，都可以自然消退

    C. SIL 反映了子宫颈癌发生发展中的连续过程

    D. SIL 即宫颈的癌前病变，都应该积极处理

    E. SIL 不包括原位癌

3. 子宫颈阴道部鳞状上皮由深至浅可分为

    A. 基底带、中间带、浅表带

    B. 基底带、浅表带、中间带

    C. 浅表带、中间带、基底带

    D. 浅表带、基底带、中间带

    E. 中间带、浅表带、基底带

4. 最常见的子宫肌瘤为

    A. 黏膜下子宫肌瘤

    B. 浆膜下子宫肌瘤

    C. 肌壁间子宫肌瘤

    D. 阔韧带肌瘤

    E. 子宫颈肌瘤

5. 较早出现不规则阴道出血的子宫肌瘤是

    A. 浆膜下子宫肌瘤

    B. 肌壁间子宫肌瘤

    C. 阔韧带内肌瘤

    D. 黏膜下子宫肌瘤

    E. 宫颈肌瘤

6. 子宫肌瘤合并妊娠时发生红色变，首选的措施是

    A. 立即行肌瘤切除术

    B. 立即切除子宫

    C. 立即终止妊娠

    D. 止血治疗

    E. 保守治疗

7. 最常见的子宫肌瘤变性是

    A. 红色样变   B. 囊性变

    C. 玻璃样变   D. 肉瘤样变

    E. 钙化

8. 子宫肌瘤最常见的症状是

    A. 经量增多   B. 白带增多

    C. 下腹包块   D. 尿频尿急

    E. 腹胀腰酸

9. 根据世界卫生组织（WHO）制定的女性生殖器肿瘤组织学分类（2014 版），卵巢肿瘤最常见的组织学类型是

    A. 上皮性肿瘤

    B. 生殖细胞肿瘤

    C. 性索 – 间质肿瘤

    D. 转移性肿瘤

    E. 妊娠滋养肿瘤

10. 良性卵巢畸胎瘤最常见的并发症为

    A. 蒂扭转   B. 破裂

    C. 感染   D. 出血

    E. 恶性变

11. 以下不可以作为卵巢肿瘤标志物的是
    A. 血清 CA125　　　B. 血清 AFP
    C. 雌激素　　　　　D. 鳞状细胞癌抗原
    E. 血清 hCG

12. 关于 B 超检查卵巢肿瘤提供的信息，下列叙述错误的是
    A. 肿瘤的部位　　　B. 肿瘤的大小
    C. 肿瘤的形态　　　D. 肿瘤的囊实性
    E. 肿瘤的性质

13. 卵巢上皮性癌的特异性肿瘤标志物是
    A. CA125　　　　　B. CA153
    C. CA199　　　　　D. AFP
    E. 正在寻找

14. 最常见的卵巢瘤样病变是
    A. 黄素囊肿　　　　B. 卵巢冠囊肿
    C. 输卵管囊肿　　　D. 卵巢巧克力囊肿
    E. 滤泡囊肿和黄体囊肿

15. 下列最易与卵巢实性肿块混淆的是
    A. 残角子宫　　　　B. 阔韧带肌瘤
    C. 浆膜下子宫肌瘤　D. 双子宫畸形
    E. 肿大的闭孔淋巴结

16. 双侧卵巢肿瘤，无腹水，同时伴有便血、体重的改变，首选的辅助检查是
    A. 直肠镜　　　　　B. 乙状结肠镜
    C. 纤维结肠镜　　　D. 胃镜
    E. 全消化道钡餐

17. 卵巢良性肿瘤的年轻患者，手术治疗方案的一般原则是
    A. 肿瘤切除
    B. 患侧附件切除
    C. 患侧卵巢切除
    D. 患侧附件＋全子宫切除
    E. 患侧切除送病理

18. 以下疾病的治疗方法不恰当的是

    A. 假孕疗法治疗子宫内膜异位症
    B. 孕酮治疗子宫内膜癌晚期
    C. 手术切除卵巢黄素囊肿
    D. 雌激素治疗子宫内膜萎缩型功血
    E. 雌孕激素序贯疗法治疗青春期无排卵型功血

19. 转移性滋养细胞肿瘤最常见的转移部位是
    A. 肺　　　　　　　B. 阴道
    C. 盆腔　　　　　　D. 肝
    E. 脑

20. 确诊侵蚀性葡萄胎和绒癌主要取决于
    A. 距葡萄胎后发生时间的长短
    B. 血 HCG 定量的高低
    C. 子宫大小程度不同
    D. 黄素囊肿长期不消退
    E. 组织病理有无绒毛结构

21. 完全性葡萄胎的最常见的症状是
    A. 停经后阴道流血
    B. 子宫异常增大、变软
    C. 妊娠呕吐
    D. 子痫前期征象
    E. 甲状腺功能亢进

22. 葡萄胎随访的主要目的是
    A. 指导避孕
    B. 盆腔检查
    C. 及早发现妊娠
    D. 指导下一步妊娠
    E. 早期发现及治疗滋养细胞肿瘤

23. 诊断葡萄胎的临床表现不包括
    A. 阴道不规则流血
    B. 轻微阵发性腹痛
    C. 胸痛及咯血
    D. 高血压及蛋白尿
    E. 停经

24. 外阴恶性肿瘤中最常见的病理类型是

A. 基底细胞癌　　　B. 鳞状细胞癌

C. 腺癌　　　　　　D. 肉瘤

E. 恶性黑色素瘤

25. 外阴鳞状细胞癌中最多见的癌灶是

A. 大阴唇　　　　　B. 小阴唇

C. 阴蒂　　　　　　D. 会阴

E. 尿道口

26. 外阴恶性肿瘤中恶性程度最高的病理类型是

A. 基底细胞癌　　　B. 鳞状细胞癌

C. 汗腺癌　　　　　D. 疣状癌

E. 恶性黑色素瘤

27. 关于外阴恶性黑色素瘤，以下叙述不正确的是

A. 居外阴原发恶性肿瘤的第 1 位

B. 肿瘤恶性程度高，预后差

C. 多见于 65 ~ 75 岁妇女

D. 病灶常位于小阴唇

E. 诊断需活组织病理检查

28. 外阴基底细胞癌的病灶主要位于

A. 大阴唇　　　　　B. 小阴唇

C. 阴蒂　　　　　　D. 阴唇系带

E. 处女膜

29. 诱发子宫颈癌发病的可能因素是

A. 淋病奈瑟菌感染

B. 梅毒感染

C. 艾滋病病毒感染

D. 人乳头瘤病毒感染

E. 沙眼衣原体感染

30. 下面关于子宫颈癌的描述不恰当的是

A. 转移途径主要为血行转移

B. 腺癌占 20% ~ 25%

C. 居国内女性生殖道恶性肿瘤发病率首位

D. 鳞状细胞癌为最常见的组织学类型

E. 年龄分布在 50 ~ 55 岁者居多

31. 子宫颈癌的主要组织学类型是

A. 浸润性鳞状细胞癌

B. 腺癌

C. 腺鳞癌

D. 腺样基底细胞癌

E. 绒毛状管状腺癌

32. 关于宫颈腺癌的叙述不恰当的是

A. 病灶可向宫颈管内生长，宫颈外观可正常，但宫颈管膨大如桶状

B. 发生率低于鳞癌，占子宫颈癌的 10% ~ 15%

C. 黏液腺癌最常见，细胞内含黏液

D. 宫颈腺癌早期即可侵犯宫旁组织

E. 宫颈腺癌的总体预后好于鳞癌

33. 子宫颈癌淋巴转移首先侵犯的是

A. 闭孔淋巴结

B. 宫颈旁淋巴结

C. 腹股沟深淋巴结

D. 髂内、髂外淋巴结

E. 腹主动脉旁淋巴结

34. 当子宫内膜癌肿瘤累及子宫深肌层、宫颈间质或为高级别时，易发生的主要转移途径是

A. 直接蔓延

B. 淋巴转移

C. 血行转移

D. 直接蔓延和种植

E. 直接蔓延和淋巴转移

35. 有关子宫内膜癌的病因，错误的是

A. 子宫内膜在雌激素的长期持续刺激、无孕激素拮抗的情况下可发生癌变

B. 常见于无排卵性功能失调性子宫出血、多囊卵巢综合征和颗粒细胞瘤患者

C. 易发生在肥胖、高血压、糖尿病、不

育及绝经延迟的患者

　　D. 约 1/5 的患者有家族史

　　E. 非雌激素依赖型内膜癌常见于年轻女性，雌激素依赖型多发生于老年女性

36. 满足下述哪种条件的患者可考虑不行淋巴结切除术

　　A. 肌层浸润深度近肌壁全层

　　B. 肿瘤直径 >2cm

　　C. 透明细胞癌

　　D. 肌层浸润深度 <1/2

　　E. 子宫内膜样腺癌 G3

37. 子宫内膜癌患者术后随访，以下说法正确的是

　　A. 术后 2～3 年内每 6 个月随访一次

　　B. 每次复查应行 CT 或 MRI 检查

　　C. 3 年后每 6 个月随访一次

　　D. 1 年后每年随访一次

　　E. 术后 5 年内每 6 个月一次

38. 在子宫内膜癌恶性中程度最高的是

　　A. 腺鳞癌　　　　B. 腺棘癌

　　C. 内膜样腺癌　　D. 透明细胞癌

　　E. 浆液性乳头样腺癌

39. 关于子宫内膜癌化疗的指征，以下叙述不恰当的是

　　A. 癌症复发患者

　　B. 癌症晚期不能手术者

　　C. 老年不能耐受手术

　　D. 淋巴血管间隙受侵

　　E. 病理检查结果为浆液性乳头状腺癌

40. 关于子宫内膜癌的孕激素治疗，以下叙述不正确的是

　　A. 主要用于保留生育功能的早期子宫内膜癌患者

　　B. 适用于晚期或复发子宫内膜癌患者

　　C. 选用高效孕激素，时间不短于 5 年

　　D. 以高效、大剂量、长期应用为宜

　　E. 有血栓性疾病史者慎用

41. 预防和早期诊断子宫内膜癌的措施不包括

　　A. 重视绝经后妇女阴道流血和绝经过渡期妇女月经紊乱的诊治

　　B. 正确掌握雌激素应用指征及方法

　　C. 对肥胖、不育、绝经延迟、长期应用雌激素及他莫昔芬等，应密切随访或监测

　　D. 绝经过渡期女性月经紊乱者应用雌孕激素调节

　　E. 加强对林奇综合征妇女的监测

42. 下列不属于子宫内膜癌辅助诊断检查的是

　　A. 经阴道 B 超检查

　　B. 宫腔镜检查

　　C. CT 检查或 MRI 检查

　　D. 宫腔细胞学检查

　　E. 阴道镜检查

43. 以下关于子宫肉瘤的说法错误的是

　　A. 子宫肉瘤比较少见，恶性程度高

　　B. 子宫肉瘤来源于子宫肌层、肌层内结缔组织和内膜间质

　　C. 子宫肉瘤最常见的症状为阴道不规则流血

　　D. 子宫肉瘤可继发于子宫平滑肌瘤

　　E. 继发性子宫平滑肌肉瘤预后相对较差

44. 关于子宫肉瘤的临床症状，以下叙述错误的是

　　A. 子宫肉瘤的临床症状无特异性

　　B. 子宫肉瘤早期多有阴道不规则流血

　　C. 临床症状以阴道不规则流血最常见

　　D. 肉瘤生长快，可因子宫迅速增大或瘤内出血、坏死可引起急性腹痛

　　E. 患者自诉下腹部包块迅速增大

45. 关于子宫肉瘤的治疗，不恰当的是

A. 以手术治疗为主

B. 对放疗敏感性高

C. 对化疗敏感性不高

D. 对复发或转移的晚期患者，可行姑息性放疗

E. 低度恶性子宫内膜间质肉瘤术后可辅助孕激素治疗

46. 卵巢恶性肿瘤的主要临床症状是

A. 腹胀、下腹部肿块、腹水

B. 腹痛、腹胀、腹水

C. 腹水、低热、消瘦

D. 下腹部肿块、低热、消瘦

E. 腹胀、腹水、消瘦

47. 卵巢恶性肿瘤出现盆、腹腔内转移时，妇科查体的典型体征是

A. 腹水

B. 盆腔肿块

C. 下腹部压痛

D. 子宫 – 直肠凹内硬结

E. 腹部柔韧感、移动性浊音（＋）

48. 在卵巢恶性肿瘤中，对放疗特别敏感的肿瘤是

A. 无性细胞瘤　　　B. 内胚窦瘤

C. 颗粒细胞瘤　　　D. 透明细胞瘤

E. 未成熟畸胎瘤

49. 早期卵巢恶性上皮性肿瘤（Ⅰ～ⅡA 期）的手术范围是

A. 患侧附件切除

B. 双侧附件切除

C. 双侧附件切除 + 全子宫

D. 双侧附件切除 + 全子宫 + 病灶切除

E. 全子宫 + 双测定附件切除 + 盆腔淋巴结清扫及选择性腹主动脉旁淋巴切除 + 大网膜切除

50. 晚期卵巢恶性肿瘤行肿瘤细胞减灭术的要

点是

A. 切除原发灶和转移灶，使肿瘤残余灶直径 < 4cm

B. 切除原发灶和转移灶，使肿瘤残余灶直径 < 3cm

C. 切除原发灶和转移灶，使肿瘤残余灶直径 < 1cm

D. 全子宫 + 双侧附件切除 + 大网膜切除 + 盆腔及腹主动脉旁淋巴结清扫

E. 双侧附件切除 + 全子宫 + 大网膜 + 肉眼可见癌灶切除 + 盆腔及腹主动脉旁淋巴结清扫

51. 临床上对于晚期卵巢恶性肿瘤常采用的术式是

A. 肿瘤活检术

B. 解除肠梗阻

C. 肿瘤负荷缩减术

D. 肿瘤细胞减灭术

E. 肿瘤大块切除活检术

52. 转移性滋养细胞肿瘤常见的化疗毒副反应为

A. 骨髓抑制　　　B. 消化道反应

C. 肝功能损害　　　D. 肾功能损害

E. 脱发

53. 在女性生殖器恶性肿瘤中，化学药物治疗效果最佳的是

A. 绒毛膜癌

B. 子宫内膜腺癌

C. 子宫肉瘤

D. 宫颈鳞状细胞癌

E. 卵巢浆液性囊腺癌

54. 滋养细胞肿瘤若转移，以下转移部位中常危及生命的是

A. 脑转移　　　B. 阴道转移

C. 肺转移　　　D. 骨转移

55. 关于妊娠滋养细胞肿瘤的叙述，以下不正确的是
   A. 60%继发于葡萄胎妊娠，30%继发于流产
   B. 大多数继发于足月妊娠或异位妊娠
   C. 侵蚀性葡萄胎全部继发于葡萄胎妊娠
   D. 绒癌可继发于葡萄胎妊娠
   E. 绒癌可继发于非葡萄胎妊娠

56. 绒毛膜癌脑转移发生昏迷的急救处理不正确的是
   A. 防止抽搐、跌倒、咬伤、吸入性肺炎等
   B. 降低颅内压用甘露醇或山梨醇
   C. 控制抽搐可用地西泮、苯巴比妥或哌替啶等药物镇静
   D. 及时纠正电解质紊乱及酸碱平衡失调
   E. 紧急行鞘内注射 MTX

57. 关于绒毛膜癌肺转移大咯血的治疗，以下叙述不正确的是
   A. 患者应取侧卧位，头高脚低位，清理鼻腔、口腔，保持呼吸道通畅
   B. 垂体后叶素 20U + 5%葡萄糖液 500ml静脉滴注
   C. 可用 5－FU＋KSM 静脉联合化疗
   D. 若条件许可则行肺叶切除
   E. 配合补液，应用抗生素治疗

58. 关于胎盘部位滋养细胞肿瘤，以下描述不恰当的是
   A. 起源于胎盘部位中间型滋养细胞，临床罕见
   B. 肿瘤组织可见退化绒毛结构
   C. 大多数病灶局限于子宫、预后良好
   D. 肿瘤可为突向宫腔的息肉样组织
   E. 肿瘤也可侵入子宫肌层或子宫外扩散

59. 关于胎盘部位滋养细胞肿瘤的诊断依据，下列不恰当的是
   A. 主要症状为不规则阴道流血
   B. 子宫增大
   C. 血 HCG 值阴性或轻度升高
   D. 血 HPL 值轻度升高或阴性
   E. B 超检查提示宫腔内充满不均质或条索状回声

60. 妊娠滋养细胞肿瘤患者突发急性腹痛，以下情况不作为首先考虑的是
   A. 子宫病灶穿破浆膜层
   B. 肝转移病灶破裂
   C. 卵巢黄素化囊肿扭转
   D. 卵巢黄素化囊肿破裂
   E. 肠梗阻

61. 不属于葡萄胎预防性化疗指征的是
   A. 完全性葡萄胎排出前 $\beta - hCG > 10^5$ IU/L
   B. 子宫明显大于停经月份
   C. 黄素化囊肿直径大于 6cm
   D. 部分性葡萄胎
   E. 随访困难的完全性葡萄胎

62. 下列描述不符合侵蚀性葡萄胎特点的是
   A. 可继发于葡萄胎排空后
   B. 可发生在流产、足月妊娠、异位妊娠以后
   C. 可见侵入肌层的水泡状组织
   D. 可见绒毛结构
   E. 主要经血行播散

二、A2 型题

63. 患者女性，58 岁，因"绝经 5 年后出血"来院检查，HPV（－），TCT 提示低级别鳞状上皮内病变（LSIL），进一步的处理方案是
   A. 转诊阴道镜　　　B. 选择局部用药

C. 宫颈锥形切除术　D. 全子宫切除术

E. 激光治疗

64. 患者女性，35 岁。5 年前出现痛经并逐渐加重，经量较多。妇科检查：子宫如 60 天妊娠大小，质韧，触痛明显，活动好，盆底无触痛结节。考虑诊断为

　　A. 子宫肌瘤

　　B. 子宫肉瘤

　　C. 子宫内膜癌

　　D. 子宫腺肌病

　　E. 子宫内膜异位症

65. 患者女性，30 岁，现产后 5 天，急性腹痛伴发热 1 天，检查发现，腹部包块大至脐部。曾因不孕行妇科检查，诊断为子宫肌瘤。最恰当的诊断是

　　A. 产褥感染

　　B. 卵巢肿瘤蒂扭转

　　C. 子宫肌瘤红色样变

　　D. 子宫肌瘤囊性样变

　　E. 子宫肌瘤玻璃样变

66. 患者女性，35 岁，因子宫肌瘤拟择期行手术治疗，术前需禁食时间为

　　A. 4~8 小时　　　B. 6~8 小时

　　C. 8~10 小时　　D. 10~12 小时

　　E. 12 小时以上

67. 患者女性，35 岁，因不孕就诊，CT 检查提示子宫增大呈分叶状，表面光滑，子宫肌壁内实性略低密度影，有钙化，宫腔受压移位，考虑为

　　A. 子宫肌腺瘤　　B. 葡萄胎

　　C. 子宫肌瘤　　　D. 子宫内膜癌

　　E. 妊娠

68. 已婚妇女，35 岁，因子宫肌瘤行全子宫切除术。因一侧卵巢为良性囊性畸胎瘤予以切除，另一侧卵巢外观正常予以保留。估

计符合实际情况的是

　　A. 因子宫动脉卵巢支被切断，保留的卵巢内分泌功能将在短时间内衰退

　　B. 因保留一侧卵巢可出现排卵性月经周期

　　C. 将来发生卵巢良性肿瘤的可能性较大

　　D. 将来发生卵巢恶性肿瘤的可能性较大

　　E. 以上都不是

69. 患者女性，45 岁，月经增多 5 年伴经期延长 3 年。既往患糖尿病。妇科检查：外阴、阴道正常，宫颈光滑，子宫如孕 3 个月大小，双附件无异常。B 超检查提示多发性子宫肌瘤。以下处理正确的是

　　A. 口服米非司酮 150mg/日，治疗 3 个月

　　B. 行全子宫切除术

　　C. 观察 3~6 个月

　　D. 甲睾酮 10mg/日含化，治疗 3 个月

　　E. 先行诊刮术，排除内膜癌后再行全子宫切除术

70. 患者女性，48 岁，因月经量多就诊，妇科检查及影像学检查确诊为子宫肌瘤，经药物治疗无效，需行子宫全切术。术中钳夹切断子宫动脉，在该操作时最容易受到损伤的是

　　A. 髂内动脉　　　B. 膀胱

　　C. 输尿管　　　　D. 直肠

　　E. 闭孔神经

71. 患者女性，40 岁，经量增多 3 年。妇科检查子宫增大如孕 2 个月，彩超提示子宫肌瘤，子宫肌瘤患者经量增多与以下哪项最相关

　　A. 肌瘤部位和大小

　　B. 肌瘤钙化

　　C. 肌瘤数目

　　D. 肌瘤玻璃样变

　　E. 肌瘤伴感染

72. 患者女性，31 岁，月经紊乱 2 年。妇科检查：外阴、阴道正常，宫颈光滑，子宫稍大，双附件无异常。内膜诊刮病理结果为中度不典型增生，最恰当的处理是

    A. 行全子宫 + 双侧附件切除术

    B. 甲睾酮 10g/日含化，3 个月后诊刮

    C. 甲羟孕酮 10mg/日，月经第 15 天口服 10 天，3 个月后复查

    D. 甲羟孕酮 300mg/日，3 ~ 6 个月后再行诊刮

    E. 行宫腔内放疗

73. 患者女性，55 岁，孕产史"2 - 0 - 1 - 2"。绝经 5 年，阴道流血半个月。妇科检查：子宫正常大，右附件区扪及 8cm 大小实性肿块，阴道脱落细胞检查提示雌激素高度影响，子宫内膜活检提示子宫内膜单纯性增生。该女性最可能的诊断是

    A. 纤维瘤

    B. 浆液性囊腺瘤

    C. 良性畸胎瘤

    D. 黏液性囊腺瘤

    E. 卵泡膜细胞瘤

74. 患者女性，25 岁，闭经 56 天，尿妊娠试验阳性，B 超检查提示宫内孕，但发现右侧卵巢囊性肿物，直径约 5cm，内见密集光点。妇科检查：肿物活动，有囊性感。血肿瘤标记物未见异常。进一步处理最恰当的是

    A. 等待至孕中期后引产

    B. 等待至妊娠 3 个月后进行手术

    C. 立即手术

    D. 等待至足月，剖宫产同时切除肿瘤

    E. 无症状可分娩后复查

75. 患者女性，38 岁，因卵巢肿物行手术治疗，术中探查发现左卵巢肿物 25cm × 20cm × 15cm，肿物完整，肿瘤剖面可见多

房，囊腔 1 ~ 5cm 不等，部分囊壁较厚，囊内壁可见细小乳头，质软。镜下见囊壁内衬高柱状上皮约为 3 层，细胞有异型性，核分裂象 <1 个/高倍镜，未见明显间质浸润，亦未见其他部位转移。可能的诊断为

    A. 浆液性囊腺瘤

    B. 黏液性囊腺瘤

    C. 交界性浆液性囊腺瘤ⅠA 期

    D. 交界性黏液性囊腺瘤ⅠA 期

    E. 黏液性囊腺癌ⅠA 期

76. 患者女性，39 岁，因右卵巢肿瘤 6cm 行手术治疗，完整剥除肿瘤后，送快速冰冻，病理报告提示浆液性囊腺瘤。手术方式为

    A. 肿瘤切除术

    B. 患侧附件切除术

    C. 子宫 + 患侧附件切除术

    D. 子宫 + 双侧附件切除术

    E. 患侧附件切除术 + 对侧卵巢剖视

77. 患者女性，20 岁，有性生活史，以往月经规律，停经 3 个月。妇科检查：子宫如孕 4 至 5 个月大小，附件区触及一直径 6cm 的囊性肿块，可活动，无触痛。超声多普勒未探及胎心音，B 超检查提示宫腔内充满弥漫分布的光点和小囊样回声，双侧囊性肿块。初步诊断是

    A. 难免流产

    B. 胚胎停止发育

    C. 部分性葡萄胎

    D. 双侧卵巢肿瘤

    E. 完全性葡萄胎

78. 患者女性，43 岁，近 2 个月来发现外阴皮肤色素减退，在以下外阴活检结果中属于外阴癌前病变的是

    A. 外阴鳞状上皮内病变

    B. 外阴硬化型苔藓

C. 外阴白癜风

D. 外阴硬化型苔藓合并鳞状细胞增生

E. 外阴色素减退疾病伴上皮中度不典型增生

79. 患者女性，58 岁，绝经 5 年，反复阴道流血 2 年余，阴道镜活检提示为子宫颈癌。若患者出现淋巴转移，一级组不包括

A. 腹股沟浅淋巴结

B. 髂外淋巴结

C. 髂内淋巴结

D. 子宫旁淋巴结

E. 闭孔淋巴结

80. 患者女性，38 岁。阴道排液及接触性出血 2 个月。妇科检查：宫颈轻度糜烂，宫体前位，大小、质地正常，活动好，双附件（－）。宫颈涂片Ⅱb，阴道镜下宫颈活检为宫颈鳞癌细胞呈泪滴状向间质浸润，深度＜3mm，无病灶融合及脉管侵犯。其诊断正确的是

A. 0 期　　　　　　B. ⅠA 期

C. ⅠB 期　　　　　D. ⅡA 期

E. ⅢA 期

81. 患者女性，53 岁，连续两次 TCT 提示 ASC－US（无明确意义的鳞状细胞上皮病变），行阴道镜宫颈活检提示宫颈原位癌，以下关于此类疾病的描述正确的是

A. 子宫颈外观可光滑正常

B. 上皮基底膜下可出现泪滴样浸润

C. 紊乱排列的增生细胞＜2/3 全层

D. 阴道镜检查能与微小浸润癌相鉴别

E. 宫颈原位癌不属于 HSIL 范畴

82. 患者女性，46 岁，同房后出血 3 个月。查体：轻度宫颈柱状上皮异位改变，宫颈管增粗，直径 4cm。阴道镜宫颈活检＋宫颈管内膜刮取术病理提示腺癌。关于此类疾病的描述不恰当的是

A. 病灶可向宫颈管内生长，宫颈外观可正常，但宫颈管膨大如桶状

B. 鳞癌随病情发展可形成外生型、内生型、溃疡型和颈管型

C. 微偏腺癌，属高分化胃型黏液性腺癌，预后最差

D. 宫颈腺癌早期可侵犯宫旁组织

E. 宫颈腺癌的总体预后好于鳞癌

83. 患者女性，48 岁，高血压糖尿病多年，$G_4$$P_3$，流产 1 次。近 5 个月出现经期延长至 15 天，月经量为原来的 2 倍，偶有月经中期阴道不规则出血。妇科检查：宫颈光滑，子宫增大如孕 8 周，质软，双附件未发现异常。为确诊进行的检查是

A. 宫腔镜检查并分段诊断性刮宫

B. 阴道镜检查

C. 后穹隆取材行细胞学检查

D. 宫颈刮片细胞学检查

E. 尿妊娠试验

84. 患者女性，65 岁，入院后病理提示为"子宫内膜样腺癌Ⅲ级"，病灶直径 2.5cm，浸润深度≥1/2 肌层，宫颈未见癌累及；子宫肌瘤；双侧卵巢及输卵管未见肿瘤；盆腔淋巴结及腹主动脉旁淋巴结未见肿瘤。该患者的术后诊断为

A. 子宫内膜样腺癌ⅠA 期，G1

B. 子宫内膜样腺癌ⅠB 期，G1

C. 子宫内膜样腺癌ⅠA 期，G3

D. 子宫内膜样腺癌ⅠB 期，G3

E. 子宫内膜样腺癌Ⅱ期，G1

85. 患者女性，65 岁，因"绝经 10 余年，发现血性白带 1 个月"来院。患者既往有子宫肌瘤病史。查体：生命体征平稳，妇检：阴道通畅，宫颈表面光滑，宫口内可见血性白带，子宫稍大，双侧附件区未及

异常，双侧主骶韧带无明显增厚，直肠黏膜光滑，检查时指套无血染。患者入院后查 TCT，未见上皮内瘤变细胞和恶性细胞。妇科超声示子宫体积增大，子宫内膜厚度 18mm，内膜回声不均，血流信号丰富，子宫右后壁向外突出低回声区直径 31mm。双侧卵巢萎缩。行活组织检查提示（宫腔内）子宫内膜样腺癌。目前需进行的手术治疗方案不包括

A. 全子宫切除术

B. 双附件切除术

C. 盆腔淋巴结切除术

D. 广泛性子宫切除术

E. 腹主动脉旁淋巴结切除术

86. 患者女性，61 岁，5 年前因子宫内膜癌行手术治疗，近 3 个月阴道有血性分泌物。妇科检查：外阴正常，阴道上段质硬，有直径约 2cm 的菜花样赘生物，盆腔空虚。盆腹腔 CT 检查未见异常。阴道上端肿物病理检查为低分化内膜样腺癌。目前最恰当的治疗是

A. 再次手术切除阴道

B. 放疗 + 化疗

C. 化疗

D. 放疗

E. 大剂量孕激素治疗

87. 患者女性，71 岁，子宫内膜癌根治性放疗术后 4 年，咯血 4 个月。患者既往患有严重高血压及心律失常。肺部 CT 检查提示左肺中叶有 2～3cm 高密度影，双侧胸腔少量积液，纤维支气管镜检查活检结果为子宫内膜样腺癌。目前恰当的处理是

A. 放射治疗

B. 化疗 + 大剂量孕激素治疗

C. 切除左中肺叶

D. 免疫治疗

E. 放弃治疗

88. 患者女性，55 岁，绝经 6 年，阴道不规则流血 5 个月。妇科检查：外阴、阴道正常，宫颈表面光滑，子宫正常大小，双附件无异常。诊刮病理学检查结果提示宫颈管及宫腔均发现有腺癌组织。最恰当的处理是

A. 全子宫 + 双侧附件切除术 + 盆腔、腹主动脉旁淋巴结清扫术

B. 化疗后行全子宫 + 双侧附件切除术 + 盆腔、腹主动脉旁淋巴结清扫术

C. 大剂量孕激素治疗后行全子宫 + 双侧附件切除术 + 盆腔、腹主动脉旁淋巴结清扫术

D. 放疗

E. 行次全子宫 + 双侧附件切除术 + 盆腔、腹主动脉旁淋巴结清扫术，术后用孕激素治疗

89. 患者女性，78 岁，子宫内膜癌术后、放疗后 2 年，阴道断端复发；既往有高血压病史 10 余年，2 型糖尿病，查血 BUN 10.0mmol/L，肿瘤组织 ER（+）、PR（+）。以下治疗方案恰当的是

A. 内分泌治疗　　B. 全身化疗

C. 随访　　D. 免疫治疗

E. 再次手术

90. 患者女性，56 岁，G_4P_2，流产 2 次，因"绝经后阴道不规则流血 3 个多月"就诊。既往有高血压、2 型糖尿病；母亲因"癌症"去世。查体：身高 155cm，体重 70kg。妇科检查：宫颈萎缩、光滑，宫颈口可见少许血液流出，子宫增大如孕 5 周，无明显压痛，双附件区未扪及明显占位。为了协助诊断首先选择的辅助检查为

A. 凝血功能

B. 经阴道 B 型超声

C. 盆腔 MRI

D. 血清 CA125

E. 性激素检查

91. 患者女性，16 岁，否认性生活史，自行扪及下腹部偏左肿块 1 周。肛查左附件区触及直径约 13cm 大小实性肿块，腹部叩诊移动性浊音（＋）。血清甲胎蛋白值＞400μg/L。患者最可能的诊断为

A. 卵巢未成熟畸胎瘤

B. 卵巢内胚窦瘤

C. 卵巢浆液性囊腺瘤

D. 卵巢颗粒细胞瘤

E. 卵巢纤维瘤伴腹水

92. 患者女性，17 岁，无性生活史。因"半月前发现盆腔包块"入院，剖腹探查见右侧卵巢直径约 9cm 的实性肿瘤，包膜完整，腹腔细胞学未找到癌细胞。子宫和左侧卵巢外观正常，冷冻切片病理结果报告为卵巢无性细胞瘤。针对患者的处理恰当的是

A. 肿瘤切除，术后化疗

B. 肿瘤切除，术后放疗

C. 患侧附件切除，术后化疗

D. 右侧附件切除

E. 全子宫及双附件切除，术后放疗

93. 患者女性，22 岁，术后病理诊断为卵巢无性细胞瘤，对于此类疾病的描述正确的是

A. 无性细胞瘤对放疗高度敏感

B. 无性细胞瘤对放疗敏感性低

C. 无性细胞瘤可产生 AFP

D. 无性细胞瘤好发于绝经期女性

E. 无性细胞瘤有恶性程度逆转现象

94. 患者女性，16 岁，剖腹探查见右侧卵巢有一拳头大小的实性肿瘤，包膜完整，腹腔液未找到癌细胞。左侧卵巢外观正常，冷冻切片病理报告提示卵巢颗粒细胞瘤。下

一步处理恰当的是

A. 肿瘤切除，术后化疗

B. 肿瘤切除，术后放疗

C. 患侧附件切除，术后化疗

D. 全子宫 + 双侧附件切除，术后放疗

E. 全子宫 + 双侧附件 + 大网膜切除

95. 患者女性，48 岁，下腹部可触及包块 2 个月，2 年前因胃癌行手术治疗。妇科检查：外阴、阴道无异常，宫颈光滑，宫体中位，正常大小，双侧附件区均可触及一直径 7cm 左右的实性肿物，活动良好。最可能的诊断是

A. 卵巢浆液性囊腺瘤

B. 卵巢黏液性囊腺瘤

C. 卵巢转移性肿瘤

D. 卵巢颗粒细胞瘤

E. 卵巢畸胎瘤

96. 患者女性，28 岁，葡萄胎清宫术后 3 年，足月经阴道分娩一男婴后 8 个月，哺乳期月经不规律，出现咳嗽、咯血 2 天，伴右胸部隐痛，无阴道流血。胸部 X 线片显示两肺棉絮样阴影。首先考虑的诊断是

A. 绒癌

B. 肺癌

C. 结核

D. 肺部子宫内膜异位症

E. 侵蚀性葡萄胎肺转移

97. 患者女性，25 岁，葡萄胎清宫术后 13 个月，阴道流血 2 周。妇科检查：阴道口处见一直径 2cm 紫蓝色结节，子宫稍大，质软，双侧附件正常。胸部 X 线片未见异常。尿妊娠试验（＋）。阴道病灶组织病理检查见成对高度增生滋养细胞，无绒毛结构。最有可能的诊断是

A. 绒毛膜癌

B. 子宫内膜异位症

C. 葡萄胎

D. 侵蚀性葡萄胎

E. 阴道癌

98. 患者女性，56 岁，绝经 5 年，阴道口脱出块状物 2 年，用力屏气时有尿液溢出。妇科检查：会阴裂伤，阴道口外见一半球形块物，触之柔软，用力屏气可见尿液溢出，导尿时在隆起块状物内扪及导尿管。正确诊断应为

A. 阴道前壁Ⅰ度膨出，子宫脱垂Ⅱ度（轻型）

B. 阴道前壁Ⅱ度膨出

C. 阴道前壁Ⅲ度膨出

D. 子宫脱垂Ⅱ度（轻型）

E. 子宫脱垂Ⅱ度（重型）

99. 患者女性，25 岁，G_1P_0。停经 51 天，阴道不规则流血 2 周。妇科检查：子宫颈呈紫蓝色，子宫如孕 3 个月大小，双侧附件区无特殊，尿 hCG（＋）。B 型超声提示子宫腔内"落雪状图像改变"。最可能的诊断是

A. 子宫肌瘤　　　B. 葡萄胎

C. 子宫内膜癌　　D. 子宫内膜增殖症

E. 子宫内膜炎

100. 患者女性，28 岁，G_1P_0。停经 2 个月，阴道不规则流血 20 天。血 hCG $> 10^5$ IU/L，阴道超声提示子宫腔内蜂窝状回声，双侧卵巢均可及直径约 5cm 囊肿。此囊肿最可能的诊断是

A. 卵巢黄体囊肿

B. 卵巢黄素化囊肿

C. 卵巢浆液性囊腺瘤

D. 卵巢黏液性囊腺瘤

E. 卵巢子宫内膜异位囊肿

101. 患者女性，29 岁，G_5P_1，流产 4 次，半

年前患者有葡萄胎病史，少量阴道出血 1 个半月，hCG 持续不降。超声提示有宫腔内容物，与肌层分界不清，行宫腔镜下电切割术，病理报告结果示：子宫肌层内见细胞和合体滋养细胞高度增生，明显异型，未见绒毛或水泡状结构。最可能的诊断是

A. 不全流产

B. 绒癌

C. 侵袭性葡萄胎

D. 重复性葡萄胎

E. 胎盘部位滋养细胞肿瘤

102. 患者女性，30 岁，孕产史"1－0－2－1"，人工流产术后 5 个月。术后持续阴道流血至今，量不多。否认术后性生活。现尿妊娠试验阳性，超声提示宫腔线清，双附件未见异常，胸部 X 线平片见两肺中下叶散在浅淡半透明圆形阴影及棉花团影。本例最可能的诊断为

A. 绒毛膜癌　　　B. 先兆流产

C. 葡萄胎　　　　D. 侵蚀性葡萄胎

E. 吸宫不全

三、A3/A4 型题

(103～105 题共用题干)

患者女性，30 岁，G_1P_1，因月经量增多 1 年就诊。患者有性生活史，月经周期正常。末次月经为 7 天前，持续 5 天。体温：36.9℃，脉搏 82 次/分，呼吸 12 次/分，血压：124/62mmHg。妇科检查示子宫增大如孕 7 周大小，余无异常。盆腔超声示子宫前壁一 30mm × 25mm 低回声包块，内膜线向后偏移。实验室检查：红细胞计数 3.0×10^{12}/L，白细胞计数 6.0×10^9/L，血红蛋白 105g/L，血小板计数 200×10^9/L。

103. 患者此时最合适的检查是

A. 诊断性刮宫

B. 宫腔镜检查

C. 盆腔 MRI

D. 子宫输卵管造影

E. 腹腔镜检查

104. 检查见宫腔内约 3cm 大小赘生物，呈球形，质硬，表面光滑，无异形血管，赘生物边缘与子宫壁成角约 70 度。患者目前临床诊断首先考虑的诊断是

A. 子宫内膜息肉

B. 子宫腺肌瘤

C. 子宫肌瘤

D. 子宫内膜样腺癌

E. 子宫内膜间质肉瘤

105. 此患者下一步的处理为

A. 观察随访

B. 腹腔镜下全子宫切除术

C. 宫腔镜下肌瘤电切术

D. 子宫动脉栓塞术

E. GnRH – a 药物治疗

（106 ~ 108 题共用题干）

患者女性，30 岁，G_1P_0。平素月经规律。月经增多、经期延长 1 年余。妇科检查：外阴阴道无异常，宫颈散在腺囊肿，子宫近 11 周妊娠大小，表面有多个质硬突起，最大直径约 6cm，附件未触及异常。辅助检查：血红蛋白为 90g/L。

106. 首先考虑的诊断是

A. 子宫内膜癌 　　B. 子宫颈癌

C. 子宫畸形 　　　D. 子宫肌瘤

E. 子宫腺肌病

107. 根据患者情况，术前拟定的最恰当手术方案为

A. 筋膜内子宫切除术

B. 筋膜外子宫切除术

C. 子宫肌瘤剔除术

D. 经阴道子宫切除术

E. 次广泛子宫切除术

108. 术后合理的处理为

A. GnRH – a 治疗半年

B. 米非司酮治疗半年

C. 达那唑治疗半年

D. 孕激素治疗半年

E. 随访观察

（109 ~ 111 题共用题干）

患者女性，26 岁，未避孕未怀孕 2 年，孕产史 "0 – 0 – 0 – 0"。妇科检查：外阴、阴道未见异常，宫颈光滑，子宫后位，稍大，活动不好；双附件增厚。CA125 正常。B 型超声见子宫稍大，子宫肌层可见多发小结节，双附件囊肿，大小分别为左侧 5cm × 4cm × 6cm，右侧 4cm × 4cm × 5cm，内可见密集点状回声。

109. 如选择腹腔镜手术治疗，以下处理方法最佳的是

A. 双侧卵巢囊肿剥除 + 双侧输卵管通液术

B. 电灼双侧卵巢囊肿

C. 剥除双侧卵巢囊肿，切除子宫

D. 子宫及一侧附件切除

E. 子宫及双附件切除

110. 卵巢肿瘤最常见的并发症是

A. 出血 　　　　　B. 破裂

C. 感染 　　　　　D. 恶变

E. 蒂扭转

111. 有关卵巢肿瘤的手术治疗方法，以下叙述不正确的是

A. 良性肿瘤以手术治疗为主

B. 卵巢肿瘤蒂扭转手术需切除附件时，先回复扭转，后钳夹，再切除肿瘤

C. 恶性肿瘤手术 + 放疗/化疗综合治疗

D. 一旦疑有囊肿破裂，应立即手术

E. 合并感染时，在抗感染治疗后，手术切除肿瘤

（112～113题共用题干）

患者女性，42岁，自觉左侧小阴唇结节状物2个月，肿物生长快，伴少量出血，查体：阴蒂肿大，直径3cm，质硬，右侧腹股沟触及3个黄豆大小淋巴结，不活动，活检报告为"鳞癌"。

112. 以下因素中，与此类疾病无关的是

　　A. HPV感染

　　B. 吸烟

　　C. 外阴巴氏腺囊肿

　　D. 分化型外阴鳞状上皮内瘤变

　　E. 硬化性苔藓

113. 以下因素中，与此类疾病的预后无关的是

　　A. 癌灶大小

　　B. 癌灶部位

　　C. 有无淋巴结转移

　　D. 外阴癌分期

　　E. 肿瘤有无破溃

（114～118题共用题干）

患者女性，60岁，外阴瘙痒1年，经反复局部药物和物理治疗无效，发现外阴肿物2个月余。检查发现外阴右侧大阴唇有一约4cm×5cm菜花样肿物，颜色与周围皮肤相近，表面破溃，可见结痂、接触性出血，表面渗液，质脆，活动差；右侧腹股沟区可扪及一约2cm×2cm淋巴结，质地较硬，活动差，表面光滑。阴道及盆腔检查未见异常。

114. 根据临床表现及体征，最有可能的临床诊断是

　　A. 外阴乳头瘤

　　B. 外阴恶性黑色素瘤

　　C. 外阴鳞状细胞癌

　　D. 外阴硬化性苔藓

E. 外阴纤维瘤

115. 为明确诊断，首选的能明确诊断的检查是

　　A. 阴道镜检查

　　B. TCT检查

　　C. 右腹股沟结节活检

　　D. 外阴肿物活组织检查

　　E. HPV检测

116. 如果外阴及腹股沟区肿物检查提示为恶性肿瘤，按国际妇产科联盟（FIGO）2009年手术病理分期标准，该患者分期至少为

　　A. ⅠB期　　　　B. Ⅱ期

　　C. ⅢA期　　　　D. ⅢC期

　　E. Ⅳ期

117. 治疗方法应考虑

　　A. 个体化的手术或与放化疗结合的综合治疗

　　B. 单纯化疗

　　C. 左侧外阴扩大切除＋术后放疗

　　D. 外阴广泛切除＋双侧腹股沟淋巴结清扫术

　　E. 外阴广泛切除＋双侧腹股沟淋巴结清扫术＋术后放疗

118. 手术后行放疗可能出现的并发症不包括

　　A. 放射性外阴皮肤损害

　　B. 放射性尿道炎

　　C. 放射性肠炎

　　D. 膀胱阴道瘘

　　E. 腹股沟区肿物疗效差

（119～121题共用题干）

患者女性，39岁，同房后阴道出血1个月。妇科检查：外阴正常，宫颈肥大，表面呈重度糜烂样改变，直径4.5cm，质地脆，病灶累及后穹隆。子宫萎缩，双侧附件未及异常。

双侧宫旁柔软，无增厚，未及浸润结节。肛诊无异常。阴道镜宫颈活检提示：宫颈鳞状细胞癌。

119. 该患者目前临床分期为

    A. ⅠA1 期   B. ⅠA2 期

    C. ⅠB1 期   D. ⅡA1 期

    E. ⅡA2 期

120. 此类分期的宫颈癌患者推荐的治疗方案中，首选

    A. 盆腔外照射

    B. 手术

    C. 阴道近距离放疗

    D. 同期放化疗

    E. 内分泌治疗

121. 如患者选择手术，应实行的手术方案是

    A. 全子宫切除术

    B. 双附件切除术

    C. 广泛性宫颈切除术

    D. 广泛性子宫切除术 + 盆腔淋巴结切除术

    E. 不需保留生育功能手术

（122～123 题共用题干）

患者女性，48 岁，阴道分泌物增多伴腰痛 2 个月，偶有少量阴道出血。妇科检查：宫颈表面光滑，桶状增大，直径 3.5cm，质硬，接触性出血（+）。高危型 HPV（+），TCT 示 HSIL。

122. 作为确诊依据的方法不包括

    A. 宫颈管搔刮术

    B. 阴道镜下宫颈活检

    C. 阴道镜检查

    D. 宫颈锥切术

    E. 直接宫颈活检

123. 关于 HPV 和宫颈癌的关系，以下说法正确的是

    A. 大多数 HPV 型别和宫颈癌关系密切

    B. 约 70% 的子宫颈癌和 HPV6、HPV18 相关

    C. HPV 检测可用于所有女性的筛查

    D. 高危型 HPV 检测可用于诊断宫颈癌

    E. HPV16/18 阳性者，建议直接行阴道镜检查

（124～126 题共用题干）

患者女性，37 岁。因"体检行宫颈液基细胞学检查发现 ASC－US"就诊。月经情况：14 岁 7/28 天，月经量中，色暗红，伴少许血块，偶有痛经。孕产史"1－0－3－1"，足月顺产 1 女，人工流产 2 次，自然流产 1 次。全身体检无特殊。妇科检查：外阴及阴道发育正常；宫颈正常大小，表面呈糜烂样改变，并见数个子宫颈腺囊肿；子宫前位，正常大小，无压痛；双附件区及宫旁未及异常。

124. 本例恰当的进一步处理是

    A. B 型超声

    B. MRI

    C. 重复宫颈刮片细胞学检查

    D. HPV 检测

    E. CT

125. 如果 HPV 检测高危型阳性，恰当的进一步处理是

    A. 半年后复查

    B. 阴道镜检查，必要时活检

    C. 子宫颈电灼

    D. 子宫颈锥切

    E. B 型超声检查

126. 若宫颈活检结果为 HSIL，本例首选的治疗方法是

    A. 子宫颈电灼

    B. 子宫颈锥切

    C. 全子宫切除

    D. 改良广泛性子宫切除术

E. 阴道放射治疗

（127～129 题共用题干）

患者女性，68 岁，绝经 15 年，阴道分泌物增多，伴腰疼 2 个月，偶有少量阴道出血。妇科检查：宫颈结节状增大，直径 5cm，质硬，接触性出血（＋），左侧主韧带条索状增粗超过 1/2，右侧主韧带条索状增粗 1/2。B型超声提示左侧肾盂积水，宫颈活检病理提示：鳞状细胞癌。

127. 最适合的治疗方案为

    A. 单纯放疗

    B. 单纯化疗

    C. 单纯腔内照射放疗

    D. 体外照射＋化疗

    E. 体外照射＋腔内照射放疗＋同步化疗

128. 此病治疗的副作用不包括

    A. 皮肤反应   B. 骨髓抑制

    C. 肾脏毒性   D. 淋巴水肿

    E. 治疗性膀胱炎

129. 此病治疗原则不包括

    A. 诊断清晰原则

    B. 根治性原则

    C. 个体化原则

    D. 细致计划原则，充分进行放疗前的准备

    E. 对患者一般情况进行 Karnofsky 评分，掌握重要生命器官、肿瘤周围组织功能状况及其他合并症

（130～131 题共用题干）

患者女性，46 岁，G_2P_1，流产 1 次，月经持续时间延长 1 年余，月经时间持续 10 余天；20 余天前患者月经来潮，经量较前明显增多，后淋漓不尽，自行口服止血药后阴道流血停止来院就诊。患者既往有多囊卵巢病史。查体：身高 152cm，体重 75kg，妇科检查示宫

颈肥大，宫颈呈柱状上皮异位样改变，子宫后位，增大如孕 2 个月，活动、无压痛，双附件区未扪及明显占位。B 型超声检查提示子宫增大，内膜厚 8mm（单层），回声不均匀，子宫后壁肌壁间可见一直径约 1cm 的弱回声团块，边界清楚，双附件区未见明显异常。

130. 下一步处理应选择

    A. 孕激素周期治疗

    B. 诊断性刮宫

    C. 宫内放置左炔诺孕酮缓释装置

    D. 子宫肌瘤挖除术

    E. 子宫全切术

131. 患者诊断性刮宫结果回报示宫内膜样腺癌，下一步治疗方案应选择

    A. 放疗   B. 化疗

    C. 手术治疗   D. 内分泌治疗

    E. 随访观察

（132～135 题共用题干）

患者女性，31 岁，G_1P_0，流产 1 次，因"月经量增多，月经淋漓不尽半年多"就诊，既往月经不规律，母亲因"子宫内膜癌"去世。查体：身高 160cm，体重 65kg，妇科检查示宫颈呈轻度柱状上皮异位样改变，子宫稍大，活动佳，无压痛，双附件区未扪及明显占位。患者阴道超声结果示：子宫前位，宫体大小 3.5cm×4.9cm×4.2cm，内膜居中，厚 0.25cm（单层），宫腔内查见 1.6cm×0.5cm×1.3cm 稍强回声，子宫后壁肌壁间突向浆膜下见 3.2cm×2.8cm×3.0cm 大小的弱回声团块，边界清楚，周边可见血流信号，余子宫肌壁均匀，未探及明显异常血流信号；双附件区未见确切占位。TCT 未见上皮内病变和恶性细胞。

132. 后续处理应选择

    A. 子宫肌瘤挖除术

    B. 观察随访

C. 雌孕激素序贯疗法

D. 口服短效避孕药

E. 诊断性刮宫

133. 患者诊断性刮宫结果示高分化宫内膜样腺癌，患者及家属有生育要求，后续处理应选择

A. 子宫全切＋双附件切除

B. MRI 检查

C. 宫腔镜下内膜切除术

D. 密切随访观察

E. 放疗

134. 患者及家属经考虑后选择保留生育功能的治疗方案，应给予患者

A. 炔雌醇片

B. 孕酮胶囊

C. 去氧孕烯炔雌醇片

D. 戊酸雌二醇片

E. 醋酸甲地孕酮片

135. 患者接受激素治疗后何时复查评估效果

A. 1 个月　　　　B. 2 个月

C. 3 个月　　　　D. 6 个月

E. 12 个月

（136～139 题共用题干）

患者女性，60 岁，绝经 10 年，阴道流血 1 个月，妇科检查示：子宫孕 6 周大小，质中，门诊分段诊刮，颈管刮出少许组织，宫腔深 8cm，宫内刮出少许糟脆组织，病理诊断为子宫内膜中分化腺癌累及宫颈。

136. 该患者的临床病理分期至少为

A. ⅠA 期　　　　B. ⅠB 期

C. Ⅱ 期　　　　D. Ⅲ 期

E. Ⅳ 期

137. 该患者首选的治疗方案是

A. 手术治疗　　　B. 放疗

C. 化疗　　　　　D. 内分泌治疗

E. 免疫治疗

138. 若选择手术治疗，应选择的手术方式为

A. 子宫全切术

B. 子宫全切术＋双附件切除术

C. 子宫全切术＋双附件切除术＋盆腔淋巴结清扫术

D. 改良广泛子宫全切术＋双附件切除术＋盆腔和腹主动脉旁淋巴结清扫术

E. 广泛子宫全切术＋双附件切除术

139. 患者既往患风湿性心脏病，入院后心脏彩超提示二尖瓣狭窄（重度）、二尖瓣反流（重度）、主动脉瓣狭窄（轻度）、主动脉瓣反流（中度）、三尖瓣反流（轻度）、肺动脉高压。经心内科、麻醉科评估，手术风险高，患者及家属经考虑后放弃手术治疗。应予患者何种治疗

A. 体外照射

B. 腔内照射

C. 腔内腔外联合照射

D. 化疗

E. 激素治疗

（140～142 题共用题干）

患者女性，60 岁，自然绝经 10 年，以"小腹胀痛 3 个月余"就诊妇科。妇科检查：阴道畅，未见异常；宫颈光滑，宫体正常大小，质软，左附件可扪及肿块。

140. 为进一步确定肿块性质，以下检查最具有确诊作用的是

A. 妇科 B 型超声检查

B. 腹部 X 线平片

C. MRI/CT

D. 腹腔镜检查

E. 肿瘤标志物

141. 术中冰冻病理提示卵巢恶性肿瘤，该肿瘤的主要转移途径是

A. 直接侵犯和腹腔种植

B. 腹腔种植

C. 淋巴转移

D. 血行转移

E. 血行与淋巴转移为主

142. 腹部肿瘤腹腔镜分期的突出优点有

A. 诊断治疗一体化

B. 创伤小、痛苦轻

C. 可避免不必要的开腹

D. 可直观直接地获取诊断依据

E. 以上均正确

（143～144 题共用题干）

患者女性，55 岁，因"盆腔包块"经手术后诊断为卵巢浆液性腺癌Ⅱ期，给予紫杉醇 + 卡铂方案化疗。

143. 在治疗过程中，患者突然出现全身荨麻疹、呼吸困难，血压 80/50mmHg。关于化疗药物的副反应，下列说法正确的是

A. 紫杉醇的心脏毒性反应

B. 卡铂的心脏毒性反应

C. 卡铂引起的骨髓抑制

D. 卡铂引起的过敏反应

E. 紫杉醇引起的过敏反应

144. 治疗方案中卡铂对生物大分子的作用是

A. 影响核酸（DNA，RNA）生物合成

B. 直接破坏 DNA 并阻止其复制

C. 干扰转录过程阻止 RNA 合成

D. 影响蛋白质合成的药物

E. 激素作用

（145～146 题共用题干）

患者女性，已婚，32 岁，1 年前曾人工流产并行绝育术，近 3 个月阴道不规则流血。妇科检查：子宫稍大、双附件区未查异常，尿 HCG（+），胸片见右肺有 1cm 直径的两个阴影，边缘模糊。

145. 可能的诊断是

A. 异位妊娠　　　　B. 不全流产

C. 月经失调　　　　D. 绒毛膜癌

E. 侵蚀性葡萄胎

146. 首选处理应为

A. 刮宫术

B. 后穹隆穿刺术

C. 子宫全切术

D. 化学药物治疗

E. 腹腔镜检查

（147～149 题共用题干）

患者女性，21 岁，停经 60 天，阴道少量流血 2 天，停经 40 天自测尿 hCG（+）。妇科检查：宫颈着色，子宫增大如孕 3 个月，质软，双侧附件区触及手拳头大小肿物，囊性，活动良好。进一步检查血 hCG 44929IU/L，B 型超声检查：宫内充满不均质蜂窝状回声，双侧附件区囊性包块。

147. 清宫病理诊断为：水泡状胎块。术后不定期随访 2 次。清宫术后 3 个月，外院查血 hCG 1500IU/L，其后一周 hCG 3860IU/L。妇科检查：阴道壁见 2cm × 1cm 紫蓝色结节，宫颈光滑，宫体如孕 2 个月大。B 型超声提示：子宫内膜厚 7mm，前壁见直径 2cm 无回声，血流丰富。X 线胸片和胸部 CT 阴性。目前考虑诊断为

A. 妊娠　　　　　　B. 葡萄胎

C. 滋养细胞肿瘤　　D. 子宫内膜癌

E. 滋养细胞疾病

148. 该患者的 FIGO 分期及 FIGO/WHO 预后评分为

A. Ⅰ期 1 分　　　　B. Ⅰ期 2 分

C. Ⅱ期 1 分　　　　D. Ⅱ期 2 分

E. Ⅲ期 2 分

149. 该患者的进一步治疗方案为

    A. 化疗   B. 放疗

    C. 化疗联合放疗   D. 子宫切除术

    E. 随诊

（150～152 题共用题干）

    患者女性，30 岁，孕产史"1－0－2－1"，阴道流血半个月，咳嗽伴有咯血 3 天。末次妊娠为 6 个月前足月顺产一活婴。妇科检查：阴道壁见 2cm×1cm×1cm 紫蓝色结节，宫颈光滑，宫体如孕 50 天大小，质软，活动，附件区未触及包块。胸片示多个低密度圆形阴影，血 hCG 8927IU/L。

150. 本例最可能的诊断是

    A. 葡萄胎

    B. 妊娠滋养细胞肿瘤

    C. 肺癌

    D. 子宫内膜癌

    E. 阴道癌

151. 关于妊娠滋养细胞肿瘤诊断标准，以下错误的为

    A. 可继发于葡萄胎排空后，也可发生在流产、足月妊娠、异位妊娠以后

    B. hCG 水平是妊娠滋养细胞肿瘤的主要诊断依据

    C. 需除外妊娠物残留或再次妊娠

    D. 必须要有组织学诊断依据

    E. X 线胸片可以协助妊娠滋养细胞肿瘤的诊断

152. 本例不恰当的处理是

    A. 化疗   B. 头颅 CT 检查

    C. 上腹部超声检查   D. 阴道病灶活检

    E. 血 hCG 监测

（153～155 题共用题干）

    患者女性，31 岁平时月经规律，停经 50 天，阴道少量流血 10 天，偶有阵发性腹痛。妇科检查：宫颈着色，宫体如妊娠 2 个半月大，双附件区均扪及囊性包块。超声提示：子宫孕 2 个半月大，宫腔内布满落雪状回声，双卵巢见多房无回声暗区，大小均约 6cm×6cm×5cm。

153. 双附件区包块首先考虑是

    A. 输卵管结核

    B. 输卵管积水

    C. 卵巢黄素化囊肿

    D. 卵巢囊性畸胎瘤

    E. 双侧隐睾

154. 首选的治疗措施为

    A. 药物流产

    B. 静脉滴注缩宫素

    C. 子宫切除术

    D. 清宫术

    E. 预防性化疗

155. 术后病理报告提示完全性葡萄胎，关于该病的描述正确的是

    A. 术后半年可以妊娠

    B. 为减少出血，清宫术中常规使用缩宫素

    C. 术后需要定期随访，定期 hCG 测定

    D. 术后避孕建议使用宫内节育器

    E. 建议预防性化疗

四、B1 型题

（156～160 题共用备选答案）

    A. 外生型   B. 内生型

    C. 溃疡型   D. 颈管型

    E. 增生型

156. 微小浸润性鳞状细胞癌的病理类型中最常见的是

157. 癌灶向外生长呈乳头状或菜花样，组织脆，触之易出血的是

158. 癌灶向子宫颈深部组织浸润，子宫颈表

面光滑或仅有柱状上皮异位，子宫颈肥大变硬，呈桶状的是

159. 癌组织继续发展合并感染坏死，脱落后形成溃疡或空洞，似火山口状的是

160. 癌灶发生于子宫颈管内，常侵入子宫颈管和子宫峡部供血层及转移至盆腔淋巴结的是

（161～163 题共用备选答案）

　　A. Ⅰ A 期　　　　B. Ⅱ A1 期
　　C. Ⅱ A2 期　　　D. Ⅱ B 期
　　E. Ⅳ 期

161. 宫颈癌病灶肉眼可见大小为 5cm×3cm，并侵袭阴道后穹隆约 0.5cm，无宫旁浸润，按 FIGO 2009 的临床分期应属于

162. 子宫内膜癌病灶浸润达 1/3 肌层，但宫颈内膜腺体受累，按 FIGO 2009 的临床分期应属于

163. 宫颈癌活检证实侵犯膀胱黏膜，按 FIGO 2009 的临床分期应属于

（164～165 题共用备选答案）

　　A. 外阴基底细胞癌
　　B. 外阴脂肪瘤
　　C. 外阴鳞状上皮内病变
　　D. 外阴乳头瘤
　　E. 恶性黑色素瘤

164. 患者女性，65 岁，发现右侧大阴唇黄豆大小结节 1 年，无明显增长，全身检查未见异常，镜下见：组织局限于真皮层内，可见多功能幼稚细胞，有黏液变性，考虑的诊断是

165. 患者女性，45 岁，自觉左侧小阴唇结节状物，伴有瘙痒，查体发现肿物直径 1cm，其表面皮肤有明显色素沉着且自诉范围增大，表面有破溃，考虑最可能的诊断是

五、X 型题

166. 以下外阴良性肿瘤中，来源于上皮的有
　　A. 外阴乳头瘤　　　B. 汗腺腺瘤
　　C. 纤维瘤　　　　　D. 脂肪瘤
　　E. 平滑肌瘤

167. 外阴病变的叙述错误的是
　　A. 需病理诊断，肉眼无法确认
　　B. 外阴癌生在外阴皮肤表面，易发现，均能获早期诊断
　　C. 对外阴病变未活检确诊前，不能给药以免延误病情
　　D. 外阴鳞状细胞癌以小阴唇最多见
　　E. 常有外阴瘙痒

168. 子宫肌瘤易误诊为
　　A. 妊娠子宫
　　B. 卵巢肿瘤
　　C. 子宫腺肌病
　　D. 子宫内膜异位症
　　E. 卵巢子宫内膜异位囊肿

169. 卵巢性索间质肿瘤不包括
　　A. 内胚窦瘤　　　　B. 皮样囊肿
　　C. 颗粒细胞瘤　　　D. 睾丸母细胞瘤
　　E. 卵泡膜细胞瘤

170. 卵巢生殖细胞肿瘤包括
　　A. 无性细胞瘤　　　B. 睾丸母细胞瘤
　　C. 未成熟畸胎瘤　　D. 成熟畸胎瘤
　　E. 卵黄囊瘤

171. 以下属于卵巢良性肿瘤的是
　　A. 皮样囊肿
　　B. 无性细胞瘤
　　C. 卵黄囊瘤
　　D. 成人型颗粒细胞瘤
　　E. 卵泡膜细胞瘤

172. 外阴恶性黑色素瘤恶变的早期征象包括

A. 不对称病变　　B. 边缘规则

C. 颜色多样　　D. 质地变硬

E. 直径增大

173. 患者女性，39 岁，同房后阴道出血 1 个月。妇科检查：外阴正常，宫颈肥大，表面呈重度糜烂样改变，直径 4.5cm，质地脆，病灶累及后穹隆。子宫萎缩，双侧附件未及异常。双侧宫旁柔软，无增厚，未及浸润结节。肛诊无异常。阴道镜宫颈活检提示：宫颈鳞状细胞癌。施行了广泛性子宫切除术 + 盆腔淋巴结切除术后，病理提示：宫颈鳞状细胞癌，累及后穹隆，阴道黏膜切缘（＋），盆腔淋巴结及腹主动脉旁淋巴结未见肿瘤转移。后续的治疗方案为

A. 随访

B. 盆腔外照射

C. 同期化疗

D. 阴道近距离放疗

E. 主动脉旁淋巴结外照射

174. 患者女性，65 岁，因"绝经 10 余年，发现血性白带 1 个月"来院。患者既往有子宫肌瘤病史。查体：生命体征平稳，妇检：阴道通畅，宫颈表面光滑，宫口内可见血性白带，子宫稍大，双侧附件区未及异常，双侧主骶韧带无明显增厚，直肠黏膜光滑，检查时指套无血染。进一步确诊的检查方法是

A. B 型超声

B. TCT

C. 阴道镜检查

D. 分段诊断性刮宫

E. 宫颈活检

175. 子宫内膜癌手术分期及评估原则中，需行大网膜切除活检的情况有

A. 累及深肌层

B. 浆液性腺癌

C. 高级别癌

D. 有盆腔淋巴结转移

E. 透明细胞腺癌

176. 关于原发性输卵管癌的临床表现，以下描述正确的是

A. 原发性输卵管癌发病多为绝经后

B. 患者多有阴道排液、腹痛和盆腔包块

C. 子宫内膜病理学检查异常，多可除外输卵管肿瘤

D. CA125 测定无特异性

E. 腹腔镜检查可明确诊断

177. 卵巢上皮性恶性肿瘤的一线化疗方案为

A. 紫杉醇　　B. 博来霉素

C. 环磷酰胺　　D. 氟尿嘧啶

E. 铂类

178. 患者女性，52 岁，发现左侧卵巢包块 6 年，近半年腹部坠胀，伴尿频。查体：腹部膨隆，子宫正常大小，子宫左侧可及 10cm×8cm×7cm 肿物，囊实性，边界清晰，活动差。B 型超声提示：左附件区肿物，多房，可见实性区，中等量腹水。CA 125 200IU/ml。目前考虑可能的诊断有

A. 卵巢浆液性囊腺癌

B. 卵巢黏液性囊腺癌

C. 卵巢黏液性囊腺瘤恶变

D. 结核性腹膜炎

E. 卵巢库肯勃瘤

179. 卵巢上皮性肿瘤的高危因素包括

A. 遗传因素　　B. HPV 感染

C. 持续排卵　　D. 哺乳

E. 服用避孕药

180. 下列属于卵巢上皮性肿瘤的病理类型的有

A. 黏液性肿瘤

B. 子宫内膜样肿瘤

C. 颗粒细胞瘤

D. 畸胎瘤

E. 移行细胞肿瘤

181. 关于胎盘部位滋养细胞肿瘤的叙述不正确的是

A. 来源于胎盘种植部位的一种良性滋养细胞肿瘤

B. 镜下可见绒毛结构

C. 继发于足月产、流产或可合并妊娠

D. 血 β－HCG＞3000IU/L

E. 首选手术治疗

第二十章　女性生殖内分泌疾病

一、A1 型题

1. 诊断无排卵性异常子宫出血最常用的手段是

　　A. 全血细胞计数、凝血功能检查

　　B. 基础体温测定

　　C. 尿妊娠试验或血 hCG 检测

　　D. 生殖内分泌测定

　　E. 超声检查

2. 关于无排卵性异常子宫出血大出血患者给予性激素药物止血的原则：6 小时内见效，24～48 小时内出血基本停止。若在下列何种时间范围内仍不止血，应考虑器质性病变存在

　　A. 60 小时　　　　B. 72 小时

　　C. 48 小时　　　　D. 96 小时

　　E. 120 小时

3. 无排卵性异常子宫出血好发于

　　A. 青春期　　　　B. 生育期

　　C. 儿童期　　　　D. 绝经期

　　E. 婴儿期

4. 年龄大于 35 岁，药物治疗无效或存在子宫内膜癌高危因素的异常子宫出血的患者，应首选的检查是

　　A. 液基细胞学检查

　　B. B 型超声检查

　　C. 诊断性刮宫

　　D. 阴道镜检查

　　E. 血清肿瘤标志物检查

5. Sheehan 综合征最常见的原因是

　　A. 胎盘早期剥离

　　B. 输卵管妊娠

　　C. 前置胎盘

　　D. 产后失血性休克

　　E. 不全流产大出血

6. 闭经时，孕激素试验阳性提示

　　A. 卵巢无激素分泌

　　B. 用孕激素注射后无撤退性出血

　　C. 下丘脑 - 垂体 - 卵巢轴之间尚有一定功能

　　D. 下丘脑 - 垂体 - 卵巢轴正常

　　E. 病变在垂体

7. 以下属于原发性闭经的是

　　A. 下丘脑性闭经

　　B. 垂体性闭经

　　C. 卵巢不敏感综合征

　　D. 卵巢性闭经

　　E. 子宫性闭经

8. 继发性闭经中最常见的是

　　A. 下丘脑性闭经

　　B. 垂体性闭经

　　C. 卵巢性闭经

　　D. 子宫性闭经

　　E. 下生殖道发育异常闭经

9. 卵巢性闭经时内分泌测定的结果应是

　　A. FSH 升高　　　　B. PRL 升高

　　C. LH 降低　　　　D. E2 降低或正常

　　E. E2 升高

10. 继发性子宫性闭经的最常见原因是

　　A. 流产后感染

　　B. 产褥感染

C. Asherman 综合征

D. 子宫内膜结核感染

E. 各种宫腔手术所致的感染

11. 最常用的促排卵药物是

A. 氯米芬

B. 促性腺激素

C. 促性腺激素释放激素（GnRH）

D. 溴隐亭

E. 螺内酯

12. 多囊卵巢综合征患者可以采用下列药物预防子宫内膜癌，其中不包括

A. 氯米芬

B. 炔雌醇环丙孕酮片

C. 去氧孕烯炔雌醇片

D. 黄体酮

E. 螺内酯

13. 多囊卵巢综合征患者应预防下列哪种肿瘤的发生

A. 卵巢癌　　　　B. 子宫颈癌

C. 外阴癌　　　　D. 阴道癌

E. 子宫内膜癌

14. 多囊卵巢综合征的最主要症状是

A. 月经失调　　　B. 不孕

C. 多毛、痤疮　　D. 肥胖

E. 黑棘皮症

15. 疑为多囊卵巢综合征，行超声检查的最佳时间是。

A. 月经期

B. 月经来潮 6 小时内

C. 月经前数日

D. 月经周期的 3 ~ 5 天

E. 排卵期

16. 多囊卵巢综合征患者进行诊断性刮宫辅助诊断，应选择何时进行

A. 月经干净 5 ~ 6 天

B. 月经干净 3 ~ 7 天

C. 月经周期中间

D. 月经前数日至月经来潮 6 小时内

E. 月经周期任何时间

17. 原发性痛经和继发性痛经的主要鉴别点是

A. 发病年龄

B. 初潮年龄

C. 有无盆腔器质性疾病

D. 月经是否规律

E. 是否需要使用镇痛药

18. 以下关于痛经的说法正确的是

A. 原发性痛经在青少年期常见

B. 无排卵性月经易发生痛经

C. 原发性痛经主要由于精神和神经因素影响

D. 初潮即开始的痛经为原发性痛经

E. 子宫腺肌症为原发性痛经

19. 原发性痛经多见于

A. 生育期妇女

B. 青少年期

C. 40 岁以上女性

D. 围绝经期

E. 与年龄无关

20. 经前期综合征的患者抗精神症状的一线药物是

A. 阿普唑仑　　　B. 氟西汀

C. 螺内酯　　　　D. 达那唑

E. 氯丙咪嗪

21. 绝经过渡期开始的第一个标志是

A. 血管舒缩症状

B. 月经开始不规律

C. 出现精神神经症状

D. 睡眠障碍

E. 骨质疏松

22. 目前降低催乳激素最常用的药物是

A. 溴隐亭   B. 喹高利特

C. 阿普唑仑   D. 氟西汀

E. 螺内酯

23. 高催乳激素血症最常见的原因是

A. 颅咽管瘤   B. 神经胶质瘤

C. 下丘脑炎症   D. 空碟鞍综合征

E. 特发性高催乳激素血症

二、A2 型题

24. 28 岁已婚女性，继发不孕 3 年，月经周期 40～60 天，BMI 26，雄激素升高，B 超检查为多囊卵巢，被诊断为多囊卵巢综合征。对患者可不考虑的情况是

A. 控制体重

B. 筛查代谢异常

C. 预防子宫内膜癌

D. 辅助生育技术

E. 降低雄激素

25. 患者女性，17 岁，近 2 年月经周期紊乱，无明显痛经，出血量多，此次阴道不规则流血 20 余天，伴头晕、心悸，查体：轻度贫血外观，子宫、附件正常。作为首诊医生，该患首先考虑的诊断是

A. 子宫肌瘤

B. 宫颈息肉

C. 无排卵性异常子宫出血

D. 排卵性异常子宫出血

E. 子宫腺肌症

26. 患者女性，46 岁，近 1 年月经周期不规则，经期延长，经量增多。诊断性刮宫病理诊断：子宫内膜单纯性增生。血常规检查提示中度贫血。以下最佳的治疗方案为

A. 单用雌激素周期治疗

B. 单用孕激素周期治疗

C. 单用雄激素短期治疗

D. 雌孕激素序贯用药

E. 雌孕激素联合用药

27. 患者女性，30 岁，月经 4～5 天/22～25 天，连续流产 4 次，基础体温呈不典型双相型曲线，上升缓慢，幅度偏低，升高时间仅维持 9～10 天即下降，应考虑诊断为

A. 正常

B. 子宫内膜炎

C. 黄体功能不全

D. 子宫内膜不规则脱落

E. 无排卵性异常子宫出血

28. 患者女性，28 岁，产后 8 个月，经期延长，基础体温呈双相，但高温相下降迟缓，诊断为

A. 妊娠

B. 无排卵型异常子宫出血

C. 黄体功能不足

D. 子宫内膜不规则脱落

E. 稽留流产

29. 患者女性，26 岁，人流术后 1 年未见月经来潮，子宫及双附件均正常，孕激素试验（－），基础体温曲线呈双相型，人工周期治疗 3 个月仍不见月经来潮，其闭经原因可能是

A. 子宫内膜损伤   B. 卵巢病变

C. 垂体病变   D. 下丘脑病变

E. 高泌乳素血症

30. 患者女性，35 岁，闭经 3 年，内分泌检测血 FSH 55mIU/ml，最可能的诊断是

A. 卵巢性闭经   B. 垂体性闭经

C. 子宫性闭经   D. 肾上腺性闭经

E. 下丘脑性闭经

31. 患者女性，37 岁，闭经半年，查体：子宫、附件无异常所见，曾做雌孕激素序贯试验阴性。患者下一步诊疗应为

A. 磁共振检查   B. 促排卵

C. 大剂量雌激素　　D. 大剂量孕激素

E. 再行一次雌孕激素序贯实验，若仍为阴性，则行宫腔镜检查

32. 患者女性，36 岁，月经稀发 3 年，停经 7 个月。实验室检查示：血 LH/FSH 比值等于 4。超声提示：右卵巢直径 2～9mm 卵泡大于 12 个。最可能的诊断为

　　A. 子宫内膜不规则脱落

　　B. 卵巢早衰

　　C. 黄体功能不足

　　D. 多囊卵巢综合征

　　E. 子宫内膜异位症

33. 患者女性，21 岁，月经稀发 5 年就诊，查体：脸部痤疮，上唇及下腹部有性毛生长，下列说法正确的是

　　A. 查血清 LH 升高，LH/FSH（黄体生成素/促卵泡激素）≥2～3 才可诊断多囊卵巢综合征

　　B. 排除先天性肾上腺皮质增生、Cushing 综合征、分泌雄激素的肿瘤等致雄激素升高的疾病，即可诊断多囊卵巢综合征

　　C. B 型超声提示卵巢多囊样改变才可诊断多囊卵巢综合征

　　D. 查血清雌激素升高才可诊断多囊卵巢综合征

　　E. OGTT 提示胰岛素抵抗才可诊断多囊卵巢综合征

34. 患者女性，25 岁，因月经稀发 2 年。B 型超声示卵巢多囊性改变，多毛，诊断为多囊卵巢综合征，BMI：26kg/m²。关于患者的治疗方案错误的是

　　A. 减轻体重有助于缓解病情

　　B. 调整月经周期是为了保护子宫内膜，减少子宫内膜癌的发生

　　C. 环丙孕酮有抗雄激素的作用

D. 对于有生育要求的患者可直接予氯米芬促排卵治疗

E. 口服短效避孕药治疗多毛，服药至少 3 个月，一般需 3～6 个月

35. 患者女性，16 岁，于 15 岁初潮，行经第 1 天疼痛最剧，伴恶心、呕吐，持续 2～3 天缓解。肛门检查：子宫正常大小，双侧附件未见明显异常。考虑诊断为

　　A. 青春期功能失调性子宫出血

　　B. 更年期功能失调性子宫出血

　　C. 更年期综合征

　　D. 原发性痛经

　　E. 继发性痛经

36. 患者女性，23 岁，月经期下腹剧痛 8 年。查体：子宫正常大小，双附件无异常。初步诊断为原发性痛经。该患者已婚，暂无生育计划。最佳治疗方法是

　　A. 经期服用氟芬那酸

　　B. 经期服用布洛芬

　　C. 雌孕激素序贯疗法

　　D. 口服避孕药

　　E. 单用孕激素

37. 患者女性，30 岁，月经规律，3～5 天/26～28 天。近 10 个月自月经来潮前 1 周，出现易怒、抑郁、疲劳，乳房胀痛，腹部胀满，肢体水肿，月经来潮后症状消失。最可能的诊断是

　　A. 围绝经期综合征

　　B. 经前期综合征

　　C. 多囊卵巢综合征

　　D. 抑郁症

　　E. 痛经

38. 患者女性，30 岁，卵巢功能逐渐衰退，月经不规则，生殖器官已经开始萎缩，该患者处于人生的

A. 幼年期　　　　B. 青春期

C. 性成熟期　　　D. 生育期

E. 围绝经期

39. 患者女性，50 岁，因"停经 9 个月伴腰背部疼痛"就诊，结合患者年龄，以下症状与停经原因无关的是

A. 潮热、出汗　　　B. 激动易怒

C. 下腹坠痛　　　　D. 失眠

E. 外阴灼热感，分泌物减少

40. 患者女性，34 岁，月经量进行性减少，现闭经半年，泌乳 3 个月。首选的检查项目应是

A. 血 PRL 测定　　B. 血 HCG 测定

C. 孕激素试验　　　D. 性激素测定

E. 诊断性刮宫

三、A3/A4 型题

(41～43 题共用题干)

患者女性，35 岁。2021 年 9 月 10 日因经期延长 2 年余入院。既往月经 7/30，量多，痛经，末次月经 2021 年 9 月 1 日。2019 年 5 月始经期延长至 10～15 天。2021 年 8 月 B 超检查提示宫腔内回声团。G_2P_2，末次妊娠 2019 年 4 月，工具避孕。查体：一般情况好。妇检：外阴阴道（－），宫颈中度糜烂，子宫后位，常大，右附件可触及鸭蛋大囊肿。左附件（－）。实验室检查：Hb 119g/L，WBC 4.55×10^9/L，PLT 235×10^9/L。B 超：子宫前位 6.2cm×61cm×5.2cm，内膜厚 1.3cm，宫腔内中等回声团 1.0cm×1.0cm×0.6cm。右卵巢囊肿 6.8cm×7.0cm×7.0cm，左附件（－）。2021 年 9 月 12 日宫腔镜检查，诊刮，抗感染。病理：增生期内膜。

41. 可排除的诊断有

A. 排卵性功血　　　B. 右侧卵巢囊肿

C. 子宫内膜息肉　　D. 黄体萎缩不全

E. 子宫腺肌病

42. 最可能的诊断是

A. 排卵性功血，右侧卵巢囊肿

B. 子宫内膜息肉

C. 右卵巢囊肿，黄体萎缩不全

D. 右卵巢囊肿，子宫腺肌病

E. 子宫内膜息肉，无排卵功血

43. 确定诊断，最需进行的检查是

A. 检查 B 超

B. 基础体温测定

C. 再次刮宫

D. 宫颈黏液结晶

E. 血雌孕激素测定

(44～46 题共用题干)

患者女性，17 岁，14 岁月经初潮，平素月经规则，今年就读高中三年级，近半年来月经约 2～3 个月 1 次，经期稍延长，量中，此次停经 50 天，后有阴道出血 20 天，查体（－）。

44. 首先考虑可能的诊断是

A. 子宫黏膜下肌瘤

B. 子宫内膜炎

C. 子宫内膜息肉

D. 无排卵性异常子宫出血

E. 排卵性异常子宫出血

45. 首先需要进行的检查是

A. 性激素检查　　　B. B 型超声检查

C. 盆腔 MRI　　　　D. 尿妊娠试验

E. 雄激素分类检查

46. 若尿妊娠试验阴性，血色素 70g/L，患者 20 天后有重要考试，恰当的治疗方案是

A. 地屈孕酮 50mg，2 次/日，口服止血

B. 氨甲环酸口服止血

C. 诊断性刮宫

D. 口服短效避孕药止血

E. 丙酸睾酮止血

（47～49题共用题干）

患者女性，47岁，G_2P_1，流产1次，月经周期延长，经量增多及经期延长，此次月经量多，持续15天，自觉头晕乏力，妇科检查子宫稍大稍软。

47. 首先应进行的检查是

    A. B型超声

    B. 雌二醇，FSH，LH

    C. 雄激素分类

    D. 血常规，妊娠试验

    E. 孕酮

48. 如各项检查如下：B型超声提示子宫增大，不排除子宫腺肌症，双侧附件未见异常，内膜厚7mm；血色素55g/L；促卵泡激素、黄体生成素、雌二醇、催乳素、睾酮均在正常范围内；妊娠试验阴性。最可能的诊断是

    A. 子宫内膜癌

    B. 排卵性月经失调

    C. 滋养细胞疾病

    D. 黄体功能不全

    E. 无排卵性异常子宫出血

49. 以下处理恰当的是

    A. 输血并静脉注射巴曲酶

    B. 输血并行刮宫术

    C. 输血并口服大量甲羟孕酮

    D. 输血并口服大剂量雌激素

    E. 输血并肌肉注射丙酸睾酮

（50～52题共用题干）

孕妇，42岁，在10年前分娩后闭经。在1周前因不洁饮食出现腹泻、食欲缺乏、精神萎靡、卧床不起，今日上午被家人发现患者神志不清来院急诊。查体：血压80/50mmHg，皮肤苍白、毛发稀疏、消瘦，脉搏90次/分。

随机血糖2.4mmol/L，胸部X线检查提示"左上肺陈旧性结核"。

50. 应了解患者的既往史，其中最重要的是

    A. 胃肠道疾病史　　B. 糖尿病史

    C. 分娩出血史　　　D. 结核病史

    E. 进食异常

51. 低血糖最可能的原因是

    A. 长期营养不良　　B. 肾上腺结核

    C. 慢性胃炎　　　　D. 早期糖尿病

    E. 腺垂体功能减退

52. 最有助于诊断的检查是

    A. 肝功能检查

    B. 胰腺MRI检查

    C. 测定糖化血红蛋白

    D. 垂体激素检查

    E. 胸部CT检查

（53～55题共用题干）

患者女性，34岁，12岁月经初潮，G_4P_2，流产2次，停经1年，伴有潮热，出汗，心烦，至当地诊所服用中药后，曾有1次月经来潮，量少，经期缩短，后继续服用无效。

53. 以下检查没有必要的是

    A. B型超声　　　　B. 性激素检查

    C. 腹腔镜检查　　　D. 宫腔镜检查

    E. 甲状腺激素检查

54. 若检查血FSH 80IU/L，闭经原因可能是

    A. 卵巢早衰　　　　B. 子宫内膜结核

    C. 垂体性闭经　　　D. 下丘脑性闭经

    E. 精神因素

55. 若患者无生育要求，以下治疗合适的是

    A. 雌激素补充治疗

    B. 雌孕激素人工周期疗法

    C. 孕激素补充治疗

    D. 促排卵药治疗

    E. 卵巢打孔术

(56~58 题共用题干)

患者女性，22 岁，行无痛人工流产后 4 个月无月经来潮就诊。G_2P_1，流产 1 次。查体：子宫正常大小，双附件未扪及明显异常。大小便正常，无咳嗽咳痰，无疲倦乏力。

56. 下列检查中不恰当的是

A. B 型超声　　　　B. hCG 检查

C. 性激素检查　　　D. 头颅 MRI

E. 宫腔镜检查

57. B 型超声提示：子宫大小正常，子宫内膜厚 2mm，回声不均，连续性差，双附件区未见明显异常。下一步检查最恰当的是

A. 盆腔 MRI

B. 子宫输卵管造影

C. 宫腔镜检查

D. 雌孕激素序贯试验

E. 促排卵

58. 患者可初步诊断为

A. 早期妊娠

B. 人工流产不全

C. Asherman 综合征

D. 人工流产综合征

E. 希恩综合征

(59~66 题共用题干)

患者女性，30 岁，身高 158cm，体重 75kg，月经不规则 8 年，周期 40~90 天，原发不孕 2 年，基础体温曲线呈单相型，月经第 25 天 B 超检查提示子宫内膜厚 1.6cm，双侧卵巢被膜下多个小囊泡，HSG 提示子宫大小、形态正常，双侧输卵管通畅，男方精液检查正常。

59. 该患者可能的诊断是

A. 甲状腺功能减退

B. PCOS

C. 高泌乳素血症

D. 黄体功能不全

E. 子宫内膜癌

60. 下列有助于进一步的明确诊断的检查是

A. 宫腔镜检查　　　B. 内分泌检查

C. 腹腔镜探查术　　D. 诊断性刮宫术

E. 免疫抗体检查

61. 患者出现不规则阴道出血，量多，淋漓不断，进一步的处理是

A. 宫腔镜检查

B. 内分泌检查

C. 腹腔镜探查术

D. 诊断性刮宫术 + 病理检查

E. 免疫抗体检查

62. 若诊刮病理提示子宫内膜单纯性增生，进一步治疗是应用

A. 氯米芬（克罗米芬）+ HCG 促排卵

B. 连续应用大剂量孕激素

C. GnRH - a

D. 达那唑

E. 米非司酮

63. 若诊刮病理检查为子宫内膜中、重度不典型增生，进一步的处理恰当的是

A. 行筋膜外全子宫切除术

B. 分期手术

C. MRI 评估后如病灶未侵犯子宫个肌层，甲羟孕酮 250~500mg/日连续应用，用药 3 个月后，再诊刮 1 次

D. 氯米芬 + HCG 促排卵

E. 甲羟孕酮 8~10mg/日周期应用，用药 3 个月后，再诊刮 1 次

64. 若用药 3 个月后诊刮病理提示为轻度不典型增生，进一步的处理恰当的是

A. 行全子宫切除术

B. 分期手术

C. 达那唑

D. 氯米芬 + HCG 促排卵

E. 甲羟孕酮 250 ~ 500mg/ 日继续应用

65. 若患者经治疗 2 年仍未妊娠，诊刮病理示中 - 低分化子宫内膜样腺癌，进一步的处理恰当的是
    A. 行全子宫切除术
    B. 分期手术
    C. 甲羟孕酮 250 ~ 500mg/ 日连续应用，用药 3 个月诊刮 1 次
    D. 氯米芬 + HCG 促排卵
    E. 达那唑

66. 若患者再经治疗 1 年仍未妊娠，诊刮病理示高分化子宫内膜样腺癌，有强烈生育要求，进一步的处理恰当的是
    A. 行全子宫切除术
    B. 分期手术
    C. 甲羟孕酮 250 ~ 500mg/ 日连续应用，用药 3 个月诊刮 1 次
    D. 氯米芬 + HCG 促排卵
    E. 达那唑

(67 ~ 70 题共用题干)

患者女性，29 岁，月经稀发、不孕、多毛、痤疮且进行性肥胖 2 年。妇科查体：外阴阴道正常，子宫前位，稍小于正常，附件区未触及异常。盆腔超声提示双卵巢增大，呈多囊性改变。妇科内分泌检查：FSH 9U/L，LH 20U/L。尿液检查：17 - 酮类固醇含量正常。

67. 最可能的诊断为
    A. 肾上腺皮质增生
    B. 多囊卵巢综合征
    C. 卵巢男性化肿瘤
    D. 间质泡膜增殖症
    E. 垂体微腺瘤

68. 此患者所患疾病的远期并发症不包括
    A. 心血管疾病　　　B. 2 型糖尿病
    C. 子宫内膜癌　　　D. 代谢综合征

E. 卵巢功能不全

69. 为使患者妊娠行促排卵治疗，应防止
    A. 体重下降过快
    B. 卵巢过度刺激综合征
    C. 卵巢早衰
    D. 肾上腺皮质过度增生
    E. 甲状腺功能异常

70. 患者在促排卵治疗前行子宫输卵管碘油造影术，显示双侧输卵管梗阻，为受孕最恰当的治疗是
    A. 人工授精
    B. 单精子注射
    C. 体外受精胚胎移植
    D. 供卵配子移植
    E. 配子输卵管内移植

(71 ~ 73 题共用题干)

患者女性，50 岁，月经不规则 6 个月，伴阴道干涩，入睡困难，夜间潮热和出汗，四肢痛。妇科检查：阴道皱襞减少，弹性下降，宫颈光滑，子宫正常大小，双附件正常。

71. 考虑诊断为
    A. 绝经综合征　　　B. 经前期综合征
    C. 抑郁症　　　　　D. 甲亢
    E. 异常子宫出血

72. 此患者发生骨质疏松的主要原因是
    A. 雄激素分泌增加
    B. 雌激素分泌不足
    C. 雌激素分泌增加
    D. 孕激素分泌不足
    E. 孕激素分泌增加

73. 以下内分泌改变中不包括
    A. 雄烯二酮明显升高
    B. FSH/LH 值 <1
    C. LH 明显升高
    D. FSH 明显升高

E. 孕酮量减少

四、B1 型题

(74~76 题共用备选答案)

A. 席汉综合征

B. Turner 综合征

C. 多囊卵巢综合征

D. 闭经溢乳综合征

E. 宫颈粘连综合征

74. 闭经、不育、多毛及肥胖的原因为

75. 由于产后大出血休克导致闭经的原因为

76. 人工流产术后闭经的原因为

(77~79 题共用备选答案)

A. 经前诊刮，病理表现：增生期子宫内膜

B. 即时诊刮，病理表现：分泌期宫内膜

C. 淋漓出血后诊刮，病理表现：子宫内膜蜕膜样改变伴 A–S 现象

D. 经前1天诊刮，病理：分泌期宫内膜，腺体分泌不足，腺体与间质发育不同步

E. 经期第5~7天诊刮，病理表现：可见分泌期宫内膜、增生早期内膜及出血坏死内膜混合存在

77. 无排卵性异常子宫出血诊刮时间和病理表现为

78. 子宫内膜不完全脱落性异常子宫出血诊刮时间和病理表现为

79. 黄体功能不足性异常子宫出血诊刮时间和病理表现为

(80~81 题共用备选答案)

A. 波动巨大　　B. 降低

C. 升高　　　　D. 持续下降

E. 接近 0

80. 卵巢功能衰竭引起卵巢性闭经，体内卵泡刺激素水平应该是

81. 下丘脑功能衰竭引起下丘脑性闭经，体内黄体生成素水平应该是

五、X 型题

82. 关于无排卵性异常子宫出血，下列叙述正确的是

A. 是由 HOPA 轴功能失调导致的

B. 青春期功血是由于大脑对雌激素负反馈机制缺陷引起的

C. 围绝经期功血有卵泡发育，但对促性腺激素反应低下

D. 应激因素可引起暂时性不排卵

E. 高水平雌激素可发生急性、大量、较长时间的突破性出血

83. 原发性闭经的常见病因有

A. 性腺发育障碍

B. 米勒管发育不全

C. 下丘脑功能异常

D. 多囊卵巢综合征

E. 高催乳素血症及卵巢早衰

84. 闭经的药物撤退试验有

A. 孕激素试验

B. 雌孕激素序贯试验

C. 垂体兴奋试验

D. 血甾体激素测定

E. 催乳素及垂体促性腺激素测定

85. 多囊卵巢综合征的内分泌特征有

A. 雄激素过多

B. 雌酮过多

C. 黄体生成激素/卵泡刺激素（LH/FSH）比值增大

D. 胰岛素过多

E. 雌激素过多

86. 原发性痛经的主要特点正确的是

A. 多见于青春期，常在初潮后 1~2 年内发病

B. 疼痛多自月经来潮后开始

C. 疼痛以经前 12 小时疼痛最剧烈

D. 疼痛常呈痉挛性

E. 妇科检查有异常发现

87. 围绝经期激素补充治疗的禁忌证包括

A. 不明原因的阴道出血

B. 严重的肝功能异常

C. 缺血性心血管疾病

D. 反复的泌尿系感染

E. 乳腺癌

第二十一章 不孕症与辅助生殖技术

一、A1 型题

1. 输卵管阻塞造成不孕与下列无关的是

A. 阑尾炎

B. 盆腔炎

C. 结核性腹膜炎

D. 先天性输卵管发育不全

E. 结肠炎

2. 不孕症伴有痛经常发生于

A. 卵巢囊肿

B. 子宫内膜异位症

C. 多囊卵巢综合征

D. 子宫内膜炎

E. 子宫肌瘤

3. 不孕症妇女应用促排卵药物，首选

A. HMG   B. HCG

C. GnRH   D. 溴隐亭

E. 氯米芬

4. 为进行性交后精子穿透力试验，在下列说法中正确的是

A. 应先测基础体温，根据基础体温测定的排卵日进行

B. 试验前 3 天内应用抗生素以预防生殖道炎症

C. 试验前 3 天内应进行阴道冲洗，以预防感染

D. 试验前 3 天内禁止性交

E. 为了解精子穿透力，应在性交后 10 小时取材

5. 引起输卵管堵塞导致女性不孕的常见因素是

A. 输卵管炎症

B. 输卵管畸形

C. 生殖器结核

D. 子宫内膜异位症

E. 子宫肌瘤的压迫

6. 不孕患者检查排卵功能，以下最不相关的是

A. 基础体温测定

B. B 超监测卵巢排卵情况

C. 甲状腺功能的检查

D. 月经周期中宫颈黏液的检查

E. 子宫内膜活组织检查

7. 不孕症的诊刮应于

A. 排卵前期

B. 月经中期

C. 月经前或月经来潮 12 小时内

D. 排卵期

E. 黄体期

8. 下列患者可进行输卵管通液术的是

A. 子宫结核史

B. 白带增多，外阴瘙痒

C. 有不规则阴道出血

D. 输卵管妊娠保守治疗后继发不孕

E. 下腹痛伴发热

9. 卵巢功能异常导致持续性不排卵的因素，以下说法不正确的是

A. 多囊卵巢综合征

B. 卵泡黄素化不破裂综合征

C. 黄体功能不全

D. 输卵管结核

E. 重度营养不良、甲亢等

10. 女性继发性不孕症的最常见因素是

　　A. 排卵障碍

　　B. 子宫发育异常或病变

　　C. 子宫内膜异位症

　　D. 子宫颈病变如重度糜烂、息肉等

　　E. 输卵管因素

11. 子宫内膜异位症患者不孕的病因不包括

　　A. 因盆腔粘连输卵管蠕动受限

　　B. 发生 LUFS

　　C. 子宫内膜功能异常

　　D. 免疫因子影响精卵结合

　　E. 黄体功能不足

12. 腹腔镜检查对于不孕症诊断的意义，正确的是

　　A. 患者来就诊时常规进行腹腔镜检查

　　B. 40% 的患者通过腹腔镜检查可以查出术前未能诊断的病变

　　C. 腹腔镜只能做检查，不能做治疗

　　D. 腹腔镜检查对于子宫的病变没有诊断价值

　　E. 腹腔镜检查可以直观地检查盆腔的情况

13. 治疗不孕症的关键是

　　A. 男方不必检查，只需女方诊治

　　B. 男方只需做一次精液常规，正常者只需检查女方

　　C. 女方只需监测有否排卵并治疗

　　D. 女方只需了解输卵管是否通畅并治疗

　　E. 男、女双方同时全面检查，对因治疗

14. 关于不孕症检查，下列说法正确的是

　　A. 男方无精症时，女方无需进行检查，直接做供精人工授精

　　B. 腹腔镜检查是不孕症就诊时的常规检查

　　C. 疑有子宫内膜因素时，需做宫腔镜检查

　　D. 月经周期的任一时期均可进行性交后精子穿透试验

　　E. 月经中期应检查女方的基础内分泌状况，以做出明确诊断

15. 女性不孕症监测有无排卵时，下列检查不必要的是

　　A. 阴道细胞学检查

　　B. 宫颈黏液涂片检查

　　C. 基础体温测定

　　D. 经前诊刮或宫内膜活检

　　E. 腹腔镜检查

16. 月经周期为 28 天的妇女，要取子宫内膜活检测定是否有排卵，最好在周期的

　　A. 第 7～9 天　　　　B. 第 11～12 天

　　C. 第 13～15 天　　　D. 第 17～19 天

　　E. 第 26～27 天

17. 不孕患者，检测排卵功能，对诊断关系不大的辅助检查方法为

　　A. B 超检测卵巢排卵

　　B. 月经周期后半期宫颈黏液检查

　　C. 肾上腺功能检查

　　D. 基础体温测定

　　E. 月经周期前半期子宫内膜活检

18. 不孕症是指女性无避孕性生活时间达

　　A. 1 年　　　　　　B. 1.5 年

　　C. 2 年　　　　　　D. 0.5 年

　　E. 3 年

19. 关于女性不孕因素不正确的是

　　A. 输卵管发育不全

　　B. 多囊卵巢

　　C. 宫颈腺囊肿

　　D. 子宫黏膜下肌瘤

　　E. 严重阴道炎

20. 有关不孕症的说法不正确的是
    A. 育龄夫妇婚后同居未避孕，性生活正常，1 年未曾受孕称不孕症
    B. 能怀孕而无正常足月分娩，如流产、早产、死胎、死产、宫外孕等，虽妊娠而无活婴获得，也属于不孕症范围
    C. 世界卫生组织的不孕定义中的时间是 1 年
    D. 婚后未避孕，从未妊娠者称为原发不孕
    E. 曾有妊娠，而后不孕，称为继发不孕

21. 关于卵巢过度刺激综合征，下列哪项错误
    A. 为医源性疾病
    B. 主要病理改变为全身血管通透性增加
    C. 可导致盆腹腔积液或胸腔积液
    D. 需常规使用利尿剂进行治疗
    E. 必要时行腹腔或胸腔穿刺

22. 在下列各项中，符合辅助生殖技术伦理原则的是
    A. 给终身不嫁的单身妇女实施人工授精
    B. 实施非医学需要的性别选择
    C. 为无子宫的已婚妇女实施代孕
    D. 告知捐精者接受精子的不孕妇女的姓名
    E. 一名捐精者最多只能提供 5 名不孕妇女受孕

二、A2 型题

23. 患者女性，28 岁，不孕症，月经规律，痛经 2 年，每次需服止痛药。盆腔检查：子宫后位、稍活动，双侧卵巢增大 6cm × 5cm × 4cm 大小，右骶骨韧带处有触痛硬结。可能的阳性检查是
    A. AFP 增高
    B. 丈夫精液异常
    C. 输卵管呈串珠样改变

D. 月经第 21 天血孕酮 <31.8mmol/L
    E. CA125 增高

24. 患者女性，26 岁，结婚 3 年不孕。月经周期不规则，刮宫组织学表明为有排卵的子宫内膜，应是
    A. 增生早期　　　　B. 分泌期
    C. 萎缩型　　　　　D. 增生期中期
    E. 增生期晚期

25. 患者女性，28 岁，结婚 3 年不孕，月经周期正常，量少，基础体温曲线呈双相型，子宫碘油造影示双输卵管不通，右侧输卵管呈典型串珠状改变。为进一步明确诊断，首选检查为
    A. 宫腔镜检查　　　B. 腹腔镜检查
    C. 子宫内膜活检　　D. 内分泌激素测定
    E. 盆腔 B 超检查

26. 患者女性，28 岁，5 年前人流 1 次，继发不孕，近来低热消瘦，经量减少，继而闭经。妇科检查：发育好，消瘦，子宫比正常略小，活动受限，左侧附件区增厚感，右侧可及条块状物，界限不清，超声检查示子宫腔小而不规则，子宫输卵管碘油造影示双侧输卵管不通，有串珠样改变。考虑闭经的原因可能是
    A. 慢性盆腔炎
    B. 卵巢早衰
    C. 刮宫后引起宫腔粘连
    D. 盆腔结核
    E. 双侧输卵管炎

27. 患者女性，25 岁，停经 50 天，剧烈腹痛 2 天，阴道不规则流血 3 天。今晨从阴道排出三角形膜样物质。检查：贫血貌，下腹部压痛反跳痛明显，正确治疗应选择
    A. 静脉滴注缩宫素
    B. 肌注麦角新碱

C. 吸宫术终止妊娠

D. 应用止血药

E. 行腹腔镜手术

28. 孕妇 35 岁，妊娠 41 周，原发不孕史，曾两次因宫腔积液行扩宫术，进一步处理是

A. 继续观察

B. 羊膜腔内输液治疗

C. 低浓度缩宫素点滴引产

D. 剖宫产结束分娩

E. 羊水穿刺行染色体核型分析，除外胎儿畸形

29. 患者女性，28 岁，继发不孕，6 年前人工流产 1 次，现有痛经及性交痛。检查：子宫后位，固定，触痛，双附件区增厚。下一步最佳处理方法是

A. 剖腹探查

B. 腹腔镜检查 + 药物治疗

C. 药物治疗

D. 试管婴儿

E. 物理治疗

30. 患者女性，27 岁，婚后 2 年不孕，妇科检查发现右卵巢肿块，B 超检查显示肿块 6cm，囊实性、囊内有乳头。手术探查左侧卵巢正常，右卵巢肿块完整剥除，冰冻病理为"交界性浆液性囊腺瘤"。术式的选择为

A. 肿瘤切除术 + 大网膜活检

B. 患侧附件切除术

C. 子宫 + 患侧附件切除术

D. 子宫 + 双附件切除术

E. 患侧附件切除 + 对侧卵巢剖视

31. 患者女性，38 岁，结婚 10 年不孕，月经一直不规则，临床考虑为"无排卵性功血"。根据月经史，下列情况中，符合其诊断的是

A. 周期紊乱，经期长短不一，经血量时多时少

B. 周期正常，经期延长，经血量多

C. 周期紊乱，经血量少，淋漓不尽

D. 周期正常，月经中期少量出血

E. 周期缩短，经血量稀少

32. 患者女性，33 岁，结婚 5 年不孕，2 年来月经量少，近 3 个月闭经，反复低热。妇科检查：子宫稍小，活动欠佳；两侧宫旁组织增厚，右侧有 4cm×4cm×6cm 肿物，轻度压痛。红细胞沉降率为 30 mm/小时，子宫输卵管碘油造影呈串珠样改变。首选的治疗措施是

A. 达那唑口服

B. 中药活血化瘀

C. 静脉滴注青霉素

D. 系统抗结核治疗

E. 开腹探查术

33. 患者女性，30 岁，有正常性生活，婚后 3 年未孕。既往体健，月经规则，4～5/28，经量中等；妇科盆腔检查正常，男方检查未发现异常。为确定不孕的原因，首先应采取的特殊检查是

A. 经前子宫内膜活检

B. 子宫输卵管碘油造影

C. 输卵管通液术

D. 宫腔镜检查

E. 基础体温测定

34. 不孕妇女，28 岁，月经 3/（28～30），量中，无痛经。妇科检查正常。丈夫 30 岁，有幼年腮腺炎病史。首要的检查是

A. 经前诊刮

B. 输卵管通气术

C. 男方精液检查

D. 性交试验

E. 内分泌检查

35. 患者女性，26 岁，婚后 5 年不孕，月经规律，但月经量渐少，近年腹部渐胀大，乏力。查体：腹部膨隆，有腹水征；子宫小；双侧有核桃大小的肿块，粘连不活动。胸片正常。腹水草黄色。最可能是

    A. 卵巢癌　　　　B. 肝硬化

    C. 结核性腹膜炎　D. 麦格征

    E. 以上都不是

36. 患者女性，32 岁，婚后 2 年未孕。男方经全面检查均正常。在女方诊疗中下列说法错误的是

    A. 先试验性服用促排卵药

    B. 先从病史中了解月经史、既往史、家族史，然后全面体检

    C. 女性不孕的特殊检查逐项进行

    D. 检查同时增强体质，增进健康

    E. 必须戒烟、不酗酒，积极治疗内科疾病

37. 患者女性，28 岁，婚后 4 年未孕，18 岁来经，1~3 个月 1 次，每次 3~4 天，量中等，无痛经。夫妇双方检查：男方精液常规正常；女方阴道通畅，宫体后位，正常大、活动，附件未及异常，基础体温测定曲线呈单相型。该患者不孕的可能原因是

    A. 子宫后位　　　B. 宫颈炎

    C. 无排卵　　　　D. 黄体萎缩不全

    E. 黄体发育不健全

38. 患者女性，32 岁，婚后不孕 3 年，月经 3~5/20~30 天。妇科查体：左侧穹隆稍增厚，余正常。进一步检查首先考虑

    A. 月经前诊断性刮宫

    B. 输卵管通液

    C. 子宫输卵管造影

    D. 宫腔镜

    E. 腹腔镜

39. 患者女性，38 岁。因婚后 3 年不孕，伴月经稀少，继而闭经 3 个月就诊。尿妊娠试验阴性。在常规体格检查时，下列检查中最不可忽略的是

    A. 双下肢是否水肿

    B. 扁桃体是否肿大

    C. 挤压双侧乳房是否有乳汁溢出

    D. 面肌叩击试验

    E. 皮肤划痕试验

40. 患者女性，65 岁，未孕。绝经 6 年，少量阴道流血 2 周。妇科检查：宫颈正常，子宫如妊娠 6 周大，稍软，双附件正常。本例确诊方法是

    A. B 超检查　　　B. 腹腔镜检查

    C. 宫颈刮片　　　D. 分段诊刮

    E. 血清肿瘤标志物检查

41. 患者女性，26 岁，继发闭经 5 年，婚后 3 年未孕。查体：双侧泌乳。血 PRL 水平 800μg/L，磁共振成像检查垂体有 2.0cm 的占位病变，诊断为垂体催乳素大腺瘤，继发闭经、不育。治疗宜采用

    A. 手术切除垂体腺瘤

    B. 放射治疗垂体腺瘤

    C. 多巴胺激动剂溴隐亭

    D. 人工周期恢复月经

    E. 促排卵治疗不育

42. 患者女性，29 岁，结婚 3 年不孕，基础体温曲线呈单相型，经前 5 天取宫颈黏液。其特征应是

    A. 量少黏稠　　　B. 量少稀薄

    C. 量多黏稠　　　D. 量多稀薄

    E. 量极少，不易取出

43. 患者女性，29 岁，婚后未避孕未孕 4 年。近 5 年月经不规律，月经量少，经常有乳房泌乳现象。首选的检查为

A. 血清 T 水平

B. 血清 FSH 水平

C. 血清 PRL 水平

D. 血清 E_2 和 P 水平

E. 血清胰岛素水平

44. 患者女性，33 岁，结婚 3 年，性生活正常，2 年前有一次人工流产史。近 2 年来未避孕未孕，丈夫精液检查正常。女方基础体温双相，B 型超声监测有优势卵泡，有排卵，盆腔检查子宫附件均未发现异常。下一步检查应该是

A. 子宫输卵管造影

B. 性交后试验

C. 腹腔镜检查

D. CT 或 MRI 的盆腔扫描

E. 抗精子抗体检查

45. 患者女性，34 岁，婚后 3 年不孕，平素月经规律，妇科检查未发现异常。内分泌检查正常，造影示双侧输卵管堵塞。适宜的辅助生育是

A. 配子输卵管内移植

B. 胞浆内单精子注射

C. 植入前遗传学诊断技术

D. 体外受精与胚胎移植

E. 人工授精

46. 患者女性，35 岁，原发不孕 3 年，月经规律，基础体温曲线呈双相型，基础内分泌检查正常，HSG 示双侧输卵管峡部不通，丈夫精液检查正常。治疗应选择

A. 监测排卵　　　　B. 人工授精

C. IVF－ET　　　　D. ICSI－ET

E. GIFT

47. 患者女性，32 岁，原发不孕 4 年，月经规律，痛经明显，偶有性交痛，基础体温双相，HSG 宫腔大小形态正常，双侧输卵管

通畅，男方精液检查正常，最可能的不孕原因是

A. PCOS　　　　　B. 子宫内膜异位症

C. 输卵管性不孕　　D. 排卵障碍

E. 男方因素

48. 患者女性，30 岁，原发不孕 2 年，月经规律，周期 28 ~ 30 天，基础内分泌检查正常，超声监测卵泡发育，月经第 10 天，左卵巢最大卵泡 1.2cm，月经第 14 天左卵巢最大卵泡 1.8cm，月经第 18 天左卵巢卵泡 2.5cm，透声欠佳，内有网格状回声，同时测基础体温双相。认为

A. 正常排卵　　　　B. LUFS

C. PCOS　　　　　D. 左卵巢良性肿瘤

E. 左卵巢巧克力囊肿

三、A3/A4 型题

(49 ~ 50 题共用题干)

患者女性，33 岁。G_3P_0，最后一次妊娠至今已 5 年，未采取任何避孕措施。妇科查体：宫体正常大小，双侧附件区压痛明显，可触及不规则片状物。

49. 此患者最可能的诊断是

A. 继发性不孕 + 附件炎

B. 绝对不孕 + 附件炎

C. 继发性不孕

D. 原发性不孕

E. 原发性不孕 + 附件炎

50. 此患者的最佳治疗方案是

A. 人工周期

B. 宫颈扩张

C. 全身抗感染治疗 + 输卵管通液

D. 氯米芬

E. IVF/ET

(51 ~ 52 题共用题干)

患者女性，30 岁，婚后足月顺产 1 子，

之后未避孕，未孕 3 年。平素月经规律，（3 ~ 5）/（45 ~ 90）天，痛经，近年呈进行性加重，诉有同房痛。基础性激素检查正常。输卵管通液术示双侧输卵管通而不畅。B 型超声附件区液性暗区伴密集光点。男方精液正常。

51. 为进一步明确不孕的原因，首选的检查是

    A. 子宫输卵管碘油造影

    B. 抗精子抗体

    C. 宫腔镜检查术

    D. 抗心磷脂抗体检查

    E. 腹腔镜检查术

52. 最可能的诊断是

    A. 急性盆腔炎

    B. 子宫内膜异位症

    C. 多囊卵巢综合征

    D. 黄体囊肿

    E. 未破卵泡黄素化综合征

（53 ~ 54 题共用题干）

    患者女性，28 岁，婚后未避孕，未孕 16 个月。平素月经不规律，（3 ~ 5）/（45 ~ 90）天，无痛经，无性交痛。BMI 26kg/m²，伴多毛、痤疮。既往有急性盆腔炎病史，正规治疗后无复发。外院行输卵管通液术示双侧输卵管通畅。现来我院进行生育咨询。

53. 最可能的诊断是

    A. 子宫内膜异位症

    B. 多囊卵巢综合征

    C. 高催乳素血症

    D. 单纯肥胖

    E. 输卵管炎

54. 若男方精液正常，子宫输卵管碘油造影示双侧输卵管通畅，首选助孕方案为

    A. 监测排卵 + 指导同房

    B. 基础治疗后诱发排卵 + 指导同房

    C. 夫精人工授精

    D. 体外受精胚胎移植术

    E. 卵细胞质内单精子注射

（55 ~ 58 题共用题干）

    患者女性，30 岁，婚后 1 年不孕，腹胀 1 月。妇科查体：左卵巢囊实性肿块 8cm。B 超彩色多普勒检查：左侧卵巢囊实性肿瘤，其周边血供丰富。

55. 首先选择的治疗方法是

    A. 月经后复查

    B. 辅助生育

    C. B 超阴道穿刺活检

    D. 手术附件切除 + 快速病理

    E. 完整切除肿瘤 + 快速病理

56. 如快速病理报告为"浆液性囊腺瘤"，术式的选择为

    A. 肿瘤切除术

    B. 患侧附件切除术

    C. 子宫 + 患侧附件切除术

    D. 子宫 + 双附件切除术

    E. 患侧附件切除 + 对侧卵巢剖视

57. 如快速病理报告为"交界性浆液性囊腺瘤"，术中探查右侧卵巢表面"珊瑚样转移灶 1cm"。术式的选择为

    A. 分期手术

    B. 双侧附件切除，术后辅助生育

    C. 左侧附件切除术 + 右侧病灶局部切除

    D. 子宫 + 双附件切除术

    E. 患侧附件切除 + 对侧卵巢剖视

58. 如快速病理报告为"浆液性囊腺癌"，无腹水，手术病理分期 IAG1。术式的选择为

    A. 肿瘤切除术 + 术后化疗 + 密切随访

    B. 患侧附件切除术 + 术后密切随访

    C. 子宫 + 患侧附件切除术

    D. 子宫 + 双附件 + 大网膜 + 阑尾切除术

    E. 子宫 + 双附件 + 盆、腹主动脉旁淋巴 + 大网膜切除术

四、B1 型题

（59～62 题共用各选答案）

  A. ICSI   B. PGD

  C. AID   D. AIH

  E. 常规 IVF－ET

59. 对于丈夫患有生殖细胞不发育症的不孕夫妇可选择的治疗为

60. 对于患有子宫内膜异位症，继发不孕的患者，选择体外授精方式为

61. 对于免疫性不孕患者，首选的助孕方式是

62. 对于患有地中海贫血的夫妇，应选择的助孕方式是

（63～65 题共用备选答案）

  A. 卵母细胞单精子显微注射

  B. 体外受精与胚胎移植

  C. 配子输卵管内移植

  D. 供胚移植

  E. 人工授精

63. 主要适用于女性不可逆性输卵管损害的助孕技术是

64. 适用于患卵巢功能不良或有严重遗传病女性的助孕技术是

65. 主要用于治疗男性不育的助孕技术是

五、X 型题

66. 输卵管性不孕症的处理方式手段有

  A. 诊断性刮宫

  B. 经宫腔通液术

  C. 明确阻塞部位

  D. 经宫颈输卵管导管疏通术

  E. 输卵管阻塞手术复通术

67. 一年轻女性自然流产 3 次，均为孕 40～50 天时，曾保胎治疗无效。可做检查为

  A. 夫妻双方染色体检查和丈夫的精液检查

  B. 女方的卵巢功能检查

  C. 子宫输卵管碘油造影

  D. 腹部平片检查

  E. 甲状腺功能检查

68. 体外受精－胚胎移植（IVF－ET）的并发症包括

  A. 卵巢过度刺激综合征

  B. 流产和宫外孕

  C. 多胎妊娠

  D. 妊娠期高血压疾病

  E. 感染

第二十二章 计划生育

一、A1 型题

1. 短效口服避孕药的主要避孕原理是
  A. 加速孕卵在输卵管内运行速度，使与子宫内膜的发育不同步
  B. 雌激素使宫颈黏液量多、黏稠度增加，不利于精子运行
  C. 抑制排卵
  D. 影响下丘脑释放 GnRH，促进 FSH 的分泌
  E. 孕激素量少，使子宫内膜变薄

2. 有关复方短效口服避孕药的不良反应，正确的是
  A. 能引起经血量增多，不适用于经量偏多的妇女
  B. 孕激素引起宫颈黏液量增多致白带增多
  C. 体重减轻系因食欲缺乏、进食少
  D. 孕激素刺激胃黏膜致类早孕反应
  E. 能使水钠潴留

3. 短效口服避孕药含
  A. 雌激素
  B. 孕激素
  C. 雌激素 + 雄性激素
  D. 孕激素 + 雄性激素
  E. 雌激素 + 孕激素

4. 含孕激素的宫内节育器是
  A. 吉妮环
  B. 曼月乐
  C. 母体乐
  D. TCu – IUD
  E. VCu – IUD

5. 有关复方短效口服避孕药不良反应的叙述，正确的是

  A. 类早孕反应是因为雄激素刺激胃黏膜产生
  B. 白带增多是因为孕激素作用导致
  C. 雄激素引起水钠潴留，导致体重增加
  D. 复方短效口服避孕药如果发生类早孕反应，通常需要积极处理
  E. 服药期间阴道流血又称突破性出血，多数发生在漏服避孕药后

6. 关于紧急避孕药的说法中，不正确的是
  A. 紧急避孕药主要有雌孕激素复方制剂，单孕激素制剂和抗孕激素制剂
  B. 复方左炔诺孕酮片是单孕激素制剂
  C. 服用紧急避孕药可出现恶心、呕吐
  D. 服用紧急避孕药可出现月经紊乱
  E. 紧急避孕药激素剂量大

7. 关于安全期避孕的说法，错误的是
  A. 又称自然避孕
  B. 包括日历表法、基础体温法、宫颈黏液观察法
  C. 十分可靠，适宜推广
  D. 基础体温的曲线变化与排卵时间的关系并不恒定
  E. 安全期避孕是根据女性生殖生理知识推测排卵日期，在判断周期中的易受孕期进行禁欲而达到避孕的目的

8. 下列不属于复方短效口服避孕药副作用的是
  A. 类早孕反应
  B. 不规则阴道出血
  C. 体重增加
  D. 乳房胀痛

E. 增加卵巢癌的发病率

9. 人工流产负压吸宫术适用于

 A. 妊娠 10 周以内者

 B. 妊娠 12 周以内者

 C. 妊娠 13 周以内者

 D. 妊娠 14 周以内者

 E. 妊娠 16 周以内者

10. 关于人工流产并发症，说法错误的是

 A. 子宫穿孔是人工流产术的严重并发症

 B. 感染可发生急性子宫内膜炎、盆腔炎等

 C. 术中出血应立即停止操作

 D. 羊水栓塞少见，其症状及严重性不如晚期妊娠发生凶猛

 E. 远期并发症包括宫颈粘连、宫腔粘连、慢性盆腔炎等

11. 手术流产的禁忌证不包括

 A. 生殖道炎症

 B. 各种疾病的急性期

 C. 哮喘患者

 D. 术前两次体温在 37.5℃ 以上

 E. 全身情况不良，不能耐受手术

12. 药物流产的适应证不包括

 A. 瘢痕子宫

 B. 宫颈发育不良

 C. 多次人工流产术史

 D. 严重骨盆畸形

 E. 妊娠剧吐

13. 临床常用药物流产方法是

 A. 米非司酮

 B. 卡孕栓

 C. 环磷酰胺

 D. 米非司酮 + 米索前列醇

 E. 卡孕栓 + 前列腺素

14. 负压吸引术最大的并发症是

 A. 组织残留

 B. 漏吸

 C. 误吸

 D. 子宫穿孔

 E. 感染

15. 结扎输卵管常在哪个部位进行

 A. 输卵管子宫部

 B. 输卵管峡部

 C. 输卵管壶腹部

 D. 输卵管漏斗部

 E. 输卵管伞

16. 实施经腹输卵管结扎术的合适时间是

 A. 非孕妇女在月经干净后 3~4 天

 B. 人工流产术后阴道流血停止时

 C. 正常产后 3~7 天

 D. 剖宫产术后 3~4 个月经周期后

 E. 以上都不是

17. 有关紧急避孕方法，不恰当的有

 A. 120 小时内放置 IUD

 B. 已确定怀孕的妇女可采用紧急避孕药

 C. 在无保护的性生活 120 小时之内口服米非司酮 10mg 有效率可达 85% 以上

 D. 米非司酮为孕激素受体拮抗药

 E. 53 号避孕药可作为紧急避孕药

18. 有关药物流产，下列不恰当的是

 A. 流血时间长，出血量较多

 B. 完全流产率为 90% 以上

 C. 若流产失败，应及时手术终止

 D. 若流产失败，应加大药量

 E. 适用于宫内妊娠 7 周内

19. 有关宫内节育器避孕原理错误的是

 A. 子宫内膜白细胞、巨噬细胞增多

 B. 引起子宫内膜感染性炎性反应

 C. 子宫内膜局部纤溶酶原激活

 D. 含孕激素 IUD 可引起子宫内膜腺体萎缩和间质退化

 E. 带铜 IUD 还可影响精子获能

20. 有关人工流产并发症错误的是

　　A. 子宫过度后屈，后壁容易穿孔

　　B. 流产后的感染多为子宫内膜炎

　　C. 宫体过度屈曲易发生吸宫不全

　　D. 妊娠月份较大时，术中出血较多

　　E. 导致迷走神经兴奋，发生人工流产综合反应

21. 患者女性，28 岁，因妊娠 8 周行负压吸宫人工流产术。术中出现颜面苍白、胸闷、脉缓及血压下降，应首先考虑的是

　　A. 空气栓塞

　　B. 羊水栓塞

　　C. 人工流产综合反应

　　D. 吸宫不全

　　E. 子宫穿孔

22. 防止输卵管结扎术失败的技术要点是

　　A. 防止输卵管系膜出血

　　B. 避免损伤脏器

　　C. 最好在峡部结扎

　　D. 找到输卵管，追踪到伞端

　　E. 切断输卵管

23. 在下列选项中，不是取出节育器指征的是

　　A. 节育环移位

　　B. 念珠菌性阴道炎

　　C. 绝经后 0.5~1 年

　　D. 置节育环后，出现月经紊乱，经量增多已数月，无改善趋势

　　E. 男方或女方已做绝育手术

24. 人工流产时发生子宫穿孔，下列处理中错误的是

　　A. 穿孔小（如探针穿孔），无症状，可住院观察，用抗生素及宫缩剂

　　B. 一旦发生穿孔或疑有穿孔时，均应立即停止手术操作

　　C. 疑有脏器损伤时立即进行剖腹探查

　　D. 并发严重感染者应立即剖腹探查

　　E. 穿孔修补后应避孕 1~2 年

25. 在下列选项中，不是人工流产的远期并发症的是

　　A. 继发性不孕　　　　B. 月经失调

　　C. 宫颈粘连　　　　　D. 双胎

　　E. 慢性盆腔炎

二、A2 型题

26. 患者女性，27 岁，已婚未孕，准备 1 年后生育，平时月经规律。最适合的避孕方法是

　　A. 安全期避孕

　　B. 宫内节育器

　　C. 皮下埋植

　　D. 复方短效口服避孕药

　　E. 长效避孕药

27. 患者女性，30 岁，人工流产后 4 个月，一直未来月经，但有周期性下腹痛。妇科检查：宫颈轻度柱状上皮异位，宫体略大，轻压痛，双侧附件无异常。首先考虑诊断的疾病是

　　A. 慢性盆腔炎

　　B. 人工流产后月经失调

　　C. 子宫内膜异位症

　　D. 宫颈粘连

　　E. 漏吸

28. 患者女性，32 岁，行人工流产时突然出现人工流产综合反应。以下不属于人工流产综合反应临床表现的是

　　A. 心动过速，血压上升

　　B. 昏厥，抽搐

　　C. 心动过缓

　　D. 面色苍白，大汗淋漓

　　E. 头昏、胸闷

29. 患者女性，25 岁，因停经 7 周行人工流产

术，术中出现心动过缓、血压下降、面色苍白、出汗、胸闷等。恰当处置应是

A. 立即输液并输血

B. 静脉注射阿托品

C. 肌注肾上腺素

D. 静脉滴注间羟胺

E. 终止手术，待病情好转再进行

30. 患者女性，29 岁，第一胎产后 7 个月，尚在哺乳中。本例应选择的最佳避孕措施是

A. 安全期避孕

B. 阴茎套避孕

C. 口服短效避孕药

D. 长效避孕针

E. 长效缓释避孕药皮下埋植

31. 经产妇，30 岁，曾足月分娩 2 次。月经周期正常，经量中等。查体：阴道前后壁明显膨出，重度颗粒型宫颈糜烂，宫口松，子宫后倾，正常大，附件未见异常。本患者要求避孕，最合适的避孕方法是

A. 安全期避孕　　　B. 阴茎套避孕

C. 外用避孕药　　　D. 宫内节育器

E. 口服短效避孕药

32. 经产妇，38 岁，带宫内节育环半年，近半月余感腰酸、坠胀感，并伴有少量阴道出血。下列检查不必要的是

A. 宫颈刮片　　　B. B 超检查

C. 妇科检查　　　D. 腹部 X 线片检查

E. 尿 hCG 检查

33. 患者女性，27 岁，G_1P_1，皮下埋植缓释孕激素类避孕药已 3 个月，不规则阴道少量出血 2 个月，用一般止血药及抗生素后无好转。应用下列哪种激素治疗为宜

A. 雄激素

B. 雌激素

C. 孕激素

D. 肾上腺皮质激素

E. 雌激素 + 雄激素

34. 患者女性，40 岁，既往有风湿性心脏病史，心功能无改变，重复剖宫产术。术中应选的避孕措施是

A. 上环　　　　　B. 输卵管结扎术

C. 口服避孕药　　D. 工具避孕

E. 安全期避孕

35. 患者女性，33 岁，足月妊娠剖宫产术后半年，不哺乳，月经已复潮，但周期不规则，平素经量多，有贫血史。首选的避孕方法为

A. 安全套

B. 口服短效避孕药

C. 输卵管绝育术

D. 宫内节育器

E. 安全期避孕

36. 患者女性，49 岁，放置宫内节育器 8 年，因不规则阴道出血半年就诊。宫颈光滑，宫颈防癌涂片检查无异常。首选的治疗为

A. 人工周期治疗

B. 取出宫内节育器

C. 一般止血药治疗

D. 取出宫内节育器 + 诊刮

E. 抗生素治疗

37. 患者女性，22 岁，现妊娠 9 周，要求人工流产终止妊娠。最常用的措施

A. 依沙吖啶羊膜腔注射

B. 负压吸引

C. 钳刮

D. 天花粉肌注

E. 缩宫素静脉滴注

38. 患者女性，32 岁，人工流产术后，不规则流血 15 天，药物治疗无效。子宫稍大、软、宫口开大。应考虑

A. 子宫内膜炎   B. 吸宫不全

C. 功血   D. 宫颈粘连

E. 子宫复旧不全

39. 患者女性，23 岁，妊娠 11 周时到某医院终止妊娠，医师给予钳刮术，术中见黄色脂肪组织，患者腹痛，并出现腹膜刺激征。下述处理不恰当的是

A. 肌内注射子宫收缩药

B. 停止子宫操作

C. 抗感染

D. 立即行剖腹探查术

E. 住院观察，如有内出血再行剖腹探查

40. 患者女性，27 岁，早孕 7 周，行人工流产术中，患者突然恶心，出冷汗。查体：面色苍白，血压 70/50mmHg，脉搏 60 次/分。如何操作能减少上述情况的出现

A. 反复吸刮以防残留

B. 扩张宫颈要轻柔

C. 人流手术尽量在妊娠 40 天内进行

D. 人流手术时负压要大

E. 人流手术时要保证足够的手术时间

41. 患者女性，32 岁，人工流产术后 38 天无月经，近 4 天下腹及肛门坠痛难忍，子宫近鸭蛋大，附件正常。首先应进行的处置是

A. 尿妊娠试验   B. 再次吸宫

C. 剖腹探查   D. 探查宫腔

E. 子宫造影

42. 患者女性，24 岁，人流术后 1 周，突然阴道流血增多，伴腹痛，无发热。查体：宫口有少量活动出血，子宫稍大稍软、压痛（±），附件正常。为确诊应行的检查是

A. 血 HCG   B. 宫腔镜

C. B 超检查   D. 腹平片检查

E. 子宫造影

43. 患者女性，38 岁，于 5 个月前曾因妊娠 2 个月而行人工流产术，人流术后月经即停止来潮，无不适，测基础体温呈双相型曲线，检查盆腔无异常发现。最可能引起闭经的原因是

A. 妊娠

B. 宫颈粘连

C. 子宫内膜海绵层和致密层损坏

D. 子宫内膜基底层破坏

E. 卵巢功能早衰

44. 患者女性，38 岁，人工流产术后 14 天，阴道流血仍较多，伴下腹疼痛，体温 38.5℃。双合诊子宫略大，呈球形，压痛明显。应考虑诊断为

A. 漏吸

B. 吸宫不全并发感染

C. 吸宫不全

D. 输卵管妊娠

E. 人工流产综合反应

三、A3/A4 型题

（45～47 题共用题干）

患者女性，35 岁，二胎生育完成后，放置金属环避孕，2 个月前因带器妊娠而行人工流产术，要求再次放环，患者平素月经量大，并伴有痛经。

45. 首选的宫内节育器是

A. 惰性宫内节育器   B. 母体乐

C. 吉妮环   D. 曼月乐

E. TCu – IUD

46. 宫内节育器放置术的禁忌证不包括

A. 生殖道急性炎症

B. 怀疑有妊娠组织物残留

C. 双子宫

D. 严重的全身性疾病

E. 月经量多

47. 放环术后随访注意事项中错误的是
    A. 术后休息 3 天
    B. 1 周内忌重体力劳动
    C. 2 周内忌性交及盆浴
    D. 术后第一年 1，3，6，12 个月进行随访
    E. 从放环术后第 3 年开始，无需随访，准备取环前就诊即可

（48～50 题共用题干）

患者女性，30 岁，足月分娩 2 次。月经周期正常。查体发现阴道前后壁明显膨出，重度陈旧性宫颈裂伤。

48. 患者要求避孕，最合适的避孕方法是
    A. 复方短效口服避孕药
    B. 紧急避孕药
    C. 曼月乐
    D. 带铜 T 形宫内节育器
    E. 安全期避孕

49. 下列选项中，不是宫内节育器的并发症的是
    A. 节育器嵌顿　　B. 节育器异位
    C. 带器妊娠　　D. 节育器脱落
    E. 腰酸、腹坠

50. 如果本患者未采取任何避孕措施，发生了性生活，为了防止发生非意愿性妊娠，首选的补救措施是
    A. 曼月乐
    B. 惰性宫内节育器
    C. 含铜宫内节育器
    D. 口服紧急避孕药
    E. 皮下埋植剂

（51～52 题共用题干）

患者女性，46 岁，患糖尿病、高血压多年。半年前曾行人工流产手术，现要求避孕指导。

51. 下列选项，最适合的避孕方式是
    A. 安全期避孕
    B. 体外射精
    C. 复方短效口服避孕药
    D. 避孕套
    E. 皮下埋植

52. 如果患者再次意外妊娠，妊娠 6 周，首选的流产方式为
    A. 人工流产　　B. 药物流产
    C. 缩宫素引产　　D. 水囊引产
    E. 钳刮

（53～55 题共用题干）

患者女性，26 岁，因停经 42 天，尿 hCG（+），有青光眼病史，要求终止妊娠。

53. 适合采用何种方式终止妊娠
    A. 药物流产　　B. 人工流产
    C. 水囊引产　　D. 依沙吖啶引产
    E. 缩宫素引产

54. 患者要求做人工流产。术前妇科检查：宫体后倾后屈，妊娠 6 周大小，软；双附件（-）。术中测宫腔深 10cm，吸出组织物 20g，未见绒毛，出血少，术毕宫腔深 9.5cm。吸出的组织物最可能是
    A. 蜕膜
    B. 绒毛
    C. 增殖期子宫内膜
    D. 分泌期子宫内膜
    E. 子宫内膜基底层

55. 为排除宫外孕，下列各项中首选的是
    A. 尿 hCG 测定　　B. 妇科 B 型超声
    C. 白带常规　　D. 后穹隆穿刺
    E. 血 hCG 测定

（56～58 题共用题干）

患者女性，28 岁，现停经 9 周，超声确定宫内妊娠，患者既往人工流产 3 次。目前在哺乳期，现要求终止妊娠。

56. 建议终止妊娠的首选方法为

    A. 药物流产

    B. 人工流产

    C. 依沙吖啶羊膜腔内注射

    D. 钳刮

    E. 水囊引产

57. 患者在人工流产手术中发生面色苍白、胸闷、大汗淋漓，患者最可能发生了哪种人工流产手术并发症

    A. 出血

    B. 子宫穿孔

    C. 人工流产综合反应

    D. 漏吸

    E. 吸宫不全

58. 此时应该如何处理

    A. 继续手术

    B. 停止手术

    C. 给予缩宫素

    D. 一边安慰一边继续手术

    E. 根据出血情况判断是否继续手术

（59～61 题共用题干）

    患者女性，43 岁，现停经 7 周，超声确定宫内妊娠。患者有剖宫产史，癫痫史，现要求行人工流产术。

59. 下列措施中能减少人工流产综合反应的是

    A. 抗炎治疗，预防感染

    B. 术中操作快

    C. 术前充分交代手术须知及风险

    D. 使用缩宫素

    E. 使用止血药

60. 患者行人工流产负压吸宫术，吸出绒毛后，再次探查宫腔 12cm，未感到底。一般情况好，阴道流血不多，无腹痛，无压痛及反跳痛，血压 110/80mmHg，心率 85 次/分。最可能的诊断是

    A. 漏吸

    B. 感染

    C. 人工流产综合反应

    D. 羊水栓塞

    E. 子宫穿孔

61. 以下处理措施，不可行的是

    A. 停止手术

    B. 监测患者生命体征

    C. 立即剖腹探查

    D. 使用缩宫素

    E. 抗炎治疗，预防感染

（62～63 题共用题干）

    患者女性，31 岁，现停经 6 周，超声确定宫内妊娠，患者既往人工流产 3 次。对手术流产有恐惧心理，选择药物流产。

62. 下面不属于药物流产禁忌证的是

    A. 过敏体质

    B. 妊娠剧吐

    C. 长期服用抗结核药

    D. 长期服用抗抑郁药

    E. 瘢痕子宫

63. 服药过程中可能发生以下副作用，除外的是

    A. 恶心   B. 呕吐

    C. 腹痛   D. 腹腔内出血

    E. 腹泻

（64～65 题共用题干）

    患者女性，29 岁，停经 55 天，伴恶心、呕吐。妇科检查：子宫增大约妊娠 50 天，双侧附件（-）。

64. 该病例首选辅助检查是

    A. B 超

    B. 基础体温测定

    C. 宫颈黏液检查

    D. 血 hCG 检查

E. 黄体酮试验

65. 若确定为妊娠，应选择最佳的终止妊娠方法是

A. 药物流产

B. 人工流产吸宫术

C. 人工流产钳刮术

D. 依沙吖啶引产

E. 缩宫素静脉滴注

(66～67 题共用题干)

患者女性，32 岁，$G_2P_1A_1L_1$。既往月经规律，月经量少。身体健康。要求长期采取避孕措施。

66. 首选的避孕方法是

A. 宫内节育器

B. 紧急避孕药

C. 安全期避孕

D. 长效口服避孕药

E. 外用杀精子剂

67. 此类避孕的原理是

A. 干扰着床

B. 抑制卵巢排卵

C. 阻止精子获能

D. 阻止精子和卵子相遇

E. 改变宫颈黏液性状

(68～70 题共用题干)

患者女性，26 岁。停经 58 天，12 天前行人工流产吸宫术，术后持续阴道流血。

68. 初步考虑的诊断为

A. 吸宫不全　　B. 子宫穿孔

C. 漏吸　　D. 子宫内膜炎

E. 子宫复旧不良

69. 为明确诊断，首先应选用的辅助检查为

A. B 超　　B. hCG 测定

C. 子宫镜检查　　D. 血常规

E. 腹腔镜检查

70. 确诊后首选的治疗措施为

A. 应用抗生素

B. 缩宫剂 + 清宫术

C. 抗生素 + 清宫术

D. 抗生素 + 宫缩剂

E. 抗生素 + 止血剂

(71～72 题共用题干)

患者女性，经产妇，4 个月前带"T"型节育器，术中曾有剧烈腹痛，但很快缓解，现早孕，要求行人工流产术。

71. 术前有助于诊断的检查是

A. B 超检查

B. 腹部 X 线片检查

C. 妇科检查

D. 宫颈刮片

E. 宫腔镜检查

72. B 超检查示：宫内可见妊娠光环，未见节育器影，在子宫后方，子宫直肠陷凹处可见"T"型节育器影。最确切的诊断是

A. 节育器脱落　　B. 节育器异位

C. 节育器嵌顿　　D. 带器妊娠

E. 以上均不是

(73～76 题共用题干)

患者女性，63 岁，绝经 6 年，阴道流血淋漓不尽 5 天就诊，高血压病史 10 年，药物控制良好。G_2P_1，放置不锈钢圆形节育器，32 年未取。体态较胖。妇科检查：外阴，阴道正常，宫颈光滑，子宫稍大，双附件无异常。

73. 为确定诊断应进行的处理是

A. 阴道镜检查

B. 阴道细胞学检查

C. 超声检查

D. 宫腔镜检查

E. 取环、分段刮宫、病理检查

74. B 超检查：宫内金属节育器，内膜厚度

2.2cm。最可能的诊断是

A. 黏膜下肌瘤　　　B. 子宫内膜溃疡

C. 子宫内膜息肉　　D. 子宫内膜癌

E. 节育器所致子宫内膜炎

75. 分段诊刮记录：宫腔 8.5cm，颈管内未刮出组织，宫腔内刮出少量脆性组织。据此诊断内膜癌的临床分期是

A. Ⅱ期　　　　　　B. Ⅰ期

C. Ⅲ期　　　　　　D. ⅣA 期

E. ⅣB 期

76. 病理诊断是低分化子宫内膜样腺癌，恰当的手术方式是

A. 筋膜内子宫切除术

B. 筋膜外子宫全切除术

C. 次广泛子宫切除术 + 盆腔淋巴结切除术

D. 筋膜外子宫全切除术 + 盆腔淋巴结切除术

E. 筋膜外子宫全切除术 + 盆腔淋巴结和腹主动脉旁淋巴结切除术

四、B1 型题

（77～79 题共用备选答案）

A. 人工流产术后闭经，周期性下腹痛

B. 人工流产术后出现下腹剧痛

C. 人工流产术后阴道流血不止

D. 人工流产术后继发不孕

E. 人工流产术后月经紊乱

77. 人工流产子宫复旧不全表现为

78. 宫颈宫腔粘连综合征表现为

79. 人工流产后感染表现为

五、X 型题

80. 关于复方短效口服避孕药，说法正确的是

A. 是雌、孕激素组成的复合制剂

B. 正确使用避孕药的有效率接近100%

C. 服药初期大部分女性会出现类早孕反应

D. 服药期间出现闭经的患者，既往常伴有月经不规律

E. 年龄大于 35 岁的吸烟女性，不宜长期服用复方短效口服避孕药

81. 甾体激素避孕药的作用机制有

A. 改变子宫内膜形态和功能

B. 改变子宫颈黏液性状

C. 抑制排卵

D. 阻止受精卵相遇

E. 阻碍着床

02

下篇　试题答案与解析

第一章 女性生殖系统解剖及生理

一、A1 型题

1. A 骨盆由骶骨、尾骨和左右两块髋骨及其韧带连结而成。骨盆的关节包括耻骨联合、骶髂关节和骶尾关节。

2. E 卵巢为一对扁椭圆形的性腺，自腹主动脉分出供应卵巢的动脉，左侧来自左肾动脉，右侧卵巢动脉来自腹主动脉。

3. C 阴道是性交器官，也是月经血排出及胎儿娩出的通道。阴道位于真骨盆下部中央，为一上宽下窄的管道，前壁长 7 ~ 9cm，与膀胱和尿道相邻；后壁长 10 ~ 12cm，与直肠贴近。上端包绕子宫颈阴道部，下端开口于阴道前庭后部。子宫颈与阴道间的圆周状隐窝，称为阴道穹隆。按其位置分为前、后、左、右 4 部分，其中后穹隆最深，与盆腔最低的直肠子宫陷凹紧密相邻，临床上可经此穿刺，引流或作为手术入路。阴道壁有许多横纹皱襞，故伸展性大。阴道黏膜由非角化复层鳞状上皮所覆盖，无腺体，阴道上端 1/3 处黏膜受性激素影响而有周期性变化。所以选项 C 正确。

4. C 子宫位于盆腔中央，前为膀胱，后为直肠，下端接阴道，两侧有输卵管和卵巢。子宫底位于骨盆入口平面以下，子宫颈外口位于坐骨棘水平稍上方。当膀胱空虚时，成人子宫的正常位置呈轻度前倾前屈位。

5. B 子宫动脉为髂内动脉前干分支，在腹膜后沿骨盆侧壁向下向前行，经阔韧带基底部、宫旁组织到达子宫外侧，相当于子宫颈内口水平约 2cm 处，横跨输尿管至子宫侧缘，此后分为上下两支：上支较粗，沿宫体侧缘迂曲上行，称为子宫体支；下支较细，分布于子宫颈及阴道上段，称为子宫颈 – 阴道支。

6. C 子宫动脉为髂内动脉前干分支，到达子宫外侧，相当于子宫颈内口水平约 2cm 处，横跨输尿管至子宫侧缘，此后分为上下两支：上支较粗，沿宫体侧缘迂曲上行，称为子宫体支，至宫角处又分为宫底支（分布于宫底部）、输卵管支（分布于输卵管）及卵巢支（与卵巢动脉末梢吻合）；下支较细，分布于子宫颈及阴道上端，称为子宫颈 – 阴道支。

7. E 子宫韧带共有 4 对，分别为阔韧带、圆韧带、主韧带和宫骶韧带。圆韧带和宫骶韧带共同维持子宫前倾。

8. E 卵巢为一对扁椭圆形的性腺，是产生与排出卵子，并分泌甾体激素的性器官。由外侧的骨盆漏斗韧带（卵巢悬韧带）和内侧的卵巢固有韧带悬于盆壁与子宫之间，借卵巢系膜与阔韧带相连。卵巢的大小、形状随年龄大小而有差异。青春期前卵巢表面光滑；青春期开始排卵后，表面逐渐凹凸不平。生育期妇女卵巢大小约 4cm × 3cm × 1cm，重约 5 ~ 6g，灰白色；绝经后卵巢逐渐萎缩变小变硬，妇科检查时不易触到。卵巢表面无腹膜，由单层立方上皮覆盖，称为生发上皮。所以选项 E 错误。

9. A 卵巢血管的标志是骨盆漏斗韧带即卵巢悬韧带。骨盆漏斗韧带是由腹膜形成的皱襞，起自小骨盆侧缘，向内下走行至卵巢上端，内含卵巢血管、神经、淋巴管等结构。

10. A　营养子宫的动脉为子宫动脉，为髂内动脉前干的分支。所以选项 A 错误。

11. E　子宫韧带共有 4 对，分别为阔韧带、圆韧带、主韧带和宫骶韧带。子宫的 4 对韧带是维持其正常位置的重要解剖结构。

12. D　在子宫体与子宫颈之间最狭窄的部分称为子宫峡部，在非孕期长约 1cm，妊娠末期可达 7～10cm，形成子宫下段，成为软产道的一部分，也是剖宫产术常用切口部位，其上端因解剖上狭窄，称为解剖学内口；其下端因在此处子宫内膜转变为子宫颈黏膜，称为组织学内口。

13. A　子宫动脉为髂内动脉前干分支，在腹膜后沿骨盆侧壁向下向前行，经阔韧带基底部、宫旁组织到达子宫外侧，相当于子宫颈口水平约 2cm 处，横跨输尿管至子宫侧缘，此后分为上下两支。

14. C　子宫峡部为子宫体与子宫颈之间最狭窄的部分，其上端因解剖上狭窄，称为解剖学内口；其下端因在此处子宫内膜转变为子宫颈黏膜，称为组织学内口。妊娠期子宫峡部逐渐伸展变长，妊娠末期可达 7～10cm，形成子宫下段，成为软产道的一部分，也是剖宫产术常用切口部位。

15. E　传统的子宫切除术就是指筋膜外子宫切除术，它的方法就是切断圆韧带、输卵管峡部、子宫骶韧带、卵巢固有韧带、主韧带，切断子宫动脉后沿着穹隆部切除子宫。所以行全子宫切除术时不需要切断骨盆漏斗韧带。故本题应选 E。

16. C　阔韧带有前后两叶，其上缘游离，内 2/3 部包绕输卵管（伞部无腹膜遮盖），外 1/3 部包绕卵巢动静脉，形成骨盆漏斗韧带，又称卵巢悬韧带，内含卵巢动静脉。在宫体两侧的阔韧带中有丰富的血管、神经、淋巴管及

大量疏松结缔组织，称为宫旁组织。所以选项 C 错误。

17. C　阴道壁自内向外由黏膜、肌层和纤维组织膜构成。黏膜层由非角化复层鳞状上皮覆盖，无腺体，淡红色，有许多横行皱襞，有较大伸展性，阴道上端 1/3 处黏膜受性激素影响有周期性变化。肌层由内环和外纵两层平滑肌构成，纤维组织膜与肌层紧密粘贴。阴道壁富有静脉丛，损伤后易出血或形成血肿。所以选项 C 错误。

18. A　子宫动脉为髂内动脉前干分支，在腹膜后沿骨盆侧壁向下向前行，经阔韧带基底部、宫旁组织到达子宫外侧，相当于子宫颈口水平约 2cm 处，横跨输尿管至子宫侧缘，此后分为上下两支：上支较粗，沿宫体侧缘迂曲上行，称为子宫体支，至宫角处又分为宫底支、输卵管支及卵巢支；下支较细，分布于子宫颈及阴道上段，称为子宫颈 - 阴道支。所以选项 A 正确，选项 B 错误。盆腔静脉与同名动脉伴行，但数目比其动脉多，并在相应器官及其周围形成静脉丛，且相互吻合，使盆腔静脉感染易于蔓延。所以选项 C 错误。卵巢动脉在腹膜后沿腰大肌前行，向外下行至骨盆缘处，跨过输尿管和髂总动脉下段，经骨盆漏斗韧带向内横行，再向后穿过卵巢系膜，分支经卵巢门进入卵巢。所以选项 D 错误。阴道动脉为髂内动脉前干分支，分布于阴道中下段前后壁、膀胱顶及膀胱颈。所以选项 E 错误。因此本题应选 A。

19. D　会阴有广义与狭义之分。广义的会阴是指封闭骨盆出口的所有软组织。狭义的会阴是指位于阴道口和肛门之间的楔形软组织，厚 3～4cm，又称为会阴体，由表及里为皮肤、皮下脂肪、筋膜、部分肛提肌和会阴中心腱。会阴伸展性大，妊娠后期会阴组织变软，有利于分娩，分娩时需保护会阴，避免发

生裂伤。所以选项 D 错误。

20. D 子宫阔韧带、卵巢系膜（子宫阔韧带的一部分）、输卵管系膜（子宫阔韧带的一部分）、卵巢悬韧带都是腹膜形成的结构。卵巢固有韧带由结缔组织和平滑肌纤维构成。所以本题应选 D。

21. D 阴道动脉为髂内动脉前干分支，分布于阴道中下段前后壁、膀胱顶及膀胱颈。

22. B 根据骨盆形状分为 4 种类型：①女型骨盆最常见，为女性正常骨盆，我国妇女占 52% ~ 58.9%。②扁平型骨盆较常见，我国妇女占 23.2% ~ 29%。③类人猿型骨盆在我国妇女中占 14.2% ~ 18%。④男型骨盆最少见，我国妇女仅占 1% ~ 3.7%。临床所见多是混合型骨盆。

23. A 肛提肌是位于骨盆底的成对扁阔肌，向下、向内合成漏斗形，肛提肌构成骨盆底的大部分。每侧肛提肌自前内向后外由耻尾肌、髂尾肌和坐尾肌 3 部分组成。

24. E 连接骨盆各部之间的韧带中，有两对重要的韧带，一对是骶、尾骨与坐骨结节之间的骶结节韧带，另一对是骶、尾骨与坐骨棘之间的骶棘韧带，骶棘韧带宽度即坐骨切迹宽度，是判断中骨盆是否狭窄的重要指标。妊娠期受性激素影响，韧带松弛，有利于分娩。

25. D 阴道前庭为一菱形区域，前为阴蒂，后为阴唇系带，两侧为小阴唇。阴道口与阴唇系带之间有一浅窝，称为舟状窝，又称为阴道前庭窝，经产妇受分娩影响，此窝消失。

26. C 骨盆底由外向内分为 3 层：①外层：外层位于外生殖器及会阴皮肤及皮下组织的下面，由会阴浅筋膜及其深面的 3 对肌肉及一括约肌组成。此层肌肉的肌腱汇合于阴道外口与肛门之间，形成中心腱。包括球海绵体肌、坐骨海绵体肌、会阴浅横肌、肛门外括约肌。球海绵体肌收缩时能紧缩阴道，故又称阴道括约肌。②中层：中层为泌尿生殖膈。由上、下两层坚韧的筋膜及其间的一对会阴深横肌及尿道括约肌组成，覆盖于由耻骨弓、两侧坐骨结节形成的骨盆出口前部三角形平面的尿生殖膈上，又称三角韧带，其中有尿道和阴道穿过。包括会阴深横肌、尿道括约肌。③内层：内层为盆膈，是骨盆底最坚韧的一层，由肛提肌及其内、外面各覆一层筋膜组成。自前向后依次有尿道、阴道和直肠穿过。在骨盆底肌肉中，肛提肌构成骨盆底的大部分，起着最重要的支持作用。所以五个选项中只有选项 C 是正确。

27. E 子宫肌层较厚，非孕时厚约 0.8cm，由大量平滑肌组织、少量弹力纤维与胶原纤维组成，分为 3 层：内层肌纤维环行排列，痉挛性收缩可形成子宫收缩环；中层肌纤维交叉排列，在血管周围形成"8"字形围绕血管，收缩时可压迫血管，有效地制止子宫出血；外层肌纤维纵行排列，极薄，是子宫收缩的起始点。所以选项 E 错误。

28. C 当膀胱空虚时，成人子宫的正常位置是轻度前倾前屈的，子宫的正常位置依靠子宫 4 对韧带及骨盆底肌和筋膜的支托，任何原因引起的盆底组织结构破坏或功能障碍均可导致子宫脱垂。

29. D 前庭大腺又称为巴氏腺，位于大阴唇后部，被球海绵体肌覆盖，左右各一，腺管细长，约 1 ~ 2cm，向内侧开口于阴道前庭后方小阴唇与处女膜之间的沟内。所以选项 A 错误。子宫体与子宫颈的比例因年龄和卵巢功能而异，青春期前为 1∶2，生育期妇女为 2∶1，绝经后为 1∶1。所以选项 B 错误。子宫内膜层衬于宫腔表面，无内膜下层组织。所以选项C错误。成年女性输卵管间质部长1cm,峡部长为2~3cm。所以选项D正确。生育期妇女卵巢大小约4cm×3cm×1cm,重约5~6g,灰白色。所以选项E错误。故本题应选D。

30. A 女性生殖系统淋巴系统分为外生殖器淋巴与盆腔淋巴两组。外生殖器淋巴包括腹股沟浅淋巴结与腹股沟深淋巴结。盆腔淋巴结分为髂淋巴组、骶前淋巴组和腰淋巴组(也称"腹主动脉旁淋巴组")三组。所以选项A错误。①腹股沟浅淋巴结:分上下两组,上组沿腹股沟韧带排列,收纳外生殖器、阴道下段、会阴及肛门部的淋巴;下组位于大隐静脉末端周围,收纳会阴及下肢的淋巴。其输出管大部分汇入腹股沟深淋巴结,少部分汇入髂外淋巴结。所以选项B、D均正确。②腹股沟深淋巴结:位于股静脉内侧,收纳阴蒂、腹股沟浅淋巴,汇入髂外及闭孔等淋巴结。所以选项C正确。子宫底、输卵管、卵巢淋巴部分汇入腰淋巴结,部分汇入髂内外淋巴结。所以选项E正确。故本题应选A。

31. D 外生殖器的神经主要由阴部神经支配。由第Ⅱ、Ⅲ、Ⅳ骶神经分支组成,含感觉和运动神经纤维,走行与阴部内动脉途径相同。在坐骨结节内侧下方分成会阴神经、阴蒂背神经及肛门神经(又称痔下神经)3支,分布于会阴、阴唇及肛门周围。

32. C 卵巢表面无腹膜,覆盖一层单层立方上皮,称为生发上皮,上皮的深面有一层致密纤维组织,称为卵巢白膜。再往内为卵巢实质,又分为外层的皮质和内层的髓质。故本题应选C。

33. C 真骨盆又称小骨盆,是胎儿娩出的骨产道。所以选项A正确。骨盆腔呈前浅后深的形态,其中轴为骨盆轴,分娩时胎儿沿此轴娩出。所以选项B正确。男型骨盆入口

略呈三角形,两侧壁内聚,坐骨棘突出,耻骨弓较窄,坐骨切迹窄呈高弓形,骶骨较直而前倾,致出口后矢状径较短。骨盆腔呈漏斗形,往往造成难产。所以选项C错误。假骨盆又称大骨盆,位于骨盆分界线之上,为腹腔的一部分,其前方为腹壁下部、两侧为髂骨翼,其后方为第5腰椎。假骨盆与产道无直接关系。所以选项D正确。坐骨棘位于真骨盆中部。两坐骨棘连线的长度是衡量中骨盆横径的重要径线,同时坐骨棘又是分娩过程中衡量胎先露部下降程度的重要标志。所以选项E正确。故本题应选C。

34. B 骶耻外径是指第5腰椎棘突下至耻骨联合上缘中点的距离。第5腰椎棘突下相当于米氏菱形窝的上角。

35. E 宫骶韧带起自子宫体和子宫颈交界处后面的上侧方,向两侧绕过直肠到达第2、3骶椎前面的筋膜。

36. A 坐骨棘位于真骨盆中部,肛诊或阴道诊可触及。两坐骨棘连线的长度是衡量中骨盆横径的重要径线,同时坐骨棘又是分娩过程中衡量胎先露部下降程度的重要标志。

37. A ①子宫内膜覆盖着粘膜,由粘膜上皮与其下方的固有层所组成。粘膜上皮为柱状上皮、立方上皮或复层柱状上皮,为单层柱状上皮。所以选项A正确。②输卵管黏膜层由单层高柱状上皮组成。所以选项B错误。③阴道黏膜为复层鳞状上皮,无腺体,阴道上端1/3处黏膜受性激素影响而有周期性变化。所以选项C错误。④子宫颈管黏膜为单层高柱状上皮,黏膜层腺体可分泌碱性黏液,形成黏液栓,堵塞子宫颈管。所以选项D错误。⑤宫颈阴道部被覆复层鳞状上皮。所以选项E错误。故本题应选A。

38. A 肛提肌是位于骨盆底的成对扁阔

肌，向下、向内合成漏斗形，肛提肌构成骨盆底的大部分。每侧肛提肌自前内向后外由耻尾肌、髂尾肌和坐尾肌3部分组成。在骨盆底肌肉中，肛提肌起最重要的支托作用。又因肌纤维在阴道和直肠周围交织，有加强肛门和阴道括约肌的作用。

39. B 阴蒂位于两小阴唇顶端下方，与男性阴茎同源，由海绵体构成，在性兴奋时勃起。

40. A 正常育龄女性的基础体温与月经周期一样，呈周期性变化。这种体温变化与排卵有关。在正常情况下，女性在排卵前的基础体温较低，排卵后升高。这是因为当卵巢排卵后形成的黄体以及分泌的孕激素刺激了下丘脑的体温调节中枢，导致基础体温升高0.3～0.5℃，并一直持续到下次月经来潮前才开始下降。下一个月经周期的基础体温又重复上述变化。把每天测量的基础体温记录在一张体温记录单上，并连成曲线，就可以看出月经前半期体温较低，月经后半期体温上升，这种前低后高的体温曲线称为双相型体温曲线。

41. D 雌激素的生理作用：①子宫肌：促进子宫肌细胞增生和肥大，使肌层增厚；增进血运，促使和维持子宫发育；增加子宫平滑肌对缩宫素的敏感性。②子宫内膜：使子宫内膜腺体和间质增生、修复。③宫颈：使宫颈口松弛、扩张，宫颈黏液分泌增加，性状变稀薄，富有弹性，易拉成丝状。④输卵管：促进输卵管肌层发育及上皮的分泌活动，并可加强输卵管肌节律性收缩的振幅。⑤阴道上皮：使阴道上皮细胞增生和角化，黏膜变厚，并增加细胞内糖原含量，使阴道维持酸性环境。⑥外生殖器：使阴唇发育、丰满、色素加深。⑦第二性征：促使乳腺管增生，乳头、乳晕着色，促进其他第二性征的发育。⑧卵巢：协同FSH促进卵泡发育。⑨下丘脑、垂体：通过对下丘脑和垂体的正负反馈调节，控制促性腺激素的分泌。⑩代谢作用：促进水钠潴留；促进肝脏高密度脂蛋白合成，抑制低密度脂蛋白合成，降低循环中胆固醇水平；维持和促进骨基质代谢。所以选项D错误。

42. B 排卵前，出现LH/FSH峰，LH峰是即将排卵的可靠指标，出现于卵泡破裂前36小时。LH/FSH排卵峰与孕酮协同作用，激活卵泡液内蛋白溶酶活性。排卵前卵泡液中前列腺素显著增加，排卵时达高峰。前列腺素可促进卵泡壁释放蛋白溶酶，也促使卵巢内平滑肌收缩，有助于排卵。酸性黏多糖（AMPS）是雌激素作用下子宫内膜间质细胞产生的一种和蛋白质结合的碳水化合物，雌激素可使其在子宫内膜间质中浓缩聚合，成为其基础物质，对增殖期子宫内膜的生长起支架作用。故选项B错误。

43. D 正常月经周期第6～7天出现不典型结晶，排卵期出现典型羊齿状结晶，排卵后受孕激素影响，黏液分泌量逐渐减少，质地变黏稠而混浊，拉丝度差，易断裂，涂片检查时结晶逐渐模糊，至月经周期第22日左右完全消失，而代之以排列成行的椭圆体。可根据羊齿植物叶状结晶的出现与否判断有无排卵，月经前仍可见羊齿状结晶表示无排卵。

44. C 孕激素通常是在雌激素作用的基础上发挥效应。孕激素的生理作用：①子宫肌：降低子宫平滑肌兴奋性及其对缩宫素的敏感性，抑制子宫收缩，有利于胚胎及胎儿宫内生长发育。②子宫内膜：使增殖期子宫内膜转化为分泌期内膜，为受精卵着床做好准备。③宫颈：使宫口闭合，黏液分泌减少，性状变黏稠。④输卵管：抑制输卵管肌节律性收缩的振幅。⑤阴道上皮：加快阴道上皮细胞脱落。⑥乳房：促进乳腺腺泡发育。⑦下丘脑、垂体：孕激素在月经中期具有增强雌激素对垂体

LH 排卵峰释放的正反馈作用；在黄体期对下丘脑、垂体有负反馈作用，抑制促性腺激素分泌。⑧体温：兴奋下丘脑体温调节中枢，可使基础体温在排卵后升高 0.3～0.5℃。⑨代谢作用：促进水钠排泄。所以选项 C 符合题意。

45. B　孕激素使增殖期子宫内膜转化为分泌期内膜，为受精卵着床做好准备。

46. D　排卵后 7～8 日（相当于月经周期第 22 日左右），黄体体积和功能达到高峰，直径 1～2cm，外观黄色。

47. D　胚胎第 5 周时，尿生殖嵴被其中央出现的纵沟分为两部分，内侧部分为生殖腺嵴，外侧为中肾嵴。所以选项 A 错误。性腺未分化阶段是由原始生殖细胞、体腔上皮和上皮下间质 3 部分胚胎组织共同组成的。所以选项 B 错误。性腺分化决定于迁入的原始生殖细胞是否含有 Y 染色体。Y 染色体短臂上有编码睾丸决定因子（TDF）的性别决定区（SRY）。所以选项 C 错误。TDF 是控制性腺向睾丸分化的关键。如果原始生殖腺细胞表达 TDF，性腺就会分化为睾丸；如原始生殖细胞无 Y 染色体，或 Y 染色体短臂上缺少决定男性性别的 TDF 基因时，性腺分化缓慢，至胚胎 8～10 周性腺组织才出现卵巢的结构。所以选项 D 正确，选项 E 错误。故本题应选 D。

48. E　排卵后卵巢黄体分泌孕激素，使子宫内膜呈分泌期改变，雌孕激素撤退后，子宫内膜剥脱，月经来潮。而无排卵时，子宫内膜仅受到雌激素的作用，突破性出血时子宫内膜没有分泌期的改变，故在月经来潮 6 小时内诊刮可诊断有无排卵。

49. B　甾体激素属类固醇激素。按碳原子的数目分为 3 组：含 21 个碳原子为孕激素，基本结构为孕烷核，如孕酮；含 19 个碳原子为雄激素，基本结构为雄烷核，如睾酮；含 18 个碳原子为雌激素，基本结构为雌烷核，如雌二醇、雌酮、雌三醇。甾体激素主要在肝内代谢。雌二醇的代谢产物为雌酮及其硫酸盐、雌三醇、2-羟雌酮等，主要经肾脏排出；有一部分经胆汁排入肠内可再吸收入肝，即肝肠循环。孕激素主要代谢为孕二醇，经肾脏排出体外；睾酮代谢为雄酮、原胆烷醇酮，主要以葡萄糖醛酸盐的形式经肾脏排出体外。所以选项 B 叙述错误。

50. A　在月经周期中，阴道黏膜呈现周期性改变，这种改变在阴道上段最明显。排卵前，阴道上皮在雌激素的作用下，底层细胞增生，逐渐演变为中层与表层细胞，使阴道上皮增厚；表层细胞出现角化，其程度在排卵期最明显。故检查阴道上皮细胞以估计激素水平，阴道上段侧壁为适宜的取材部位。

51. D　正常月经具有周期性及自限性。出血的第 1 日为月经周期的开始，两次月经第 1 日的间隔时间称一个月经周期。一般为 21～35 日，平均 28 日。每次月经持续时间称经期，一般为 2～8 日，平均 4～6 日。所以选项 A 正确。营养状况和体重指数对月经初潮的年龄有很大影响，体弱或营养不良者月经初潮常推迟。所以选项 B 正确。月经第一次来潮称月经初潮。月经初潮是青春期发育的重要标志。所以选项 C 正确。一般月经期无特殊症状，但经期由于盆腔充血以及前列腺素的作用，有些妇女出现下腹及腰骶部下坠不适或子宫收缩痛，并可出现腹泻等胃肠功能紊乱症状。少数患者可有头痛及轻度神经系统不稳定症状。月经来潮时伴明显下腹疼痛称痛经，属于不正常现象。所以选项 D 错误。正常月经量为 20～60ml，超过 80ml 为月经过多。所以选项 E 正确。因此本题的正确答案为 D。

52. B　雌激素可以促进子宫肌细胞增生和肥大，使肌层增厚；增进血运，促使和维持子宫发育；增加子宫平滑肌对缩宫素的敏感性。所以选项 A 错误。雌激素可使宫颈口松弛、扩张，宫颈黏液分泌增加，性状变稀薄，富有弹性，易拉成丝状。所以选项 C 错误。雌激素可使子宫内膜腺体和间质增生、修复。所以选项 B 符合题意。雌激素可使阴道上皮细胞增生和角化，黏膜变厚，并增加细胞内糖原含量，使阴道维持酸性环境。所以选项 D 错误。孕激素能兴奋下丘脑体温调节中枢，使体温升高。所以选项 E 错误。故本题应选 B。

53. A 卵泡开始发育时，雌激素分泌量很少；至月经第 7 日卵泡分泌雌激素量迅速增加，于排卵前达高峰；排卵后由于卵泡液中雌激素释放至腹腔使循环中雌激素暂时下降，排卵后 1~2 日，黄体开始分泌雌激素使循环中雌激素又逐渐上升，约在排卵后 7~8 日黄体成熟时，循环中雌激素形成又一高峰。此后，黄体萎缩，雌激素水平急剧下降，在月经期达最低水平。所以选项 A 符合题意。

54. E 雌激素对下丘脑产生负反馈和正反馈两种作用。在卵泡期早期，一定水平的雌激素负反馈作用于下丘脑，抑制 GnRH 释放，并降低垂体对 GnRH 的反应性，从而实现对垂体促性腺激素脉冲式分泌的抑制。在卵泡期晚期，随着卵泡的发育成熟，当雌激素的分泌达到阈值（≥200pg/ml）并维持 48 小时以上，雌激素即可发挥正反馈作用，刺激 LH 分泌高峰。在黄体期，协同孕激素对下丘脑有负反馈作用。

55. C 在黄体生成素的刺激下，卵泡膜细胞内胆固醇经线粒体内细胞色素 P450 侧链裂解酶催化，形成孕烯醇酮。孕烯醇酮或通过先合成脱氢表雄酮再合成雄烯二酮，或通过先合成孕酮再合成雄烯二酮，雄烯二酮再转化为睾酮，再由睾酮转变为雌二醇，即胆固醇→孕激素→雄激素→雌激素。

56. B 血中垂体促性腺激素 FSH 含量最高的是绝经后 3 年。因为绝经后由于雌激素水平降低，FSH 水平升高。

57. A 子宫内膜分泌周期是 28 天月经周期的第 20~23 天。子宫内膜较前更厚并呈锯齿状。腺体内的分泌上皮细胞顶端胞膜破裂，细胞内的糖原溢入腺体，称顶浆分泌。内膜的分泌还包括血浆渗出，血液中许多重要的免疫球蛋白与上皮细胞分泌的结合蛋白结合，进入子宫内膜腔。子宫内膜的分泌活动在月经中期 LH 峰后第 7 日达到高峰，恰与囊胚植入同步。此期间质更加疏松、水肿，螺旋小动脉进一步增生并卷曲。所以选项 A 正确。

58. E 子宫内膜、阴道黏膜上皮、输卵管黏膜均受卵巢性激素分泌的影响，发生周期性改变。宫颈黏膜在形态上没有明显的周期性变化，但其分泌物却发生周期性变化。卵巢生发上皮无周期性改变不受性激素影响。

59. B 出生时，约 70 万个初级卵母细胞处于初级卵泡中等待完成减数分裂，发育成有功能的卵母细胞。大约经过 10~14 年，女性青春期开始，每月有少数初级卵母细胞被激活并开始生长，但通常情况下只有一个初级卵母细胞能够继续进行减数分裂，产生第一极体和次级卵母细胞。在卵巢中卵泡的发育、成熟、排放成周期变化，一个周期约 28 天，减数第一次分裂发生在排卵期，在排卵前 36~48 小时完成第一次减数分裂，一般是第 10 天到 14 天，4 天时间，受精时才完成第二次成熟分裂。

60. E 排卵前卵泡为卵泡发育的最后阶段，为成熟卵泡，其结构从外到内依次为：①卵泡外膜：为致密的卵巢间质组织，与卵巢间质无明显界限。②卵泡内膜：从卵巢皮质层间质细胞衍化而来，细胞呈多边形，较颗粒细胞大。此层含丰富血管。③颗粒细胞：细胞呈立方形，细胞间无血管存在，营养来自外周的卵泡内膜。④卵泡腔：腔内充满大量清澈的卵泡液和雌激素。⑤卵丘：呈丘状突出于卵泡腔，卵细胞深藏其中。⑥放射冠：直接围绕卵细胞的一层颗粒细胞，呈放射状排列。⑦透明带：在放射冠与卵细胞之间有一层很薄的透明膜，称透明带。

61. D　GnRH 的分泌受垂体促性腺激素和卵巢性激素的反馈调节。这些激素反馈信号和来自神经系统高级中枢的神经信号一样，通过多种神经递质，包括去甲肾上腺素、多巴胺、β-内啡肽、5-羟色胺和褪黑激素等调节 GnRH 的分泌。去甲肾上腺素促进 GnRH 的释放，β-内啡肽和 5-羟色胺抑制 GnRH 的释放，多巴胺对 GnRH 的释放则具有促进和抑制双重作用。

62. A　女性雄激素主要来自肾上腺。卵巢也能分泌部分雄激素，包括睾酮、雄烯二酮和脱氢表雄酮。所以选项 A 错误，选项 B 正确。卵泡内膜层是合成分泌雄烯二酮的主要部位，卵巢间质细胞和门细胞主要合成与分泌睾酮。所以选项 C、D 均正确。排卵前循环中雄激素升高，一方面可促进非优势卵泡闭锁，另一方面可提高性欲。所以选项 E 正确。因此，本题应选 A。

二、A2 型题

63. C　月经周期分为增殖期、分泌期、月经期三个阶段。①增殖期（月经周期第 5～14 日）：分为增殖早期（月经周期第 5～7 日）、增殖中期（月经周期第 8～10 日）、增殖晚期（月经周期第 11～14 日）；②分泌期（月经周期第 15～28 日）：分为分泌早期（月经周期第 15～19 日）、分泌中期（月经周期第 20～23 日）、分泌晚期（月经周期第 24～

28 日）；③月经期：为月经周期第 1～4 日。题中患者在月经周期第 17 天进行刮宫，此期应属于分泌早期。故本题应选 C。

64. B　患者最可能的诊断为大阴唇血肿。大阴唇皮下为疏松结缔组织和脂肪组织，含丰富血管、淋巴管和神经，外伤后易形成血肿。

65. B　狭义的会阴是指位于阴道口和肛门之间的楔形软组织，厚 3～4cm，又称为会阴体，由表及里为皮肤、皮下脂肪、筋膜、部分肛提肌和会阴中腱。会阴中腱由部分肛提肌及其筋膜和会阴浅横肌、会阴深横肌、球海绵体肌及肛门外括约肌的肌腱共同交织而成。会阴伸展性大，妊娠后期会阴组织变软，有利于分娩。分娩时需保护会阴，避免发生裂伤。坐骨海绵体肌始于坐骨结节内侧，沿坐骨升支及耻骨降支前行，向上止于阴蒂海绵体（阴蒂脚处）。所以本题应选 B。

66. B　卵细胞和它周围的卵冠丘结构一起从卵巢排出的过程称排卵，导致排卵的内分泌调节为排卵前血黄体生成素（LH）/促卵泡激素（FSH）峰的出现。月经周期正常的女性，排卵的日子实际上是相对固定的，应该是在下一次月经来潮前的 14 天左右。故本题应选 B。

67. C　宫颈黏液受卵巢激素影响有明显的周期性改变。月经干净后，体内雌激素水平降低，宫颈管分泌的黏液量很少。雌激素可刺激分泌细胞的分泌功能，随着雌激素水平不断提高，至排卵期黏液分泌量增加，黏液稀薄、透明，拉丝度可达 10cm 以上。若将黏液作涂片检查，干燥后可见羊齿植物叶状结晶，这种结晶在月经周期第 6～7 日开始出现，到排卵期最为清晰而典型。故本题应选 C。排卵后受孕激素影响，黏液分泌量逐渐减少，质地变黏稠而混浊，拉丝度差，易断裂。涂片检查时结晶逐步模糊，至月经周期第 22 日左右完全消失，而代之以排列成行的椭圆体。

68. A WHO 规定的青春期为 10 ~ 19 岁，12 岁女童尚处于青春期，此时中枢对雌激素的正反馈机制尚未成熟，即使卵泡发育也不能排卵，多为无排卵月经，故月经周期不规律，经 5 ~ 7 年建立规律的周期性排卵后，月经才会逐渐正常。所以该患者的处理恰当的是经期适当休息，勿做剧烈运动。

69. E 14 岁女性尚处于青春期，初潮后 1 年，下丘脑 - 垂体 - 卵巢轴激素间的反馈调节尚未成熟，大脑中枢对雌激素的正反馈作用存在缺陷，FSH 呈持续低水平，无促排卵 LH 峰形成，故选项 A 正确。卵泡发育到一定程度即发生退行性变，形成闭锁卵泡，无排卵发生，故月经周期不规律，经 5 ~ 7 年建立规律的周期性排卵后，月经才逐渐正常，故选项 B、C、D 均正确。女性一般在 18 岁左右开始进入性成熟期，卵巢功能成熟并且分泌性激素，建立规律的周期性排卵，生殖系统功能发育已完整，具有生殖能力，故选项 E 错误。

70. B 阴道上段黏膜对性激素最敏感，临床上检查阴道上 1/3 段阴道侧壁脱落细胞变化，了解体内雌激素浓度和有无排卵。所以，选项 B 错误。

71. A 宫颈黏液受较高水平雌激素作用时，涂片检查可见清晰而典型的羊齿植物叶状结晶，此时，子宫内膜受雌激素作用表现为增殖期内膜图像。

72. D 若提示宫外孕诊断，刮取子宫内膜可出现蜕膜样改变，"蜕膜样改变"的意思就是子宫内膜像怀孕的子宫内膜，建议检查血清 β - HCG 确诊。

三、A3/A4 型题

73. C 围绝经期定义为从卵巢功能开始

衰退直至绝经后 1 年内的时期，分为 3 阶段：①绝经前期，过去用于指绝经前 1 或 2 年，现改为绝经前整个生殖期；②绝经，指生命中最后一次月经；③绝经后期，指绝经后的生命时期。此期卵巢功能已完全衰竭，生殖器进一步萎缩老化。绝经过渡期指从开始出现绝经趋势直至最后一次月经的时期，此时卵巢功能开始衰退，因而表现为月经不规律，常为无排卵型月经。根据题中所述该女性处于绝经过渡期。

74. D 绝经过渡期妇女卵巢功能逐渐衰退，卵巢内卵泡数明显减少，易发生卵泡发育不全，因而月经不规律，常为无排卵月经；终会发展至卵巢内卵泡耗竭或剩余卵泡完全丧失对垂体促性腺激素的反应，导致卵巢功能衰竭并绝经。

75 ~ 77. E、B、A 月经史的写法为：初潮年龄 $\frac{月经期}{月经周期}$ d。所以患者的月经周期为 29 天。初潮年龄为 13 岁。月经期为 3 ~ 5 天。

78. C 排卵多发生在下次月经来潮前 14 日左右，该患者下次月经预计在 7 月 26 日，所以排卵日期应在 7 月 12 日左右。

79. C 排卵后孕激素分泌逐渐增多，可兴奋下丘脑体温调节中枢，可使基础体温在排卵后升高 0.3 ~ 0.5℃。临床上以此作为判定排卵日期的标志之一。故基础体温测定法判断有无排卵无创而简便。孕激素试验不能判断有无排卵，主要用于判断子宫内膜有无受雌激素的影响。

80. E 子宫内膜腺上皮细胞出现核下空泡表明子宫内膜受孕激素影响处于分泌早期。其余各项均属雌激素作用。

四、B1 型题

81. E 骨盆漏斗韧带是自输卵管伞端延伸至盆壁的韧带，其余都是维持子宫稳定的韧带。

82. A　子宫主韧带又称子宫颈横韧带。在阔韧带的下部，横行于子宫颈两侧和骨盆侧壁之间。为一对坚韧的平滑肌和结缔组织纤维束，是固定子宫颈位置、防止子宫脱垂的主要结构。

83. B　子宫阔韧带位于子宫两侧呈翼状的双层腹膜皱襞，由覆盖子宫前后壁的腹膜自子宫侧缘向两侧延伸达盆壁而成，能够限制子宫向两侧倾斜。

84. C　骨盆底的外层位于外生殖器及会阴皮肤及皮下组织的下面，由会阴浅筋膜及其深面的 3 对肌肉及一括约肌组成。此层肌肉的肌腱汇合于阴道外口与肛门之间，形成中心腱。

85. A　骨盆底的中层为泌尿生殖膈，由上、下两层坚韧的筋膜及其间的一对会阴深横肌及尿道括约肌组成，覆盖于由耻骨弓、两侧坐骨结节形成的骨盆出口前部三角形平面的尿生殖膈上，又称三角韧带，其中有尿道和阴道穿过。

86. E　骨盆底内层为盆膈，是骨盆底最坚韧的一层，由肛提肌及其内、外面各覆一层筋膜组成。自前向后依次有尿道、阴道和直肠穿过。

87~88. C、B　子宫内膜从形态学上可分为功能层和基底层。子宫内膜功能层是胚胎植入的部位，受卵巢激素变化的调节，具有周期性增殖、分泌和脱落性变化；基底层靠近肌层，不受卵巢激素的周期性调节，不发生剥脱，在月经后再生并修复子宫内膜创面，重新形成子宫内膜功能层。

89. B　主韧带又称子宫颈横韧带。在阔韧带的下部，横行于子宫颈两侧和骨盆侧壁之间。为一对坚韧的平滑肌和结缔组织纤维束。

90. C　子宫的圆韧带起自宫角的前面、输卵管近端的稍下方，在阔韧带前叶的覆盖下向前外侧走行，到达两侧骨盆侧壁后，经腹股沟管止于大阴唇前端。

91. D　宫骶韧带起自子宫体和子宫颈交界处后面的上侧方，向两侧绕过直肠到达第2、3 骶椎前面的筋膜。

92. E　卵巢固有韧带又叫卵巢韧带，是卵巢内侧与宫角之间的阔韧带稍增厚形成的结缔组织。其是卵巢与子宫底外侧角间的索条，又名卵巢子宫索。

93~96. E、D、A、B　输卵管黏膜上皮细胞分为纤毛细胞、无纤毛细胞、楔状细胞和未分化细胞 4 种。纤毛细胞的纤毛摆动，能协助运送受精卵；无纤毛细胞有分泌作用，又称分泌细胞；楔形细胞可能是无纤毛细胞的前身；未分化细胞又称游走细胞，是上皮的储备细胞，具有分化功能。

97. B　子宫动脉为髂内动脉前干分支，在腹膜后沿骨盆侧壁向下向前行，经阔韧带基底部、宫旁组织到达子宫外侧，相当于子宫颈内口水平约 2cm 处，横跨输尿管至子宫侧缘。此后分为上、下两支：上支称宫体支，较粗；下支称宫颈 - 阴道支，较细，分布于宫颈及阴道上段。

98. A　子宫两侧弓形静脉汇合为子宫静脉，然后流入髂内静脉，最后汇入髂总静脉。

99~100. D、C　卵巢静脉与同名动脉伴行，右侧汇入下腔静脉，左侧汇入左肾静脉，行腹主动脉旁淋巴结切除达肾静脉水平时应避免损伤。

101. E　卵巢动脉自腹主动脉发出。在腹膜后沿腰大肌前行，向外下行至骨盆缘处，跨过输尿管和髂总动脉下段，经骨盆漏斗韧带向内横行，再向后穿过卵巢系膜，分支经卵巢门进入卵巢。

102. D 阴道黏膜层由非角化复层鳞状上皮覆盖，无腺体，淡红色，有许多横行皱襞，有较大伸展性，阴道上端 1/3 处黏膜受性激素影响有周期性变化。

103. B 子宫颈管黏膜为单层高柱状上皮，黏膜内腺体分泌碱性黏液，形成黏液栓堵塞子宫颈管。

104. E 输卵管黏膜层由单层高柱状上皮覆盖，含有纤毛细胞和分泌细胞。

105. C 女型骨盆最常见，为女性正常骨盆，入口呈横椭圆形，入口横径较前后径稍长。耻骨弓较宽，坐骨棘间径≥10cm。

106. B 男型骨盆较少见，骨盆入口略呈三角形，两侧壁内聚，坐骨棘突出，耻骨弓较窄，坐骨切迹窄呈高弓形，骶骨较直而前倾，导致出口后矢状径较短。因男性骨盆呈漏斗型，往往造成难产。

107. A 扁平型骨盆在我国妇女中较为常见。骨盆入口呈扁椭圆形，入口横径大于前后径。耻骨弓宽，骶骨失去正常弯度，变直向后翘或深弧形，故骶骨短骨盆浅。

108. D 类人猿型骨盆入口呈长椭圆形，入口前后径大于横径。骨盆两侧壁稍内聚，坐骨棘较突出，坐骨切迹较宽，耻骨弓较窄，骶骨向后倾斜，故骨盆前部较窄而后部较宽。骨盆的骶骨往往有 6 节，较其他类型骨盆深。

109. C 小阴唇系位于两侧大阴唇内侧的一对薄皮肤皱襞，即尿生殖褶。

110. A 大阴唇为两股内侧一对纵行隆起的皮肤皱襞，即来自生殖隆突，其自阴阜向下

向后延伸至会阴。

111. E 阴蒂来自生殖结节，位于两小阴唇顶端下方，与男性阴茎同源，由海绵体构成，在性兴奋时勃起。

112. B 阴道下 1/3 来自尿生殖窦。

113. D 输卵管、子宫、宫颈及阴道上 2/3 段由副中肾管发育形成。

114. C 当优势卵泡发育成熟时，E2 达到峰值，24 小时后，出现 FSH 和 LH 峰值，诱导卵泡的最后成熟，血 LH 峰出现后约 36 小时卵子排出。

115. B 卵泡期卵泡不分泌孕酮（孕激素），排卵前成熟卵泡的颗粒细胞在 LH 排卵峰的作用下黄素化，开始分泌少量孕酮，排卵后黄体分泌孕酮逐渐增加至排卵后 7~8 日黄体成熟时，分泌量达最高峰，以后逐渐下降，到月经来潮时降到卵泡期水平。

116. A 卵泡开始发育时，雌激素分泌量很少；至月经第 7 日卵泡分泌雌激素量迅速增加，于排卵前达高峰；排卵后由于卵泡液中雌激素释放至腹腔使循环中雌激素暂时下降，排卵后 1~2 日，黄体开始分泌雌激素使循环中雌激素又逐渐上升，约在排卵后 7~8 日黄体成熟时，循环中雌激素形成又一高峰。此后，黄体萎缩，雌激素水平急剧下降，在月经期达最低水平。

117. D 卵泡开始发育时，雌激素分泌量很少；至月经第 7 日卵泡分泌雌激素量迅速增加，于排卵前达高峰；排卵后由于卵泡液中雌激素释放至腹腔使循环中雌激素暂时下降，排卵后 1~2 日，黄体开始分泌雌激素使循环中雌激素又逐渐上升，约在排卵后 7~8 日黄体成熟时，循环中雌激素形成又一高峰。此后，黄体萎缩，雌激素水平急剧下降，在月经期达

最低水平。

118. B 黄体生成素（LH）是脑下垂体生成的一种促性腺激素。LH 在卵泡早期处于较低水平，以后逐渐上升，至排卵前 24 小时左右达高峰，24 小时后迅速下降，黄体后期逐渐下降。

119. E 卵泡期卵泡不分泌孕酮（孕激素），排卵前成熟卵泡的颗粒细胞在 LH 排卵峰的作用下黄素化，开始分泌少量孕酮，排卵后黄体分泌孕酮逐渐增加至排卵后 7 ~ 8 日黄体成熟时，分泌量达最高峰，以后逐渐下降，到月经来潮时降到卵泡期水平。

120. D FSH 与颗粒细胞上 FSH 受体结合后激活芳香化酶，将睾酮和雄烯二酮分别转化为雌二醇和雌酮，进入血液循环和卵泡液中。

121. B 孕激素可使增殖期子宫内膜转化为分泌期内膜，为受精卵着床做好准备。

122. C 雄激素能促进蛋白合成，促进肌肉生长，并刺激骨髓中红细胞的增生。

123. A 雌激素可使子宫内膜腺体和间质增生、修复。

124. E 下丘脑是下丘脑 - 垂体 - 卵巢轴（HPO）的启动中心，GnRH 的分泌受垂体促性腺激素和卵巢性激素的反馈调节，包括起促进作用的正反馈和起抑制作用的负反馈调节。

125. B 去甲肾上腺素促进 GnRH 的释放，β - 内啡肽抑制 GnRH 的释放，多巴胺对 GnRH 的释放则具有促进和抑制双重作用。

126. D 雌激素对下丘脑产生负反馈和正反馈两种作用。①在卵泡期早期，一定水平的雌激素负反馈作用于下丘脑，抑制 GnRH 释放，并降低垂体对 GnRH 的反应性，从而实现对垂体促性腺激素脉冲式分泌的抑制。②在卵泡期晚期，随着卵泡的发育成熟，当雌激素的分泌达到阈值（≥200pg/ml）并维持 48 小时以上，雌激素即可发挥正反馈作用，刺激 LH 分泌高峰。在黄体期，协同孕激素对下丘脑有负反馈作用。

127. C 在排卵前，低水平的孕激素可增强雌激素对促性腺激素的正反馈作用。在黄体期，高水平的孕激素对促性腺激素的脉冲分泌产生负反馈抑制作用。

128. C 围绝经期的定义为从卵巢功能开始衰退直至绝经后 1 年内的时期。

129. B 月经性停止称为绝经。生命中最后一次月经称为绝经期。

130. A 绝经过渡期是指从开始出现绝经趋势直至最后一次月经的时期。可始于 40 岁，历时短至 1 ~ 2 年，长至 10 ~ 20 年。

131. D 绝经后期是指绝经后的生命时期。此期卵巢功能已完全衰竭，生殖器进一步萎缩老化。

132. E 一般 60 岁以后妇女机体逐渐老化进入老年期。

五、X 型题

133. ACD 以耻骨联合上缘、髂耻缘及骶岬上缘的连线为界，将骨盆分为假骨盆和真骨盆两部分。假骨盆又称大骨盆，位于骨盆分界线之上，为腹腔的一部分，其前方为腹壁下部、两侧髂骨翼，其后方为第 5 腰椎。假骨盆与产道无直接关系。真骨盆又称小骨盆，是胎儿娩出的骨产道。真骨盆有上、下两口，上口为骨盆入口，下口为骨盆出口，两口之间为骨盆腔。骨盆腔呈前浅后深的形态，其中轴为骨盆轴，分娩时胎儿沿此轴娩出。所以选项 ACD 正确。

134. BC 生育期妇女卵巢大小约 4cm× 3cm×1cm，重约 5～6g，灰白色。所以选项 A 正确。卵巢由外侧的骨盆漏斗韧带（卵巢悬韧带）和内侧的卵巢固有韧带悬于盆壁与子宫之间，借卵巢系膜与阔韧带相连。所以选项 B 错误。卵巢表面无腹膜，由单层立方上皮覆盖。所以选项 C 错误。卵巢上皮的深面有一层致密纤维组织，称为卵巢白膜。所以选项 D 正确。再往内为卵巢实质，又分为外层的皮质和内层的髓质。皮质是卵巢的主体，由大小不等的各级发育卵泡、黄体和它们退化形成的残余结构及间质组织组成。所以选项 E 正确。因此本题的正确答案为 BC。

135. CE 子宫附件为女性生殖器官，在女性子宫左右两侧的输卵管和卵巢统称为"子宫附件"，简称"附件"。

136. BCE 阴道黏膜层由非角化复层鳞状上皮覆盖，无腺体，淡红色，有许多横行皱襞，有较大伸展性，阴道上端 1/3 处黏膜受性激素影响有周期性变化。所以选项 BCE 正确。

137. CD 阴道细胞的周期性变化。在排卵前，阴道上皮在雌激素影响下，底层细胞增生，渐渐演变成中层细胞和表层细胞，表层细胞角化程度增高，细胞内糖原含量增多，经寄生于阴道内的阴道杆菌分解而成乳酸，使阴道内保持一定的酸度，从而抑制了致病菌的繁殖，称为阴道的自洁作用。排卵后阴道的上皮细胞在孕激素作用下，加速脱落，主要为表层细胞脱落。临床上常根据阴道脱落细胞的变化了解卵巢功能。所以选项 C、D 错误。

138. BDE 输尿管在骶髂关节处跨髂外动脉起点的前方进入骨盆段，并继续在腹膜后沿髂内动脉下行，到达阔韧带基底部向前内方行，在子宫颈部外侧约 2cm，在子宫动脉的后方与之交叉，位于子宫颈阴道上部的外侧

1.5～2.0cm 处，斜向前内穿越输尿管隧道进入膀胱，妇科手术在处理主韧带、骨盆漏斗韧带、子宫动脉时最易损伤输尿管。

139. CD 女性外生殖器淋巴的种类：（1）腹股沟浅淋巴结：分上下两组，上组沿腹股沟韧带排列，收纳外生殖器、阴道下段、会阴及肛门部的淋巴；下组位于大隐静脉末端周围，收纳会阴及下肢的淋巴。其输出管大部分汇入腹股沟深淋巴结，少部分汇入髂外淋巴结。（2）腹股沟深淋巴结：位于股静脉内侧，收纳阴蒂、腹股沟浅淋巴，汇入髂外及闭孔等淋巴结。所以选项 CD 正确。髂淋巴组、腰淋巴组和骶前淋巴组属于盆腔淋巴的种类。

140. ACDE 阴部内动脉为髂内动脉前干终支，经坐骨大孔的梨状肌下孔穿出骨盆腔，环绕坐骨棘背面，经坐骨小孔到达坐骨肛门窝，并分出 4 支：①痔下动脉：分布于直肠下段及肛门部；②会阴动脉：分布于会阴浅部；③阴唇动脉：分布于大、小阴唇；④阴蒂动脉：分布于阴蒂及前庭球。痔中动脉供应阴道下段动脉。故本题应选 ACDE。

141. BCD 肛提肌是位于骨盆底的成对扁阔肌，向下、向内合成漏斗形，肛提肌构成骨盆底的大部分。每侧肛提肌自前内向后外由耻尾肌、髂尾肌和坐尾肌 3 部分组成。在骨盆底肌肉中，肛提肌起最重要的支托作用。又因肌纤维在阴道和直肠周围交织，有加强肛门和阴道括约肌的作用。所以选项 BCD 正确。

142. BD 阴道动脉与子宫颈 - 阴道支和阴部内动脉分支相吻合。阴道上段由子宫动脉子宫颈 - 阴道支供应，阴道中段由阴道动脉供应，阴道下段主要由阴部内动脉和痔中动脉供应。

143. ABE 排卵时随卵细胞一同排出的有放射冠、透明带、小部分卵丘内的颗粒细胞。

144. ABD　该女性月经不规律，与卵巢功能有关，监测性激素（FSH、LH、雌激素）有助于判断是否有排卵。故选项 ABD 正确。

145. ABCE　雌激素、孕激素及少量雄激素（睾酮）均属于甾体激素。卵泡刺激激素属于促性腺激素。

146. DE　女性几个各阶段生理特点：①儿童期：从出生 4 周到 12 岁左右称儿童期。儿童早期（8 岁之前）下丘脑－垂体－卵巢轴的功能处于抑制状态，此期生殖器为幼稚型。在儿童后期（约 8 岁之后），下丘脑促性腺激素释放激素（GnRH）抑制状态解除，卵巢内的卵泡受垂体促性腺激素的影响有一定发育并分泌性激素，但仍达不到成熟阶段。卵巢形态逐步变为扁卵圆形。子宫、输卵管及卵巢逐渐向骨盆腔内下降。皮下脂肪在胸、髋、肩部及耻骨前面堆积，乳房亦开始发育，开始显现女性特征。所以选项 B 错误。②青春期：是儿童到成人的转变期，是生殖器官、内分泌、体格逐渐发育成熟的时期。青春期发动通常始于 8～10 岁，此时中枢性负反馈抑制状态解除，GnRH 开始呈脉冲式释放，继而引起促性腺激素和卵巢性激素水平升高、第二性征出现，并最终获得成熟的生殖功能。所以选项 C 错误。女性第一次月经来潮称月经初潮，为青春期的重要标志。月经来潮提示卵巢产生的雌激素足以使子宫内膜增殖，雌激素达到一定水平且有明显波动时，引起子宫内膜脱落即出现月经。由于此时中枢对雌激素的正反馈机制尚未成熟，即使卵泡发育成熟也不能排卵，故月经周期常不规律，经 5～7 年建立规律的周期性排卵后，月经才逐渐正常。所以选项 A 错误。③性成熟期：又称生育期，是卵巢生殖功能与内分泌功能最旺盛的时期。一般自 18 岁左右开始，持续约 30 年，此期妇女性功能旺盛，卵巢功能成熟并分泌性激素，

已建立规律的周期性排卵。④绝经过渡期：指从开始出现绝经趋势直至最后一次月经的时期。可始于 40 岁，历时短至 1～2 年，长至 10～20 年。此期卵巢功能逐渐衰退，卵泡数明显减少且易发生卵泡发育不全，因而月经不规律，常为无排卵性月经。最终由于卵巢内卵泡自然耗竭或剩余的卵泡对垂体促性腺激素丧失反应，导致卵巢功能衰竭。月经永久性停止，称绝经。所以选项 D 正确。⑤绝经后期：指绝经后的生命时期。一般 60 岁以后妇女机体逐渐老化进入老年期。此期卵巢功能已完全衰竭，雌激素水平低落，不足以维持女性第二性征，生殖器进一步萎缩老化。所以选项 E 正确。

147. ABDE　月经来潮提示卵巢产生的雌激素足以使子宫内膜增殖，在雌激素达到一定水平且有明显波动时，引起子宫内膜脱落出现月经，而不是有排卵才有月经。所以选项 A 错误。正常月经量为 20～60ml，超过 80ml 为月经过多。所以选项 B 错误。由于纤维蛋白溶酶对纤维蛋白的溶解作用，故月经血不凝，在出血量多或速度快的情况下可出现血凝块。所以选项 D 错误。排卵多发生在下次月经来潮前 14 日左右。所以选项 E 错误。月经周期的长短取决于卵巢内卵泡发育成熟期的长短，即增生期的长短。如果卵泡发育期长则月经周期长，反之月经周期也就短。所以选项 C 正确。故本题应选 ABDE。

148. ABC　根据子宫内膜的组织学变化将月经周期分为增殖期、分泌期、月经期 3 个阶段（以一个正常月经周期 28 日为例）。

149. ABCD　雌、孕激素均促进乳腺腺泡的发育。孕激素在雌激素作用的基础上，进一步促使女性生殖器和乳房的发育，为妊娠准备条件，二者有协同作用。所以选项 E 可排除。另一方面，雌激素和孕激素又有拮抗作用，雌

激素促进子宫内膜增生及修复，孕激素则限制子宫内膜增生，并使增生的子宫内膜转化为分泌期。其他拮抗作用表现在子宫收缩、输卵管蠕动、宫颈黏液变化、阴道上皮细胞角化和脱落以及钠和水的潴留与排泄等方面。所以选项 ABCD 正确。

150. ABCD 检查卵巢功能常用的方法：基础体温测定、阴道脱落细胞检查、宫颈黏液结晶检查、血类固醇激素测定、子宫内膜检测。宫颈刮片适用于筛查宫颈癌。

151. ABE 雄激素的生理作用：①对女性生殖系统的影响：自青春期开始，雄激素分泌增加，促使阴蒂、阴唇和阴阜的发育，促进阴毛、腋毛的生长。但雄激素过多会对雌激素产生拮抗作用，如减缓子宫及其内膜的生长和增殖，抑制阴道上皮的增生和角化。长期使用雄激素，可出现男性化的表现。雄激素还与性欲有关。②对机体代谢功能的影响：雄激素能促进蛋白合成，促进肌肉生长，并刺激骨髓中红细胞的增生。在性成熟期前，促使长骨骨基质生长和钙的保留；性成熟后可导致骨骺的关闭，使生长停止。可促进肾远曲小管对水、钠的重吸收并保留钙。

152. A 基础体温的测定需每天睡醒后的同一时间（在起床和吃任何东西之前）测量，所以，选项 A 的说法是不正确的。其余四个选题均正确。

第二章　产前检查及孕期保健

一、A1 型题

1. D 四步触诊法是通过判断子宫的大小、胎产式、胎先露及入盆的情况，来辅助判断胎儿生长情况、是否存在合并症如羊水过多以及是否胎位异常等。在做前 3 步手法时，检查者面向孕妇头侧，做第 4 步手法时，检查者则应面向孕妇足端。①第 1 步手法：检查者两手置子宫底部，了解子宫外形并测得宫底高度，估计胎儿大小与孕周数是否相符。然后以两手指腹相对轻推，判断宫底部的胎儿部分，胎头硬而圆且有浮球感，胎臀软而宽且形状不规则。②第 2 步手法：检查者左右手分别置于腹部左右侧，一手固定，另手轻轻深按检查，触及平坦饱满者为胎背，可变形的高低不平部分是胎儿肢体，有时感到胎儿肢体活动。③第 3 步手法：检查者右手拇指与其余 4 指分开，置于耻骨联合上方握住胎先露部，进一步查清是胎头或胎臀，左右推动以确定是否衔接。若胎先露部仍浮动，表示尚未入盆，若已衔接，则胎先露部不能推动。④第 4 步手法：检查者左右手分别置于胎先露部的两侧，向骨盆入口方向向下深按，再次核对胎先露部的诊断是否正确，并确定胎先露部入盆的程度。从以上分析可以看出，选项 D 叙述不正确。

2. C 胎儿宫内监护内容，妊娠中期应当包括：①尺测宫底高度和腹围，协助判断胎儿大小及是否与孕周相符；②每次产前检查时监测听取胎心率；③应用 B 型超声检测胎儿生长状况、结构异常的筛查与诊断；④胎儿染色体异常的筛查与诊断。而选项 C "胎动计

数"是孕晚期孕妇自测评价胎儿宫内情况的有效方法之一。故选项 C 符合题意。

3. E 根据 2009 年 ACOG 颁布的三类胎心监护分类系统，Ⅲ类胎心监护是指胎心率基线变异缺失伴复发性晚期减速、或复发性变异减速、或胎心过缓（胎心率基线 < 110 次/分），或正弦波型。而孤立存在的频发晚期减速或变异减速并不符合Ⅲ类胎心监护的特点。

4. A 围产期指产前、产时和产后的一段时期。围产期的定义有 4 种：①围产期Ⅰ：从妊娠达到及超过 28 周至产后 1 周；②围产期Ⅱ：从妊娠达到及超过 20 周至产后 4 周；③围产期Ⅲ：从妊娠达到及超过 28 周至产后 4 周；④围产期Ⅳ：从胚胎形成至产后 1 周。国内采用围产期Ⅰ来计算围产期相关的统计指标。

5. B 为诊断遗传性疾病或确定胎儿性别行羊膜腔穿刺取羊水检查，应选择在孕 16～22 周进行，因此时极易在腹壁触及子宫，羊水量相对较多，容易抽取，不易伤及胎儿。

6. B 髂棘间径（正常值 23～26cm）、髂嵴间径（正常值 25～28cm）、骶耻外径（正常值 18～20cm）和坐骨结节间径（正常值为 8.5～9.5cm）均为骨盆外测量的内容；对角径为骨盆内测量的内容，正常值为 12.5～13cm。所以五个选项中，髂嵴间径的数值最大。故本题应选 B。

7. E 选项 A 中，坐骨棘间径的正常值约为 10cm，故"坐骨棘间径 10cm"为正常值；选项 B 中，髂嵴间径的正常值为 25～28cm，

故 "髂嵴间径 27cm" 为正常值；选项 C 中，骶耻外径的正常值为 18～20cm，故 "骶耻外径 18cm" 为正常值；选项 D 中，髂棘间径的正常值为 23～26cm，故 "髂棘间径 24cm" 为正常值；选项 E 中，坐骨结节间径的正常值为 8.5～9.5cm，故选项 E "坐骨结节间径 7cm" 低于正常值。因此选项 E 符合题意。

8. C 坐骨棘间径的正常值约为 10cm，髂嵴间径的正常值为 25～28cm，骶耻外径的正常值为 18～20cm，髂棘间径的正常值为 23～26cm，坐骨结节间径的正常值为 8.5～9.5cm。所以只有选项 C 属于正常值。

9. C 髂棘间径测量的是两侧髂前上棘外侧缘间的距离，正常值为 23～26cm。

10. D 胎儿胎心率正常值一般在 110～160 次/分。

11. C 倘若胎儿脐带血液循环受到某种原因影响受阻时，能引起一种酷似吹风样的声音，即为脐带杂音。它是一种单音，频率与胎心音相同，约 15% 的孕妇能听到。

12. D 胎心音呈双音，第一音和第二音很接近，速度较快，正常时每分钟 110～160 次。在妊娠 12 周用多普勒胎心听诊仪能够探测到胎心音；妊娠 18～20 周用一般听诊器经孕妇腹壁能够听到胎心音。妊娠 24 周后，在胎儿背部听诊胎心音最清楚。所以选项 D 正确。

13. E 早期减速是指伴随宫缩出现的减速，通常是对称性地、缓慢地下降到最低点再恢复到基线。减速的开始到胎心率最低点的时间≥30 秒，减速的最低点常与宫缩的峰值同时出现；一般来说，减速的开始、最低值及恢复与宫缩的起始、峰值及结束同步。所以选项 E 错误。

14. D 最佳筛查孕周为 20～24 周。此时胎动活跃，羊水相对多，胎儿骨骼尚未骨化，对脊椎骨质的超声影像检查结果影响小，便于从各个角度观察胎儿结构。除 11～13^{+6} 周胎儿 NT 筛查外，部分无脑儿、全前脑、脊柱裂等畸形可能在早中期妊娠时被发现。除少数研究工作外，临床上目前不提倡在妊娠早期进行胎儿结构筛查。

15. D 早孕期联合 NT 的唐氏综合征筛查、系统超声筛查、糖尿病筛查（或 OGTT）及血液学检查均为孕期保健的主要内容。针对贫血孕妇建议查血清铁蛋白水平指导补铁。所以选项 D 符合题意。

16. E 妊娠中期的筛查策略为血清学标志物联合筛查，包括甲胎蛋白（AFP）、人绒毛膜促性腺激素（hCG）或游离 β - 人绒毛膜促性腺激素（β - hCG）、游离雌三醇（uE$_3$）三联筛查，或增加抑制素 A 形成四联筛查，结合孕妇的年龄、孕周、体重等综合计算发病风险。

17. A 超声无创、安全、经济，是观察早、中期胎儿结构最适宜的办法。

18. A 绒毛穿刺是双绒毛膜双胎妊娠优先选择的诊断方法，因为它与羊膜腔穿刺术相比可在更早期进行。双胎妊娠早期诊断非整倍体十分重要，早孕期减胎较中孕期有更低的风险。

19. D 月经规律孕妇预产期（EDC）推算方法是按末次月经（LMP）第 1 日算起，月份减 3 或加 9，日数加 7。末次月经第 1 日是 2021 年 9 月 17 日，则预产期为 2022 年 6 月 24 日。

20. B 五个选项均为电子胎心监护（EFM）的评价指标。电子胎心监护通过连续观察并记录胎心率的动态变化，同时描记子宫收缩和胎动情况，反映三者间的关系，评估胎儿宫内安危情况，其中基线变异是最重要的评价指标，其是指每分钟胎心率自波峰到波谷的振幅改变。

21. A　Manning 评分法包括 5 项指标：无应激试验（NST）、胎儿呼吸运动（FBM）、胎动（FM）、胎儿张力（FT）和羊水最大暗区垂直深度（AFV）。缩宫素激惹试验（OCT）不属于 Manning 评分法的指标。故本题应选 A。

22. A　产前诊断又称宫内诊断或出生前诊断，指对可疑出生缺陷的胎儿在出生前应用各种检测手段，如影像学、生物化学、细胞遗传学及分子生物学等技术，全面评估胎儿在宫内的发育状况，对先天性和遗传性疾病作出诊断，为胎儿宫内治疗（手术、药物、基因治疗等）及选择性流产提供依据。

23. E　妊娠 $11 \sim 13^{+6}$ 周测量胎儿头臀长度（CRL）能较准确地估计孕周，校正预产期，同时检测胎儿颈项透明层（NT）厚度和胎儿鼻骨等，可作为早孕期染色体疾病筛查的指标。所以选项 A、B 均正确。对于双胎妊娠，单绒毛膜双胎比双绒毛膜双胎妊娠具有更高的围产儿发病率与死亡率，因此明确双胎的绒毛膜性至关重要，此外，在孕中期之后由于绒毛膜与羊膜会融合，超声诊断绒毛膜性困难增加，因此在孕 $11 \sim 13^{+6}$ 周，通过超声查看羊膜膈与胎盘交界处膜的特征（"T 征"或"λ"征）协助判断双胎的绒毛膜性。所以选项 C 正确。NT 联合 β – hCG，妊娠相关蛋白（PAPP – A）是早孕期非整倍体筛查的主要手段之一。所以选项 D 正确。早孕期相当比例的胎盘位置可达宫颈内口，所以根据胎盘附着位置诊断前置胎盘没有意义。故选项 E 错误。因此本题应选 E。

24. B　妊娠早期叶酸缺乏可增加胎儿发生神经管畸形及早产的危险。妇女应从计划妊娠开始多摄取富含叶酸的动物肝脏、深绿色蔬菜及豆类，并建议每日额外补充叶酸 $400 \sim 800\mu g$，可以降低胎儿神经管畸形的发生率。

25. D　孕妇体内孕激素大量增加使胃肠蠕动减慢，胃排空时间延长，故口服药物达峰时间延迟。所以选项 A 正确。由于妊娠中晚期血容量增加以及胎儿胎盘循环的建立，使孕妇的药物分布容积增加，如果与非妊娠期相同剂量给药，孕妇血药浓度降低。所以选项 B 正确。妊娠期肾血浆流量、肾小球滤过率明显增加，使药物经肾脏排泄速度加快，药物半衰期缩短，故孕妇用药频率可能需增加。所以选项 C 正确。胎儿吸收药物主要经过胎盘、脐静脉进入体内，一部分药物经羊膜进入羊水，胎儿吞咽羊水后胃肠道吸收药物，而药物经肾脏再排泄到羊水中，可再经胎儿的吞咽重吸收，形成羊水 – 肠道循环。因胎儿血液循环特点，药物在胎儿体内的分布不均匀，肝、脑分布较多，而肺则很少。所以选项 D 错误。由于胎儿的血浆蛋白含量明显低于成人，故未结合游离状态的药物增加，加上胎儿肝脏微粒体酶活性低，代谢药物的能力差，而且药物通过胎盘进入胎体的速度远大于通过胎盘排出的速度，故胎儿体内的药物容易蓄积。所以选项 E 正确。故本题应选 D。

26. B　用药时胎龄与损害性质有密切关系：①受精后 2 周内，孕卵着床前后，药物对胚胎影响为"全"或"无"："全"表现为胚胎早期死亡导致流产；"无"则为胚胎继续发育，不出现异常。②受精后 3～8 周之间，是胚胎器官分化发育阶段，胚胎开始定向分化发育，受到有害药物作用后，即可能产生形态上的异常而出现畸形，称为致畸高度敏感期，具体地说，如神经组织于受精后 15～25 日，心脏于 21～40 日，肢体和眼睛于 24～46 日易受药物影响。③受精后 9 周～足月是胎儿生长、器官发育、功能完善阶段，仅有神经系统、生殖器和牙齿仍在继续分化，特别是神经系统分化、发育和增生是在妊娠晚期和新生儿期达最高峰。在此期间受到药物作用后，由于肝酶结合功能差及血脑通透性高，易使胎儿受损，还可表现为胎儿生长受限、低出生体重和功能行为异常。

27. B 由于各器官分化和发育迟早不一，不同时间暴露受累，畸形的器官有所不同。人类受精后 21～40 天时，胚胎心脏发育最易受累；受精后 24～46 天，四肢和眼睛易受影响；此外，由于各器官致畸敏感期有交叉，常可出现多发性畸形或综合征。

28. C 由于胚胎对有害因子较成人敏感，故当致畸因素的强度对母体尚未引起明显毒性作用时，可能已对胚胎产生不良影响。剂量受到母婴两方面多种因素的影响，包括剂量－效应关系、阈值、药物代谢动力学特征、孕妇本身代谢状态、胎盘转运效率、胎盘上的特殊受体、母胎基因型、药物在胎儿体内的分布情况等，胎盘上有多种内源性、外源性受体表达，受体的存在增加了胎盘转运量。胎盘的生物转化作用可使某些药物的中间产物或终产物获得致畸活性。如苯妥英、利福平、抗组胺药、己烯雌酚等。孕期使用己烯雌酚可导致青春期后阴道腺病。也有药物经胎盘转化失活，对胎儿影响小，如皮质醇、泼尼松等，而地塞米松则不经胎盘代谢直接进入胎体。早孕女性口服沙利度胺可造成胎儿短肢畸形。风疹活疫苗接种后 3 个月内不宜妊娠。所以选项 C 错误。

29. A 氯化钾选择性减胎应用于双绒毛膜双羊膜囊（DCDA）双胎，单绒毛膜双羊膜囊（MCDA）双胎儿间存在交通血管，故不能使用氯化钾减胎。单绒毛膜双胎 MCDA 实施减胎更具有挑战性，需要消融阻断异常胎儿脐血流，以避免通过交通支血管的反向输血，导致正常胎儿突然死亡或神经损伤。

30. E 不良孕产史属于中危因素，孕妇应在妊娠 24～28 周，不需在首次产前检查即进行糖筛查。

二、A2 型题

31. E 首次产检内容包括详细询问病史，如现病史、月经史、孕产史、既往史、家族史和遗传疾病史等，并进行系统的全身检查、产科检查和必要的辅助检查。口服葡萄糖耐量试验（OGTT）一般是在孕 25～28 周时进行。

32. C 平素月经规律的孕妇预产期的推算方法是按末次月经（LMP）第一日算起，月份减 3 或加 9，日数加 7。有条件者应根据妊娠早期超声检查的报告来核对预产期，尤其对记不清末次月经日期或于哺乳期无月经来潮而受孕者，应采用超声检查来协助推算预产期。若根据末次月经推算的孕周与妊娠早期超声检查推算的孕周时间间隔超过 5 日，应根据妊娠早期超声结果校正预产期，妊娠早期超声检测胎儿头臀长是估计孕周最准确的指标。一旦确定，不要根据后来的超声检查更改预产期。题中患者做了 3 次超声，预产期应采用第 1 次超声报告的预产期，即 2021 年 3 月 22 日。故选项 C 正确。

33. B 妊娠 35 周孕妇，既往超声提示臀先露，近足月需给孕妇制订分娩计划，明确胎儿先露部分很关键，需行常规的四步触诊及适时的超声确诊。但在给孕妇行四部触诊前，回顾既往超声检查胎盘位置的结果很重要，尤其对于中央型前置胎盘患者，行四步触诊检查需谨慎。此外行常规的准备工作，如检查前嘱孕妇排空膀胱后仰卧，头部稍垫高，露出腹部，双腿略屈曲稍分开，旨在使孕妇腹部肌肉放松，便于检查者操作，而不引起孕妇不适。同时，要注意保护患者隐私，天气冷时注意保暖。所以选项 B 错误。

34. C　颈项透明层（NT）增厚的胎儿出现不良结局的概率升高，如先天性心脏病等，故除了需排除染色体非整倍体，还需排除微缺失微重复综合征，所以患者应选择绒毛穿刺胎儿基因芯片检查。

35. B　侵入性产前诊断常用方法为绒毛穿刺、羊水穿刺、脐血穿刺。绒毛穿刺一般选择孕 11 ~ 14 周，羊水穿刺一般选择 16 ~ 24 周，脐血穿刺一般选择孕 24 周以后。孕妇目前妊娠 19 周，故适宜做羊水穿刺。所以选项 B 正确。

36. E　如无应激试验（NST）为无反应型需进一步做缩宫素激惹试验（OCT），若多次反复出现胎心晚期减速提示胎盘功能减退，胎儿宫内缺氧。所以选项 E 符合题意。妊娠晚期连续动态检测 hPL 可以监测胎盘功能。于妊娠 35 周后多次测定血清人胎盘生乳素（hPL）值均 < 4mg/L 或突然下降 50% 以上，提示胎盘功能减退。

37. D　临床借助宫颈黏液检查观察宫颈黏液结晶变化及黏液拉丝试验以了解卵巢功能，与本题无关。

38. E　患者现孕 31^{+3} 周，常规检查内容有血压、体重、宫底高度、胎心率、胎位。必查项目有产科超声检查、血常规、尿常规。所以选项 E 正确。

39. D　产妇有不良产史，本次估计胎儿体重偏大且过期妊娠，可以考虑行剖宫产术分娩。

40. D　胎动监测是孕妇自我评价胎儿宫内状况的简便经济的有效方法。一般妊娠 20 周开始自觉胎动，胎动夜间和下午较为活跃。胎动常在胎儿睡眠周期消失，持续 20 ~ 40 分钟。妊娠 28 周以后，胎动计数 < 10 次/2 小时或减少 50% 者提示有胎儿缺氧可能。

41. E　阴道镜检查多用于子宫颈疾病的筛查，一般不用于临产前检查。所以选项 E 不恰当。

42. E　孕妇为高龄产妇，妊娠糖尿病血糖控制不佳，属于严重高危妊娠。临产、潜伏期，宫缩压力试验（CST）提示频发晚期减速，Ⅱ类胎心监护，考虑胎盘功能不全，短时间不能经阴道分娩，存在高危因素，宜尽快剖宫产终止妊娠。

43. E　正常胎儿睡眠周期在 20 ~ 40 分钟不等，处于睡眠期的胎儿 NST 无反应型不代表异常，需要全面评估胎儿状况，比如延长NST 的时间至少至 40 分钟，吸氧、刺激胎儿。若 40 分钟后仍然无好转则可行生物物理评分，及时终止妊娠。是否需要行剖宫产终止妊娠需要结合宫颈情况、孕周及 CST 等的结果。故选项 E 是不必要的。

44. D　孕期用药需遵循以下原则：①用药必须有明确的指征，避免不必要的用药；②根据病情在医师指导下选用有效且对胎儿相对安全的药物；③应选择单独用药、避免联合用药；④应选用结论比较肯定的药物，避免使用较新的、尚未肯定对胎儿是否有不良影响的药物；⑤严格掌握剂量和用药持续时间，注意及时停药；⑥妊娠早期若病情允许，尽量推迟到妊娠中晚期再用药。所以选项 D 错误。

45. D　妊娠期用药是否对胚胎、胎儿早产不良影响，一方面取决于药物，另一方面的关键因素是接触药物的时间。必须核实孕周及用药的剂量、时间以便准确判断药物影响。利巴韦林对孕妇和准备妊娠的女性来说列为禁忌。故该患者不应继续妊娠。所以本题应选 D。

46. A 对肺结核的女性应加强宣教，在肺结核活动期应避免妊娠。若已妊娠，应在妊娠 8 周内行人工流产，1 ~ 2 年后再考虑妊娠。所以选项 A 错误。妊娠期活动性肺结核的治疗和处理原则与非妊娠女性相同：早期、联合、适量、规律、全程用药。所以选项 B 正确。完善、规律及全程用药是治疗的关键。首选药物为异烟肼、利福平、维生素 B_6。乙胺丁醇在 FDA 中属于 B 类的抗结核药，在妊娠期亦可使用。所以选项 C 正确。产后抗结核治疗期间并非母乳喂养的禁忌。所以选项 D 正确。哺乳女性应继续服抗结核药，每次喂奶前要戴口罩。活动性肺结核产后应禁止哺乳，新生儿应隔离。所以选项 E 正确。故本题应选 A。

47. A 染色体正常、下尿路梗阻、羊水量减少并且未合并其他先天性异常的膀胱过度充盈的胎儿才可以行膀胱羊膜腔引流术。

三、A3/A4 型题

48. A 该孕妇首次就诊时，最重要进行的工作是确定孕周，推算预产期。哺乳期月经未来潮之前受孕的孕妇无法根据末次月经推算预产期，此时，需要根据超声确定孕周和预产期。

49. E NT 联合母体血清学筛查染色体非整倍体异常多在孕 11 ~ 13^{+6} 周进行。这种联合筛查可以筛查出 85% 以上的唐氏综合征，假阳性率为 5%。母体血 cfDNA 筛查对唐氏综合征敏感性更高，且假阳性率很低，但必须明确母体血 cfDNA 检测仍属于筛查，而不是诊断方法。筛查结果阳性者，需行有创性的产前诊断，如绒毛膜活检或羊水穿刺。孕期产检

时，几项比较重要的检查时机分别为：①孕 11 ~ 13^{+6} 周，胎儿染色体非整倍体异常的母体血清学筛查和胎儿 NT 测定；②孕 15 ~ 20 周，孕中期母体血 AFP 测定筛查胎儿开放性神经管缺陷（NTD）；③20 ~ 24 周，胎儿系统结构畸形筛查；④24 ~ 28 周，75g OGTT。

50. B 孕妇既往有早产病史，属于早产的高危人群，应对早产进行充分的认识，并进行预防宣教。孕 16 周开始行阴道超声检查宫颈长度，必要时使用孕酮预防早产。国际妊娠合并糖尿病研究组（IDAPSG）和美国糖尿病协会（ADA）提出：①有糖尿病高危因素的孕妇在首次产检时就要用标准的糖尿病诊断标准筛查 2 型糖尿病；首次血糖无异常者，则于妊娠 24 ~ 28 周时再行 75g OGTT 进行妊娠糖尿病（GDM）检查；②建议所有孕妇在妊娠 24 ~ 28 周进行 75g OGTT 筛查。孕中期是孕妇体重变化最大的阶段，也是妊娠期糖代谢开始出现明显变化的时期，此期检查有助于诊断 GDM。患者早期染色体检查正常，故不需要进行羊膜腔穿刺检查胎儿染色体。

51. C 24 周后空腹血糖 ≥5.1mmol/L 者即可以直接诊断 GDM，不必再做 75g OGTT。

52. D 孕 16 周适合做唐氏筛查，若筛查异常可再进行羊膜腔穿刺术抽取羊水进一步检查。

53. E 21 – 三体截断值为 1/270。核实孕周后若为 21 – 三体高风险，则建议羊膜腔穿刺胎儿染色体检查。患者 21 – 三体综合征发病概率为 1/3000，为 21 – 三体低风险，无须进一步检查。

54. C 孕周、年龄、体重等信息都会对筛查结果产生影响，所以应首先核实相关信息是否准确。核实孕周后若仍为 21 – 三体高风险，则建议羊膜腔穿刺胎儿染色体检查。

55. A　21 - 三体截断值为 1/270。该孕妇仍为高风险，应该建议介入性产前诊断。

56. A　该核型为易位型 21 - 三体。

57. B　胎儿为易位型 21 - 三体，未了解来源，应行夫妇双方染色体检查，排除某一方为 13 号和 21 号染色体的罗伯逊易位携带。

58. C　中孕期母体血清学产前筛查应在 15 ~ 20 周进行。

59. E　NIPT 是筛查，不是诊断，不能作为引产依据。即使胎儿结构正常，也应介入性产前诊断以明确诊断。

60. C　NIPT 有一定假阳性率和假阴性率的发生，题中选项 A、B 和选项 D 均是造成假阳性的原因。胎儿游离 DNA 浓度过低可导致假阴性的发生。标本错误不属于 NIPT 固有的假阳性原因。

61. B　1/800 为中度风险，不是产前诊断指征。故不建议进行介入性产前诊断。

62. B　NIPT 是筛查，不是诊断，不能完全排除 21 - 三体患病可能。NIPT 也不能排除胎儿是否存在发育不良，故仍需进行超声胎儿结构筛查。

63. E　目前 NIPT 的临床应用仅适用于 21，18，13 号染色体数目异常的检测。技术的发展已扩展到小部分染色体微缺失微重复以及某些单基因病的检测，但涵盖范围还很有限。

64. E　超声胎儿结构筛查所示的"左心室强回声光点"以及"脉络丛囊肿"均为非整倍体异常的超声软指标，软指标包括：妊娠早期的 NT 增厚、鼻骨缺失、妊娠中期的颈部皮肤皱褶增厚、肠管回声增强、肾盂扩张、长骨（肱骨、股骨）缩短、心室内强光点、脉络膜囊肿等，非结构异常，更不是终止妊娠的

指征。孕妇产前血清学筛查为低风险，可以超声随访，了解软指标的变化以及是否出现新的异常影像。如果孕妇为此焦虑，可行 NIPT 或胎儿染色体检查，但应告知检查的利弊以及可能带来的风险。所以选项 E 错误。

65. C　胎儿脑室增宽≥15mm，为轻度脑积水。妊娠 30 周左右亦为脑室积液的高峰期，可以随访观察。因部分脑积水合并胼胝体发育不良，故应首先行胎儿头颅磁共振检查排除脑结构异常尤其是胼胝体发育不良。弓形虫等感染也有可能造成胎儿脑积水，可以排查。少数脑积水合并有染色体异常或基因异常，但因羊膜腔穿刺为有创检查，不作为首选，可以视 MRI 和随访结果决定。

66. B　因约有 10% 的胎儿侧脑室增宽合并有染色体异常，故可考虑羊膜腔穿刺产前诊断，因基因芯片技术可提高检查的辨别率，检测出染色体微小片段的改变，2014 年我国的《染色体微阵列分析技术在产前诊断中的应用专家共识》指出其适用于胎儿超声异常时的检测。尽管胎儿侧脑室液体仍在增多范围，但不至于放弃胎儿，也不需要提前剖宫产分娩导致医源性早产。孕妇的饮水量与胎儿脑室积液与否无关。

67. B　胎儿颈项透明层（NT）大于 3mm 为异常。颈后透明带越厚，胎儿患唐氏综合征的风险越高。NT 增厚的胎儿若合并有染色体异常，最常见的是唐氏综合征。

68. B　绒毛穿刺取样较羊膜腔穿刺术，其优势在于能在孕早期对胎儿进行遗传学诊断，减少大孕周引产对母体的伤害，此病例中筛查结果为胎儿唐氏综合征风险极高者，建议行绒毛穿刺取样（CVS）。

69. A　B 型超声早在妊娠 6 ~ 7 周可见到两个妊娠囊，孕 9 周见到两个原始心管搏动，对中晚期双胎妊娠诊断准确率达 100%。

70. E 孕妇孕期应定期产前检查，补充足够的蛋白质、维生素、铁剂、钙剂，30 周后多卧床休息，孕晚期避免过劳。

71. C 评估胎儿宫内安危的方法很多，有孕妇自数胎动、无应激试验（NST）、生物物理评分（BPP）、彩超监测胎儿血流等。一般而言，当胎儿出现宫内缺氧时会出现胎动的变化，在以上监护手段中，孕妇会第一时间察觉的是胎动异常，除了关注胎动以外，其他的监测方法在平素的产检中无法满足时效性，且需在医疗机构进行。

72. A 孕 37～41 周每周进行一次血压、体重，宫底高度，胎心率，胎位的常规保健检查，产科超声检查和 NST 检查是必查项目，只有当 NST 经刺激后仍未无反应型时才考虑行 BPP。

73. D 2021 年 8 月我国首个《预防围产期 B 族链球菌病（中国）专家共识》首次明确推荐对所有孕 35～37 周的孕妇行 GBS 筛查。根据 2017 年 9 月 RCOG 发布的早发型新生儿 B 族链球菌病预防的最新指南意见，对于既往有新生儿早发型 GBS 感染病史者，此次妊娠无需再行 GBS 的检测，行 GBS 检查时，采样时不使用阴道窥器，先用拭子在阴道下部取样，后用同一拭子通过肛门括约肌在直肠内取样，不推荐单独行宫颈或阴道取样，以防漏检；为了预防再次新生儿早发型 CBS 的感染，需在临产或破膜之后尽早静脉使用青霉素（过敏时考虑使用其他抗生素）直至分娩，无须提前使用，口服抗生素无效。所以选项 D 正确。

74. B 产前发热可以通过胎盘、胎膜等传至宫腔内，导致宫内胎儿体温升高，胎儿体温无法扩散，热量在胎儿体内积聚，引起胎儿心动过速、宫内窘迫等症状，严重者可引起早产、死胎等不良后果。一旦发生产前发热，应

尽快明确发热原因，尽快控制感染，保证母儿安全。立即终止妊娠是不恰当的。

75. E 引起产前发热的病原体多来自于细菌与病毒，以细菌感染为主，对母儿影响较大。如必须控制感染时，妊娠期抗感染药物的选择应考虑妊娠期用药安全性。青霉素（选项 A）是妊娠期常用的一种抗感染药，在妊娠期内任何时期用药均对母儿无害。氨苄西林（选项 B）与蛋白结合率低，可以通过胎盘，治疗胎儿宫内感染的效果好。头孢菌素（选项 C、D）产科领域应用广泛，目前无对母儿有害报道。由于药物应用时间不长，尚无大量病例分析报道。药物能很快通过胎盘，胎儿体内及羊水中有足够的杀菌浓度。喹诺酮主要为诺氟沙星（诺氟沙星）、环丙沙星、左氧氟沙星等。主要机制为抑制细菌 DNA 旋转酶，影响胎儿软骨发育，孕期禁用。所以本题应选 E。

76. E 药物对胎儿的影响复杂。同一种药物的不同剂量、用药途径、用药孕周等因素的不同，对生长发育影响可以完全不同。临床评估药物对胚胎、胎儿的安全性需要考虑药物暴露于药物时所处的发育阶段、药物本身的因素、药物疗程的长度及暴露剂量以及遗传易感性。

77. C 氯雷他定、氯苯那敏、西替利嗪属 FDA 中的 B 类，流行病学调查及动物实验尚未发现有致畸作用，孕早期可以使用。所以选项 A 正确。常用的抗组胺药中，氯苯那敏无明显致畸作用，但产前 2 周用药可能使产儿晶状体后纤维组织形成。所以选项 B 正确。阿司咪唑在大样本的人群试验中，不增加胚胎异常。但在一项动物实验中，在给大剂量时对大鼠胚胎有毒性作用，因此妊娠期应权衡利弊使用。所以选项 C 不正确。受精后 2 周内，孕卵着床前后，药物对胚胎影响为"全"或

"无"："全"表现为胚胎早期死亡导致流产；"无"则为胚胎继续发育，不出现异常。所以选项 D 正确。已用某种可能致畸的药物，早孕阶段用药一般应考虑终止妊娠。所以选项 E 正确。因此本题应选 C。

78. A 胎儿大脑中动脉血流参数是观察胎儿是否贫血及其程度的最常用指标。

79. E 宫内输血后的存活率与胎儿输血前的贫血程度有关，水肿胎儿较非水肿胎儿可耐受更大的输血量。血液选用 Rh 阴性 O 型洗涤浓缩红细胞，与母血清交叉配型无凝集现象。最好经射线照射以防移植物抗宿主反应。血细胞比容（HCT）在 0.75～0.85。输血途径选择包括血管内输血和腹腔内输血。血液输注量血液输注量计算公式需要考虑胎儿 HCT 和体重，胎儿胎盘循环血量也应该考虑在内。宫内输血根据胎儿 HCT 情况可重复输血。所以选项 E 叙述正确。

80. A 胎儿下尿路梗阻常见的超声表现：①双侧肾积水、输尿管扩张。单侧肾积水不能排除胎儿下尿路梗阻的可能性。胎儿肾积水诊断标准：孕中期胎儿肾盂前后径 ≥4mm 或孕晚期肾盂前后径 ≥7mm。②羊水量过少，胎儿下尿路梗阻常导致羊水减少。③膀胱扩大。下尿路梗阻胎儿常表现为膀胱扩大，若羊水量减少伴有下尿路扩张、双肾积水、膀胱扩大等高度提示胎儿下尿路梗阻。

81. A 膀胱羊膜腔引流术可以减轻梗阻可提高围生期生存率，但不是根治性措施。所以选项 A 错误。

四、B1 型题

82. B 唐氏筛查高风险时应首选产前诊断方案，患者现孕周为 20 周，应选择羊膜腔穿刺细胞培养胎儿染色体检查。所以选项 B 正确。孕妇 36 岁、唐氏筛查高风险均是孕妇

外周血胎儿游离 DNA 产前筛查的慎用人群，故选项 A 不是首选方案。超声胎儿结构筛查（选项 C）只能排除胎儿是否存在畸形等发育异常，不能明确是否存在染色体异常。作为筛查，不提倡重新抽血筛查（选项 D），除非发现此次检查存在明显的质控问题。

83. C 神经管缺陷（NTD）高风险应首选超声胎儿结构筛查以排除脊柱裂，故选项 A 正确。必要时行胎儿体部 MRI 成像协助诊断。

84～88. A、B、C、D、E 美国食品和药物管理局（FDA）根据药物对动物和人类具有不同程度的致畸危险，将其分为 5 类：①A 类：临床对照研究中，未发现药物对妊娠早期、中期及晚期的胎儿有损害，其危险性极小。②B 类：临床对照研究中，药物对妊娠早期、中期及晚期胎儿的危害证据不足或不能证实。③C 类：动物实验发现药物造成胎仔畸形或死亡，但无人类对照研究，使用时必须谨慎权衡药物对胎儿的影响。④D 类：药物对人类胎儿有危害，但临床非常需要，又无替代药物，应充分权衡利弊后使用。⑤X 类：对动物和人类均具有明显的致畸作用，这类药物在妊娠期禁用。

五、X 型题

89. ABCD 单基因遗传病是由单个位点或者等位基因变异引起的疾病，也称孟德尔遗传病。其中包括符合经典孟德尔遗传方式的常染色体显性遗传、常染色体隐性遗传、X - 连锁和 Y - 连锁遗传。其他的单基因遗传方式有基因组印记、遗传早现、单亲二倍体、假常染色体显性遗传等。

90. AD 胎心在靠近胎背上方的孕妇腹壁上听得最清楚。所以胎心监护时应将测量胎心的探头置于胎背部位。故选项 A 正确。胎心监护 NST 也叫胎心监护无应激试验。它是指在没有宫缩、无外界负荷刺激的情况下，对胎

儿进行的胎心率宫缩图的观察和记录，以了解胎儿宫内储备能力。故选项 B 错误。晚期减速是指伴随宫缩出现的减速，通常是对称性地、缓慢地下降到最低点再恢复到基线。减速的开始到胎心率最低点的时间≥30 秒，减速的最低点通常晚于宫缩峰值；一般来说，减速的开始、最低值及恢复分别延后于宫缩的起始、峰值及结束。所以选项 C、E 均错误。如果胎心率持续维持在 140 次/分左右，如果胎心率 140 次/分，且随胎儿活动或子宫收缩而加快，多为正常状态。如果胎心率持续维持在 140 次/分，不随胎动或其它情况发生变化，多属于不正常表现，建议患者进一步就医明确诊断。所以选项 D 正确。故本题应选 AD。

91. ABCD 晚期减速是指伴随宫缩出现的减速，通常是对称性地、缓慢地下降到最低点再恢复到基线。减速的开始到胎心率最低点的时间≥30 秒，减速的最低点通常晚于宫缩峰值；一般来说，减速的开始、最低值及恢复分别延后于宫缩的起始、峰值及结束。出现晚期减速多代表胎盘功能低下、胎儿缺氧可能，需要进行宫内复苏，必要时尽早终止妊娠。

92. ABCD 高危儿包括：①孕龄 < 37 周或≥42 周；②出生体重 < 2500g；③小于孕龄儿或大于孕龄儿；④生后 1 分钟内 Apgar 评分 0 ~ 3 分；⑤产时感染；⑥高危妊娠产妇的新生儿；⑦手术产儿；⑧新生儿的兄姐有严重的新生儿病史或新生儿期死亡等。

93. ABDE Ⅰ 类电子胎心监护需同时满足以下条件：①胎心率基线 110 ~ 160 次/分；②基线变异为中度变异；③无晚期减速及变异减速；④存在或者缺乏早期减速；⑤存在或者缺乏加速。

94. BDE 胎肺成熟度的监测：①孕周：妊娠满 34 周（经妊娠早期超声核对）胎儿肺

发育基本成熟。②卵磷脂/辅磷脂（L/S）比值：若羊水 L/S > 2，提示胎儿肺成熟。也可用羊水振荡试验（泡沫试验）间接估计 L/S 值。③磷脂酰甘油（PG）：PG 阳性，提示胎肺成熟。

95. ABCD 基线变异是指每分钟胎心率自波峰到波谷的振幅改变。按照振幅波动程度分为：①变异消失：振幅波动完全消失；②微小变异：振幅波动≤5 次/分；③中等变异（正常变异）：振幅波动 6 ~ 25 次/分；④显著变异：振幅波动 > 25 次/分。所以选项 ABCD 正确。

96. ABCD 应用彩色多普勒超声胎儿血流监测技术监测胎儿血流动力学，可以对有高危因素的胎儿状况做出客观判断，为临床选择适宜的终止妊娠时机提供有力的证据。常用的指标包括脐动脉和胎儿大脑中动脉的 S/D 比值、RI 值（阻力指数）、PI 值（搏动指数）、脐静脉和静脉导管的血流波形等。所以选项 ABCD 正确。

97. ABCD 产前诊断的对象为出生缺陷的高危人群。除了产前筛查检出的高风险人群外，还需要根据病史和其他检查确定的高风险人群。建议其进行产前诊断检查的指征：①羊水过多或者过少。②筛查发现染色体核型异常的高危人群、胎儿发育异常或可疑结构畸形。③妊娠早期时接触过可能导致胎儿先天缺陷的物质。④夫妇一方患有先天性疾病或遗传性疾病，或有遗传病家族史。⑤曾经分娩过先天性严重缺陷婴儿。⑥年龄达到或超过 35 周岁。

98. BCE 变异减速是指突发的显著的胎心率急速下降。减速的开始到最低点的时间 < 30 秒，胎心率下降≥15 次/分，持续时间≥15 秒，但 < 2 分钟。当变异减速伴随宫缩时，减速的起始、深度和持续时间与宫缩之间无固定规律。其特征包括：胎心率减慢迅速（变异

减速从开始到最低点的时间＜30秒），恢复也快，往往与脐带受压有关。典型的变异减速是先有一初始加速的肩峰，紧接一快速的减速，之后快速恢复到正常基线伴有一继发性加速（双肩峰）。

99. ACD　胎心率是了解胎儿是否正常的一个重要标志：①胎心率＞160次/分，尤其是＞180次/分，为胎儿缺氧的初期表现（孕妇心率不快的情况下）；②胎心率＜110次/分，尤其是＜100次/分，为胎儿危险征；③出现胎心晚期减速、变异减速或（和）基线缺乏变异，均提示胎儿宫内窘迫。

100. ABD　青春期保健应重视健康与行为方面的问题，以加强一级预防为重点：①自我保健：加强健康教育，使青少年了解自己生理、心理上的特点，懂得自爱，学会保护自己，培养良好的个人生活习惯，合理安排生活和学习，有适当的运动与正常的娱乐，注意劳逸结合；②营养指导：注意营养成分的搭配，提供足够的热量，定时定量，三餐有度；③体育锻炼：对身体健康成长十分重要；④健康教育：青春期是形成良好行为习惯和心理健康的时期，如正确保护皮肤，防止痤疮，保护大脑，开发智力，远离烟酒；⑤性知识教育：通过性教育使少女了解基本性生理和性心理卫生知识，注意经期卫生，正确对待和处理性发育过程中的各种问题，以减少非意愿妊娠率，预防性传播疾病。所以选项ABD正确。选项C、E均属于二级保健内容，即二级预防，包括小儿、妇科常见病的筛查和防治。通过学校保健等普及对青少年的体格检查，及早筛查出健康和行为问题。

101. DE　妊娠晚期，羊水中有胎脂，表现为稀疏点状回声漂浮。羊水最大暗区垂直深度（AFV）≥8cm为羊水过多，AFV≤2cm为羊水过少。孕妇平卧，以脐水平线为标志将子宫分为四个象限，测量各象限AFV，四者之和为羊水指数（AFI）。若用AFI法，AFI≥25cm诊断为羊水过多，AFI≤5cm诊断为羊水过少。所以选项DE错误。

102. BCDE　妊娠中晚期的膳食指南：①适当增加鱼、禽、蛋、瘦肉等优质蛋白质的来源，妊娠中期每日增加共计50g，孕晚期再增加75g左右。②适当增加奶类的摄入：奶类富含蛋白质，也是钙的良好来源。从妊娠中期开始，每日应至少摄入250~500g奶制品以及补充600mg的钙。③适当增加碘的摄入：孕期碘的推荐摄入量230μg/日，孕妇除坚持选用加碘盐外，每周还应摄入1~2次含碘丰富的海产品如海带、紫菜等。④常吃含铁丰富的食物：孕妇是缺铁性贫血的高发人群，给予胎儿铁储备的需要，孕中期开始要增加铁的摄入。⑤适量身体活动，维持体重的适宜增长。⑥禁烟戒酒，少吃刺激性食物。所以选项BCDE均正确。选项A为孕早期的膳食指南。妊娠早期叶酸缺乏可增加胎儿发生神经管畸形及早产的危险。故妇女应从计划妊娠开始多摄取富含叶酸的动物肝脏、深绿色蔬菜及豆类，并建议每日额外补充叶酸400~800μg。

第三章 妊娠生理

一、A1 型题

1. E 诊断宫内早孕最可靠的辅助检查方法是 B 型超声检查。子宫内出现孕囊是 B 型超声检查中最早出现的影像，在孕囊内见到胎心搏动，可确诊为宫内妊娠，活胎。

2. D 妊娠期由于增大子宫的压迫，输尿管内压力增高，加之孕激素影响，泌尿系统平滑肌张力降低。输尿管增粗且蠕动减弱，尿流缓慢，肾盂及输尿管自妊娠中期轻度扩张，且右侧输尿管常受右旋妊娠子宫的压迫，可致肾盂积水。孕妇易患急性肾盂肾炎，以右侧居多。妊娠早期膀胱受增大子宫的压迫，可出现尿频，子宫长出盆腔后症状缓解。妊娠晚期，胎头入盆后，膀胱受压，膀胱、尿道压力增加，部分孕妇可出现尿频及尿失禁。

3. C 受精卵着床后，在孕激素、雌激素叶状绒毛作用下子宫内膜腺体增大，腺上皮细胞内糖原增加，结缔组织细胞肥大，血管充血，此时子宫内膜称为蜕膜。所以选项 A 正确。妊娠晚期子宫轻度右旋，与乙状结肠占据在盆腔左侧有关。所以选项 B 正确。子宫底于妊娠后期增长最快，子宫体含肌纤维最多，子宫下段次之，子宫颈最少。所以选项 C 错误。妊娠后子宫峡部变软，逐渐伸展拉长变薄，扩展成宫腔的一部分，临产后伸展至 7～10cm，成为产道的一部分，称为子宫下段。所以选项 D 正确。妊娠早期子宫血流量为 50ml/分，主要供应子宫肌层和蜕膜。妊娠足月时子宫血流量为 450～650ml/分，其中 80%～85% 供应胎盘。所以选项 E 正确。故本题的正确答案为 C。

4. D 妊娠期母体血液处于高凝状态。凝血因子 Ⅱ、Ⅴ、Ⅶ、Ⅷ、Ⅸ、Ⅹ 的活性增加，仅凝血因子 Ⅺ 及 Ⅻ 的活性降低。

5. E 妊娠期肋膈角增宽、肋骨向外扩展，胸廓横径及前后径加宽使周径加大，膈肌上升使胸腔纵径缩短，但胸腔总体积不变，肺活量不受影响。孕妇耗氧量于妊娠中期增加 10%～20%，肺通气量约增加 40%，有过度通气现象，使动脉血 PO_2 增高达 92mmHg，PCO_2 降至 32mmHg，有利于供给孕妇及胎儿所需的氧，通过胎盘排出胎儿血中的 CO_2。

6. E 妊娠期血容量于妊娠 6～8 周开始增加，至妊娠 32～34 周达高峰。所以选项 A 错误。妊娠期白细胞计数轻度增加，主要为中性粒细胞增多，淋巴细胞增加不明显，单核细胞及嗜酸性粒细胞几乎无改变。所以选项 B 错误。妊娠期骨髓造血增加，网织红细胞轻度增多。所以选项 C 错误。妊娠期血浆纤维蛋白原含量比非孕妇女约增加 50%，于妊娠末期平均达 4.5g/L（非孕妇女平均为 3g/L）。所以选项 D 错误。由于血液稀释，血浆蛋白自妊娠早期开始降低，至妊娠中期达 60～65g/L，主要是白蛋白减少，约为 35g/L，以后持续此水平直至分娩。所以选项 E 正确。因此本题应选 E。

7. D 妊娠早期乳房开始增大，充血明显。孕妇自觉乳房发胀是妊娠早期的常见表现。随着乳腺腺泡增生导致乳腺增大并出现结节。乳头增大变黑，易勃起。乳晕颜色加深，其外围皮脂腺肥大形成散在结节状隆起，称蒙氏结节。妊娠末期，尤其在接近分娩期时挤压乳房，可有少量淡黄色，稀薄液体溢出称为初乳。选项 D "乳头凹陷" 与妊娠无关。故本题应选 D。

8. C 妊娠 12 周可以通过多普勒胎心检测仪经腹部听到胎心。所以选项 C 错误。

9. D 妊娠 8 周末，胚胎初具人形，头大，占整个胎体近一半。能分辨出眼、耳、鼻、口、手指及足趾，各器官正在分化发育，心脏已形成。

10. B 28 周末时，胎儿身长约 35cm，体重约 1100g。

11. E 妊娠 8 周末，胚胎初具人形，头大，占整个胎体近一半。能分辨出眼、耳、鼻、口、手指及足趾，各器官正在分化发育，心脏已形成。所以选项 A 错误。妊娠 20 周末，胎儿身长约 25cm，顶臀长 16cm，体重约 320g。所以选项 B 错误。妊娠 24 周末，胎儿身长约 30cm，顶臀长 21cm，体重约 630g。所以选项 C 错误。妊娠 32 周末，胎儿身长约 40cm，顶臀长 28cm，体重约 1700g。所以选项 D 错误。妊娠 36 周末，胎儿身长约 45cm，顶臀长 32cm，体重约 2500g。所以选项 E 正确。

12. A 妊娠 12 周末，胎儿身长约 9cm；妊娠 16 周末：胎儿身长约 16cm；妊娠 28 周末，胎儿身长约 35cm；妊娠 32 周末，胎儿身长约 40cm；妊娠 40 周末，胎儿身长约 50cm。所以五个选项中，只有选项 A 正确。

13. B 胎儿血液循环特点：①来自胎盘的血液进入胎儿体内后分为 3 支：一支直接入肝，一支与门静脉汇合入肝，此两支血液经肝静脉入下腔静脉；另一支经静脉导管直接入下腔静脉。下腔静脉血是混合血，有来自脐静脉含氧量较高的血液，也有来自胎儿身体下半部含氧量较低的血液（选项 B 正确）。新生儿出生后脐静脉闭锁为肝圆韧带，脐静脉的

末支静脉导管闭锁为静脉韧带，脐静脉的末支静脉导管闭锁为静脉韧带（选项 C 错误）。②卵圆孔位于左右心房之间，其开口处正对下腔静脉入口，下腔静脉进入右心房的血液绝大部分经卵圆孔进入左心房（选项 E 错误）。上腔静脉进入右心房的血液流向右心室，随后进入肺动脉；③肺循环阻力较大，肺动脉血液绝大部分经动脉导管流入主动脉，仅部分血液经肺静脉进入左心房（选项 D 错误）。左心房血液进入左心室，继而进入主动脉直至全身（选项 A 错误），然后经腹下动脉再经脐动脉进入胎盘，与母血进行气体及物质交换。

14. A 胎儿出生后，胎盘脐带循环中断，肺开始呼吸，肺循环阻力降低，新生儿血液循环逐渐发生改变。①脐静脉闭锁为肝圆韧带，脐静脉的末支静脉导管闭锁为静脉韧带；②脐动脉闭锁，与相连的闭锁的腹下动脉成为腹下韧带；③动脉导管位于肺功脉与主动脉弓之间，出生后 2～3 个月完全闭锁为动脉韧带；④出生后左心房压力增高，卵圆孔开始关闭，多在生后 6 个月完全关闭。所以选项 A 错误。

15. D 核实孕周的方法包括：（1）病史。①以末次月经第 1 日计算：平时月经规则、周期为 28～30 天的孕妇停经≥42 周尚未分娩，可诊断为过期妊娠。若月经周期超过 30 天，应酌情顺延。②根据排卵日推算：月经不规则、哺乳期受孕或末次月经记不清的孕妇，可根据基础体温提示的排卵期推算预产期，若排卵后≥280 天仍未分娩者可诊断为过期妊娠。③根据性交日期推算预产期。④根据辅助生育技术（如人工授精、体外受精和胚胎移植术）的日期推算预产期。（2）临床表现。早孕反应开始出现时间、胎动开始出现时间以及早孕期妇科检查发现的子宫大小，均有助于推算孕周。（3）实验室检查：①根据 B 型超声检查确定孕周，妊娠 20 周内，B 型超声检查对确

定孕周有重要意义。妊娠 5~12 周内以胎儿顶臀径推算孕周较准确，妊娠 12~20 周以内以胎儿双顶径、股骨长度推算预产期较好。②根据妊娠初期血、尿 hCG 增高的时间推算孕周。所以选项 D 的叙述太片面，没有说明适用的孕周的范围。

16. B 人绒毛膜促性腺激素（hCG）是一种糖蛋白激素，由 α、β 亚基组成，主要由妊娠滋养细胞产生，妊娠、妊娠滋养细胞疾病、生殖细胞肿瘤及其他恶性肿瘤如肺、肾上腺及肝脏肿瘤均可产生 hCG。

17. B 人绒毛膜促性腺激素（hCG）是一种由 α、β 亚基组成的糖蛋白激素，在受精卵着床后 1 日可自母血清中测出，妊娠 8~10 周达高峰，以后迅速下降，产后 2 周内消失。

18. E 人绒毛膜促性腺激素（hCG）是由胎盘绒毛组织的合体滋养层细胞分泌的一种糖蛋白激素，与黄体生成素的生物学作用与免疫学特性基本相似。卵子受精后第 6 天左右，胚泡形成滋养层细胞，开始分泌 hCG，但其量甚少。妊娠早期形成绒毛组织后，由合体滋养层细胞分泌大量的 hCG，其分泌量至妊娠 8~10 周时达高峰，随后逐渐减低，在妊娠 20 周左右降至较低水平，并一直维持至妊娠末期。在早孕期，hCG 刺激卵巢的月经黄体变成妊娠黄体。妊娠黄体的寿命只有 10 周左右，以后便发生退缩，与此同时胎盘分泌孕激素和雌激素，接替了妊娠黄体的作用。

19. A 人胎盘生乳素（hPL）是一种单链多肽激素。妊娠 5 周即可在母体血浆中测出 hPL，随妊娠进展其分泌量持续增加，至妊娠 39~40 周达高峰并维持至分娩，产后迅速下降，产后 7 小时即测不出。所以选项 A 错误。

20. A 脐带是连接胎儿与胎盘的条索状组织，它一端连于胎儿腹壁脐轮，另一端附着于胎盘胎儿面。所以选项 A 错误。羊膜为附着在胎盘胎儿面的半透明薄膜。羊膜光滑，无血管、神经及淋巴。所以选项 B 正确。胎盘由胎儿部分的羊膜和叶状绒毛膜及母体部分的底蜕膜构成。所以选项 C 正确。叶状绒毛膜为胎盘的主要结构。所以选项 D 正确。胎膜是由外层的平滑绒毛膜和内层的羊膜组成。所以选项 E 正确。因此本题应选 A。

21. C 根据解剖学特点：①脐静脉一条，带有来自胎盘氧含量较高，营养较丰富的血液进入胎体；②脐动脉两条，带有来自胎儿氧含量较低的混合血，注入胎盘与母血进行物质交换。

22. E 胎膜是由外层的平滑绒毛膜和内层的羊膜组成。囊胚表面非着床部位的绒毛在发育过程中因缺乏营养逐渐退化萎缩成为平滑绒毛膜。胎膜的重要作用是维持羊膜腔的完整性，对胎儿起到保护作用。妊娠晚期平滑绒毛膜与羊膜轻轻贴附并能分开。所以选项 E 错误。

23. B 蜕膜细胞来自致密层蜕膜样细胞增大。底蜕膜是构成胎盘的母体部分，占足月妊娠胎盘很少部分。蜕膜板主要由蜕膜致密层构成，固定绒毛的滋养细胞附着在基底板上，共同构成绒毛间隙的底。从蜕膜板向绒毛膜方向伸出蜕膜间隔，将胎盘分成 20 个左右的母体叶。

24. A 底蜕膜是构成胎盘的母体部分，占足月妊娠胎盘很少部分。蜕膜板主要由蜕膜致密层构成，固定绒毛的滋养细胞附着在基底板上，共同构成绒毛间隙的底。从蜕膜板向绒毛膜方向伸出蜕膜间隔，将胎盘分成 20 个左右的母体叶。

25. D 免疫球蛋白 G 分子量最小，是唯一能通过胎盘的免疫球蛋白。胎盘可以主动将母体的免疫球蛋白 G 转运至胎儿，其他免疫球蛋白分子量大，不能通过胎盘。免疫球蛋白共有五类，分别为 IgG、IgM、IgD、IgA 和 IgE。在五类免疫球蛋白中，IgM 在早期感染中发挥了重要的免疫防御作用。IgG 含量最高，分布最广，是机体再次免疫应答的主要抗体。所以，选项 D 错误，其余选项内容都是正确的。

26. B 羊水的来源：①妊娠早期的羊水主要来自母体血清经胎膜进入羊膜腔的透析液；②妊娠中期以后，胎儿尿液成为羊水的主要来源，使羊水的渗透压逐渐降低；③妊娠晚期胎肺参与羊水的生成，每日大约 350ml 液体从肺泡分泌至羊膜腔；④羊膜、脐带华通胶及胎儿皮肤渗出液体，但量少。所以选项 A、C、D、E 均错误。胎儿吞咽是羊水吸收的主要方式。妊娠 18 周开始胎儿出现吞咽动作，近足月时每日可吞咽 500～700ml 液体。因羊水相较于母体血浆是低渗液体，羊水吸收的另一个重要途径是经羊膜 - 绒毛膜界面的膜内转运向胎儿胎盘血管的转移，其中只有微量的羊水转移至母体血浆，因此，膜内运输可能与胎儿吞咽协同作用，共同维持羊水量的稳定。所以选项 B 正确。故本题应选 B。

二、A2 型题

27. D 尿雌三醇（E_3）及雌三醇/肌酐（E/C）比值测定：如 24 小时 E_3 的总量 <10mg，或尿 E/C 比值 <10 时，为子宫胎盘功能减退。

28. B 根据自觉乳房胀痛、尿妊娠试验阳性、基础体温曲线示高温相已达 28 天，可诊断为早期妊娠。基础体温的变化也是判断是否怀孕的方法之一，如果持续两周以上较高的基础体温，就要考虑有可能是怀孕了。若 ≥20 日可确定为早孕。

29. E 患者目前诊断为流产合并感染，

治疗原则为控制感染的同时尽快清除宫内残留物。若阴道流血不多，先选用广谱抗生素 2～3 日，待感染控制后再行刮宫。若阴道流血量多，静脉滴注抗生素及输血的同时，先用卵圆钳将宫内残留大块组织夹出，使出血减少，切不可用刮匙全面搔刮宫腔，以免造成感染扩散。

三、A3/A4 型题

30. C 妊娠 42 周自觉胎动减少已 3 天，此时不需做血 hCG 值化验，其他检查都是必要的。

31. D 最重要的检查项目是测尿雌激素/肌酐比值，估计胎儿胎盘单位功能。>15 为正常值，10～15 为警戒值，<10 为危险值。

32. C 超声多普勒胎儿心率仪能检测到胎儿的心跳、用耳机接收胎心音。是一种技术先进、操作简单、便携的小型胎儿心率检测设备。孕妇可自己操作听取胎心音，计数胎儿心率。实现提早监测、密切关注、呵护生命。但是超声多普勒监测的为瞬时胎儿心率，无法描记胎心率的变化。所以超声多普勒检查胎心数与证明胎盘功能低下无关。缩宫素激惹试验的原理为用缩宫素诱导宫缩并用电子胎心监护仪记录胎心率的变化，可用于产前监护及引产时胎盘功能的评价。

33. B 如证实胎盘功能减退，有可能造成胎儿缺氧、营养不良、发育迟缓以及胎儿窘迫，甚至死胎、死产、新生儿窒息等，其远期后果是造成胎儿脑细胞坏死、发育不良，最终酿成弱智儿。因此，最恰当的处理方式是行剖宫产术结束分娩。

四、B1 型题

34. E 自妊娠早期开始，子宫可出现不规律无痛性收缩。其特点为稀发、不规律和不对称，随妊娠进展而逐渐增加，但宫缩时宫腔内压力通常为 5 ~ 25mmHg，持续时间不足 30 秒，不伴子宫颈扩张，这种生理性无痛性宫缩称为 Braxton Hicks 收缩。

35. C 妊娠早期乳房开始增大，充血明显。孕妇自觉乳房发胀是妊娠早期的常见表现。随着乳腺腺泡增生导致乳腺增大并出现结节。乳头增大变黑，易勃起。乳晕颜色加深，其外围皮脂腺肥大形成散在结节状隆起，称蒙氏结节。

36. B 停经 6 周左右出现畏寒、头晕、流涎、乏力、嗜睡、食欲缺乏、喜食酸物、厌恶油腻、恶心、晨起呕吐等症状，称为早孕反应。

37 ~ 39. C、A、B 循环血容量从妊娠 6 ~ 8 周开始增加，至妊娠 32 ~ 34 周可达高峰，增加 40% ~ 45%，平均增加 1450ml，维持此水平直至分娩。心排出量自妊娠 10 周逐渐增加，至妊娠 32 ~ 34 周达高峰，左侧卧位测量心排出量较未孕时约增加 30%，每次心排出量平均约为 80ml，持续至分娩。

40. D 精液射入阴道后，精子离开精液经子宫颈管、子宫腔进入输卵管腔，在此过程中精子顶体表面糖蛋白被生殖道分泌物中的 α、β 淀粉酶降解，同时顶体膜结构中胆固醇与磷脂比率和膜电位发生变化，降低顶体膜的稳定性，此过程称为精子获能。

41. C 卵子（次级卵母细胞）从卵巢排出，经输卵管伞部进入输卵管，在输卵管内与获能的精子相遇，精子头部顶体外膜破裂，释放出顶体酶（含顶体素、玻璃酸酶、酯酶等），溶解卵子外围的放射冠和透明带。借助酶的作用，精子穿过放射冠和透明带。只有发生顶体反应的精子才能与次级卵母细胞融合。

42. E 双侧输卵管伞端拾卵，随后和进

到宫腔内而且抵达双侧输卵管壶腹腔的精子融合进行受精，随后受精卵结合向宫腔内方位摆动超过宫腔内受精卵着床。

43 ~ 44. A、D 葡萄糖是胎儿代谢的主要能源，以易化扩散方式通过胎盘，胎儿体内的葡萄糖均来自母体。氨基酸、钙、磷、碘和铁以主动运输方式通过胎盘。游离脂肪酸、水、钾、钠、镁，维生素 A、维生素 D、维生素 E、维生素 K 以简单扩散方式通过胎盘。

45. B 母儿间 O_2 和 CO_2 在胎盘中以简单扩散方式进行交换，相当于胎儿呼吸系统的功能。

46. E 羊水的功能：①保护胎儿：羊膜腔内恒温，适量的羊水对胎儿有缓冲作用，避免胎儿受到挤压，防止胎儿肢体粘连，避免子宫肌壁或胎儿对脐带直接压迫导致胎儿窘迫；临产宫缩时，羊水能使宫缩压力均匀分布，避免胎儿局部受压致胎儿窘迫。胎儿吞咽或吸入羊水可促进胎儿消化道和肺的发育，羊水过少可引起胎儿肺发育不全。②保护母体：减少胎动所致不适感；临产后，前羊水囊借助楔形水压扩张宫口及阴道；破膜后羊水冲洗阴道，减少感染机会。

47. C 胎盘由胎儿部分的羊膜和叶状绒毛膜及母体部分的底蜕膜构成。羊膜为附着在胎盘胎儿面的半透明薄膜。

48. B 胎膜具有包裹和保护胎儿的作用，对胎儿的发育是极为重要的，它含有甾体激素代谢所需要的多种酶活性，故与甾体激素代谢有关。而且胎膜在分娩发动方面也有一定的作用。

49 ~ 51. E、D、B 妊娠期羊水量逐渐增加，妊娠 38 周约 1000ml，此后羊水量逐渐减少。至妊娠 40 周羊水量约 800ml。过期妊娠羊水量明显减少，可减少至 300ml 以下。

五、X 型题

52. CD 受精卵着床后，子宫内膜迅速发生蜕膜变。所以选项 A 错误。按蜕膜与囊胚的关系，将蜕膜分为 3 部分。所以选项 B 错误。蜕膜包括：①底蜕膜：囊胚着床部位的子宫内膜，与叶状绒毛膜相贴，以后发育成胎盘母体部分。所以选项 C 正确。②包蜕膜：覆盖在囊胚表面的蜕膜，随囊胚发育逐渐突向宫腔；③真蜕膜：底蜕膜及包蜕膜以外覆盖子宫腔其他部分的蜕膜。所以选项 D 正确。妊娠 14～16 周羊膜腔明显增大，包蜕膜和真蜕膜相贴近，宫腔消失。所以选项 E 错误。所以本题的正确答案为 CD。

53. ACDE 妊娠期卵巢排卵和新卵泡发育均停止。妊娠 6～7 周前产生大量雌激素及孕激素，以维持妊娠。妊娠 10 周后黄体功能由胎盘取代；妊娠 3～4 个月时，黄体开始萎缩。所以选项 ACDE 正确。

54. ABCD 妊娠期胎盘分泌大量雌激素刺激乳腺腺管发育，分泌大量孕激素刺激乳腺腺泡发育。乳腺发育完善还需垂体催乳素、人胎盘生乳素、胰岛素及皮质醇等参与。所以选项 ABCD 正确。

55. ABE 妊娠期增大的子宫使膈肌升高，心脏向左、上、前方移位，心脏沿纵轴顺时针方向扭转，加之血流量增加及血流速度加快，心浊音界稍扩大，心尖搏动左移 1～2cm。部分孕妇可闻及心尖区Ⅰ～Ⅱ级柔和吹风样收缩期杂音，第一心音分裂及第三心音，产后逐渐消失。心电图因心脏左移出现电轴左偏约 15°。心脏容量至妊娠末期增加约 10%。心率于妊娠晚期休息时每分钟增加 10～15 次，以适应妊娠的需要。所以选项 ABE 正确。

56. ABC 妊娠期因雌、孕激素浓度高，反馈抑制下丘脑分泌 GnRH（促性腺激素释放激素），抑制腺垂体分泌 FSH（卵泡刺激素）、LH（黄体生成素）。

57. ABCE 在停经 6 周左右出现畏寒、头晕、流涎、乏力、嗜睡、食欲缺乏、喜食酸物、厌恶油腻、恶心、晨起呕吐等症状，称为早孕反应，部分患者有情绪改变。多在停经 12 周左右自行消失。大多数妇女妊娠 5～6 个月时在大腿上部、腹部及乳房等处皮肤出现妊娠纹。所以选项 ABCE 正确。

58. ABD 胎儿的血液系统：①红细胞生成：早在受精第 3 周，卵黄囊开始造血。妊娠 10 周肝是血红细胞的主要生成器官以后骨髓、脾逐渐具有造血功能。妊娠足月时，骨髓产生 90% 红细胞。至妊娠 32 周红细胞生成素大量产生，故妊娠 32 周后出生的新生儿红细胞数均增多，约为 6.0×10^{12}/L。胎儿红细胞生命周期短，约 90 日，需不断生成红细胞。②血红蛋白生成：妊娠前半期均为胎儿血红蛋白，至妊娠最后 4～6 周，成人血红蛋白增多，至临产时胎儿血红蛋白仅占 25%。③白细胞生成：妊娠 8 周以后，胎儿血液循环出现粒细胞。妊娠 12 周，胸腺、脾产生淋巴细胞，成为体内抗体主要来源。妊娠足月时白细胞计数可高达（15～20）× 10^9/L。所以选项 ABD 正确。

59. BDE 胎动（FM）是指胎儿的躯体活动。孕妇常在妊娠 20 周左右自觉胎动。胎动随妊娠进展逐渐增强，至妊娠 32～34 周达高峰，妊娠 38 周后逐渐减少。胎动夜间和下午较为活跃，常在胎儿睡眠周期消失，持续 20～40 分钟。妊娠 28 周以后，正常胎动次数 ≥10 次/2 小时。妊娠晚期胎动减少。所以选项 BDE 正确。

60. ABDE 受精卵着床必须具备的条件有：①透明带消失；②囊胚细胞滋养细胞分化

出合体滋养细胞；③囊胚和子宫内膜同步发育且功能协调；④体内分泌足量的雌激素和孕酮。所以选项 ABDE 正确。

61. ABCE 妊娠足月胎盘呈盘状，多为圆形或椭圆形，重 450～650g，直径 16～20cm，厚 1～3cm，中央部位厚约 3cm，中央厚，边缘薄。胎盘分胎儿面和母体面。胎儿面被覆羊膜，呈灰白色，光滑半透明，脐带动静脉从附着处分支向四周呈放射状分布达胎盘边缘，其分支穿过绒毛膜板，进入绒毛干及其分支。母体面表面呈暗红色，蜕膜间隔形成若干浅沟分成母体叶。所以选项 ABCE 正确。

62. ABCE 胎盘具有防御功能。胎盘屏障作用极为有限。各种病毒（如风疹病毒、巨细胞病毒等）及大部分药物均可通过胎盘，影响胎儿生长发育。细菌、弓形虫、衣原体、梅毒螺旋体不能通过胎盘屏障，但可在胎盘部位形成病灶，破坏绒毛结构后进入胎体感染胚胎及胎儿。所以选项 D 错误。母血中免疫抗体如免疫球蛋白 G（IgG）能通过胎盘，使胎儿在出生后短时间内获得被动免疫力。所以选项 A 正确。凡物质分子量小于 250 者，可经简单扩散在母儿间自由交换。所以选项 C 正确。胎盘能分泌大量雌激素和孕激素参与母体妊娠期各系统改变。所以选项 B 正确。胎盘合体滋养细胞能合成多种激素、酶、神经递质和细胞因子，对维持正常妊娠起重要作用。所以选项 E 正确。因此本题应选 ABCE。

63. ABDE 胎盘合成的甾体激素主要有孕激素和雌激素。妊娠 10 周后的雌激素主要由胎儿－胎盘单位合成，故称为胎儿－胎盘单位。孕二醇于妊娠足月 24 小时尿中排出值约为 35～45mg。雌三醇前身物质可由母体和胎儿肾上腺及肝脏产生，是胎盘合成雌三醇的主要来源。测定孕妇血、尿或羊水中的雌三醇值，是为了了解胎儿在宫内的状况。所以选

项 C 错误。因此本题应选 ABDE。

64. AE 胎盘的物质交换功能：①气体交换：母儿间 O_2 和 CO_2 在胎盘中以简单扩散方式交换，相当于胎儿呼吸系统的功能。简单扩散指物质通过细胞质膜从高浓度区扩散至低浓度区不消耗细胞能量。脂溶性高分子量 250 不带荷电物质容易通过血管合体膜。②营养物质供应：胎儿代谢的主要能源是葡萄糖，以易化扩散方式通过胎盘，胎儿体内的葡萄糖均来自母体。氨基酸、钙、磷、碘和铁以主动运输方式通过胎盘。脂肪酸、钾、钠、镁，维生素 A、D、E、K 以简单扩散方式通过胎盘。胎盘中还含有多种酶（如氧化酶、还原酶、水解酶等），能将复杂化合物分解为简单物质，也能将简单物质合成后供给胎儿。③排出胎儿代谢产物：胎儿代谢产物如尿素、尿酸、肌酐、肌酸等，经胎盘转输入母血，由母体排出体外。血管合体膜是胎盘内进行物质交换的主要部位，是由合体滋养细胞、合体滋养细胞基底膜、绒毛间质、毛细血管基底膜和毛细血管内皮细胞 5 层组成的薄膜。

65. ABD 妊娠早期的羊水主要为母体血清经胎膜进入羊膜腔的透析液；妊娠中期以后，胎儿尿液成为羊水的主要来源；妊娠晚期胎肺参与羊水的生成，每日大约 350ml 液体从肺泡分泌至羊膜腔。所以选项 A 正确，选项 C 错误。羊水的吸收 50% 由胎膜完成，此外，脐带、胎儿角化前皮肤、胎肺也有吸收羊水的功能。所以选项 B 正确。羊水的功能是保护胎儿和母体。所以选项 D 正确。足月妊娠时羊水比重为 1.007～1.025，pH 约为 7.20（弱碱性），内含水分 98%～99%，1%～2% 为无机盐及有机物。所以选项 E 错误。故本题应选 ABD。

66. ABCD 人绒毛膜促性腺激素（hCG）的功能有：①维持月经黄体寿命，使月经黄体

增大成为妊娠黄体，增加甾体激素分泌以维持妊娠；②促进雄激素芳香化转化为雌激素，同时能刺激孕酮的形成；③抑制植物血凝素对淋巴细胞的刺激作用，hCG 能吸附于滋养细胞表面，以免胚胎滋养层被母体淋巴细胞攻击；④刺激胎儿睾丸分泌睾酮，促进男胎性分化；⑤能与母体甲状腺细胞 TSH 受体结合，刺激甲状腺活性。所以选项 ABCD 正确。

67. BDE　妊娠期羊水量逐渐增加，羊水在妊娠 32 ~ 36 周时最多，妊娠 38 周约 1000ml，此后羊水量逐渐减少。所以选项 A 错误。妊娠早期羊水为无色澄清液体。妊娠足月羊水略混浊、不透明，可见羊水内悬有小片状物（胎脂、胎儿脱落上皮细胞、毳毛、毛发、少量白细胞、白蛋白、尿酸盐等）。所以选项 C 错误。羊水中含大量激素和酶。所以选项 D 正确。足月妊娠时羊水比重为 1.007 ~ 1.025，pH 约为 7.20（弱碱性），内含水分 98% ~ 99%，1% ~ 2% 为无机盐及有机物。所以选项 B、E 均正确。故本题应选 BDE。

68. ABCD　人胎盘生乳素（hPL）的功能有：①促进乳腺腺泡发育，刺激乳腺上皮细胞合成乳白蛋白、乳酪蛋白和乳珠蛋白，为产后泌乳作准备；②促进胰岛素生成；③通过脂解作用提高游离脂肪酸、甘油浓度，以游离脂肪酸作为能源，抑制对葡萄糖的摄取，将多余葡萄糖运送给胎儿，是胎儿的主要能源，也是蛋白质合成的能源来源；④抑制母体对胎儿的排斥作用。

69. ABDE　脐带是连接胎儿与胎盘的条索状组织，胎儿借助脐带悬浮于羊水中。足月妊娠的脐带长 30 ~ 100cm，平均约 55cm，直径 0.8 ~ 2.0cm。脐带表面有羊膜覆盖呈灰白色，其杂音之速率与胎心音律相同。脐内有 1 条脐静脉，2 条脐动脉，脐静脉的氧分压高于脐动脉。所以选项 ABDE 正确。

第四章　病理妊娠

一、A1 型题

1. A　早产是指妊娠达到 28 周但不足 37 周分娩者。

2. E　先兆早产患者，通过适当控制宫缩，能延长妊娠时间。①钙通道阻滞剂（硝苯地平）可选择性减少慢通道 Ca^{2+} 内流、干扰细胞内 Ca^{2+} 浓度、抑制子宫收缩；②前列腺素合成酶抑制剂，如吲哚美辛，能抑制前列腺素合成酶，减少前列腺素合成或抑制前列腺素释放，从而抑制宫缩；③β-肾上腺素能受体激动剂，如利托君，为子宫平滑肌细胞膜上的 $β_2$ 受体兴奋剂，可激活细胞内腺苷酸环化酶，促使三磷腺苷合成环磷腺苷（cAMP），降低细胞内钙离子浓度，阻止子宫肌收缩蛋白活性，抑制子宫平滑肌收缩；④高浓度的镁离子直接作用于子宫平滑肌细胞，拮抗钙离子对子宫收缩活性，有较好抑制子宫收缩的作用。苯甲酸雌二醇（选项 E）为雌激素制剂增加妊娠子宫对缩宫素的敏感性，故应禁用于治疗先兆早产。所以选项 E 符合题意。

3. D　早产不常规做阴道助产缩短第二产程。早产的分娩处理原则：①大部分早产儿可经阴道分娩，临产后慎用吗啡、哌替啶等抑制新生儿呼吸中枢的药物；②产程中应给孕妇吸氧，密切观察胎心率变化，可持续胎心监护；③为预防早产儿颅内出血，第二产程可做会阴直切或侧切，尽量避免阴道助产，不提倡常规会阴切开，也不支持使用没有指征的产钳助产术；④对于早产胎儿胎位异常者，在权衡新生儿存活利弊基础上，可考虑剖宫产术。

所以选项 D 错误。

4. A　硫酸镁中高浓度的镁离子直接作用于子宫平滑肌细胞，拮抗钙离子对子宫的收缩活动，可抑制子宫收缩。但同时镁离子可以抑制运动神经末梢释放乙酰胆碱，抑制神经肌肉接头之间的信息传导，使骨骼肌松弛。血清镁离子有效治疗浓度 1.8～3.0mmol/L，超过 3.5mmol/L 即可出现中毒，膝跳反射消失是最先出现的中毒症状。

5. D　积极预防早产是降低围产儿死亡率的重要措施之一。孕妇应尽早就诊、建围产保健卡、定期产前检查；尽早发现早产高危因素，并对存在的高危因素进行评估和处理；指导孕期卫生；积极治疗妊娠并发症。子宫颈内口松弛者应于妊娠中期行宫颈内口环扎术。对未足月胎膜早破、先兆早产和早产临产孕妇做阴道分泌物细菌学检查，尤其是 B 族链球菌的培养。有条件可做羊水感染指标相关检查。阳性者应根据药敏试验选用对胎儿安全的抗生素，对未足月胎膜早破者，必须预防性使用抗生素。虽然早产的主要原因是感染所致，但研究显示，抗生素并不能延长孕周及降低早产率。所以选项 D 错误。

6. D　临产前胎膜自然破裂称为胎膜早破（PROM），是早产的主要原因之一。依据发生时的孕周分为足月胎膜早破（TPROM）及未足月胎膜早破（PPROM）。妊娠达到及超过 37 周发生者称为足月胎膜早破；未达到 37 周发生者称为未足月胎膜早破。单胎妊娠 TPROM 发生率为 8%；单胎妊娠 PPROM 发生率为 2%～4%，双胎妊娠 PPROM 发生率为 7%～20%。

所以选项 D 错误。

7. E　胎膜早破的辅助检查：①窥阴器检查：见液体自宫颈口内流出或后穹隆有液池形成。②阴道液 pH 测定：正常妊娠阴道液 pH 为 4.5～6.0，羊水 pH 为 7.0～7.5，阴道液 pH≥6.5 时支持胎膜早破的诊断，但血液、尿液、宫颈黏液、精液及细菌污染可出现假阳性。③阴道液涂片检查：阴道后穹隆积液涂片见到羊齿植物状结晶。所以选项 E 错误。

8. C　足月胎膜早破者，无剖宫产指征，可在破膜后 2～12 小时内积极引产，可减少绒毛膜羊膜炎、产褥感染风险，不增加剖宫产率及阴道助产率及其他不良结局的发生率。所以选项 A 错误。妊娠＜24 周的未足月胎膜早破者，由于胎儿存活率极低、母胎感染风险很大，以引产为宜；妊娠 24～27^{+6} 周的未足月胎膜早破者，可根据孕妇及家属意愿，新生儿抢救能力等决定是否引产。所以选项 B 错误。妊娠 28～33^{+6} 周无继续妊娠禁忌，应行期待治疗。所以选项 C 正确。无论任何孕周，明确诊断的绒毛膜羊膜炎、胎儿窘迫、胎盘早剥等不宜继续妊娠者，不宜继续妊娠，采用引产或剖宫产终止妊娠。所以选项 D 错误。妊娠＜35 周者应给予地塞米松或倍他米松肌内注射，促进胎肺成熟，密切监测母胎状况，胎肺成熟后可考虑终止妊娠。所以选项 E 错误。故本题的正确答案为 C。

9. B　胎膜早破不会影响产程进展，且会促进产程进展，故选项 B 符合题意。胎膜早破后阴道内病原微生物易上行感染，导致宫内感染，感染程度与破膜时间有关，破膜时间越长临床绒毛膜羊膜炎风险越大，超过 24 小时，感染率增加 5～10 倍。未足月胎膜早破最主要的并发症是早产，早产儿易发生呼吸窘迫综合征，合并绒毛膜羊膜炎是易引起新生

儿吸入性肺炎。胎位不正（如横位或臀位）、胎先露衔接不佳时发生胎膜早破导致脐带脱垂。胎膜早破导致羊水过少、脐带受压甚至脐带脱垂，进而会引起胎儿窘迫甚至胎死宫内。胎膜破裂会刺激内源性前列腺素和缩宫素释放，进而诱发宫缩后进而使产程开始或促进产程进展。

10. D　胎膜早破后易发生羊膜腔感染，若：①羊水细菌培养出细菌；②羊水涂片革兰氏染色检查出细菌；③羊水 IL－6 测定≥7.9μg/L、血 C 反应蛋白＞8mg/L、降钙素原≥0.5μg/L，均提示羊膜腔感染存在。所以选项 D 符合题意。

11. E　平时月经周期规则，妊娠达到或超过 42 周（≥294 日）尚未分娩者，称为过期妊娠。所以选项 A、B 均错误。早产指妊娠达到 28 周但不足 37 周分娩者。所以选项 C 错误。妊娠未达到 28 周、胎儿体重不足 1000g 而终止者，称为流产。发生在妊娠 12 周前者，称为早期流产，而发生在妊娠 12 周或之后者，称为晚期流产。所以选项 D 错误，选项 E 正确。故本题应选 E。

12. A　平时月经周期规则，妊娠达到或超过 42 周（≥294 日）尚未分娩者，称为过期妊娠。所以选项 A 错误。过期妊娠的胎盘病理有胎盘功能正常和胎盘功能减退两种类型。所以选项 E 正确。过期妊娠是胎儿宫内窘迫、胎粪吸入综合征、过熟综合征、新生儿窒息、围产儿死亡的重要原因。过期妊娠胎儿生长模式有下列三种：正常生长儿及巨大儿、胎儿过熟综合征、胎儿生长受限。所以选项 B、C 均正确。过期妊娠可使产程延长和难产率增高，使手术产率及母体产伤明显增加。所以选项 D 正确。因此本题的正确答案为 A。

13. D　过期妊娠会导致胎儿宫内窘迫、

甚至胎死宫内，但并不会导致转氨酶升高。除过期妊娠外，其他疾病均可导致肝肾功能损伤，故可导致不同程度的转氨酶升高。所以本题应选 D。

14. D 过期妊娠具有以下情况之一者应立即终止妊娠：①宫颈已成熟者。②胎儿体重≥4000g 或 FGR。③胎动 <10 次/12 小时，或 NST 反应型，OCT 阳性或可疑。④Manning 评分 <6 分。⑤24 小时孕妇尿雌三醇 <10mg 或下降 50%，或即时尿雌三醇/肌酐比值持续降低。⑥合并羊水过少或羊水粪染。⑦合并有妊娠期高血压疾病。所以选项 D 符合题意。

15. D 过期妊娠的胎盘有两种类型：一种是胎盘功能正常，除重量略有增加外，胎盘外观和镜检均与足月妊娠胎盘相似；另一种是胎盘功能减退。因与所有的生物一样，胎盘也必须经历生长、发育、成熟和衰老这几个阶段，到妊娠足月时胎儿和胎盘均已成熟。如妊娠继续，部分胎盘就可能出现衰老的现象。如胎盘绒毛内的血管床减少，间质内纤维化增加，以及合体细胞结节形成增多；胎盘表面有梗死和钙化，组织切片显示绒毛表面有纤维蛋白沉淀、绒毛内有血管栓塞等。所以选项 D 正确。

16. A 羊水量异常的定义基于超声诊断。半定量方法包括羊水池最大垂直深度（DP）测量和羊水指数（AFI）测量。AFI 是四个区的羊水池最大垂直深度之和，是妊娠期测量羊水量更为敏感的指标。因为 DP 不适用于胎位不称，且随着孕龄增加，AFI 的衰退曲线与羊水量的衰退曲线在图形上有相似性，所以，与 DP 相比更多人更倾向于选择 AFI。所以选项 A 正确；选项 C、D、E 均错误。选项 B 中，直接测量羊水量是指破膜时以容器置于外阴收集羊水或剖宫产时用吸引器收集羊水，缺点是不能作为早期诊断，本题中孕妇停经 35

周无破水指征，故选项 B 不作为首选检测项目。

17. D 慢性羊水过多较多见，多发生在妊娠晚期。数周内羊水缓慢增多，症状较缓和，孕妇多能适应，仅感腹部增大较快，临床上无明显不适或仅出现轻微压迫症状，如胸闷、气急，但能忍受。产检时宫高及腹围增加过快，测量子宫底高度及腹围大于同期孕周，腹壁皮肤发亮、变薄。触诊时感觉子宫张力大，有液体震颤感，胎位不清，胎心遥远。所以选项 D 的叙述不正确。

18. D 妊娠期间羊水量超过 2000ml，称为羊水过多。分为慢性和急性两种。

19. C 长期羊水过少的常见并发症包括肺发育不良和骨骼畸形，其中肺发育不良与胎儿胸廓受压肺扩张受限，羊水过少时羊膜腔压力低下（≤1mmHg），导致肺内液大量外流有关。而且，羊水过少出现孕周越早、越严重、持续时间越长，肺部发育不良风险越高、程度越严重。所以选项 C 正确，选项 B 不作为首选。

20. E 羊水过多与胎儿疾病有关。胎儿疾病包括胎儿结构异常、胎儿肿瘤、神经肌肉发育不良、代谢性疾病、染色体或遗传基因异常等。明显的羊水过多常伴有胎儿结构异常，以神经系统和消化道异常最常见。神经系统异常主要是无脑儿、脊柱裂等神经管缺陷。神经管缺陷因脑脊膜暴露，脉络膜组织增殖，渗出液增加；抗利尿激素缺乏，导致尿量增多；中枢吞咽功能异常，胎儿无吞咽反射，导致羊水产生增加和吸收减少。所以选项 A、B、C 均正确。消化道结构异常主要是食管及十二指肠闭锁，使胎儿不能吞咽羊水，导致羊水积聚而发生羊水过多。羊水过多的原因还有腹壁缺陷、隔疝、心脏结构异常、先天性胸腹腔囊腺瘤、胎儿脊柱畸胎瘤等异常，以及新生儿先天性醛固酮增多症（Batter 综合征）等代谢性疾病。18 - 三体、21 - 三体、13 - 三体胎儿出现吞咽羊水障碍，也可引起羊水过多。选项 E "胎盘催乳素受体减少" 与羊水过多无关。所以本题应选 E。

21. A 羊水过多会发生合并严重胎儿畸形，故应首先排除胎儿畸形。所以选项 A 正确。羊水过多合并胎儿结构异常时，如为严重的胎儿结构异常，应及时终止妊娠；对非严重胎儿结构异常，应评估胎儿情况及预后，以及当前新生儿外科救治技术，并与孕妇及家属充分沟通后决定处理方法。所以选项 B 错误。分娩时应警惕脐带脱垂和胎盘早剥的发生。若破膜后子宫收缩乏力，可静脉滴注缩宫素加强宫缩，密切观察产程。所以选项 C 错误。胎儿娩出后及时应用宫缩剂，预防产后出血发生。所以选项 D 错误。由于前列腺素合成酶抑制剂（如吲哚美辛）可使胎儿动脉导管闭合，不宜长时间应用。所以选项 E 错误。因此本题应选 A。

22. E 羊水过多孕妇娩出的新生儿，容易患的疾病是先天性食管闭锁。

23. C 吲哚美辛为前列腺素合成酶抑制剂，治疗羊水过多的主要原理是通过抗利尿激素作用抑制胎儿排尿，增强肾近端小管对水和钠的重吸收作用，通过以上两者或两者之一的机制减少尿量。所以选项 A、B 均正确。吲哚美辛的使用剂量为每天 50 ~ 200mg，具体剂量根据超声评估的羊水量多少来决定，且必须监测羊水量以避免羊水过少的发生。所以选项 C 错误，选项 D 正确。因为有妊娠晚期使用吲哚美辛发生新生儿动脉导管提前关闭、新生儿肾功能损伤的报道，所以多数学者主张在孕龄为 32 ~ 35 周停止使用吲哚美辛。所以选项 E 正确。故本题的正确答案为 C。

24. A 羊水过多合并正常胎儿时，应寻找病因，治疗原发病。前列腺素合成酶抑制剂（如吲哚美辛）有抗利尿作用。可抑制胎儿排尿能使羊水量减少。用药期间每周一次超声监测羊水量。由于吲哚美辛可使胎儿动脉导管闭合，不宜长时间应用，妊娠 > 32 周者也不宜使用。所以选项 A 错误。自觉症状轻者，注意休息，取侧卧位以改善子宫胎盘循环，需要时给予镇静剂。每周复查超声以便了解羊水指数及胎儿生长情况。自觉症状严重者，可经腹羊膜腔穿刺放出适量羊水，缓解压迫症状，必要时利用放出的羊水了解胎肺成熟度。放羊水时应密切观察孕妇血压、心率、呼吸变化，监测胎心，酌情给予镇静剂和抑制子宫收缩药物，预防早产。有必要时 3 ~ 4 周后可再次放羊水，以降低宫腔内压力。羊水量反复增长，自觉症状严重者，妊娠 ≥34 周，胎肺已成熟，可终止妊娠；如胎肺未成熟，可给予地塞米松促胎肺成熟治疗后再考虑终止妊娠。所以选项 BCDE 均正确。因此本题应选 A。

25. E 急性羊水过多多发生在妊娠 20 ~ 24 周。羊水迅速增多，子宫于数日内明显增大，因腹压增加而产生一系列压迫症状。孕妇自觉腹部胀痛，行动不便，表情痛苦，因膈肌抬高，胸部受到挤压，出现呼吸困难，甚至发绀，不能平卧。检查见腹壁皮肤紧绷发亮，严重者皮肤变薄，皮下静脉清晰可见。巨大的子宫压迫下腔静脉，影响静脉回流，出现下肢及外阴部水肿或静脉曲张。由于子宫的张力过高，容易发现早产的情况。子宫明显大于妊娠月份，因腹部张力过高，胎位不清，胎心遥远或听不清。所以选项 E 正确。

26. A 妊娠期高血压疾病可致胎盘血流减少。孕妇脱水、血容量不足时，孕妇血浆渗透压增高，使胎儿血浆渗透压相应增高，尿液形成减少。所以选项 A 错误。胎儿生长受限、胎儿慢性缺氧引起胎儿血液重新分配，为保障胎儿脑和心脏血供，肾血流量降低，胎儿尿生成减少，导致羊水过少。所以选项 B 正确。肾小管发育不全引起少尿或无尿，导致羊水过少。所以选项 C 正确。孕妇服用某些药物，如前列腺素合成酶抑制剂、血管紧张素转化酶抑制剂等有抗利尿作用，使用时间过长，可发生羊水过少。所以选项 D 正确。某些原因不明的羊水过少与羊膜通透性改变，以及炎症、宫内感染有关。胎膜破裂，羊水外漏速度超过羊水生成速度，可导致羊水过少。所以选项 E 正确。因此本题应选 A。

27. E　羊水过少伴有的胎儿结构异常以胎儿泌尿系统结构异常为主。染色体异常、脐膨出、膈疝、法洛四联症、水囊状淋巴管瘤、小头畸形、甲状腺功能减低等也可引起羊水过少。

28. E　羊水过少是指妊娠晚期羊水量少于 300ml。羊水过少严重影响围产儿预后，羊水量少于 50ml，围产儿病死率高达 88%。羊水过少主要与羊水产生减少或羊水外漏增加有关。电镜观察发现羊膜上皮层在羊水过少时变薄，上皮细胞萎缩，微绒毛短粗，尖端肿胀，数目少，有鳞状上皮化生现象，细胞中粗面内织网及高尔基复合体也减少，上皮细胞和基底膜之间桥粒和半桥粒减少。认为有些原因不明的羊水过少可能与羊膜本身病变有关。对妊娠已足月、胎儿可宫外存活者，应及时终止妊娠。合并胎盘功能不良、胎儿窘迫，或破膜时羊水少且胎粪严重粪染，估计短时间不能结束分娩者，应采用剖宫产术终止妊娠，以降低围产儿死亡率。对胎儿储备功能尚好，无明显宫内缺氧，可以阴道试产，并密切观察产程进展，连续监测胎心变化。对妊娠未足月，胎肺不成熟者，可针对病因对症治疗，尽量延长孕周。所以选项 E 叙述错误。

29. C　对妊娠已足月、胎儿可宫外存活者，应及时终止妊娠。合并胎盘功能不良、胎儿窘迫，或破膜时羊水少且胎粪严重粪染，估计短时间不能结束分娩者，应采用剖宫产术终止妊娠，以降低围产儿死亡率。对胎儿储备功能尚好，无明显宫内缺氧，可以阴道试产，并密切观察产程进展，连续监测胎心变化。对妊娠未足月，胎肺不成熟者，可行增加羊水量延长妊娠期。可选用羊膜腔输液补充羊水，尽量延长孕周。

30. A　羊水过多合并严重胎儿畸形确诊后应及时终止妊娠。人工破膜引产：用高位破膜器自宫口沿胎膜向上送入 15～16cm，刺破胎膜，使羊水以 500ml/小时的速度缓慢流出，并于羊水流出后腹部放置沙袋，注意严格无菌操作和生命体征监测，预防腹压骤降引起胎盘早剥、回心血量骤减等。所以，选项 A 错误。

31. C　妊娠期高血压水肿：一般为凹陷性水肿，限于小腿以下为"＋"，延及股部为"＋＋"，延及外阴及腹壁为"＋＋＋"，全身水肿或伴有腹腔积液为"＋＋＋＋"。

32. B　妊娠期高血压疾病的基本病理生理变化是全身小血管痉挛。由于小动脉痉挛，造成宫腔狭窄，周围阻力增大，内皮细胞损伤，通透性增加，液体和蛋白质渗漏，全身各器官组织因缺血和缺氧而受到损害。

33. A　硫酸镁控制抽搐，是治疗子痫及预防复发的首选药物。当患者存在硫酸镁应用禁忌或硫酸镁治疗无效时，可考虑应用地西泮、苯妥英钠或冬眠合剂控制抽搐。呋塞米是利尿剂。所以选项 A 符合题意。

34. A　子痫前期患者使用硫酸镁的必备条件：①膝腱反射存在；②呼吸 ≥16 次/分；③尿量 ≥17ml/小时或 ≥400ml/24 小时；④备有 10% 葡萄糖酸钙。所以选项 A 正确。

35. D 硫酸镁是治疗子痫的一线用药。镁离子抑制运动神经末梢与肌肉接头处钙离子和乙酰胆碱释放，阻断神经肌肉接头间的信息传导，使骨骼肌松弛。治疗子痫前期和子痫的有效血镁离子浓度为 1.8～3.0mmol/L，超过 3.5mmol/L 即可出现中毒症状。首先表现为膝反射减弱或消失，继之出现全身肌张力减退、呼吸困难、复视、语言不清，严重者可出现呼吸肌麻痹，甚至呼吸停止、心脏停搏，危及生命。

36. D 妊娠期高血压疾病的孕妇并发症包括：子痫、胎盘早剥、弥散性血管内凝血、肾衰竭、肝出血或衰竭、颅内出血、高血压脑病、失明、肺水肿、心功能衰竭、孕产妇死亡。胎儿并发症有：胎儿生长受限、羊水过少、早产、胎儿窘迫、胎儿神经系统损伤、胎儿死亡。

37. C 子痫是子痫前期-子痫最严重的阶段，发作前可有不断加重的严重表现，也可发生于无血压升高或升高不显著，尿蛋白阴性的病例。通常产前子痫较多，产后 48 小时约占 25%。所以选项 C 错误。子痫通常在子痫前期的基础上发生抽搐。前驱症状短暂，表现为抽搐、面部充血、口吐白沫、深昏迷；随之深部肌肉僵硬，很快发展成典型的全身高张阵挛惊厥、有节律的肌肉收缩和紧张，持续约 1～5 分钟，其间患者无呼吸动作；此后抽搐停止，呼吸恢复，但患者仍昏迷，最后意识恢复，但易激惹、烦躁。

38. A 血清镁离子的有效治疗浓度为 1.8～3.0mmol/L，超过 3mmol/L 即可出现中毒症状。镁离子中毒时停用硫酸镁并静脉缓慢推注（5～10 分钟）10% 葡萄糖酸钙溶液 10ml。如患者同时合并肾功能不全、心肌病、重症肌无力等，则硫酸镁应慎用或减量使用。条件许可，用药期间可监测血清镁离子浓度。

39. E 子痫前期患者不主张常规应用利尿剂，仅当患者出现全身性水肿、肺水肿、脑水肿、肾功能不全、急性心力衰竭时，可酌情使用呋塞米等快速利尿剂。妊娠期高血压疾病患者应用利尿药的禁忌证是血细胞比容 > 0.35。

40. A 子痫前期伴有下面任何一种表现可诊断为重度子痫前期：①收缩压≥160mmHg 和（或）舒张压≥110mmHg，蛋白尿≥5.0g/24h 或随机蛋白尿≥(＋＋＋)；②血小板减少（血小板 <100×10^9/L）；③肝功能损害（血清转氨酶水平为正常值 2 倍以上），严重持续性右上腹或上腹疼痛，不能用其他疾病解释，或二者均存在；④肾功能损害（血肌肝水平大于 1.1mg/dl 或无其他肾脏疾病时肌酐浓度为正常值 2 倍以上）；⑤肺水肿；⑥新发生的中枢神经系统异常或视觉障碍。

41. C 子痫发作前可有不断加重的严重表现，也可发生于无血压升高或升高不显著，尿蛋白阴性的病例。所以选项 A 错误。通常产前子痫较多，产后 48 小时约占 25%。所以妊娠终止后，也会发生产后子痫。故选项 B 错误，选项 E 也是错误的。子痫患者光、声刺激可诱发抽搐。所以选项 C 正确。妊娠期体重增长和子痫前期的发生存在正相关，妊娠前体重过大和妊娠前期体重增加过多均是发生子痫前期的独立危险因素。所以选项 D 错误。因此本题的正确答案为 C。

42. D 重度子痫前期属于妊娠期高血压疾病比较严重的阶段，是在子痫前期的基础上出现的，治疗时应首选解痉降压治疗。

43. D 阿司匹林的抗凝治疗主要是针对有特定子痫前期高危因素者。用法：可从妊娠 11～13^(+6) 周，最晚不超过妊娠 20 周开始使用，每晚睡前口服低剂量阿司匹林 100～150mg 至

36 周，或者至终止妊娠前 5～10 日停用。

44. E 硫酸镁的用药指征：①控制子痫抽搐及防止再抽搐；②预防重度子痫前期发展成为子痫；③重度子痫前期患者临产前用药，预防产时子痫或产后子痫。硫酸镁不可作为降压药使用。

45. C 镁离子可通过下列机制解痉：①抑制运动神经末梢释放乙酰胆碱，阻断神经肌肉接头间的信息传导，使骨骼肌松弛；②刺激血管内皮细胞合成前列环素，抑制内皮素合成，降低机体对血管紧张素 II 的反应，从而缓解血管痉挛状态；③通过阻断谷氨酸通道阻止钙离子内流，解除血管痉挛、减少血管内皮损伤；④提高孕妇和胎儿血红蛋白的亲和力，改善氧代谢。

46. B 除非有严重的液体丢失（如呕吐、腹泻、分娩出血）或高凝状态者，子痫前期孕妇不推荐扩容治疗，否则会增加血管外液体量，导致一些严重并发症（肺水肿、脑水肿等）的发生。子痫前期患者出现少尿如无肌酐升高不建议常规补液，持续性少尿不推荐使用多巴胺或呋塞米。所以选项 B 符合题意。

47. C 产后 48 小时也可发生子痫，称为产后子痫。重度子痫前期患者产后应继续使用硫酸镁 24～48 小时预防产后子痫。子痫前期患者产后 3～6 天是产褥期血压高峰期，高血压、蛋白尿等症状仍可能反复出现甚至加剧，因此这期间仍应每天监测血压及尿蛋白。所以选项 C 错误。

48. E 流行病学调查发现孕妇年龄 ≥40 岁、子痫前期病史、抗磷脂抗体阳性、高血压、慢性肾炎、糖尿病或遗传性血栓形成倾向、初次产检时 BMI ≥35kg/m² 、子痫前期家

族史（母亲或姐妹）、本次妊娠为多胎妊娠、首次怀孕、妊娠间隔时间 ≥10 年以及早孕期收缩压 ≥130mmHg 或舒张压 ≥80mmHg 等均与子痫前期密切相关。所以选项 E 符合题意。

49. A 重度子痫前期患者终止妊娠的时机：①小于妊娠 26 周的经治疗病情不稳定者建议终止妊娠。②妊娠 26～28 周根据母胎情况及当地围生期母儿诊治能力决定是否可以行期待治疗。③妊娠 28～34 周，如病情不稳定，经积极治疗 24～48 小时病情仍加重，应终止妊娠；如病情稳定，可以考虑期待治疗，并建议转至具备早产儿救治能力的医疗机构。④大于妊娠 34 周患者，胎儿成熟后可考虑终止妊娠。⑤妊娠 37 周后的重度子痫前期可考虑终止妊娠。因此，妊娠 39 周患重度子痫前期的初孕妇，恰当的处理方式应是治疗 24～48 小时症状改善后终止妊娠。

50. C HELLP 综合征中，孕龄 ≥34 周或胎肺已成熟、胎儿窘迫、先兆肝破裂及病情恶化者，应立即终止妊娠；病情稳定、妊娠 <34 周、胎肺不成熟及胎儿情况良好者，可延长 48 小时，以完成糖皮质激素促胎肺成熟，然后终止妊娠。HELLP 综合征不是剖宫产指征，但可酌情放宽剖宫产指征。因血小板减少，有局部出血危险，禁忌阴部阻滞和硬膜外麻醉，阴道分娩宜采用局部浸润麻醉，剖宫产采用局部浸润麻醉或全身麻醉。所以选项 C 错误。

51. C 由于胎盘胰岛素酶增加胰岛素的降解，胎盘催乳素和雌激素可拮抗胰岛素的作用，使胰岛素敏感性下降，故在妊娠晚期母体胰岛素需要量增加。

52. C 随着孕周的增加，胎盘分泌的多种激素，包括胎盘泌乳素（HPL）、催乳素（PRL）、糖皮质激素、孕激素等水平均逐渐增高。上述激素在外周组织中有较强的拮抗胰岛

素功能，导致胰岛素敏感性降低。为了维持妊娠期糖代谢的平衡，孕妇胰岛细胞增生、肥大，胰岛素分泌增加。与非孕期相比，胰岛素分泌量增加 2～3 倍，餐后胰岛素代偿性分泌增加更明显。上述变化出现在妊娠 24～28 周，妊娠 32～34 周达高峰。所以孕期行口服葡萄糖耐量试验（OGTT）的最佳时间是 24～28 周。

53. E　泡沫试验、振荡试验均是一种快速简便测定羊水中肺泡表面活性物质的方法，如试管内液体上布满泡沫则为阳性，表示胎肺已成熟；如出现泡沫但未布满则可疑；如没有泡沫则为阴性，胎肺未成熟，出现羊水混有血液或胎粪时不适宜，故选项 A、B 均不作为首选。羊水中肌酐和胆红素测定分别用于检测胎儿肾脏、肝脏以及皮肤是否发育成熟的方法，故选项 C、D 错误。卵磷脂与鞘磷脂比值（L/S）测定相比较磷脂酰甘油测定特异性相对较低，糖尿病时，即使 L/S 值＞2 而未出现磷脂酰甘油，胎儿肺部仍有可能尚未成熟，故选项 E 为本题正确答案。

54. A　随着胎盘的排出及全身内分泌激素的逐渐下降至非妊娠期水平，胰岛素的需要量随之相应减少，如不及时减少用量，极易发生低血糖症。所以，选项 A 错误。

55. D　妊娠合并糖尿病的筛查需在尿糖基础上化验空腹血糖。

56. A　妊娠对糖尿病的影响有：血容量增加，血液稀释，胰岛素相对不足。胎盘分泌的激素有抗胰岛素的作用。肾小球的滤过率增加而肾小管对糖的再吸收减少，使肾排糖阈降低，尿糖不能反映病情。糖尿病的患者孕期比较容易发生酮症酸中毒。产后胰岛素的需要量减少。

57. B　糖尿病可使机体免疫力降低，故

较易并发非特异性外阴炎。

58. D　糖尿病对胎儿的影响：①巨大胎儿：发生率高达 25%～42%。原因为胎儿长期处于母体高血糖所致的高胰岛素血症环境中，促进蛋白、脂肪合成和抑制脂解作用，导致躯体过度发育。②胎儿生长受限（FGR）：发生率约 21%。妊娠早期高血糖有抑制胚胎发育的作用，导致胚胎发育落后。糖尿病合并微血管病变者，胎盘血管常出现异常，影响胎儿发育。③流产和早产：妊娠早期血糖高可使胚胎发育异常，最终导致胚胎死亡而流产。合并羊水过多易发生早产，并发妊娠期高血压疾病、胎儿窘迫等并发症时，常需提前终止妊娠，早产发生率为 10%～25%。④胎儿窘迫和胎死宫内：可由妊娠中晚期发生的糖尿病酮症酸中毒所致。⑤胎儿畸形：未控制孕前糖尿病孕妇，严重畸形发生率为正常妊娠的 7～10 倍，与受孕后最初数周高血糖水平密切相关，是围产儿死亡的重要原因。选项 D 叙述的是糖尿病对孕妇的影响。高血糖可使胚胎发育异常甚至死亡，流产发生率达 15%～30%。所以选项 D 错误。

59. B　不能达标的 GDM 患者首先推荐应用胰岛素控制血糖。目前，口服降糖药物二甲双胍和格列本脲在 GDM 患者中应用的安全性和有效性不断得到证实，但我国缺乏相关研究。在患者知情同意的基础上，可谨慎用于部分 GDM 患者。如需口服降糖药，更推荐二甲双胍用于孕期。所以选项 B 错误。

60. A　妊娠期糖尿病（GDM）孕妇再次妊娠时，复发率高达 33%～69%。远期母亲和子代患糖尿病概率也增加，17%～63% 将发展为 2 型糖尿病。子代患肥胖病机率也增加。同时，远期心血管系统疾病的发生率也高。妊娠期糖尿病并不会引起母亲产后肥胖。故选项 A 符合题意。

61. D 妊娠合并糖尿病对新生儿的影响：①新生儿呼吸窘迫综合征：发生率增高。高血糖刺激胎儿胰岛素分泌增加，形成高胰岛素血症，后者具有拮抗糖皮质激素促进肺泡 II 型细胞表面活性物质合成及释放的作用，使胎儿肺表面活性物质产生及分泌减少，胎儿肺成熟延迟。②新生儿低血糖：新生儿脱离母体高血糖环境后，高胰岛素血症仍存在，若不及时补充糖，易发生低血糖，严重时危及新生儿生命。③低钙血症和低镁血症。糖尿病母亲的新生儿低钙血症的发生率为 10%～15%。一部分新生儿还同时合并低镁血症。④其他：高胆红素血症、红细胞增多症等的发生率，均较正常妊娠的新生儿高。母亲患有妊娠合并糖尿病，新生儿常易发生低钙血症。所以选项 D 错误。

62. E 发生妊娠期高血压疾病的可能性较非糖尿病孕妇高 2～4 倍，可能与存在严重胰岛素抵抗状态及高胰岛素血症有关；当糖尿病伴有微血管病变尤其合并肾脏病变时，妊娠期高血压及子痫前期发病率可高达 50% 以上。所以选项 A 正确。未能很好控制血糖的孕妇易发生感染，感染亦可加重糖尿病代谢紊乱，甚至诱发酮症酸中毒等急性并发症。所以选项 B 正确。糖尿病孕妇羊水过多发生率较非糖尿病孕妇多 10 倍。其原因可能与胎儿高血糖、高渗性利尿致胎尿排出增多有关。所以选项 C 正确。1 型糖尿病孕妇易发生糖尿病酮症酸中毒。进一步发展为代谢性酸中毒，是孕妇死亡的主要原因。所以选项 D 正确。糖尿病孕妇不会发生妊娠期胆汁淤积症。所以选项 E 错误。故本题应选 E。

63. C GDM 患者，孕期空腹血糖正常者，产后 6～12 周行 OGTT 检查。若仍异常，可能为产前漏诊的糖尿病患者。OGTT 正常者，需要随访，每 3 年检测血糖一次。所以选项 C 错

误。故本题应选 C。

64. D 妊娠合并糖尿病有两种情况，一种为孕前糖尿病（PGDM）的基础上合并妊娠，又称糖尿病合并妊娠；另一种为妊娠前糖代谢正常，妊娠期才出现的糖尿病，称为妊娠期糖尿病（GDM）。妊娠合并糖尿病孕妇中 90% 以上为 GDM，PGDM 者不足 10%。GDM 患者的糖代谢异常大多于产后能恢复正常，但将来患 2 型糖尿病机会增加。所以选项 D 错误。

65. A 巨大儿、宫缩乏力、产程延长和胎儿窘迫均会使妊娠合并糖尿病患者难产率升高。羊水过多本身不是剖宫产指征，不是妊娠合并糖尿病患者难产率升高的原因。故本题应选 A。

66. E 妊娠糖尿病患者，终止妊娠的时间：①无需要胰岛素治疗的 GDM 孕妇，无母儿并发症的情况下，严密监测到预产期，未自然临产者采取措施终止妊娠。②妊娠前糖尿病及需胰岛素治疗的 GDM 者，如血糖控制良好，严密监测下，妊娠 38～39 周终止妊娠；血糖控制不满意者及时收入院。③有母儿合并症者，血糖控制不满意，伴血管病变、合并重度子痫前期、严重感染、胎儿生长受限、胎儿窘迫，严密监护下，适时终止妊娠，必要时抽取羊水，了解胎肺成熟情况，完成促胎儿肺成熟。

67. A 试验前 3 天保证每日碳水化合物摄入量 150g。所以选项 A 错误。

68. D 明确诊断为 GDM 的患者，经饮食调理 3～5 天后，餐前血糖 ≥5.8mmol/L 即应使用胰岛素治疗。所以选项 A 错误。随妊娠进展，所需胰岛素用量随之增加，至孕 32～33 周时达到峰值，部分患者孕晚期胰岛素用量降低。所以选项 B 错误。选择性剖宫产术

前晚需要停用长效胰岛素，手术当日停用中短效胰岛素。所以选项 C 错误。产后胰岛素用量减为产前用量的 1/3 ~ 1/2。所以选项 D 正确。产后 1 ~ 2 周胰岛素用量恢复至孕前水平。所以选项 E 错误。因此本题应选 D。

69. B　糖尿病患者孕期不能过分严格控制饮食，既要满意控制血糖，又要保证胎儿发育，预防低血糖。根据 2020 年中国女性妊娠期体重管理指出，根据孕妇孕前 BMI 控制增长范围，正常体重者（18.5≤BMI<24）孕期体重总增长值范围为 8 ~ 14kg，超重者（24≤BMI<28）孕期体重总增长值范围为 7 ~ 11kg，肥胖者（BMI≥28）孕期体重总增长值范围为 5 ~ 9kg。所以选项 B 错误。

70. E　GDM 孕妇及其子代均是糖尿病患病的高危人群。推荐所有 GDM 女性在产后 6 ~ 12 周进行 OGTT 检查，测定空腹及服糖后 2 小时血糖水平。OGTT 正常者，需要随访，每 3 年检测血糖一次。若仍异常，可能为产前漏诊的糖尿病患者。所以选项 E 错误。故本题应选 E。

71. C　对于 GDM 治疗首先应该通过医学营养治疗，在保证孕妇和胎儿的合理营养摄入下，合理安排餐次，少量多餐，定时定量。个体化膳食。并在无禁忌证及避免低血糖的情况下，通过中等强度的运动降低孕期胰岛素抵抗。孕前停服口服降糖药，孕期血糖控制不佳者及时启用胰岛素。所以选项 C 正确。

72. D　分娩时机：（1）无需胰岛素治疗而血糖控制达标的 GDM 孕妇，若无母儿并发症，在严密监测下可等待至预产期，到预产期仍未临产者，可引产终止妊娠。（2）PGDM 及需胰岛素治疗的 GDM 孕妇，若血糖控制良好且无母儿并发症，严密监测下，妊娠 39 周后可终止妊娠；血糖控制不满意或出现母儿

并发症，应及时收入院观察，根据病情决定终止妊娠时机。（3）糖尿病伴微血管病变或既往有不良产史者，需严密监护，终止妊娠时机应个体化。选择性剖宫产手术指征：糖尿病伴微血管病变及其他产科指征，如怀疑巨大胎儿、胎盘功能不良、胎位异常等产科指征者。妊娠期血糖控制不佳，胎儿偏大（尤其估计胎儿体重≥4250g 者）或者既往有死胎、死产史者，应适当放宽剖宫产手术指征。所以选项 D 错误。

73. B　依据患者发生糖尿病的年龄、病程以及是否存在血管并发症等进行分期（White 分类法），有助于判断病情的严重程度及预后：①A 级：妊娠期糖尿病。A1 级：经控制饮食，FPG<5.3mmol/L，餐后 2 小时血糖<6.7mmol/L；A2 级：经控制饮食，FPG≥5.3mmol/L，餐后 2 小时血糖≥6.7mmol/L。②B 级：显性糖尿病，20 岁以后发病，病程<10 年。③C 级：发病年龄 10 ~ 19 岁，或病程长达 10 ~ 19 年。④D 级：10 岁以前发病，或病程≥20 年，或眼底单纯性视网膜病变。⑤F 级：糖尿病性肾病。⑥R 级：眼底有增生性视网膜病变或玻璃体积血。⑦H 级：并发冠状动脉粥样硬化性心脏病。⑧T 级：有肾移植史。

74. B　口服葡萄糖耐量实验（OGTT）：妊娠早期空腹血糖 5.1 ~ 7.0mmol/L，在 24 ~ 28 周或以后（就诊晚者）直接进行 75g OGTT。75g OGTT 的诊断标准：空腹及服糖后 1 小时、2 小时的血糖值分别低于 5.1mmol/L、10.0mmol/L、8.5mmol/L。任何一点血糖值达到或超过上述标准即诊断为妊娠期糖尿病（GDM）。所以选项 B 正确。空腹静脉血糖位于 5.6 ~ 6.1mmol/L 之间，诊断为空腹血糖受损合并妊娠。

75. C　糖尿病孕妇应适当进行运动锻炼，

增加机体对胰岛素的敏感性，同时促进对葡萄糖的利用，尤其肥胖的孕妇。当然先兆早产或合并其他严重疾病者例外。糖尿病孕妇的胎儿容易肺成熟延迟，所以孕晚期应估计胎儿成熟度，以便适时终止妊娠，避免新生儿出现肺透明膜综合征。所以选项 C 错误。

76. E 妊娠可使既往无糖尿病的孕妇发生 GDM，也使原有糖尿病前期患者的病情加重。妊娠早期空腹血糖较低，应用胰岛素治疗的孕妇如果未及时调整胰岛素用量，部分患者可能会出现低血糖。分娩过程中体力消耗较大，进食量少，若不及时减少胰岛素用量，容易发生低血糖。产后胎盘排出体外，胎盘分泌的抗胰岛素物质迅速消失，胰岛素用量应立即减少。因此本题应选 E。

77. D 妊娠期肝内胆汁淤积症（ICP）是妊娠中、晚期特有的并发症，发病有明显的地域和种族差异，智利、瑞典及我国长江流域等地发病率较高。临床表现以皮肤瘙痒，血清总胆汁酸升高为特征。流行病学研究发现，ICP 发病率与季节有关，冬季高于夏季。ICP 对孕妇是一种良性疾病，但对围产儿可能造成严重的不良影响。所以选项 D 叙述错误。

78. D 妊娠期肝内胆汁淤积症（ICP）的瘙痒症状常出现在实验室检查异常结果之前，多于分娩后 24~48 小时缓解。10%~15% 患者出现轻度黄疸，多在瘙痒 2~4 周后出现，一般不随孕周的增加而加重，多数表现为轻度黄疸，于分娩后 1~2 周内消退。所以选项 A、E 均正确。根据目前临床指南，ICP 诊疗指南分度为：（1）轻度：①血清总胆汁酸 10~39.9μmol/L；②主要症状为瘙痒，无其他明显症状。（2）重度：①血清总胆汁酸 ≥ 40μmol/L；②症状严重伴其他情况，如多胎妊娠、妊娠期高血压疾病、复发性 ICP、既往有因 ICP 的死胎史或新生儿窒息死亡史等。满

足以上任何一条即为重度。所以选项 B 正确。ICP 发病率也有显著的地域区别、家族聚集性和复发性，这些现象表明 ICP 可能与遗传和环境有一定关系。所以选项 C 正确。高雌激素水平不是 ICP 致病的唯一因素，可能与雌激素代谢异常及肝脏对妊娠期生理性增加的雌激素高敏感性有关。所以选项 D 错误。因此本题应选 D。

79. B 妊娠期肝内胆汁淤积症（ICP）主要发生在妊娠中晚期，是妊娠期特有的并发症，以皮肤瘙痒和胆汁酸增高为主要特征，无皮肤损伤的瘙痒是 ICP 的首发症状，少数人有黄疸等不适，分娩后瘙痒症状迅速消失，肝功能恢复正常。所以选项 B 符合题意。

80. A 血清总胆汁酸（TBA）测定是诊断妊娠期肝内胆汁淤积症（ICP）的最主要实验证据，也是监测病情及治疗效果的重要指标。空腹血清 TBA ≥ 10μmol/L 伴皮肤瘙痒是 ICP 诊断的主要依据。

81. E 早孕反应出现与消失的时间与孕妇 hCG 水平上升与下降时间一致，葡萄胎、多胎妊娠孕妇血 hCG 水平明显升高，剧烈呕吐发生率也高，提示妊娠剧吐可能与 hCG 水平升高有关。60% 的妊娠剧吐患者可伴发短暂的甲状腺功能亢进，呕吐严重程度与游离甲状腺素显著相关。精神过度紧张、忧虑、焦虑及生活环境和经济状况较差的孕妇易发生妊娠剧吐。慢性肠胃炎（选项 E）与妊娠剧吐无关。

82. B 妊娠剧吐（HG）指妊娠早期孕妇出现严重持续的恶心、呕吐，并引起脱水、酮症甚至酸中毒，需要住院治疗者。大多数妊娠剧吐发生于妊娠 10 周以前。典型表现为妊娠 6 周左右出现恶心、呕吐并随妊娠进展逐渐加重，至妊娠 8 周左右发展为持续性呕吐，不能

进食，导致孕妇脱水、电解质紊乱甚至酸中毒。

83. E　妊娠剧吐与孕妇血中 hCG 水平上升有关，且多胎妊娠、葡萄胎患者 hCG 水平显著增高，其发生妊娠剧吐的概率也增高。精神过度紧张、焦虑、忧虑及生活环境和经济状况较差的孕妇易发生妊娠剧吐。所以选项 E 的叙述不恰当。

84. B　严重呕吐引起脱水及电解质紊乱，机体消耗体内脂肪导致中间产物丙酮聚积，引起代谢性酸中毒，而不是代谢性碱中毒。所以选项 B 错误。大多数妊娠剧吐发生于妊娠 10 周以前。典型表现为妊娠 6 周左右出现恶心、呕吐并随妊娠进展逐渐加重，至妊娠 8 周左右发展为持续性呕吐，不能进食，导致孕妇脱水、电解质紊乱甚至酸中毒。孕妇体重下降，出现明显消瘦、极度疲乏、口唇干裂、皮肤干燥、眼球凹陷及尿量减少等症状。孕妇肝肾功能受损出现黄疸、血胆红素和转氨酶升高、尿素氮和肌酐增高、尿蛋白和管型。严重者可因维生素 B_1 缺乏引发 Wernicke 脑病。所以其余四个选项均正确。故本题应选 B。

85. C　妊娠剧吐可致维生素 B_1 缺乏，临床表现为眼球震颤、视力障碍和共济失调。急性期言语增多，以后逐渐发生精神迟钝和嗜睡，个别患者出现木僵或昏迷，临床上称为韦尼克（Wernicke）综合征。所以选项 C 符合题意。其他综合征与妊娠剧吐和维生素缺乏无关，故不正确。

86. A　Wernicke 脑病一般在妊娠剧吐持续 3 周后发病，为严重呕吐引起维生素 B_1 严重缺乏所致。临床表现为眼球震颤、视力障碍、步态和站立姿势受影响，可发生木僵或昏迷甚至死亡。所以选项 A 符合题意。其他维生素的缺乏与 Wernicke 脑病无关。

87. D　Wernicke 脑病一般在妊娠剧吐持续 3 周后发病，为严重呕吐引起维生素 B_1 严重缺乏所致。临床表现为眼球震颤、视力障碍、步态和站立姿势受影响，急性期言语增多，可发生木僵或昏迷甚至死亡。选项 A、B、C 和 E 均为中枢神经系统表现，Wernicke 脑病患者均可发生。凝血功能障碍是妊娠剧吐导致的维生素 K 缺乏所致，与维生素 B_1 缺乏的 Wernicke 脑病无关。因此本题应选 D。

88. E　五个选项都可用于止吐治疗妊娠剧吐。甲泼尼龙可缓解妊娠剧吐的症状，但鉴于妊娠早期应用与胎儿唇裂相关，应避免在孕 10 周前作为一线用药，且仅作为顽固性妊娠剧吐患者的最后止吐方案。

二、A2 型题

89. E　产妇的主要诊断是早产临产。早产临产需符合下列条件：①出现规则宫缩（20 分钟≥4 次，或 60 分钟≥8 次），伴有宫颈的进行性改变；②宫颈扩张 1cm 以上；③宫颈容受≥80%。

90. C　胎儿纤维连接蛋白如果在宫颈黏液中出现，预示在近期发生早产的可能性较大，是用来预测早产发生的方法，对确定母婴的状况无明确帮助。所以本题应选 C。

91. E　生理性宫缩不规则、无痛感、不伴宫颈管消失。

92. B　患者妊娠足月，胎膜早破，各项检查指标无明显异常，可暂时待产观察 12 小时，如未临产进行引产。

93. D　胎膜早破确诊最直接证据为阴道窥视见液体自宫口内流出或后穹隆有液池形成，并见到胎质样物质。所以选项 D 为正确答案。正常阴道液 pH 为 4.5 ~ 6.0，羊水 pH 为 7.0 ~ 7.5，若 pH≥6.5，提示胎膜早破，敏感度为 90%，但血液、精液、尿液及细菌感染可能导致假阳性。阴道液涂片出现羊齿状结晶提示为羊水，其敏感性为 51% ~ 98%，精液和宫颈黏液可能造成假阳性。胎儿纤连蛋白（FFN）是胎膜分泌的细胞外基质蛋白，当 FFN > 0.05mg/L 时，胎膜抗张能力下降，易发生胎膜早破，提示早产风险增加，常用于早产预测，其阴性预测价值大于阳性预测价值。胰岛素样生长因子结合蛋白（IGFBP – 1），胎盘 α 微球蛋白 1（PAMG – 1）其不受尿液、血液、精液等影响，其有更高的敏感性及特异性，但在有规律宫缩且胎膜完整者中有高达 19% ~ 30% 的假阳性率。

94. D 绒毛膜羊膜炎是未足月胎膜早破的主要并发症，其临床表现：①母体体温 ≥ 38℃；②阴道分泌物异味；③胎心率增快（胎心率基线 ≥ 160 次/分）或母体心率增快（心率 ≥ 100 次/分）；④母体外周血白细胞计数 ≥ 15 × 10^9/L；⑤子宫呈激惹状态、宫体有压痛。母体体温升高的同时伴有上述 ② ~ ⑤ 任何一项表现可诊断绒毛膜羊膜炎。所以选项 D 叙述错误。

95. E 胎盘激素的尿雌激素/肌酐比值的临床意义为：E/C 比值 > 15 为正常值，10 ~ 15 为警戒值，< 10 为危险值，题干提示尿雌激素/肌酐比值为 7，且孕妇可考虑为过期妊娠，胎头高浮，相对头盆不称，宜行剖宫产术终止妊娠。

96. A 孕妇无明确胎盘功能低下的证据，不应立即剖宫产，故选项 A 是错误的。妊娠 40 周后胎盘功能逐渐下降，在妊娠 41 周后应考虑终止妊娠，尽量避免过期妊娠，应根据胎儿大小，胎儿安危情况，宫颈成熟度综合分析，选择恰当分娩方式，当胎盘功能减退，胎儿储备能力下降时，可适当放宽剖宫产指征。故本题应选 A。

97. B 最可能的诊断是急性羊水过多。急性羊水过多多发生在妊娠 20 ~ 24 周，因腹压增加而产生一系列压迫症状，孕妇出现呼吸困难，甚至发绀，孕妇行走不便，不能平卧，表情痛苦，测量宫高及腹围大于同期孕妇，胎位不清，胎心遥远或听不清。

98. A 正常胎儿孕 9 周可辨认出颅骨，孕 12 周颅骨清晰并可辨认出中线，最早可在此期间检出无脑儿。中枢神经系统疾病如无脑儿羊水吞咽能力受损可导致羊水过多，其发生率为 65%。所以选项 C 正确。此外无脑儿导致羊水过多可能的发生机制还有：①过多的液体从暴露的神经组织如脑膜流到羊膜腔，即脑脊液漏出，羊水产生过多，所以选项 B、E 描述均正确；②下丘脑抗利尿激素缺乏，胎儿产尿过多，羊水产生过多，所以选项 D 描述正确。母体糖尿病时胎儿血糖增高，产生高渗性利尿，同时伴有胎盘胎膜渗出增多，导致羊水过多，故渗透性利尿是妊娠糖尿病合并羊水过多的发生机制。所以选项 A 为本题的正确答案。

99. E 该孕妇孕期定期产检未见明显异常，孕 38 周超声检查提示羊水过少，不能排除胎盘功能低下所致，羊水过少的孕妇有顺产意愿，必须详细告知羊水过少是胎儿危险的信号，易并发胎儿窘迫与新生儿窒息，增加围产儿死亡率，可放宽剖宫产指征。入院后应立即完善常规检查及电子胎心监护，评估胎盘功能，如胎儿生物物理监测、脐动脉血流 S/D 值测定。故选项 A、B 均正确。行缩宫素激惹试验（OCT）了解胎盘于宫缩时一过性缺氧的负荷变化。测定胎儿的储备能力或行无应激实验（NST）了解胎儿储备能力等都是必要的试产前准备，当 OCT 或 NST 显示频繁变异减速、基线变异差、晚期减速时建议行剖宫产终止妊娠，故选项 C、D 描述均正确。该孕妇停经 38

周，孕期检查未见明显异常，糖耐量检查（－），孕晚期糖化血红蛋白值正常，妊娠已足月，基本排除胎儿未成熟可能。故选项 E 价值最小，是本题正确选项。

100. D　一般来说，孕晚期羊水指数标准是在 10～18 之间。该患者羊水指数为 5，可提示为羊水过少。如果在妊娠晚期羊水指数过低，在排除了胎儿畸形的可能之外，可以详细的评估胎儿的宫内情况，想办法促进胎肺成熟。如胎儿已经成熟，就可以终止妊娠。

101. D　患者超声羊水深度为 2.5cm，属于正常波动范围，不能诊断为羊水过少。所以选项 D 符合题意。患者近 1 周自觉头痛、眼花，测血压 160/108mmHg，尿蛋白 2g/24h，下肢水肿，可考虑为子痫前期。孕妇现妊娠 37 周，B 型超声检查测胎头双顶径 8.0cm，可疑为胎儿生长受限。孕妇胎心偏快，可疑为胎儿窘迫。尿 E/C 比值 <10，可疑为胎盘功能减退。

102. D　发生急性胎儿窘迫时，应该立即采取相应措施纠正胎儿缺氧，包括改变孕妇体位、吸氧、停止缩宫素使用、抑制宫缩、纠正孕妇低血压等措施，并迅速查找病因，排除脐带脱垂、重度胎盘早剥、子宫破裂等，患者羊水过少，在产程观察中有胎儿窘迫表现，具备以下条件，可行人工破膜观察羊水性状：①宫颈条件成熟；②先露紧贴宫颈；③先露固定。如果上述宫内复苏措施均不奏效，应该紧急终止妊娠。

103. C　羊水过少是指妊娠晚期羊水量少于 300ml 者。羊水指数（AFI）≤5cm 可诊断为羊水过少，B 型超声检查是最重要的辅助检查方法，还能及时发现胎儿生长受限，以及胎儿肾缺如、肾发育不全、输尿管或尿道梗阻等畸形。

104. D　终止妊娠是治疗妊高征的极重要措施，重度子痫前期患者，妊娠 ≥34 周、已完成促胎肺成熟，应积极治疗后及时终止妊娠。

105. C　患者自觉胎动减少 1 天，NST 为无反应型，B 超检查生物物理评分 4 分，均显示胎儿状况不佳，重度子痫前期患者妊娠 ≥34 周，胎儿成熟后可考虑终止妊娠，放宽剖宫产指征。

106. E　该孕妇妊娠 38 周，既往血压正常（排除慢性高血压）。7 天前突觉头痛且逐渐加重（重度子痫前期常有持续性头痛或视觉障碍或其他脑神经症状，提示颅内压升高），血压 166/112mmHg（重度子痫前期收缩压 ≥160mmHg 和（或）舒张压 ≥110mmHg），双下肢水肿（＋＋），尿蛋白 5g/24 小时（重度子痫前期尿蛋白 ≥5.0/24 小时），根据患者的临床表现和实验室检查，最可能的诊断为重度子痫前期。妊娠 38 周后的重度子痫前期应终止妊娠。由于该患者现血压过高，且颅内压升高，不耐受立即手术，故首选的处理措施是 25% 硫酸镁 16ml 缓慢静脉注射后改静脉滴注（所以选项 E 正确），预防重度子痫前期发展为子痫，并同时使用拉贝洛尔、硝苯地平、甘露醇等降低血压及颅内压，待病情控制后行剖宫产术（所以选项 A 错误）终止妊娠。为防止妊娠期血液浓缩、有效循环血量减少和血液高凝，子痫前期患者不主张常规使用利尿剂，呋塞米静脉注射（选项 C）仅适用于出现全身水肿、肺水肿、脑水肿、急性心力衰竭的患者。硝普钠静脉滴注（选项 D）降压过快，且代谢产物对胎儿有毒害作用，仅适用于其他降压药物无效的高血压危象孕妇。头颅 CT 检查（选项 B）常用于诊断头颅外伤及颅内病变等。该孕妇头痛考虑是由于妊娠期血压升高所致，不需要行头颅 CT 检查（选项 B）。因此本题的正确答案为 E。

107. E 肼屈嗪（选项 A）对母儿双方副作用都较小，目前无先天缺陷的报道，是理想的降压药；妊娠期高血压性心脏痛心力衰竭者，不宜应用此药。患有心绞痛、冠状动脉硬化的孕妇不宜使用。拉贝洛尔（选项 B）为 α、β 能肾上腺素受体阻滞剂，降低血压但不影响肾及胎盘血流量，并可对抗血小板凝集，促进胎儿肺成熟。该药显效快，不引起血压过低或反射性心动过速，已广泛用于妊娠高血压疾病的治疗。甲基多巴（选项 C）可兴奋血管运动中枢的 α 受体，抑制外周交感神经而降低血压，妊娠期使用效果较好。硝苯地平（选项 D）为钙离子通道阻滞剂，可解除外周血管痉挛，使全身血管扩张，血压下降。常用于妊娠合并高血压或高血压并发子痫前期的患者。血管紧张素转换酶抑制剂有卡托普利、依那普利、贝那普利等，本类药对胎儿有损害，在妊娠期禁用。所以选项 E 符合题意。

108. A 孕妇应诊断为轻度子痫前期。轻度子痫前期：妊娠 20 周后出现，收缩压 ≥140mmHg 和（或）舒张压≥90mmHg，伴有尿蛋白≥0.3g/24 小时，或随机尿蛋白（＋）。

109. C 患者最可能的诊断是产后虚脱。产后虚脱是指产妇产后出现面色苍白、全身出汗、四肢发凉、心慌、头晕甚至晕厥等休克样症状。

110. A 依据题干信息所述，患者连用硫酸镁 15g/日治疗 3 天后出现膝腱反射消失，血 Mg^{2+} 浓度＞3.5mmol/L，可诊断为硫酸镁中毒。血清镁离子的有效治疗浓度为 1.8～3.0mmol/L，超过 3mmol/L 即可出现中毒症状。镁离子中毒时应立即停用硫酸镁，并静脉缓慢推注（5～10 分钟）10% 葡萄糖酸钙溶液 10ml。所以选项 A 正确。

111. A 患者"血压 160/110mmHg，下肢水肿（＋＋），尿蛋白（＋＋＋）"为重度子痫前期表现。患者"子宫硬如板状，胎位欠清晰，胎心音未闻及"为胎盘早剥Ⅲ度的体征。所以，该患者最可能的诊断是重度子痫前期合并胎盘早剥。

112. D 子痫是在先兆子痫基础上有抽搐或昏迷，即血压 ≥160/110mmHg 或蛋白尿（＋＋～＋＋＋＋），伴水肿及头痛等自觉症状，此三项中有两种者伴发抽搐或昏迷，抽搐一般持续约 1 分钟左右。最恰当的处理是急行剖宫产。

113. C 妊娠 37 周后的重度子痫前期可考虑终止妊娠，常规治疗中突然下腹痛，腹拒按，阴道出血，胎心消失，有胎盘早剥的高危因素，且临床表现为胎盘早剥，应采取的措施是剖宫产。

114. A 产后虚脱即产妇产后出现的面色苍白、全身出汗、四肢发凉、心慌、头晕甚至晕厥等休克样症状，但血压正常。主要原因为胎儿娩出后，子宫迅速缩小，腹内压骤减，血液淤滞在内脏器官，回心血量随之骤减。

115. A 患者既往肾炎，血压 160/100mmHg，尿蛋白（＋＋＋），临床症状结合辅助检查，提示患者为妊娠期高血压合并慢性肾炎。

116. B 该患者妊娠 34 周以前发病，血压 180/110mmHg（收缩压 ≥160mmHg 和（或）舒张压≥110mmHg），尿蛋白≥2g/24 小时，并有明显自觉症状，符合重度子痫前期的诊断依据。

117. B 患者 37 周时血压 120/70mmHg，尿蛋白（＋＋），可诊断为轻度子痫前期。轻度子痫前期首要的处理方式是注射硫酸镁，预防子痫发作。用药时间长短根据病情需要掌握，一般每天静脉滴注 6 ~ 12 小时，24 小时总量不超过 25g。用药期间每日评估病情变化，决定是否继续用药。

118. D　患者现妊娠 36 周，临床症状结合检查，可考虑为子痫前期，现胎动消失，考虑为胎儿窘迫，应立即行剖宫产终止妊娠。

119. E　妊娠期高血压疾病的预测性诊断，常用平均动脉压的预测方法，计算公式为（收缩压 + 舒张压 ×2）÷3。若平均动脉压 ≥90mmHg 表明孕妇有发生妊娠高血压疾病的倾向。

120. E　该患者表现为妊娠期高血压疾病的征象，行人工破膜及缩宫素引产 11 小时，无产兆，不能短时间内阴道分娩且病情有可能加重，可考虑放宽剖宫产指征行剖宫产术处理。

121. D　依据题干信息所述，该患者为妊娠期高血压疾病患者，胎心良好，正常胎位，无产科剖宫产指征，原则上应考虑阴道试产。只有在不能短时间内阴道分娩、病情有可能加重的情况下，才可考虑放宽剖宫产指征。所以本例紧急治疗选择剖宫产术不恰当。

122. A　该患者为妊娠状态，主要表现为血压增高，蛋白尿，伴有新发的脑功能障碍，故考虑诊断为重度子痫前期。该患者 2 小时前出现突发抽搐，在子痫前期的基础上发生孕妇抽搐，应考虑为子痫可能性大。

123. E　该患者为妊娠状态，主要表现为血压升高，蛋白尿及剧烈头痛，诊断为重度子痫前期。子痫前期的治疗原则为解痉、降压、镇静、利尿、密切监测母胎情况、适时终止妊娠。该患者剧烈头痛为颅内压升高表现，甘露醇主要用于脑水肿，属于高渗性利尿剂，患者心力衰竭或潜在心力衰竭时禁用。故应选择 E（解痉和降低颅内压）。

124. B　妊娠期发现孕妇体重 ≥90kg，宫底高度明显超过相应孕周，在重新核算孕周准确的情况下，胎儿过大、羊水过多者应警惕妊娠期糖尿病。首选的检查是糖筛查试验。

125. E　产程中的末梢血糖值可控制在国家健康和优质护理研究所（NICE）指南倡导的 4.0 ~ 7.0mmol/L 或更宽松的 5.0 ~ 8.0mmol/L 范围。部分 1 型糖尿病、2 型糖尿病或妊娠期糖尿病的孕产妇可能需要接受胰岛素静脉注射，目标是达到妊娠目标范围内的血糖水平（4.0 ~ 7.8 或 5.0 ~ 8.0mmol/L），根据末梢血糖来调整静脉胰岛素的剂量。胰岛素用于酮症酸中毒、高血糖高渗性昏迷的治疗。题中患者无此症状，故无需使用此项处理。故本题应选 E。

126. A　患者既往有死胎、死产史，应适当放宽剖宫产手术指征。孕妇上次妊娠于孕 37 周时发生不明原因死胎，故这次应在 37 周前终止妊娠。

127. C　此产妇有不良产史，连续 2 次妊娠 35 周胎死宫内，本次妊娠 35 周，诊断为妊娠期糖尿病，应立即住院，检测血糖水平，同时行胎儿监护，以及做超声检查，了解胎儿成熟度及宫内情况，促肺成熟后及时终止妊娠。患者已诊断为妊娠期糖尿病，监测餐后 2 小时血糖不适宜。故本题应选 C。

128. B　NST 无反应型，需进一步延长 NST 监护时间，必要时行生物物理评分了解胎儿宫内情况。

129. C　妊娠合并糖尿病时，原则应尽量推迟终止妊娠的时机。了解血糖水平，若血糖控制良好，应等待至妊娠 38 ~ 39 周终止妊娠。若血糖控制不满意，应及早抽取羊水，了解胎肺成熟情况，并注入地塞米松促胎肺成熟，胎肺成熟后应终止妊娠。所以选项 C 正确。

130. D 无论 GDM 或者 PGDM，经过饮食和运动管理，妊娠期血糖达不到标准时，应及时加用胰岛素或口服降糖药物进一步控制血糖。

131. C 妊娠期糖尿病分娩时间和分娩方式的选择多主张孕 38 周后终止妊娠。

132. D 胰岛素治疗后出现心慌、出汗，可能发生低血糖。故应立即进食。

133. B 明显的羊水过多常伴有胎儿结构异常，以神经系统和消化道异常最常见。神经系统异常主要是无脑儿、脊柱裂等神经管缺陷。

134. E 患者虽然是妊娠期间发现的血糖异常，但诊断除了依据发现的孕周，还要结合患者血糖升高的水平判断，患者空腹静脉血糖水平≥6.1mmol/L 但 <7mmol/L，服糖后 2 小时静脉血糖水平 ≥7.8mmol/L 但 < 11.1mmol/L，是一个空腹血糖受损、糖耐量受损合并妊娠的状态。

135. D 患者行 OGTT 检测，结果显示为妊娠期糖尿病（GDM）。对于 GDM 首先应该进行医学营养治疗，在保证孕妇和胎儿的合理营养摄入下，合理安排餐次，少量多餐，定时定量。个体化膳食。并通过中等强度的运动降低孕期胰岛素抵抗。在调整饮食运动 3 ~ 5 天后监测血糖，控制不佳者及时启用胰岛素。所以选项 D 叙述不正确。

136. E 孕前糖尿病（PGDM）患者孕前应评价是否存在相关并发症，如糖尿病视网膜病变、糖尿病肾病、神经病变和心血管疾病等，了解妊娠可能对病情的影响。孕期应停用妊娠期禁忌药物，如血管紧张素转换酶抑制剂（ACEI）和血管紧张素 Ⅱ 受体拮抗剂等。应用二甲双胍的 2 型糖尿病患者，需考虑药物的可能益处或不良反应。如果患者愿意，可在

医师指导下继续应用。PGDM 孕前尽量控制血糖，美国糖尿病学会推荐，孕前血糖控制目标为糖化血红蛋白 <6.5%，对于再次控制目标下易出现低血糖的妇女，控制目标也可适当放宽至 7%。所以选项 E 正确。

137. D 妊娠期间的饮食控制标准：既能满足孕妇及胎儿能量的需要，又能严格限制碳水化合物的摄入，维持血糖在正常范围，而且不发生饥饿性酮症。孕期每日总热量：1800 ~ 2000cal，其中碳水化合物占 50% ~ 60%，蛋白质占 20% ~ 25%，脂肪占 25% ~ 30%。应实行少量多餐制，每日分 5 ~ 6 餐。饮食控制 3 ~ 5 天后测定 24 小时血糖（血糖轮廓试验）：包括 0 点、三餐前 0.5 小时及三餐后 2 小时血糖水平和相应尿酮体。严格饮食控制后出现尿酮体阳性，应重新调整饮食。所以选项 D 错误。

138. E 通过饮食运动管理血糖控制满意的患者，继续合理的医学营养管理，监测血糖情况，血糖控制不佳者需启用胰岛素治疗。

139. C 妊娠中晚期皮肤瘙痒，既往无基础疾病，用其他原因无法解释的皮肤瘙痒和肝功能异常，首先考虑为妊娠期肝内胆汁淤积症（ICP）。ICP 最重要的生化指标为血清总胆汁酸增高，可伴血清总胆红素水平升高，以结合胆红素为主。

140. C 本例可考虑诊断为妊娠期肝内胆汁淤积症（ICP）。空腹血清总胆汁酸（TBA）≥10μmol/L 伴皮肤瘙痒是 ICP 诊断的主要依据。TBA 是其特征性变化。推荐熊去氧胆酸作为本病治疗的一线药物，可缓解皮肤瘙痒、改善肝功能、延长孕周、改善母儿预后。地塞米松主要用于促胎肺成熟，预防新生儿急性呼吸窘迫综合征（ARDS）的发生。

141. C 关于妊娠剧吐，至今病因不明。

所以选项 A 正确。鉴于早孕反应出现于消失的时间与孕妇血 hCG 值上升与下降的时间相一致，加之葡萄胎、多胎妊娠孕妇血 hCG 值明显升高，剧烈呕吐发生率也高，说明妊娠剧吐可能与 hCG 水平升高有关。所以选项 B 正确。妊娠早期雌二醇水平急剧升高与恶心和呕吐相关，恶心和呕吐也是服用雌激素的常见副作用。恶心和呕吐不会因雌激素水平升高而减少。所以选项 C 错误。60% 的妊娠剧吐患者可伴发短暂的甲状腺功能亢进，呕吐严重程度与游离甲状腺素显著相关。所以选项 D 正确。精神过度紧张、焦急、忧虑及生活环境和经济状况较差的孕妇易发生妊娠剧吐，提示此病可能与精神、社会因素有关。所以选项 E 正确。因此本题的正确答案为 C。

142. B 治疗持续性呕吐合并酮症的妊娠剧吐孕妇需要住院治疗，包括静脉补液、补充多种维生素尤其是 B 族维生素、纠正脱水及电解质紊乱、合理使用止吐药物、防治并发症。所以选项 B 正确。

三、A3/A4 型题

143. A 孕妇最可能的诊断为早产临产。早产临产需符合下列条件：①妊娠满 28 周至不满 37 周，出现规则宫缩（20 分钟 ≥4 次，或 60 分钟 ≥8 次），伴有宫颈的进行性改变；②宫颈扩张 1cm 以上；③宫颈容受 ≥80%。符合早产孕周，虽有上述规律宫缩，但宫颈尚未扩张，而经阴道超声测量宫颈长度（CL）≤20mm 为先兆早产。

144. D 治疗主要是防止即刻早产，进行胎儿监护，抑制宫缩，完成促胎肺成熟，硫酸镁保护胎儿中枢神经系统，控制感染，赢得转运时间。避免两种或两种以上宫缩抑制剂联合使用，不宜 48 小时后持续使用宫缩抑制剂。应根据孕妇及胎儿的情况权衡利弊，合理选择分娩方式。所以选项 D 错误。

145. E 先兆早产是指妊娠 28 周至小于 37 周有规则或不规则宫缩，伴有宫颈管进行性缩短。确诊为先兆早产的条件：①妊娠28 ~ 37 周；②胎膜完整；③宫口开 3cm 以内；④子宫收缩持续时间不超过 30 秒，间隙为 10 分钟以上。所以选项 E 符合题意。生理性子宫收缩（选项 A）一般不规则、无痛感，且不伴有宫颈管缩短和宫口扩张等改变，也称为假早产。先兆流产（选项 B）指妊娠 28 周前先出现少量阴道流血，常为暗红色或血性白带，无妊娠物排出，随后出现阵发性下腹痛或腰背痛。早产临产（选项 C）需符合下列条件：①出现规则宫缩（20 分钟 ≥4 次，或 60 分钟 ≥8 次），伴有宫颈的进行性改变；②宫颈扩张 1cm 以上；③宫颈容受 ≥80%。分娩发动前，往往出现一些预示即将临产的症状，如不规律宫缩、胎儿下降感以及阴道少量淡血性分泌物（俗称见红），称为先兆临产（选项 D）。所以选项 A、B、C、D 均不符合题意。

146. C 抑制宫缩同时使用糖皮质激素促胎肺成熟是治疗先兆早产的首选方法。先兆早产患者，通过适当控制宫缩，能延长妊娠时间。

147. E 利托君为 β - 肾上腺素能受体激动剂，是常用的宫缩抑制剂。此类药物抑制宫缩的效果肯定，但在兴奋 $β_2$ 受体的同时也兴奋 $β_1$ 受体，其副作用较明显，主要有母胎心率增快、心肌耗氧量增加、血糖升高、水钠潴留、血钾降低等，严重时可出现肺水肿、心衰，危急母亲生命

148. B 对 20 周以后宫缩异常频繁的孕妇，通过预测可以判断是否需要使用宫缩抑制剂，避免过度用药。所以选项 B 所述为 16 周开始，可予排除。预测早产的方法有：①阴道

超声检查，宫颈长度 <25mm，或宫颈内口漏斗形成伴有宫颈缩短，提示早产风险增大。②阴道后穹隆分泌物 FFN 检测，一般以 FFN >50μg/L 为阳性，提示早产风险增加；若 FFN 阴性，则 1 周内不分娩的阴性预测值达 97%，2 周内不分娩的阴性预测值达 95%。因此，FFN 的意义在于其阴性预测价值。

149. B 早产的治疗原则：若胎膜完整，在母胎情况允许时尽量保胎至 34 周。已明确宫颈机能不全者，应于妊娠 12~14 周行宫颈环扎术；有宫内感染者，应尽快终止妊娠；对未足月胎膜早破者，必须预防性使用抗生素；妊娠 <34 周，1 周内有可能分娩者，应使用糖皮质激素促胎儿肺成熟；孕周已达 34 周，如无母胎并发症，应停用抗早产药。应用排除法，所以选项 B 错误。

150. D 该患者平素月经规则，早期超声与孕周相符，现孕 33 周，发生未足月胎膜早破，因妊娠 <34 周，应予促胎肺成熟治疗。方法：地塞米松注射液 6mg 肌内注射，每 12 小时一次，共 4 次。未足月胎膜早破，体温升高，血常规指标升高，伴不规则宫缩，考虑感染可能性大，可终止妊娠。

151. E 破膜时间越长，绒毛羊膜炎的风险越大。急性临床绒毛膜羊膜炎的主要表现为孕妇体温升高（≥37.8℃）、脉搏增快（>100 次/分）、胎心率增快（≥160 次/分）、宫底有压痛、阴道分泌物异味、外周血白细胞计数升高（≥15×10⁹/L 或核左移）。绒毛膜羊膜炎可以导致母儿不良结局，应尽快终止妊娠，不能短时间内阴道分娩者应选择剖宫产术终止妊娠。

152. A 先兆早产患者，通过适当控制宫缩，能明显延长孕周；但安胎治疗应该权衡利弊，孕周已达 34 周，如无母胎并发症，应停

用抗早产药，顺其自然，不必干预，只需密切监测胎儿情况即可。对于宫颈环扎术后患者，如无明显分娩发动征象时，应择期在 37 周左右拆除宫颈环扎线。该患者仅有少许阴道血性分泌物，检查无明显宫缩，宫颈环扎线位置正常，宫颈口未开，可密切监测母胎儿情况，无需特殊处理。

153. B 对于宫颈环扎术后患者，如无明显分娩发动征象时，应择期在 37 周左右拆除宫颈环扎线。拆除宫颈环扎线后，可密切监测母胎儿情况，等待自然临产。

154. A 胎膜早破的典型症状是孕妇突感较多液体自阴道流出，并有阵发性或持续性阴道流液，时多时少，无腹痛等其他产兆，增加腹压时阴道流液量增多。足月胎膜早破时检查触不到前羊膜囊，上推胎儿先露时阴道流液量增多，可见胎脂和胎粪。如并发明显羊膜腔感染，则阴道流出液体有臭味，并伴发热、母儿心率增快、子宫压痛、白细胞计数增高、C 反应蛋白阳性等急性感染表现。隐匿性羊膜腔感染时，虽无明显发热，但常出现母儿心率增快。患者在流液后，常很快出现宫缩及宫口扩张。取后穹隆液体进行阴道液涂片检查，如为羊水则可见羊齿状或金鱼草样透明结晶及少量小"十"字形透明结晶体。阴道液酸碱度检查用硝嗪试纸测试，pH≥7.0（偏碱性），则为阳性，可诊断胎膜早破。因此本题的正确答案为 A。

155. E 患者孕龄已为 41 周，不需要使用地塞米松促胎肺成熟（选项 A 错误）。足月胎膜早破应评估母胎状况，包括有无胎儿窘迫、绒毛膜羊膜炎、胎盘早剥和脐带脱垂等。随着破膜时间延长，宫内感染风险增加，破膜超过 12 小时应预防性应用抗生素（选项 D 错误），同时尽量避免频繁阴道检查（选项 B 错误）。破膜 12~18 小时后尚未临产者，均可采

取措施，尽快结束分娩（选项 E 正确）。待产期间发现脐带脱垂，胎心尚好，胎儿存活者，应争取尽快娩出胎儿（选项 C 错误）。所以本题应选 E。

156. B 胎膜早破是一种常见的分娩期并发症，应指导患者采取左侧卧位。如果胎头位置高浮，为了预防脐带脱垂可以适当的垫高臀部，但是大部分情况下不需要这么处理。

157. A 钙缺乏并非胎膜早破的病因，所以本题应选 A。胎膜早破病因众多，常是综合作用的结果。其病因包括：①生殖道感染：是胎膜早破的主要原因。常见病原体如厌氧菌、衣原体、B 族链球菌（GBS）和淋病奈瑟菌等上行侵袭宫颈内口局部胎膜，使胎膜局部张力下降而导致胎膜早破。②羊膜腔压力升高：宫腔压力过高如双胎妊娠、羊水过多等，容易引起胎膜早破。③胎膜受力不均：胎位异常、头盆不称等可使胎儿先露部不能与骨盆入口衔接，前羊膜囊所受压力不均；宫颈机能不全，前羊膜囊楔入，胎膜受压不均，导致胎膜早破。④创伤：羊膜腔穿刺不当、性生活刺激、撞击腹部等均有可能引起胎膜早破。⑤营养因素：孕妇铜、锌及维生素等缺乏，影响胎膜的胶原纤维、弹力纤维合成，胎膜抗张能力下降，易引起胎膜早破。

158. D 未足月胎膜早破患者其妊娠 28～34 周如无妊娠禁忌证应保胎，延长孕周至 34 周。题中孕妇为未足月胎膜早破，无感染迹象，胎心正常，无保胎禁忌证，治疗原则上应延长孕周保胎治疗，保胎过程中应给予抗生素预防感染，有宫缩者应予宫缩抑制剂，其胎肺未成熟者予糖皮质激素促胎肺成熟治疗，密切监测母胎状况，胎肺成熟后可考虑终止妊娠。

159. E 足月胎膜早破者，若无剖宫产指

征，2～12 小时内积极引产可减少绒毛膜羊膜炎的发生。宫颈 Bishop 评分 ≥6 分提示宫颈成熟，<6 分提示宫颈不成熟，胎膜早破宫颈成熟者静脉滴注缩宫素是首选方案，静脉滴注缩宫素推荐使用小剂量静脉滴注即缩宫素浓度为 5‰；胎膜早破宫颈不成熟者使用小剂量米索前列醇（25μg）引产是安全有效的。该孕妇目前无感染、胎儿窘迫、头盆不称等情况，暂无剖宫产指征，现胎膜早破达 2 小时无临产征兆，应予引产，其宫颈 Bishop 评分为 6 分，应予小剂量静脉滴注缩宫素引产。

160. D 足月胎膜早破行引产，出现良好的规律宫缩至少 12～18 小时，如仍在潜伏期考虑引产失败，应改变分娩方式行剖宫产终止妊娠。

161. A 孕妇规律宫缩 6 小时，宫口开大 8cm，即规律宫缩 6 小时就进入第一产程活跃期，产程进展顺利，胎心监护反应良好，无胎儿窘迫等迹象，可予继续观察产程进展，无需特殊干预。所以选项 A 正确。肌内注射哌替啶（选项 C）主要用于协调宫缩，软化宫颈；静脉滴注麦角新碱（选项 D）时，麦角新碱可选择性兴奋子宫平滑肌，但剂量稍大即可引起包括子宫体和宫颈在内的子宫平滑肌强直收缩，妊娠后期子宫对其敏感性增强，不可用于催产和引产，只能用于产后止血；会阴侧切（选项 E）及胎头吸引主要用于第二产程。

162. B 未足月胎膜早破，其中妊娠 >28 周未满 34 周者，不伴感染、无胎儿窘迫迹象、羊水量正常者应行期待治疗，保胎至 34 周，保胎治疗期间应：①卧床，保持外阴清洁，避免不必要的阴道及肛门检查；②抗生素预防感染，减少绒毛膜羊膜炎的发生率、降低破膜后 48 小时内及 7 天内分娩率，降低胎儿感染、新生儿肺炎、败血症及颅内出血风险；③孕周 <34 周使用糖皮质激素促胎肺成熟，可减少

新生儿呼吸窘迫综合征（NRDS）发生率；④对于 <32 周者的未足月胎膜早破，应使用硫酸镁，一方面可抑制宫缩，同时能降低早产儿脑瘫的发生；⑤使用宫缩抑制剂，目的是延长孕周，最大益处可能在于能够延长妊娠时间 48～72 小时，争取完成糖皮质激素促胎肺成熟治疗，减少 NRDS 发生进而降低新生儿死亡率。

163. B 孕周 <34 周，有早产风险者应使用糖皮质激素促胎肺成熟，妊娠 26～32 周前使用了单疗程糖皮质激素治疗又未分娩者，满 32 周后可再次使用一个疗程，总疗程不超过 2 次。具体用法为：地塞米松 6mg 肌内注射，每 12 小时 1 次，共 4 次。

164. B 患者胎膜早破后出现体温升高、心率加快、胎心率增快、子宫有压痛、白细胞及感染指标升高、高度怀疑宫内感染可能，此刻无论任何孕周，应加强抗感染同时立即终止妊娠。Bishop 评分提示宫颈不成熟，估计不能短时间内经阴道分娩，应行剖宫产终止妊娠。

165. B 该患者平时月经周期规则，妊娠达到 42 周（≥294 日）尚未分娩，为过期妊娠。

166. E 如果胎心监护无异常，B 超示 LOA 头先露，胎儿双顶径 9.5cm 正常，胎盘Ⅲ级，羊水指数（AFI）7.5cm 提示羊水偏少，应在严密监测胎儿宫内情况和胎盘功能情况下，缩宫素引产。出现胎盘功能减退或胎儿窘迫征象时，不论宫颈条件成熟与否，均应行剖宫产尽快结束分娩。

167. A 羊水指数（AFI）4.5cm 为羊水过少，对妊娠已足月、胎儿可宫外存活者，应及时急诊剖宫产终止妊娠。

168. E 判断胎儿安危状况的方法有：

①胎动情况：通过胎动自我监测，如胎动明显减少提示胎儿宫内缺氧。②电子胎心监护：如无应激试验（NST）为无反应型需进一步做 OCT，若多次反复出现胎心晚期减速，提示胎盘功能减退，胎儿明显缺氧。③B 型超声检查：观察胎动、胎儿肌张力、胎儿呼吸运动及羊水量。另外，脐血流仪检查胎儿脐动脉血流 S/D 比值，有助于判断胎儿安危状况。④羊膜镜检查：观察羊水颜色，若已破膜，可直接观察到流出的羊水有无粪染。所以本题应选 E。

169. D 妊娠 40 周以后胎盘功能逐渐下降，42 周以后明显下降，因此，在妊娠 41 周以后，即应考虑终止妊娠，尽量避免过期妊娠。应根据胎儿安危状况、胎儿大小、宫颈成熟度综合分析，选择恰当的分娩方式。如无胎儿宫内窘迫迹象，可经阴道试产。一般认为，Bishop 评分≥7 分者，可直接引产；Bishop 评分 <7 分，引产前先促宫颈成熟。目前，常用的促宫颈成熟的方法主要有：PGE2 阴道制剂和宫颈扩张球囊。宫颈已成熟即可行引产术，常用静脉滴注缩宫素，诱发宫缩直至临产。过期妊娠时，胎盘功能减退，胎儿储备能力下降，需适当放宽剖宫产指征。所以选项 D 错误。

170. A 该孕妇虽已停经 43 周，但平素月经欠规则，根据早期超声结果推算，就诊日期孕周为 40 周，且孕妇胎动正常，NST 反应型，胎盘功能正常，产科彩超无明显异常，可等待自然分娩发动。所以正确答案为 A。对于过期妊娠的处理，核准孕周和判断胎盘功能是处理的关键。

171. C 妊娠 40 周以后胎盘功能逐渐下降，42 周以后明显下降，因此，在妊娠 41 周以后，即应考虑终止妊娠，尽量避免过期妊娠。应根据胎儿安危状况、胎儿大小、宫颈成熟度综合分析，选择恰当的分娩方式。一般认为，宫颈 Bishop 评分≥7 分者，可直接引产；Bishop 评分 <7 分，引产前先促宫颈成熟。如果宫颈已成熟即可行引产术，常用静脉滴注缩宫素，诱发宫缩直至临产。胎头已衔接者，通常先人工破膜，1 小时后开始滴注缩宫素引产。人工破膜既可诱发内源性前列腺素的释放，增加引产效果，又可观察羊水性状，排除胎儿窘迫。过期妊娠时，胎盘功能减退，胎儿储备能力下降，需适当放宽剖宫产指征。

172. B 胃泡扩张及十二指肠球部扩张，显示"双泡征"，为十二指肠闭锁的特征性表现。

173. A 十二指肠闭锁多合并羊水中增多。"靶环征"消失及"双叶征"均见于胎儿肛门闭锁。

174. B 呼吸困难症状由羊水增多引起，可选择羊水减量改善症状。

175. D 结合孕妇体征及自觉症状羊水过多可能性大。羊水过多表现为产检时宫高及腹围增加过快，测量子宫底高度及腹围大于同期孕周，腹壁皮肤发亮、变薄。触诊时感觉子宫张力大，有液体震颤感，胎位不清，胎心遥远。

176. A 孕妇羊水过多可能性大，应选择超声测定羊水指数或者羊水池深度明确诊断。

177. D 孕妇羊水过多，且已有呼吸困难等自觉症状，超声检查胎儿正常，可以选择羊水减量或者药物治疗。目前临床上较多使用羊水减量，效果好。口服吲哚美辛治疗羊水过多应限于 32 周前。

178. B 羊水穿刺前应嘱咐孕妇进食，避免出现胎儿宫内窘迫、胎心减慢，术前排空膀胱。抽吸羊水可能需要重复操作或者连续操作，放羊水一次性不应超过 1500ml，放羊水

的同时应定时测量血压、脉搏，必要时 3～4 周后可再次放羊水。所以选项 B 正确。

179. A 孕妇最可能的诊断是急性羊水过多。妊娠期间羊水量超过 2000ml，称为羊水过多。羊水量在数日内急剧增多，称为急性羊水过多。急性羊水过多多发生在妊娠 20～24 周。羊水迅速增多，子宫于数日内明显增大，因腹压增加而产生一系列压迫症状。孕妇自觉腹部胀痛，行动不便，表情痛苦，因膈肌抬高，胸部受到挤压，出现呼吸困难，甚至发绀，不能平卧。测量子宫明显大于妊娠月份，因腹部张力过高，胎位不清，胎心遥远或听不清。

180. B 确诊的首选检查是 B 型超声检查，可以确定宫内妊娠，排除异位妊娠、滋养细胞疾病、盆腔肿块等。

181. E 羊水过多合并正常胎儿，但胎龄不足 37 周、胎肺不成熟时，应尽量延长孕周。对该患者腹部检查扪不到胎儿，听不见胎心，提示症状严重。处理方式可选择穿刺放羊水。超声定位穿刺点，或在超声引导下，用 15～18 号腰椎穿刺针经腹穿刺羊膜腔缓慢放羊水，速度约每小时 500ml，一次放羊水量不超过 1500ml。根据羊水消长的情况，3～4 周后可重复进行。

182. C 孕中期出现羊水过少常合并胎儿发育异常，孕晚期羊水过少多为胎盘功能不良或羊水外漏（胎膜早破），本病例中孕妇本次孕期检查未见明显异常，且无阴道流血、流液的主诉，故选项 A、B、D、E 暂不考虑。过期妊娠并发羊水过少的原因有：胎儿肾小管对抗利尿激素的敏感性增高、胎儿脱水、胎盘功能减退、灌注不足、羊膜上皮细胞萎缩、微绒毛肿胀等。故选项 C 正确。

183. C 该孕妇妊娠 43^{+1} 周，超声检查提

示羊水过少，考虑胎盘功能低下所致。羊水过少孕妇有顺产意愿，必须详细告知羊水过少是胎儿危险的信号，易并发胎儿窘迫与新生儿窒息，增加围产儿死亡率，应放宽剖宫产指征。建议进一步完善缩宫素激惹试验了解胎盘于宫缩时一过性缺氧的负荷变化，测定胎儿的储备能力或行无应激试验了解胎儿储备能力等都是必要的试产前准备，当 OCT 或 NST 显示频繁变异减速、基线变异差、晚期减速时建议行剖宫产终止妊娠，故 C 选项描述正确。

184. A 依据题干信息所述，孕妇最可能诊断为羊水过少。羊水过少的临床症状多不典型。孕妇于胎动时感到腹痛，胎盘功能减退时常有胎动减少。检查见宫高腹围较同期孕周小，合并胎儿生长受限更明显，有子宫紧裹胎儿感。子宫敏感，轻微刺激易出现激惹性宫缩。羊水过少胎儿的胎盘储备功能减低，无应激试验（NST）可呈无反应型。分娩时主要威胁胎儿，子宫收缩致脐带受压加重，可出现胎心变异减速和晚期减速。超声检查是最重要的辅助检查方法。超声检查还能及时发现胎儿生长受限，以及胎儿肾缺如、肾发育不全、输尿管或尿道梗阻等畸形。

185. A 此种情况最可能的诊断是脐带绕颈。脐带绕颈表现为宫缩时脐带受到挤压，暂时性阻断脐血流，出现胎儿宫内缺氧时可出现频繁的变异减速。

186. C 羊水过少合并胎盘功能不良、胎儿窘迫，或破膜时羊水少且胎粪严重污染者，估计短时间不能结束分娩的，应采用剖宫产术终止妊娠，以降低围产儿病死率。对胎儿贮备功能尚好，无明显宫内缺氧，人工破膜羊水清亮者，可以阴道试产。若选择阴道试产，需密切观察产程进展，连续监测胎心变化。题中患者最恰当的处理方式为人工破膜观察羊水。

187. A 妊娠 20 周后会出现妊娠期高血压，表现为收缩压 ≥140mmHg 和（或）舒张压 ≥90mmHg；尿蛋白（-）。轻者可无症状或有轻微头晕，血压轻度升高，伴水肿或轻微蛋白尿。该患者可诊断为轻度妊娠期高血压，无其他并发症，故在减轻工作 1 周后复查。

188. B 轻度高血压患者不宜立即用药，应采取左侧卧位休息。减少过量脂肪和盐的摄入，增加蛋白质、维生素以及富含铁、钙、锌的食物。保证充足睡眠。

189. B 妊娠末期血压降至正常，也应密切观察血压变化。

190. B 依据题干信息所述，结合 ALT≥40U/L 提示肝酶升高，患者最有可能是子痫前期并发了 HELLP 综合征。HELLP 综合征以溶血、肝酶升高及血小板减少为特点，是子痫前期的严重并发症，多数发生在产前。典型的临床表现为乏力、右上腹疼痛及恶心呕吐，体重骤增，脉压增宽。

191. D HELLP 综合征的表现多为非特异性症状，确诊主要依靠实验室检查，最有帮助的检查是血小板计数 <100×10⁹/L，血清总胆红素 ≥20.5μmol/L。

192. C 孕龄 ≥34 周或胎肺已成熟、胎儿窘迫、先兆肝破裂及病情恶化者，应立即终止妊娠；病情稳定、妊娠 <34 周、胎肺不成熟及胎儿情况良好者，可延长 48 小时，以完成糖皮质激素促胎肺成熟，然后剖宫产终止妊娠。所以选项 C 正确。

193. D 妊娠期高血压疾病典型的临床表现为：妊娠 20 周以后出现高血压、水肿、蛋白尿。轻者可无症状或有轻微头晕，血压轻度升高，伴水肿或轻微蛋白尿；重者出现头痛、眼花、恶心、呕吐、持续性右上腹疼痛等，血压明显升高，蛋白尿增多，水肿明显，甚至昏迷、抽搐。流行病学调查发现，高血压病史与妊娠期高血压疾病的发生密切相关。因此，追问病史有重要价值的是既往血压是否正常。

194. B　妊娠期高血压疾病患者，眼底改变是反映子痫－子痫前期病变程度的重要标志，对估计病情有重要意义。眼底的主要改变为视网膜小动脉痉挛，动静脉管径之比可由正常的 2∶3 变为 1∶2，甚至 1∶4。严重时可出现视网膜水肿、视网膜脱离或有棉絮状渗出物及出血，患者可出现视物模糊或突然失明。

195. C　静点硫酸镁，控制子痫，预防子痫发作；口服降压药物，常用的口服降压药物有拉贝洛尔、硝苯地平短效或缓释片。如口服药物血压控制不理想，可使用静脉用药；适当使用镇静药物，如地西泮、苯巴比妥钠、冬眠合剂等；子痫前期患者不主张常规应用利尿剂，仅当患者出现全身性水肿、肺水肿、脑水肿、肾功能不全、急性心力衰竭时，可酌情使用呋塞米等快速利尿剂。地高辛主要用于高血压伴有快速心室率的心房颤动的心功能不全，不适用此患者。

196. E　患者解痉降压治疗 2 天，血压波动，治疗效果不理想，ALT 70IU/L 提示谷丙转氨酶偏高，说明肝功能受损，在继续解痉降压的同时米非司酮加米索前列醇做引产处理。

197. D　最可能的诊断是中度妊娠期高血压疾病。中度妊娠高血压综合征是在轻度的基础上，血压继续增高，血压通常大于等于 140/100mmHg，但小于 160/110mmHg；蛋白尿常规检查在（＋）以上水平；伴有或者不伴有肢体水肿；可有轻度头晕、头痛、视物不清等自觉症。该患者"水肿 3 周，血压 150/100mmHg，宫高 26cm，胎心 144 次/分，水肿（＋），尿蛋白（＋＋）"各项表现均符合中

度妊娠期高血压疾病征象。修订高血压分类之后该患者符合子痫前期的诊断。

198. E　妊娠期高血压疾病患者，眼底改变是反映子痫－子痫前期病变程度的重要标志，对估计病情有重要意义。

199. A　孕周＜34 周的子痫前期患者预计 1 周内可能分娩的均应接受糖皮质激素促胎肺成熟治疗。但临床已有宫内感染证据者禁忌使用糖皮质激素。根据题干信息，妊娠已 34 周，不需要给予地塞米松。

200. D　对低危人群目前尚无有效的预防方法。对高危人群可能有效的预防措施包括：①适度锻炼：妊娠期应适度锻炼合理安排休息，以保持妊娠期身体健康。②合理饮食：妊娠期不推荐严格限制盐的摄入，也不推荐肥胖孕妇限制热量摄入。③补钙：低钙饮食（摄入量＜600mg/天）的孕妇建议补钙。口服至少 1g/天。④阿司匹林抗凝治疗：高凝倾向孕妇孕前或孕后每日睡前口服低剂量阿司匹林（25～75mg/天）直至分娩。所以选项 D 符合题意。

201. B　患者妊娠 36 周，出现下肢水肿、头痛、视物不清、头痛加重、呕吐、尿蛋白（＋＋＋）等症状表现，符合妊娠期高血压疾病的征象，其典型的临床表现为妊娠 20 周以后出现高血压、水肿、蛋白尿。因此，查体的阳性发现最可能是血压＞160/110mmHg。

202. D　妊娠期高血压疾病一旦出现头痛、眼花等症状，表明病情加重，应诊断为子痫前期。

203. E　妊高征以全身小动脉痉挛为病理基础，出现眼底小动脉痉挛需使用硫酸镁解痉，缓解妊高征症状，控制和预防子痫发作。

204. D　适当扩容可以改善器官血流灌

注，血细胞比容是扩容的重要依据，在解痉的基础上扩容。

205. B 硫酸镁是控制患者抽搐的首选药物。硫酸镁控制子痫再次发作的效果优于地西泮、苯巴比妥和冬眠合剂等镇静药物。除非存在硫酸镁应用禁忌或硫酸镁治疗效果不佳，否则不推荐使用地西泮和苯妥英钠等用于子痫的预防或治疗。

206. E 先兆子痫或子痫患者停止抽搐后，视患者的血压、尿蛋白情况选择终止妊娠时间。如病情好转，可待胎肺成熟后终止妊娠；如病情严重，血压控制不满意，胎儿有宫内缺氧表现，抽搐后病情稳定 24 小时后，考虑终止妊娠。

207. A 既往有无高血压病史对于该患者的诊断有鉴别作用。所以选项 A 正确。而选项 B、C、E 可帮助评估患者是否有子痫前期高危因素。

208. C 对于妊娠期高血压疾病患者，规律的体育锻炼有助于健康。该类孕妇血栓形成风险增加，严格卧床休息不但无益，还可能导致血栓发生。

209. D 该患者有血压升高，尿蛋白阳性，需考虑妊娠期高血压疾病可能。妊娠期高血压疾病的严重并发症之一为胎盘早剥，表现为腹痛伴阴道流血，超声可协助诊断。可伴有胎儿窘迫，故本题应选 D。

210. A 该患者为重度子痫前期、胎盘早剥。阴道出血多，评估短时间不能经阴道分娩，应选择剖宫产终止妊娠。所以选项 A 错误。

211. A 辅助生殖技术、初产妇、多胎妊娠、高龄、肥胖、子痫前期病史及家族史、慢性高压、慢性肾病等均为高危因素。经产妇不

是子痫前期的高危因素。

212. E 因产后仍有发生子痫可能，故建议给予硫酸镁治疗，并持续至产后至少 24 ~ 48 小时。终止妊娠后继续监测血压。子痫前期患者产时、产后不可应用任何麦角新碱类药物。哺乳期应选择产前使用的降压药物，禁用血管紧张素转换酶抑制剂（ACEI）和血管紧张素受体阻滞药（ARB）类降压药。所以选项 E 正确。

213. D 该患者在子痫前期重度的基础上发生抽搐，应首先考虑子痫的诊断。产后的患者仍有可能发生子痫。

214. E HELIP 综合征表现多为非特异性症状，以溶血、肝酶水平升高级低血小板计数为特点，可以是妊娠期高血压疾病的严重并发症。确诊主要依靠实验室检查，诊断指标有：①血管内溶血：外周血涂片中见破碎红细胞、球形红细胞等异形细胞。血清总胆红素 ≥ 20.5μmol/L，血清结合珠蛋白 < 250mg/L。②肝酶升高：ALT ≥ 40U/L 或 AST ≥ 70U/L，LDH 水平升高。③血小板减少：血小板计数 < 100×10^9/L。低血糖不是 HELLP 综合征的诊断指标。故本题应选 E。

215. D HELLP 患者必须住院治疗，并尽快终止妊娠。HELLP 综合征不是阴道分娩的绝对禁忌证，但可酌情放宽剖宫产指征。

216. A 拉贝洛尔为 α、β 能肾上腺素受体阻滞剂，降低血压但不影响肾及胎盘血流量，并可对抗血小板凝集，促进胎儿肺成熟。该药显效快，不引起血压过低或反射性心动过速。用法：50 ~ 150mg 口服，3 ~ 4 次/日。所以选项 A 正确。硝苯地平是钙离子通道阻滞剂。所以选项 B 错误。硫酸镁作用为解痉及预防子痫，并非降压药物。所以选项 C 错误。硝普钠是强效血管扩张剂，但孕期仅适用于其

他降压药物无效的高血压危象孕妇，且产前应用时间不宜超过 4 小时。所以选项 D、E 均错误。故本题应选 A。

217. C　对于子痫前期患者，不建议限制食盐摄入。降压过程力求下降平稳，不可波动过大，且血压不可低于 130/80mmHg，以保证子宫 - 胎盘血流灌注。硫酸镁是重度子痫前期预防子痫发作的预防用药，应及时应用。子痫患者确实存在血液浓缩，但除非有严重的液体丢失、血容量相对不足后高凝状态，一般不推荐扩容治疗，避免发生肺水肿。

218. E　期待治疗期间终止妊娠的指征包括血压持续不降、子痫前期症状反复发作、进行性肾功能不全、持续性血小板减少、HELLP 综合征、肺水肿、子痫、疑似胎盘早剥、临产、胎膜早破。胎儿指征有：≥34 周、严重 FGR、持续性羊水过少、脐动脉舒张末期反流、死胎等。促胎肺成熟治疗后若病情平稳，可考虑继续期待治疗。

219. A　子痫前期孕妇产后 3 ~ 6 天使产褥期血压高峰期，高血压、蛋白尿等症状仍可反复出甚至加重。所以选项 A 错误。产时、产后不可应用任何麦角新碱类药物，慎用前列腺素药物。

220. A　该孕妇"妊娠 28 周，体重 90kg，其母患有糖尿病"具有妊娠期糖尿病的高危因素，应进行 75g 口服葡萄糖耐量实验。

221. E　该患者经检查确诊为妊娠期糖尿病，患者体重 90kg，应根据孕妇体重设计每日所需热量，饮食控制，低糖低盐，每日能量约 125kJ/kg（30kcal/kg），补充维生素、钙和铁剂，以控制在上述水平且孕妇无饥饿感为宜，辅以适量运动。如血糖仍控制不佳，则需药物治疗。推荐每日监测血糖，孕妇每日监测血糖 4 次（空腹及餐后 2 小时）。

222. E　由于孕妇体内葡萄糖可通过胎盘进入胎儿体内，而胰岛素不能通过胎盘，使胎儿长期处于高血糖状态，刺激胎儿胰岛 β 细胞增生，产生大量胰岛素，蛋白质、脂肪合成增加，胎儿体内脂肪聚集，体重增加。同时畸形儿的发生率也相应增高。另外，糖尿病患者常由于严重的血管病变及产科并发症，子宫胎盘血液循环障碍，死胎、死产发生率增高。所以选项 E 不可能出现。

223 ~ 224. C、D　临床上合并典型的"三多一少"，即多饮、多食、多尿，体重减轻症状时，应注意除外是否合并糖尿病可能，血糖控制不佳者，胎儿偏大并可合并羊水过多，应及时行口服葡萄糖耐量试验（OGTT）确诊。

225. D　糖尿病患者妊娠前进行全面体格检查，包括血压、心电图、眼底、肾功能以及 HbAlc，确定糖尿病的分级，决定能否妊娠。糖尿病患者已并发严重心血管病变、肾功能减退或眼底有增生性视网膜病变者应避孕，若已妊娠，应尽早终止。孕前口服二甲双胍治疗可以继续妊娠。

226. C　妊娠合并糖尿病患者，巨大儿发生率明显增高。难产、产道损伤、剖宫产概率增高；严重畸形发生率为正常妊娠的 7 ~ 10 倍；发生妊娠期高血压的可能性是非糖尿病孕妇的 2 ~ 4 倍，可能与存在严重高胰岛素抵抗有关；围产儿死亡率增加。妊娠合并糖尿病与过期妊娠无关。

227. B　产程中及产后胰岛素的应用：择期剖宫产或临产后，应停用所有皮下注射的胰岛素，密切监测产程中血糖，每 2 小时测定血糖，维持血糖在 4.4 ~ 6.7mmol/L。血糖升高时检查尿酮体的变化，根据血糖水平决定静脉点滴胰岛素的用量。所以选项 B 错误。

228. E　新生儿生后易出现低血糖，出生后 30 分钟内进行末梢血糖测定。新生儿均按高危儿处理，注意保暖和吸氧等；提早喂糖水、喂奶，动态监测血糖变化以便及时发现低血糖，必要时 10% 的葡萄糖缓慢静脉滴注，常规检查血红蛋白、血细胞比容、血钾、血钙及镁、胆红素，密切注意新生儿呼吸窘迫综合征的发生。妊娠糖尿病新生儿分娩后可以母乳喂养。

229. A 患者目前考虑的诊断最可能为糖尿病酮症酸中毒。糖尿病酮症酸中毒患者呼吸中可有类似烂苹果气味的酮臭味；有食欲下降、恶心呕吐等胃肠道症状；中、重度酮症酸中毒患者常有脱水症状，脱水达 5% 者可有脱水表现，如尿量减少、皮肤干燥、眼球下陷等。早期有头痛、头晕、萎靡继而烦躁、嗜睡、昏迷等神志改变。

230. E 糖尿病酮症酸中毒需要完善血糖、尿酮、血电解质及尿素氮（BUN）、血酸碱度等相关检查，还需要进行胎心监护和心电图等检查。

231. B 糖尿病酮症酸中毒一经确诊，应立即进行治疗。治疗目的在于纠正水和电解质失衡，纠正酸中毒，补充胰岛素促进葡萄糖利用，并寻找和去除诱发酮症酸中毒的应激因素。酮症酸中毒不是急诊剖宫产的指征，何时终止妊娠，应结合孕周大小、有无母儿并发症等综合决定。所以选项 B 错误。

232. D 孕妇最可能的诊断是妊娠期肝内胆汁淤积症（ICP）。孕晚期出现皮肤瘙痒，少数人有黄疸等不适，分娩后瘙痒症状迅速消失。丙氨酸转移酶 140U/L 以上，提示肝功能受损。且该患者前次妊娠有同样发作史，产后黄疸自行消退，故考虑妊娠期肝内胆汁淤积症。所以选项 D 正确。患者无服用对肝脏有损害的药物史，不考虑药物性肝炎（选项

A）。患者无病毒性肝炎相关病史，未提及肝炎标志物阳性，无恶心、呕吐等症状，急性病毒性肝炎（选项 B）可能性不大。妊娠期急性脂肪肝（选项 C）起病时常有上腹部疼痛、恶心、呕吐等消化道症状，尿酸水平明显升高，题目中均为提及，不考虑该诊断。患者血压不高，排除 HELLP 综合征（选项 E）。

233. D 血清胆酸升高是妊娠期肝内胆汁淤积症最主要的特异性证据。在瘙痒症状出现或转氨酶升高前数周血清胆酸已升高，且其值越高，病情越严重，出现瘙痒时间越早，因此测定孕妇血清甘胆酸不但是早期诊断妊娠期肝内胆汁淤积症最敏感的方法，对判断病情严重程度和及时监护、处理均有参考价值。

234. E 若怀疑是病毒性肝炎，可出现不能用其他原因解释的消化系统症状，如食欲减退、恶心、呕吐、腹胀、肝区疼痛。继而出现乏力、畏寒、发热，部分患者有皮肤巩膜黄染、尿色深黄。多数病例症状轻且无黄疸。可触及肝大，肝区有叩击痛。妊娠晚期受增大子宫影响，肝脏极少被触及，如能触及为异常。

235. A 如果确诊为妊娠期肝内胆汁淤积症，对胎儿及新生儿是有影响的。由于胆汁酸毒性作用使围产儿发病率和死亡率明显升高。可发生胎儿窘迫、早产、羊水胎粪污染。此外，尚有不能预测的突发的胎死宫内、新生儿颅内出血等。

236. A 如果孕妇出现黄疸症状，胎龄已达 36 周或羊水量逐渐减少或无黄疸妊娠已足月或胎肺已成熟时，可考虑终止妊娠。该患者状况不需要立即引产。

237. D 妊娠中晚期出现的皮肤瘙痒和黄染，首先考虑为妊娠期肝内胆汁淤积症（ICP），而诊断 ICP 最重要的生化指标为血清总胆汁酸（TBA）。所以选项 D 正确。超声和

胎心监护是监测胎儿宫内情况措施，与诊断无直接关联。所以选项 B、E 均可排除。肝炎全套及肝胆超声未鉴别性检查与检测，可以排除其他基础性疾病，但并非最有效的辅助检查方法。所以选 A、C 均排除。故本题的正确答案为 D。

238. E ICP 的首发症状为无皮肤损伤的瘙痒。瘙痒程度不一，常呈持续性，白昼轻，夜间加剧。瘙痒一般始于手掌和脚掌，后渐向肢体近端延伸甚至可发展到面部。所以选项 E 正确。

239. B 题中患者 TBA ≥ 40μmol/L，有既往死胎病史，考虑为重度 ICP。熊去氧胆酸推荐作为 ICP 治疗的一线药物，可缓解皮肤瘙痒、改善肝功能、延长孕周、改善母儿预后。现孕 33^{+5} 周，考虑重度 ICP，有随时终止妊娠可能性，根据指南推荐重度 ICP 终止孕周为 34～37 周，现胎心监护反应型，暂可完善地塞米松促胎肺成熟后终止妊娠。所以选项 B 错误。

240. A 本例考虑重度 ICP，既往死胎病史，反复复查 TBA ≥ 40μmol/L，根据指南推荐重度 ICP 终止孕周为 34～37 周，终止妊娠方式宜选择剖宫产。在国外，该患者也可进行促宫颈成熟，阴道试产。所以选项 A 正确。

241～242. E、A 妊娠剧吐发生于妊娠早期，以严重的恶心、呕吐为主要症状，伴有孕妇脱水、电解质紊乱和酸中毒。常规治疗包括纠正水、电解质紊乱和酸碱平衡失调以及加用维生素 B$_6$、维生素 C。及时、及早补充维生素 B$_1$ 可有效防止韦尼克（Wernicke）脑病。妊娠剧吐经积极治疗后症状仍重，且伴发以下表现时应终止妊娠：①体温持续在 38℃ 以上；②持续性黄疸或蛋白尿；③心率超过 120 次/分；④多发神经炎及神经体征；⑤有颅内

或眼底出血经治疗不能好转；⑥出现 Wernicke 脑病。

243. B 妊娠剧吐的病因：（1）内分泌因素：①绒毛膜促性腺激素（hCG）水平升高：鉴于早孕反应出现与消失的时间与孕妇血 hCG 水平上升与下降的时间一致，加之葡萄胎、多胎妊娠孕妇血 hCG 水平明显升高，剧烈呕吐发生率也高，提示妊娠剧吐可能与 hCG 水平升高有关。②甲状腺功能改变：60% 的妊娠剧吐患者可伴发短暂的甲状腺功能亢进，呕吐的严重程度与游离甲状腺激素显著相关。（2）精神过度紧张、焦虑、忧虑及生活环境和经济状况较差的孕妇易发生妊娠剧吐。

244. D 妊娠剧吐发生于妊娠早期，以严重的恶心、呕吐为主要症状，伴有孕妇脱水、电解质紊乱和酸中毒。常规治疗包括纠正水、电解质紊乱和酸碱平衡失调以及加用维生素 B$_6$、维生素 C。及时、及早补充维生素 B$_1$ 可有效防止 Wernicke（韦尼克）脑病。甲氧氯普胺（胃复安）属 B 类药，流行病学调查及动物实验尚未发现有致畸作用。多潘立酮（吗丁啉）用于孕妇的经验有限，尚不清楚其对人体的潜在危害；但在一项用大鼠进行的研究中，在对母体产生毒性的较高剂量（人体推荐剂量的 40 倍）下，多潘立酮显示了生殖毒性，因此，对于孕妇，只有在权衡利弊后，才可谨慎使用。所以选项 D 符合题意。

245. A 孕妇最可能诊断为妊娠剧吐。妊娠剧吐是指妊娠早期孕妇出现严重持续的恶心、呕吐，并引起脱水、酮症甚至酸中毒，需要住院治疗。

246. C 应完善的辅助检查包括：①尿液检查：测定尿酮体、尿量、尿比重；中段尿细菌培养以排除泌尿系统感染。②血液检查：测定血常规、肝肾功、电解质等评估病情严重程

度。③超声检查：排除多胎妊娠、滋养细胞疾病等。所以入院后应完善的相关检查不包括选项 C "胃镜肠镜"。故本题应选 C。

247 ~ 249. A、E、C 因育龄期女性，无诱因的频繁呕吐，首先考虑是否为早孕反应，因此询问停经史尤为重要。早孕期的各类检查，胃镜没有必要，且孕妇慎行。妊娠期呕吐的临床表现中，呕吐严重时会出现尿比重升高。

四、B1 型题

250 ~ 251. D、A 妊娠 20 周后胎儿在子宫内死亡，称为死胎。胎儿在分娩过程中死亡，称为死产。

252 ~ 253. B、E 妊娠达到及超过 28 周（196 日），胎儿及附属物从临产开始至全部从母体娩出的过程称分娩。妊娠达到 28 周至 36^{+6} 周（196 ~ 258 日）期间分娩称早产；妊娠达到 37 周至 41^{+6} 周（259 ~ 293 日）期间分娩称足月产；妊娠达到及超过 42 周（≥294日）期间分娩称过期产。

254 ~ 257. A、B、B、C （1）过期妊娠终止妊娠的指征。具有以下情况之一者应立即终止妊娠：①宫颈已成熟者。②胎儿体重≥4000g 或 FGR。③胎动 < 10 次/12 小时，或 NST 反应型，OCT 阳性或可疑。④Manning 评分 <6 分。⑤24 小时孕妇尿雌三醇 <10mg 或下降 50%，或即时尿雌三醇/肌酐比值持续降低。⑥合并羊水过少或羊水粪染。⑦合并有妊娠期高血压疾病。（2）过期妊娠可从阴道试产的条件。过期妊娠孕妇具有以下条件者可从阴道试产：①无明显头盆不称。②NST 试验阳性，Manning 评分大于 6 分。③宫颈条件好，Bishop 评分大于 7 分引产成功率高。④羊水无粪染，羊水指数大于 8cm。⑤无明显母体合并症。（3）过期妊娠进行剖宫产的指征。

如出现胎盘功能减退或胎儿窘迫征象，不论宫颈条件成熟与否，均应行剖宫产尽快结束分娩。剖宫产的指征包括：①引产失败。②产程中出现胎儿窘迫征象。③破膜后羊水少、黏稠、粪染。④头盆不称，梗阻性难产。⑤巨大儿。⑥臀位伴骨盆轻度狭窄。⑦高龄初产妇。⑧同时存在妊娠合并症及并发症，如糖尿病、慢性肾炎、重度子痫前期等。

258. B 妊娠晚期羊水量少于 300ml 者，称为羊水过少。羊水过少严重影响围产儿预后，羊水量少于 50ml，围产儿病死率高达 88%。

259. C 妊娠期间羊水量超过 2000ml，称为羊水过多。羊水量在数日内急剧增多，称为急性羊水过多；在数周内缓慢增多，称为慢性羊水过多。

260. D 急性羊水过多的羊水量在数日内急剧增多，子宫于数日内明显增大，因腹压增加而产生一系列压迫症状。孕妇自觉腹部胀痛，行动不便，表情痛苦，因膈肌抬高，胸部受到挤压，出现呼吸困难，甚至发绀，不能平卧。子宫明显大于妊娠月份，因腹部张力过高，胎位不清，胎心遥远或听不清。

261. E 慢性羊水过多的羊水量在数周内缓慢增多，出现较轻微的压迫症状或无症状，仅腹部增大较快，临床上无明显不适或仅出现轻微压迫症状。检查可见宫高及腹围增加过快，测量子宫底高度及腹围大于同期孕周，腹壁皮肤发亮、变薄；触诊时感觉子宫张力大，有液体震颤感，胎位不清，胎心遥远。

262. B 羊膜镜检查时已破膜者，看不到前羊膜囊，可直视胎儿先露部，即可诊断胎膜早破，有时还能及时发现羊水性状，对临床诊断及处理均有一定帮助。pH≥7.0（偏碱性），则为阳性，可诊断为胎膜早破。

263. A 羊水黏稠、浑浊，破膜后羊水量约 300ml，此为羊水过少。

264. C 使用硫酸镁的必备条件之一是尿量≥25ml/小时或≥600ml/天，24小时尿量小于 100ml 者不宜用硫酸镁。

265. E 妊娠期高血压疾病合并心力衰竭治疗不宜用呋塞米。呋塞米可通过胎盘屏障，孕妇尤其是妊娠前 3 个月应尽量避免应用。对妊娠高血压综合征无预防作用。动物实验表明该品可致胎盘肾盂积水，流产和胎仔死亡率升高。

266. A 心脏病孕妇产后出血时禁用麦角新碱，以防静脉压增高。

267. C 子痫前期出现剧烈头痛时应首选硫酸镁。硫酸镁有预防和控制子痫发作的作用。可肌内注射或静脉给药。

268. C 甘露醇主要用于脑水肿，20% 甘露醇 250ml 快速静脉滴注降低颅压，重度子痫前期伴心力衰竭时禁用。

269. B 膝腱反射存在是使用硫酸镁的必备条件。所以膝腱反射消失时，不能使用硫酸镁。

270. E 吗啡禁用于妊娠期妇女、哺乳期妇女、新生儿和婴儿。

271. C 甘露醇禁用于急性肺水肿，或严重肺瘀血。

272. C 子痫伴高血压脑病首选甘露醇，如果没有头痛剧烈伴呕吐时就选硫酸镁。

273. D 不协调子宫收缩乏力的处理原则是调节子宫收缩，恢复正常节律性和极性，可给予地西泮 10mg 静脉推注，使产妇充分休息，醒后不协调性宫缩多能恢复为协调性宫缩，在宫缩恢复协调性之前，严禁应用缩宫素。

274. E 重度子痫前期患者血压 160/110mmHg，应选用硫酸镁，预防重度子痫前期发展成为子痫。

275. B 眼底改变是反映子痫-子痫前期病变程度的重要标志，对估计病情有重要意义。

276. D 妊娠合并慢性肾炎时，眼底可见出血、渗出及典型的符合肾炎诊断的视网膜炎。轻度慢性肾炎眼底检查可以正常。尿蛋白阳性，镜检有红细胞及颗粒管型，尿比重下降。常伴有贫血，属于正常红细胞性贫血。

277. E 妊娠合并高血压时，无自觉症状，常无水肿，眼底示动脉硬化屈曲，动静脉压迹，视网膜絮状渗出物或出血，有不同程度的蛋白尿，无管型，血尿酸增高。

五、X 型题

278. ABCE 吲哚美辛属于前列腺素合成酶抑制剂，减少前列腺素合成或者抑制前列腺素释放，从而抑制宫缩。因其可以通过胎盘，大剂量长期使用可以使胎儿动脉导管提前关闭，导致肺动脉高压；且有使肾血管收缩，抑制胎尿形成，使肾功能受损，羊水减少的严重副作用，故此类药物仅在妊娠 32 周前短期选用。

279. ABCE 可用于治疗早产的药物有：①利托君：可激动子宫平滑肌中的 β 受体，抑制子宫平滑肌收缩而延续妊娠。②硫酸镁：直接作用于子宫肌细胞，拮抗钙离子对子宫的收缩作用。③硝苯地平：可选择性减少慢通道 Ca^{2+} 内流、干扰细胞内 Ca^{2+} 浓度，从而抑制宫收缩而延续妊娠。④阿托西班：通过竞争子宫平滑肌细胞膜上的缩宫素受体，抑制由缩宫素所诱发的子宫收缩。

280. ABCD 下列情况，需终止早产治疗：①宫缩进行性增强，经过治疗无法控制者；②有宫内感染者；③衡量利弊，继续妊娠对母胎的危害大于胎肺成熟对胎儿的好处时；④妊娠≥34周，如无母胎并发症，应停用宫缩抑制剂，顺其自然，不必干预，继续监测母胎情况。

281. ABCD 未足月胎膜早破早产的病因及高危因素包括：未足月胎膜早破（PPROM）史、体重指数<19.0、营养不良、吸烟、宫颈机能不全、子宫畸形（如纵隔子宫、单角子宫、双角子宫等）、宫内感染、细菌性阴道病、子宫过度膨胀、辅助生殖技术受孕等。选项E"双胎或多胎妊娠"是胎膜完整早产的病因。

282. ABDE 胎膜早破的预防措施包括：加强围产期卫生宣教与指导，积极预防和治疗生殖道感染，避免突然腹压增加，补充足量的维生素、钙、铜及钙等营养素。宫颈机能不全，可于妊娠12～14周行宫颈环扎术。选项C的叙述错误。故本题应选ABDE。

283. ABCD 足月胎膜早破时，应评估母胎状况，包括有无胎儿窘迫、绒毛膜羊膜炎、胎盘早剥和脐带脱垂等。随着破膜时间延长，宫内感染风险增加，破膜超过12小时应预防性应用抗生素，同时尽量避免频繁阴道检查。若无明确剖宫产指征，宜在破膜后2～12小时内积极引产。破膜时应注意羊水的颜色和性状。对宫颈成熟的孕妇，首选缩宫素引产。宫颈不成熟且无阴道分娩禁忌证者，可应用前列腺素制剂促宫颈成熟，试产过程中应严密监测母胎情况。有明确剖宫产指征时宜行剖宫产终止妊娠。所以选项E错误。本题的正确答案为ABCD。

284. ABDE 生殖道感染是胎膜早破的主要原因。常见病原体如厌氧菌、衣原体、B族链球菌（GBS）和淋病奈瑟菌等上行侵袭宫颈内口局部胎膜，使胎膜局部张力下降而导致胎膜早破。

285. ABCDE 妊娠28～35周、胎膜早破不伴感染、羊水池深度≥3cm者，可采用期待疗法。（1）一般处理：绝对卧床，保持外阴清洁，避免不必要的肛门及阴道检查，密切观察产妇体温、心率、宫缩、阴道流液性状和血白细胞计数。（2）预防感染：破膜超过12小时，应给予抗生素预防感染。若破膜后长时间不临产，且无明显临床感染征象，则停用抗生素，进入产程时继续用药。（3）抑制宫缩：对无继续妊娠禁忌证的患者，可考虑应用宫缩抑制剂预防早产。（4）肾上腺糖皮质激素促胎肺成熟。（5）纠正羊水过少。

286. ACDE 过期妊娠除引起胎儿过熟综合征外，胎儿窘迫、胎粪吸入综合征、新生儿窒息及巨大胎儿等围产儿发病率及死亡率均明显增高。

287. BCE 胎盘过期妊娠胎盘病理有两种类型。一种是胎盘功能正常。除重量略有增加外，胎盘外观和镜检均与妊娠足月胎盘相似。多数过期妊娠患者胎盘功能正常。另一种是胎盘功能减退。功能减退的胎盘肉眼见胎盘母体面梗死及钙化，胎儿面及胎膜被胎粪污染呈黄绿色。镜下见胎盘绒毛内血管床减少，绒毛间腔变窄，间质纤维化增加，合体细胞小结增多胎盘老化现象。

288. ABDE 过期妊娠时胎儿过熟，头颅硬、可塑性小，不易变形，因此过期妊娠分娩时易发生困难，使手术产的机会增加。所以，选项B正确。选项C"过期妊娠均可导致阴道分娩困难"的叙述是错误的。胎盘功能正常者，能维持胎儿继续生长，约25%成为巨大胎儿。所以选项 A 正确。过期妊娠除可引起胎儿过熟综合征外，胎儿窘迫、胎粪吸入综合征、新生儿窒息及巨大胎儿等围产儿发病率及死亡率均明显增高。所以选项 D、E 均正确。故本题应选 C。

289. ADE 过期妊娠发生羊水过少的原因包括：①由于胎盘功能减退，灌注量不足，影响胎儿发育，胎儿脱水，导致羊水过少；②由于胎儿过熟，其肾小管对抗利尿激素的敏感性增高，尿量少，导致羊水过少；③胎膜功能减退，细胞萎缩，微绒毛肿胀，产生羊水量减少。

290. ABCE 羊水过少根据胎儿有无畸形以及孕周大小治疗方案不同，所以选项 A 正确。羊水过少合并胎儿畸形者应尽早终止妊娠，所以选项 B 正确。羊水过少合并正常胎儿者应寻找并去除病因，定期监测羊水量。对于妊娠未足月、胎肺不成熟者，可增加羊水量行期待治疗，延长妊娠期，所以选项 C、E 均正确，选项 D 错误。因此本题的正确答案为 ABCE。

291. ABCE 已确诊过期妊娠，应立即终止妊娠的指征有：①宫颈条件成熟；②胎儿体重≥4000g 或胎儿生长受限；③12 小时内胎动 <10 次或 NST 无反应型，OCT 阳性或可疑；④尿 E/C 比值持续低值；⑤羊水过少和（或）羊水粪染；⑥并发重度子痫前期或子痫。宫颈 Bishop 评分 9 说明宫颈条件成熟；12 小时胎动 10 次可能存在胎盘储备功能不足，均应立即终止妊娠。

292. CE 过期妊娠患者的新生儿多数正常，10% 发展成过熟儿。胎盘功能正常者，能维持胎儿继续生长，约 25% 成为巨大胎儿。

293. AB 明显的羊水过多常伴有胎儿结构异常，以神经系统和消化道异常最常见。神经系统异常主要是无脑儿、脊柱裂等神经管缺陷。消化道结构异常主要是食管及十二指肠闭锁，使胎儿不能吞咽羊水，导致羊水积聚而发生羊水过多。

294. AD 羊水过少的定义为：妊娠晚期羊水量少于 300ml。B 型超声检查 AFV≤2cm 或 AFI≤5cm 可作为诊断，该孕妇超声检查提示：羊水池最大垂直深度 2cm，故羊水过少诊断成立。胎儿生长受限是指妊娠 37 周以后，胎儿出生体重小于 2500g 或低于同孕龄平均体重的两个标准差或在同孕龄正常体重的第 10 个百分位数以下，该孕妇超声检查提示：双顶径：77mm，头围：270mm，腹围：240mm，股骨长：55mm。相当于孕 30 周大小，故胎儿宫内发育迟缓诊断成立。因此本题的正确答案为 AD。

295. ABC 羊水过多时子宫张力增高，影响孕妇休息而使得血压升高，加之过高的宫腔、腹腔压力增加，可出现类似腹腔间室综合征的表现，严重可引起孕妇心力衰竭。子宫张力过高，除了容易发生胎膜早破、早产外，可发生胎盘早剥。子宫肌纤维伸展过度可致产后子宫收缩乏力，产后出血发生率明显增多。所以选项 ABC 正确。

296. ABC 羊水过多对胎儿的影响有胎位异常、胎儿窘迫、早产增多。破膜时羊水流出过快可导致脐带脱垂。羊水过多的程度越重，围产儿的病死率越高。

297. ADE 如果出现羊水过多的情况，是有可能会造成胎儿畸形的风险，尤其是消化系统畸形的可能，以及脊柱裂、无脑儿等。需要结合孕中期的系统超声、唐氏筛查或者无创 DNA 羊水穿刺的结果来综合评估。

298. BDE 羊膜腔输液治疗室，需在羊膜腔安放测压导管及头皮电极监护胎儿，将

37℃的 0.9%氯化钠液，以 15~20ml/min 的速度灌入羊膜腔，一直滴至胎心率变异减速消失，或 AFI 达到 8cm。通常解除胎心变异减速约需输注生理盐水 250ml（100~700ml）。若输注 800ml 变异减速不消失为失败。通过羊膜腔输液可解除脐带受压，使胎心变异减速率、胎粪排出率以及剖宫产率降低，提高新生儿成活率，是一种安全、经济、有效的方法，但多次羊膜腔输液有绒毛膜羊膜炎等并发症。

299. ABCE 羊水过少可能与胎膜分泌功能减退、胎儿畸形、胎膜发育缺陷有关，见于过期妊娠，羊水过少者可发生肺发育不全，胎儿生长迟缓，胎儿宫内窘迫与新生儿窒息。羊水过少如果发生在妊娠中晚期，由于子宫外的压力直接作用于胎儿，使胎儿失去了羊水的保护性，还可以引起胎儿的肌肉、骨骼的畸形。

300. CDE 羊水过少容易引起胎儿宫内缺氧窒息。故妊娠晚期，每次 B 超检查均应测羊水量。所以选项 C 正确。对妊娠未足月，胎肺不成熟的羊水过少患者，可行增加羊水量延长妊娠期。可选用羊膜腔输液补充羊水，尽量延长孕周。所以选项 B 错误。产程中发现羊水过少也可以向羊膜腔内注射液体。所以选项 D 正确。对妊娠已足月、胎儿可宫外存活者，应及时终止妊娠。合并胎盘功能不良、胎儿窘迫，或破膜时羊水少且胎粪严重粪染，估计短时间不能结束分娩者，应采用剖宫产术终止妊娠，以降低围产儿死亡率。所以选项 A 错误。羊膜腔灌注法按灌注途径分为经腹壁和经阴道羊膜腔灌注两种，前者通常在未破膜的情况下，后者通常已经破膜。孕足月的患者，可经腹注射液体补充羊水。所以选项 E 正确。因此本题应选 CDE。

301. ABCE 诊断羊水过少的依据：（1）B 超是羊水过少最重要的辅助检查方法。B 超下发现羊水量明显减少、羊水和胎儿界面不清、胎儿肢体明显聚集重叠即可以做出羊水过少的定性诊断。（2）分娩过程中常出现原发性宫缩乏力或不协调性宫缩，宫口扩张缓慢，易发生第一产程延长。（3）胎儿肺脏发育不良，在正常妊娠中，适当羊水量的吸入对胎儿肺的膨胀与发育很重要。（4）羊水指数（AFI）≤5cm 诊断为羊水过少，≤8cm 为羊水偏少。（5）羊水过少是指妊娠晚期羊水量少于 300ml 者。

302. ACD HELLP 综合征应与血栓性血小板减少性紫癜、溶血性尿毒症性综合征、妊娠期急性脂肪肝进行鉴别。主要根据发病时间、主要损害器官、血小板、血糖、肌酐、胆红素、血氨等进行鉴别。

303. DE HELLP 综合征孕妇可并发肺水肿、胎盘早剥、体腔积液、产后出血、弥散性血管内凝血（DIC）、肾衰竭、肝破裂等。多器官功能衰竭及 DIC 是 HELLP 综合征最主要的死亡原因。

304. ABE 硫酸镁的用药原则：①预防和治疗子痫的硫酸镁用药方案相同；②分娩前未使用硫酸镁者，分娩过程中可使用硫酸镁，并持续至产后至少 24~48 小时；③注意保持硫酸镁血药浓度的稳定性。所以选项 ABE 正确。

305. AB 血管内皮细胞损伤是子痫前期的基本病理变化之一，它使扩血管物质如一氧化氮（NO）、前列环素 I_2 合成减少，而缩血管物质如内皮素（ET）、血栓素 A_2 等合成增加，从而促进血管痉挛。此外血管内皮损伤还可激活血小板及凝血因子，加重子痫前期的高凝状态。所以本题应选 A、B。

306. AE 镇静药物可缓解孕产妇精神紧张、焦虑症状，改善睡眠，当应用硫酸镁无效或有禁忌时，可使用镇静药物来预防并控制子痛。常用的镇静药物有地西泮、冬眠药物（由哌替啶 100mg、氯丙嗪 50mg、异丙嗪 50mg 组成）、苯巴比妥钠。所以选项 AE 正确。

307. ABCD　重度子痫前期发生于妊娠 34 周之前者称为早发型，发生于妊娠 34 周及之后者为晚发型。对于早发型重度子痫前期，建议住院治疗，解痉、降压治疗并给予糖皮质激素促胎肺成熟，严密监测母儿情况，充分评估病情以明确有无严重的脏器损害，从而决定是否终止妊娠。当出现以下情况时建议终止妊娠：①患者出现持续不适症状或严重高血压；②子痫、肺水肿、HELLP 综合征；③发生严重肾功能不全或凝血功能障碍；④胎盘早剥；⑤孕周太小无法存活的胎儿；⑥胎儿窘迫。所以选项 E 错误，本题的正确答案为 ABCD。

308. AC　妊娠期高血压扩容仅适用于严重的低蛋白血症、贫血，患者可选用人血白蛋白、血浆、全血等纠正低蛋白血症。严重的低蛋白血症，血浆胶体渗透压明显降低，可导致严重胸、腹腔积液和心包积液，孕妇循环不稳定，而造成难以控制的心力衰竭、肺水肿等，及时有效地补充蛋白质和血浆，纠正低蛋白血症，对于重度子痫前期治疗十分重要，但一定要严格把握扩容指征。

309. ABCD　重度子痫前期分娩期间注意事项：注意观察自觉症状变化，监测血压并继续降压治疗，应将血压控制在 ≤ 160/110mmHg；监测胎心变化；积极预防产后出血；因麦角新碱有突发严重高血压的可能，故产时不可使用任何麦角新碱类药物。

310. ABCE　子痫前期的终止妊娠时机：①妊娠期高血压、子痫前期患者可期待治疗至 37 周终止妊娠。②重度子痫前期患者：妊娠 < 24 周经治疗病情不稳定者建议终止妊娠；

孕 24 ~ 28 周根据母儿情况及当地医疗条件和医疗水平决定是否期待治疗；孕 28 ~ 34 周，若病情不稳定，经积极治疗 24 ~ 48 小时病情仍加重，促胎肺成熟后应终止妊娠；若病情稳定，可考虑继续期待治疗，并建议提前转至早产儿救治能力较强的医疗机构；妊娠 ≥ 34 周患者应考虑终止妊娠。所以选项 D 叙述错误，其余选项均正确。

311. ABCD　甲基多巴可兴奋血管运动中枢的 α 受体，抑制外周交感神经而降低血压，副作用为嗜睡、便秘、口干、心动过缓。

312. ABCDE　妊娠高血压综合征的病理生理变化是全身小血管痉挛，全身各系统、各脏器灌流减少，主要受影响的器官有脑、肾脏、肝脏，受影响的系统有心血管系统、血液系统、内分泌及代谢系统，发生子宫胎盘血流灌注等，可产生多种严重并发症。若胎盘床血管破裂可致胎盘早剥。脑血管痉挛，通透性增加，导致脑水肿、充血、局部缺血、血栓形成及出血等。肝脏的特征性损伤是门静脉周围出血，严重时门静脉周围坏死和肝包膜下血肿形成，甚至发生肝破裂危及母儿生命。肾血流量及肾小球滤过量下降，导致血尿酸和肌酐水平升高。肾脏功能严重损害可引起少尿及肾衰竭。所以五个选项均正确。

313. ACD　HELLP 综合征以溶血、肝酶升高及血小板减少为特点，是子痫前期的严重并发症，常危及母儿生命。所以选项 ACD 正确。

314. BCDE　妊娠期糖尿病（GDM）的高危因素：①孕妇因素：年龄 ≥ 35 岁、妊娠前超重或肥胖、糖耐量异常史、多囊卵巢综合征；②家族史：糖尿病家族史；③妊娠分娩史：不明原因的死胎、死产、流产史、巨大胎儿分娩史、胎儿畸形和羊水过多史、GDM 史；

④本次妊娠因素：妊娠期发现胎儿大于孕周、羊水过多；反复外阴阴道假丝酵母菌病者。

315. ACD 妊娠期有三多症状（多饮、多食、多尿），本次妊娠并发羊水过多或巨大胎儿者，应警惕合并糖尿病的可能。所以选项 ACD 正确。

316. ABCD 妊娠期血糖控制目标：GDM 患者妊娠期血糖应控制在餐前及餐后 2 小时血糖值分别≤5.3mmol/L 和 6.7mmol/L；夜间血糖不低于 3.3mmol/L；妊娠期 HbA1c 宜 <5.5%。

317. ABCE 妊娠期血糖控制目标：PGDM 患者妊娠期血糖控制应达到下述目标：妊娠早期血糖控制勿过于严格，以防低血糖发生；妊娠期餐前、夜间血糖及 FPG 宜控制在 3.3~5.6mmol/L，餐后峰值血糖 5.6~7.1mmol/L，HbA1c <6.0%。

318. ABDE 由于胆汁酸毒性作用，围产儿发病率和死亡率明显升高。可发生胎儿窘迫、早产、羊水胎粪污染。此外，尚有不能预测的突发的胎死宫内、新生儿颅内出血等。所以选项 ABDE 正确。

319. ACDE 妊娠剧吐典型表现为妊娠 6 周左右出现恶心、呕吐并随妊娠进展逐渐加重，至妊娠 8 周左右发展为持续性呕吐，不能进食，导致孕妇脱水、电解质紊乱甚至酸中毒。极为严重者出现嗜睡、意识模糊、语妄甚至昏迷、死亡。孕妇肝肾功能受损出现黄疸、血胆红素和转氨酶升高、尿素氮和肌酐增高、尿蛋白和管型。严重者可因维生素 B_1 缺乏引发 Wernicke 脑病。所以选项 ACDE 正确。

320. ABCE 妊娠剧吐经过治疗病情不见好转，而出现以下情况，应考虑终止妊娠：①体温升高达 38℃ 以上，卧床时心率每分钟超过 120 次。②持续性黄疸和（或）蛋白尿，肝肾功能严重受损。③有多发性神经炎及中枢神经系统病变，经治疗后不见好转。④有颅内或眼底出血，经治疗后不见好转。所以选项 ABCE 符合题意。

321. ABCD 对妊娠剧吐的患者，应禁食 2~3 天，每天静脉滴注葡萄糖液和葡萄糖盐水共 3000ml，但需根据患者体重酌情增减。同时应根据化验结果决定补充电解质和碳酸氢钠溶液的剂量，输液中加入维生素 C 及维生素 B_6。维持每日尿量≥1000ml。贫血严重或营养不良者，也可输血或静脉滴注复方氨基酸 250ml。尿酮体阳性者应适当多给予葡萄糖液。在此期间，医护人员对患者的关心、安慰及鼓励是很重要的。呕吐停止后，可少量多次进食及口服多种维生素，同时输液量可逐天递减至停止静脉补液。所以选项 E 错误，其余四个选项均正确。

第五章　妊娠合并疾病

一、A1 型题

1. C　妊娠合并心脏病（包括妊娠前已有心脏病及妊娠后发现或发生心脏病）是孕产妇死亡的重要原因，在我国占孕产妇死亡原因第二位。目前妊娠合并心脏病最常见的死亡原因就是心力衰竭和感染。由于妊娠子宫增大，血容量增多，加重了心脏负担，分娩时子宫及全身骨骼肌收缩使大量血液涌向心脏，产后循环血量的增加，均易使有病变的心脏发生心力衰竭。

2. A　由于妊娠期及分娩期血流动力学的巨大变化，心力衰竭最容易发生在妊娠 32～34 周、分娩期及产褥早期。

3. A　五个选项均为妊娠合并心脏病的常见并发症，其中心力衰竭是妊娠合并心脏病常见的严重并发症，也是妊娠合并心脏病孕产妇死亡的主要原因。

4. A　胎儿娩出后，妊娠合并心脏病产妇在腹部放置沙袋，以防腹压骤降而诱发心力衰竭。为防止产后出血过多而加重心肌缺血和心力衰竭，可静脉注射或肌内注射缩宫素 10～20U，禁用麦角新碱。分娩后 3 日内，尤其产后 24 小时仍是发生心力衰竭的危险时期，产妇须充分休息并密切监护。产后出血、感染和血栓栓塞是严重的并发症，极易诱发心力衰竭，应重点预防。不宜再妊娠的阴道分娩者，可在产后 1 周行绝育术。所以选项 A 符合题意。

5. B　以下体征提示有心脏病：①发绀、杵状指、持续性颈静脉怒张。②心脏听诊有舒张期 2 级以上或粗糙的全收缩期 3 级以上杂音。③有心包摩擦音、舒张期奔马律、交替脉。

6. C　心功能Ⅲ级应终止妊娠；心脏孕妇的主要死亡原因是心功能衰竭；听诊闻舒张期杂音，立即确诊为心脏病；对阵发性室上性心动过速的孕妇，可确诊为功能性心脏病。心脏病孕妇的胎儿预后比正常孕妇的胎儿差。所以选项 C 正确。

7. E　妊娠合并心脏病患者防治心力衰竭的措施：①休息：保证充分休息，避免过劳及情绪激动。②饮食：要限制过度加强营养而导致体重过度增长，以整个妊娠期不超过 12kg 为宜。保证合理的高蛋白、高维生素和铁剂的补充，妊娠 20 周以后预防性应用铁剂防止贫血。适当限制食盐量，一般每日食盐量不超过 4～5g。③预防和积极治疗引起心力衰竭的诱因：预防上呼吸道感染，纠正贫血，治疗心律失常。孕妇心律失常发生率较高，对频繁的室性期前收缩或快速室性心律，必须用药物治疗。防治妊娠期高血压疾病和其他合并症与并发症。④动态观察心脏功能：定期进行超声心动图检查，测定心脏射血分数、每分心排出量、心脏排血指数及室壁运动状态，判断随妊娠进展的心功能变化。⑤心力衰竭的治疗：妊娠期孕妇对洋地黄类药物耐受性较差，不主张预防性用药，也不主张达到饱和量。所以选项 E 错误。

8. C　妊娠合并心脏病是一种高度危险的疾病，是导致孕产妇死亡的第二大原因。按照妊娠合并各种心脏病的发病率不同，依次排列如下：①风湿性心脏病；②先天性心脏病；③妊娠期高血压疾病性心脏病；④围生期心肌病；⑤心律失常等。所以妊娠合并心脏病的种类不包括先兆子痫性心脏病。故本题应选 C。

9. C 对于妊娠合并心脏病患者，于妊娠晚期，应提前选择好适宜的分娩方式。心脏病妊娠风险低且心功能 I 级者通常可耐受经阴道分娩。对有产科指征及心功能 II ~ IV 级者，均应择期剖宫产。所以选项 B 错误。分娩期第一产程，无分娩镇痛者适当应用地西泮、哌替啶等镇静剂。产程开始后即应给予抗生素预防感染。所以选项 A、D 错误。第二产程要避免用力屏气加腹压，应行会阴切开术、胎头吸引术或产钳助产术，尽可能缩短第二产程。所以选项 C 正确。为防止产后出血过多而加重心肌缺血和心力衰竭，可静脉注射或肌内注射缩宫素 10 ~ 20U，禁用麦角新碱。所以选项 E 错误。因此本题的正确答案为 C。

10. E 妊娠合并心脏病患者分娩后 3 日内，尤其产后 24 小时仍是发生心力衰竭的危险时期，产妇须充分休息并密切监护。产后出血、感染和血栓栓塞是严重的并发症，极易诱发心力衰竭，应重点预防。心脏病妊娠风险低且心功能 I 级者建议哺乳。对于疾病严重的心脏病产妇，即使心功能 I 级，也建议人工喂养。所以本题应选 E。

11. B 妊娠合并心脏病患者，心功能 III 级，剖宫产术后应适当限制液体入量，术后 24 小时液体入量应控制在 1000ml 以内。

12. D 戊酸雌二醇为雌激素，大剂量雌激素回奶可影响凝血功能，引起血栓栓塞。回奶方法一般选用芒硝外敷法。所以选项 D 错误。

13. E 心力衰竭的诱发因素有感染、心律失常、静脉输入液体过多过快、过度体力劳累或情绪激动、不恰当停用洋地黄药物或降压药物等。所以本题应选 E。

14. A 孕妇出现以下症状及体征，应考虑为早期心力衰竭：①轻微活动后即出现胸闷、心悸、气短；②休息时心率每分钟超过 110 次，呼吸每分钟超过 20 次；③夜间常因胸闷而坐起呼吸，或到窗口呼吸新鲜空气；④肺底部出现少量持续性湿啰音，咳嗽后不消失。

15. D 纽约心脏病协会（NYHA）依据患者生活能力状况，将心脏病患者心功能分为 4 级：① I 级：一般体力活动不受限制。② II 级：一般体力活动轻度受限制，活动后心悸、轻度气短，休息时无症状。③ III 级：一般体力活动明显受限制，休息时无不适，轻微日常工作即感不适、心悸、呼吸困难，或既往有心力衰竭史者。④ IV 级：一般体力活动严重受限制，不能进行任何体力活动，休息时有心悸、呼吸困难等心力衰竭表现。所以选项 D 正确。

16. E 妊娠 2 个月发生心衰，应在积极纠正心衰后行人工流产术，所以选项 A 错误。产后乏力性出血，禁用麦角新碱，以防静脉压增高。所以选项 B 错误。心脏病妊娠风险低且心功能 I 级者建议哺乳。对于疾病严重的心脏病产妇，即使心功能 I 级，也建议人工喂养。心功能 III 级以上者不宜哺乳。所以选项 C 错误。产后 1 周应行输卵管结扎术。所以选项 D 错误。心功能 I ~ II 级，胎儿不大，胎位正常，宫颈条件良好者，可考虑在严密监护下经阴道分娩。胎儿偏大，产道条件不佳及心功能 III ~ IV 级者，均应择期剖宫产。所以选项 E 正确。因此本题的正确答案为 E。

17. B 分娩后 3 日内，尤其产后 24 小时仍是妊娠合并心脏病的孕妇发生心力衰竭的危险时期，产妇须充分休息并密切监护。产后出血、感染和血栓栓塞是严重的并发症，极易诱发心力衰竭，应重点预防。心脏病妊娠风险低且心功能Ⅰ级者建议哺乳。对于疾病严重的心脏病产妇，即使心功能Ⅰ级，也建议人工喂养。华法林可以分泌至乳汁中，长期服用者建议人工喂养。不宜再妊娠的阴道分娩者，应严格避孕或行绝育术。没必要一定在产后第3天施行输卵管结扎术。可在产后1周行绝育术。所以选项E错误。

18. B 病毒性肝炎是由肝炎病毒引起的以肝脏病变为主的传染性疾病，致病病毒包括甲型肝炎病毒（HAV）、乙型肝炎病毒（HBV）、丙型肝炎病毒（HCV）、丁型肝炎病毒（HDV）及戊型肝炎病毒（HEV）5种。除乙型肝炎病毒为DNA病毒外，其余均为RNA病毒。近年来，又发现庚型肝炎病毒和输血传播肝炎病毒，但这两种病毒的致病性尚未明确。

19. D 妊娠合并肝炎对妊娠的影响：①对母体的影响：妊娠早期合并病毒性肝炎，可使妊娠反应加重（选项A正确）。发生于妊娠晚期，则妊娠期高血压疾病的发生率增高，可能与肝病时醛固酮灭活能力下降有关。分娩时因肝功能受损，凝血因子合成功能减退，产后出血率增高。若为重症肝炎，常并发弥散性血管内凝血（DIC），出现全身出血倾向，直接威胁生命。②对胎儿的影响：妊娠早期患肝炎，胎儿畸形率约增高2倍（选项B正确）。肝炎孕妇发生流产、早产、死胎、死产和新生儿死亡均较非肝炎孕妇高（选项E正确）。妊娠晚期患急性乙型肝炎者，约70%胎儿被感染（选项C正确）；妊娠中期患急性肝炎者胎儿感染率为25%；妊娠早期患急性肝炎者胎儿无一例感染。母亲HBsAg阳性，新生儿不一定为阳性，可通过注射免疫球蛋白、

疫苗阻断。所以选项D错误。

20. D 妊娠早期患病毒性肝炎，胎儿畸形发生率约升高2倍；妊娠基础代谢率增高，各种营养物质需要量增加，胎儿代谢产物部分靠母体肝脏完成解毒，妊娠期产生的大量雌激素需在肝内代谢和灭活，妊娠期内分泌系统变化可导致体内甲型肝炎病毒（HAV）再激活，以及妊娠期细胞免疫功能增强，因而妊娠期重症肝炎发生率较非妊娠期增高，妊娠合并重型肝炎病死率高达60%；妊娠合并病毒性肝炎可使得肝脏对醛固酮的灭活能力下降，血浆醛固酮水平升高。由于肝功能损害使凝血因子减少致凝血功能障碍，尤其是重型肝炎常合并DIC，故产后出血发生率增加。所以选项A、B、C、E的叙述均错误，选项D正确。

21. C 应高度重视妊娠晚期出现的急性肝炎，主要因为一旦妊娠合并急性肝炎发展为重症肝炎，如果不及时进行治疗，病情发展迅速，容易造成母婴死亡。

22. E 在怀孕期间，内分泌功能的改变和全身血液流量的增加，肝功能负担也随着增加。因此孕妇转氨酶高、碱性磷酸酶升高，同时肝脏是影响凝血功能的重要器官，故可能导致纤维蛋白原升高，凝血因子合成明显增加。由于血液稀释导致血清白蛋白浓度下降。所以选项E符合题意。

23. B 急性重型肝炎的肝细胞病变随病因不同而异，但最后形成肝细胞大块坏死。病毒引起的急性重型肝炎很可能与免疫功能有关。

24. B 妊娠晚期重症肝炎的患者凝血功能较差，易出血，故应给予凝血因子治疗。

25. A 妊娠晚期合并急性病毒性肝炎者，应给予重视和积极治疗，如病情进行性加重，演变为重症肝炎，导致肝功能衰竭，孕产妇死

亡率增高。

26. D 妊娠合并肝炎的孕妇产后的正确处理为胎儿娩出后正确应用缩宫素、止血药预防产后出血，因此分娩后可注射维生素 K 预防出血。所以选项 D 正确。四环素预防感染、早期下床活动不是妊娠合并肝炎孕妇产后的处理方法。产后应用对肝损害较小的广谱抗生素预防或控制感染，是防止肝炎病情恶化的关键。所以选项 B、E 均错误。是否进行母乳喂养应结合产妇及新生儿的一般情况，新生儿接受免疫且母亲为携带者时建议母乳喂养，否则应退乳以防引起感染。所以选项 A 错误。妊娠合并肝炎产妇分娩后应送至隔离病房以防肝炎病毒传播。所以选项 C 错误。因此本题的正确答案为 D。

27. E 妊娠晚期应严密监测凝血功能，伴有 DIC 患者可酌情使用肝素，但产前 4 小时至产后 12 小时内不宜使用肝素，以免发生产后出血。所以选项 E 不正确。

28. B 安全期避孕效果最差；放置宫内节育器不能避免子宫出血，对肝炎不利；避孕药、避孕针均含雌激素，需在肝脏内灭活，加重肝脏负担。所以急性病毒性肝炎妇女最佳的避孕方法是使用阴茎套避孕。

29. A 妊娠合并病毒性肝炎轻症急性肝炎患者，经积极治疗后好转者可继续妊娠。慢性活动性肝炎者妊娠后可加重，对母儿危害较大，治疗后效果不好应考虑终止妊娠。所以选项 A 错误。妊娠期治疗主要采用护肝、对症、支持疗法。所以选项 B 正确。治疗期间严密监测肝功能、凝血功能等指标。所以选项 C 正确。非重型肝炎可阴道分娩，分娩前数日肌注维生素 K_1，每日 20～40mg。准备好新鲜血液。所以选项 D 正确。防止滞产，宫口开全后可行胎头吸引术助产，以缩短第二产程。

所以选项 E 正确。因此本题的正确答案为 A。

30. A 妊娠合并病毒性肝炎时，在昏迷前期口服新霉素或甲硝唑的目的是抑制大肠杆菌，减少氨等有毒物质的形成和吸收。

31. A 妊娠期急性脂肪肝多发于妊娠晚期，表现为持续的消化道症状，如恶心、呕吐，可伴有不同程度的厌食、疲倦、上腹痛、进行性黄疸等。病情继续进展可累及多器官系统，出现低血糖、凝血功能异常、肝肾衰竭、腹腔积液、肺水肿、意识障碍、肝性脑病等。可发生胎儿窘迫甚至死胎。所以选项 A 符合题意。

32. C 妊娠期急性脂肪肝实验室检查：转氨酶轻到中度升高，但碱性磷酸酶及胆红素明显升高，出现胆酶分离现象，低血糖，高血氨，可伴有肾功能异常；凝血时间延长，纤维蛋白原降低；白细胞显著升高，血小板减少。所以选项 C 符合题意。

33. A 正常孕期血容量自 6～8 周开始增加，32～34 周达高峰，约增加 40%～45%。其中血浆增加 1000ml，红细胞容量增加 450ml。所以选项 A 正确。血液相对稀释，导致血红蛋白低下，约 110g/L（非孕女性约 130g/L），红细胞比容 0.31～0.34（非孕女性约 0.38～0.47），属于缺铁性贫血。所以选项 B、C 均错误。白细胞自孕 7～8 周开始增加，临产及产褥期显著增加，主要为中性粒细胞，淋巴细胞增加不多，单核细胞及嗜酸性细胞几乎无改变。所以选项 E 错误。除血小板、XI、XII 因子以外，凝血因子 Ⅱ、Ⅴ、Ⅶ、Ⅷ、Ⅸ、X 均增加。所以选项 D 错误。因此本题的正确答案为 A。

34. E 怀孕后对铁的需求量就会增加，以满足孕妇和胎儿的生长发育，孕妇常规补充铁剂的时间应是妊娠 4 个月开始。孕早期以食补为主，孕中、晚期必要时就要在医生指导下补充铁剂。

35. D 妊娠期贫血有缺铁性贫血、巨幼细胞贫血和再生障碍性贫血。缺铁性贫血（IDA）是妊娠期最常见的贫血，约占妊娠期贫血95%。

36. E 贫血孕妇对分娩、手术和麻醉的耐受能力差，即使是轻度或中度贫血。重度贫血可因心肌缺氧导致贫血性心脏病；贫血对失血耐受性降低，易发生失血性休克；贫血降低产妇抵抗力，容易并发产褥感染。孕妇中重度贫血时，经胎盘供氧和营养物质不足以满足胎儿生长所需，容易造成胎儿生长受限、胎儿窘迫、早产或死胎，同时对胎儿远期也构成一定影响。巨幼贫血因叶酸缺乏可导致胎儿神经管缺陷。所以选项 E 符合题意。

37. D 妊娠合并缺铁性贫血主要依据实验室检查的标准。如血红蛋白 $<100g/L$、红细胞 $<3.5×10^{12}/L$、血细胞比容 <0.33、骨髓象为红细胞增生，铁颗粒减少提示贫血存在。正常成年妇女血清铁为 $7～27μmol/L$。若孕妇血清铁 $<6.5μmol/L$，可以诊断为缺铁性贫血。所以选项 D 错误。

38. D 铁是人体的必需元素，是制造血红蛋白的主要原料。正常成年妇女体内含铁总量约2g，主要以结合方式存在，约占65%，其余35%以铁蛋白、肌红蛋白、细胞色素和过氧化酶等形式存在。所以选项 A 正确。贫血是妊娠期较常见的合并症，几乎有50%孕妇合并贫血。所以选项 C、E 均正确。妊娠期铁的需要量增加是孕妇缺铁的主要原因。孕早期对铁的需求增长不多，不需要补铁治疗。孕中期后对铁的需求量增加，故为预防缺铁性贫血可从孕中期开始补铁治疗。所以选项 B 正确。一般怀孕期间胎儿通过胎盘运输吸收

母体的营养，铁经过胎盘从母体到运输到胎儿。要防止妊娠期贫血，可采用口服铁剂的方法。所以选项 D 错误。

39. A 叶酸对人体具有重要的生理功能，缺乏叶酸能引起人体巨幼红细胞性贫血。孕妇如果缺乏叶酸会造成新生儿神经管缺陷（NTDs）或无脑。

40. E 巨幼细胞贫血是由叶酸或维生素 B_{12} 缺乏引起 DNA 合成障碍所致的贫血。所以选项 A 正确。外周血呈大细胞正血红蛋白性贫血。所以选项 B 正确。本病多发生于妊娠晚期，约50%发生于孕31周后，其余发生于产褥期。所以选项 C 正确。叶酸和维生素 B_{12} 均为 DNA 合成过程中的重要辅酶，缺乏时可致 DNA 合成障碍，全身多种组织和细胞均可受累，以造血组织最明显，特别是红细胞系统。所以选项 D 正确。对于维生素 B_{12} 缺乏引起的巨幼细胞贫血不能单用叶酸治疗，而叶酸一般也不用作维持治疗，除非是吸收不良的患者。所以选项 E 错误。因此本题的正确答案为 E。

41. B 临产前重度贫血的处理方式关键是输入红细胞，纠正贫血，改善体内缺氧状态。但是，输血只能是临时性治疗手段，多次输血可并发血色病，需去铁治疗。因此，寻找病因进行针对性治疗是最重要的。所以选项 B 正确。

42. C 再生障碍性贫血的病因较复杂，半数为原因不明的原发性再障，少数女性在妊娠期发病，分娩后缓解，再次妊娠时复发。目前认为妊娠不是再障的原因，但妊娠可能使原有病情加重。孕妇血液相对稀释，使贫血加重，易发生贫血性心脏病，甚至造成心力衰竭。由于血小板数量减少和质的异常，以及血管壁脆性及通透性增加，可引起鼻、胃肠道黏

膜出血。同时外周血粒细胞、单核细胞减少，易引起感染。再障孕妇也易发生子痫前期，使病情进一步加重。颅内出血、心力衰竭及严重呼吸道、泌尿道感染或败血症常是再障孕产妇的重要死因。

43. A 糖皮质激素是治疗特发性血小板减少性紫癜（ITP）的首选药物。妊娠期血小板$< 50 \times 10^9$/L、有出血症状，可用泼尼松$40 \sim 100$mg/d。待病情缓解后逐渐减量至$10 \sim 20$mg/d维持。该药能减轻血管壁通透性，减少出血，抑制抗血小板抗体的合成及阻断巨噬细胞破坏已被抗体结合的血小板。

44. A 治疗特发性血小板减少性紫癜（ITP）时输入血小板会刺激体内产生抗血小板抗体，加快血小板破坏。因此，只有在血小板$< 10 \times 10^9$/L、有出血倾向、为防止重要器官出血（脑出血）时，或手术、分娩时应用。可输新鲜血或血小板。

45. A 妊娠合并阑尾炎是较常见、且严重的并发症。阑尾的位置在妊娠初期与非妊娠期相似，在右髂前上棘至脐线连线中外1/3处，随妊娠子宫的不断增大，阑尾会逐渐向后上、向外移位。在妊娠3个月末阑尾位于髂嵴下2横指，妊娠5个月末在髂嵴水平，妊娠8个月末在髂嵴上2横指，妊娠足月可达胆囊区。产后14日回复到非妊娠时的位置。所以选项A正确。

46. C 妊娠期阑尾炎穿孔继发弥漫性腹膜炎较非孕期多$1.5 \sim 3.5$倍。妊娠期间盆腔血液及淋巴循环丰富，毛细血管通透性增强，导致炎症发展迅速，更易发生阑尾穿孔。所以选项A正确。增大子宫上推大网膜、妨碍大网膜对阑尾炎症的包裹，使炎症不易局限，病情发展快。所以选项B正确。妊娠并不诱发阑尾炎。妊娠期盆腔充血，加之增大的子宫压

迫，易诱发阑尾炎。所以选项C错误。阑尾毗邻子宫，炎症波及子宫可诱发宫缩，宫缩又促使炎症扩散，易导致弥漫性腹膜炎。所以选项D正确。增大子宫将壁腹膜与发炎的阑尾隔开，症状不典型。所以选项E正确。因此本题的正确答案为C。

47. B 妊娠早期合并急性阑尾炎，若症状典型诊断多无困难。但要与右侧卵巢囊肿蒂扭转、右侧输卵管妊娠破裂相鉴别。妊娠中期要注意与右侧卵巢囊肿蒂扭转、右侧肾盂积水、急性肾盂肾炎、右输尿管结石、急性胆囊炎相鉴别。妊娠晚期需要鉴别的疾病有先兆临产、胎盘早剥、妊娠急性脂肪肝、子宫肌瘤红色变性等。产褥期急性阑尾炎有时与产褥感染不易区别。

48. D 在妊娠3个月末阑尾位于髂嵴下2横指，妊娠5个月末在髂嵴水平。所以选项A错误。妊娠期急性阑尾炎一般不主张保守治疗。一旦诊断确立，应在积极抗感染治疗的同时立即行阑尾切除术。所以选项B错误。妊娠中晚期增大的子宫撑起壁腹膜，腹部压痛、反跳痛和腹肌紧张常不明显。所以选项C错误。妊娠各期均可发生急性阑尾炎，但以妊娠前6个月内居多。所以选项D正确。妊娠并不诱发阑尾炎，增大的妊娠子宫能使阑尾位置发生改变，增大诊断难度，加之妊娠期阑尾炎容易发生穿孔及腹膜炎，其发病率为非妊娠期的$1.5 \sim 3.5$倍。所以选项E错误。因此本题的正确答案为D。

49. A 中晚期妊娠合并阑尾炎临床表现常不典型。常无明显的转移性右下腹痛。阑尾尾部位于子宫背面时，疼痛可位于右侧腰部。约80%的孕妇其压痛点在右下腹，但压痛点位置常偏高。增大的子宫将壁腹膜向前顶起，故压痛、反跳痛和腹肌紧张常不明显。妊娠期

白细胞计数 > 15×10^9/L 时有助于阑尾炎诊断。

50. D　在不同妊娠时期，急性阑尾炎的临床表现差别较大，妊娠早期急性阑尾炎的症状和体征与非孕期基本相同，腹部疼痛仍是最常见症状，约80%的患者有转移性右下腹痛，及右下腹压痛、反跳痛和腹肌紧张；妊娠中、晚期因增大的子宫使阑尾的解剖位置发生改变，常无明显的转移痛，腹痛和压痛的位置较高；当阑尾位于子宫背面时，疼痛可能位于右侧腰部；妊娠中晚期增大的子宫撑起壁腹膜，腹部压痛、反跳痛和腹肌紧张常不明显。炎症严重时可以出现中毒症状，如有发热、心率增快等；常合并消化道症状，如恶心、呕吐、厌食等。由于妊娠期有生理性白细胞增加，当白细胞计数超过 15×10^9/L、中性粒细胞增高时有诊断意义，尿液检查常无阳性发现。所以选项 D 错误。

51. E　妊娠期急性阑尾炎一般不主张保守治疗。一旦诊断确立，应在积极抗感染治疗的同时立即行阑尾切除术。

52. C　如果孕妇有以下情况，有助于诊断阑尾炎：孕妇在孕前曾有急慢性阑尾炎发作史；右下腹的压痛反跳痛，部位较一般为高；外周血白细胞计数 > 15×10^9/L，体温升高，脉率增快。

53. C　妊娠合并急性胰腺炎的患者血栓及 DIC 风险是增高的，因为妊娠本身就是高凝状态，而胰酶激活凝血因子Ⅷ、Ⅵ，促使血小板凝集，损害血管内膜，增加血栓及 DIC 风险。所以选项 C 错误。急性胰腺炎时释放卵磷脂酶，可分解肺泡表面活性物质，使气体交换明显下降，而妊娠期膈肌升高，加重肺通气障碍，易导致 ARDS。所以选项 A 正确。胰酶产生的蛋白分解产物加重了肾脏负担，血

液高凝状态及增大子宫压迫肾脏，使肾脏血流灌注减少，导致肾功能损害。所以选项 D 正确。妊娠合并急性胰腺炎临床表现主要为恶心、呕吐、上腹部疼痛 3 大症状，疼痛部位为中上腹或左上腹放射至腰背部，弯腰时可减轻，进食后加剧，另有发热、黄疸、休克、消化道出血等症状；由于妊娠期胰腺炎的位置相对较深，体征可不典型。所以选项 B、E 正确。因此本题的正确答案为 C。

54. D　妊娠合并急性胰腺炎具有发病急、并发症多、治疗困难、病死率高等特点，严重威胁母儿健康。

55. D　妊娠合并急性胰腺炎诊断明确者发病早期可对症给予解痉止痛药，如哌替啶、解痉药阿托品、山莨菪碱，禁用吗啡，以免引起 Oddi 括约肌痉挛。

56. D　妊娠合并急性胰腺炎患者应适当缓解疼痛，首选哌替啶 50～100mg，可加用阿托品，禁用吗啡以免造成 Oddi 括约肌痉挛。未明确病原体前建议使用大剂量广谱抗生素控制感染。

57. A　血清、尿淀粉酶测定是妊娠合并急性胰腺炎最常用的诊断方法。血清淀粉酶在发病数小时内升高，24 小时达高峰，48 小时开始下降，4～5 日降至正常；尿淀粉酶在发病后 24 小时升高，48 小时达高峰，1～2 周恢复正常。所以选项 A 正确。超声检查可见胰腺弥漫性增大，出血坏死时可见强大粗回声，胰腺周围渗液成无回声区，但由于肠胀气而影响诊断效果。CT 增强扫描可判断有无胰腺渗出、坏死或脓肿。即使对胎儿有影响，如果需要仍可采用。磁共振可以提供与 CT 类似的信息，在评估胰腺坏死、炎症范围以及有无游离气体有一定意义。

58. D　疾病名称及其缩写分别是：胎盘

部位滋养细胞肿瘤（PSTT）、宫颈上皮内瘤样病变（CIN）、人乳头瘤病毒（HPV）、慢性全身性性传播疾病（STD）、阴道细胞学的分类及报告细则（TBS）。

59. B 妊娠合并淋病采用涂片法进行诊断时，应取尿道口、宫颈管等处的分泌物涂片行革兰染色，急性期在多形核白细胞内外均可找到典型肾形的革兰阴性双球菌，即可确诊。

60. B 妊娠合并淋病的治疗以及时、足量、规范化用药为原则。由于耐青霉素菌株增多，目前首选药物以第三代头孢菌素为主。如头孢曲松或头孢克肟。对不能耐受头孢菌素类药物者，可选用阿奇霉素，合并衣原体感染的孕妇应同时使用阿奇霉素。孕期禁用喹诺酮及四环素类药物性伴侣应同时进行治疗。所以选项 B 错误。

61. D 妊娠对梅毒的病程无影响，梅毒对妊娠的危害却很严重。孕妇感染梅毒的年数越短越容易传给胎儿，感染梅毒的年数越长，传给胎儿的机会越少，感染 5 年后就有可能生出健康的新生儿，说明母体对梅毒的免疫力逐渐增强，而梅毒的毒力日趋减弱，传给胎儿的危险性也逐渐减小。未经治疗的一期、早期潜伏期和晚期潜伏梅毒的母儿垂直传播率分别为 70～100%、40% 和 10%。所以早期潜伏期梅毒孕妇感染胎儿机会大。故本题应选 D。

62. D 梅毒是由苍白密螺旋体感染引起的慢性全身性性传播疾病（STD），性接触为最主要传播途径，占 95%，偶可经接触污染衣物等间接感染。少数通过输入传染性梅毒患者的血液而感染。

63. E 性接触为妊娠期梅毒最主要传播途径，占 95%，偶可经接触污染衣物等间接

感染。孕妇可通过胎盘将梅毒螺旋体传给胎儿引起先天梅毒。梅毒孕妇即使病期超过 4 年，梅毒螺旋体仍可通过胎盘感染胎儿。未经治疗的一期、早期潜伏和晚期潜伏梅毒的母儿垂直传播率分别为 70% ～100%、40%、10%。新生儿也可在分娩时通过产道被传染，还可通过产后哺乳或接触污染衣物、用具而感染。所以选项 E 错误。

64. E 先天梅毒儿早期表现为皮肤大疱、皮疹、鼻炎及鼻塞、肝脾肿大、淋巴结肿大；晚期多出现在 2 岁以后，表现为楔状齿、鞍鼻、间质性角膜炎、骨膜炎、神经性耳聋等，病死率及致残率均明显增高。所以选项 E 正确。

65. B 妊娠合并梅毒首选青霉素治疗。青霉素过敏者，首选脱敏和脱敏后青霉素治疗。脱敏无效，用红霉素 0.5g 口服，每日 4 次，连用 14 日；或头孢曲松钠 1g，肌内注射，每日 1 次，连用 10～14 日，或阿奇霉素 2g 顿服。红霉素和阿奇霉素无法通过胎盘，因此，新生儿出生后应尽快开始抗梅治疗。庆大霉素可造成胎儿耳损伤，甚至引起先天性胃血管畸形和多囊肾；多西环素可使胎儿短肢畸形和乳牙变色；喹诺酮类药物可致胎儿在婴幼儿期软骨发育不良。所以本题应选 B。

66. E 艾滋病病毒（HIV 病毒）；乙型肝炎病毒（HBV）；单纯疱疹病毒（HSV）；外阴上皮内瘤样病变（VIN）；人乳头瘤病毒（HPV）。

67. A 尖锐湿疣是由人乳头瘤病毒（HPV）感染引起的鳞状上皮疣状增生的病变。故引起尖锐湿疣最常见的病原体是人乳头瘤病毒（HPV）。

68. B 妊娠期病灶易生长迅速，数目多、体积大、多区域、多形态、质脆易碎，阴道分

娩时容易致大出血。巨大尖锐湿疣可阻塞产道。妊娠期尖锐湿疣有垂直传播危险。宫内感染极罕见。婴幼儿感染 HPV6 型和 HPV11 型可引起呼吸道乳头状瘤。一般认为胎儿通过产道时因吞咽含 HPV 的羊水、血或分泌物而感染。所以选项 B 正确。

69. E　尖锐湿疣是由人乳头瘤病毒（HPV）感染引起的鳞状上皮疣状增生的病变。其发病率仅次于淋病，居第二位。所以选项 A 错误。一般认为胎儿通过产道时因吞咽含 HPV 的羊水、血或分泌物而感染。所以选项 B 错误。妊娠期病灶易生长迅速。所以选项 C 错误。产后部分尖锐湿疣可迅速缩小，甚至自然消退。因此，妊娠期常不必切除病灶。治疗主要目的是缓解症状。所以选项 D 错误。病变多发生在性交易受损部位，如阴唇后联合、小阴唇内侧、阴道前庭、尿道口，也可累及阴道和子宫颈等部位。所以选项 E 正确。故本题应选 E。

70. C　妊娠合并尖锐湿疣的患者，其新生儿有发生喉乳头瘤的危险，没有足够的理由并不建议患尖锐湿疣的孕妇终止妊娠，人工流产可增加患盆腔炎性疾病和 HPV（人乳头瘤病毒）上行感染的危险性。所以选项 C 的叙述不恰当。

71. D　妊娠合并 HSV（单纯疱疹病毒）感染的少数患者在宫内可通过胎盘感染，剖宫产不能避免母婴传播，但可以避免生殖道传染。原发型生殖道疱疹孕妇其母体来不及产生保护性抗体传递给胎儿，因此对胎儿的危害大。妊娠早期感染 HSV 者建议终止妊娠，妊娠晚期感染者应行剖宫产术结束分娩。所以选项 D 错误。

72. B　HSV－2 存在于皮损渗液、子宫颈和阴道分泌物、精液和前列腺液中，主要通过

性接触传播。所以选项 A 错误。妊娠期生殖器疱疹致新生儿受累，85% 是产时通过产道而感染，10% 为产后感染，仅 5% 为宫内感染，后者主要经胎盘或生殖道上行感染所致。所以选项 B 正确，选项 C 错误。妊娠早期原发生殖器疱疹多数不会导致流产或死胎，而妊娠晚期原发感染可能与早产和胎儿生长受限有关。所以选项 D、E 均错误。故本题的正确答案为 B。

73. E　生殖器疱疹（GH）是由单纯疱疹病毒（HSV）感染引起的一种性传播性疾病，可引起皮肤、黏膜及多种器官感染。临床分型为初感染的急性型和再活化的诱发型。

74. C　阿昔洛韦是合成的无环嘌呤腺苷类似物，作为抗病毒药治疗疱疹病毒感染，属于 B 类药物。美国疾病控制与预防中心不推荐对反复发作生殖器疱疹的孕妇常规使用阿昔洛韦，故在妊娠近足月时无任何复发迹象者可不行阿昔洛韦治疗。所以选项 C 不恰当。

75. E　妊娠合并生殖道沙眼衣原体感染，对胎儿及新生儿有影响。活动性感染可引起流产、早产、胎膜早破、低体重儿等。未治疗的衣原体感染孕妇所分娩的新生儿中，20% ～ 50% 出现新生儿眼结膜炎，10% ～ 20% 出现衣原体肺炎。

76. C　衣原体是女性生殖道感染最常见的病原体。新生儿衣原体感染为全身性疾病。妊娠期衣原体感染经产道感染最常见，宫内感染少见，多数孕妇感染后无明显症状或症状轻微，诊断需要靠实验室检查。所以选项 C 错误。

77. E　获得性免疫缺陷综合征（AIDS），又称艾滋病，常用的血清学检查方法是 ELISA 检查抗体作为初筛，若连续 2 次阳性，则再作免疫印迹法。

78. E CMV 诊断可通过血清学酶联免疫吸附试验、宫颈脱落细胞涂片行 Ciemsa 染色、DNA 分子杂交、PCR 技术检测。由于临床表现无特异性，确诊有赖于病原学和血清学诊断。血培养不宜用于巨细胞病毒感染的诊断。所以本题应选 E。

79. D 孕妇在妊娠期间的巨细胞病毒感染，多为隐性感染，无明显症状和体征。由于临床表现无特异性，确诊有赖于病原学和血清学诊断。于妊娠早期确诊孕妇患巨细胞病毒感染，或立即行人工流产终止妊娠，或等待至妊娠 20 周时抽取羊水或脐静脉血检查特异性 IgM。若为阳性应中断妊娠进行引产，以免出生先天缺陷儿。于妊娠晚期感染巨细胞病毒或从宫颈管分离出病毒，无需特殊处理，妊娠足月临产后，可经阴道分娩，因胎儿可能已在宫内感染巨细胞病毒。乳汁中检测出巨细胞病毒的产妇，应停止哺乳，改用人工喂养为宜。所以选项 D 正确

80. C 若孕妇 TG - M 阳性说明孕妇近期有弓形虫感染，治疗首选乙酰螺旋霉素，每天 4 次，每次 0.5 克，连服 2 周，该药在孕期使用对胎儿是安全的，胎儿对此药也有很好的耐受性。

二、A2 型题

81. E 由于正常妊娠的生理性变化，可以表现一些酷似心脏病的症状和体征，如心悸、气短、踝部水肿、乏力、心动过速等。心脏检查可以有轻度扩大、心脏杂音。妊娠还可使原有心脏病的某些体征发生变化，增加了诊断难度。一般家务劳动后心跳加快且感心悸提示心脏病。

82. E 患者症状表现为心衰，妊娠晚期发生心力衰竭的治疗原则是待心力衰竭控制后再行产科处理，应放宽剖宫产手术指征。

83. B 心脏病变较轻，心功能 I～II 级且既往无心衰病史，可以妊娠。心脏病变复杂或较重，心功能 III～IV 级，有极高孕产妇死亡和严重母儿并发症风险，不宜妊娠。该患者有风心病史，"感冒后出现胸闷、气急、夜间不能平卧"说明有心脏病心衰表现，应在控制心力衰竭后考虑剖宫产终止妊娠。

84. E 依据患者的症状及体征即可明确诊断为心脏病早期心衰。患者有心脏病，以致体力活动明显受限制。休息时无症状，但小于一般体力活动即可引起过度疲劳、心悸、气喘或心绞痛，为心功能 III 级。妊娠小于 12 周属于早期妊娠的范畴。妊娠 3 个月以内，心功能 III 级患者应在控制心力衰竭后考虑人工流产终止妊娠。

85. E 心功能 II 级的心脏病妊娠可采取阴道分娩，不必肌注宫缩剂。分娩过程中一旦发现心力衰竭征象，应取半卧位，高浓度面罩吸氧，并给毛花苷丙 0.4mg 加 25% 葡萄糖注射液 20ml 内缓慢静脉注射，可缓慢降低心率，必要时 4～6 小时重复给药一次。所以选项 E 符合题意。

86. E 孕妇有劳力性呼吸困难，心尖区闻及 III 级收缩期杂音，心动过速，可诊断为妊娠合并心脏病。而且孕妇从事轻度家务活动后感胸闷、呼吸困难，表明孕妇属于心功能 III 级。心脏病变复杂或较重、心功能 III～IV 级、有极高孕产妇死亡和严重母儿并发症风险者，不宜妊娠，控制心衰后行人工流产术。

87. A 患者有发绀、杵状指，心脏听诊杂音粗糙，可诊断患者为妊娠合并心脏病。妊娠合并心脏病孕妇在孕足月后要及时终止妊娠。所以选项 A 正确。

88. D 心脏病妊娠风险低且心功能 I～II 级者通常可耐受经阴道分娩。产妇在进入第

二产程后应避免用力屏气加腹压，应行会阴切开术、胎头吸引术或产钳助产术予以手术助产，尽可能缩短第二产程。胎儿娩出后，产妇腹部放置沙袋，以防腹压骤降而诱发心力衰竭。为防止产后出血过多而加重心肌缺血和心力衰竭，可静脉注射或肌内注射缩宫素10~20U，禁用麦角新碱。所以选项 D 正确。

89. A 正常妊娠的妇女可以出现心悸、气短、踝部水肿、乏力、心动过速等症状，心脏检查可以有轻度扩大、心脏杂音等，均属妊娠期的生理性变化。

90. D 风湿性心脏病孕妇，心功能Ⅱ级可采取经阴道分娩。若非病情需要，不主张常规使用洋地黄预防心衰。所以选项 C 正确。第一产程安慰及鼓励产妇，消除紧张情绪。无分娩镇痛者适当应用地西泮、哌替啶等镇静剂。产程开始后即应给予抗生素预防感染，维持至产后1周。所以选项 A、B 均正确。第三产程为防止产后出血过多而加重心肌缺血和心力衰竭，可静脉注射或肌内注射缩宫素10~20U，禁用麦角新碱。产后出血过多时，应及时输血、输液，注意输液速度不可过快。所以选项 D 错误。产程进展慢，估计头盆不称可能时，尽早行剖宫产术。所以选项 E 正确。因此本题应选 D。

91. D 心脏超声检查可以明确心脏病类型，通常能诊断各种先天性心脏病、心脏瓣膜疾病、心包疾病、心脏肿瘤、急性心肌梗死的并发症等。

92. C 孕34周孕妇可出现心功能异常的有关症状，如有劳力性呼吸困难，经常性夜间端坐呼吸、咯血，经常性胸闷、胸痛等。肩背部放射痛为冠心病心绞痛的表现。所以本题应选 C。

93. C 先大性心脏病或风湿性心脏病有

明显发绀或伴有肺动脉高压者，因易在孕期发生心衰，不宜妊娠；若已妊娠，则应在妊娠早期人工终止，以防在孕产期发生心力衰竭而危及生命。所以选项 C 正确。

94. C 终止妊娠的目的是估计继续妊娠下去心衰发生率明显增高，如本病例心功能评定Ⅱ级，既往无心衰史，说明孕妇心脏代偿功能好，继续妊娠发生心衰的概率不大，可在产科及内科医师监护下继续妊娠。所以选项 C 正确。

95. D 心脏病孕产妇的主要死亡原因是心力衰竭，心衰妇女不宜继续妊娠，应在妊娠12周前行人工流产。妊娠超过12周时，应严密监护，积极防治心力衰竭，使之度过妊娠和分娩期。患者目前妊娠不足7周，可行负压吸宫术终止妊娠。所以选项 D 正确。

96. B HBeAg 是乙型肝炎病毒核心抗原的亚成分，其阳性和滴度反应 HBV 的复制及传染性的强弱，HBeAg 阳性婴儿多半被感染。

97. A 该初产妇出现恶心、呕吐、腹胀、黄疸、轻度乏力，且已诊断出妊娠合并急性乙型病毒性肝炎，故应采用立即隔离、保肝治疗，使肝功能恢复，继续妊娠。所以选项 A 正确，选项 C、E 错误。若出现重型肝炎症状，则应考虑适时终止妊娠，该患者黄疸，轻度乏力，消化道症状未加重，故症状比较轻，不需要行剖宫产、人工引产等终止妊娠。所以选项 B、D 均错误，因此本题的正确答案为 A。

98. B 妊娠合并急性乙型肝炎应选用对肝损害小的广谱抗生素控制感染，防止肝炎病情恶化。红霉素不是广谱抗生素。所以选项 B 错误。

99. D 妊娠合并病毒性肝炎的临床表现：患者出现不能用早孕反应或其他原因解释的

消化系统症状，如食欲减退、恶心、呕吐、肝区疼痛、乏力等；部分患者有皮肤巩膜黄染、尿色深黄，妊娠早期、中期可触及肝大，肝区触痛或叩击痛。该患者符合此表现，结合实验室检查结果，最可能的诊断是妊娠合并乙型肝炎。

100. D 非重型肝炎可阴道分娩，重型肝炎经积极控制，待病情稳定，24 小时后尽快终止妊娠，分娩方式以剖宫产为宜，必要时行次全子宫切除术。题中患者目前宫口未开全，无法阴道助产分娩。所以选项 D 错误。

101. D 急性重度性肝炎妊娠后期易发展为重症肝炎，妊娠合并重型肝炎患者病程中常常会出现多种并发症，故应给予积极治疗。

102. C 患者合并病毒性肝炎，并且胎死宫内 3 天，易导致 DIC，造成严重出血，故应先检查凝血功能，同时进行保肝治疗。

103. C 妊娠合并重型乙型病毒性肝炎应在积极控制 24 小时后迅速终止妊娠。因母儿耐受能力较差，过度的体力消耗可加重肝脏负担，分娩方式以剖宫产为宜。

104. C 孕妇出现转氨酶升高的情况，提示肝功能异常。这种情况需要密切观察，如果转氨酶进一步升高，有可能导致妊娠期急性脂肪肝。

105. B 妊娠期巨幼细胞贫血 95% 是由缺乏叶酸引起，少数患者因缺乏维生素 B_{12} 而发病。摄入不足或吸收不良均可导致叶酸缺乏，包括长期偏食、营养不良、烹饪不当造成食物中叶酸流失、慢性消化道疾病。该孕妇频繁呕吐，食欲缺乏，平均红细胞体积（MCV）> 100fl，应首先考虑为营养不良导致的巨幼细胞贫血。

106. E 再生障碍性贫血，简称再障，是

因骨髓造血干细胞数量减少和质的缺陷导致造血障碍，引起外周全血细胞（红细胞、白细胞、血小板）减少为主要表现的一组疾病。再障患者在病情未缓解之前应避孕。若已妊娠，在妊娠早期应做好输血准备的同时行人工流产。妊娠中、晚期孕妇，因终止妊娠有较大危险，应加强支持治疗，在严密监护下妊娠直至足月分娩。血小板降低虽增加出血风险，但是血小板计数 76×10^9/L 不是剖宫产的绝对指征，首先需要评估患者的骨、软产道情况、胎儿的大小，同时与血液科、麻醉科、新生儿科共同讨论、评估分娩方式。所以选项 E 错误。再障产妇应注意休息，增加营养，少量、间断、多次输新鲜血，提高全血细胞，使血红蛋白 >60g/L。产妇应预防感染，选用对胎儿无影响的广谱抗生素。

107. E WHO 资料表明，约 50% 以上的孕妇合并贫血，最常见的原因为缺铁性贫血，巨幼性贫血少见。所以选项 A 正确。孕期合并轻中度贫血可通过口服铁剂，重度贫血通过静脉注射铁剂、输血提升血色素，重度贫血者输血一旦达 70g/L，可继续口服或注射铁剂。治疗至正常水平后应口服铁剂 3 ~ 6 个月或产后 3 个月。所以选项 E 错误。贫血不一定都合并血小板减少。重度贫血可导致贫血性心脏病、心力衰竭，诱发妊娠期高血压疾病、胎盘早剥，易发生失血性休克及产褥感染，对胎儿的影响包括胎儿生长受限、胎儿窘迫、早产甚至死胎。应积极纠正贫血。所以选项 B、C、D 均正确。因此本题应选 E。

108. A 患者最可能可能为急性淋病。淋病临床表现为阴道脓性分泌物增多，外阴瘙痒或灼热，偶有下腹痛，妇科检查见子宫颈水肿、充血等子宫颈炎表现。患者有排尿困难症状，取尿道口、宫颈管等处的分泌物涂片行革兰染色，急性期在多形核白细胞内外均可找到

典型肾形的革兰阴性双球菌，即可确诊为妊娠合并急性淋病。所以选项 A 正确。

109. E 患者最可能诊断为妊娠合并淋病。妊娠合并淋病表现为阴道脓性分泌物增多，外阴瘙痒或灼热，偶有下腹痛，妇科检查见子宫颈水肿、充血等子宫颈炎表现。妊娠合并淋病的治疗原则为尽早彻底治疗。遵循及时、足量、规则用药原则。淋病孕妇主要选用抗生素治疗。通常首选头孢曲松钠，每日一次肌内注射，并加用红霉素，每日 4 次口服，连用 7～10 日为一疗程。对 β - 内酰胺类抗生素过敏者，改用大观霉素，每日一次肌内注射，并加用红霉素，7～10 日为一疗程。孕期禁用喹诺酮类药物。性伴侣应同时进行治疗。疗程治疗结束后，需复查淋菌是否存在，连续进行 3 次宫颈分泌物涂片及淋菌培养均为阴性才算治愈。若治疗一个疗程后淋菌仍为阳性，则应按耐药菌株感染对待，及时更换药物。所以选项 E 错误。

三、A3/A4 型题

110. D 患者妊娠 36 周，既往体健，首次出现高血压，血压 165/120mmHg，即收缩压≥140mmHg 和（或）舒张压≥90mmHg，血小板 110×10⁹/L，提示伴有血小板减少。患者为妊娠期高血压疾病。若出现下述症状与体征，应考虑为早期心力衰竭：①轻微活动后即出现胸闷、心悸、气短；②休息时心率每分钟超过 110 次，呼吸每分钟超过 20 次；③夜间常因胸闷而坐起呼吸，或到窗口呼吸新鲜空气；④肺底部出现少量持续性湿啰音，咳嗽后不消失。依据题干信息所述，该患者为妊娠期高血压并发心力衰竭。

111. D 该患者心力衰竭的主要诊断依据是心率 128 次/分，心尖部可闻及舒张早期奔马律，双肺底闻及水泡音。

112. B 子痫前期病理生理改变主要是全身小动脉痉挛。

113. D 妊娠期高血压疾病的个体化治疗目的是预防重度子痫前期和子痫的发生，降低母胎围生发期病率和死亡率，改善母婴预后。治疗基本原则：镇静、解痉、降压、利尿，适时终止妊娠。

114. E 房间隔缺损是常见的先心病。缺损＜1cm²，多无明显症状，可以耐受妊娠期血流动力学改变，顺利度过孕产期。缺损＞2cm²，未行手术矫治，心功能Ⅲ级以上，不宜妊娠。患者缺损介于两者之间，处理主要决定于心脏功能状态，加强孕期监护继续妊娠。

115. E 妊娠合并心脏病孕妇对洋地黄类药物耐受性较差，需注意其毒性反应。不主张预防性应用洋地黄，不主张用饱和量。所以选项 E 错误。

116. D 香豆素类抗凝剂可通过胎盘进入胎儿体内，除致畸外，还可损伤胎儿组织细胞致流产、死胎等。例如华法林可致"华法林儿"，妊娠 12 周前应以肝素或潘生丁、阿司匹林替代。13～38 周仍用华法林。将凝血酶原时间控制在正常对照的 1～1.5 倍。38 周或计划分娩前 2 周改用肝素抗凝。产前 12～24 小时停用抗凝药物。肝素长期应用可导致母体骨质疏松及出血，全身抗栓塞效果不如华法林。所以选项 ABCE 均错误，只有选项 D 是正确的。

117. B 华法林不经母乳分泌，可以母乳喂养。所以选项 B 错误。

118. E 孕妇既往有风湿性心脏病史。若出现下述症状与体征，应考虑早期心力衰竭：①轻微活动后即出现胸闷、心悸、气短；②休息时心率每分钟超过 110 次，呼吸每分钟超过 20 次；③夜间常因胸闷而坐起呼吸，或到窗口呼吸新鲜空气；④肺底部出现少量持续性湿啰音，咳嗽后不消失。

119. D 孕妇既往有风湿性心脏病史，该病易导致瓣膜病变，使血流动力学发生改变，其常见发病诱因是感染。孕期血容量增加，心脏容量负荷最大时常在孕 32～34 周、分娩期及产后 24 小时内。而现患者孕 33 周，因呼吸道感染而诱发心力衰竭，故应在抗心力衰竭、抗感染治疗的同时立即行剖宫产终止妊娠。

120. B 如果患者妊娠早期就发生心力衰竭，说明患者心功能难以耐受继续妊娠，需及时终止妊娠。

121. E 妊娠早期合并心力衰竭治疗原则：积极治疗心力衰竭，待心力衰竭好转后终止妊娠。本题中患者为风湿性心脏病，发生咳嗽、胸闷、呼吸困难等，考虑为急性心力衰竭，应在控制心力衰竭后尽早终止妊娠。负压吸宫术适用于妊娠 10 周以内，钳刮术适用于妊娠 10～14 周。患者现孕 12 周，胎儿骨骼形成，容易造成子宫、宫颈的损伤，故建议先药物流产，如有妊娠组织物残留，再根据具体情况决定是否清宫术。

122. E 目前临床上，孕妇心功能的判断仍然以纽约心脏病协会（NYHA）的分级为标准，依据心脏病患者对一般体力活动的耐受情况，将心功能分为 4 级：①Ⅰ级：一般体力活动不受限制。②Ⅱ级：一般体力活动轻度受限制，活动后心悸、轻度气短，休息时无症状。③Ⅲ级：一般体力活动明显受限制，休息时无不适，轻微日常工作即感不适、心悸、呼吸困难，或既往有心力衰竭史者。④Ⅳ级：一般体力活动严重受限制，不能进行任何体力活动，休息时有心悸、呼吸困难等心力衰竭表现。心脏病妊娠风险低且心功能Ⅰ级者可以妊娠至足月，如不伴有肺动脉高压的房间隔

缺损、室间隔缺损、动脉导管未闭。此孕妇心功能为Ⅰ级，故可继续妊娠，孕期增加产检次数，定期由心内科、产科医师共同评估心功能。所以选项 E 正确。

123. C 年龄在 35 岁以上、心功能Ⅲ～Ⅳ级、有心力衰竭病史、严重心律失常的心脏病患者均不宜妊娠。所以，无心力衰竭病史的心脏病患者可以继续妊娠。故本题应选 C。

124. D 妊娠剧吐多数在孕 6 周前后出现，8～10 周达到高峰，孕 12 周左右自行消失。因本患者妊娠 37 周，故可排除此诊断。因此本题应选 D。妊娠合并病毒性肝炎需要与妊娠期肝内胆汁淤积症、妊娠期急性脂肪肝、HELLP 综合征、妊娠剧吐导致的肝损害、药物性肝损害进行鉴别。

125. A 患者处于妊娠状态应尽可能避免接触射线，同时根据患者目前症状、体征及检查结果，暂不考虑合并肺部相关疾病，故答案 A 符合题意。

126. B 妊娠合并病毒性肝炎患者分娩期的产科处理：分娩前肌内注射维生素 K_1，20～40mg/日；准备好新鲜血液；防止滞产，宫口开全后可行胎头吸引术或产钳助产术，缩短第二产程；防止产道损伤和胎盘残留。产褥期应用对肝脏损害较小的广谱抗生素预防及控制感染，是防止肝炎病情恶化的关键。四环素具有肝脏毒性，故不选用四环素预防感染。对于有 DIC 者可在凝血功能监测下，酌情应用肝素治疗，用量宜小不宜大；产前 4 小时至产后 12 小时内不宜应用肝素，以免发生产后出血。经积极控制 24 小时后迅速终止妊娠。因母儿耐受能力较差，过度的体力消耗可加重肝脏负担，分娩方式以剖宫产为宜。所以选项 B 错误。

127. E 根据患者目前的检查结果：孕 1

产 0，妊娠 36 周，同时患者查血 HBsAg（+），HBeAg（+），HBcAb（+），HBV DNA 1 × 10⁸ 拷贝/ml，ALT 95IU/L，AST 100IU/L，故考虑为妊娠合并乙型病毒性肝炎。

128. E　该患者转氨酶小于正常值 3 倍，总胆红素小于正常值 2 倍，血清白蛋白 > 35g/L，考虑为轻度慢性肝炎，对于非重型肝炎妊娠期处理，主要采用护肝、对症、支持疗法，治疗期间严密监测肝功能、凝血功能等指标，患者经治疗后病情好转，可继续妊娠。当血清 HBV DNA 超过 10⁶ 拷贝/ml 时，可于妊娠晚期行抗病毒治疗。所以选项 E 错误。

129. E　HBsAg 阳性的孕妇分娩的足月新生儿，应在出生后 24 小时内尽早（最好在出生后 12 小时内）注射乙型肝炎免疫球蛋白（HBIG），并行 3 针方案注射乙肝疫苗，即 0，1，6 月龄注射 1 次，并于 7 ~ 12 月龄随访。若 HBsAg 阴性，HBsAb 阳性，且大于 100IU/L 说明预防成功，应答反应良好，无需特别处理；若 HBsAg 阴性，HBsAb 阳性，但小于 100IU/L 说明预防成功，但对疫苗应答反应较弱，可在 2 ~ 3 岁加强接种 1 针，以延长保护年限。预防成功后，无须每年随访。所以选项 E 错误。

130. C　患儿幼年发病，父母祖籍广东，有溶血性贫血（黄疸），肝脾大，血常规检查为小细胞低色素性贫血，血红蛋白降低，故中间型 α - 地中海贫血的可能性大。

131. E　夫妻双方分别为标准型（- -/αα）和静止型（- α/αα 或者 αα_T/αα）α - 地中海贫血基因携带者，那么遗传规律为 1/4 中间型、1/2 携带者（1/4 标准型、1/4 静止型）、1/4 正常。

132. C　孕妇现妊娠 15 周，错过了绒毛活检的最佳时间，可在 16 周后羊膜腔穿刺行产前诊断。

133. C　血友病为 X 染色体连锁的隐性遗传性出血性疾病。

134. D　父亲为正常人，母亲为血友病基因携带者，生育血友病孩子与血友病基因携带者孩子的概率均是 25%。

135. A　先行父母基因诊断，再行胎儿产前诊断。

136. A　患者现妊娠 10⁺⁴ 周，应行绒毛穿刺检查。羊水穿刺宜在 16 ~ 22 周进行；脐血穿刺一般选择孕 24 周以后。胎儿组织活检，通过胎儿镜可以直接观察胎儿体表、五官等方面有无异常，可以取胎儿皮肤进行活检，但技术要求较高、并发症较多，目前已不作为常规操作。

137. D　妊娠合并血小板减少，孕期 2 次或以上血常规血小板计数 < 100 × 10⁹/L 可确诊为特发性血小板减少性紫癜。将血小板减少的分度定为：血小板计数（50 ~ 100）× 10⁹/L 为轻度减少，< 50 × 10⁹/L 为重度减少，其中 < 20 × 10⁹/L 为极重度减少。若血小板计数 < 20 × 10⁹/L 易出现重要脏器自发性出血，危及生命，应立即告病危并预备血小板（定血型）。题中患者孕 25 周时血小板计数降至 19 × 10⁹/L，应首先进行血型鉴定预备血小板。

138. B　特发性血小板减少性紫癜（ITP）是一种常见的自身免疫性血小板减少性疾病。因免疫性血小板破坏过多致外周血血小板减少。主要临床表现为皮肤黏膜出血、月经过多，严重者可致内脏出血，甚至颅内出血而死亡。ITP 可导致重要脏器如脑、肝肾、消化道等出血倾向，危及母胎生命安全，其中颅内出血是死亡率最高的并发症。

139. E　特发性血小板减少性紫癜（ITP）好发于成年女性，尤其是妊娠期，且容易复发。目前认为与雌激素增加血小板吞噬及破坏作用有关。主要表现为皮肤黏膜出血及贫血，骨髓检查巨核细胞正常或增多，但成熟血小板减少。血小板抗体多为阳性。

140. C 孕期肾上腺皮质激素为首选的治疗药物，能减少血管壁通透性而减少出血，抑制抗血小板抗体合成及阻断巨噬细胞破坏已被抗体结合的血小板；大剂量丙种球蛋白，400mg/（kg·d），一般 5 天为一个疗程；药物治疗无效时可考虑脾切除；输注血小板，因刺激血小板抗体形成而易加速血小板的破坏，只有血小板严重低下，预防重要脏器出血或分娩时应用；免疫抑制剂，因考虑母儿毒性，妊娠期很少用。

141. A 患者既往有 ITP 病史，ITP 好发于成年女性，尤其是妊娠期，且容易复发，本例 ITP 诊断较明确（A 项）。患者停经 17 周，可诊断为中期妊娠。根据病史和实验室检查可诊断为中度贫血。

142. A 妊娠合并特发性血小板减少性紫癜（ITP）的诊断：①临床表现：部分孕前可能已有 ITP 病史。临床表现为皮肤瘀点、紫癜，四肢远端多见，严重者反复鼻出血、血尿或便血，甚至内脏器官出血。②辅助检查：血小板减少，血小板低于 100×10^9/L；血小板抗体测定大部分为阳性；毛细血管脆性试验阳性，血块退缩时间、出血时间延长；骨髓象：巨核细胞正常或增多，成熟型血小板减少。妊娠合并 ITP 多为慢性型，脾脏可有肿大。选项 A 错误。

143. E 慢性 ITP 中，对于血小板 $>30 \times 10^9$/L 的无症状患者，除非妊娠早中期需进行有创操作或临近分娩，暂不需治疗，但这部分患者需要严密监测，及时发现病情变化。基于疗效和安全性考虑，糖皮质激素（口服泼尼松）和静脉用免疫球蛋白（IVIG）被认为是

一线治疗。在准备经阴道分娩而又有鼻衄或皮肤黏膜出血、或是在准备剖宫产时，血小板低于 10×10^9/L 者，可行血小板输注。脾切除术是难治性患者的另一选择，妊娠早期脾切除流产风险较大，妊娠 29 周以后受增大子宫的影响，脾切除困难，故推荐必要时在妊娠中期行脾切除。ITP 表现为出血和贫血，应补充叶酸、维生素 B_{12}。所以选项 E 不可选择。

144. A 妊娠期急性阑尾炎一般不主张保守治疗。一旦诊断确立，应在积极抗感染治疗的同时立即行阑尾切除术。术后继续应用广谱抗生素。因阑尾炎中 75% ~ 90% 为厌氧菌感染，需继续妊娠者，应选择对胎儿影响较小的青霉素类或头孢类抗生素，并联合应用甲硝唑。同时，术后 3 ~ 4 日内应给予保胎治疗。除非有产科急诊指征，原则上仅处理阑尾炎而不同时行剖宫产手术。但以下情况可先行剖宫产再行阑尾切除术：①术中暴露阑尾困难；②阑尾穿孔并发弥漫性腹膜炎，盆腔感染严重，子宫已有感染征象；③近预产期或胎儿基本成熟，已具生存能力。所以选项 A 符合题意。

145. E 妊娠合并急性阑尾炎开腹手术麻醉方式宜选择连续硬膜外麻醉或硬膜外联合阻滞麻醉。若患者病情危重合并休克时，宜选用全身麻醉。术中应注意防止孕妇出现仰卧位低血压。

146. E 手术切口：早期妊娠时可采取麦氏切口；若诊断不能肯定时行下腹正中纵切口；妊娠中、晚期应选择高于麦氏点的右侧腹直肌旁切口为宜（相当于宫体上 1/3 部位）。同时应将右侧臀部垫高 30° ~ 45° 或将手术床向左倾斜 30°，使子宫左移，便于暴露阑尾。

147. A 手术操作要轻柔，保护好切口，尽量避免刺激子宫。阑尾切除后应尽量吸净腹腔内脓液，不放置引流，以免诱发宫缩导致流

产和早产。但阑尾坏死形成脓肿时，局部清除阑尾病灶后应放置腹腔引流。

148. B　妊娠合并急性阑尾炎根据典型症状、体征和实验室检查可明确诊断。腹部疼痛是急性阑尾炎的最常见症状，大多数患者有转移性右下腹痛及右下腹压痛、反跳痛和腹肌紧张。当白细胞计数超过 $15 \times 10^9/L$、中性粒细胞增高时有诊断意义，尿液检查常无阳性发现。

149. E　妊娠期急性阑尾炎一般不主张保守治疗。一旦确诊，应在积极抗感染治疗的同时，立即手术治疗，尤其在妊娠中、晚期。为减少对子宫的刺激，最好不放置腹腔引流，以防引起早产。妊娠早期可取麦氏切口，若诊断不能肯定时行下腹正中纵切口，有利于术中操作和探查；也可以行腹腔镜手术。所以选项 E 正确。

150. C　根据病史、临床表现和实验室检查可做出妊娠合并淋病的诊断，妊娠合并淋病表现为阴道脓性分泌物增多，外阴瘙痒或灼热，偶有下腹痛，妇科检查见子宫颈水肿、充血等子宫颈炎表现。实验室检查包括：①分泌物涂片检查见中性粒细胞内有革兰阴性双球菌；②淋菌培养是诊断淋病的"金标准"；③核酸扩增试验。

151. D　宫颈分泌物培养（淋菌培养）是目前筛查淋病的"金标准"方法，可见圆形、凸起的潮湿、光滑、半透明菌落，边缘呈花瓣状。取菌落做涂片，见典型双球菌可确诊。

152. B　头孢曲松钠为广谱抗生素，尤其对革兰氏阴性菌具有强力杀菌作用。故妊娠合并淋病首选的治疗药物为头孢曲松钠。

153. D　淋病产妇分娩的新生儿，应尽快使用 0.5% 红霉素眼膏预防淋菌性眼炎，并预防使用头孢曲松钠 25～50mg/kg（最大剂量不超过 125mg）单次肌内注射或静脉注射。

154. C　患者"尿频、尿痛、白带增多且黄脓样，伴外阴疼痛。检查见外阴前庭及阴道黏膜充血，以手指压尿道旁腺时有脓性分泌物流出，触痛明显"符合淋菌性阴道炎的表现。

155. B　淋菌性阴道炎的诊断，需要做阴道分泌物的培养加药敏。如果在培养发现革兰氏阴性双球菌，可以确定淋菌性阴道炎。

156. E　淋菌性阴道炎一般常规的治疗，要选择敏感的抗菌素，足量、足疗程用药以后才能治愈。目前尚无统一方案，宫颈分泌物涂片在多核白细胞内找到革兰阴性双球菌，可选择水剂普鲁卡因青霉素进行治疗，一次分两侧臀部肌内注射，同时服丙磺舒 1.0g。

157. B　查宫颈脱落细胞涂片见到巨大细胞包涵体可确诊该患者最可能的诊断是妊娠合并巨细胞病毒感染。孕妇在妊娠期间的巨细胞病毒感染，多为隐性感染，无明显症状和体征，少数出现低热、疲乏无力、头痛、咽痛、肌肉关节酸痛、白带增多、颈部淋巴结肿大、多发神经炎等。该患者"低热、乏力、头痛及白带增多"表现符合。因此其可能有关的病原体是巨细胞病毒。

158. A　妊娠合并巨细胞病毒感染的临床表现无特异性，确诊有赖于病原学和血清学诊断。

159. A　目前对于巨细胞病毒感染还没有根治的方法，用于治疗的药物只能缓解症状，但不能彻底清除病毒。妊娠早期确诊孕妇患巨细胞病毒感染，或立即行人工流产终止妊娠，或等待至妊娠 20 周时抽取羊水或脐静脉血检查特异性 IgM。若为阳性应中断妊娠进行引产，以免生出先天缺陷儿。

四、B1 型题

160. A　左向右分流型先天性心脏病包括

房间隔缺损、室间隔缺损和动脉导管未闭。房间隔缺损是最常见的先天性心脏病，占 20% 左右。

161. E 妊娠合并结构异常性心脏病中，风湿性心脏病包括二尖瓣狭窄、二尖瓣关闭不全、主动脉瓣狭窄及关闭不全。二尖瓣狭窄最多见，占风湿性心脏病的 2/3 ~ 3/4。

162. C 妊娠合并特发性血小板减少性紫癜行脾切除的有效率可达 70% ~ 90%。

163. A 缺铁性贫血（IDA）是妊娠期最常见的贫血，约占妊娠期贫血 95%。

164. E GDM 患者将来发生肥胖和糖尿病的机会明显增加，再次妊娠时 GDM 复发机会多，再次发生 GDM 的几率是 60% ~ 70%。

165 ~ 166. A、B 因妊娠合并急性胰腺炎的胰腺位置相对较深以及增大子宫的覆盖，诊断较困难。妊娠早期因消化道症状容易被误诊为妊娠剧吐；妊娠晚期因炎症刺激导致宫缩易被误诊为临产；因腹膜炎导致的压痛、板状腹等体征易被误诊为胎盘早剥。此外，还应与急性胃肠炎、消化性溃疡穿孔、胆囊炎、阑尾炎、肠梗阻等疾病相鉴别。

167 ~ 169. E、C、A 一期梅毒标志性临床特征是硬下疳。单发、无痛无痒、圆形或椭圆形、边界清晰的溃疡，高出皮面，疮面较清洁，有继发感染者分泌物多。二期梅毒疹为特征，有全身症状，全身皮肤黏膜出现多样皮疹，以环状丘疹最为多见。一期、二期梅毒未经治疗或治疗不充分，经过 3 ~ 4 年（最早 2 年，最晚 20 年）约有 40% 的患者发生三期梅毒。三期梅毒破坏性大，侵犯机体多种组织器官。除皮肤黏膜外，还可发生骨骼梅毒、心血管梅毒、神经梅毒。

170. A 常见的妊娠期性传播疾病（STD）包括淋病、梅毒、尖锐湿疣、生殖器疱疹、沙眼衣原体感染、支原体感染和艾滋病等。淋病是由淋病奈瑟菌（简称淋菌）引起的以泌尿生殖系统化脓性感染为主要表现的 STD。近年其发病率居我国 STD 首位。

171. C 尖锐湿疣是由人乳头瘤病毒（HPV）感染引起的鳞状上皮疣状增生的病变。其发病率仅次于淋病，居第二位，常与多种 STD 同时存在。

172. D 晚期梅毒多出现在 2 岁以后，表现为楔状齿、鞍鼻、间质性角膜炎、骨膜炎、神经性耳聋等。

173. E 孕妇得了尖锐湿疣很容易感染其他部位，有可能会通过产道直接接触到新生儿，导致婴儿喉咙部位出现乳头状瘤，严重的会引起新生儿窒息。

174. A 弓形虫病孕妇发生垂直传播的可能性较大，感染时胎儿越小，妊娠时间越短，胎儿受损越严重。若胎龄小于 3 个月，多引起流产。幸存者弓形虫滋养体可经形成病灶的胎盘感染子宫内的胎儿，引起先天性弓形虫病，为全身感染性疾病，有视网膜脉络膜炎、脑内钙化、脑积水三大临床表现。

175. B 沙眼衣原体感染的母亲经过产道所生新生儿，有 30% ~ 50% 的几率会发生结膜炎，还有 10% ~ 20% 的患儿会发生肺炎。

176. C 生殖器疱疹孕妇在分娩时可能通过产道感染胎儿，导致新生儿疱疹、新生儿脑炎等，死亡率高达 70% ~ 80%，即使胎儿幸存也常常会患有中枢神经系统的后遗症。

177. A 急性 HIV 感染期的潜伏期通常为几日到几周，平均 3 ~ 6 周。急性 HIV 感染与许多其他病毒感染症状相似，通常持续不到 10 日。

178. E　无症状期是指症状消退，从无症状病毒血症到艾滋病期，潜伏期大概需要10年。

179～181. C、E、A　随着妊娠子宫的不断增大，阑尾会逐渐向后上、向外移位。在妊娠初期与非妊娠期相似，在右髂前上棘至脐线连线中外 1/3 处，即所谓的"麦氏点"，在妊娠 3 个月末阑尾位于髂嵴下 2 横指，妊娠 5 个月末在髂嵴水平，妊娠 8 个月末在髂嵴上 2 横指，妊娠足月可达胆囊区，产后 14 日回复到非妊娠时的位置。

182. E　淋病的治疗以及时、足量、规范化用药为原则。为提高疗效和减少耐药性，推荐联合使用头孢菌素和阿奇霉素。首选头孢曲松钠 250mg，单次肌内注射加阿奇霉素 1g 顿服。

183. B　弓形虫病应给予乙酰螺旋霉素，一日三次口服。

184. D　妊娠合并尖锐湿疣应给予 50% 三氯醋酸治疗。30%～50% 的三氯醋酸不通过皮肤吸收，但会刺激周围皮肤引起刺痛，但不会引起炎性反应，亦无致畸作用可用于妊娠妇女。

185. C　妊娠合并生殖器疱疹的治疗原则是减轻症状，缩短病程，减少 HSV 排放，控制其传染性。妊娠早期应用阿昔洛韦，除短暂中性粒细胞减少症外，未发现对胎儿或新生儿的其他副作用。

186. A　沙眼衣原体妊娠期感染首选阿奇霉素 1g 顿服，或阿莫西林 500mg 口服，每日 3 次，连用 7 日，不推荐使用红霉素。

187. B　于妊娠早期确诊孕妇患巨细胞病毒感染，或立即行人工流产终止妊娠，或等待全妊娠 20 周时抽取羊水或脐静脉血检查特异性 IgM。若为阳性应中断妊娠进行引产，以免出生先天缺陷儿。

188. A　淋病孕妇主要选用抗生素治疗。通常首选头孢曲松钠，每日一次肌内注射，并加用红霉素，每日 4 次口服，连用 7～10 日为一疗程。

189. D　妊娠合并梅毒恰当的处理方式是根据梅毒分期采用相应的青霉素治疗方案，必要时增加疗程。

190. C　患有尖锐湿疣的孕妇不需要停止妊娠，孕早期可治疗感染的同时继续妊娠。妊娠足月或近足月，病灶局部限在外阴部，可行冷冻治疗或手术切除病灶，届时可考虑经阴道分娩，若妊娠足月，发现病灶广泛，经阴道分娩极易发生软产道裂伤，甚至大量出血，或巨大病灶堵塞软产道，均应择期行剖宫产结束分娩。

191～195. A、B、C、D、E　TORCH 是由一组病原微生物英文名称的首字母组合而成，其中 T 指弓形虫（TOX），O 指其他（others，如梅毒螺旋体、微小病毒 B19 等），R 指风疹病毒（RV），C 指巨细胞病毒（CMV），H 主要指单纯疱疹病毒（HSV）。

五、X 型题

196. BD　妊娠合并心脏病的治疗，妊娠 8 周发生心衰时，控制心衰后行人工流产术终止妊娠。所以选项 B 错误。产后出血可静注或肌注缩宫素 10～20U，禁用麦角新碱，以防静脉压增高。所以选项 D 错误。其余选项内容是正确的。

197. ABCD　CMV 主要通过飞沫、唾液、尿液和性接触感染，也可经输血、人工透析和器官移植感染。

198. ABDE　妊娠合并心脏病（包括妊娠

前已有心脏病及妊娠后发现或发生心脏病）主要类型有先天性心脏病、风湿性心脏病、心肌炎、妊娠期高血压疾病性心脏病、围产期心肌病等。所以选项 ABDE 正确。

199. ABCD 妊娠合并心脏病孕妇出现以下症状及体征，应考虑为早期心力衰竭：①轻微活动后即出现胸闷、心悸、气短；②休息时心率每分钟超过 110 次，呼吸每分钟超过 20 次；③夜间常因胸闷而坐起呼吸，或到窗口呼吸新鲜空气；④肺底部出现少量持续性湿啰音，咳嗽后不消失。所以选项 ABCD 正确。

200. ABC 先天性心脏病指出生时即存在心脏和大血管结构异常的心脏病，包括左向右分流型、右向左分流型和无分流型三类。左向右分流型先天性心脏病有房间隔缺损、室间隔缺损、动脉导管未闭。右向左分流型先天性心脏病临床上以法洛四联症及艾森门格综合征最常见。无分流型先天性心脏病有肺动脉口狭窄、主动脉缩窄和马方综合征。

201. ADE 妊娠合并结构异常性心脏病中，风湿性心脏病包括二尖瓣狭窄、二尖瓣关闭不全、主动脉瓣狭窄及关闭不全。室间隔缺损和动脉导管未闭属于左向右分流型先天性心脏病。因此本题的正确答案为 ADE。

202. ABCD 心肌炎为心肌本身局灶性或弥漫性炎性病变。可发生于妊娠任何阶段，主要病因是病毒感染（柯萨奇 B 型、A 型，ECHO 病毒，流感病毒和疱疹病毒等），其他还可由细菌、真菌、原虫、药物、毒物反应或中毒所致。

203. BE 妊娠早期食欲降低，体内营养物质相对不足，如蛋白质相对缺乏，使肝脏抗病能力下降，肝脏易受病毒损害。所以选项 A 正确。甲型肝炎病毒经消化道传播，一般不能通过胎盘屏障感染胎儿，母婴垂直传播的可

能性极小。所以选项 B 错误。该病发生于妊娠早期，胎儿畸形的发生率增高。所以选项 C 正确。妊娠晚期合并肝炎易发展为重型肝炎，增加孕产妇死亡率。所以选项 D 正确。因病情严重不宜哺乳者应尽早回奶。回奶禁用雌激素等对肝脏有损害的药物，可选择口服生麦芽或乳房外敷芒硝。所以选项 E 错误。因此本题的正确答案为 BE。

204. ABD 非重型肝炎主要采用护肝、对症、支持疗法。重型肝炎者可给予低脂肪、低蛋白、高糖类流汁或半流汁饮食，并予以大量维生素。同时给予能量合剂，如 25% 葡萄糖液加辅酶 A 及维生素 C。对于有 DIC 者可在凝血功能监测下，酌情应用肝素治疗，用量宜小不宜大；产前 4 小时至产后 12 小时内不宜应用肝素，以免发生产后出血。接近临产期有出血倾向者可给予维生素 K。所以选项 ABD 正确。

205. CD 由肝炎孕妇分娩的婴儿，勿与急性肝炎的母亲密切接触，不应母乳喂养，而用人工喂养的办法来减少婴儿患肝炎的机会，婴儿出生后，应立即注射乙肝疫苗及乙肝免疫球蛋白。所以选项 C 错误。妊娠合并肝炎分娩期的处理以备新鲜血、缩短第二产程、防止产道损伤和胎盘残留为主。所以，选项 D 错误。

206. ABCE 出现以下情况时考虑妊娠合并重型肝炎：①消化道症状严重；②血清总胆红素值 > 171μmol/L（10mg/dl），或黄疸迅速加深，每日上升 17.1μmol/L；③凝血功能障碍，全身出血倾向，PTA < 40%；④肝脏缩小，出现肝臭气味，肝功能明显异常；⑤肝性脑病；⑥肝肾综合征。

207. ABCE 妊娠期较常见的母体血液系统并发症有贫血（包括缺铁性贫血、巨幼细

胞贫血、再生障碍性贫血）和特发性血小板减少性紫癜，两者均可对母儿造成危害。

208. CE 缺铁性贫血（IDA）是妊娠期最常见的贫血，约占妊娠期贫血95%。由于胎儿生长发育及妊娠期血容量增加，对铁的需要量增加，尤其在妊娠中晚期，孕妇对铁摄取不足或吸收不良，均可引起贫血。所以选项A、B均正确。缺铁性贫血外周血涂片为小细胞低色素贫血。所以选项C错误。血清铁浓度能灵敏反映缺铁状况，正常成年妇女血清铁为$7 \sim 27 \mu mol/L$。若孕妇血清铁$< 6.5 \mu mol/L$，可以诊断为缺铁性贫血。所以选项D正确。多数缺铁性贫血孕妇经补充铁剂后血象很快改善，不需输血。当血红蛋白$< 70g/L$者建议输血；血红蛋白在$70 \sim 100g/L$之间，根据患者手术与否和心脏功能等因素，决定是否需要输血。所以选项E错误。因此本题的正确答案为CE。

209. BCE 妊娠合并巨幼细胞贫血的实验室检查：①外周血象：为大细胞性贫血，血细胞比容降低，红细胞平均体积（MCV）>100fl，红细胞平均血红蛋白含量（MCH）>32pg，大卵圆形红细胞增多、中性粒细胞分叶过多，粒细胞体积增大，核肿胀，网织红细胞减少，血小板通常减少。②骨髓象：红细胞系统呈巨幼细胞增生，不同成熟期的巨幼细胞系列占骨髓细胞总数的30%~50%，核染色质疏松，可见核分裂。③叶酸及维生素B_{12}值：血清叶酸$< 6.8nmol/L$、红细胞叶酸$< 227nmol/L$提示叶酸缺乏。血清维生素$B_{12} < 74pmol/L$，提示维生素B_{12}缺乏。所以选项BCE正确。

210. ABDE 妊娠合并再生障碍性贫血患者多数能经阴道分娩，注意缩短第二产程，防止第二产程用力过度，必要时助产，以避免重要脏器出血。产后仔细检查软产道，防止产道

血肿形成。有剖宫产术指征者，可采用手术止血措施，以减少产后出血。所以选项ABDE正确。

211. ABCE 目前认为妊娠不是再障的原因，但妊娠可能使原有病情加重。孕妇血液相对稀释，使贫血加重，易发生贫血性心脏病，甚至造成心力衰竭。由于血小板数量减少和质的异常，以及血管壁脆性及通透性增加，可引起鼻、胃肠道黏膜出血。同时外周血粒细胞、单核细胞减少，易引起感染。再障孕妇也易发生子痫前期，使病情进一步加重。颅内出血、心力衰竭及严重呼吸道、泌尿道感染或败血症常是再障孕产妇的重要死因。所以选项ABCE正确。

212. ABCE 特发性血小板减少性紫癜（ITP）的治疗：①ITP的治疗应个体化。一般说来血小板计数大于$50 \times 10^9/L$，无出血倾向者可予观察并定期检查。孕期血小板$< 50 \times 10^9/L$，有出血倾向者首选肾上腺皮质激素。②一般不必终止妊娠，但如果严重血小板减少未获缓解，在妊娠12周前需要用糖皮质激素治疗，需考虑终止妊娠。③输入血小板会刺激体内产生抗血小板抗体，加快血小板破坏。因此，不主张输注血小板，只有在血小板重度减低且有出血倾向，为防止重要脏器出血（如脑出血），或分娩时，才输注血小板。④根据患者的孕期和血小板减少程度，可应用不同的方法，主要有糖皮质激素、静脉用丙种球蛋白。⑤治疗无效并有严重出血倾向者，可在中孕期行脾切除术。所以选项ABCE正确。

213. BE 早期妊娠合并阑尾炎时，病史、症状及体征与非妊娠期阑尾炎相似。超声检测对阑尾炎、阑尾周围脓肿有一定的诊断价值。妊娠中晚期妊娠合并阑尾炎，临床表现常不典型，阑尾炎的症状和体征与非妊娠期阑尾炎明

显不同。所以选项 BE 正确。

214. CE 决定妊娠合并急性阑尾炎预后的主要因素与妊娠时期和手术时阑尾病变严重程度相关。如处于妊娠早期，阑尾炎症诊断较易，预后良好。越近妊娠晚期，诊断越困难，误诊几率越大，可能延误治疗导致阑尾穿孔，甚至发生弥漫性腹膜炎，致使孕妇死亡率增高。所以选项 CE 正确。

215. ABCD 妊娠各期感染淋菌对妊娠结局均有不良影响。妊娠早期淋菌性子宫颈管炎可致感染性流产和人工流产后感染。妊娠晚期子宫颈管炎使胎膜脆性增加，易发生绒毛膜羊膜炎、宫内感染、胎儿窘迫、胎儿生长受限、死胎、胎膜早破和早产等。所以，选项 A、D 均正确。淋病发病率居我国性传播性疾病首位，主要通过性接触传播，间接传播比例很小。所以，选项 E 错误，选项 B 均正确。淋病奈瑟菌为革兰阴性双球菌，对柱状上皮及移行上皮黏膜有亲和力，常隐匿于泌尿生殖道引起感染。所以选项 C 正确。因此本题应选 ABCD。

216. ABDE 约 1/3 胎儿通过未经治疗产妇软产道时感染淋菌，引起新生儿淋菌性结膜炎、肺炎，甚至出现败血症，使围产儿死亡率增加。若未及时治疗，结膜炎可累及角膜形成角膜溃疡、穿孔或虹膜睫状体炎、全眼球炎而致失明。所以选项 ABDE 正确。

217. ABCD 晚期梅毒是指病程在两年以上的梅毒，包括：①皮肤、黏膜、骨、眼等梅毒；②心血管梅毒；③神经梅毒；④内脏梅毒；⑤晚期潜伏梅毒。

218. AB 梅毒血清学检查：①非梅毒螺旋体试验：包括性病研究实验室试验（VDRL）和快速血浆反应素试验（RPR）等，可定性和定量检测。但敏感性高、特异性低，

确诊需梅毒螺旋体试验。②梅毒螺旋体试验：包括荧光螺旋体抗体吸附试验（FTA - ABS）和梅毒螺旋体被动颗粒凝集试验（TP - PA）等。

219. ABCE 诊断或高度怀疑先天梅毒的依据：①先天梅毒的临床表现；②病变部位、胎盘、羊水或脐血找到梅毒螺旋体；③体液中抗梅毒螺旋体 IgM 抗体（＋）；④脐血或新生儿血非梅毒螺旋体试验抗体滴度较母血增高 4 倍以上。

220. CDE 人乳头瘤病毒（HPV）在人体温暖潮湿的条件下易生存繁殖，故外生殖器和肛周是最容易发生感染的部位（选项 A 错误）。孕妇患尖锐湿疣有垂直传播的危险，但胎儿宫内感染很罕见（选项 B 错误）。尖锐湿疣为性传播疾病，是由人乳头瘤病毒（HPV）感染引起的鳞状上皮疣状增生的病变。妊娠期尖锐湿疣生长快，产后部分尖锐湿疣可迅速缩小，甚至自然消退。病理检查病灶，可见棘层高度增生，有空泡细胞。所以选项 CDE 正确。

221. BE 人乳头瘤病毒（HPV）属环状双链 DNA 病毒，目前共发现 40 余种 HPV 型别与生殖道感染有关，其中引起尖锐湿疣的主要是 HPV6 型和 HPV11 型。

222. ACDE 妊娠合并生殖器疱疹检查除根据典型病史和临床表现外，诊断单纯疱疹病毒感染的依据有：①水疱液中分离出单纯疱疹病毒。②将水疱液、唾液接种在人胚成纤维细胞或兔肾细胞，培养 48 小时即可作出判断，并可用免疫荧光技术证实。③在水疱底部刮片行 Giemsa 染色后，光镜下见棘突松解，有数个核的气球形细胞和嗜酸性核内包涵体。④借助 PCR 技术扩增单纯疱疹病毒 DNA，诊断可靠。⑤酶免法检测孕妇血清及新生儿脐血清中特异 IgG、IgM，若脐血中特异 IgM 阳性，提

示宫内感染。

223. ABC　沙眼衣原体（CT）感染是常见的 STD 之一。CT 有 18 个血清型，其中 8 个血清型（D～K）与泌尿生殖道感染有关，尤其以 D、E、F 型最常见，主要感染柱状上皮及移行上皮而不向深层侵犯。

224. AD　孕妇宫颈感染衣原体的危险因素包括：开始性生活年龄小、多个性伴侣、低文化程度、不用阻隔式避孕、患沙眼及重度宫颈糜烂等。若发现孕妇有上述某项危险时，应及时检测宫颈衣原体。

225. AB　淋病奈瑟菌及沙眼衣原体，主要见于性传播疾病的高危人群。以性传播为主，潜伏期 7～12 天。部分子宫颈炎的病原体与细菌性阴道病病原体、生殖支原体感染有关。可发生垂直传播，产道感染多见。所以选项 A、B 均正确。新生儿血清 CT IgM 阳性，表明有宫内感染。所以选项 C 错误。妊娠期感染首选阿奇霉素 1g 顿服，或阿莫西林 500mg 口服，每日 3 次，连用 7 日，不推荐使用红霉素。所以选项 D 错误。沙眼衣原体感染以子宫颈管炎、尿路炎和前庭大腺感染多见。所以选项 E 错误。因此本题应选 AB。

226. ABC　孕妇感染沙眼衣原体后多无症状或症状轻微，以子宫颈管炎、尿路炎和前庭大腺感染多见。子宫内膜炎、输卵管炎、腹膜炎、反应性关节炎和莱特尔综合征较少见。

227. ABDE　新生儿衣原体感染为全身感染性疾病，衣原体感染新生儿最常侵犯眼结膜，并可累及鼻咽部。所以，选项 C 错误，其余选项内容是正确的。

228. ABD　感染人类的支原体有十余种，

常见的与泌尿生殖道感染有关的支原体有解脲支原体（UU）、人型支原体（MH）及生殖道支原体（MG）。

229. ABCDE　对高危人群应进行 HIV 抗体检测。高危人群包括：①静脉毒瘾者；②性伴侣已证实感染 HIV；③有多个性伴侣；④来自 HIV 高发区；⑤患有多种 STD，尤其有溃疡型病灶；⑥使用过不规范的血制品；⑦HIV 抗体阳性患者所生子女。

230. ABCD　急性 HIV 感染与许多其他病毒感染症状相似，通常持续不到 10 日。常见症状包括发热、盗汗、疲劳、皮疹、头痛、淋巴结病、咽炎、肌痛、关节痛、恶心、呕吐和腹泻等。所以选项 ABCD 正确。

231. ACDE　艾滋病期：发热、体重下降，全身浅表淋巴结肿大，常合并各种条件性感染（如口腔念珠菌感染、卡氏肺囊虫肺炎、巨细胞病毒感染、疱疹病毒感染、弓形虫感染、隐球菌脑膜炎及活动性肺结核等）和肿瘤（如卡波西肉瘤、淋巴瘤等），约半数患者出现中枢神经系统症状。

232. ABD　艾滋病的产科处理：①尽可能缩短破膜距分娩的时间；②尽量避免进行有创操作，如会阴切开术、人工破膜、胎头吸引器或产钳助产术、胎儿头皮血检测等，以减少胎儿暴露于 HIV 的危险；③建议在妊娠 38 周时选择性剖宫产以降低 HIV 母婴传播；④不推荐 HIV 感染者母乳喂养；⑤对于产后出血建议用催产素和前列腺素类药物，不主张用麦角生物碱类药物，因其可与反转录酶抑制剂和蛋白酶抑制剂协同促进血管收缩。

第六章　胎盘与胎儿异常

一、A1 型题

1. D　前置胎盘是妊娠晚期严重的并发症。所以选项 A 错误。在大多数情况下，前置胎盘不会引起下腹部疼痛。所以选项 B 错误。阴道流血发生时间、出血量多少以及反复发生次数与前置胎盘类型有关。所以选项 C 错误。完全性前置胎盘又称为中央性前置胎盘，宫颈内口完全被胎盘组织覆盖，初次出血时间多在妊娠 28 周左右。所以选项 D 正确。妊娠足月出现阴道流血多为边缘性前置胎盘。所以选项 E 错误。因此本题的正确答案为 D。

2. D　前置胎盘产后检查胎膜破口距胎盘边缘 7cm 以内。所以选项 D 错误。

3. A　前置胎盘腹部检查：子宫软，轮廓清楚，无压痛，子宫大小与孕周相符。胎位清楚，胎先露高浮或伴有胎位异常。所以选项 A 正确。

4. C　B 型超声检查是诊断前置胎盘最常用的手段，可确定胎盘的位置，并可清楚地判断胎盘与子宫颈内口的关系，故可诊断前置胎盘的类型，为临床提供可靠的依据。B 型超声诊断前置胎盘时，必须注意妊娠周数。B 超诊断前置胎盘的依据是妊娠 28 周 B 超下见胎盘近子宫颈内口或覆盖内口。

5. E　前置胎盘实施期待疗法的目的是在保障母儿安全的前提下，尽量延长妊娠时间，提高胎儿存活性。适用于妊娠 <36 周、胎儿存活、一般情况良好、阴道流血量少、无需紧急分娩的孕妇。建议在有母儿抢救能力的医疗机构进行治疗，一旦有阴道流血，强调住院治疗的必要性，且加强对母儿状况的监测及治疗。所以选项 E 不是期待疗法的适应证。

6. E　前置胎盘的并发症：①产后出血：剖宫产时，当子宫切口无法避开附着于前壁的胎盘，导致出血明显增多，胎儿娩出后，子宫下段肌组织菲薄，收缩能力差，附着于此处的胎盘不宜完全剥离，一旦剥离，开放的血窦不易关闭，常发生产后出血，量多且不易控制；②植入性胎盘：子宫下段蜕膜发育不良，胎盘绒毛穿透底蜕膜，侵入子宫肌层，使胎盘剥离不全，而发生产后出血；③产褥感染：细菌经阴道侵入靠近宫颈外口的胎盘剥离面，同时多数产妇因反复出血而致贫血，免疫力低下，容易发生产褥感染；④围产儿预后不良：出血量多可以导致胎儿窘迫，甚至缺氧死亡，治疗性早产率增加，低出生体重的发生率和新生儿的死亡率增高。凝血功能障碍不属于前置胎盘的并发症。因此本题应选 E。

7. C　前置胎盘的治疗原则是抑制宫缩、纠正贫血、预防感染和适时终止妊娠。原则上以产妇安全为主，在母亲安全的前提下，尽量避免胎儿早产，以减少其死亡率。剖宫产术是处理前置胎盘的主要手段，术前应积极纠正休克，输液、输血补充血容量，术中多选择子宫下段切口，适当选择切口的位置，尽可能避开胎盘；阴道分娩是利用胎先露部压迫胎盘达到止血目的，此法仅适用于边缘性前置胎盘而胎儿为头位，在临产后发生出血，但血量不多，产妇一般情况好，产程进展顺利，估计在短时间内可以结束分娩者。决定阴道分娩后，行人工破膜，破膜后胎头下降，压迫胎盘，达到止血，并可促进子宫收缩，加速分娩，此方法对经产妇的效果较好。所以，选项 C 正确。

8. E 前置胎盘阴道流血的特点为无诱因的反复性无痛性阴道流血，不伴有腹痛。出血伴宫缩及腹痛是胎盘早剥的特点。所以，选项 E 的说法不恰当，其余选项内容均是正确的。

9. B 前置胎盘的阴道分娩仅适用于边缘性前置胎盘、低置胎盘、枕先露、阴道流血少，估计在短时间内能结束分娩者，在有条件的机构，备足血源的前提下，可在严密监测下行阴道试产。所以选项 B 正确。

10. C 前置胎盘行阴道检查仅适用于终止妊娠前，为明确诊断或决定分娩方式时进行。检查时以一手示、中指轻轻行阴道穹隆部触诊。患者一般情况好，阴道无活动性出血时无须行阴道检查。所以选项 C 错误。

11. D 胎盘早剥的主要病理变化为底蜕膜出血、形成血肿，使该处胎盘自子宫壁剥离。如剥离面积小，血液易凝固而出血停止，临床可无症状或症状轻微。如继续出血，胎盘剥离面也随之扩大，形成较大胎盘后血肿，血液可冲开胎盘边缘及胎膜经宫颈管流出，称为显性剥离。当发生隐性出血时容易发生子宫胎盘卒中。有时出血穿破羊膜溢入羊水中，形成血性羊水。胎盘早剥 Ⅰ 度以外出血为主，多见于分娩期，胎盘剥离面积小，患者常无腹痛或腹痛轻微，贫血体征不明显。腹部检查：子宫软，子宫大小与妊娠周数相符，胎位清楚，胎心多正常，产后检查见胎盘母体面有凝血块及压迹即可诊断。所以选项 D 正确。

12. B 胎盘早剥的典型临床表现为妊娠 20 周后阴道流血、腹痛，可伴有子宫张力增高和子宫压痛，严重时出现失血性休克、弥散性血管内凝血，若处理不及时可危及母儿生命。胎盘早剥的典型表现不包括肉眼血尿。隐

性出血时内出血逐渐增多，压力也渐增大，而使血液浸入子宫肌层，引起肌纤维分离、断裂、变性；血液浸入子宫浆肌层时，子宫表面呈紫蓝色，称为子宫胎盘卒中。有时出血穿破羊膜溢入羊水中，形成血性羊水。重度胎盘早剥，内出血时子宫触诊硬如板状，有压痛，尤以胎盘附着处最明显；子宫底较前升高；胎位、胎心不清，胎儿多因严重宫内窘迫而死亡。可无阴道流血或少量阴道流血及血性羊水，贫血程度与外出血量不符。肉眼血尿是先兆子宫破裂的临床表现。故本题应选 B。

13. A 重型胎盘早剥可合并重度妊高征，子宫板状硬，有剧烈腹痛；先兆子宫破裂症状有剧烈腹痛，病理缩复环等。所以剧烈腹痛为重型胎盘早剥与先兆子宫破裂在临床表现上所共有的特征。

14. A Ⅰ 度胎盘早剥多见于分娩期。胎盘剥离面积小，患者常无腹痛或腹痛轻微，贫血体征不明显。患者子宫软，大小与妊娠周数相符，以及胎位清楚、胎心率正常，产后检查见胎盘母体面有凝血块及压迹。所以选项 A 正确。

15. E 重型胎盘早剥腹部呈"板状腹"，有压痛，尤以胎盘附着处明显。随胎盘后血肿不断增大，宫底升高，压痛明显，胎心率改变或消失，甚至出现恶心、呕吐、出汗、面色苍白、脉搏细弱、血压下降等休克征象。所以选项 E 错误。

16. A 胎儿未娩出前，胎盘可能继续剥离，难以控制出血，持续时间越长，病情越严重，并发凝血功能障碍等合并症的可能性也越大。因此，一旦确诊，必须及时终止妊娠，不可行期待疗法。所以选项 A 正确，选项 B、D 均错误。Ⅲ级胎盘早剥，产妇病情恶化，胎儿已死，不能立即分娩者采取剖宫产术。所以选

项 C 错误。胎盘早剥胎盘卒中可边按摩子宫，边用热盐水纱布垫湿热敷子宫，多数子宫收缩转佳，出血量减少。所以选项 E 错误。因此本题应选 A。

17. C 胎盘早剥后终止妊娠的时间并无严格限制，一般在出现症状、明确诊断且短时间不能立即分娩的情况下，应尽快终止妊娠。轻型胎盘早剥，孕周小，症状轻的情况下，可以在严密观察下继续妊娠。所以，选项 C 说法错误，其余选项都是正确的。

18. A 在妊娠 4 个月内的孕妇如患风疹，其风疹病毒可通过胎盘感染胎儿，可使新生儿患先天性白内障、耳聋、心脏病、青光眼、视网膜病及先天性发育滞后等先天性畸形。麻疹病毒、狂犬病毒、脊髓灰质炎病毒及 EB 病毒一般均不经宫内传播，故不引起先天性感染和畸形。所以本题应选 A。

19. C 胎儿出生缺陷是指胚胎或胎儿在发育过程中所发生的结构或功能代谢的异常，我国出生缺陷总发生率为 5%。胎儿出生缺陷发生率的顺序，由多到少排列的是无脑儿，脑积水，开放性脊柱裂，脑脊膜膨出，腭裂，先天性心脏病，21 - 三体综合征，腹裂，脑膨出。

20. A 无脑儿是严重的出生缺陷胎儿中最常见的一种，系前神经孔闭合失败所致，是神经管缺陷中最严重的一种类型。女胎比男胎多 4 倍，由于缺少颅盖骨，眼球突出呈"蛙样"面容，颈项短，无大脑，仅见颅底或颅底部分脑组织，不可能存活。

21. B 脑积水常伴有脊柱裂、足内翻等畸形。严重的脑积水及水脑可致梗阻性难产、子宫破裂、生殖道瘘等，对母亲有严重危害。

22. D 隐性脊柱裂在产前超声检查中常难发现。较大的脊柱裂产前超声检查易发现，

妊娠 18 ~ 20 周是发现的最佳时机，由于超声检查的诊断敏感性较高，单独筛查脊柱裂可获得满意的筛查效益。

23. A 隐性脊柱裂超声检查探及某段脊柱两行强回声的间距变宽，或形成角度呈 V 或 W 形，脊柱短小、不完整、不规则弯曲，或伴有不规则的囊性膨出物。

24. A 五个选项均为致死性骨骼发育不良疾病。致死性侏儒是最常见的致死性骨骼发育不良疾病，表现为长骨极短且弯曲、窄胸、头颅相对较大、腹膨隆，多伴有羊水过多。

25. C 在诊断胎儿宫内生长迟缓时 B 超检查意义最大。B 超是一种影像诊断方法。它的应用性非常地广泛，可以用于人体大部分皮下软组织，腹腔内的实质性脏器。怀孕早期通过 B 超可了解是宫内妊娠还是宫外孕。若为宫内孕，可判断胚胎是否存活，明确是单胎、双胎还是多胎妊娠。随着孕周进展，孕周进一步增大后可测量双顶径、股骨长、头围、腹围，估测胎儿体重及生长发育情况。妊娠 13 周时，通过 B 超检查胎儿颈部厚度，可判断胎儿有无异常。

26. D 引起胎儿生长受限的胎盘因素，如帆状胎盘、轮廓状胎盘、副叶胎盘、小胎盘等胎盘各种病变导致子宫胎盘血流量减少，胎儿血供不足。选项 D "脐带过长"是脐带因素。故本题应选 D。

27. A 胎儿发育分三阶段。第一阶段（妊娠 17 周之前）：主要是细胞增殖，所有器官的细胞数目均增加。第二阶段（妊娠 17 ~ 32 周）：细胞继续增殖并增大。第三阶段（妊娠 32 周之后）：细胞增生肥大为其主要特征，胎儿突出表现为糖原和脂肪沉积。内因性均称型胎儿生长受限一般发生在胎儿发育的第一阶段，即妊娠 17 周之前。

28. E　地塞米松可能诱发胎儿早产，让胎儿生长受限。故胎儿生长受限患儿不应长期应用地塞米松。所以选项 E 错误。

29. C　在诊断胎儿生长受限时，超声检查意义最大。超声可以测量胎儿生长情况，比如双顶径、头围、腹围、股骨长，了解羊水、胎盘情况，以及其变化，彩色多普勒可以检测脐动脉血流情况，如有无舒张期血流缺失，S/D 值，大脑中动脉血流，对胎儿宫内发育情况评估。

30. E　巨大胎儿对母体的影响主要有：①头盆不称发生率上升（选项 D 正确），增加剖宫产率；②经阴道分娩主要危险是肩难产（选项 C 正确），其发生率与胎儿体重成正比；③肩难产处理不当可造成子宫过度扩张，易发生子宫收缩乏力、产程延长（选项 A 正确），易导致产后出血（选项 B 正确）。羊水栓塞多见于高龄初产妇和多产妇（较易发生子宫损伤）、自发或人为导致的宫缩过强、急产、胎膜早破、前置胎盘、胎盘早剥、子宫不完全破裂、剖宫产术等，巨大胎儿经阴道分娩的常见并发症不包括羊水栓塞。所以选项 E 错误。本题的正确答案为 E。

31. E　巨大胎儿与双胎妊娠均为高危妊娠，子宫腔内容物体积过大，子宫肌过度拉伸均易促使产程延长，并宫缩乏力，均易导致产后出血。但两者早产发生率不同。双胎妊娠早产发生率较高，巨大儿早产发生率不高。所以选项 E 错误。

32. E　巨大胎儿孕妇腹部检查：腹部明显膨隆，宫高 > 35cm。触诊胎体大，先露部高浮，若为头先露，多数胎头跨耻征为阳性。听诊时胎心清晰，但位置较高。所以选项 E 错误。

33. D　巨大胎儿处理：（1）分娩期：①

估计胎儿体重 > 4000g 且合并糖尿病者，建议剖宫产终止妊娠；②估计胎儿体重 > 4000g 而无糖尿病者，可阴道试产，但产程中需注意放宽剖宫产指征。产时应充分评估，必要时产钳助产，同时做好处理肩难产的准备工作。分娩后应行宫颈及阴道检查，了解有无软产道损伤，并预防产后出血。（2）预防性引产：既往认为：因为预防性引产并不能改善围产儿结局，不能降低肩难产率，反而可能增加剖宫产率。但 2020 年妊娠并发症和合并症终止妊娠时机的专家共识提出对于可疑巨大胎儿，可以在 39 周 ~ 39 周$^{+6}$终止妊娠，如果无阴道分娩禁忌症，可进行引产。在 39 周前的巨大儿仍不建议引产，故 D 不正确。（3）新生儿处理：预防新生儿低血糖，在出生后 30 分钟监测血糖。出生后 1 ~ 2 小时开始喂糖水，及早开奶。轻度低血糖者口服葡萄糖，严重低血糖者静脉输注。新生儿易发生低钙血症，应补充钙剂，多用 10% 葡萄糖酸钙 1ml/kg 加入葡萄糖液中静脉滴注。

34. A　胎儿急性缺氧系因母胎间血氧运输及交换障碍或脐带血液循环障碍所致。脐带异常，如脐带绕颈、脐带真结、脐带扭转、脐带脱垂、脐带血肿、脐带过长或过短、脐带附着于胎膜等可引起胎儿急性缺氧。其余四个选项均为胎儿慢性缺氧的病因。所以本题应选 A。

35. A　慢性胎儿窘迫主要发生在妊娠晚期，常延续至临产并加重。多因妊娠期高血压疾病、慢性肾炎、糖尿病等所致。急性胎儿窘迫主要发生在分娩期。多因脐带异常、胎盘早剥、宫缩过强、产程延长及休克等引起。所以选项 A 错误。

36. B　胎儿严重的心血管疾病、呼吸系统疾病，胎儿畸形，母儿血型不合，胎儿宫内感染、颅内出血及颅脑损伤，致胎儿运输及利用氧能力下降，可引起胎儿慢性缺氧。所以选项 B 正确。前置胎盘、胎盘早剥可引起胎儿急性缺氧；脐带异常，如脐带绕颈、脐带真结、脐带扭转、脐带脱垂、脐带血肿、脐带过长或过短、脐带附着于胎膜等可引起胎儿急性缺氧。

37. A 胎盘功能正常，不能提示胎儿宫内窘迫。所以选择 A 错误。胎动减少或消失是慢性胎儿窘迫的临床表现。胎动减少是胎儿缺氧的重要表现，应予警惕。所以选项 B 正确。产前胎儿电子监护异常，无应激试验（NST）异常提示有胎儿缺氧可能。所以选项 C 正确。胎儿生物物理评分低：≤4 分提示胎儿窘迫，5~6 分为可疑胎儿缺氧。所以选项 D 正确。脐动脉多普勒超声血流异常：胎儿生长受限的胎儿脐动脉多普勒血流可表现为 S/D 比值升高，提示有胎盘灌注不足；若出现脐动脉舒张末期血流缺失或倒置和静脉导管反向"a"波，提示随时有胎死宫内的危险。所以选项 E 正确。因此本题应选 A。

38. A 急性胎儿窘迫时胎心率高于 160 次/分或低于 110 次/分，均提示胎儿窘迫。胎心率不规则，胎心率减弱，是胎儿严重缺氧的征象，最终胎心率消失，胎儿死亡。缺氧早期，表现为胎动频繁，继而减弱及次数减少，进而消失。破膜后取胎儿头皮血测定 pH 值，进行血气分析，如果其 pH 低于 7.20 提示胎儿有酸中毒，可诊断为胎儿窘迫。羊水中胎粪污染不是胎儿宫内窘迫的征象，需要结合胎心监护进行评估，如果胎心监护异常，存在宫内缺氧情况，会引起胎粪吸入综合征，造成不良胎儿结局。羊膜镜检羊水深绿色合并胎心监护晚期减速。胎位异常不是诊断胎儿宫内窘迫的依据。所以本题应选 A。

39. A 采集胎儿头皮血进行血气分析，

若 pH < 7.20（正常值 7.25~7.35），PO_2 < 10mmHg（正常值 15~30mmHg），PCO_2 > 60mmHg（正常值 35~55mmHg），可诊断为胎儿酸中毒。

40. A 正常情况下，足月妊娠时胎动次数 >20 次/24 小时。胎动减少，尤其是进行减少，提示胎儿窘迫。

41. C 妊娠 20 周后胎儿在子宫内死亡，称为死胎。所以选项 A 正确。胎儿死亡后约 80% 在 2~3 周内自然娩出，若死亡后 3 周胎儿仍未排出，退行性变的胎盘组织释放凝血活酶进入母血液循环，激活血管内凝血因子，可能出现弥散性血管内凝血（DIC）。所以选项 B 正确。死胎最可靠的诊断依据为超声检查未见胎心搏动；宫底停止升高是死胎的临床体征，超声检查未见胎心率搏动是最可靠的诊断依据。所以选项 C 错误。雌激素是促进妊娠子宫生长发育的主要因素，大剂量的雌激素可以提高子宫的收缩性，增加子宫平滑肌对缩宫素的敏感性。所以选项 D 正确。颅骨重叠或脊柱成角变曲是死胎的征象。所以选项 E 正确。因此本题的正确答案为 C。

42. E 死胎表现为孕妇自觉胎动停止，子宫停止增长，检查时听不到胎心，子宫大小与停经周数不符。经 B 型超声检查见胎动、胎心消失是诊断死胎可靠的依据。

43. C 死胎在宫腔内停留过久可能引起母体凝血功能障碍。胎儿死亡后约 80% 在 2~3 周内自然娩出，若死亡后 3 周胎儿仍未排出，退行性变的胎盘组织释放凝血活酶进入母血液循环，激活血管内凝血因子，可能出现弥散性血管内凝血（DIC）。胎死宫内 4 周以上，DIC 发生机会增多，可引起分娩时的严重出血。

44. A 死胎时间过长稽留在宫腔内，退行性变的胎盘和羊水释放的凝血活酶进入母血循环，引起 DIC，消耗血中纤维蛋白原，容易引起低纤维蛋白原血症。

45. C 两个卵子分别受精形成的双胎妊娠称为双卵双胎，双卵双胎约占双胎妊娠的 70%。单卵双胎约占双胎妊娠的 30%。双卵双胎各有自己的血液循环，胎盘多为两个，也可融合成一个，但血液循环各自独立。胎盘胎儿面有两个羊膜腔，中间隔有两层羊膜、两层绒毛膜。单绒毛膜双胎由于会发生一系列的并发症，如双胎输血综合征（TTTS），双胎动脉反向灌注序列征及双胎选择性生长不一致等，故单绒毛膜双胎死亡率比双绒毛膜双胎死亡率高 3.6 倍。因此，选项 C 为正确答案。

46. D 单卵双胎分裂一般有以下几个时间段：①桑椹期（早期胚泡，受精后 3 天），分裂为双绒毛膜双胎，发生率约占单卵双胎 30%；②晚期囊胚（受精 4~8 天，羊膜囊未形成），分裂为单绒毛膜双羊膜囊双胎，发生率约占单卵双胎 68%；③羊膜囊形成后（受精 9~13 天），分裂为单绒毛膜单羊膜囊双胎，发生率约占单卵双胎 1%~2%；④原始胚盘形成后（受精 13 天后），此时机体不能完全分裂成两个，形成连体双胎，极其罕见。

47. A 单卵双胎形成原因不明，不受种族、遗传、年龄、胎次的影响，也与促排卵药物应用无关。一个受精卵分裂形成两个胎儿，具有相同的遗传基因，故两个胎儿性别、血型及外貌等均相同。所以选项 A 正确。

48. A 单卵双胎若分裂发生在桑椹期（早期胚泡），相当于受精后 3 日内，形成两个独立的胚胎、两个羊膜囊，两个绒毛膜，可以独立着床形成各自的胎盘。两个羊膜囊之间隔有两层绒毛膜、两层羊膜，胎盘为两个或

一个。所以选项 A 正确。

49. B 双胎妊娠中最常见的类型是双卵双胎，由两个卵子分别受精而成，约占 70%。两个卵子分别受精形成两个受精卵，各自的遗传基因不完全相同，故形成的两个胎儿有区别，如血型、性别不同或相同，指纹、外貌、性格类型等多种表型不同。

50. E 双卵双胎是两个卵子分别受精而成，约占 70%。胎儿的遗传基因不完全相同，性别和血型可以不同，外貌和指纹等表型不同。胎盘可为两个或一个，但胎盘的血液循环各自独立，胎儿分别位于自己的胎囊中，两胎囊之间的中隔由两层羊膜和两层绒毛膜组成，两层绒毛膜有时融合为一层。

51. A 联体儿极少见，系单卵双胎在孕早期发育过程中未能分离，或分离不完全所致，多数性别相同，可分为相等联体儿和不等联体儿。腹部检查时不易与双胎妊娠相鉴别，B 型超声诊断不困难。联体双胎所涉及的脏器越多越重要，预后就越差。一旦发现为联体儿，可考虑终止妊娠。足月妊娠应行剖宫产术。所以选项 A 错误。

52. D 选择性胎儿生长受限（sIUGR）目前诊断主要是根据 sIUGR 胎儿体重估测位于该孕周第 10 百分位以下，两胎儿体重相差 25% 以上。所以选项 C 错误。sIUGR 胎儿羊水量可正常，或仅出现一胎的羊水异常。所以选项 B 错误。sIUGR 发病原因主要为胎盘分配不均，sIUGR 胎儿通常存在脐带边缘附着或帆状插入。所以选项 D 正确。sIUGR 可分为 3 型，Ⅰ 型小胎儿脐血流正常；Ⅱ 型为小胎儿出现脐动脉舒张期缺失或倒置；Ⅲ 型为小胎儿出现间歇性脐动脉舒张期改变。所以选项 A 错误。因此本题的正确答案为 D。

53. A 对于无并发症及合并症的双绒毛

膜性双胎可期待至孕 38 周时再考虑分娩，最晚不应超过 39 周。无并发症及合并症的单绒毛膜双羊膜囊双胎可以在严密监测下至妊娠 35～37 周分娩。单绒毛膜单羊膜囊双胎的分娩孕周为 32～34 周。所以选项 A 正确。

二、A2 型题

54. D 无痛性阴道出血是前置胎盘的重要临床表现。腹部检查胎位清楚，胎先露高浮或伴有胎位异常。前置胎盘一旦发生严重出血不论胎龄均应立即行剖宫产术。此产妇孕 39 周，前置胎盘诊断基本明确，出血量约 500ml 甚至休克，为挽救孕妇生命，无需考虑胎儿情况，应立即行剖宫产术终止妊娠。对患有前置胎盘的患者禁做肛查，必要时可在输液、输血及做好紧急剖宫产手术的条件下做阴道检查。

55. B C、D、E 均为无创性检查，可以进行。若前置胎盘诊断明确，无需再行阴道检查。若必须通过阴道检查明确诊断或选择分娩方式时，可在输液、输血及做好紧急剖宫产手术的条件下进行。禁止肛查。

56. C 妊娠晚期突然发生无痛性反复阴道出血，应首先考虑前置胎盘；完全性前置胎盘往往初次出血时间早，约在妊娠 28 周即可发生，量多，间隔短，亦可一次大量失血而进入休克状态。边缘性前置胎盘初次出血发生较晚，多在妊娠 37～40 周或临产后，量也较少；破膜后，胎先露如能迅速下降，直接压迫胎盘，流血可以停止。部分性前置胎盘出血量及发生时间介于两者之间。所以本题应最可能的诊断是完全性前置胎盘。因此本题应选 C。

57. C 考虑前置胎盘，为进一步确诊应首选 B 超检查。B 超检查可清楚显示子宫壁、胎先露部、胎盘和宫颈的位置，明确前置胎盘

的类型。前置胎盘一般不做阴道检查。禁止肛查。

58. D 患者妊娠 37 周，阴道出血发生在妊娠晚期，出血量较少。在耻骨联合上方听到与母体脉搏一致的吹风样杂音，可考虑胎盘位于子宫下段的前面（如位于后面则听不到胎盘血流杂音），这都是边缘性前置胎盘的症状体征。

59. A 妊娠晚期发生无诱因、无痛性反复阴道流血可诊断为前置胎盘。孕妇一般情况好，阴道出血不多，孕龄 <34 周，可实行期待疗法。具体措施应绝对卧床休息，左侧卧位，定时吸氧（每日吸氧 3 次，每次 20～30 分钟），禁止性生活、阴道检查、肛门检查、灌肠及任何刺激，保持孕妇良好情绪，可应用镇静剂地西泮 5mg，口服，每日 3 次，观察病情变化。

60. D 根据病史妊娠晚期特发的无痛性阴道出血应考虑前置胎盘。前置胎盘的胎盘位置低于胎先露部，附着在子宫下段、下缘达到或覆盖宫颈内口。确诊前置胎盘主要是依据经阴道超声检查，超声可清楚显示子宫壁、宫颈及胎盘的关系，为目前诊断前置胎盘最有效的方法，准确率在 95% 以上。超声诊断前置胎盘还需考虑孕龄，28 周以上可以明确诊断。

61. E 前置胎盘的处理原则是抑制宫缩、止血、纠正贫血和预防感染，适时终止妊娠。缩宫素激惹试验为诱发宫缩，会加重出血，故不正确。所以选项 E 为正确答案。

62. B 前置胎盘一旦发生严重出血而危及孕妇生命安全时，不论胎龄大小均应立即剖宫产。前置胎盘根据阴道流血量、有无休克、妊娠周数、胎儿是否存活、是否临产及前置胎盘的类型而采取相应的处理。孕妇血压 90/60mmHg，心率 120 次/分，四肢湿冷，应在纠

正休克同时行急诊剖宫产术。

63. D　前置胎盘出现阴道流血多，失血性休克者，无论胎儿成熟与否，均应终止妊娠，故该患者应立即行剖宫产术结束分娩。

64. D　本病例中妊娠期高血压疾病患者出现头痛症状，提示血压控制不良，在此基础上继发持续性下腹痛及阴道出血，提示胎盘早剥可能。胎盘早剥主要的病理改变主要为底蜕膜出血、形成血肿，使该处胎盘自子宫壁剥离，所以选项 D 正确。妊娠期高血压疾病为胎盘早剥常见的危险因素。

65. A　外伤尤其是腹部钝性创伤会导致子宫突然拉伸或收缩而诱发胎盘早剥。典型临床表现是阴道流血、腹痛，早期表现通常以胎心率异常为首发变化。

66. A　一旦确诊重型胎盘早剥，应立即剖宫产终止妊娠。

67. D　腹部外伤为胎盘早剥的常见诱因，即使是钝器撞击腹部也可能引起胎盘早剥的发生，孕妇发生腹部外伤时均需要排除胎盘早剥。但外伤导致的胎盘早剥并不一定立即出现典型的临床症状，若外伤后出现阴道出血、频繁宫缩等临床表现，需住院严密观察 24～48 小时。若无上述症状，持续胎心监护 4 小时无异常可回家观察。本病例中孕妇外伤后出现典型的胎盘早剥症状及体征，伴有胎儿宫内状况异常，考虑为胎儿窘迫，应立即终止妊娠、抢救胎儿。患者为初产妇，宫口尚未扩张，短时间内无法经阴道分娩，终止妊娠方式以剖宫产为宜。综上所述，选项 D 为正确答案。

68. A　胎盘早剥行剖宫产术后，若发生难以控制的大量出血，应快速输入新鲜血、凝血因子，患者了宫卒中，应行子宫切除术。

69. B　胎盘早剥Ⅲ度：胎盘剥离超过胎盘面积 1/2，临床表现较Ⅱ度加重。患者可出现恶心、呕吐、面色苍白、四肢湿冷、脉搏细数、血压下降等休克症状。腹部检查见：子宫硬如板状，宫缩间歇期不能放松，胎位触不清，胎心消失。该患者符合Ⅲ度胎盘早剥的表现。

70. A　重型胎盘早剥可引起剧烈腹痛、胎心率改变及内出血休克征象，易与子宫破裂相混淆。但重型胎盘早剥多伴有重度子痫前期－子痫病史或外伤史，腹部检查子宫呈板样硬，宫底升高，胎位不清，无病理性缩复环，B 型超声检查可见胎盘后血肿，胎儿在宫腔内。该患者症状与体征符合重型胎盘早剥的表现。

71. D　影响胎儿生长的因素有：（1）母体因素。①营养因素：孕妇偏食、妊娠剧吐以及摄入蛋白质、维生素及微量元素不足，胎儿出生体重与母体血糖水平呈正相关。②妊娠并发症与合并症，如妊娠期高血压疾病、慢性高血压、肾炎、贫血、抗磷脂抗体综合征等，均可使胎盘血流量减少，灌注下降。③其他：孕妇年龄、地区、体重、身高、经济状况、子宫发育畸形、吸烟、吸毒、酗酒、宫内感染、母体接触放射线或有毒物质、孕期应用苯妥英钠、华法林等。（2）胎儿因素。胎儿基因或染色体异常、先天发育异常时，也常伴有胎儿生长受限。（3）胎盘因素：胎盘各种病变导致子宫胎盘血流量减少，胎儿血供不足。（4）脐带因素：脐带过长、脐带过细（尤其近脐带根部过细）、脐带扭转、脐带打结等。综上所述，多次孕产史不会导致胎儿生长受限，所以本题的正确答案为 D。

72. C　NST 无反应型提示胎儿有窒息，故宜行人工破膜术以了解羊水情况，判断胎儿有无窒息。

73. D 妊娠 41 周为过期妊娠，由于胎盘功能减退，氧气和营养成分供应相对不足，胎儿不再继续生长。羊水呈绿色，提示胎儿窘迫，胎儿缺氧，导致胎儿排出胎粪，使得羊水变成绿色。当出现胎盘功能减退或胎儿窘迫征象，不论宫颈条件成熟与否，均应行剖宫产尽快结束分娩。

74. E 如无法立刻阴道分娩，且有进行性胎儿缺氧（频繁的晚期减速）和酸中毒（pH = 7.16）的证据，一般干预无法纠正者，均应立即行剖宫产终止妊娠。

75. E 急性胎儿宫内窘迫，若宫口开全，胎头双顶径已达坐骨棘平面以下，先露最低点可达 S^{+3}，应尽快经阴道助产。

76. D 宫口开大 4cm，频繁晚期减速，羊水污染，说明存在胎儿窘迫，先露浮，短时间内经阴道分娩困难，为挽救胎儿，宜行剖宫产结束分娩。

77. C 胎儿宫内生长受限及早发型子痫前期可能与狼疮抗凝物（LA）和抗心磷脂抗体（ACA）等自身免疫抗体有关。所以选项 C 正确。糖化血红蛋白（HbAlc）是妊娠糖尿病常用的评估近 4~8 周血糖情况的指标，题干未提示该孕妇有妊娠糖尿病，故排除选项 A。TORCH 感染筛查是弓形虫（T）、其他病毒（O）如梅毒螺旋体、微小病毒 B_{19} 等，风疹病毒（R），巨细胞病毒（C），单纯疱疹病毒（H）感染筛查的缩写，TORCH 感染可导致流产、早产、死胎等，本题题干未提示宫内感染可能，故排除选项 B。促甲状腺激素（TSH）是评估妊娠期甲状腺功能指标，与题干无关，故排除选项 D。梅毒螺旋体被动颗粒凝集试验（TPPA）测定血清梅毒特异性 IgG 抗体，一旦感染梅毒，该抗体终身阳性，不能用于观察疗效、鉴别复发及再感染，故本题选项 E 错误。

因此本题的正确答案为 C。

78. E 患者孕 24 周，双胎之一胎儿畸形，减胎指征明确。若为双绒毛膜双胎，可直接行氯化钾选择性减胎术；若为单绒毛膜双胎，由于两个胎儿之间存在交通血管，直接行氯化钾减胎，在减去畸形胎儿的同时会导致正常胎儿死亡。射频消融术适用于单绒毛膜双胎选择性减胎术，费用昂贵，技术要求高，手术风险高，在明确了单绒毛膜双胎情况下可实施。患者目前孕 24 周，立即终止妊娠，双胎均无法存活，胎儿畸形已发现，应尽快减胎；若超声根据胎盘无法确定绒毛膜性质可再根据以下进行判断：①胎儿性别（性别相同不一定为双绒毛膜双胎，但性别不同一定是双绒毛膜双胎）；②胎儿性别一样时，立即取双胎羊水行胎儿遗传基因快速检测，若遗传基因全相同，可能为单卵双胎，单绒毛膜性可能性大，如果遗传基因不全相同，基本可以确定为双卵双胎，双绒毛膜性。

79. E 防治早产是双胎产前监护的重点，双胎孕妇应适当增加每日卧床休息时间，减少活动量，所以选项 B 正确。2020 版双胎妊娠临床处理指南提到：①既往早产史或既往早期足月单胎分娩史与双胎妊娠早产密切相关。②对于宫颈长度 <1.5cm 或宫颈扩张 >1cm 的双胎妊娠，宫颈环扎术可能延长妊娠，并减少早产的发生，所以选项 C 正确。③无症状且中孕期超声显示宫颈管短的双胎孕妇，阴道使用孕激素可降低 <孕 35 周早产的风险，降低新生儿死亡率以及部分新生儿疾病的患病率，所以选项 D 正确。该患者尽管具备早产高危因素，综合指南和患者具体情况，仍应定期产检，随访观察。所以选项 A 正确。因此本题应选 E。

80. D 双胎管理指南中提到：发现单绒毛膜双羊膜囊双胎之一胎儿死亡，立即分娩并不能改善存活胎儿预后，理由是神经系统损伤发生在一胎死亡时，另一胎发生一瞬间宫内急性输血，立即分娩不能改善已经发生的存活胎儿的神经系统损伤，反而增加早产的发病率，除非出现胎心监护异常或孕晚期存活胎儿严重贫血。对于存活胎儿，可超声检测胎儿大脑中动脉的最大 PSV 判断胎儿是否存在严重贫血。发生胎死宫内 3 ~ 4 周对存活胎儿进行头颅 MRI 检查可能比超声检查更早发现一些严重的颅脑损伤。如果影像学检查发现存活胎儿的神经系统发生病变，需和家属详细讨论胎儿预后。所以选项 D 正确。

81. D 宫缩抑制剂使用最佳适应证为有早产征象，但宫颈管未消退，宫口未开。宫口已达 3cm 以上，不推荐继续抑制宫缩处理。单羊膜囊双胎存在胎盘间血管交通支，分娩过程中容易发生急性双胎输血，且脐带缠绕发生率高，整个孕期包括围生期均可因脐带缠绕突发胎死宫内，故建议剖宫产终止妊娠。胎心监护出现晚期减速，提示胎儿窘迫，应尽快终止妊娠，目前尚无证据证明吸氧、左侧卧位可以改善胎儿窘迫。所以选项 D 正确。

82. B 对于多胎妊娠必须实行减胎术，避免三胎或以上的妊娠分娩。对于减胎目标胎儿的选择，对于孕早期含有单绒毛膜性双胎的三胎妊娠，因单绒毛膜性双胎出现异常的风险明显高于双绒毛膜性双胎，因而首选单绒毛膜性双胎作为减胎对象，保留单绒毛膜单胎，以减少产科及胎儿并发症。

83. C 双胎妊娠因子宫膨大、肌纤维过度伸展而容易发生原发性子宫收缩乏力，导致产程延长及产后出血。

三、A3/A4 型题

84. B 患者有多次人工流产史，孕晚期发生无诱因、无痛性反复阴道流血，耻骨联合

上方可闻及胎盘杂音，均支持前置胎盘的诊断。多次人工流产史是前置胎盘的诱因。腹部检查可见子宫软，轮廓清楚，无压痛，子宫大小与孕周相符。胎位清楚，胎先露高浮或伴有胎位异常。当前置胎盘附着于子宫前壁时，可在耻骨联合上方闻及胎盘血流杂音。

85. E 该孕妇妊娠 < 36 周、胎儿存活、一般情况良好、阴道流血量少、无需紧急分娩，可采取期待疗法。目的是在保障母儿安全的前提下，尽量延长妊娠时间，提高胎儿存活性。所以选项 E "即刻终止妊娠" 是错误的。期待疗法的具体措施包括：①一般处理：阴道流血期间减少活动量，注意休息，禁止肛门检查和不必要的阴道检查。密切观察阴道流血量，监护胎儿宫内状况；维持正常血容量，必要时输血。常规备血，做好急诊手术的准备。②纠正贫血：目标使血红蛋白 ≥110g/L 及以上，血细胞比容 > 0.30，以增加母体储备。③止血：对于有早产风险的患者，可酌情给予宫缩抑制剂，防止因宫缩引起的进一步出血。④糖皮质激素：孕妇 34 周前有早产风险时，应促胎肺成熟。

86. B 患者病情稳定且胎心正常，可行期待疗法。先观察治疗，根据上述条件应预防感染，密切观察。

87. C 妊娠晚期无痛性阴道出血应考虑为前置胎盘。前置胎盘患者大量出血呈现面色苍白、脉搏增快微弱、血压下降等休克表现。腹部检查可见子宫软，轮廓清楚，无压痛，子宫大小与孕周相符。

88. E 前置胎盘若阴道流血量不多或无产前流血者、生命体征平稳、胎儿存活、胎龄 < 36 周、胎儿体重不足 2300g 的孕妇，可行期待治疗，在孕妇安全的前提下尽可能延长孕周，以提高围生儿存活率。对于无阴道流血的

前置胎盘，尽量延长孕周至足月后终止妊娠；若有少量阴道出血，完全性前置胎盘可在孕 36 周后，部分性前置胎盘及边缘性前置胎盘可在孕 37 周后终止妊娠；若阴道流血量较多，胎肺不成熟者，可经短时间促肺成熟后终止妊娠；一旦前置胎盘发生严重出血而危及孕妇生命安全时，不论胎龄大小均应立即剖宫产。题中患者出血量大甚至休克，且已达足月妊娠，胎儿臀先露，故应立即行剖宫产术终止妊娠。

89. A 预防前置胎盘发生最有意义的项目是避免多次刮宫、多产、产褥感染。

90. A 患者最可能的诊断应是前置胎盘。前置胎盘的典型表现为妊娠晚期发生无诱因、无痛性反复阴道流血。大量出血后呈现脉搏增快微弱、血压下降等休克表现。腹部检查：子宫软，无压痛，大小与妊娠周数相符。由于子宫下段有胎盘占据，影响胎先露部入盆，故胎先露高浮，常并发胎位异常。

91. B 为明确前置胎盘的诊断，首选的检查是 B 超。B 型超声检查是诊断前置胎盘最常用的手段，可确定胎盘的位置，并可清楚地判断胎盘与子宫颈内口的关系，故可诊断前置胎盘的类型，为临床提供可靠的依据。前置胎盘不可以做肛查，尽量不做阴道检查，因为前置胎盘主要是胎盘附着的位置靠下，如果做肛查或者是阴道的内诊，就会不小心触碰到胎盘组织，容易发生大出血，是非常凶险的。

92. C 剖宫产术是处理前置胎盘的主要手段。该患者胎先露高浮，胎龄达妊娠 36 周以上，短时间内不能结束分娩，应选择剖宫产手术，多选择子宫下段切口，尽可能避开胎盘。若切口无法避开胎盘，应推开胎盘破膜，迅速娩出胎儿，加强子宫收缩，减少产后出血。

93. B 前置胎盘的典型症状为妊娠晚期或临产时，发生无诱因、无痛性反复阴道流血。腹部检查：子宫软，无压痛，大小与妊娠周数相符。由于子宫下段有胎盘占据，影响胎先露部入盆，故胎先露高浮，常并发胎位异常。

94. E 根据题干信息所述，孕妇一般情况好，阴道出血不多，量比月经稍少，子宫软，无压痛，左骶前位，先露高，胎心好。可以采用期待疗法，延长胎龄，减少早产儿，降低围生儿的死亡率和发病率。应住院绝对卧床休息，采取左侧卧位，定时吸氧，禁止性生活、阴道检查、肛门检查、灌肠及任何刺激，保持孕妇良好情绪。

95. E "术中见胎盘附着处子宫表面有紫色瘀斑"提示血液浸润深达子宫浆膜层，导致子宫表面出现紫色瘀斑，尤其在胎盘附着处特别显著，这是子宫胎盘卒中。子宫胎盘卒中是重型胎盘早期剥离，处理时应根据产程进展情况和产妇一般情况综合考虑，一般子宫胎盘卒中多不影响子宫收缩，但产程进展不好，产妇情况恶化，应剖宫产结束分娩，手术中若胎儿胎盘娩出后给予子宫收缩剂，若子宫收缩仍然不好，出血不止，不能控制，则应在输血输液的同时作子宫切除术。所以选项 E 错误。

96. B 患者可能的诊断为前置胎盘。妊娠晚期无痛性阴道出血为前置胎盘的特点。所以选项 B 正确。查体未及明显宫缩，子宫无压痛，胎盘早剥（选项 A）不能诊断。若持续胎心听诊，胎心率 <110 次/分或 >160 次/分时应考虑胎儿宫内窘迫（选项 C）可能。前置胎盘极少发生胎膜早破，题中无明显阴道流液表现，故胎膜早破（选项 D）无法诊断。因此本题的正确答案为 B。

97. E　前置胎盘的病因尚不清楚。高龄孕妇（>35 岁）、经产妇或多产妇、吸烟或吸毒女性为高危人群。其原因可能为子宫内膜损伤或病变、胎盘异常、受精卵滋养层发育迟缓。

98. A　患者可初步诊断为前置胎盘。无痛性阴道出血是前置胎盘的典型症状。前置胎盘伴出血患者入院应立即行血常规、凝血功能、备血等检查，一般不做阴道检查以防附着于宫颈内口处的胎盘剥离而发生大出血。超声检查为诊断前置胎盘最有效的方法。此外，前置胎盘还需要做胎心监测。所以选项 A 符合题意。

99. C　前置胎盘若阴道流血量不多或无产前流血者、生命体征平稳、胎儿存活、胎龄<36 周、胎儿体重不足 2300g 的孕妇，可行期待治疗，在孕妇安全的前提下尽可能延长孕周，以提高围生儿存活率。对于无阴道流血的前置胎盘，尽量延长孕周至足月后终止妊娠；若有少量阴道出血，完全性前置胎盘可在孕 36 周后、部分性前置胎盘及边缘性前置胎盘可在孕 37 周后终止妊娠；若阴道流血量较多，胎肺不成熟者，可经短时间促肺成熟后终止妊娠；一旦前置胎盘发生严重出血而危及孕妇生命安全时，不论胎龄大小均应立即剖宫产。

100. A　外伤尤其是腹部钝性创伤会导致子宫突然拉伸或收缩而诱发胎盘早剥。该患者有明确的腹部外伤史，查体子宫张力高，腹痛难忍，结合术中所见，胎盘早剥诊断明确。

101. E　胎盘早剥时，剥离面子宫血管开放，破膜后羊水可沿开放的血管进入循环，导致羊水栓塞。

102. C　当前最有诊断价值的辅助检查为 B 型超声检查。B 型超声检查可协助了解胎盘

附着部位及胎盘早剥的程度，并可明确胎儿大小及存活情况，超声声像图显示胎盘与子宫壁间有边缘不清楚的液性暗区即为胎盘后血肿，血块机化时，暗区内可见光点反射。如胎盘绒毛膜板凸入羊膜腔，表明血肿较大。

103. B　患者有阴道出血，伴有突然发作的腹痛症状，体征表现子宫硬如板状，胎位不清，胎心音消失，宫颈未消失。这些症状和体征符合胎盘早剥的临床表现。

104. A　患者胎盘早剥，已有脉搏细弱、血压下降等休克征象，为重型胎盘早剥。根据胎盘早剥的严重程度、是否临产、胎儿宫内状况决定该患者应及时剖宫产终止妊娠。

105. D　患者少量阴道流血，但出现贫血貌，子宫轻压痛，患者最可能的诊断为胎盘早剥。胎盘早剥的典型临床表现是阴道流血、腹痛，可伴有子宫张力增高和子宫压痛。

106. E　贫血貌与外出血不符在胎盘早剥中最具有诊断意义。

107. C　胎心不清，严重贫血，为重型早剥。根据胎盘早剥的严重程度、是否临产、胎儿宫内状况决定该患者应及时剖宫产终止妊娠。

108. B　本病例中患者血压降低，心率增快，贫血貌，不排除失血性休克可能，外出血量少，与全身失血症状不相符合；持续性腹痛，有宫缩并伴有局部压痛；胎位扪不清，胎心遥远，胎儿尚存活，考虑胎盘早剥可能性大。所以选项 B 符合题意。本病例尚需与其他产前出血病因相鉴别。前置胎盘（选项 A）临床表现为无痛性阴道出血，与本题中的腹痛症状不相符合。先兆临产（选项 C）是指出现不规律宫缩、胎儿下降感以及阴道少量淡血性分泌物的症状。题中无此描述，故可排除。先兆子宫破裂（选项 D）的患者临床表现为腹

痛伴有少量阴道出血，腹部触诊可触及强烈的宫缩，胎位尚清楚。妊娠合并急性阑尾炎（选项 E）妊娠晚期无明显的转移痛，腹痛和压痛，与本题中的腹痛症状不相符合。因此本题的正确答案为 B。

109. A 为明确诊断，最有价值的辅助检查是超声检查。超声检查可协助了解胎盘的部位及胎盘早剥的类型，并可明确胎儿大小及存活情况。典型的声像图显示胎盘与子宫壁之间出现边缘不清楚的液性低回声区即为胎盘后血肿，胎盘异常增厚或胎盘边缘"圆形"裂开。

110. E 胎盘早剥的高危因素包括：①血管病变：妊娠期高血压疾病尤其是重度子痫前期、慢性高血压、慢性肾脏疾病或全身血管病变的孕妇；②妊娠晚期或临床时子宫静脉压升高；③机械性因素：外伤尤其是腹部钝性创伤会导致子宫突然拉伸或收缩而诱发胎盘早剥；④宫腔内压力骤减：未足月胎膜早破；双胎妊娠分娩时，第一胎儿娩出过快；羊水过多时，人工破膜后羊水流出过快；⑤其他因素：高龄多产、有胎盘早剥史的孕妇再发胎盘早剥的风险明显增高。此外，其他一些因素还包括吸烟、吸毒、绒毛膜羊膜炎、接受辅助生殖技术助孕、有血栓形成倾向等。肝内胆汁淤积综合征并非胎盘早剥的高危因素。故本题应选 E。

111. E 患者超声提示胎盘早剥可能。有阴道出血，无腹痛，无胎儿窘迫表现，胎盘早剥分级 0 ~ Ⅰ 级，孕周 32 周，可采取保守治疗。题中孕妇妊娠不满 34 周，应给予类固醇皮质激素促胎肺成熟。在保守治疗过程中，应密切观察母胎情况，积极进行超声随访，一旦出现明显阴道出血、凝血功能障碍或胎儿窘迫时应及时终止妊娠。患者有不规律宫缩，超声提示宫颈管缩短，应按早产治疗原则进行

处理，应用宫缩抑制剂给予抑制宫缩治疗。所以行宫颈环扎术的处理是不恰当的。故本题应选 E。

112. A 24 周胎儿正常标准：身长约有 30cm，重约 630g。双顶径的平均值为 6.05 ± 0.50cm，腹围的平均值为 18.74 ± 2.23cm，股骨长为 4.36 ± 0.51cm。孕期正常羊水深度在 30 ~ 70mm 之间。题中孕妇孕 24 周，胎儿双顶径 44mm，胎儿生长明显落后于孕周，为胎儿生长受限。患者羊水池最大直径为 2cm，为羊水过少。

113. D 遗传因素所致的 FGR（胎儿生长受限）的畸形范围广，包括中枢神经系统、心血管系统、胃肠道、泌尿生殖系统、肌肉骨骼系统和颅面畸形。所以选项 D 符合题意。

114. D 孕妇孕中期即出现胎儿生长受限，应该首先寻找病因，在胎儿方面，最重要的是排除胎儿结构异常和染色体异常。孕 24 周已错过羊水穿刺胎儿染色体检查时机，可抽脐带血行胎儿染色体核型分析。

115. D 孕 33 周发现 FGR，胎心监护为反应型，可以给予治疗后观察，不应给予人工破膜引产。所以选项 D 治疗不恰当。

116. C 治疗 1 周复查 NST 无反应型，BPS 评分 5 分，符合终止妊娠指征。但孕龄已达 34 周，应先立即行剖宫产术终止妊娠。

117. B 宫高 24cm 相当于怀孕 24 周；双顶径约 7.0cm 相当于怀孕 28 周。以上数据均小于实际孕周 30 周，故孕妇可诊断为胎儿生长受限。

118. C 影响胎儿生长的因素有：（1）母体因素。①营养因素：孕妇偏食、妊娠剧吐以及摄入蛋白质、维生素及微量元素不足，胎儿出生体重与母体血糖水平呈正相关。②妊娠并

发症与合并症，如妊娠期高血压疾病、慢性高血压、肾炎、贫血、抗磷脂抗体综合征等，均可使胎盘血流量减少，灌注下降。③其他：孕妇年龄、地区、体重、身高、经济状况、子宫发育畸形、吸烟、吸毒、酗酒、宫内感染、母体接触放射线或有毒物质、孕期应用苯妥英钠、华法林等。（2）胎儿因素。胎儿基因或染色体异常、先天发育异常时，也常伴有胎儿生长受限。（3）胎盘因素：胎盘各种病变导致子宫胎盘血流量减少，胎儿血供不足。（4）脐带因素：脐带过长、脐带过细（尤其近脐带根部过细）、脐带扭转、脐带打结等。本题除选项 C 外，与其他几项均有关。

119. E　胎儿生长受限处理：①积极寻找病因，对临床怀疑 FGR 孕妇应尽可能找出可能的致病原因。及早发现、监测有无合并妊娠期高血压疾病。行 TORCH 感染检查、抗磷脂抗体测定，三维彩超检查排查胎儿畸形，必要时染色体检查；②综合治疗，左侧卧位，吸氧，均衡饮食，静脉补充氨基酸、能量合剂，药物包括低分子肝素、阿司匹林；③监测胎儿宫内状况。终止妊娠指征：治疗后无改善；胎儿生长停止 3 周以上；有胎盘功能不良证据；有胎儿缺氧证据；有妊娠合并症或并发症危及母儿者，以 34 周为界。选项 E 描述太过片面，故不恰当。

120. B　孕中期胎儿生长受限，应考虑胎儿染色体异常的可能。

121. B　唐氏综合征患儿给社会和家庭带来极大的负担，一旦产前诊断，应终止妊娠，孕中期引产。子宫对缩宫素不敏感，若无禁忌，可行依沙吖啶引产。

122. E　胎儿生长受限越早治疗，效果越好，孕 32 周前开始疗效佳。胎儿生长受限的治疗包括：吸氧，左侧卧位，适当卧床休息，

母体静脉营养及改善微循环治疗。终止妊娠指征：治疗后无改善，胎儿生长停止 3 周以上；有胎盘功能不良证据；有胎儿缺氧证据；有妊娠合并症或并发症危及母儿者，以 34 周为界。本病例尚无立即终止妊娠的指征。故无需人工破膜引产。因此本题的答案为 E。

123. D　孕妇体重变化干扰因素较多，对病情的评估有局限性。双顶径、羊水指数、S/D、胎儿腹围、胎动是评估胎儿生长和宫内情况的重要指标。

124. C　胎心监护无反应型，说明胎儿宫内缺氧，需要终止妊娠。

125. C　胎心监护突然出现变异减速，最低胎心率 70 次/分，首先考虑为胎儿窘迫。患者症状发生在分娩期，可诊断为急性胎儿窘迫，最有可能的原因是脐带受压。子宫收缩致脐带受压加重，可出现胎心变异减速。慢性胎儿窘迫主要发生在妊娠晚期，常延续至临产并加重。

126. E　患者首选的处理方法是吸氧、左侧卧位、严密观察胎心音变化。

127. A　若胎心率无改善，应行剖宫产术。施术前做好新生儿窒息的抢救准备。

128～129. B、A　胎心率提示微小变异，胎动时无胎心加速，不除外胎儿宫内窘迫，患者为妊娠合并心脏病，心功能及胎盘功能有可能较差，胎儿长期处于慢性缺氧状态，易出现慢性胎儿宫内窘迫。另外对于孕周小，估计胎儿娩出后存活可能性小，尽量保守治疗延长孕龄，同时促胎肺成熟，争取胎儿成熟后终止妊娠。

130. A　胎儿在宫内可以排出胎便，影响胎便排出的主要因素是孕周，孕周越大羊水胎粪污染的概率越高。10%～20% 的分娩中会出

现羊水胎粪污染，羊水胎粪污染不是胎儿窘迫的征象。本题最可能的诊断是胎儿储备功能良好。

131. A 出现羊水胎粪污染时，如果胎心监护正常，不需要进行特殊处理，如胎心监护异常，存在宫内缺氧情况，会引起胎粪吸入综合征，造成不良胎儿结局。因而当产程中出现羊水胎粪污染时应密切监护胎儿宫内情况，根据胎心监护情况决定分娩时机和分娩方式。

132. E 妊娠 20 周后胎儿在子宫内死亡，称为死胎。胎儿在分娩过程中死亡，称为死产，也是死胎的一种。引起死胎的病因有：①胎盘及脐带因素：如前置胎盘、胎盘早剥、血管前置、急性绒毛膜羊膜炎、脐带帆状附着、脐带打结、脐带脱垂、脐带绕颈缠体等，胎盘大量出血或脐带异常，导致胎儿缺氧。②胎儿因素：如胎儿严重畸形、胎儿生长受限、双胎输血综合征、胎儿感染、严重遗传性疾病、母儿血型不合等。③孕妇因素：严重的妊娠合并症、并发症，如妊娠期高血压疾病、抗磷脂抗体综合征、糖尿病、心血管疾病、各种原因引起的休克等。子宫局部因素，如子宫张力过大或收缩力过强、子宫畸形、子宫破裂等致局部缺血而影响胎盘、胎儿。所以死胎与孕妇疾病有关。故选项 E 错误。

133. B 死胎表现为孕妇自觉胎动停止，子宫停止增长，检查时听不到胎心，子宫大小与停经周数不符。B 超检查未能探及胎心可确诊。所以选项 A 错误，选项 B 正确。死胎在宫腔内停留过久可能引起母体凝血功能障碍。所以选项 C 错误。死胎一经确诊，尽早引产。引产方法有多种，包括米索前列醇，经羊膜腔注入依沙吖啶及催产素引产等，应根据孕周及子宫有无瘢痕，结合孕妇意愿，知情同意下选择。所以选项 D 错误。引产原则是尽量经阴道分娩，剖宫产仅限于特殊情况下使用。所

以选项 E 错误。故本题应选 B。

134. A 超声检查未见胎心率搏动是死胎最可靠的诊断依据。

135. D 死胎引产原则是尽量经阴道分娩，剖宫产仅限于特殊情况使用。患者孕周已达 36 周，高剂量缩宫素、米索前列醇及前列腺素 E_2 对子瘢痕子宫引产发生子宫破裂的风险较大，现患者宫颈尚未成熟，应首先考虑使用 Foley（福莱）球囊促宫颈成熟。

136. A 死胎尸检可以识别其外观异常、先天畸形、感染、贫血、胎儿生长受限及大脑肝脏比率异常，可以明确 40% 的死胎原因，是判断死胎原因的金标准。为进一步明确原因，胎儿组织染色体及基因分析、胎儿组织穿刺活检、胎盘活检以及死胎 MRI 检查，是推荐的监测内容。对感染高危人群应复查胎儿梅毒及微小病毒 B19。其他监测还包括抗体筛查、母胎输血筛查（K-B 试验）以及尿液的毒理学筛查。若患者既往有血栓、胎盘不良或反复死胎病史者应加查狼疮抗凝物、抗心磷脂抗体（抗 β_2 糖蛋白-Ⅰ）、Ⅴ 因子的 Leiden 突变和凝血酶原基因启动子 G20210A 突变。对于既往有不能解释的复发性流产、早产及胎膜早破病史孕妇，推荐行子宫影像学检查。脐血培养临床上未开展应用。

137. D 预防死胎发生包括：加强孕期保健管理和监测，指导孕妇充分了解孕期保健和自我监护的重要性，加强高危妊娠的筛查及重点监测，积极治疗各种母体合并症及并发症，适时终止妊娠。终止妊娠时机应由患者当时的产科因素决定，故选项 D 错误。

138. E 孕妇入院时血压为 140/90mmHg，达到妊娠期高血压疾病的诊断标准，故选项 D 正确；既往有糖尿病病史，且入院血糖 11mmol/L，为糖尿病合并妊娠，且血糖控制

欠佳，这也是死胎的原因之一，故选项 C 正确；孕妇为 Rh（－）血型，且既往有人工流产病史，本次妊娠有可能发生母胎血型不合，从而导致胎死宫内，故选项 B 正确；孕妇自觉胎动减少到消失有 1 周时间，可能发生了脐带扭转等脐带因素导致胎动异常，甚至死胎，故选项 A 正确。DIC 为出现死胎后可能发生的并发症，而不是死胎发生的可能原因。所以本题应选 E。

139. A　死胎引产原则是尽量经阴道分娩，剖宫产仅限于特殊情况使用，如胎盘早剥、中央型前置胎盘、重度子痫前期、先兆子宫破裂等。孕妇现一般情况稳定，且无生育史，故首先考虑阴道分娩。所以选项 A 错误。

140. C　死胎在宫腔内停留过久可能引起母体凝血功能障碍，故一经确诊，应尽早引产而不是等待自然娩出。所以选项 C 错误，选项 D 正确。同时引产前应完善凝血功能检查，所以选项 A 正确；患者有糖尿病病史，合并血压升高，同时为死胎引产，且为稀有血型，存在产后出血的诸多危险因素，故引产前应积极备血，所以选项 E 正确；入院时随机血糖已达到 11mmol/L，应使用胰岛素控制血糖，所以选项 B 正确。因此本题的正确答案为 C。

141. B　了解胎儿的血型是重要的，如果不能获取脐带血液样本，则需尽快取胎儿娩出后母血，获取胎儿游离 DNA 进行 RhD 分型。分娩或 20 周后的死胎，致敏事件发生后 72 小时内，需要做 Kleihauer 抗酸染色法（FMH test），根据检验结果指导用药剂量，因此 Kleihauer 抗酸染色法（FMH test）需要重复检测；如果无法行 Kleihauer 抗酸染色法，应至少肌内注射抗 D 抗体 500～1500IU/72 小时内。所以选项 B 错误。

142. B　应用较小胎儿头臀长估算孕周的

缺点在于操作者可误会双胎中较大者发育大于孕周，并因此错误地认为双胎中较小者发育正常。最普遍的做法是应用双胎中较大者的头臀长。

143. C　目前国际上对双胎输血综合征（TTTS）的诊断主要依据为：①单绒毛膜性双胎；②双胎出现羊水量改变，一胎羊水池最大深度大于 8cm（20 周后大于 10cm），另一胎小于 2cm 即可诊断。

144. B　供血儿膀胱无显影，说明分期已达 Quintero Ⅱ 期及以上，激光凝固胎盘血管交通支是 TTTS 中 Quintero Ⅱ 期及以上的首选治疗，当激光治疗不可行，孕 26 周后可选择连续的羊水减量术；期待疗法适用于 Quintero Ⅰ期；因羊膜隔造口术治疗无优势且可能人为导致单羊膜囊双胎，故普遍不再使用羊膜隔造口术作为 TTTS 的治疗方式。

145. C　根据 Quintero 分期，双胎输血综合征（TTTS）可分为 5 期：Ⅰ 期：仅羊水量异常；Ⅱ 期：超声不能显示供血儿膀胱；Ⅲ期：出现脐动脉、静脉导管、脐静脉多普勒血流的异常；Ⅳ 期：任何一胎水肿；Ⅴ 期：任何一胎死亡。

146. D　对于 Quintero 分期 Ⅱ～Ⅳ 期及部分 Ⅰ 期的孕 16～26 周的 TTTS，应首选胎儿镜激光术治疗，与最早的羊水减量术相比，胎儿镜激光凝固胎盘间吻合血管术能明显改善 TTTS 患儿预后。对于较晚发现的双胎输血综合征合并羊水过多，可采取快速羊水减量术。对于严重的 sIUGR 或者单绒毛膜性双胎一胎合并畸形或 TRAPS，可采用选择性减胎术（射频消融术或脐带凝固术），减去 IUGR 胎儿或畸形胎儿。所以选项 D 正确。

147. A　单绒毛膜双胎，第一胎为头先露情况下，在充分知情同意的基础上可考虑阴道分娩。在双胎分娩过程中，产科医师均需做好阴道助产和急诊剖宫产的准备，尤其是第一胎分娩后第二胎可能发生胎位改变。无论双胎还是单胎妊娠，34 周以上的早产临产均不予抑制宫缩干预。所以选项 A 错误。

148. A 双胎妊娠第一胎儿娩出后，胎盘侧脐带必须立即夹紧，以防第二个胎儿失血；助手应在腹部固定第二胎儿为纵产式，并密切监护胎心；及时行阴道检查了解胎位及排除脐带脱垂情况；若无异常，等待第二胎儿自然分娩，通常 20 分钟左右第二胎儿娩出，若等待 15 分钟仍无宫缩，可行人工破膜、静脉滴注低浓度缩宫素等措施娩出第二个胎儿；若发现脐带脱垂、胎盘早剥、胎位不正等，短时间无法经阴道助产分娩，必要时可采取剖宫产终止妊娠。所以选项 A 错误。

四、B1 型题

149. A 妊娠 32 周，未闻及胎心，羊水 AFP 显著增高，宫高及腹围小于同期妊娠，此为死胎。胎儿死亡后孕妇最常见的主诉有胎动消失、体重不增或减轻、乳房退缩、感觉不适，有血性或水样阴道分泌物等。定期随访检查可发现子宫不随孕周增加而增大，胎心未闻及，胎动未扪及，腹部触诊未扪及有弹性的、坚固的胎体部分。

150. E 急性胎儿窘迫时，胎心率异常。缺氧早期，无宫缩时胎心率增快达 160 次/分以上。严重缺氧时胎心率减慢达 120 次/分以下。胎心率减慢至 100 次/分以下、基线变异低于 5 次/分，伴频繁晚期减速或重度变异减速，提示胎儿严重缺氧，随时可能胎死宫内。

151. D 患者妊娠 34 周，双顶径 78mm 为妊娠 31 周，股骨长 56mm，腹围 256mm 为妊娠 30 周，超声提示胎儿生长指标低于正常范围，最可能诊断为胎儿生长受限（FGR）。患

者测血压 130/85mmHg，血压正常。因此本题的正确答案为 D。

152. A 正常孕妇每周体重增重 0.5kg，患者 1 个月内体重未增加，同时宫高、腹围均较相同孕周正常发育胎儿偏小，故考虑为胎儿生长受限（FGR）。同时患者最大羊水深度为 50mm，故羊水量无异常。患者测血压 140/90mmHg，蛋白尿弱阳性，考虑同时合并妊娠期高血压。因此本题的正确答案为 A。

153. A 妊娠合并糖尿病，尤其是 2 型糖尿病妊娠，如胎盘功能正常可导致巨大胎儿。

154. D 孕妇和胎儿血型不合可引起胎儿免疫性水肿。

155. C 胎儿神经管畸形、双胎、妊娠期糖尿病等可导致羊水过多。

156. E 慢性胎盘功能不良可导致胎儿生长受限。胎盘结构和功能异常是发生 FGR 的病因，在 FGR 中孕 36 周后胎盘增长缓慢、胎盘绒毛膜面积和毛细血管面积均减少。慢性部分胎盘早剥、广泛性梗死或绒毛膜血管瘤均可造成 FGR。脐带帆状附着也可导致 FGR。

157. B 无排卵患者，特别是多囊卵巢综合症患者经促排卵治疗后易发生多个卵泡发育，导致多胎妊娠。

158. B 胎盘早剥的表现阴道出血及突然发作的持续性腹痛。阴道出血轻型以外出血为主，重型以内出血为主。阴道出血量与全身症状不成比例。

159. A 前置胎盘的典型症状为妊娠晚期或临产时，发生无诱因、无痛性反复阴道流血。前置胎盘出血前无明显诱因，初次出血量一般不多，剥离处血液凝固后，出血停止；也有初次即发生致命性大出血而导致休克。由于子宫下段不断伸展，前置胎盘出血常反复发

生，出血量也越来越多。阴道流血发生孕周迟早、反复发生次数、出血量多少与前置胎盘类型有关。完全性前置胎盘初次出血时间多在妊娠 28 周左右；边缘性前置胎盘出血多发生在妊娠晚期或临产后，出血量较少；部分性前置胎盘的初次出血时间、出血量及反复出血次数，介于两者之间。

160. C　先兆子宫破裂的主要临床表现是剧烈疼痛，在临床上常常可见四大表现：分别是病理性缩复环，下腹部压痛，胎心率变化及血尿。可有小腹疼痛，阴道出血。

161. E　隐形脊柱裂在产前 B 型超声检查中常难发现。较大的脊柱裂产前 B 型超声较易发现，妊娠 18～20 周是发现的最佳时机，超声检查探及某段脊柱两行强回声的间距变宽，或形成角度呈 V 或 W 形，脊柱短小、不完整、不规则弯曲，或伴有不规则的囊性膨出物。开放性脊柱裂胎儿的母血及羊水甲胎蛋白均高于正常。

162. C　由于 B 型超声诊断准确率提高，无脑儿基本能早期诊断。妊娠 14 周后，B 型超声探查见不到圆形颅骨光环，头端有不规则"瘤结"。腹部扣诊时，胎头较小。肛门检查和阴道检查时可扣及凹凸不平的颅底部。无脑儿应与面先露、小头畸形、脑脊膜膨出相区别。无脑儿垂体及肾上腺发育不良，孕妇尿 E_3 常呈低值。无脑儿脑膜直接暴露在羊水中，使羊水甲胎蛋白（AFP）呈高值。

163. D　脑积水时在耻骨联合上方触到宽大、骨质薄软、有弹性的胎头，且大于胎体并高浮，跨耻征阳性。阴道检查盆腔空虚，胎先露部过高，颅缝宽，颅骨软而薄，囟门大且紧张，胎头有如乒乓球感觉。严重的脑积水及水脑产前 B 型超声易发现：妊娠 20 周后，颅内大部被液性暗区占据，中线漂动，脑组织受

压变薄，胎头周径明显大于腹周径，应考虑为脑积水。

164. B　胎儿死亡 4 周尚未排出者，应检查凝血功能，防治 DIC。

165. E　联体双胎受精卵在受精第 13 日后分裂，此时原始胚盘已形成，机体不能完全分裂成两个，形成不同形式的联体儿，极罕见。

166. B　双绒毛膜双羊膜囊单卵双胎分裂发生在桑椹期（早期胚泡），相当于受精后 3 日内，形成两个独立的胚胎、两个羊膜囊。

167. C　单绒毛膜双羊膜囊单卵双胎分裂发生在受精后第 4～8 日，胚胎发育处于胚泡期，即已分化出滋养细胞，羊膜囊尚未形成。

168. D　单绒毛膜单羊膜囊单卵双胎受精卵在受精后第 9～13 日分裂，此时羊膜囊已形成，两个胎儿共存于一个羊膜腔内，共有一个胎盘。

五、X 型题

169. ABCD　前置胎盘的高危因素包括多次流产史、宫腔操作史、产褥感染史、高龄、剖宫产史、多孕产次、孕妇不良生活习惯（吸烟或吸毒妇女）、双胎妊娠、辅助生殖技术受孕、子宫形态异常、妊娠 28 周前超声检查提示胎盘前置状态等。

170. BCDE　造成前置胎盘的主要原因有胎盘异常、子宫内膜病变或损伤、受精卵滋养层发育迟缓和辅助生殖技术。子宫发育不良不是造成前置胎盘的主要原因。故本题应选 BCDE。

171. BCDE　完全性前置胎盘又称中央性前置胎盘，即宫颈内口全部为胎盘组织所覆盖。发生完全性前置胎盘时，初次出血时间早，多在妊娠 28 周，反复、且次数频繁，量

较多，有时一次大出血即可使孕妇陷入休克状态。

172. ABCD ①妊娠＜36周、胎儿存活、一般情况良好、阴道流血量少、无需紧急分娩的孕妇，可以采用期待疗法。所以选项A正确。②前置胎盘的治疗原则是抑制宫缩、纠正贫血、预防感染和适时终止妊娠。根据阴道流血量、有无休克、妊娠周数、产次、胎儿是否存活、及前置胎盘类型等综合做出决定。所以选项B正确。③超声检查可清楚显示子宫壁、胎盘、胎先露部及宫颈的位置，有助于确定前置胎盘类型。所以选项C正确。④中央性前置胎盘禁止破膜。所以选项D正确。⑤依胎次胎位及胎儿是否存活综合分析是用来判断决定分娩方式，不是前置胎盘的处理方式。所以选项E错误。因此本题的正确答案为ABCD。

173. ABDE 胎盘早剥的并发症包括：①胎儿宫内死亡，如胎盘早剥面积大，出血多，胎儿可因缺血缺氧而死亡；②弥散性血管内凝血（DIC），约1/3伴有死胎的胎盘早剥患者可发生凝血功能障碍；③失血性休克，无论显性或隐性剥离，出血量多时可致休克；④急性肾衰竭，胎盘早剥大量出血使肾脏灌注严重受损，导致肾皮质或肾小管缺血坏死；⑤羊水栓塞，胎盘早剥时羊水可经剥离面开放的子宫血管进入母血液循环，触发羊水栓塞。选项C"子宫破裂"不是胎盘早剥的并发症。

174. ABCDE 根据卫生部2002年颁布的《产前诊断技术管理办法》，妊娠16~24周应诊断的致命畸形包括无脑儿、脑膨出、开放性脊柱裂、严重的胸腹壁缺损伴内脏外翻、单腔心、致死性软骨发育不全等。

175. BCDE 脑积水的诊断：在耻骨联合

上方触到宽大、骨质薄软、有弹性的胎头，且大于胎体并高浮，跨耻征阳性。阴道检查盆腔空虚，胎先露部过高，颅缝宽，颅骨软而薄，囟门大且紧张，胎头有如乒乓球感觉。严重的脑积水产前B型超声易发现：妊娠20周后，颅内大部分被液性暗区占据，中线漂动，脑组织受压变薄，胎头周径明显大于腹周径，应考虑为脑积水。B型超声检查孕20周后，若脑室率（中线至侧脑室侧壁距离/中线至颅骨内缘距离）＞0.5，应考虑脑积水的存在。所以选项A错误。因此选项BCDE正确。

176. ABCD 内因性均称型胎儿生长受限因胎儿在体重、头围和身长三方面均受限，头围与腹围均小，故称均称型。其病因包括基因或染色体异常、病毒感染、接触放射性物质及其他有毒物质。

177. ABCD 巨大胎儿的高危因素有：①孕妇肥胖；②妊娠合并糖尿病，尤其是2型糖尿病；③过期妊娠；④经产妇；⑤父母身材高大；⑥高龄产妇；⑦有巨大胎儿分娩史；⑧种族、民族因素。选项E是错误的。因此本题的正确答案为ABCD。

178. ABC 胎儿大，常需手术助产，可引起颅内出血、锁骨骨折、臂丛神经损伤等产伤，严重时甚至死亡。所以选项ABC正确。选项DE是巨大胎儿对母体的影响。

179. ABC 如无法即刻阴道自娩，且有进行性胎儿缺氧和酸中毒的证据，一般干预后无法纠正的急性胎儿窘迫患者，均应尽快手术终止妊娠。（1）宫口未开全、出现以下任何一项临床表现均应立即剖宫产：①胎心率持续低于120次/分或高于180次/分，伴羊水Ⅱ~Ⅲ度污染。②羊水Ⅲ度污染，B型超声显示羊水池＜2cm。③持续胎心缓慢达100次/分以下；④胎心监护反复出现晚期减速或出现重度可变减速，胎心 60 次/分以下持续 60 秒以上；⑤胎心图基线变异消失伴晚期减速。（2）宫口开全、骨盆各径线正常、胎头双顶径已达坐骨棘平面以下 3cm，吸氧同时尽快助产经阴道娩出胎儿。所以选项 ABC 正确。

180. ABCE　引起死胎的胎盘及脐带因素，如前置胎盘、胎盘早剥、血管前置、急性绒毛膜羊膜炎、脐带帆状附着、脐带打结、脐带脱垂、脐带绕颈缠体等，胎盘大量出血或脐带异常，导致胎儿缺氧。选项 D "胎儿生长受限"不属于胎盘及脐带因素。

181. ACE　双胎膜性诊断见下表。

双胎膜性诊断表

项目	双绒毛膜双羊膜囊（DCDA）	单绒毛膜双羊膜囊（MCDA）	单绒毛膜单羊膜囊（MCMA）
胎盘	分离	融合	融合
隔膜的插入	λ 征	T 征	—
隔膜厚度	厚，分层	厚，无分层	无隔膜

182. AC　双胎输血综合征（TTTS）见于双羊膜囊单绒毛膜单卵双胎，既往对于双胎输血综合征的诊断通常是通过产后检查新生儿，如果两个胎儿体重相差≥20%、血红蛋白相差 >50g/L，提示双胎输血综合征。

183. BC　双卵双胎妊娠胎儿畸形的发生概率与单胎妊娠相似；而在单卵双胎，胎儿畸形的发生率增加 2～3 倍。最常见的畸形为心脏畸形、神经管缺陷、面部发育异常、胃肠道发育异常和腹壁裂等。有些畸形为单卵双胎所特有，如联体双胎、无心畸形等。

第七章　正常分娩与正常产褥

一、A1 型题

1. A 产力包括子宫收缩力（简称宫缩）、腹壁肌及膈肌收缩力（统称腹压）和肛提肌收缩力，这 3 种力量共同形成产力。子宫收缩力是临产后的主要产力，贯穿于分娩全过程。腹压是第二产程胎儿娩出的重要辅助力量，肛提肌收缩力是协助胎儿内旋转及胎头仰伸所必需的力量。

2. B 宫缩以子宫底部最强最持久，向下逐渐减弱，此为子宫收缩的极性。子宫底部收缩力的强度是子宫下段的 2 倍。

3. A 临产开始的标志为规律且逐渐增强的子宫收缩，同时伴随进行性宫颈管消失、宫口扩张和胎先露下降。

4. C 子宫收缩力是临产后的主要产力，贯穿于整个分娩过程中。所以选项 B 正确。宫缩时子宫壁血管受压，胎盘血液循环暂时受到一定干扰，两次宫缩间歇，子宫肌肉基本放松，胎盘血液循环恢复。此节律性对胎儿有利。所以选项 A 正确。宫缩时，子宫肌壁血管受压，子宫血流量减少，但间歇期子宫血流量又恢复，对胎儿血流灌注有利。所以选项 E 正确。子宫节律性收缩是临产的重要标志。所以选项 D 正确。每次子宫收缩都是由弱渐强（进行期），维持一定时间（极期），一般30～40 秒，随后从强渐弱（退行期），直至消失进入间歇期。所以选项 C 错误。因此本题的正确答案为 C。

5. C 中骨盆平面为骨盆最小平面，呈纵椭圆形，其大小与分娩关系最为密切。

6. A 凡有先兆子宫破裂、骨盆明显狭窄或明显畸形、肩先露、颏后位、高直后位等均应考虑行剖宫产术，若轻度头盆不称，特别是骨盆入口平面临界性狭窄，要结合产力、胎位及胎儿大小等条件，给予充分试产机会。

7. C 中骨盆平面为骨盆最小平面，其有两条径线，即中骨盆横径和中骨盆前后径。中骨盆横径又称坐骨棘间径，指两侧坐骨棘间的距离，正常值平均约为 10cm，是胎先露部通过中骨盆的重要径线，其长短与胎先露内旋转关系密切。中骨盆前后径平均约为 11.5cm。所以本题的正确答案为 C。

8. B 骨盆入口前后径又称真结合径，是指从耻骨联合上缘中点至骶岬前缘正中间的距离，平均约为 11cm；骨盆入口横径是左右髂耻缘间的最大距离，平均约为 13cm。所以骨盆入口前后径比横径小。故选项 A、D 均错误。中骨盆平面为骨盆最小平面，呈纵椭圆形，其大小与分娩关系最为密切。故选项 B 正确。中骨盆平面有两条径线：①中骨盆横径：又称坐骨棘间径，指两侧坐骨棘间的距离，正常值平均约为 10cm。②中骨盆前后径：是指耻骨联合下缘中点通过两侧坐骨棘间连线中点到骶骨下端间的距离，平均约为 11.5cm。故选项 C 错误。妇女站立时，骨盆入口平面与地平面所形成的角度为骨盆倾斜度，一般为 60°。故选项 E 错误。因此本题的正确答案为 B。

9. A 生理性缩复环指临产后，由于子宫肌纤维的缩复作用，子宫上段肌壁越来越厚，子宫下段肌壁被牵拉越来越薄，在两者间的子宫内面形成环行隆起。所以选项 A 正确。其余四个选项均见于病理性缩复环。

10. C　正常宫缩起自两侧子宫角部，迅速向子宫底中线集中，左右对称，再以 2cm/秒的速度向子宫下段扩散，约 15 秒可均匀协调地遍及整个子宫，此为子宫收缩的对称性。

11. D　决定分娩的因素是产力、产道、胎儿及社会心理因素。各因素正常并相互适应。选项 D "分娩镇痛"不属于决定分娩的因素。

12. C　脐带的安全长度须超过从胎盘附着处达母体外阴的距离，故认为脐带短于 30cm 称为脐带过短。若胎盘附着于宫底，脐带长度至少 32cm 方能正常分娩。

13. E　骨盆出口平面即骨盆腔的下口。①出口前后径：是指耻骨联合下缘至骶尾关节间的距离，平均值为 11.5cm。所以选项 A 错误。②出口横径：也称坐骨结节间径，是指两坐骨结节间的距离，平均值为 9cm，是胎先露部通过骨盆出口的径线，其长短与分娩的关系密切。所以选项 B 错误。③出口前矢状径：是指耻骨联合下缘至坐骨结节连线中点的距离，平均约为 6cm。所以选项 C 错误。④出口后矢状径：是指骶尾关节至坐骨结节连线中点的距离，平均约为 8.5cm。所以选项 D 错误。若出口横径稍短，则应测量出口后矢状径，如两径线之和大于 15cm 时，中等大小的足月胎头可通过后三角区经阴道分娩。所以选项 E 正确。因此本题应选 E。

14. A　部分初产妇在预产期前 1~2 周内衔接，经产妇多在临产后才衔接。所以选项 A 错误。当胎头继续下降至骨盆底时，处于半俯屈状态的胎头遇到肛提肌阻力，进一步俯屈，使胎儿下颏更加接近胸部，使胎头衔接时的枕额径变为枕下前囟径，有利于胎头继续下

降。所以选项 B 正确。当胎头下降至骨盆底遇到阻力时，胎头为适应前后径长、横径短的特点，枕部向母体中线方向旋转 45°达耻骨联合后方，使其矢状缝与中骨盆及骨盆出口前后径相一致的动作称内旋转。所以选项 C 正确。当胎头仰伸时，胎儿双肩径进入骨盆入口左斜径。所以选项 D 正确。胎肩在盆腔内继续下降，前肩向前向母体中线旋转 45°时，胎儿双肩径转成与骨盆出口前后径相一致的方向，胎儿枕部需在外继续向母体左外侧旋转 45°，以保持胎头与胎肩的垂直关系，称外旋转。所以选项 E 错误。因此本题应选 A。

15. E　于第一产程后半期，当宫缩时胎头受压，脑血流量一时性减少，致使胎儿一时性缺氧，胎心率一过性减慢，但每分钟不应少于 100 次，宫缩后胎心迅即恢复原来水平为早期减速。所以选项 E 错误。

16. C　分娩发动前 24~48 小时内，因宫颈内口附近的胎膜与该处的子宫壁分离，毛细血管破裂而少量出血，与宫颈管内的黏液相混合呈淡血性黏液排出，称见红，是分娩即将开始的比较可靠征象。所以选项 A、B 均正确。见红量较月经量少，为毛细血管破解的少量出血与宫颈黏液栓混合液，与是否为初产妇无关。所以选项 C 错误。不规律宫缩又称假临产，是分娩的先兆症状之一。分娩发动前，由于子宫肌层敏感性增强，可出现不规律宫缩。其特点：①宫缩频率不一致，持续时间短、间歇时间长且无规律；②宫缩强度未逐渐增强；③常在夜间出现而于清晨消失；④不伴有宫颈管短缩、宫口扩张等；⑤给予镇静剂能将其抑制。所以选项 D、E 均正确。因此本题的正确答案为 C。

17. A　见红在临产前 24~48 小时内出现，是分娩即将开始的比较可靠征象。在夜间出现下腹部不适的宫缩，清晨消失，是假临产

的表现。胎儿下降感是胎先露部进入骨盆入口，使宫底位置下降的征象。

18. E 分娩全过程是从规律宫缩开始至胎儿及胎盘娩出为止，简称总产程。临床上分为三个产程。第一产程（宫颈扩张期）是指从规律宫缩开始到宫口开全，潜伏期为宫口扩张的缓慢阶段，初产妇一般不超过 20 小时，经产妇不超过 14 小时。所以选项 A、B 均正确。第二产程（胎儿娩出期）是指从宫口开全到胎儿娩出。未实施硬膜外麻醉者，初产妇最长不应超过 3 小时，经产妇不应超过 2 小时。所以选项 C、D 均正确。第三产程（胎盘娩出期）是指从胎儿娩出到胎盘娩出。一般约 5～15 分钟，不超过 30 分钟。所以选项 E 错误。故本题应选项 E。

19. B 第二产程，又称胎儿娩出期，是指从宫口开全到胎儿娩出的全过程。宫口开全是进入第二产程的标志。

20. C 分娩机制指胎儿先露部在通过产道时，为适应骨盆各平面的不同形态，被动地进行一系列适应性转动，以其最小径线通过产道的全过程。临床上枕先露左前位最多见，故以枕左前位的分娩机制为例，包括衔接、下降、俯屈、内旋转、仰伸、复位及外旋转、胎肩及胎儿娩出等动作。其中下降动作贯穿于分娩全过程，与其他动作相伴随。

21. D 不应对初产妇常规会阴切开，当出现下列情况时才考虑会阴切开术：会阴过紧或胎儿过大、估计分娩时会阴撕裂不可避免者，或母儿有病理情况急需结束分娩者。经产妇胎儿窘迫需立即结束分娩者应尽快结束分娩，在会阴无阻力时不需要做会阴侧切术。因此本题应选 D。

22. A 五个选项均为产褥期母体的变化，产褥期母体的变化包括全身各个系统，以生

殖系统变化最为显著。

23. D 产后宫缩痛于产后 1～2 日出现，持续 2～3 日自然消失，多见于经产妇。所以选项 A 错误。产后初期，产妇脉搏减慢，与子宫、胎盘循环停止和卧床休息有关。所以选项 B 错误。产后第 1 日宫底略上升至脐平。所以选项 C 错误。新生儿吸吮乳头会引起子宫收缩，减少出血，有利于子宫恢复。所以选项 D 正确。恶露通常持续 4～6 周。所以选项 E 错误。因此本题应选 D。

24. C 产后随子宫蜕膜脱落，含有血液、坏死蜕膜等组织经阴道排出，称为恶露。恶露有血腥味，但无臭味，持续 4～6 周，总量为 250～500ml。一般血性恶露持续约 3～4 天，含有多量红细胞、坏死蜕膜及少量胎膜。浆液恶露持续 10 天左右，含较多坏死蜕膜、宫腔渗液、宫颈粘液、少量红细胞及白细胞，且有细菌。白色恶露含大量白细胞、坏死组织蜕膜、表皮细胞及细菌等，持续约 3 周左右。所以选项 C 叙述正确。

25. D 胎盘娩出后，子宫圆而硬，宫底在脐下一指。产后第 1 日因子宫颈外口升至坐骨棘水平，致使宫底稍上升至平脐水平，以后每日下降 1～2cm，至产后 1 周在耻骨联合上方可触及，于产后 10 日子宫降至骨盆腔内，腹部检查触不到宫底。所以选项 D 错误。

26. B 分娩后外阴轻度水肿，于产后 2～3 日内逐渐消退。会阴部血液循环丰富，若有轻度撕裂或会阴侧切缝合，多于产后 3～4 日内愈合。

27. E 胎膜早破、阴道流血、胎头未衔接、胎位异常、有剖宫产史、宫缩强、估计能短时间内分娩及患严重心脏病等不宜灌肠。初产妇宫口扩张 <4cm、经产妇 <2cm 时应行温肥皂水灌肠，既能清除粪便，避免分娩时排便

造成污染，又能通过反射作用刺激宫缩加强产程进展。

28. A　产后访视至少 3 次，第一次在产妇出院 3 日内，第二次在产后 14 日，第三次在产后 28 日，检查产妇及新生儿的健康状况。所以选项 A 错误。

二、A2 型题

29. E　子宫收缩力是临产后的主要产力，贯穿于整个分娩过程中，腹壁肌及膈肌收缩力是第二产程时娩出胎儿的重要辅助力量，肛提肌收缩力有协助胎先露在骨盆腔进行内旋转的作用，当胎头位于耻骨弓下，能协助胎头仰伸及娩出。

30. B　宫缩激惹试验（CST）是观察胎心率对宫缩的反应，其理论基础是，在宫缩的应激下，子宫动脉血流减少，可促发胎儿一过性缺氧表现。对已处于亚缺氧状态的胎儿，在宫缩的刺激下缺氧逐渐加重将诱导出现晚期减速。无应激试验（NST）和缩宫素激惹试验（OCT）用于预测胎儿宫内储备能力。

31. E　患者出血 400ml，血压平稳，血红蛋白基本正常，因此不主张输血。

32. C　患者持续性枕后位，先露位置高，难以手转胎位，且产瘤较大，继发宫缩乏力，提示头盆不称，以行剖宫产术为宜。

33. D　从新产程的角度，宫口扩张每小时 0.5cm，考虑进展缓慢，活跃期延长趋势存在，应予加强产力，如未破膜首先应行人工破膜，破膜后如宫缩仍欠佳，静点缩宫素，观察产程，警惕头盆不称。

34. A　该初产妇规律宫缩 6 小时（<8 小时）宫口扩张 3cm，说明第一产程潜伏期顺利，胎儿体重 2700g（正常出生体重儿：BM ≥2500g 并 ≤4000g 的新生儿），说明胎儿大小在正常范围内，胎心 142 次/分，说明胎儿情况良好，此时胎头已下降至坐骨棘平面以下 1cm，说明头盆已衔接，骨盆外测量未见异常，故此时恰当处理应是不需干涉产程进展，等待自然分娩。所以选项 A 正确。

35. B　若胎盘未全剥离而出血多时，应行手取胎盘术。若胎儿已娩出 30 分钟，胎盘仍未排出，出血不多时，应注意排空膀胱，再轻轻按压子宫及静注子宫收缩剂后仍不能使胎盘排出时，再行手取胎盘术。若胎盘娩出后出血多时，可经下腹部直接注入宫体肌壁内或肌注麦角新碱 0.2 ~ 0.4mg，并将缩宫素 20U 加于 5% 葡萄糖液 500ml 内静脉滴注。所以选项 B 正确。

36. C　胎头于宫缩时露出于阴道口，在宫缩间歇期又缩回阴道内，称胎头拨露。胎心 110 次/分在正常范围内，允许继续自然分娩，可同时给予吸氧。

37. A　目前多采用 Bishop 评分法判断宫颈成熟度，估计试产的成功率，满分为 13 分，>9 分均成功，7 ~ 9 分的成功率为 80%，4 ~ 6 分的成功率为 50%，≤3 分均失败。

38. A　胎盘多在胎儿娩出后 15 分钟内娩出。孕妇胎儿状态良好，应等待胎盘自然娩出。接生者切忌在胎盘尚未完全剥离之前，用手按揉、下压宫底或牵拉脐带，以免引起胎盘部分剥离而出血或拉断脐带，甚至造成子宫内翻。所以选项 A 错误。

39. E　该产妇进入第二产程，胎头已拨露，应指导产妇正确使用腹压，缩短产程，等待自然分娩。

40. C　胎心 116 次/分，羊水进展为 II 度浑浊，提示胎儿有缺氧状态，发生胎儿窘迫，此时应尽快终止妊娠。因此时先露 S^{+4} 且为枕右前位，故应选择阴道助娩，胎头位置较低，以胎头吸引术为宜。

41. A 经产妇产程进展快，经产妇宫口扩张6cm且宫缩规律有力时，应将产妇送至分娩室，做好接产准备工作。此时应监测胎心，每5～10分钟听1次胎心，有条件时应用胎心监护仪监测。

42. A 从胎盘娩出至产妇全身各器官除乳腺外恢复至正常未孕状态所需的一段时期，称产褥期，通常为6周。体温可在产后24小时内略升高，一般不超过38℃。患者现处于产后第2天，阴道流血少，宫底脐下一指，子宫尚未恢复至未孕状态，故产妇可诊断为正常产褥。

43. D 产褥期临床表现：①体温在产后24小时内略升高，一般不超过38℃；②子宫复旧：产后第1天因宫颈外口升至坐骨棘水平，致使宫底稍上升至平脐，以后每天下降1～2cm，产后10天子宫降到骨盆内；③恶露：血性恶露持续3～4天，浆液性恶露持续10天左右，白色恶露持续3周干净；④循环系统：血容量于产后72小时增加15%～25%，2～3周恢复至未孕状态；⑤生殖系统变化：产后4周宫颈完全恢复至非孕时状态。所以本题应选D。

三、A3/A4 型题

44. D 产妇及胎儿、胎位均正常，规律宫缩4小时，宫口开3cm，胎膜未破，处于第一产程，而骨盆外测量未见异常，故可等待自然分娩。

45. B 产程过长导致患者体力消耗过度，宫缩乏力，导致母儿并发症增多，无头盆不称，活跃期应加强宫缩，故应静脉滴注缩宫素。

46. C 临产后破膜需立即听胎心，必要时持续胎心监护；记录破膜时间，阴道检查了解宫口扩张、胎头下降情况及有无脐带脱垂；如破膜12小时仍未分娩可予抗生素预防感染；但如宫口未开全，不应该运用腹压。所以选项C不恰当。

47. C 频发晚期减速提示胎儿窘迫，如点滴缩宫素只会加重胎儿缺氧，如短时间内无法阴道分娩，应立即剖宫产并作好术前准备。所以选项C不恰当。

48. C 变异减速的特点是胎心率减速与宫缩无固定关系，下降迅速且下降幅度大，持续时间长短不一，但恢复迅速。一般认为宫缩时脐带受压兴奋迷走神经引起。

49. D 变异减速的原因可能为脐带受压，可予左侧卧位或改变体位，并监测母体生命体征；持续胎心监护了解胎心变化及宫缩情况，并在宫缩间歇期行人工破膜了解羊水性状，如频发变异减速且羊水浑浊可建议剖宫产。胎心有减速情况下间断监测胎心不合适。所以本题应选D。

50. B 晚期减速是指伴随宫缩出现的减速，通常是对称性地、缓慢地下降到最低点再恢复到基线。开始到胎心率最低点的时间≥30秒，减速的最低点通常延迟于宫缩峰值；一般来说，减速的开始、最低值及恢复分别落后于宫缩的起始、峰值及结束。晚期减速一般认为是胎儿缺氧的表现。此病例为初产妇，宫口开3cm，估计短时间内难以结束分娩，应行剖宫产终止妊娠。

51. C 新生儿Apgar评分法见下表。根据Apgar评分法，该男婴皮肤红润计1分，反射计1分，心率130次/分计2分，呼吸和四肢状态各计1分，共6分。

新生儿 Apgar 评分法

体征	0 分	1 分	2 分
每分钟心率	0	<100 次	≥100 次
呼吸	0	浅慢，不规则	佳，哭声响亮
肌张力	松弛	四肢稍屈曲	四肢屈曲，活动好
喉反射	无反射	有些动作	咳嗽，恶心
皮肤颜色	全身苍白	身体红，四肢青紫	全身粉红

52. E　临产后阴道检查能直接接触清宫口四周边缘，准确估计宫颈质地、宫颈消退、宫口扩张、胎膜破裂、胎先露高低。若先露为头，还能了解矢状缝及囟门，确定胎方位。但不能得知胎儿大小。所以本题应选 E。

53. C　瘢痕子宫阴道试产需详细了解上次剖宫产与此次分娩间隔时间长短、上次剖宫产手术方式及有无感染、出血等并发症、此次是否存在上次剖宫产指征、此次胎儿大小、产房有无紧急剖宫产技术等，综合进行评估。

54. B　胎盘剥离及排出方式有两种：①胎儿面娩出式：多见，胎盘胎儿面先排出。胎盘从中央开始剥离，而后向周围剥离，其特点是胎盘先排出，随后见少量阴道流血。②母体面娩出式：少见，胎盘母体面先排出，胎盘从边缘开始剥离，血液沿剥离面流出，其特点是先有较多阴道流血，胎盘后排出。所以本题应选 B。

55. E　选项 ABCD 都符合接产流程，防产后出血，麦角新碱属于全子宫收缩剂，应在胎盘娩出后使用，否则会导致胎盘嵌顿滞留，所以选项 E 不正确。

56. C　若检查有副胎盘残留，应在无菌操作下伸手入宫腔取出残留组织，胎盘未全剥离而出血多时，应行手取胎盘术。

57. D　正常分娩出血量多数不超过300ml。分娩次数 >5 次的多产妇易发生宫缩乏力，应及时应用宫缩剂。若胎儿已娩出 30分钟，胎盘仍未排出，出血不多时，应注意排空膀胱，再轻轻按压子宫及静注子宫收缩剂后仍不能使胎盘排出时，再行手取胎盘术。切忌在胎盘尚未完全剥离时用手按揉、下压宫底或牵拉脐带。若胎盘娩出后出血多时，可经下腹部直接注入宫体肌壁内或肌注麦角新碱 0.2 ~0.4mg，并将缩宫素 20U 加于 5% 葡萄糖液500ml 内静脉滴注。所以选项 D 说法错误。

58. A　临产开始的标志为规律且逐渐加强的子宫收缩，持续约 30 秒，间隔 5 ~ 6 分钟，同时伴随进行性宫颈管消失、宫口扩张和胎先露部下降。

59. E　孕妇此时处于第一产程的潜伏期，宫缩时血压常会升高 5 ~ 10mmHg，间歇期复原。产程中应每隔 4 ~ 6 小时测量血压 1 次。发现血压升高，应增加测量次数并给予相应处理。为保证精力和体力充沛，应鼓励产妇少量多次进食，吃高热量易消化食物，鼓励产妇排尿，以免膀胱充盈影响宫缩及胎头下降。第一产程潜伏期最大时限为 20 小时（初产妇），本病例产妇从临产到宫口开 2cm，用时 4 小时，产程进展顺利，暂不需要静脉滴注缩宫素加速产程。所以本题应选 E。

60. C　胎心监护提示晚期减速，羊水浑浊，考虑胎儿窘迫，应尽快结束分娩。宫口开全，S^{+3}，胎方位正常，胎头拨露，应选择阴道分娩，给予会阴侧切，阴道助产（胎头吸引术或产钳助产）。

61. B　初产妇，孕 36 周，早产临产，母胎状况良好。初诊时宫口仅为 2cm，未破膜，胎心监护 I 类，可继续严密监测下观察产程进展。

62. D 分娩镇痛可以降低分娩疼痛给产妇带来的精神心理影响，在众多的镇痛方法中，硬膜外镇痛效果最为确切，另外硬膜外分娩镇痛不增加剖宫产率，但有可能发生宫缩乏力和产程延长。

63. D 硬膜外分娩镇痛有可能发生宫缩乏力和产程延长，故产妇出现无进展。产程进展不佳时可以按照产程常规处理，例如缩宫素加强宫缩或人工破膜等，并不需要停止使用分娩镇痛。

64. C 当第二产程延长时，如使用硬膜外镇痛的初产妇达 4 小时或经产妇达 3 小时尚未分娩者，临床上可能出现宫缩乏力，缩宫素受体饱和后缩宫素效果欠佳，继续试产容易出现胎儿窘迫及产后出血等并发症，条件成熟时可以考虑产钳助产或胎头吸引产。所以选项 C 正确。

65. D 目前可诊断考虑为正常产褥。产妇在产后出现的体温升高，一般不超过 38℃，宫底在脐下 2 指，恶露呈红色均属于产后第 3 天正常产褥的临床表现。

66. E 产妇双乳肿胀，有硬结，且白细胞计数高于正常，考虑有细菌感染引起的可能性，因产妇处于哺乳期，不宜进行抗生素抗感染治疗，应乳房热敷，多让新生儿吮吸。

四、B1 型题

67～69. D、A、B （1）产力是分娩过程中将胎儿及其附属物从宫腔内逼出的力量，临产后能使宫颈管消失，宫口扩张，胎先露下降的是子宫收缩力。（2）第二产程胎儿娩出时的重要辅助力量是腹壁肌及膈肌收缩力。（3）肛提肌收缩力可协助胎先露部在盆腔进行内旋转。当胎头枕部露于耻骨弓下时，能协助胎头仰伸及娩出；胎儿娩出后，当胎盘降至阴道时，能协助胎盘娩出。

70. A 骨盆出口前后径是指耻骨联合下缘到骶尾关节间的距离，平均约为 11.5cm。

71. C 骨盆出口后矢状径是指骶尾关节至坐骨结节连线中点的距离，平均约为 8.5cm。

72. B 骨盆真结合径即入口前后径，是指从耻骨联合上缘中点至骶岬前缘正中间的距离，平均约为 11cm，胎先露入盆与此径线关系密切。

73. E 当胎头下降至骨盆底遇到阻力时，胎头为适应前后径长、横径短的特点，枕部向母体中线方向旋转 45°达耻骨联合后方，使其矢状缝与中骨盆及骨盆出口前后径相一致的动作称内旋转。

74. A 当胎头继续下降至骨盆底时，处于半俯屈状态的胎头遇到肛提肌阻力，进一步俯屈，使胎儿下颏更加接近胸部，使胎头衔接时的枕额径变为枕下前囟径，有利于胎头继续下降。

75. D 胎肩在盆腔内继续下降，前肩向前向母体中线旋转 45°时，胎儿双肩径转成与骨盆出口前后径相一致的方向，胎儿枕部需在外继续向母体左外侧旋转 45°，以保持胎头与胎肩的垂直关系，称外旋转。

76～80. A、B、C、D、E 分娩全过程是从规律宫缩开始至胎儿及胎盘娩出为止，简称总产程。临床上分为三个产程。第一产程（宫颈扩张期）是指从规律宫缩开始到宫口开全，潜伏期为宫口扩张的缓慢阶段，初产妇一般不超过 20 小时，经产妇不超过 14 小时。第二产程（胎儿娩出期）是指从宫口开全到胎儿娩出。未实施硬膜外麻醉者，初产妇最长不应超过 3 小时，经产妇不应超过 2 小时。第三产程（胎盘娩出期）是指从胎儿娩出到胎盘娩出。一般约 5～15 分钟，不超过 30 分钟。

81. D　产褥期子宫变化最大。在胎盘娩出后子宫逐渐恢复至未孕状态的全过程称为子宫复旧，一般为6周。

82. A　胎盘娩出后，子宫体逐渐缩小，于产后1周子宫缩小至约妊娠12周大小，在耻骨联合上方可触及。

83～84. B、D　胎盘、胎膜从蜕膜海绵层分离并娩出后，遗留的蜕膜分为2层，表层发生变性、坏死、脱落，形成恶露的一部分自阴道排出；接近肌层的子宫内膜基底层逐渐再生新的功能层，内膜缓慢修复，约于产后第3周，除胎盘附着部位外，宫腔表面均由新生内膜覆盖，胎盘附着部位内膜完成修复需至产后6周。

85. A　在产褥早期因子宫收缩引起下腹部阵发性剧烈疼痛，称为产后宫缩痛。

86. C　初乳是指产后7天内分泌的乳汁，呈淡黄色，质稠，含较多的蛋白质、矿物质及多种抗体，尤其是分泌型IgA（SIgA）可增强新生儿的抗病能力，易消化，是新生儿早期最理想的天然食物。

87. B　子宫体的复旧主要是宫体肌纤维缩复和子宫内膜再生。子宫复旧不是肌细胞数目的减少，而是肌细胞的缩小。

88～92. E、C、B、A、D　（1）产褥期是指胎儿、胎盘娩出后的产妇身体、生殖器官和心理方面调适复原的一段时间，需6～8周。（2）产后7～14天的乳汁为过渡乳，14天～9个月的乳汁称为成熟乳，10个月之后的乳汁称为后乳。（3）产后10日，子宫降至骨盆腔内，腹部检查触不到宫底。（4）会阴部有缝线者，于产后3～5日拆线。若伤口感染，应提前拆线引流或行扩创处理，并定时换药。（5）血纤维蛋白原、凝血酶、凝血酶原于产后2～4周内降至正常。血红蛋白水平于产后1周左右回升。红细胞沉降率于产后3～4周降至正常。

五、X型题

93. ABCD　临产后正常宫缩的特点包括节律性、对称性和极性、缩复作用。不包括进行性。因此选项ABCD正确。

94. ACDE　颈管的长短与孕周无关。

95. AE　产后尿潴留是指分娩过程中子宫压迫膀胱及盆腔神经丛，使膀胱肌麻痹而导致的一种病症；产后因卧床休息、饮食缺乏维生素、肠道蠕动减弱，容易导致便秘；产后24小时内体温升高，称为泌乳热。以上皆属产褥期正常现象。产后脉搏在正常范围内，正常产褥不可以出现脉搏加快。正常产褥也不可以出现中度贫血。所以本题应选AE。

96. ABCE　产褥期时，输尿管在没有受压迫后逐渐恢复；子宫在大约6周后逐渐恢复至未孕状态；阴道黏膜皱襞在3周后重新显现；外阴在3～4天内愈合；乳房在各种激素的刺激下出现二次发育。所以本题的正确答案为ABCE。

97. DE　产后尽早适当活动，经阴道自然分娩的产妇，产后6～12小时内即可起床轻微活动，于产后第2日可在室内随意走动。所以选项A正确。若已恢复性生活，应采取避孕措施，哺乳者以工具避孕为宜，不哺乳者可选用药物避孕。所以选项B正确。产后检查包括产后访视和产后健康检查两部分。所以选项C正确。产妇出院后，由社区医疗保健人员在产妇出院后3日、产后14日和产后28日分别做3次产后访视，了解产妇及新生儿健康状况。所以选项D错误。产妇应于产后6周至医院常规妇科检查，包括全身检查及妇科检查。所以选项E错误。因此本题应选DE。

98. ABC 产后 24 小时内体温略升高，一般不超过 38℃。所以选项 D 错误。产前和产后白细胞计数稍高是正常的生理现象。所以选项 E 错误。孕妇产后呼吸深慢，一般每分钟 14～16 次，是由于产后腹压降低，膈肌下降，由妊娠期的胸式呼吸变为胸腹式呼吸所致。所以选项 A 正确。胎盘娩出后，子宫圆而硬，宫底在脐下一指。产后第 1 日略上升至脐平，以后每日下降 1～2cm。所以选项 B 正确。哺乳时反射性缩宫素分泌增多使产后宫缩痛加重。所以选项 C 正确。因此本题应选 ABC。

99. ACD 胎盘娩出后的宫颈外口呈环状如袖口。于产后 2～3 日，宫口仍可容纳 2 指。产后 1 周后宫颈内口关闭，宫颈管复原。产后 4 周宫颈恢复至非孕时形态。所以选项 ACD 正确。

第八章　异常分娩

1. E 协调性子宫收缩乏力又称低张性子宫收缩乏力。特点为子宫收缩节律性、对称性和极性均正常，仅收缩力弱，压力低于 40mmHg，宫缩 < 2 次/10 分钟，持续时间短，间歇期较长。宫缩高峰时，子宫没有隆起，按压时有凹陷。所以选项 E 错误。

2. C 若产道无阻力，产程常短暂，初产妇总产程 < 3 小时分娩者，称为急产。

3. E 宫缩乏力使用缩宫素静脉滴注，适用于协调性宫缩乏力、胎心良好、胎位正常、头盆相称者。原则是以最小浓度获得最佳宫缩，一般将缩宫素 2.5U 配制于 0.9% 生理盐水 500ml 中，从 1~2mU/min 开始，根据宫缩强弱进行调整，调整间隔为 15~30 分钟，每次增加 1~2mU/min 为宜，最大给药剂量通常不超过 20mU/min，维持宫缩时宫腔内压力达 50~60mmHg，宫缩间隔 2~3 分钟，持续 40~60 秒。对于不敏感者，可酌情增加缩宫素给药剂量。应用缩宫素时，应有医师或助产士在床旁守护，监测宫缩、胎心、血压及产程进展等状况。所以选项 E 错误。

4. E 协调性宫缩乏力的处理原则是加强子宫收缩，在第一产程中，消除孕妇对分娩的顾虑和紧张情况，指导休息、饮食及大小便，不能进食者静脉补充营养，排尿困难时应及时导尿，破膜 12 小时以上给予抗生素预防感染。上述一般处理后子宫收缩力仍弱，可选用人工破膜及静脉滴注缩宫素，试产 2~4 小时产程仍无进展或出现胎儿窘迫征象时，应及

时行剖宫产术。

5. D 患者在规律宫缩时频繁出现晚期减速，提示胎儿宫内缺氧，不论是否用缩宫素引产，都应行剖宫产术终止分娩。

6. E 当骨盆出口横径 < 8cm 时，需要进一步测量出口矢状径，判断有无骨盆出口平面狭窄，如坐骨结节间径与出口后矢状径之和 > 15cm，则可阴道试产。骨盆出口狭窄根据坐骨结节间径及坐骨结节间径与骨盆出口后矢状径之和数值不同分 3 级：Ⅰ级为临界性狭窄，坐骨结节间径 7.5cm，坐骨结节间径与出口后矢状径之和 15.0cm；Ⅱ级为相对性狭窄，坐骨结节间径 6.0~7.0cm，骨结节间径与出口后矢状径之和 12.0~14.0cm；Ⅲ级为绝对性狭窄，坐骨结节间径 ≤5.5cm，坐骨结节间径与出口后矢状径之和 ≤11.0cm。

7. E 宫颈裂伤常发生在宫颈 3 点与 9 点处，有时可上延至子宫下段、阴道穹隆。所以选项 A 正确。阴道裂伤的伤口边缘不规则，周围组织损伤广泛。所以选项 B 正确。会阴裂伤按损伤程度分为 4 度：Ⅰ度裂伤指会阴部皮肤及阴道入口黏膜撕裂，出血不多；Ⅱ度裂伤指裂伤已达会阴体筋膜及肌层，累及阴道后壁黏膜，向阴道后壁两侧沟延伸并向上撕裂，解剖结构不易辨认，出血较多；Ⅲ度裂伤指裂伤向会阴深部扩展，肛门外括约肌已断裂，直肠黏膜尚完整；Ⅳ度裂伤指肛门、直肠和阴道完全贯通，直肠肠腔外露，组织损伤严重，出血量可不多。所以选项 C、D 均正确，选项 E 错误。因此本题应选 E。

8. A 轻度骨盆入口狭窄，胎位正常，胎儿体重估计在2500~3000g，产力良好，应在严密监护下试产6~8小时。如试产中胎头能入盆下降，可经阴道分娩，为试产成功；反之，胎头迟迟不入盆，应及时行剖宫产术。试产中必须严密观察，如出现先兆子宫破裂、胎儿窘迫等，应立即停止试产，改行剖宫产术。

9. A 中骨盆狭窄，若宫口开全，胎头双顶径达坐骨棘水平或更低，可经阴道徒手旋转胎头为枕前位，待其自然分娩，或行产钳助产或胎头吸引术助产。若胎头双顶径未达坐骨棘水平，或出现胎儿窘迫征象，应行剖宫产术结束分娩。所以选项A错误。

10. E 漏斗型骨盆常见于男型骨盆，骨盆入口各径线正常，两侧骨盆壁内收，状似漏斗得名。其特点是中骨盆及骨盆出口平面均明显狭窄，使坐骨棘间径和坐骨结节间径缩短，坐骨切迹宽度（骶棘韧带宽度）＜2横指，耻骨弓角度＜90°，坐骨结节间径加出口后矢状径＜15cm。所以选项B、C、D均符合漏斗型骨盆的特征。选项A"坐骨结节间径＜8cm"表示骨盆出口平面狭窄，也符合漏斗型骨盆的特征。选项E"对角径＜11.5cm"属于扁平骨盆的特征。故本题应选E。

11. A 阴道纵隔若伴有双子宫、双宫颈，位于一侧子宫内的胎儿下降，通过该侧阴道分娩时，纵隔被推向对侧，分娩多无阻碍。当阴道纵隔发生于单宫颈时，有时纵隔位于胎先露部的前方，胎先露部继续下降，若纵隔薄可自行断裂，分娩无阻碍。所以选项A正确。选项C：下生殖道尖锐湿疣患者，经阴道分娩易引起新生儿喉乳头状瘤及女婴生殖道湿疣，另外，湿疣在妊娠期生长迅速，组织质脆，阴道分娩易致软产道裂伤及感染，以剖宫产为宜。选项B：子宫下段剖宫产史者虽在一定条件下可以尝试经阴道分娩，但通常不建议经

阴道试产分娩。选项D：生殖道瘘修补术后因薄弱区域瘢痕弹性差，扩张困难，再次裂伤可能性大，故不建议试产。选项E：子宫颈巨大肌瘤阻碍产道，影响胎先露衔接和下降，不建议阴道试产。

12. D 枕横位一般能经阴道分娩，但多需用手或胎头吸引器（或产钳）协助将胎头转成枕前位后娩出。所以选项A、B均正确。无头盆不称的情况，大多数枕后位及枕横位在强有力的宫缩作用下，可使胎头枕部向前旋转90°~135°成为枕前位。所以选项C正确。颏左后位、颏右后位胎头径线过大，在盆腔内无法旋转，不能经阴道分娩。所以选项D错误。只有在单臀先露这种情况下才可以采用阴道分娩。所以选项E正确。因此本题应选D。

13. E 产程过程中一旦发现严重的胎位异常如胎头呈高直后位、前不均倾位、额先露及颏后位，应停止阴道试产，立即行剖宫产术结束分娩。后不均倾位可在产力作用下使前顶骨沿耻骨联合后下降，纠正倾势不均进而阴道分娩，所以选项E正确。

14. E 面先露分娩机制：颏横位时，多数可向前转90°以颏前位娩出，而持续性颏横位不能经阴道自然娩出，重点在持续性。

15. D 臀先露占足月分娩总数的3%~4%，为最常见且容易诊断的异常胎位。所以选项A正确。胎龄愈小臀先露发生率愈高，如晚期流产儿及早产儿臀先露高于足月产儿。所以选项B正确。臀先露多于妊娠28~32周间转为头先露，并相对固定胎位。所以选项C正确。妊娠30周前，大部分臀先露能自行转为头先露，无需处理。若妊娠30周后仍为臀先露应予矫正。所以选项D错误。助娩胎头下降困难时，可用后出胎头产钳助产分娩。所以选项E正确。故本题应选项D。

16. A　臀位助产，当胎臀自然娩出至脐部后，胎肩及后出胎头由接产者协助娩出。脐部娩出后，应在 2～3 分钟内娩出胎头，最长不能超过 8 分钟，以免脐带受压导致死产。

17. E　臀先露因胎臀形状不规则，扩张宫颈及刺激宫旁神经丛的张力不如头先露，易发生继发宫缩乏力及产后出血。臀位临产后先露入盆因宫缩刺激易排出胎便，并非胎儿窘迫征象。接产前应导尿，根据头盆情况决定是否需要侧切，部分经产妇、胎儿小、骨产道宽大、宫缩强者可自然娩出，胎膜早破、脐带脱垂是常见并发症。所以选项 E 正确。

18. E　臀位择期剖宫产指征包括骨盆狭窄、瘢痕子宫、胎儿体重大于 3500g、胎儿生长受限、胎儿窘迫、胎头仰伸位、有难产史、高龄初产妇、妊娠合并症、脐带先露、完全和不完全臀先露等。一旦发现脐带脱垂、胎心尚好、胎儿存活者，应争取尽快娩出胎儿。对于第二产程，宫口开全，臀先露者应行臀牵引术结束分娩。

19. E　胎头或胎臀伴有四肢（上肢或下肢）作为先露部同时进入骨盆入口，称为复合先露。常发生于早产时，以胎头与一手或一前臂的复合先露多见。常见原因有胎头高浮、骨盆狭窄、胎位异常、胎膜早破、早产、羊水过多、经产妇腹壁松弛及双胎妊娠等。复合先露产程进展缓慢，常可在行阴道检查时被发现。应注意与肩先露及臀先露相鉴别。所以选项 ABCD 均正确。发现复合先露时，首先应除外头盆不称。确认无头盆不称后，让产妇向脱出肢体的对侧侧卧，肢体常可自然回缩。若复合先露部分均已入盆，可待宫口近开全或开全后上推肢体还纳，然后宫底加压助胎头下降经阴道助产分娩；若还纳失败，阻碍胎头下降时，宜行剖宫产分娩。所以选项 E 错误。因此本题应选 E。

20. C　宫缩乏力导致产程延长，可对产妇及胎儿产生影响，由于产程延长导致产妇出现疲乏无力、肠胀气、排尿困难等，严重时可导致脱水、酸中毒、低钾血症，影响子宫收缩。第二产程延长，膀胱被压迫导致组织缺血、水肿、坏死，形成膀胱阴道瘘或尿道阴道瘘，产后宫缩乏力造成产后出血，增加感染。

21. A　当破膜且宫颈口扩张 ≥6cm 后，若宫缩正常，宫颈口停止扩张 ≥4 小时；若宫缩欠佳，宫颈口停止扩张 ≥6 小时称为活跃期停滞。

22. B　未使用硬膜外麻醉镇痛分娩时，初产妇 >3 小时，经产妇 >2 小时（硬膜外麻醉镇痛分娩时，初产妇 >4 小时，经产妇 >3 小时），产程无进展（胎头下降和旋转），称为第二产程延长。

23. E　医护人员在为孕妇制订分娩计划时，需要充分评估。一般而言，若无母体严重合并症、明显的骨盆狭窄、头盆不称或胎儿特殊情况，原则上应进行阴道试产，只有经过充分的阴道试产方能诊断难产。阴道试产过程中，各种因素可能影响阴道试产的成功，产程异常主要从产力、产道、胎儿及精神心理因素方面进行评估，出现胎心异常则需要结合胎心监护及必要的胎儿头皮血血气分析来综合判断。胎儿畸形尤其是较大的颈部肿物有可能阻碍先露的下降，另一方面，肿物有可能压迫气管，分娩后不能自行建立呼吸道导致窒息甚至死亡。因而，胎儿颈部肿物需要在维持胎盘循环的前提下行气管插管，即产时子宫外胎儿治疗（EXIT）。单一的羊水混浊并不代表胎儿窘迫，胎心监护正常情况下可以继续阴道试产。所以选项 E 符合题意。

24. D　产钳助产术是一项快速解除胎儿窘迫、降低剖宫产、有利于改善母儿结局的重要技术，助产人员应该掌握产钳助产的方法。产钳有可能对母儿造成伤害，行产钳助产前必须充分评估，权衡利弊，以期将母儿风险降至最低。使用产钳的母体方面指征包括各种心脏病或中枢神经系统疾病，例如脑动脉瘤或充血性心力衰竭，患者虚脱或不能用力时也可以考虑阴道助产以缩短第二产程。胎儿方面的指征主要是胎儿窘迫。行产钳助产前，需充分的知情同意，告知产妇及家属产钳助产术的目的和风险，此外还需满足以下条件：①宫口开全，活胎；②胎膜已破：③低位产钳先露达 S^{+3} 或以下；④胎先露为枕先露或面先露的颏前位；⑤必须排除头盆不称或严重的骨盆狭窄。"产妇或家属要求"不属于产钳助产术的适应证。故本题应选 D。

25. A 肩难产对新生儿影响：①臂丛神经损伤最常见，其中 2/3 为 Duchenne - Erb 麻痹，由第 5、6 颈神经根受损引起。多数为一过性损伤。除了助产损伤以外，肩难产时产妇的内在力量对胎儿不匀称的推力也是造成臂丛神经损伤的原因。②其他并发症还包括新生儿锁骨骨折、胫骨骨折、新生儿窒息，严重时可导致新生儿颅内出血、神经系统异常，甚至死亡。

26. A 肩难产时，会阴后斜切开应足够大，并加用麻醉，同时做好新生儿复苏的准备。所以，选项 A 错误。

27. A 肩难产时，最常用的助产措施是屈大腿法。即让产妇双腿极度屈曲贴近腹部，双手抱膝，减小骨盆倾斜度，使腰骶部前凹变直，骶骨位置相对后移，骶尾关节稍增宽，使嵌顿在耻骨联合上方的前肩自然松解，同时助产者适当用力向下牵引胎头而娩出前肩。此法简单有效，无需加用其它特殊手法前肩即可娩出。

二、A2 型题

28. E 子宫收缩失去节律性、无间歇，呈持续性强直性收缩，产妇因持续性腹痛常有烦躁不安，腹部拒按，胎心听不清，不易查清胎位。发生强直性子宫收缩时，应当停止缩宫素使用。不协调性子宫收缩过强是使用缩宫素的禁忌，因其可引起子宫破裂或胎儿窘迫。

29. B 初步诊断为高张性子宫收缩乏力。高张性子宫收缩乏力即不协调性子宫收缩乏力。表现特点为宫缩失去正常的节律性、对称性，尤其是极性。产妇可出现持续性腹痛、腹部拒按、烦躁不安，严重时可出现水及电解质紊乱、尿潴留、肠胀气、胎盘 - 胎儿循环障碍及静息宫内压升高，胎心异常。该患者产程早期即出现过频的宫缩，子宫松弛时间不够，持续腹胀提示子宫张力过高，产妇烦躁不安，均为高张性宫缩乏力的表现。所以选项 B 正确。患者尚未出现下段压痛及胎心异常，不支持先兆子宫破裂（选项 A）。目前产程潜伏期估计 12 小时，尚未达到潜伏期延长标准（选项 C），患者也未进入活跃期，故选项 D 错误，患者宫缩尚有间歇，不属于强直宫缩（选项 E）。

30. B 随着产程进展，宫缩间隔应缩短，持续时间延长，强度增加，该孕妇宫缩由规律到减弱变少，考虑为继发性宫缩乏力。所以选项 B 正确。继发性宫缩乏力是指产程早期宫缩正常，在进展到第一产程活跃期后期或第二产程后宫缩强度减弱，使产程延长或停滞，多伴有胎位或骨盆异常。患者现已宫口开大 7cm，不属于先兆临产（选项 A），初始宫缩正常，现有减弱，故不属于原发性宫缩乏力（选项 C），现已进入活跃期，尚无 4 或 6 小时宫口扩张停滞的表现，不符合活跃期停滞（选项 D），胎心良好，不符合胎儿窘迫（选项 E）。

31. E　根据题中表现可诊断患者为继发性宫缩乏力。继发性宫缩乏力可导致产程延长或停滞。继发性宫缩乏力可行人工破膜术、缩宫素加速产程，再次评估有无产道梗阻，检查有无头盆不称，并鼓励孕妇进食，增加能量。并不需要进行剖宫产终止妊娠。所以选项 E 错误。

32. C　产妇持续性腹痛、烦躁不安，宫口扩张缓慢，应考虑为异常子宫收缩，不要进行阴道内操作，停用缩宫素的药物。若无胎儿窘迫征象，给予镇静剂如哌替啶 100mg 或吗啡 10mg 肌肉注射，持续胎心监护，经充分休息多可恢复为协调性子宫收缩，当宫缩恢复正常后，如无胎儿窘迫征象可继续待产。在子宫收缩未恢复为协调性之前，严禁使用缩宫剂。对伴有胎儿窘迫征象及头盆不称者或应用镇静剂后宫缩仍不协调，应考虑行剖宫产术。所以选项 C 正确。

33. A　该患者产程已达 20 小时，宫口仅开大 4cm，进展缓慢，应评估为难产因素。影响产程的因素很多，包括产力、产道、胎儿及精神心理因素。子宫收缩乏力较为常见。评估宫缩强度的方法有 3 种：①触诊子宫；②电子胎心监护；③宫腔内导管测量子宫收缩力，计算 Montevideo 单位（MU），MU 的计算是将 10 分钟内每次宫缩产生的压力（mmHg）相加而得。以上方法中，触摸子宫虽然较为主观，但最简易直接。当宫缩高峰时，宫体隆起不明显，用手指压宫底部肌壁仍可出现凹陷，则考虑宫缩乏力。实施电子胎儿监护时，绑定于腹部的探头可以检测宫缩频率和宫缩持续时间，但不能判断宫缩的强度。IUPC 可以监测宫内压力，还可用于羊膜腔灌注，在美国应用较多，但国内多数医院没有这种导管。放置 IU-PC 后，可计算蒙氏单位以评估宫缩是否有效，蒙氏单位高于 180～200 视为有效宫缩。IUPC

有引起宫内感染的风险。综上所述，目前医护人员采用腹壁触诊来判断宫缩情况最简便易行。

34. D　男型骨盆略呈三角形，两侧壁内聚，坐骨棘突出，耻骨弓较窄，骶坐切迹呈高弓形，骶骨较直而前倾，出口后矢状径较短。

35. B　坐骨棘间径＜10cm，坐骨结节间径＜8cm，坐骨结节间径与后矢状径之和＜15cm，耻骨弓角＜90°，坐骨切迹宽度变窄，为中骨盆平面和出口平面狭窄，属于漏斗型骨盆。漏斗型骨盆的骨盆入口各径线值正常，两侧骨盆壁内收，状似漏斗得名。其特点是中骨盆及骨盆出口平面均明显狭窄，使坐骨棘间径和坐骨结节间径缩短，坐骨切迹宽度（骶棘韧带宽度）＜2 横指，耻骨弓角度＜90°，坐骨结节间径加出口后矢状径＜15cm，常见于男型骨盆。

36. E　骨盆出口平面狭窄阴道试产应慎重。临床上常用坐骨结节间径与出口后矢状径之和估计出口大小。若两者之和＞15cm，多数可经阴道分娩，有时需行产钳助产或胎头吸引术助产。若两者之和≤15cm，足月胎儿不易经阴道分娩，应行剖宫产术结束分娩。

37. E　骨盆入口狭窄，胎儿双顶径 10cm，先露浮，足先露，不具备臀位阴道试产条件，应选择行剖宫产术。

38. C　估计胎儿较大，宫口已开大 4cm，胎头跨耻征阳性，提示存在头盆不称，应行剖宫产终止妊娠。

39. C　青年初产妇，宫口开全，S^{+2}，LOT，宫缩的强度出现由强转中，宫缩间歇时间延长至 4～5 分钟（正常为 1～2 分钟），第二产程延长（超过 2 小时），考虑为内旋转困难，胎头双顶径被阻于中骨盆狭窄部位之上，出现持续性枕横位，故考虑为中骨盆平面狭窄，同时出现继发性宫缩乏力，导致第二产程延长。所以选项 C 正确。该产妇的临床表现无各生命体征不稳定的情况，故排除产妇衰竭（选项 B）；胎先露 S^{+2}，尚未到达骨盆出口平面，无法判断骨盆出口狭窄（选项 D）。胎儿过大会出现胎头衔接受阻。所以选项 E 错误。因此本题应选 C。

40. E 骨盆形态及大小异常是发生持续性枕后位的重要原因，特别是男型及类人猿型骨盆，骨盆入口平面前半部较狭窄，后半部较宽，胎头较宽的枕部，容易取枕后位入盆；中骨盆又狭窄，使以枕后位入盆的胎头难以进行内旋转。此外，子宫收缩乏力、前置胎盘、胎儿过大过小、胎儿发育异常均可影响胎头俯屈及内旋转，造成持续性枕后位。"长时间平卧"与持续性枕后位无关。因此本题应选 E。

41. C 孕妇可考虑为面先露。引起面先露的原因有：①头盆不称，临产后胎头衔接受阻，导致胎头极度仰伸；②腹壁松弛，经产妇悬垂腹时胎背向前反曲，胎儿颈椎及胸椎仰伸形成面先露；③脐带过短或脐带绕颈，使胎头俯曲困难；④畸形，无脑儿因无顶骨，可自然形成面先露。"宫缩乏力"与面先露无关。因此本题应选 C。

42. B 腹部检查时，子宫呈纵椭圆形，胎体纵轴与母体纵轴一致。在宫底部可触到圆而硬、按压有时有浮球感的胎头；在耻骨联合上方可触到不规则、软而宽的胎臀，胎心在脐左（或右）上方听得最清楚，此为臀先露。根据题干信息，孕妇的胎先露应为臀先露。

43. E 胎心监护为Ⅲ类监护，需要立即终止妊娠。宫口开全，胎先露达"+3"，可以产钳助产，短暂尝试徒手转胎位，如转成枕前位，可以用普通产钳（Simpon 产钳）助产，

如徒手转胎位不成功，K 式产钳助产。

44. E 臀先露择期剖宫产手术指征：骨盆狭窄、瘢痕子宫、胎儿体重大于 3500g、胎儿生长受限、胎儿窘迫、胎头仰伸位、有难产史、妊娠合并症、脐带先露、完全和不完全臀先露等。

45. D 考虑该产妇为脐带脱垂，宫口开全，短时间内可经阴道分娩，应立即行产钳术，亦可内倒转牵足阴道助产分娩。早产儿不宜胎吸助产，避免颅内出血。

46. C 对于第二产程延长者，先露下降至坐骨棘下 2.5cm，可用手转胎头或用胎头吸引器辅助将胎头转至枕前位后阴道助产。若转至枕前位困难，亦可转至正枕后位产钳助产。当枕后位娩出时，胎头俯屈差，宜适当扩大会阴切开：以防产道裂伤。而此时自由体位分娩已证实无效。宫缩间隔 2～3 分钟，持续 35 秒，强度中，说明宫缩情况很好，在无法改变枕后位的前提下加强产力并指导腹压，将导致内旋转更加困难，无法分娩。患者已达盆底，具备分娩条件，剖宫产显然不合适。

47. B 活跃期以宫口开大 4～6cm 为起点，至宫口开全，宫口扩张速度低于 0.5cm/h 为活跃期延长。所以选项 B 符合题意。宫口扩张持续 4 小时（宫缩好）或 6 小时（宫缩欠佳）称为活跃期停滞，此例尚未达到停滞标准，所以选项 C 不正确。初产妇潜伏期 18 小时，不算延长，故选项 A 不正确。题中患者尚未进入第二产程，故选项 D、E 均不正确。

48. C 持续性枕后位常发生于男型骨盆或类人猿型骨盆。类人猿型骨盆又称横径狭窄骨盆，以骨盆各平面横径狭窄为主，入口平面呈纵椭圆形，易造成持续性枕后位，引起胎头下降受阻，影响分娩。所以选项 A 错误，选

项 C 正确。胎儿颅骨的最低点接近或者达到坐骨棘的水平，也就是中骨盆平面的时候，称为胎头入盆，即胎头双顶径达到骨盆入口平面。所以选项 B 错误。第二产程超过 3 小时无进展，即为胎头下降停滞，即使使用硬膜外镇痛也属于异常。所以选项 D 错误。选项 E 也是错误的。因此本题的正确答案为 C。

49. C 产妇临产 12 小时，宫高 39cm，估计胎儿体重 3800g，胎儿较大，宫缩良好，宫口已开 5cm，胎膜已破，头先露，S^{-1}，产瘤出现，宫缩时先露下降不明显。宫口开 5cm 时，胎先露应是 S^0，核查产程记录，有可能为活跃期停滞，原因是头盆不称，需行剖宫产术结束分娩。

50. D 考虑产妇由于疲乏致协调性宫缩乏力，导致潜伏期延长或假临产，首选治疗性休息，提供有利于产妇睡眠的休息环境，关心和安慰产妇，解除其紧张情绪，必要时应用镇静剂，可缓慢静脉推注地西泮 10mg 或肌内注射哌替啶 100mg。镇静治疗可使假临产者的宫缩消失，绝大多数潜伏期宫缩乏力的产妇经充分休息后自然进入活跃期，仅有不足 5% 潜伏期宫缩乏力者需用缩宫素加强产力。

51. E 胎心 92 次/分，提示胎儿窘迫，若宫内复苏无效，应尽快结束分娩。现宫口已开全，S^{+3}，具备助产条件，应尽快助产，故应会阴侧切后产钳助产。

52. E 根据"骶耻外径 18cm，坐骨结节间径 8cm"可判断该产妇骨盆偏小，为不完全臀先露，且该产妇处于第一产程潜伏期，产程无进展，故需行剖宫产术。

53. E 当破膜且宫颈口扩张 ≥6cm 后，若宫缩正常，宫颈口停止扩张 ≥4 小时称为活跃期停滞。患者目前诊断为活跃期停滞，宫缩好，产道无明显异常，阴道检查提示胎头矢状

缝位于骨盆横径上，矢状缝向后移靠近骶岬侧，盆腔后半部空虚，产瘤位于前顶骨上提示为前不均倾位。孕妇有 GDM 病史，估计胎儿体重 3500g 以上，从以上信息可知，活跃期停滞可能为胎儿过大且合并前不均倾位。活跃期超过 4 小时无进展，这种情况应尽快行剖宫产最为合适。

54. D 第二产程为胎儿娩出期，即从宫口开全至胎儿娩出。第二产程的正确评估和处理对母儿结局至关重要。第二产程时限过长与母胎不良结局，如产后出血、产褥感染、严重会阴裂伤、新生儿窒息、胎儿宫内感染等增加相关。胎肺不成熟为胎儿宫内发育问题，非产程因素影响，故应选 D。

三、A3/A4 型题

55. A 不协调性宫缩乏力多见于初产妇，表现特点为宫缩失去正常的节律性、对称性，尤其是极性。产妇可出现持续性腹痛、腹部拒按、烦躁不安，严重时可出现水及电解质紊乱、尿潴留、肠胀气、胎盘 - 胎儿循环障碍及静息宫内压升高，胎心异常。

56. E 不协调性宫缩乏力可能与产妇精神过于紧张、疲惫、多次妊娠、羊水过多、胎儿过大、骨盆狭窄、胎位异常、初产妇等有一定的关系，很少与子宫畸形有关。

57. C 不协调性子宫收缩乏力的处理原则为调节子宫不协调收缩，使其恢复正常节律性及极性。首选的措施是给予哌替啶 100mg 或吗啡 10mg 肌内注射，经充分休息多可恢复为协调性子宫收缩，若此时宫缩仍较弱，按协调性宫缩乏力处理。在子宫收缩未恢复为协调性之前，严禁使用缩宫剂。对伴有胎儿窘迫征象及头盆不称者或应用镇静剂后宫缩仍不协调，应考虑行剖宫产术。

58. A 孕妇自然临产，宫口开 4cm，S =

0，宫缩间隔 3～4 分钟，持续 30～40 秒，属于正常产程，可不予处理，先继续观察。

59. D 4 小时后宫口仍开 4cm，S=0，宫缩间隔延长，临产后子宫收缩节律性、对称性及极性无改变，但收缩力减弱，考虑为继发性子宫收缩乏力，即产程早期宫缩正常，于第一产程活跃期后期或第二产程时宫缩减弱。可采取人工破膜加速产程，如仍无进展，亦可静脉滴注缩宫素加强宫缩。

60. B 子宫收缩乏力可引起产程延长至产妇休息不好、精神与体力消耗；呻吟和过度换气、进食减少，可出现精神疲惫、乏力、排尿困难及肠胀气。严重者引起产妇脱水、低钾血症或酸中毒，最终影响子宫收缩，手术产率增加。第二产程延长可因产道受压过久，发生产后尿潴留，受压组织长期缺血，继发水肿、坏死，软产道受损，形成生殖道瘘。同时，易导致产后出血和产褥感染。不协调性宫缩乏力时子宫收缩间歇期子宫壁不能完全松弛，对子宫胎盘循环影响大，易发生胎儿窘迫；产程延长使胎头及脐带等受压时间过久，手术助产机会增加，易导致新生儿窒息、产伤、颅内出血及吸入性肺炎等。宫缩过强使宫腔压力增高，增加羊水栓塞的风险，故宫缩乏力不会增加羊水栓塞风险。所以选项 B 的叙述错误。

61. E 子宫收缩的节律性、对称性及极性均正常，仅子宫收缩力过强、过频。若产道无阻力，产程常短暂，初产妇总产程 <3 小时分娩者，称为急产。故患者属于急产，所以选项 A 正确，选项 E 错误。宫缩过强、过频，产程过快，可致产妇宫颈、阴道及会阴撕裂伤，胎儿娩出后子宫肌纤维缩复不良，易发生胎盘滞留或产后出血。故应预防软产道损伤、产后出血和胎盘滞留。

62. B 急产应以预防为主，有急产史孕妇，应提前住院待产，临产后慎用缩宫药物及其他促进宫缩的处理办法，提前做好接产及抢救新生儿窒息的准备。胎儿娩出时，嘱孕妇勿向下用力屏气，产后仔细检查宫颈、阴道、外阴，若有撕裂应及时缝合，若属未消毒的接产，应给予抗生素预防感染。所以选项 B 错误。

63～65. C、E、D 该孕妇因继发性宫缩乏力给予缩宫素加强宫缩后，出现持续性腹痛、宫缩间隔 1～2 分钟，持续 45 秒，考虑为不协调性子宫收缩过强，应立即抑制宫缩，可立即停止静脉滴注缩宫素、持续监测胎心变化，一旦发生强制性宫缩，给予吸氧同时应用宫缩抑制剂，不需要立即剖宫产终止妊娠。经以上处理后，若宫缩缓解、胎心正常，可等待自然分娩或经阴道手术助产，若无法缓解，或出现胎心改变，胎儿宫内窘迫可能，先兆子宫破裂可能，需要紧急剖宫产终止妊娠。

66. A 孕妇宫口开 6cm，S=0，宫缩间隔 2～3 分钟，持续 30～40 秒，属于正常产程，不需干涉，继续观察。

67. A 孕妇 2 小时后，宫缩间隔延长，宫缩强度转弱，使产程延长，考虑为继发性宫缩乏力，此时可人工破膜加速产程。

68. E 加速产程后，产程进展迅速，容易造成软产道裂伤、胎儿窘迫，若出现胎儿窘迫，应尽早行剖宫产术或助产终止妊娠，同时做好新生儿窒息复苏准备工作。目前产程进展良好，胎心无窘迫，有争取自然阴道分娩机会，不需立即助产。因此本题应选 E。

69. E 患者中骨盆及骨盆出口平面均明显狭窄，使坐骨棘间径和坐骨结间径缩短，坐骨切迹宽度（骶棘韧带宽度）<2 横指，耻骨弓角度 <90°，坐骨结节间径加出口后矢状径

<15cm，即骨盆入口各径线值正常，两侧骨盆壁内收，状似漏斗，故该孕妇的骨盆可诊断为漏斗型骨盆。

70. A　漏斗形骨盆为中骨盆和出口平面狭窄，足月正常大小胎儿往往造成难产，故不建议阴道试产，应择期剖宫产，故本题应选 A。

71. C　漏斗型骨盆骨盆入口各径线值正常，两侧骨盆壁内收，因状似漏斗而得名。其特点是中骨盆及骨盆出口平面均明显狭窄，使坐骨棘间径和坐骨结节间径缩短，坐骨切迹宽度（骶棘韧带宽度）<2 横指，耻骨弓角度 <90°，坐骨结节间径加出口后矢状径 <15cm，常见于男型骨盆。通过骨盆外测量，产妇坐骨棘间径 <10cm，坐骨结节间径 <8cm，耻骨弓角度 <90°，可以诊断出此产妇为漏斗型骨盆。

72. C　患者为漏斗型骨盆，阴道试产应慎重。临床上常用坐骨结节间径与出口后矢状径之和估计出口大小。若两者之和 >15cm，多数可经阴道分娩，有时需行产钳助产或胎头吸引术助产。若两者之和 ≤15cm，足月胎儿不易经阴道分娩，应行剖宫产术结束分娩。

73. B　当坐骨结节间径与出口后矢状径之和 >15cm 时，胎头可后移，可利用后三角空隙娩出。患者坐骨结节间径与出口后矢状径之和为 15.5cm，当胎儿体重小于 3000g 时，估计能经阴道分娩。而持续性枕后位、胎儿宫内窘迫、完全臀先露应行剖宫产术。

74. B　此病例中转剖宫产的产程指征为活跃期停滞，而引起活跃期停滞的原因是持续性枕后位。持续性枕后位经过充分试产，胎头始终不能衔接者，须行剖宫产；即使胎头已衔接，但阻滞于 +2 或者伴有中骨盆出口面狭窄，徒手旋转胎头失败者，仍行剖宫产为妥。

患者胎心正常，所以选项 A 不正确，选项 C、D、E 均不是剖宫产指征。

75. A　男型骨盆及类人猿型骨盆易发生持续性枕后位。扁平骨盆及均小骨盆容易使胎头以枕横位衔接，伴胎头俯屈不良、内旋转困难，使胎头枕横位，胎头嵌顿在中骨盆形成持续性枕横位。

76. E　患者胎头 S^0，尚未到达骨盆出口平面，胎头下降受阻，阻力来自于中骨盆，虽未见中骨盆横径测量值，但中骨盆与出口狭窄往往同时存在，但受阻原因应与中骨盆狭窄有关。所以本题答案为 E。

77. D　骨盆出口狭窄、胎头下降受阻，产妇出现腹痛难忍、子宫下段压痛明显，宫缩过频、过强，出现胎心率减慢，是先兆子宫破裂的典型表现。

78. D　肩先露最易发生病理性缩复环。肩先露子宫呈横椭圆形，宫底高度低于孕周，宫底部触不到胎头或胎臀，耻骨联合上方空虚；宫体横径较正常妊娠宽，一侧可触到胎头，另一侧触到胎臀。所以本题应选 D。

79. B　肩前位必须胎背朝向产妇腹壁。本例为肩右前位左手脱出，胎头在产妇腹壁右侧。

80. E　患者已出现病理性缩复环，为先兆子宫破裂征象，应立即行剖宫产术结束分娩。

81. E　该新生儿属轻度新生儿窒息，首选措施应为清理呼吸道。

82. B　双胎的第 2 胎儿肩先露并非阴道分娩禁忌。分娩期应根据胎产次、胎儿大小、胎儿是否存活、宫颈扩张程度、胎膜是否破裂以及有无并发症等综合判断决定分娩方式。第 1 胎儿娩出后若第 2 胎儿为肩先露，在未破膜前可在宫缩间歇期行外倒转术，若外倒转失败或胎膜自破，必须把握时机尽快进入宫腔行内倒转术，使第2胎儿转成臀先露或头先露娩出。破膜后羊水流出宫腔空间狭小，且存在脐带脱垂等风险，操作把握时机对于双胎妊娠阴道分娩至关重要。

83. C 若转胎位失败或脐带脱垂等需急诊剖宫产手术抢救胎儿，所以必须同时做好急诊手术准备。再给予子宫收缩剂、行外倒转术、胎头吸引术助产，臀高位继续待产显然会耽误时间，失去抢救时间。

84. B 确定胎方位的最可靠的方式通常是阴道检查，靠触摸和辨别大小囟门来区分，如果胎头较低，也可以触摸耳廓及耳屏位置及方向，该患者为经产妇，胎先露下降不满意，通常先露较高，无法触摸耳廓和耳屏，故目前阴道检查触摸大小囟门为最可靠的办法。故本题应选 B。

85. E 经产妇，在第二产程中，胎头下降停滞，枕横位为主要原因，徒手旋转胎头改变位置，可有效促进下降同时保持有力的宫缩，然后观察产程进展。

86. E 目前的诊断为前不均倾位。前不均倾位因前顶骨先入盆，后顶骨不能入盆，可使胎头下降停滞、产程延长。临床可表现为因前顶骨入盆胎头折叠于胎肩之后，使在耻骨联合上方不易触及胎头，形成胎头已衔接的假象。而阴道检查胎头矢状缝与骨盆入口横径方向一致，矢状缝向后移靠近骶岬侧。后顶骨的大部分尚在骶岬之上，致使盆腔后半部空虚。而前顶骨紧嵌于耻骨联合后方，宫颈前唇因受压出现水肿。

87. E 一旦发现前不均倾位，除个别胎儿小、骨盆宽大、宫缩强、给予短时间试产外，均应尽快以剖宫产结束分娩。该病例估计

胎儿体重 3500g，临产时跨耻征可疑阳性，头盆不称可能性大，已出现宫缩乏力，继续使用缩宫素加强宫缩、继续阴道试产均不妥。因此本题应选 E。

88. B 高直后位是指胎头枕骨向后靠近骶岬者，又称枕骶位。高直后位时，胎头不能通过骨盆入口，先露高浮，阴道检查表现为后囟在后、前囟在前。因胎头嵌顿于骨盆入口，所以宫口很难开全。

89. E 高直后位时胎儿脊柱与母体脊柱相贴，较长的胎头矢状缝不能通过较短的骨盆入口前后径，妨碍胎头俯屈和下降，使胎头高浮无法入盆，即使完成入盆也难以旋转180°变为枕前位，因而很难经阴道分娩。高直后位一经确诊，应完善术前准备，行剖宫产术。

90. C 产妇因胎膜早破入产房，目前产程进展速度正常，胎心正常，产力良好，产道正常，无阴道分娩的禁忌证，严密观察产程进展为最佳选择。

91. A 在试产过程中，胎先露下降会压迫膀胱，导致尿潴留，尿潴留又会阻碍先露的下降，因此医护人员要注意观察小便和膀胱充盈情况，发生产程延长时，除了考虑产力、产道和胎儿等因素外，还需要排空膀胱，必要时留置导尿。

92. A 羊水粪染并不是胎儿宫内缺氧的证据，另外患者产程进展顺利，可以严密胎心监护及产程的进展，在严密监护下继续阴道试产。

93. C 宫口开全后如果出现继发性宫缩乏力和胎方位不佳，尤其出现Ⅱ类胎心监护时，应考虑尽早终止妊娠，可实施产钳助产。产妇前囟位于骨盆左前方，为枕右后位，若第二产程进展缓慢，初产妇已近2小时，经产妇已近1小时，应行阴道检查确定胎方位。若 S

≥+3（双顶径已达坐骨棘及以下）时，可先徒手将胎头枕部转向前方或用胎头吸引器（或产钳）辅助将胎头转至枕前位后阴道助产。

四、B1型题

94. B 不协调性子宫收缩乏力又称高张性子宫收缩乏力，表现特点为宫缩失去正常的节律性、对称性，尤其是极性，宫缩的兴奋点来自子宫下段一处或多处，节律不协调、高频率的宫缩波自下而上扩散，不能产生向下的合力，致使宫缩时宫底部较子宫下段弱，宫缩间歇期子宫不能很好地松弛，使宫口扩张受限，胎先露不能如期下降，为无效宫缩。

95. C 原发性子宫收缩乏力是指产程早期出现的宫缩乏力，往往为不协调性子宫收缩乏力，子宫颈口不能正常扩张，临产后宫缩一直短而弱，间歇长，产程进展慢。

96. D 继发性宫缩乏力是指产程早期宫缩正常，在进展到第一产程活跃期后期或第二产程后宫缩强度减弱，使产程延长或停滞，多伴有胎位或骨盆异常，临床上往往表现为协调性宫缩乏力。

97. A 协调性子宫收缩乏力又称低张性子宫收缩乏力，特点为子宫收缩节律性、对称性和极性均正常，仅收缩力弱，压力低于180Montevideo单位，宫缩<2次/10分钟，持续时间短，间歇期较长。

98. A 高张性子宫收缩乏力也称为不协调性子宫收缩乏力，处理原则是调节子宫收缩，使其恢复正常节律性及极性。可给予哌替啶100mg或吗啡10mg肌内注射，经充分休息多可恢复为协调性子宫收缩。

99. B 低张性子宫收缩乏力也称为协调性了宫收缩乏力，产程无明显进展，可用缩宫素静脉滴注，一般以缩宫素2.5U加入5%葡萄糖液500ml，从8滴/分开始，根据宫缩强弱进行调整，对于不敏感者，可逐渐增加缩宫素剂量。

100. C 病理性缩复环凡能松解者在宫口开全后可经阴道助产结束分娩，若缩窄环仍不放松并出现胎儿窘迫征象，则应及时剖宫产终止妊娠。

101. A 低张性子宫收缩乏力即协调性子宫收缩乏力，特点为子宫收缩节律性、对称性和极性均正常，仅收缩力弱，压力低于180Montevideo单位，宫缩<2次/10分钟，持续时间短，间歇期较长。

102. C 高张性子宫收缩乏力即不协调性子宫收缩乏力，表现特点为宫缩失去正常的节律性、对称性，尤其是极性，宫缩的兴奋点来自子宫下段一处或多处，节律不协调、高频率的宫缩波自下而上扩散，不能产生向下的合力，致使宫缩时宫底部较子宫下段弱，宫缩间歇期子宫不能很好地松弛，使宫口扩张受限，胎先露不能如期下降，为无效宫缩。

103. D 痉挛性狭窄环位于胎体狭窄部及子宫上下段交界处如胎儿颈部、腰部，不随宫缩上升。

104. B 子宫收缩持续增强，子宫上段肌肉过度收缩和缩复，越来越厚，下段肌肉被动扩张拉长，愈来愈薄，使上下段之间形成环状凹陷，并随子宫收缩上升高达脐部，称为病理性缩复环。

105. B 从活跃期起点（4~6cm）至宫颈口开全称为活跃期。活跃期宫颈口扩张速度<0.5cm/h称为活跃期延长。

106. D 进入活跃期后，当破膜且宫颈口扩张≥6cm后，若宫缩正常，宫颈口停止扩张

≥4 小时；若宫缩欠佳，宫颈口停止扩张 ≥6 小时称为活跃期停滞。

107. C 从临产规律宫缩开始至活跃期起点（4～6cm）称为潜伏期。初产妇＞20 小时、经产妇＞14 小时称为潜伏期延长。

108. E 旋肩法：助产者以食、中指伸入阴道紧贴胎儿后肩的背面，将后肩向侧上旋转，助产者协助将胎头同方向旋转，当后肩逐渐旋转至前肩位置时娩出。操作时胎背在母体右侧用左手，胎背在母体左侧用右手。

109. C 牵后臂娩后肩法：助产者的手沿骶骨伸入阴道，握住胎儿后上肢，使其肘关节屈曲于胸前，以洗脸的方式娩出后臂，从而协助后肩娩出。

110. B 耻骨上加压法：助产者在产妇耻骨联合上方触到胎儿前肩部位并向后下加压，使双肩径缩小，同时助产者轻柔牵拉胎头，两者相互配合持续加压与牵引。

111. A 屈大腿法：让产妇双腿极度屈曲贴近腹部，双手抱膝，减小骨盆倾斜度，使腰骶部前凹变直，骶骨位置相对后移，骶尾关节稍增宽，使嵌顿在耻骨联合上方的前肩自然松解，同时助产者适当用力向下牵引胎头而娩出前肩。

五、X 型题

112. ABCE 不协调性子宫收缩乏力又称高张性子宫收缩乏力，指宫缩失去正常的对称性、节律性，尤其是极性。在产程中，宫缩乏力可使产程缓慢或停滞，使宫口扩张及胎心露下降缓慢，产程延长直接影响孕妇的休息及进食，产妇出现持续性腹痛及静息宫内压升高，不协调性收缩对子宫胎盘循环影响大，易发生胎儿窘迫。不协调性子宫收缩乏力的处理原则为调节子宫不协调收缩，使其恢复正常节律性及极性。可给予哌替啶 100mg 或吗啡 10mg 肌内注射。所以选项 D 错误。因此本题的正确答案为 ABCE。

113. ABCD 不协调性子宫收缩过强：①强直性子宫收缩：多因分娩受阻、不恰当应用缩宫素、发生胎盘早剥时出现。产妇多持续性腹痛、拒按，胎心听不清。若合并产道梗阻，亦可出现病理缩复环、血尿等先兆子宫破裂征象。②子宫痉挛性狭窄环：子宫局部平滑肌持续不放松，痉挛性不协调性收缩形成的环形狭窄。狭窄环位于胎体狭窄部及子宫上下段交界处如胎儿颈部、腰部，不随宫缩上升，与病理性缩复环不同。产妇可出现持续性腹痛，烦躁不安，胎心时快时慢，宫颈扩张缓慢，胎先露部下降停滞。第三产程常造成胎盘嵌顿。急产多为协调性宫缩过强的结果，故选项 E "急产" 的叙述是不正确的。因此本题应选 ABCD。

114. ABCE 狭窄骨盆可使产程延长及停滞。骨盆入口狭窄影响胎先露部衔接，容易发生胎位异常；中骨盆狭窄可使胎头下降延缓、胎头下降停滞、活跃期及第二产程延长；骨盆出口狭窄可使胎头下降停滞、第二产程延长。

115. ABCD 产道异常对胎婴儿的损害：头盆不称容易发生胎膜早破、脐带脱垂，导致胎儿窘迫，甚至胎儿死亡；产程延长，胎头受压，缺血缺氧容易发生颅内出血；产道狭窄，手术助产机会增多，易发生新生儿产伤及感染。

116. BCE 臀位破膜后应严密监测胎心变化，产程中避免肥皂水灌肠等刺激宫缩的行为，所以选项 A、D 均正确。一般建议臀位妊娠患者在 36～37 周后，排除外倒转术（ECV）禁忌证后选择适宜人群，在严密监测下实施外倒转术。所以选项 B 错误。臀位妊娠骨盆狭窄应行剖宫产，所以选项 C 错误。羊水胎粪污染并不一定代表胎儿宫内缺氧，只有极小一部分会发展为胎粪吸入综合征。所以选项 E 错误。因此本题应选 BCE。

117. ABCE 肩难产的产前高危因素包括：①巨大胎儿；②肩难产史；③妊娠期糖尿病；④过期妊娠；⑤孕妇骨盆解剖结构异常。产时高危因素包括：①第一产程活跃期延长；②第二产程延长伴"乌龟征"（胎头娩出后胎头由前冲状态转为回缩）；③使用胎头吸引器或产钳助产。

118. AC 肩难产对母体影响：①产后出血和严重会阴裂伤最常见，会阴裂伤主要指会阴Ⅲ度及Ⅳ度裂伤。②其他并发症包括阴道裂伤、宫颈裂伤、子宫破裂、生殖道瘘和产褥感染等并发症。

119. CDE 第二产程异常包括胎头下降延缓、胎头下降停滞和第二产程延长。潜伏期延长和活跃期延长属于第一产程异常的内容。

第九章 分娩期并发症

1. C 产后出血（PPH）是指胎儿娩出后 24 小时内，阴道分娩者出血量≥500ml，剖宫产者≥1000ml。严重产后出血指胎儿娩出后 24 小时内出血量≥1000ml。

2. A 子宫收缩乏力、胎盘因素、软产道裂伤及凝血功能障碍均是产后出血的主要原因。其中，子宫收缩乏力是产后出血最常见的原因。胎儿娩出后，子宫肌纤维收缩和缩复使胎盘剥离面迅速缩小，血窦关闭，出血控制。任何影响子宫肌收缩和缩复功能的因素，均可引起子宫收缩乏力性出血。

3. D 产后出血（PPH）的最常见原因是子宫收缩乏力，促进子宫收缩的药物在治疗 PPH 中起着至关重要的作用，是治疗子宫收缩乏力的一线治疗措施。促进子宫收缩的药物可分为以下三大类药物：①缩宫素是预防和治疗产后出血的一线药物，卡贝缩宫素为长效缩宫素九肽类似物。②麦角新碱：尽早加用马来酸麦角新碱 0.2mg 直接肌内注射或静脉推注。③前列腺素类药物：当缩宫素及麦角新碱无效或麦角禁用时加用，主要包括卡前列素氨丁三醇、米索前列醇和卡前列甲酯等，首选肌内注射。所以选项 ABCE 均正确。选项 D 中，氨甲环酸的药理作用为阻止纤维蛋白不被纤溶酶降解，不常规用于宫缩乏力导致的产后出血。

4. A 子宫压缩缝合术适用于经宫缩剂和按压子宫无效者，尤适用于宫缩乏力导致的产后出血。常用 B - Lynch 缝合法，近年来出现了多种改良的子宫缝合技术，如 Hayman 缝合术、Cho 缝合术及 Pereira 缝合术等，可根据不同的情况选择不同术式。

5. B 宫腔填塞包括宫腔水囊压迫和宫腔纱条填塞两种方式，阴道分娩后宜使用球囊填塞，剖宫产术中可选用球囊填塞或纱条填塞。所以选项 A 正确。宫腔填塞后 24 ~ 48 小时取出，注意预防感染。所以选项 B 错误。子宫压迫缝合最常用的方法是 B - Lynch 缝合术，适用于经宫缩剂和按压子宫无效者，尤适用于宫缩乏力导致的产后出血。所以选项 C 正确。盆腔血管结扎术包括子宫动脉上、下行支结扎和髂内动脉结扎。所以选项 D 正确。子宫动脉结扎术适用于剖宫产术中宫缩乏力或胎盘因素的出血，经宫缩剂及按摩无效，或子宫切口撕裂而局部止血困难者。子宫切除术适用于各种保守治疗方法无效者。经积极抢救无效、危及产妇生命时，应尽早行次全子宫切除或全子宫切除术，以挽救产妇生命。所以选项 E 正确。因此本题的正确答案为 B。

6. D 高龄初产、经产妇、宫颈裂伤、子宫破裂、羊水过多、多胎妊娠、子宫收缩过强、急产、胎膜早破、前置胎盘、子宫破裂，剖宫产和刮宫术等可能是羊水栓塞的诱发因素。羊水栓塞的诱发因素不包括臀位。因此本题应选 D。

7. A 羊水成分进入母体循环是羊水栓塞发生的先决条件，可能发生的病理生理变化有：①过敏样反应。②肺动脉高压：直接使右心负荷加重，导致急性右心扩张及充血性右心衰竭；而左心房回心血量减少，左心排出量明显减少，导致周围血循环衰竭，血压下降，出现休克，甚至死亡。③炎症损伤。羊水栓塞所致的炎性介质系统的突然激活，引起类似于全身炎症反应综合征（SIRS）。④弥散性血管内凝血（DIC）。羊水栓塞的病理生理改变不包括急性左侧心力衰竭。因此本题应选 A。

8. A　羊水中的抗原成分可引起 I 型变态反应。在此反应中肥大细胞脱颗粒、异常的花生四烯酸代谢产物包括白三烯、前列腺素、血栓素等进入母体血液循环，出现过敏样反应。

9. E　羊水栓塞的诊断是临床诊断，表现为低氧、低凝、低血压，母血涂片或器官病理检查找到羊水有形成分不是诊断羊水栓塞的必需依据，即使找到羊水有形成分，如果临床表现不支持，也不能诊断羊水栓塞；如果临床表现支持羊水栓塞的诊断，即使没有找到羊水有形成分，也应诊断羊水栓塞，所以腔静脉中查到胎脂、胎粪不能确诊为羊水栓塞。所以选项 D 错误。突发呼吸困难（选项 A）、休克及昏迷（选项 C）不是羊水栓塞的特异性表现，无法确诊。查到胎儿有核红细胞（选项 B）对羊水栓塞的确诊无意义。故本题的正确答案为 E。

10. A　典型羊水栓塞以骤然出现的低氧血症、低血压（血压与失血量不符合）和凝血功能障碍为特征，也称羊水栓塞三联征。一般经历三个阶段：心肺功能衰竭和休克、出血、急性肾衰竭。通常三个阶段按顺序出现，有时也可不完全出现。所以选项 A 正确。

11. B　出现以下表现之一，可诊断为羊水栓塞：①血压骤降或心脏骤停；②急性缺氧如呼吸困难、发绀或呼吸停止；③凝血功能障碍或无法解释的严重出血。故孕妇在分娩时突然出现发绀、呼吸困难、休克等症状首先考虑的是羊水栓塞，其他选项都有可能，但发生

概率较羊水栓塞低，不作为首先考虑。故本题应选 B。

12. B　羊水栓塞最重要的是纠正呼吸循环衰竭。所以选项 B 正确。羊水栓塞是产科危急重症，一旦出现羊水栓塞的临床表现，应立刻抢救，治疗包括抗过敏、纠正呼吸循环功能衰竭和改善低氧血症、抗休克、防止 DIC 和肾衰竭发生。所以选项 A、C 均错误；待好转后立即终止妊娠。所以选项 D 错误。若发生产后出血，且经积极处理不能止血者，应切除子宫。所以选项 E 也不符合题意。因此本题的正确答案为 B。

13. E　子宫破裂多发生于分娩期，部分发生于妊娠晚期。

14. C　子宫破裂的原因包括子宫手术史（如剖宫产术、子宫肌瘤剔除术、宫角切除术、子宫成形术后形成瘢痕）、胎先露下降受阻、子宫收缩药物使用不当、产科手术损伤，以及子宫发育异常或多次宫腔操作等，局部肌层菲薄导致子宫自发破裂。急性羊水过多并不导致子宫破裂。因此本题应选 C。

15. A　先兆子宫破裂时，因胎先露部下降受阻，子宫收缩加强，子宫体部肌肉收缩变短，下段肌肉变薄变长，两者之间形成环行凹陷。子宫收缩持续增强，子宫上段肌肉过度收缩和缩复，越来越厚，下段肌肉被动扩张拉长，愈来愈薄，使上下段之间形成环状凹陷，并随子宫收缩上升高达脐部，称为病理性缩复环。它是子宫破裂的先兆。

16. A　如果胎儿出现横位，没有及时处理，就会导致脐带脱垂，胎死宫内。严重的会导致子宫破裂，使产妇受到更大的生命威胁，出现大出血的现象。

17. A　胎儿窘迫是子宫破裂最常见的临床表现，大多数子宫破裂有胎心异常。子宫破

裂常见的临床表现还包括：电子胎心监护（EFM）异常、宫缩间歇仍有严重腹痛、阴道异常出血、血尿、宫缩消失、孕妇心动过速、低血压、晕厥或休克、胎先露异常、腹部轮廓改变等。

18. D 先兆子宫破裂常见于产程长、有梗阻性难产因素的产妇。表现为：①子宫呈强直性或痉挛性过强收缩，产妇烦躁不安，呼吸、心率加快，下腹剧痛难忍。②因胎先露部下降受阻，子宫收缩过强，出现病理缩复环。③膀胱受压充血，出现排尿困难及血尿。④因宫缩过强、过频，无法触清胎体，胎心率加快或减慢或听不清。先兆子宫破裂的临床表现不包括迅速出现贫血，迅速失血和贫血应考虑子宫完全破裂。因此本题应选 D。

19. A 完全性子宫破裂时，子宫肌层及浆膜层全部破裂，宫腔与腹腔相通。症状常发生于瞬间，产妇突感下腹一阵撕裂样剧痛，子宫收缩骤然停止。腹痛稍缓和后，因羊水、血液进入腹腔刺激腹膜，出现全腹持续性疼痛，并伴有低血容量休克的征象。全腹压痛明显、有反跳痛，腹壁下可清楚扪及胎体，子宫位于侧方，胎心胎动消失。阴道检查可有鲜血流出，胎先露部升高，开大的宫颈口缩小，若破口位置较低，部分产妇可扪及子宫下段裂口。所以选项 A 正确。

20. A 不完全子宫破裂时，子宫肌层已全部或部分破裂，但浆膜或腹膜层尚保持完整，宫腔与腹腔未相通。胎儿及其附属物仍在宫腔内。腹部检查时，子宫不全破裂处有固定压痛点。如破裂位于阔韧带两叶之间，可形成阔韧带血肿，患者在宫体一侧可扪及逐渐增大且有压痛的包块，伴胎心率改变，可出现频发胎心率减速。所以选项 A 正确。

21. D 选项 A、B、C、E 均为先兆子宫

破裂的表现，血红蛋白在未出现不全或完全破裂的情况下不会出现明显下降，所以选项 D 不正确。

22. C 子宫破裂胎儿未娩出者，即使死胎也不应经阴道先娩出胎儿，这会使裂口扩大，增加出血。促使感染扩散，应迅速剖腹取出死胎，所以选项 A 错误。视患者状态，裂伤部位情况、感染程度和患者是否已有子女等综合考虑，若子宫裂口较易缝合、感染不严重、患者状态欠佳时，可作裂口修补缝合，有子女者结扎输卵管，无子女者保留其生育功能，否则可行子宫全切除或次全切除。所以选项 B、D 均错误。子宫破裂发生后，使用缩宫素可能破口扩大。所以选项 E 错误。发现先兆子宫破裂，必须立即采取有效措施抑制子宫收缩，最好能尽快行剖宫产术。所以选项 C 正确。因此本题应选 C。

23. E 脐带正常长度为 30～100cm，平均长度为 55cm。脐带短于 30cm 者，称为脐带过短；脐带超过 100cm 者，称为脐带过长。

24. E 胎儿活动可使脐带顺其纵轴扭转呈螺旋状，生理性扭转可达 6～11 周。

25. A 胎先露部已衔接、胎膜已破者，脐带受压于胎先露部与骨盆之间，引起胎儿缺氧，甚至胎心完全消失；以头先露最严重，肩先露最轻。

26. B 若脐带血循环阻断超过 7～8 分钟，则可导致胎死宫内。胎膜破裂时脐带脱出于胎先露前方至宫颈口外，降至阴道内甚至露于外阴部，称为脐带脱垂。脐带脱垂可导致脐带受压，胎儿血供障碍，发生胎儿窘迫甚至危及胎儿生命。脐带脱垂时，脐带受压于胎先露部与骨盆之间，引起胎儿急性缺氧，胎心率发生改变，甚至完全消失。所以选项 B 为正确答案。选项 A、C、D、E 等脐带异常一般不会

导致胎儿死亡。

27. C 脐带围绕胎儿颈部、四肢或躯干者，称为脐带缠绕。90% 为脐带绕颈，以绕颈一周者居多，占分娩总数的 20% 左右。

二、A2 型题

28. A 胎儿娩出后宫缩乏力使子宫不能正常收缩和缩复，胎盘若未剥离、血窦未开放时尚不致发生出血，若胎盘有部分剥离或剥离排出后，宫缩乏力不能有效关闭胎盘附着部子宫壁血窦而致流血过多，是产后出血的主要原因。分娩前有宫缩乏力表现，胎盘娩出过程和娩出后阵发性出血量多。故选 A。

29. C 患者胎盘娩出后仔细检查胎盘、胎膜，发现有血管断裂，考虑有胎盘残留。胎盘部分残留可影响子宫收缩，导致产后出血。

30. B 胎盘娩出后阴道流血时多时少是子宫收缩乏力性产后出血的特征，此时应首选静脉滴注缩宫素加强宫缩。

31. D 患者产后出血较多应输液、输血纠正休克。产后出血系子宫收缩乏力引起，应加强宫缩能迅速止血。导尿排空膀胱后按摩或按压子宫，按摩时配合使用宫缩剂。10 ~ 20U 缩宫素加入晶体液 500ml 中静脉滴注；也可缩宫素 10U 肌内注射或子宫肌层注射或宫颈注射。治疗无效时，可行子宫动脉上、下行支结扎，必要时行髂内动脉结扎。经积极抢救无效、危及产妇生命时，应尽早行次全子宫切除或全子宫切除术，以挽救产妇生命。题中患者无危及生命的症状表现，故无须立即行子宫切除术。所以本题应选 D。

32. C 产后出血的四大原因是子宫收缩乏力、软产道损伤、胎盘因素和凝血功能障碍。对于此患者，应在做好充分抢救准备的条件下完善检查，建立静脉通道，维持生命体

征，评估出血量，明确产后出血的原因，并作出相应处理。并不需要立即送入手术室准备急诊剖腹探查手术。所以本题应选 C。

33. B 因宫缩乏力发生的产后出血较为常见，多种因素均可以导致宫缩乏力，产妇体质虚弱、合并慢性全身性疾病或精神紧张等，过多使用麻醉剂、镇静剂或宫缩抑制剂等，急产、产程延长或滞产、试产失败等，子痫前期等、胎膜破裂时间长发热等，羊水过多、多胎妊娠、巨大儿等、多产、剖宫产史、子宫肌瘤剔除术后等，双子宫、双角子宫、残角子宫等。该患者 20 天前发生胎膜早破后发热，考虑宫腔感染导致子宫收缩乏力可能性大。

34. D 该患者系软产道损伤导致的产后出血。急产且胎儿系巨大儿是该患者软产道损伤的高危因素，处理应为及时缝合宫颈裂伤、止血并清除血肿。检查软产道时，需要在良好的照明条件下，查明损伤部位，注意有无多处损伤。裂伤 >1cm 且有活动性出血应缝合。缝合时注意恢复解剖结构，并应在超过裂伤顶端 0.5cm 处开始缝合。软产道血肿应切开血肿、清除积血，彻底止血、缝合，必要时可置橡皮片引流。该患者查体发现子宫收缩好，可排除宫缩乏力导致的产后出血，暂不需要使用卡前列素等强力的促宫缩药物继续加强宫缩。但需要注意的是，产后出血的四大原因可以合并存在，也可以互为因果，因此在处理此患者的软产道裂伤时，仍需监测患者的子宫收缩情况，预防宫缩乏力加重产后出血。所以本题应选 D。

35. E 加强产前保健，产前积极治疗基础疾病，并充分认识产后出血的高危因素可以减少产后出血的发生。高危孕妇尤其是凶险性前置胎盘、胎盘植入者应于分娩前转诊到有输血和抢救条件的医院分娩。该孕妇已有一次产后出血病史，下次妊娠应于有抢救条件的医

院，规律建卡产检，提高自身的依从性。患者此次妊娠患有妊娠糖尿病，在产后仍需控制饮食，监测血糖，若下次妊娠发现妊娠糖尿病，需规律监测血糖。

36. B 羊水栓塞时，破膜不久，产妇突感寒战，出现呛咳、气急、烦躁不安、恶心、呕吐等前驱症状，继而出现呼吸困难、发绀、抽搐、昏迷，脉搏细数、血压急剧下降，心率加快、肺底部湿啰音。该孕妇的临床表现符合羊水栓塞的典型症状，故首先考虑为羊水栓塞。

37. C 一旦怀疑羊水栓塞，立即按羊水栓塞急救流程实施抢救，分秒必争。处理措施包括保持呼吸道通畅，吸氧；抗过敏，解除肺动脉高压，改善低氧血症；抗休克，补充血容量，纠正酸中毒及心力衰竭；防治 DIC，补充凝血因子，抗纤溶治疗；预防感染；合理的产科处理等。羊水栓塞患者推荐包括麻醉、呼吸、重症医学母胎医学等专家在内的多学科会诊，共同处理，当出现肝脏损害、肾功能损害等情况时也需请相应的专科医师协助处理。及时、有效的多学科合作对改善患者预后至关重要。所以选项 C 错误。

38. E 羊水栓塞可引起弥散性血管内凝血（DIC），从而导致子宫大量出血。因为失血过多引起继发性凝血功能障碍，治疗时应包括纠正休克、补充血液量、早期积极处理产后出血，尽量按 1∶1∶1 大输血方案进行抢救；患者出现宫缩乏力表现时，要积极应用促宫缩制剂，特别是前列腺素、麦角新碱等强效宫缩剂的尽早或预防性使用；药物治疗无效的难治性产后出血病例则需要宫腔球囊填塞压迫、子宫动脉栓塞、子宫 B－Lynch 缝合甚至切除子宫等；阴道分娩者要注意是否存在宫颈和阴道裂伤；羊水栓塞引发的 DIC、产后出血往往比较严重，推荐尽早予以红细胞、血

小板、凝血因子的补充，维持血小板 $> 50 \times 10^9/L$，活化部分凝血酶原时间在正常范围 1.5 倍以内；但一定要强调，血小板和凝血因子的补充要根据出血量、出血表现来决定，而不能因为等待实验室检查结果延误抢救时间。所以选项 E 是错误的。

39. D 有些羊水栓塞的临床表现并不典型，仅出现低血压、心律失常、呼吸短促、抽搐、急性胎儿窘迫、心脏骤停、产后出血、凝血功能障碍或典型羊水栓塞的前驱症状。当其他原因不能解释时，应考虑羊水栓塞。选项 D 可以用其他原因解释，故不应考虑为羊水栓塞。因此本题应选 D。

40. C 羊水栓塞通常起病急骤、来势凶险。70% 发生在阴道分娩时，19% 发生在剖宫产时。大多发生在分娩前 2 小时至产后 30 分钟之间。极少发生在中孕引产、羊膜腔穿刺术中和外伤时。所以选项 C 正确。

41. D 先兆子宫破裂常见于产程长、有梗阻性难产因素的产妇。患者下腹压痛，导尿见肉眼血尿，胎心率正常，故最有可能的诊断为先兆子宫破裂。当胎心率消失时，可能已经发生子宫破裂。

42. B 该患者有病理性缩复环形成以及肉眼血尿的表现，这是先兆子宫破裂的征象。发现先兆子宫破裂时必须立即给予抑制子宫收缩的药物，如吸入或静脉麻醉，肌内注射或静脉注射镇静药物，如哌替啶 100mg，停用宫缩药，尽快施行剖宫产术。所以选项 B 正确。

43. C 此患者有较多液体自阴道流出，应考虑为胎膜早破。胎儿出现胎心下降，阴道检查有条索状物脱出宫颈 2cm，最可能原因为脐带脱垂。胎膜破裂时脐带脱出于宫颈口外，降至阴道内甚至露于外阴部，称为脐带脱垂。凡胎儿先露部与骨盆入口平面不能严密衔接，

在两者之间留有空隙者，均可发生脐带脱垂。

44. E 球拍状胎盘即脐带附着于胎盘边缘者，分娩过程中一般对母儿无大影响，不会导致胎儿窘迫，多在产后检查胎盘时发现，所以本题应选 E。胎盘过大或过小、胎盘形状异常如膜状胎盘、轮廓胎盘均易导致胎儿窘迫。

45. B 患者因"停经 39 周，规律下腹痛 3 小时"入院，阴道检查宫口已开，宫颈管已消失，且伴随规律宫缩，可诊断为临产。超声提示胎儿颈后脐带压迹，呈"W"形，故可诊断为脐带绕颈。

46. E 单脐动脉应视为高危妊娠进行严密的产科评价和随访观察，因为这些胎儿的先天性心脏病、早产、体重低、缺氧、肾病的危险性增加。单脐动脉在单胎活产婴儿中发生率为 0.46%，多胎妊娠中为 0.8%，染色体畸形的新生儿中为 6.1%～11.3%。13 三体和 18 三体最常受累，而 21 三体和性染色体异常很少出现单脐动脉。在伴有单脐动脉的多数非整倍体胎儿中，超声可发现其他结构异常，此时应进行染色体核型分析。单脐动脉与"羊水异常"无关。故本题应选 E。

三、A3/A4 型题

47. C Sheehan 综合征的典型表现为：在产后大出血休克后，长期衰弱乏力，最早为无乳汁分泌，然后继发闭经，即使月经恢复，也很稀少，导致继发不孕。性欲减退，阴道干燥，性交困难。阴毛、腋毛脱落，头发、眉毛稀疏，乳房、生殖器萎缩，精神淡漠、嗜睡、不喜活动、反应迟钝、畏寒、无汗、皮肤干燥粗糙、食欲欠佳、便秘、体温偏低、脉搏缓慢、血压降低、面色苍白、贫血。多数有水肿、体重下降，少数有消瘦恶病质。

48. D 产后大出血休克引起的 sheehan 综合征，可使垂体缺血坏死，促性腺激素分泌细胞发生坏死，也可累及促甲状腺激素、促肾上腺皮质激素分泌细胞。于是出现闭经、无乳、性欲减退、毛发脱落等症状，第二性征衰退，生殖器官萎缩，还可出现畏寒、嗜睡、低血压及基础代谢率降低等。

49. A 胎盘剥离后出血不止，腹部子宫轮廓不清，宫体柔软，经按摩或给予宫缩剂后出血好转者为宫缩乏力导致出血。

50. E 在寻找产后出血原因的同时需要进行一般处理。包括交叉配血，通知检验科和血库做好准备；立即建立双静脉通道，积极补充血容量；保持气道通畅，必要时给氧；监测生命体征和出血量，留置尿管，记录尿量；进行基础的实验室检查（血常规、凝血功能及肝肾功等）并动态监测。所以选项 A 正确。针对宫缩乏力处理原则：先简单、后复杂，先无创，后有创，其流程如下：子宫按摩＋宫缩剂→宫腔填塞或/和子宫背包缝合或/和子宫动脉结扎→子宫动脉栓塞→子宫切除。子宫按摩＋宫缩剂为最基本的处理，如不能有效，可立即行宫腔填塞和/或子宫背包缝合和/或子宫动脉结扎等保守手术。如保守手术仍不能奏效，产妇病情稳定可行介入手术。所以选项 B、C、D 均正确。经积极抢救无效、危及产妇生命时，应尽早行次全子宫切除或全子宫切除术，以挽救产妇生命。所以选项 E 不恰当。因此本题应选 E。

51. B 休克指数法估计产后出血量的计算公式为：休克指数＝脉率/收缩压（mmHg），当 SI＝0.5，血容量正常，出血量 500ml 以内；SI＝1.0，失血量为 10%～30%（500～1500ml），一般为 1000ml 以上；SI＝1.5，失血量为 30%～50%（1500～2500ml），一般为 1500ml 以上；SI＝2.0，失血量为 50%～70%（2500～3500ml）。患者的 SI 为 1.3，故失血量约为 1000～1500ml。因此本题应选 B。

52. C 该患者系严重产后出血，当失血量达到血容量的 30% 时，或血红蛋白 <70g/L 时，或血红蛋白为 70～100g/L 仍有活动性出血时，应考虑进行成分输血。国内将来源于 200ml 全血的血液制品定为 1U，1U 红细胞悬液容量为 120ml，取自 200ml 全血；1U 血浆为 100ml，取自 200ml 全血；1U 血小板相当 200ml 全血中的血小板数量，1 个治疗量血小板为 10～12U，相当于 2000～2400ml 全血中的血小板；1U 冷沉淀相当于 200ml 全血中的纤维蛋白原。首先输注红细胞悬液，每输注 2U 红细胞悬液可使血红蛋白水平提高约 10g/L。输入 4U 红细胞悬液后可考虑输注新鲜冰冻血浆，且新鲜冰冻血浆与红细胞悬液比例为 1∶1，当血小板计数 <75×10^9/L 时，如需继续输注红细胞和血浆，应早期输注血小板，血小板计数 <50×10^9/L 时，必须输注血小板。推荐使用红细胞悬液、新鲜冰冻血浆、血小板悬液的比例为 1∶1∶1。题中患者首先输注红细胞悬液，当输入 4U 红细胞悬液后才可考虑输注新鲜冰冻血浆，所以当输入 6U 红细胞悬液后需要输注新鲜冰冻血浆 600ml（新鲜冰冻血浆与红细胞悬液比例为 1∶1）。所以本题应选 C，排除选项 E。题中血小板计数为 112×10^12/L，不需要输注血小板。

53. A 该患者总产程时限 2 小时 20 分钟，系急产，且胎儿体重 4100g，为巨大儿，孕期阴道分泌物多伴瘙痒，考虑该患者多合并阴道炎。因此，由于产程异常、子宫过度膨胀导致的宫缩乏力及软产道损伤都是可能的因素。此外，胎盘残留也是导致产后出血的常见可能原因。该患者定期产检，既往史无特殊，故暂不考虑凝血功能异常导致产后出血。但该患者在胎儿娩出后，立即发生阴道大量出血，鲜红色，结合急产及巨大儿等情况，其中最可能的原因是产道损伤。因此本题应选 A。

54. D 产褥病率是指分娩 24 小时以后的 10 日内，每日测量体温 4 次，间隔时间 4 小时，有 2 次体温达到或超过 38℃。产褥感染指分娩及产褥期生殖道受病原体侵袭，引起局部或全身感染。造成产褥病率的原因以产褥感染为主，也包括产后生殖道以外的其他感染与发热。该患者产后出血、软产道裂伤，易发生产褥感染而导致产褥病率。

55. B 患者迅速出现呼吸困难，血压下降，生命体征不稳，结合生产史高度怀疑羊水栓塞。

56. B 一旦怀疑羊水栓塞，立刻抢救。抢救措施有抗过敏（地塞米松静脉注射）、纠正呼吸功能衰竭（毛花苷丙静脉注射）、改善低氧血症、抗休克、纠正凝血功能障碍（代血浆补充血容量），预防肾衰竭发生。保持呼吸道通畅，立即实施面罩吸氧、气管插管、正压给氧等人工辅助呼吸，维持氧供以避免呼吸和心搏骤停。患者呼吸困难不能自主实行小流量鼻管吸氧。因此选项 B 错误。

57. A 患者产前发生羊水栓塞，处于第一产程，应积极改善呼吸循环功能后行剖宫产术结束分娩。

58. B 羊水栓塞是妊娠期特有的罕见并发症，临床上多种疾病都可能导致产时或产后短时间内急性呼吸循环障碍，对于产时或产后短时间内突发急性呼吸循环障碍表现时一定要在鉴别诊断中考虑到羊水栓塞。该患分娩过程中发病，已破膜，突然起病，胸闷，表情痛苦，大汗淋漓，明显的低氧血症，首先怀疑为羊水栓塞。

59. C 羊水栓塞的临床表现复杂、病程进展特殊，能否早期识别处理对预后影响非常重要。2016 年美国母胎医学会羊水栓塞指南中提出：过去观点倾向于在严重产后出血患者或者死亡孕产妇的血液中寻找羊水有形成分是诊断羊水栓塞的重要证据。近年来，多种研究显示，是否母体血液中发现羊水有形成分与羊水栓塞并没有直接联系，羊水栓塞是以临床表现为基本诊断依据。要做出羊水栓塞的诊断并不依赖于母体血液中是否存在羊水有形成分，而是依据产后发生无法用其他原因解释的肺动脉高压、低氧血症、低血压、凝血功能障碍等典型症状。所以选项 C 错误。

60. D　结合病史，A、B、C、E 诊断均不困难，先兆子宫破裂依据不足。故本题应选 D。

61. D　产妇目前处于严重感染、生命体征不平稳的状态，且初产妇产程较长，故不宜采用阴道分娩的处理措施。

62. C　本例患者已经出现腹痛、呕吐、烦躁，检查下腹部压疼明显、子宫轮廓不清、胎心消失，与子宫破裂的临床表现一致。因此本题应选 C。

63. C　当怀疑出现子宫破裂时，最好能尽快行剖宫产术，术中注意检查子宫是否已有破裂。子宫破裂胎儿未娩出者，即使死胎也不应经阴道先娩出胎儿，这会使裂口扩大，增加出血，促使感染扩散，应迅速剖腹取出死胎，视患者状态、裂伤部位情况、感染程度和患者是否已有子女等综合考虑，若子宫裂口较易缝合、感染不严重、患者状态欠佳时，可作裂口修补缝合，有子女者结扎输卵管，无子女者保留其生育功能。否则可行子宫全切除或次全切除。子宫下段破裂者，应注意检查膀胱、输尿管、宫颈及阴道，若有损伤，应及时修补。

64. B　当子宫破裂时，胎儿从子宫内到子宫外，故最可靠的依据是子宫轮廓不清，胎体可清楚扪及。其余选项均不是特异性表现。

因此本题应选 B。

65. E　对已诊断为子宫破裂者，在进行大量输血、输液抗休克的同时，立即施行剖宫产术，同时应用大剂量抗生素防治感染。手术方式应根据患者的年龄、胎次、一般情况、子宫破裂程度与部位、手术距离破裂发生时间长短以及有无严重感染而决定。患者无子女，子宫破裂时间在 12 小时以内，裂口边缘尚整齐、无明显感染者，可考虑修补缝合术。所以选项 E 正确。

66. D　胎儿手脱出于阴道口，提示忽略性横位，将产生胎体嵌顿宫口，梗阻性难产，极易出现子宫破裂。发现病理性缩复环后，主要考虑存在先兆子宫破裂，故应尽快剖宫产终止妊娠，其他处理均可能导致患者及胎儿病情进一步加重。

67. C　因患者腹痛后，宫缩停止，胎动消失，呼吸急迫，面色苍白，脉搏细数，出冷汗，血压 80/50mmHg，故考虑为子宫破裂，同时因子宫破裂出血导致血压下降、面色苍白，脉搏细数，出冷汗，符合休克诊断标准。

68. B　宫颈展平，宫口开 4cm，于阴道内可触及胎足及波动的脐带，可诊断为臀位足先露，脐带脱垂，目前胎心良好，尚不够胎儿窘迫诊断。

69. D　初产妇、足先露或肩先露者，应行剖宫产术。发现脐带脱垂，胎心尚好，胎儿存活者，应争取尽快娩出胎儿。宫颈未开全时，产妇立即取头低臀高位，将胎先露部上推，应用抑制子宫收缩的药物，以缓解或减轻脐带受压；严密监测胎心，同时尽快行剖宫产术。

70～72. C、D、D　结合患者病史及查体，考虑胎膜未破，于胎动、宫缩后胎心率突然变慢，改变体位、上推胎先露部及抬高臀部后迅速恢复者，有脐带先露的可能，临产后应行胎心监护。脐带先露时，已临产，一旦破膜即将出现脐带脱垂，应尽快分娩，方式选择剖宫产术。

73. B 本例患者仅出现阴道流液，无腹痛，未扪及宫缩，不符合诊断先兆早产的条件。因患者胎膜已破，故不能诊断脐带先露。患者阴道可扪及一条索状物体，但其有波动感，故不能诊断为阴道横隔，且患者同时伴有胎心率的改变，故考虑脐带脱垂可能性大。题中无羊水异常的相关表现，故不考虑羊水异常。综上所述，选项 B 为正确答案。

74. A 腹部超声检查存在一定的局限性，若怀疑脐带脱垂，应行阴道超声探查是否存在脐带先露或脐带脱垂。故选项 A 为正确答案。此外行阴道检查可以直观地感受的脐带与宫颈口的关系，尽早发现并及时处理。胎心监测对于诊断脐带脱垂有一定的支持作用，但特异性差，需进一步完善检查，找出胎心变化的原因。

75. B 如果不能很快阴道分娩，建议选择剖宫产，以防胎儿发生缺氧性酸中毒。如果被确诊为脐带脱垂，且存在可疑性或病理性胎心率异常，应列为"Ⅰ类剖宫产"（直接威胁到产妇或胎儿生命时为Ⅰ类剖宫产），争取在 30 分钟内娩出胎儿。题中病例需尽快结束分娩，但其阴道试产短时间内无法结束分娩，为抢救新生儿，需尽快剖宫产终止妊娠。故本题的正确答案为 B。

四、B1 型题

76 ~ 79. B、D、C、E 子宫收缩乏力、胎盘因素、软产道裂伤及凝血功能障碍均是产后出血的主要原因。胎儿娩出后立即发生阴道流血，色鲜红，应考虑为软产道裂伤；胎儿娩出后数分钟出现阴道流血，色暗红，应考

虑为胎盘因素，胎盘部分剥离；胎盘娩出后阴道流血较多，应考虑为子宫收缩乏力或胎盘、胎膜残留；胎儿或胎盘娩出后阴道持续流血，且血液不凝，应考虑为凝血功能障碍；失血导致的临床表现明显，伴阴道疼痛而阴道流血不多，应考虑隐匿性软产道损伤，如阴道血肿。

80. D 骨盆狭窄、头盆不称、软产道梗阻、胎位异常、巨大胎儿或胎儿畸形（如联体婴儿等）等均可导致胎先露下降受阻，生产时子宫下段过分伸展变薄可发生子宫破裂。

81. A 剖宫产术、子宫肌瘤剔除术、宫角切除术、子宫成形术后形成瘢痕子宫，在妊娠晚期或分娩期由于宫腔内压力增高可使瘢痕破裂产生子宫破裂。

82. B 产科手术损伤可引起子宫破裂。宫颈口未开全时行产钳助产、中、高位产钳牵引或臀牵引术等可造成宫颈裂伤延及子宫下段。

83. E 胎儿娩出前缩宫素或其他宫缩剂的剂量、使用方法或应用指征不当，或孕妇对药物敏感性个体差异，可导致子宫收缩过强，从而引起子宫破裂。

84 ~ 88. D、B、A、C、E 脐带围绕胎儿颈部、四肢或躯干者，称为脐带缠绕；胎膜未破时脐带位于胎先露部前方或一侧，称为脐带先露或隐性脐带脱垂；胎头或胎臀伴有四肢（上肢或下肢）作为先露部同时进入骨盆入口，称为复合先露；胎膜破裂时脐带脱出于宫颈口外，降至阴道内甚至露于外阴部，称为脐带脱垂；脐带附着于胎膜上，脐带血管通过羊膜与绒毛膜间进入胎盘，称为脐带帆状附着。

五、X 型题

89. ABC 胎盘多在胎儿娩出后 15 分钟内娩出，若 30 分钟后仍不排出，将导致出血。

胎盘滞留的常见原因有：①膀胱充盈：使已剥离胎盘滞留宫腔；②胎盘嵌顿：宫颈内口肌纤维出现环形收缩，使已剥离的胎盘嵌顿于宫腔；③胎盘剥离不全。

90. ABCD 产后出血导致软产道裂伤的原因有阴道手术助产、巨大胎儿分娩、急产、软产道静脉曲张、外阴水肿、软产道组织弹性差等。

91. ABC 软产道裂伤即分娩过程中软产道（会阴、阴道和宫颈）发生的裂伤。按部位分别为子宫破裂、宫颈裂伤和会阴阴道裂伤（会阴裂伤），以会阴裂伤最常见。

92. ABDE 称重法、容积法、面积法、休克指数法（SI）和血红蛋白测定均是产后出血估测失血量的方法。

93. ABDE 弥散性血管内凝血（DIC）是羊水栓塞的临床特点之一，甚至是唯一的临床表现，也常是最终死亡的主要原因。羊水中含大量促凝物质类似于组织凝血活酶，进入母血后易在血管内产生大量的微血栓，消耗大量凝血因子及纤维蛋白原；同时炎性介质和内源性儿茶酚胺大量释放，触发凝血级联反应，导致DIC。

94. ABCD 纠正羊水栓塞凝血功能障碍常用的治疗包括：①应积极处理产后出血；②及时补充凝血因子：包括输注大量的新鲜血、血浆、冷沉淀、纤维蛋白原等，必要时可静脉输注氨甲环酸；③肝素治疗：羊水栓塞DIC的肝素治疗争议很大，由于DIC早期高凝状态难以把握，使用肝素治疗弊大于利，因此不推荐肝素治疗。碳酸氢钠应用于纠正酸中毒，不用于纠正凝血功能障碍。因此本题应选ABCD。

95. AB 子宫破裂按发生时间分为妊娠期破裂和分娩期破裂，按原因分为自发性破裂和损伤性破裂，按发生部位分为子宫体部破裂和子宫下段破裂，按破裂程度分为完全性破裂和不完全性破裂。破裂的过程一般分为先兆破裂和破裂两个阶段。

96. ACDE 正常脐带有三条血管，一条脐静脉，两条脐动脉。若脐带只有一条动脉时，为单脐动脉。大多数病例在产前用超声检查可以发现。如果超声检查只发现单脐动脉这一因素，而没有其他结构异常，新生儿预后良好；如果同时有其他超声结构异常，染色体非整倍体以及其他畸形的风险增高，如肾脏发育不全、无肛门、椎骨缺陷等。所以选项B错误。其他四个选项均正确。

97. ABCE 脐带绕颈的发生原因与脐带过长、胎儿小、羊水过多及胎动频繁有关。选项D中，羊水过少不是脐带绕颈的原因。脐带有补偿性伸展，缠绕松弛对胎儿影响不大，缠绕过紧及多圈可影响胎儿血供，有造成胎心改变、围产儿缺氧、窒息甚至死亡的风险。

第十章　新生儿疾病

一、A1 型题

1. C　新生儿生后 2 ~ 3 天出现的黄疸多考虑为生理性黄疸；病理性黄疸常于生后 24 小时出现，进展快，全身症状明显；早产儿黄疸多于生后 3 ~ 5 天出现。

2. C　生后 24 小时内出现的黄疸，首先应考虑为新生儿溶血病。主要临床表现为新生儿黄疸出现早，多数在出生后 24 ~ 48 小时内出现皮肤明显黄染，并且迅速加重。

3. E　溶血的患儿可以输血浆（10 ~ 20ml/kg）或白蛋白（1g/kg），以增加其与非结合胆红素的结合，预防胆红素脑病的发生，但是不可大量输注，否则新生儿循环血量增加，会导致循环淤血。

4. B　新生儿溶血病主要指母、子血型不合引起的同族免疫性溶血。在已发现的人类 26 个血型系统中，以 ABO 血型不合最为常见。40% ~ 50% 的 ABO 溶血病发生在第一胎，其原因是 O 型血母亲在第一胎妊娠前，已受到自然界 A 或 B 血型物质（某些植物、寄生虫、伤寒疫苗、破伤风及白喉毒素等）的刺激，产生抗 A 或抗 B 抗体（IgG）。胎儿期发病在 ABO 溶血病较为少见，但是当胎儿血红蛋白下降至 40g/L 以下时，可致胎儿水肿。新生儿血清中的免疫性抗体可在体内存在 1 ~ 2 个月，甚至长达 6 个月，引起持续溶血，发生晚期贫血。除了红细胞外，A 或 B 抗原存在于许多其他组织，只有少量通过胎盘的抗体与胎儿红细胞结合，其余的被组织或血浆中可溶性的 A 或 B 物质吸收。所以选项 B 错误。

5. A　新生儿窒息的病因：（1）孕母因素：①孕母有慢性或严重疾病，如心、肺功能不全，严重贫血、糖尿病、高血压等；②妊娠并发症：妊娠期高血压疾病等；③孕母吸毒、吸烟或被动吸烟、年龄 ≥ 35 岁或 < 16 岁以及多胎妊娠等。（2）胎盘因素：前置胎盘、胎盘早剥和胎盘老化等。（3）脐带因素：脐带脱垂、绕颈、打结、过短或牵拉等。（4）胎儿因素：①早产儿或巨大儿；②先天性畸形：如食管闭锁、喉蹼、肺发育不良、先天性心脏病等；③宫内感染；④呼吸道阻塞：羊水或胎粪吸入等。（5）分娩因素：头盆不称、宫缩乏力、臀位、使用产钳、胎头吸引，产程中麻醉药、镇痛药或催产药使用等。"急产"不会引起新生儿窒息。因此本题应选 A。

6. D　新生儿窒息时，需清理呼吸道、人工呼吸、吸氧、用药等措施才能恢复。所以，抢救新生儿窒息的首要措施是清理呼吸道。

7. A　新生儿复苏过程中，胸外按压一定要伴有正压通气，但应避免按压和通气同时进行，因为他们会互相影响效果。新生儿复苏心脏按压与人工呼吸的比例是 3∶1，也就是 90 次按压 30 次呼吸，即 2 秒要完成 3 次心脏按压和 1 次人工呼吸，这是因为新生儿复苏更强调正压通气的重要性。成人的复苏比例是 30∶2，即 30 次按压，给 2 次人工呼吸，与新生儿有所区别。胸外按压指征：在至少 30 秒有效正压通气后，心率 < 60 次/分。停止胸外按压指征：如果心率 > 60 次/分，停止胸外按压，以 40 ~ 60 次/分的频率继续给予正压通气。

8. C　复苏过程中给药途径有：脐静脉，

末梢静脉和气管内给入，脐静脉是新生儿窒息复苏时首选给药途径，也是最快最直接的静脉途径。如果由于新生儿对早期复苏步骤无反应，需要使用肾上腺素或扩容，复苏小组一位人员应开始安放脐静脉导管，其他人员继续正压通气和胸外按压。

二、A2 型题

9. D　患儿为生后 7 天足月新生儿，生后 3 天出现黄疸，一般情况良好，无贫血，胆红素大致正常，可诊断为生理性黄疸。

10. C　新生儿娩出后黄疸出现早、且进行性加重，有母子血型不合，最可能的诊断为新生儿 ABO 溶血病。ABO 血型不合导致的新生儿溶血发生于母亲 O 型、新生儿 A 型或 B 型的妊娠中，在母亲 A 型、新生儿 B 型和母亲 B 型、新生儿 A 型的妊娠中很少发生。

11. D　该患儿皮肤黄染，判断处于胆红素代谢高峰，但精神、吃奶好，血清胆红素稍高，可暂不予特殊处理。可暂停母乳 24～72 小时后复查血清胆红素，保暖，加强人工喂养，保持大便通畅，促进胆红素消退。

12. B　患儿 43 天，母乳喂养，皮肤有黄染，选项 A "母乳性黄疸" 有可能，同时患儿是因为发热就诊，选项 D "尿路感染" 和选项 E "败血症" 有可能存在，而黄疸也往往在发生感染的同时出现或加重。该患儿 43 天仍有黄疸，肝肿大，质地中，选项 C "婴儿肝炎综合征" 也需考虑，而选项 B "生理性黄疸"，43 天的日龄显然太大了。因此本题应选 B。

13. C　该患儿以黄疸进行性加重为主要表现，伴神经精神症状，首先考虑胆红素脑病。

14. C　该患儿一般情况差，主要表现为

不吃、不哭、体温不升。脐部红肿，有脓性分泌物提示脐部感染。根据以上症状可考虑为新生儿脐炎并发败血症可能。黄疸有时也是败血症的早期表现之一，表现为黄疸迅速加重，或退而复现，严重时可发展为胆红素脑病。

15. A　该患儿考虑为 ABO 血型不合导致的溶血性黄疸，新生儿的治疗中可使用光照疗法。光照疗法是降低血清未结合胆红素简单而有效的方法。照射时间不超过 4 天为宜。

16. C　最可能的诊断为核黄疸后遗症。核黄疸后遗症表现：①手足徐动：经常出现不自主、无目的和不协调的动作；②眼球运动障碍：眼球向上转动障碍，形成落日眼；③听觉障碍：耳聋，对高频音失听；④牙釉质发育不良：牙呈绿色或深褐色。此外，也可留有脑瘫、智能落后、抽搐、抬头无力和流涎等后遗症。

17. D　生后 24 小时内即出现的黄疸属于病理性黄疸。母乳性黄疸（选项 A）常指母乳喂养的新生儿在生后 3 个月内仍有黄疸，其中早发型可与生理性黄疸出现时间一致，在生后 2～3 天，晚发型常发生在生后 1 周以后；婴儿肝炎综合征（选项 B）和胆道闭锁者（选项 C）以高结合胆红素血症为主要表现，其黄疸常在生后 2～4 周出现；大多数 Rh 溶血病（选项 D）患儿生后 24 小时内出现黄疸并迅速加重。所以选项 D 正确。如果新生儿出现拒奶，或吃奶减少，反应差、哭声低、面色发灰、苍白、皮肤黄疸加深、体重不增，以及体温波动等，应怀疑发生新生儿败血症。题中患儿无败血症的相应症状，故不考虑选项 E。

18. D　ABO 溶血症常发生于母亲 O 型，新生儿为 A 型、B 型的组合之间，该题干中母亲 O 型、父亲 A 型，故患儿血型为 A 型时可能发生 ABO 溶血。实验室检查中，改良直接

抗人球蛋白试验及抗体释放试验两项为确诊实验，如确诊试验为 ± 或 +，则考虑可疑ABO 溶血，需密切监测黄疸变化。

19. C 患儿有重度窒息史，缺氧缺血可造成多脏器受损：①中枢神经系统：缺氧缺血性脑病和颅内出血；②呼吸系统：羊水或胎粪吸入综合征、肺出血以及呼吸窘迫综合征等；③心血管系统：持续性肺动脉高压、缺氧缺血性心肌病，后者表现为各种心律失常、心力衰竭、心源性休克等；④泌尿系统：肾功能不全、肾衰竭及肾静脉血栓形成等；⑤代谢方面：低血糖或高血糖、低钙血症及低钠血症、低氧血症、高碳酸血症及黄疸加重或时间延长等；⑥消化系统：应激性溃疡、坏死性小肠结肠炎；⑦血液系统：弥散性血管内凝血（常在生后数小时或数天内出现）、血小板减少。选项 C "溶血性贫血" 暂不考虑。因此本题应选 C。

20. D Apgar 评分 5 分诊断为新生儿窒息，需清理呼吸道、人工呼吸、吸氧、用药等措施才能恢复。首选的处理是清理呼吸道的黏液和羊水，清理呼吸道后的处理应为人工呼吸，所以选项 D 正确。单纯的保暖和预防感染对于 5 分的新生儿窒息复苏是不够的，所以选项 E 错误。可以加压给氧，但是开始压力一般为 20 ~ 25mH$_2$O 即可，所以选项 A 错误。根据目前的新生儿复苏指南，碳酸氢钠和呼吸兴奋剂已不用于窒息复苏，所以选项 B、C 均不正确。

21. D 该患儿存在窒息，应吸出污染的羊水，保持气道通畅（选项 B 正确）。用温热干毛巾快速擦干全身，给予保暖（选项 A 正确）。用手拍打或手指轻弹患儿的足底或摩擦背部 2 次以诱发自主呼吸。该患儿心率 <100 次/分，应立即给氧，正压通气（选项 C 正确）。如有效正压通气 30 秒后心率持续 <60 次/分，应同时进行胸外心脏按压（选项 E 正确）。所以选项 D 错误。

22. C 病儿为孕周小于 35 周早产儿，PS 合成不足，结合临床表现，发生新生儿呼吸窘迫综合征的可能性极大。

23. B 该患儿属于重度的新生儿缺氧缺血性脑病。控制惊厥的药物首选苯巴比妥，若肝功能不良者改用苯妥英钠，顽固性抽搐者加用地西泮或加用水合氯醛灌肠。

24. D 新生儿缺氧缺血性脑病是指在围产期窒息而导致脑的缺氧及缺血性损害，具有明显的宫内窘迫史或产时窒息史（Apgar 评分 1 分钟 <3 分，5 分钟 <6 分，经抢救 10 分钟后开始有自主呼吸，或需用气管内插管正压呼吸 2 分钟以上者），意识障碍是本症的重要表现。生后即出现异常神经症状并持续 24 小时以上。轻型仅有激惹或嗜睡，重型意识减退、昏迷或木僵。脑水肿证候是围产儿缺氧缺血性脑病的特征，表现为前囟饱满、骨缝分离、头围增大。肌张力增加、减弱或松软。可出现癫痫。原始反射异常，如拥抱反射过分活跃、减弱或消失，吸吮反射减弱或消失。重症病例出现中枢性呼吸衰竭，有呼吸节律不齐、呼吸暂停以及眼球震颤、瞳孔改变等脑干损伤的表现。

25. A 2016 版新生儿复苏指南指出：对于胎龄 <35 周的早产儿复苏时，建议低浓度给氧（21% ~ 40%），不推荐早产儿用高氧（65% 或更高），尽量让其血氧饱和度接近足月健康儿的正常值范围；即在出生 1 分钟时右上肢血氧饱和度维持在 60% ~ 65%，5 分钟维持在 80% ~ 85%，10 分钟维持在 85% ~ 90%。如果复苏时达不到目标值，根据血氧饱和度逐渐上调氧浓度，直至达到目标氧饱和度。该患儿正压人工呼吸 5 分钟后，血氧饱和度在

80%，不再上升，因 5 分钟后的血氧饱和度目标值应在 85% 以上，所以下一步应该提高氧浓度。

26. D 如果出现产时大量失血，新生儿可能会出现低血容量休克。休克时新生儿皮肤苍白，毛细血管再充盈时间延长和脉搏微弱，伴有持续心率减慢。有效的正压通气、胸外按压和肾上腺素通常不会改善循环状况，这时应考虑扩容补充血容量。扩容首选的液体为生理盐水，首次剂量为 10ml/kg。如果首次注射后新生儿改善不明显，可能需要再重复扩容一次。故本题患者应给予的剂为 35ml。

三、A3/A4 型题

27. B 该患儿黄疸出现早，进展快，肝大，贫血，网织红细胞计数升高，首先考虑为溶血性黄疸。

28. D 若临床判断为溶血性黄疸，首先应进行血型抗体检查明确诊断。

29. D 以游离性胆红素升高为主的黄疸治疗应立即行光照疗法减轻黄疸，预防胆红素脑病。

30. E 患儿生后 3 天黄疸达 289μmol/L，不能用生理性黄疸来解释；父母血型分别为 AB 型和 O 型，小儿血型应为 A 或 B 型，而 Rh 血型均为 Rh 阳性，所以要考虑有 ABO 血型不合溶血病的可能，而对此病的明确诊断必须要进行抗人球蛋白试验。D 项测定血型只能明确是否存在母婴血型不合，而不能说已经发生了溶血病。所以本题应选 E。

31. C 患儿在出生 3 天后出现黄疸并迅速加重，另外其母亲血型为 O 型、父亲血型为 AB 型（从父母血型可推出患儿的血型是 A 型或 B 型），符合 ABO 血型不合溶血病的特征，应诊断为 ABO 血型不合溶血病。

32. A 光疗是降低血清非结合胆红素的简单而有效的方法，针对溶血性贫血光疗失败后才考虑换血疗法。

33. B 该患儿黄疸出现早而且已超过生理性黄疸的范围，母亲为 O 型 Rh 阳性，直接抗人球蛋白试验仅为弱阳性，所以应为新生儿 ABO 血型不合溶血病。G - 6PD 缺乏症直接抗人球蛋白试验阴性，而且发病有诱因。

34. D ABO 溶血病患儿红细胞上结合的抗体较少，抗人球蛋白试验常为阴性或弱阳性，而抗体释放试验阳性率高，亦为确诊试验。

35. B 光疗是降低血清胆红素最有效而方便的方法，应首选。

36. E 新生儿溶血的发生与感染没有关系。所以应用抗生素防止感染没有意义。

37. D 该患儿为 ABO 血型不合溶血病，所以应选择 AB 型血浆，O 型红细胞。

38. A 符合换血的指征有：①产前确诊为新生儿溶血病，出生时有贫血，脐血红蛋白 < 120g/L，水肿，肝脏肿大，心力衰竭者。②血清胆红素生后 24h > 17μmol/L，24 ~ 48h > 257μmol/L，每天胆红素上升速度 > 85μmol/L，或经综合治疗血清总胆红素继续上升达 342μmol/L 者。③出现早期胆红素脑病症状者。④早产儿及前一胎有死胎，全身水肿，严重贫血者可放宽换血指征。该患儿血清总胆红素 390μmol/L，已达换血指征，应立即换血。

39. B 该患儿血清胆红素值明显升高，发生抽搐首先考虑胆红素脑病。

40. D 该患儿考虑溶血性黄疸，应行直接抗人球蛋白试验检查。

41. A 新生儿窒息复苏方案中首先应尽量吸净呼吸道黏液，保持气道通畅。

42. A　正压通气指征：（1）呼吸暂停或喘息样呼吸；（2）心率＜100 次/分。对有以上指征者，要求在黄金 1 分钟内实施有效的正压通气。

43. C　若面罩正压给氧无效应行气管插管。

44～45. C、C　分析题干可得出患儿黄疸延迟不退（生后 1 个月），属于病理性黄疸，大便呈白陶土样、皮肤暗黄提示以直接胆红素增高为主，导致该类型黄疸的原因主要是胆汁排泄障碍，故孕期病毒感染导致的婴儿肝炎综合征、胆道闭锁、先天性非溶血性结合胆红素增高症等病因需排除。

46. E　根据患儿发病时间，生后 24 小时内出现的黄疸，首先考虑为新生儿溶血病可能，明确该诊断需行血型鉴定及抗体检测，其中改良直接抗人球蛋白试验及抗体释放试验为确诊试验。

47. C　根据实验室检查结果，改良直接抗人球蛋白试验及抗体释放试验两项确诊试验均为阳性，故确诊新生儿 ABO 溶血病。该病可静脉用免疫球蛋白，以阻断网状内皮系统 Fc 受体，抑制吞噬细胞破坏已致敏的红细胞。

48. E　该患儿生后 24 小时内出现黄疸，血清总胆红素达 342μmol/L，符合病理性黄疸诊断。病理性黄疸可导致胆红素脑病，凡是有早期胆红素脑病症状者，不论血清胆红素高低都应考虑换血，因为胆红素脑病的发生与否，除与血清胆红素量有关外，尚有其他因素参与。该患儿有食欲缺乏、嗜睡等早期胆红素脑病症状，故选择换血治疗。

49. C　换血治疗时，血源选择：Rh 溶血病应选择 Rh 系统与母亲同型、ABO 系统与患儿同型的血液，紧急时也可选用 O 型血；ABO

溶血病最好选用 AB 型血浆和 O 型红细胞的混合血；换血量一般为患儿血量的两倍，大致可换出 85% 的致敏红细胞和 60% 的胆红素及抗体。

50. C　肺泡表面活性物质对新生儿正常肺功能的维护起着重要的作用，其主要作用是降低肺泡液气平面的张力、防止呼气末肺塌陷。一般在孕 18～20 周开始产生，继之缓慢上升，35～36 周迅速增加达肺成熟水平。该患儿 34 周出生，生后进行性呼吸困难及发绀，两肺湿鸣，首先考虑肺泡表面活性物质含量低。

51. E　新生儿呼吸窘迫综合征多见于早产儿，生后不久（一般 6 小时内）出现呼吸窘迫，并呈进行性加重。主要表现为呼吸急促（＞60 次/分）、呼气呻吟、青紫、鼻扇及吸气性三凹征，严重时表现为呼吸浅表，呼吸节律不整、呼吸暂停及四肢松弛。

52. E　对于所有存在新生儿呼吸窘迫综合征高危因素的早产儿，生后早期应用持续气道正压通气，可减少肺表面活性物质应用及气管插管。

53. B　该患儿心率 1 分，刺激咽反射 1 分，共 2 分。

54. A　窒息经初步复苏效果不好，应立即复苏气囊面罩加压给氧。

55. A　复苏气囊面罩加压给氧后仍好转不明显，而且心率小于 60 次/分，应立即气管插管加压给氧，并胸外心脏按压。

56. D　有效的正压通气和胸外按压 60 秒后，心率持续＜60 次/min，是使用肾上腺素的指征。

57. E　根据病史和体格检查，怀疑有低血容量的新生儿尽管给予了正压通气、胸外按压和肾上腺素，心率仍然＜60次/min，应使用扩容剂。低血容量新生儿可表现为皮肤苍白、毛细血管再充盈时间延长（＞3秒）、心音低钝和大动脉搏动微弱。如无低血容量表现或急性失血史，不常规扩容。扩容剂首选生理盐水，首次剂量为10ml/kg，经脐静脉或骨髓腔5~10分钟缓慢推入。

58. A　胎粪吸入综合征常见于足月儿或过期产儿，多有宫内窒迫史和（或）出生窒息史。症状轻重与吸入羊水的性质（混悬液或块状胎粪等）和量的多少密切相关。于生后即开始出现呼吸窒迫，随胎粪逐渐吸入远端气道，12~24小时呼吸困难更为明显，表现为呼吸急促（通常＞60次/分）、青紫、鼻翼扇动和吸气性三凹征等，少数患儿也可出现呼气性呻吟。查体可见胸廓饱满似桶状胸，听诊早期有鼾音或粗湿啰音，继之出现中、细湿啰音。该患儿有明确的吸入胎粪污染的羊水病史，生后不久出现呼吸窒迫，可考虑该诊断。

59. C　胎粪吸入综合征X线检查可见两肺透过度增强伴有节段性或小叶性肺不张，也可仅有弥漫性浸润影或并发纵隔气肿、气胸等。

60. B　严重胎粪吸入综合征常伴有新生儿持续肺动脉高压（PPHN），主要表现为严重发绀，其特点为：吸氧浓度大于60%，发绀仍不缓解，哭闹、或躁动时发绀加重，发绀程度与腹部体征不平衡（发绀重、肺部体征轻）胸骨左缘第2肋间可闻及收缩期杂音，严重者可出现休克和心力衰竭。

61. D　新生儿呼吸窒迫综合征多见于早产儿，生后不久（一般6小时内）出现呼吸窒迫，并呈进行性加重。主要表现为呼吸急促（＞60次/分）、呼气呻吟、青紫、鼻扇及吸气

性三凹征，严重时表现为呼吸浅表，呼吸节律不整、呼吸暂停及四肢松弛。该患儿胎龄33周为早产儿，临床表现符合新生儿呼吸窒迫综合征诊断。

62. E　新生儿呼吸窒迫综合征的X线检查具有特征性表现：①两肺呈普遍性的透过度降低，可见弥漫性均匀一致的细颗粒网状影，即毛玻璃样改变；②在弥漫性不张肺泡（白色）的背景下，可见清晰充气的树枝状支气管（黑色）影，即支气管充气征；③双肺野均呈白色，肺肝界及肺心界均消失，即白肺。

63. E　对已确诊的新生儿呼吸窒迫综合征，使用持续气道正压通气（CPAP）联合肺表面活性物质（PS），是新生儿呼吸窒迫综合征治疗的最佳选择。

64. A　患儿用氧，应进行血氧监测，使PaO_2维持在50~70mmHg，SaO_2维持在85%~95%，注意供氧中毒。

65. D　每种肺表面活性物质（PS）产品均有各自的推荐剂量，多数报道首剂100~200mg/kg，第二剂或第三剂给予100mg/kg；对已确诊新生儿呼吸窒迫综合征，首剂200mg/kg的疗效优于100mg/kg。

66. E　随着病情逐渐好转，由于肺顺应性的改善，肺血管阻力下降，约有30%~50%患儿于新生儿呼吸窒迫综合征恢复期出现动脉导管开放（PDA），分流量较大时可发生心力衰竭、肺水肿。故恢复期的新生儿呼吸窒迫综合征患儿，其原发病已明显好转，若突然出现对氧气的需求量增加、难以矫正和解释的代谢性酸中毒、喂养困难、呼吸暂停、周身发凉发花及肝脏在短时间内进行性增大，应注意本病。若同时具备脉压差增大，水冲脉，心率增快或减慢，心前区搏动增强，胸骨左缘第二肋间可听到收缩期或连续性杂音，应考虑

本病。

67. D 吲哚美辛为非限制性环氧化酶抑制剂，对环氧化酶 – 1 和环氧化酶 – 2 均有抑制作用，能使 66% ~ 98.5% 的动脉导管开放（PDA）关闭。

68. B 建立肺的通气是窒息新生儿心肺复苏时最重要和最有效的步骤，如果新生儿生后没有有效的呼吸或者心动过缓，最关键的措施是建立呼吸，大部分新生儿通过建立有效呼吸，心率都会上升，只有少部分新生儿才需要胸外按压和肾上腺素。该患儿为重度窒息，此时，建立呼吸是最重要的措施，通气改善后，心率一般就会上升。

69. D 新生儿如果需要复苏，应该在几秒内开始初步复苏步骤。初步复苏步骤是有先后顺序的：保暖是第一位的，然后是通过轻度仰伸颈部，开放气道。当患儿无活力或气道内有胎粪污染时应清理呼吸道。通常，摆正体位、吸引分泌物已可以刺激诱发呼吸，擦干新生儿也是刺激。如果以上处置未足以诱发呼吸，则给予额外、短暂的触觉刺激以诱发呼吸；但对于重度窒息患儿，要用最短的时间完成初步复苏，或甚至跳过初步复苏步骤，尽快给予正压人工通气。

四、B1 型题

70 ~ 73. B、A、C、D 出生 24 小时内出现黄疸，为新生儿溶血症；出生后 3 天出现黄疸，4 ~ 5 天最明显，为生理性黄疸；出生后 1 ~ 2 周出现黄疸，且进行性加重，为先天性胆道闭锁；出生后 1 ~ 3 周缓慢起病，伴食欲不振、恶心，为新生儿病毒性肝炎。

74. C 该患儿黄疸出现早，且进展快，首先考虑为新生儿溶血病。

75. D 该患儿母乳喂养，一般情况好，

肝脾不大，大便色黄，黄染程度较轻，可考虑为母乳性黄疸。

五、X 型题

76. ABCD 当饥饿、缺氧、脱水、酸中毒、头颅血肿或颅内出血时，更易出现黄疸或使原有黄疸加重。

77. BD 母乳喂养相关的黄疸常指母乳喂养的新生儿在生后 1 周内，由于生后数天内热卡和液体摄入不足、排便延迟等，使血清胆红素升高，几乎 2/3 母乳喂养的新生儿可出现这种黄疸。所以选项 A 错误。黄疸常可通过母乳少量多次而得到缓解。所以选项 D 正确。母乳性黄疸表现为非溶血性高未结合胆红素血症。所以选项 B 正确。母乳性黄疸一般不需任何治疗，停喂母乳 24 ~ 48 小时，黄疸可明显减轻，但一般可以不停母乳。所以选项 C 错误。母乳性黄疸的确切机制仍不完全清楚；有研究表明部分母亲母乳中的 β – 葡萄糖醛酸酐酶水平较高，可在肠道通过增加肠葡萄糖醛酸与胆红素的分离，使未结合胆红素被肠道再吸收，从而增加了肝脏处理胆红素的负担；也有研究提示与肝脏 UGT 酶基因多态性有关。所以选项 E 错误。因此本题的正确答案为 BD。

78. ABDE 病理性黄疸的特点：①生后 24 小时内出现黄疸；②血清总胆红素值已达到相应日龄及相应危险因素下的光疗干预标准，或超过小时胆红素风险曲线的第 95 百分位数；或胆红素每天上升超过 85μmol/L（5mg/dl）或每小时 > 0.5mg/dl；③黄疸持续时间长，足月儿 > 2 周，早产儿 > 4 周；④黄疸退而复现；⑤血清结合胆红素 > 34μmol/L（2mg/dl）。所以选项 ABDE 正确。

79. ABE Rh 溶血病一般不发生在第一胎，是因为自然界无 Rh 血型物质，Rh 抗体只能由人类红细胞 Rh 抗原刺激产生（选项 A 正

确）。当存在 ABO 血型不符合时，Rh 血型不合的溶血常不易发生，其机制可能为 ABO 血型不符所产生的抗体已破坏了进入母体的胎儿红细胞，使 Rh 抗原不能被母体免疫系统识别到（选项 B 正确）。Rh 溶血病中以 RhD 溶血病最常见，其次为 Rhe，由于 e 抗原性最弱，故 Rhe 溶血病罕见（选项 C 错误）。当母亲 Rh 阳性（有 D 抗原），但缺乏 Rh 系统其他抗原如 E，若胎儿具有该抗原时，也可发生 Rh 不合溶血病（选项 D 错误）。既往输过 Rh 阳性血的 Rh 阴性母亲，其第一胎可发病（选项 E 正确）。因此本题的正确答案为 ABE。

80. AB ABO 血型不合导致的新生儿溶血发生于母亲 O 型、新生儿 A 或 B 型的妊娠中，在母亲 A 型、新生儿 B 型和母亲 B 型、新生儿 A 型的妊娠中很少发生。

81. ABC 我国新生儿窒息标准：①5 分钟 Apgar 评分≤7，仍未建立有效呼吸；②脐动脉血气 pH < 7.15；③排除其他引起低 Apgar 评分的病因；④产前具有可能导致窒息的高危因素。以上①～③为必要条件，④为参考指标。

第十一章 异常产褥

1. A 正常女性阴道内寄生大量微生物，包括需氧菌、厌氧菌、真菌、衣原体和支原体，可分为致病微生物和非致病微生物。有些非致病微生物在一定条件下可以致病称为条件病原体，但即使致病微生物也需要达到一定数量或机体免疫力下降时才会致病。①需氧菌：β-溶血性链球菌是产褥感染最常见的病原体，多为混合感染。其致病性最强，能产生致热外毒素与溶组织酶，使病变迅速扩散导致严重感染。此外，还有杆菌及葡萄球菌等。②厌氧菌：包括革兰氏阳性球菌、杆菌属及芽胞梭菌。③支原体与衣原体。此外沙眼衣原体、淋病奈瑟菌均可导致产褥期感染。

2. A 产褥感染是指分娩及产褥期生殖道受病原体侵袭，引起局部或全身感染，其发病率约6%。所以选项 A 正确。产褥感染的病原体种类包括孕期及产褥期生殖道内有大量需氧菌、厌氧菌、真菌、衣原体及支原体等寄生，以厌氧菌为主，许多非致病菌在特定环境下可以致病。故为混合菌感染。所以选项 B 错误。产后3~4天可能会现"泌乳热"，一般不超过38度。所以选项 C 错误。产后随着子宫脱膜的脱落形成恶露，内含有少量血液、坏死蜕膜、表皮细胞、宫颈粘液、大量白细胞、细菌等。故可培养出细菌。所以选项 D 错误。

3. E 产褥病率主要由产褥感染引起，也可由生殖道以外感染如急性乳腺炎、上呼吸道感染、泌尿系统感染、血栓静脉炎等原因所致。所以选项 E 正确。

4. A 急性盆腔结缔组织炎的体征为下腹明显压痛、反跳痛、肌紧张；宫旁一侧或两侧结缔组织增厚、压痛和（或）触及炎性包块，严重者整个盆腔形成"冰冻骨盆"。

5. A 妊娠和正常分娩通常不会给产妇增加感染的机会。只有在机体免疫力与病原体毒力及数量之间平衡失调时，才会导致感染的发生。产妇体质虚弱、营养不良、孕期贫血、孕期卫生不良、胎膜早破、羊膜腔感染、慢性疾病、产科手术、产程延长、产前产后出血过多、多次宫颈检查等，均可成为产褥感染的诱因。产后何时可以开始性交并无循证医学证据，故选项 A "产褥期性交"不应列为产褥期感染的原因。所以本题应选 A。

6. D 预防产褥感染，应加强妊娠期卫生宣传，临产前2个月避免性生活及盆浴，加强营养，增强体质。保持外阴清洁。及时治疗外阴阴道炎及宫颈炎症。避免胎膜早破、滞产、产道损伤与产后出血。接产严格无菌操作，分娩期尽量减少阴道检查，正确掌握手术指征，保持外阴清洁。消毒产妇用物。必要时给予广谱抗生素预防感染。顺产侧切伤口通常一个星期以后能坐浴。提前坐浴会造成交叉感染。所以选项 D 叙述错误，本题应选 D。

7. E 产褥感染应用抗生素治疗时，对未能确定病原体时，应根据临床表现及临床经验，选用广谱高效抗生素。然后依据细菌培养和药敏试验结果，调整抗生素种类和剂量，保持有效血药浓度。当中毒症状严重者，短期加用肾上腺皮质激素，提高机体应激能力。所以，选项 E 错误。

8. B 晚期产后出血的定义为分娩 24 小时以后，在产褥期内发生的阴道大量出血。晚期产后出血的病因有胎盘、胎膜残留，蜕膜残留，子宫胎盘附着面复旧不全，感染，剖宫产术后子宫切口愈合不良，产后子宫滋养细胞肿瘤、子宫黏膜下肌瘤、子宫颈癌等。继发性子宫收缩乏力为分娩期并发症，可导致产后出血，不会引起晚期产后出血。所以本题应选 B。

9. A 晚期产后出血的病因有胎盘、胎膜残留，蜕膜残留，子宫胎盘附着面复旧不全，感染，剖宫产术后子宫切口愈合不良，产后子宫滋养细胞肿瘤、子宫黏膜下肌瘤、子宫颈癌等。胎盘、胎膜残留为阴道分娩后晚期产后出血最常见的原因，多发生于产后 10 日左右，黏附在宫腔内的残留胎盘组织发生变性、坏死、机化，当坏死组织脱落时，暴露基底部血管，引起大量出血。

10. B 子宫异常出血时，诊刮不仅能起到诊断作用，而且还能可起到治疗作用，因为刮宫后往往达到止血目的。故为了明确非剖宫产产妇晚期产后出血的原因，最好的诊断方法是诊断性刮宫。

11. A 晚期产后出血的预防措施包括：①产后应仔细检查胎盘、胎膜，注意是否完整，若有残缺应及时取出。在不能排除胎盘残留时应行宫腔探查。②剖宫产时合理选择切口位置；避免子宫下段横切口两侧角部撕裂并合理缝合。③严格无菌操作，术后应用抗生素预防感染。对于胎盘滞留的患者，若强行牵拉脐带可能导致子宫内翻。应在加用强效宫缩剂的情况下，使用正确的手法轻柔的人工剥离胎盘，人工剥离胎盘后需仔细检查胎盘胎膜的完整性。所以选项 A 错误。

12. C 产褥期抑郁症是产褥期精神障碍的一种常见类型，主要表现为产褥期持续和严重的情绪低落以及一系列症候，如动力减低、失眠、悲观等，甚至影响对新生儿的照料能力。产褥期抑郁症通常在产后 2 周内出现症状。

13. B 产褥期抑郁症预后良好，约 70% 患者可在 1 年内治愈（选项 E 错误），极少数患者持续 1 年以上。再次妊娠复发率约为 20%（选项 D 错误）。产褥期抑郁症的治疗方式包括心理治疗和药物治疗（选项 C 错误）。药物治疗用于中重度抑郁症及心理治疗无效患者。应在专科医师指导下用药为宜，可根据以往疗效及个性化选择药物。应尽量选用不进入乳汁的抗抑郁药，首选 5 - 羟色胺再吸收抑制剂。因此，产褥期抑郁症用药得当可以哺乳。所以选项 A 错误，选项 B 正确。因此本题应选 B。

二、A2 型题

14. D 急性盆腔结缔组织炎临床上表现为下腹痛伴肛门坠胀，可伴寒战、高热、头痛等全身症状。体征为下腹明显压痛、反跳痛、肌紧张；宫旁一侧或两侧结缔组织增厚、压痛或触及炎性包块，严重者整个盆腔形成"冰冻骨盆"。

15. A 患者应考虑为子宫肌炎。该产妇在人流术后 3 天微热，下腹坠痛并有血性分泌物，可诊断为子宫肌炎。触痛明显提示炎症累及到肌层。

16. E 患者有下腹部胀痛及发热症状，血常规提示白细胞及中性粒细胞增多，以上均提示存在产褥感染。

17. E 患者症状、体征符合产褥感染，治疗原则应给予广谱、足量、有效的抗生素，并根据感染病原体调整抗生素治疗方案，对形成脓肿或宫内残留组织者，应积极行感染灶处理，在炎症未局限时剖腹探查可致感染扩散。所以选项 E 错误。

18. A 子宫收缩好，无压痛，恶露淡红色，无臭味，排除宫内感染；双乳软，无硬结，排除乳腺感染；会阴侧切伤口红肿、疼痛，会阴切口感染。所以选项 A 正确。

19. E 厌氧链球菌与大肠杆菌混合引起的产褥感染会导致恶露放出异常恶臭的气味。

20. E 产后 25 小时，会阴水肿明显，体温稍高，易发生会阴侧切伤口感染，应选用对外阴无刺激的消毒液擦洗外阴，每日 2~3 次，平时应尽量保持会阴部清洁及干燥，会阴擦洗 2~3 次/天。会阴部有水肿者，可局部进行湿热敷，产后 24 小时后可用红外线照射会阴部切口。会阴部切口缝合约在 3~5 天内自行愈合，应在术后第 5 天拆线，若伤口感染，应提前拆线引流或行扩创处理，并定时换药。所以选项 E 叙述不正确。

21. A 患者有胎膜早破病史，根据患者产后出现发热、下腹痛，查体宫体压痛，阴道内见大量脓性分泌物且有臭味，可初步判断为急性子宫内膜炎。所以选项 A 符合题意。急性子宫肌炎（选项 B）表现为腹痛，恶露增多呈脓性，子宫压痛明显，子宫复旧不良，可伴发高热、寒战、头痛，白细胞明显增高等全身感染症状。病原体沿宫旁淋巴和血行达宫旁组织，出现急性炎性反应而形成炎性包块，同时波及输卵管，形成急性输卵管炎（选项 C）。临床表现为下腹痛伴肛门坠胀，可伴寒战、高热、脉速、头痛等全身症状。体征为下腹明显压痛、反跳痛、肌紧张；宫旁一侧或两侧结缔组织增厚、压痛和（或）触及炎性包块，严重者整个盆腔形成"冰冻骨盆"，则为急性盆腔结缔组织炎（选项 E）。患者炎症扩散至子宫浆膜可形成急性盆腔腹膜炎（选项

D），继而发展成弥漫性腹膜炎，全身中毒症状明显，高热、恶心、呕吐、腹胀，检查时下腹部明显压痛、反跳痛，还会出现腹泻、里急后重与排尿困难。

22. B 患者有产程停滞这一产褥感染诱因，且术后活动较晚，患者左下肢压痛明显，伴皮肤发白、皮温升高，可考虑为血栓性静脉炎。盆腔内血栓性静脉炎病变单侧居多，产后 1~2 周多见，表现为寒战、高热，症状可持续数周或反复发作。下肢血栓性静脉炎常继发于盆腔静脉炎，表现为弛张热，下肢持续性疼痛，局部静脉压痛或触及硬索状，使血液回流受阻，引起下肢水肿，皮肤发白。

23. E 患者剖宫产术后出现晚期产后出血，应根据患者出血量、感染程度、有无生育要求综合制订治疗方案。对于阴道流血多者，可考虑立即行介入治疗，但不宜反复做介入手术，在加强抗感染以及促进子宫收缩等药物治疗，等积极处理后，晚期产后出血未得予纠正，需考虑行剖腹探查术。如果术中发现子宫切口坏死组织范围不是很大，并且炎症反应不是很重，切口组织的血供良好，患者有生育要求，可行切口坏死组织切除后重新修复创面，保留子宫；如果子宫切口坏死组织范围过于广泛，并且炎症反应非常严重，已经有盆腔转移或者出现全身感染中毒等症状，为了抢救患者的生命，应行子宫全切除术。所以选项 E 正确。

24. C 该病例中，患者未诉基础病史，未描述长期用药史，且无器质性病变伴随症状，因此选项 A 和选项 B 不作为首选考虑诊断。患者情况出现在产后，且在产褥期，伴随情绪低落、睡眠差等症候群，符合产褥期抑郁症的临床表现。因此，本题最可能的疾病是 C。

三、A3/A4 型题

25. A 患者有产程中手取胎盘史，易引起子宫感染。根据患者有寒战、高热、下腹痛部疼痛、血性恶露且有臭味的临床表现，最可能诊断为子宫感染。子宫感染属于产褥感染，包括急性子宫内膜炎、子宫肌炎。病原体经胎盘剥离面侵入，扩散至子宫蜕膜层称为子宫内膜炎，侵入子宫肌层称为子宫肌炎，两者常伴发。若为子宫内膜炎，子宫内膜充血坏死，阴道内有大量脓性分泌物且有臭味。若为子宫肌炎，腹痛，恶露增多呈脓性，子宫压痛明显，子宫复旧不良，可伴发高热、寒战、头痛、白细胞明显增高等全身感染症状。

26. A 一旦诊断产褥感染，原则上应给予广谱、足量、有效抗生素，并根据感染的病原体调整抗生素治疗方案。治疗原则：①支持疗法：加强营养并补充足够维生素，增强全身抵抗力，纠正水、电解质失衡。病情严重或贫血者，多次少量输新鲜血或血浆，以增加抵抗力。取半卧位，利于恶露引流或使炎症局限于盆腔。所以选项 E 错误。②胎盘、胎膜残留处理：在有效抗感染同时，清除宫腔内残留物。患者急性感染伴发高热，应有效控制感染，同时行宫内感染组织的钳夹术，在感染彻底控制、体温正常后，再彻底清宫，避免因刮宫引起感染扩散、子宫内膜破坏和子宫穿孔。所以选项 B 错误。③应用抗生素：未能确定病原体时，应根据临床表现及临床经验，选用广谱高效抗生素。然后依据细菌培养和药敏试验结果，调整抗生素种类和剂量，保持有效血药浓度。当中毒症状严重者，短期加用适量的肾上腺皮质激素，提高机体应激能力。所以选项 C 错误。④抗凝治疗：血栓静脉炎时，应用大量抗生素同时，可加用肝素钠。用药期间监测凝血功能。同时，还可口服双香豆素、阿司匹林等其他抗凝药物。目前患者有感染

症状，需根据临床经验立即抗感染治疗，然后根据细菌培养及药敏结果，调整抗生素的种类及剂量。目前患者生命体征平稳，暂不需要使用肾上腺皮质激素。因此本题应选 A。

27. E 患者会阴切开，低位产钳助产 4 天后发热伴寒战，下腹部压痛，子宫耻上 4 指，恶露少，而不臭。最可能的诊断是产褥感染，为进一步确诊，应做宫腔分泌物培养，可在消毒阴道与宫颈后，用棉拭子通过宫颈管取宫腔分泌物，另外还可经阴道后穹隆穿刺取直肠子宫陷凹分泌物或脓液。

28. D 如确诊为产褥感染，最可能的病原菌是溶血性链球菌。一般情况下溶血性链球菌容易产生外毒素和溶组织酶，导致毒力、致病力以及播散能力特别的强，和产褥感染的关系特别密切，且容易诱发严重的感染发生。

29. B 明确溶血性链球菌导致产褥感染的诊断后，应静脉滴注抗生素，首选广谱高效抗生素，如青霉素、氨苄青霉素、头孢类或喹诺酮类抗生素等。

30. B 患者右下肢静脉压痛明显，伴水肿、皮肤发白且皮温升高，可考虑诊断为血栓性静脉炎。下肢血栓性静脉炎表现为弛张热，下肢持续性疼痛，局部静脉压痛或触及硬索状，使血液回流受阻，引起下肢水肿，皮肤发白。

31. B 血栓性静脉炎病变轻时无明显阳性体征，彩色多普勒超声检查可协助诊断。

32. A 本例题干未提示宫腔有残留及子宫感染征象，不考虑积极清宫。若血栓性静脉炎合并子宫感染，血栓性静脉炎在有效抗感染同时，清除宫腔内残留物。患者急性感染伴发高热，应有效控制感染，同时行宫内感染组织的钳夹术，在感染彻底控制、体温正常后，再彻底清宫，避免因刮宫引起感染扩散、子宫内

膜破坏和子宫穿孔。所以选项 A 错误。

33. B 晚期产后出血是指分娩 24 小时后，在产褥期内发生的子宫大量出血，以产后 1~2 周发病最为常见，亦有迟至产后 2 个月余发病者。阴道出血多为少量或中等量，持续或间断；亦可表现为大量出血，同时有血凝块排出。产妇可伴有寒战、低热，且常因失血过多导致贫血或失血性休克。所以选项 B 正确。

34. B 考虑该患者系胎盘、胎膜残留导致的晚期产后出血，胎盘、胎膜残留为阴道分娩后晚期产后出血最常见的原因，多发生于产后 10 日左右，黏附在宫腔内的残留胎盘组织发生变性、坏死、机化，当坏死组织脱落时，暴露基底部血管，引起大量出血。临床表现为血性恶露持续时间延长，以后反复出血或突然大量流血。检查发现子宫复旧不全，宫口松弛，有时可见有残留组织。疑有胎盘、胎膜残留者，应及时行刮宫术清除残留的胎盘组织，并予抗感染、加强宫缩等处理。注意刮宫时动作应轻柔，以防子宫穿孔。刮出物应送病理检查，以明确诊断。术后继续给予抗生素及子宫收缩剂。题中患者不需行剖腹探查术。故本题应选 B。

35~37. D、E、D 患者为有两次剖宫产手术病史，出现晚期产后出血原因考虑为切口愈合不良可能性大。剖宫产术中多种因素可导致子宫切口愈合不良，缝线溶解脱落后血窦重新开放，出现大量阴道流血，甚至休克。对剖宫产手术的患者，子宫切口未完全愈合，不适合行清宫术及宫腔镜等检查术，以防瘢痕破裂、子宫穿孔等。

38. B 该患者出血时间是在分娩 24 小时之后，属于晚期产后出血的范畴。该患者顺产，并且无发热，阴道分泌物无异味，感染可能性不大，所以出血原因最有可能为胎盘、胎

膜残留。所以选项 B 正确。选项 A、D、E 均为产时产后出血的主要病因，不是晚期产后出血的病因。

39. A 疑有胎盘、胎膜残留者，应及时行刮宫术尽快清除残留物，去除引起感染的潜在病灶，有利于子宫修复。题干中患者阴道流血少于月经量，无血块，无异味，故无需使用止血药，也无需抗生素预防感染，更无需宫颈裂伤处缝合，缩宫素静脉滴注。因此选项 A 正确。

40. C 该病例患者症状出现在产后产褥期，情绪低落、失眠、反应迟钝，并非剖宫产术后正常表现（选项 A）。患者无器质性病变伴随症状，故可排除选项 B。患者孕期口服泼尼松，但此药物不具有成瘾性，因此不考虑药物性抑郁症（选项 D）。患者出现情绪改变、反应迟钝等症状，符合产褥期抑郁症的临床表现。双相情感障碍又称双相障碍，是指患者既有躁狂或轻躁狂发作，又有抑郁发作的一类情感障碍。题中患者无躁狂发作，故可排除选项 E。因此本题首选选项为 C。

41. B 产褥期抑郁症的治疗方式包括心理治疗和药物治疗。心理治疗是重要的治疗手段，包括心理支持、咨询和社会干预等。该患者现产后第 5 天，症状初期，应给予有效的心理治疗，如症状继续加重发展至中重度抑郁症可考虑药物治疗，但不可视其为正常改变，不予处理是不恰当的。本题的正确答案为 B。

42. C 如症状继续加重，也就是说对于心理治疗无效者或者中重度抑郁症者，应在专科医师指导下用药为宜，可根据以往疗效及患者特点个性化选择药物。首选 5-羟色胺再吸收抑制剂，尽量选用不进入乳汁的抗抑郁药。

43. C 产妇受心理因素影响较大，一直接受不了自己生女儿的事实，这是她发病的诱

因。产妇于产后出现情绪低落、反应迟钝等症状，符合产褥期抑郁症的诊断。所以选项 C 正确。患者无药物依赖病史，排除选项 A；患者未出现产后发热、疼痛、异常恶露症状，排除选项 B；精神分裂症多在青壮年起病，病程迁延，反复发作，因此，排除选项 D；双向情感障碍，是一种躁狂和抑郁交替发作的严重精神疾病，该患者未出现躁狂的临床表现，因此，排除选项 E。综上，本题选 C。

44. D 产褥期抑郁症是产褥期精神障碍的一种常见类型，通常在产后 2 周内出现症状，治疗包括心理治疗和药物治疗，心理治疗为重要的治疗手段，药物治疗适用于中重度抑郁症及心理治疗无效患者。本病预后良好，约 70% 患者于 1 年内治愈，再次妊娠复发率约 20%。因此选项 D 错误。

四、B1 型题

45. E 急性乳腺炎主要的病原菌是金黄色葡萄球菌，少见于链球菌。

46. A 杆菌可引起产褥感染，以大肠埃希菌、克雷伯菌属、变形杆菌属多见。这些菌常寄生于阴道、会阴、尿道口周围，能产生内毒素，是菌血症和感染性休克最常见的病原菌，在不同环境对抗生素敏感性有很大差异。

47. E 葡萄球菌属的主要致病菌为金黄色葡萄球菌和表皮葡萄球菌，金黄色葡萄球菌多为外源性感染，容易引起伤口严重感染。后者存在于阴道菌群中，引起的感染较轻。

48. C 需氧性链球菌以 β-溶血性链球菌致病性最强，能产生致热外毒素与溶组织酶，使病变迅速扩散导致严重感染。需氧链球菌可以寄生在阴道中，也可通过医务人员或产妇其他部位感染而进入生殖道。其临床特点为发热早，寒战，体温 >38℃，心率快，腹胀，子宫复旧不良，子宫或附件区触痛，甚至

并发脓毒血症。

49～51. B、C、D 胎盘胎膜残留、蜕膜残留引起的阴道出血多在产后 10 日内发生；胎盘附着部位复旧不良常发生在产后 2 周左右，可以反复多次阴道出血，也可突然大量阴道流血；剖宫产子宫切口裂开或愈合不良所致的阴道流血，多在术后 2～3 周发生，常常是子宫突然大量出血，可导致失血性休克。

五、X 型题

52. ABC 杆菌是引起产褥感染的需氧菌，以大肠埃希菌、克雷伯菌属、变形杆菌属多见。这些菌常寄生于阴道、会阴、尿道口周围，能产生内毒素，是菌血症和感染性休克最常见的病原菌，在不同环境对抗生素敏感性有很大差异。表皮葡萄球菌（选项 D）属于葡萄球菌，存在于阴道菌群中，引起的感染较轻。产气荚膜梭菌（选项 E）属于厌氧菌，产生外毒素，毒素可溶解蛋白质而能产气及溶血。因此本题应选 ABC。

53. ABC 发热、疼痛、异常恶露为产褥感染三大主要症状。产褥早期发热的最常见原因是脱水，但在 2～3 日低热后突然出现高热，应考虑感染可能。由于感染部位、程度、扩散范围不同，其临床表现也不同。依感染发生部位，分为会阴、阴道、宫颈、腹部伤口、子宫切口局部感染，急性子宫内膜炎，急性盆腔结缔组织炎、腹膜炎、血栓性静脉炎、脓毒血症等。

54. ABE 下肢血栓性静脉炎常继发于盆腔静脉炎，多发生在股静脉、腘静脉及大隐静脉，表现为弛张热，下肢持续性疼痛，局部静脉压痛或触及硬索状，使血液回流受阻，引起下肢水肿，皮肤发白。选项 C、D 为盆腔血栓性静脉炎常侵及的血管。

55. AB 产褥感染的感染途径：①外源性

感染：指外界病原体进入产道所致的感染。可通过医务人员消毒不严或被污染衣物、用具、各种手术器械及产妇临产前性生活等途径侵入机体。②内源性感染：寄生于正常孕妇生殖道的微生物，多数并不致病，当抵抗力降低和（或）病原体数量、毒力增加等感染诱因出现时，由非致病微生物转化为致病微生物而引起感染。

56. ABCDE　剖宫产术后引起切口愈合不良造成出血的原因：①子宫下段横切口两端切断子宫动脉向下斜行分支，造成局部供血不足。②横切口选择过低或过高。③缝合不当：组织对位不佳；手术操作粗暴；出血血管缝扎不紧；切口两侧角部未将回缩血管缝扎形成血肿；缝扎组织过多过密，切口血液循环供应不良等，均可导致切口愈合不良。④切口感染：因子宫下段横切口与阴道靠近，术前有胎膜早破、产程延长、多次阴道检查、前置胎盘、术中出血多或贫血，易发生切口感染。

57. AB　治疗产褥期抑郁症尽量选用不进入乳汁的抗抑郁药，首选 5 - 羟色胺再吸收抑制剂，如盐酸帕罗西汀、盐酸舍曲林。所以选项 A、B 正确。

58. AB　根据美国精神病学会（APA，1994 年）在《精神疾病的诊断与统计手册》（DSM - N）中制定的标准，产褥期抑郁症诊断标准为：（1）在产后 2 周内出现下列 5 条或 5 条以上的症状，必须具备①②两条：①情绪抑郁；②对全部或多数活动明显缺乏兴趣或愉悦；③体重显著下降或增加；④失眠或睡眠过度；⑤精神运动性兴奋或阻滞；⑥疲劳或乏力；⑦遇事均感毫无意义或有自罪感；⑧思维能力减退或注意力不集中；⑨反复出现想死亡的想法。（2）在产后 4 周内发病。

第十二章　女性生殖系统炎症

一、A1 型题

1. A 低位直肠癌保肛手术时容易导致直肠阴道瘘，继而导致非特异性外阴炎。所以选项 A 正确。阴道毛滴虫生存力较强，适宜在温度 25～40℃、pH5.2～6.6 的潮湿环境中生长，在 pH5.0 以下环境中其生长受到抑制。所以选项 B 错误。宫颈裂伤可导致慢性宫颈炎。所以选项 C 错误。人工流产术等宫腔操作主要靠淋巴系统蔓延导致盆腔炎，链球菌、大肠埃希菌、厌氧菌多按此方式播散。所以选项 D 错误。胃溃疡穿孔可引起急性腹膜炎，直接蔓延导致输卵管卵巢炎。所以选项 E 错误。因此本题的正确答案为 A。

2. D 滴虫阴道炎常于月经前后复发，故治疗后检查滴虫阴性时，仍应每次月经后复查白带，若经 3 次检查均阴性，方可称为治愈。

3. E 细菌性阴道病主要采用 Amsel 临床诊断标准，下列 4 项中具备 3 项，即可诊断为细菌性阴道病：线索细胞阳性；匀质、稀薄、灰白色阴道分泌物，常黏附于阴道壁；阴道分泌物 pH＞4.5；胺试验阳性。诊断细菌性阴道病的指标不包括挖空细胞。挖空细胞的出现是由于人体感染了人乳头瘤病毒（HPV）引起的皮肤增生性损害，在损害初期表皮细胞的棘层、基底层开始增生，细胞呈挖空样改变。所以本题应选 E。

4. A 治疗细菌性阴道病的全身用药：首选为甲硝唑 400mg，口服，每日 2 次，共 7 日；其次为替硝唑 2g，口服，每日 1 次，连服 3 日；或替硝唑 1g，口服，每日 1 次，连服 5 日；或克林霉素 300mg，口服，每日 2 次，连服 7 日。不推荐使用甲硝唑 2g 顿服。

5. C 滴虫阴道炎的主要症状是阴道分泌物增多及外阴瘙痒，间或出现灼热、疼痛、性交痛等。分泌物典型特点为稀薄脓性、黄绿色、泡沫状、有异味。所以选项 C 正确。带有鱼腥臭味的稀薄阴道分泌物增多是细菌性阴道病的临床特点，可伴有轻度外阴瘙痒或烧灼感，性交后症状加重。分泌物呈灰白色、均匀一致、稀薄状（选项 B），常黏附于阴道壁，但容易从阴道壁拭去。外阴阴道假丝酵母菌病主要表现为外阴阴道瘙痒症状明显、阴道分泌物增多。阴道分泌物的特征为白色稠厚，呈凝乳状或豆腐渣样（选项 D）。血性阴道分泌物（A 项）和黄色阴道分泌物（E 项）不具有特异性，因此不选。所以本题的正确答案为 C。

6. D 外阴阴道假丝酵母菌病的患者，妇科检查可见外阴红斑、水肿，常伴有抓痕而非红色斑点（选项 A 错误）；严重者可见皮肤皲裂、表皮脱落。阴道黏膜红肿、小阴唇内侧及阴道黏膜有白色块状物（选项 D 正确），擦除后露出红肿黏膜面。急性期可能见到糜烂及浅表溃疡，溃疡边缘无不规则凸起（选项 C 错误）。10% 的输卵管癌患者会出现黄色水样阴道分泌物（选项 B）。婴幼儿外阴阴道炎由于其解剖及生理特点，当病情严重时可发生外阴表面溃疡及小阴唇粘连（选项 E）。因此本题的正确答案为 D。

7. D 细菌性阴道病（BV）是阴道内正常菌群失调所致的以带有鱼腥臭味的稀薄阴

道分泌物增多为主要表现的混合感染。正常阴道菌群以乳杆菌占优势。若产生 H_2O_2 的乳杆菌减少，阴道 pH 升高，阴道微生态失衡，其他微生物大量繁殖，导致细菌性阴道病。10%～40% 患者无临床症状。检查阴道无明显充血等炎症表现，并非阴道炎。阴道分泌物呈灰白色、均匀一致、稀薄状，常黏附于阴道壁。治疗选用抗厌氧菌药物，主要有甲硝唑、替硝唑、克林霉素。所以选项 D 错误。

8. E 萎缩性阴道炎的主要症状为外阴灼热不适、瘙痒（选项 C）及阴道分泌物增多（选项 A）；阴道分泌物稀薄，呈淡黄色；感染严重者阴道分泌物呈脓血性（选项 B）。由于阴道黏膜萎缩，可伴有性交痛。检查时见阴道皱襞消失、萎缩、菲薄（选项 D）。阴道黏膜充血，有散在小出血点或点状出血斑，有时见浅表溃疡。"阴道黏膜上可见白色膜状物"是外阴阴道假丝酵母菌病的临床表现。因此本题应选项 E。

9. E 宫颈炎症的病原体主要为性传播疾病的病原体，如淋病奈瑟菌和沙眼衣原体，主要见于性传播疾病的高危人群。

10. E 子宫颈炎症包括子宫颈阴道部炎症及子宫颈管黏膜炎症。由于子宫颈管黏膜上皮为单层柱状上皮，抗感染能力较差，易发生感染。临床多见的子宫颈炎是急性子宫颈管黏膜炎，若急性子宫颈炎未经及时诊治或病原体持续存在，可导致慢性子宫颈炎症。子宫颈炎的主要感染部位是柱状上皮，在治疗后炎症消退，宫颈炎愈合过程中感染部位出现鳞状上皮化生。

11. A 急性子宫颈炎大部分患者无症状。有症状者主要表现为阴道分泌物增多，呈黏液脓性，阴道分泌物刺激可引起外阴瘙痒及灼热感。此外，可出现经间期出血、性交后出

血等症状。若合并尿路感染，可出现尿急、尿频、尿痛。

12. E 单纯急性淋病奈瑟菌性子宫颈炎主张大剂量、单次给药，常用药物有头孢菌素及头霉素类药物，前者如头孢曲松钠 250mg，单次肌内注射；或头孢克肟 400mg，单次口服；也可选择头孢唑肟 500mg，肌内注射；头孢噻肟钠 500mg，肌内注射；后者如头孢西丁 2g，肌内注射，加用丙磺舒 1g 口服；另可选择氨基糖苷类抗生素中的大观霉素 4g，单次肌内注射。选项 E "阿奇霉素"是大环内酯类药物，用于治疗沙眼衣原体感染所致子宫颈炎。因此本题应选 E。

13. A 慢性子宫颈炎多无症状，少数患者可有持续或反复发作的阴道分泌物增多，淡黄色或脓性，性交后出血，月经间期出血，偶有分泌物刺激引起外阴瘙痒或不适。白带增多是慢性子宫颈炎的典型临床症状。

14. E 慢性子宫颈炎以局部治疗为主。物理治疗是宫颈糜烂最常用的有效治疗方法，治疗方法有激光、冷冻、微波疗法等，也可给予中药保妇康栓或其作为物理治疗前后的辅助治疗。宫颈糜烂面小、炎症浸润较浅者可局部上药。所以选项 E 错误。

15. C 淋病奈瑟菌、沙眼衣原体及葡萄球菌等常沿生殖道黏膜上行蔓延扩散。链球菌、大肠埃希菌、厌氧菌多经淋巴系统蔓延。病原体先侵入人体的其他系统，再经血液循环感染生殖器，为结核菌感染的主要途径。所以选项 C 错误。

16. C 盆腔厌氧菌感染多沿淋巴系统感染。厌氧菌感染的特点是容易形成盆腔脓肿、感染性血栓静脉炎，脓液有粪臭并有气泡。70%～80% 盆腔脓肿可培养出厌氧菌。所以选项 C 错误。

17. C 盆腔炎性疾病患者可因炎症轻重及范围大小而有不同的临床表现。病情轻者无症状或症状轻微。常见症状为下腹痛、阴道分泌物增多。腹痛为持续性，活动或性交后加重。若病情严重可出现发热甚至高热、寒战、头痛、食欲缺乏。月经期发病可出现经量增多、经期延长。若有腹膜炎，出现消化系统症状如恶心、呕吐、腹胀、腹泻等。所以选项 C 正确。

18. C 盆腔炎性疾病（PID）指女性上生殖道的一组感染性疾病，主要包括子宫内膜炎、输卵管炎、输卵管卵巢脓肿（TOA）、盆腔腹膜炎。炎症可局限于一个部位，也可同时累及几个部位，以输卵管炎、输卵管卵巢炎最常见。

19. D 盆腔炎性疾病的高危因素有年龄（高发年龄为 15～25 岁）、性活动（初次性交年龄小、有多个性伴侣、性交过频以及性伴侣有性传播疾病）、下生殖道感染（淋病奈瑟菌性子宫颈炎、沙眼衣原体性子宫颈炎以及细菌性阴道病）、子宫腔内手术操作后感染、性卫生不良、邻近器官炎症直接蔓延（阑尾炎、腹膜炎等蔓延至盆腔）、盆腔炎性疾病再次急性发作。性伴侣使用避孕套可以有效减少交叉感染的概率，不属于盆腔炎性疾病的高危因素。因此本题应选 D。

20. C 盆腔炎性疾病多发生在性活跃期妇女尤其是初次性交年龄小、有多个性伴侣、性交过频以及性伴侣有性传播疾病者。

21. D 盆腔炎性疾病的最低诊断标准为子宫颈举痛或子宫压痛或附件区压痛。所以选项 D 正确。其余四个选项均为附加诊断标准。

22. E 盆腔炎性疾病的附加诊断标准：①体温超过 38.3℃（口表）；②子宫颈异常带液脓性分泌物或脆性增加；③阴道分泌物湿片出现大量白细胞；④红细胞沉降率升高；⑤血 C-反应蛋白升高；⑥实验室证实的子宫颈淋病奈瑟菌或衣原体阳性。所以选项 E 正确。

23. E 目前由于耐氟喹诺酮类药物淋病奈瑟菌株的出现，氟喹诺酮类药物不作为盆腔炎性疾病的首选药物。若存在以下因素：淋病奈瑟菌地区流行和个人危险因素低、有良好的随访条件、头孢菌素不能应用（对头孢菌素类药物过敏）等，可考虑应用氟喹诺酮类药物，但在开始治疗前，必须进行淋病奈瑟菌的检测。所以选项 E 错误。

24. C 手术治疗主要用于抗生素控制不满意的输卵管卵巢脓肿或盆腔脓肿。输卵管卵巢脓肿或盆腔脓肿经药物治疗 48～72 小时，体温持续不降，患者中毒症状加重或包块增大者，应及时手术，以免发生脓肿破裂。所以选项 C 正确。

25. A 若盆腔炎性疾病未得到及时正确的诊断或治疗，可能会发生盆腔炎性疾病后遗症。主要病理改变为组织破坏、广泛粘连、增生及瘢痕形成，导致：①输卵管增生、增粗，输卵管阻塞；②输卵管卵巢粘连形成输卵管卵巢肿块；③若输卵管伞端闭锁、浆液性渗出物聚集形成输卵管积水或输卵管积脓或输卵管卵巢脓肿的脓液吸收，被浆液性渗出物代替形成输卵管积水或输卵管卵巢囊肿；④盆腔结缔组织表现为主、骶韧带增生、变厚，若病变广泛，可使子宫固定。临床表现为不孕症、异位妊娠、慢性盆腔痛及盆腔炎性疾病的反复发作。选项 A "卵巢非赘生性囊肿"与盆腔炎性疾病无关，不属于其后遗症。因此，本题应选 A。

二、A2 型题

26. B 患者最可能的诊断为外阴阴道假

丝酵母菌病。外阴阴道假丝酵母菌病是由假丝酵母菌引起的外阴阴道炎症，主要表现为外阴阴道奇痒，阴道分泌物增多，典型阴道分泌物白色稠厚，呈凝乳状或豆腐渣样。阴道黏膜红肿、小阴唇内侧及阴道黏膜附有白色块状物，擦除后露出红肿黏膜面。

27. E 该患者可诊断为外阴阴道假丝酵母菌病合并细菌性阴道炎。治疗包括口服或外用抗厌氧菌药物（甲硝唑、替硝唑、克林霉素）、外用中药洗剂、口服或外用抗真菌药物以及调节阴道菌群药物等。不宜外用雌激素软膏。所以选项 E 符合题意。

28. B 首先外阴瘙痒、阴道分泌物增多是最常见的外阴阴道炎症的临床表现，因此可根据分泌物的特征判断阴道炎的类型，可先排除选项 D。滴虫阴道炎分泌物典型特点：稀薄脓性、黄绿色、泡沫状，有臭味。所以选项 B 符合题意。细菌性阴道病分泌物特点：匀质、稀薄、白色分泌物，有鱼腥臭味。所以选项 A 不符合题意。萎缩性阴道炎主要症状为外阴灼热不适、瘙痒，阴道分泌物增多、稀薄，呈淡黄色，感染严重者呈脓血性，此外本例患者为 30 岁也可以排除选项 C。宫颈糜烂大部分患者无症状，有症状者主要表现为阴道分泌物增多，呈黏液脓性。所以选项 D 不符合题意。外阴阴道假丝酵母菌病分泌物特点：白色稠厚呈凝乳或豆腐渣样。所以选项 E 不符合题意。因此本题的正确答案为 B。

29. B 细菌性阴道病分泌物特点：匀质、稀薄、白色分泌物，有鱼腥臭味。检查可见线索细胞。所以选项 B 符合题意。外阴阴道假丝酵母菌病分泌物特点：白色稠厚呈凝乳或豆腐渣样，检查可见霉菌孢子或菌丝。所以选项 A 可排除。衣原体阴道炎感染后多无症状或症状轻微。所以选项 C 可排除。滴虫阴道炎分泌物典型特点：稀薄脓性、黄绿色、泡沫

状，有臭味，检查可见滴虫。所以选项 D 可排除。支原体阴道炎常不表现出感染症状，仅在某些条件下引起机会性感染。所以选项 E 可排除。因此本题的正确答案为 B。

30. C 萎缩性阴道炎为雌激素水平降低、局部抵抗力下降引起的、以需氧菌感染为主的阴道炎症。常见于自然绝经或人工绝经后的妇女，也可见于产后闭经、接受药物假绝经治疗者。治疗原则为补充雌激素，增加阴道抵抗力；使用抗生素抑制细菌生长。故题中患者在治疗中除局部抗感染治疗外，可针对病因给予少量雌激素制剂，可局部用药，也可全身给药。

31. E 患者白带多外阴瘙痒，分泌物呈脓性。需要检查白带常规，若有炎症先予以治疗。患者宫颈重度柱状上皮外移，在行物理治疗前，需先行宫颈癌筛查或活检排除宫颈恶性病变。若为阴性，则物理疗法。

32. E 该产妇应诊断为慢性子宫颈炎。慢性子宫颈炎常表现为白带增多，而分泌物增多可刺激外阴不适或瘙痒。若继发感染时白带可为黏稠的或脓性的，有时可带有血丝或少量血液，有时会出现接触性出血，也可出现下腹或腰背部下坠痛。宫颈活检病理切片结果为"鳞状上皮化生"。

33. D 子宫颈息肉是慢性宫颈炎表现的一种，是子宫颈管腺体和间质的局限性增生，并向子宫颈外口突出形成息肉。所以选项 D 正确。

34. C 产后女性急性下腹痛伴发热、脓血性白带，首先应考虑为盆腔炎性疾病。妇科检查符合盆腔炎性疾病最低诊断标准：子宫压痛，附件压痛、增厚及宫颈举痛。同时，伴发热、血常规白细胞及中性粒细胞增高，均支持该诊断。所以选项 C 正确。盆腔炎性疾病需

和其他引起下腹痛的疾病相鉴别。患者产后 2 个月，月经未复潮，再次妊娠可能性小，故可排除输卵管妊娠（选项 A）。既往产检未发现有卵巢囊肿，双附件区均有压痛，无同房、剧烈活动等诱因，可排除卵巢囊肿蒂扭转（选项 B）。输卵管积水（选项 D）可出现腹痛，但不会导致发热、感染指标增高。急性盆腔腹膜炎（选项 E）为严重盆腔炎性疾病的并发症，患者可有高热、寒战，体格检查腹部压痛明显、拒按，血常规白细胞可明显升高，与目前病史不符。因此，本题的正确答案为 C。

三、A3/A4 型题

35. A 最可能的诊断是前庭大腺脓肿。前庭大腺脓肿的临床表现为阴唇肿胀疼痛，阴道前庭下外侧出现疼痛，有波动感肿块，局部有发热、红斑。

36. E 前庭大腺炎症急性发作，脓肿尚未形成时需卧床休息，减少摩擦。可取前庭大腺开口处的分泌物做细菌培养，根据病原体及药物敏感情况，选用合适的抗生素静脉滴注及口服。若已形成脓肿，需尽早切开引流，以缓解疼痛。切口应选择在波动感明显处，尽量靠低位以便引流通畅，原则上在内侧黏膜面切开，并放置引流条，脓液可送细菌培养。

37. B 患者可确诊为滴虫阴道炎。滴虫阴道炎分泌物典型特点：稀薄脓性、黄绿色、泡沫状，有臭味，检查可见滴虫。检查可见阴道黏膜充血，严重者有散在出血点，甚至宫颈有出血斑点，形成"草莓样"宫颈。所以选项 B 符合题意。外阴阴道假丝酵母菌病（选项 A）分泌物特点：白色稠厚呈凝乳或豆腐渣样，检查可见霉菌孢子或菌丝。萎缩性阴道炎（选项 C）主要症状为外阴灼热不适、瘙痒、阴道分泌物增多、阴道分泌物稀薄，呈淡黄色，感染严重者呈脓血性白带。阿米巴性阴道

炎（选项 D）多继发于肠道感染，阴道分泌物呈浆液性或黏液性，从中可找到大滋养体，当阴道黏膜形成溃疡、出血时，则分泌物可转成脓性或血性，根据腹泻或痢疾病史及有关检验，可以做出诊断。本例不支持。细菌性阴道病（选项 E）分泌物特点：匀质、稀薄、白色分泌物，有鱼腥臭味，检查可见线索细胞。本例不支持。

38. D 根据典型临床表现容易诊断，湿片法阴道分泌物中找到滴虫即可确诊。所以选项 D 正确。血常规、阴道脱落细胞学检查、尿常规与此病无直接关系，因此可排除 A，B，E 项。本例不属于细菌性阴道病，因此排除阴道分泌物细菌培养及药敏试验（选项 C）。

39. B 滴虫阴道炎患者可同时存在尿道、尿道旁腺、前庭大腺多部位滴虫感染，治愈此病需全身用药，并避免阴道冲洗。所以选项 B 错误。（1）全身用药：初次治疗可选择甲硝唑 2g，单次口服；或替硝唑 2g，单次口服；或甲硝唑 400mg，每日 2 次，连服 7 日。（2）性伴侣的治疗：滴虫阴道炎主要由性行为传播，性伴侣应同时进行治疗，并告知患者及性伴侣治愈前应避免无保护性行为。治疗后仍应每次月经后复查白带，若经 3 次检查均阴性，方可称为治愈。所以选项 A、C、D、E 均正确。因此本题应选 B。

40. E 湿片法有生理盐水湿片法及 10% 氢氧化钾湿片法。前者用于检测滴虫及线索细胞，后者用于检测假丝酵母菌的芽孢及假菌丝。外阴阴道假丝酵母菌病湿片法多采用 10% 氢氧化钾溶液，可溶解其他细胞成分，提高假丝酵母菌检出率。

41. C 此患者应诊断为复发性外阴阴道假丝酵母菌病。外阴阴道假丝酵母菌病主要表现为外阴瘙痒灼痛，严重时坐卧不安异常痛苦

常伴有尿频、尿急及性交痛。经治疗后，症状体征、真菌均消除后，又再现，且 1 年内发作 ≥4 次，为复发性外阴阴道假丝酵母菌病。患者有典型的临床表现且在显微镜下见到芽孢和假菌丝即可做出诊断。

42. D 复发原因包括：①治疗不彻底阴道内有真菌，抗生素应用，性伴侣，环境因素等。②口服甲硝唑治疗细菌性阴道病或细菌过多综合征也可诱发假丝酵母菌外阴阴道炎。③与肠道宿主和性传播密切相关。有复发的妇女其男伙伴有约 20% 的阴茎有假丝酵母菌寄生。④糖尿病未控制、穿化纤紧身衣裤等有关因素也都是复发性外阴阴道假丝酵母菌病的易感和诱发因素。选项 D "长期使用避孕套避孕" 与本病的发生无关。因此本题应选 D。

43. B 外阴阴道假丝酵母菌病应查出诱发因素并对症治疗以消除诱因，根据患者情况选择局部或全身抗真菌药物，以局部用药为主。消除诱因应及时停用广谱抗生素、雌激素等药物，积极治疗糖尿病。无需对性伴侣进行常规治疗。治疗后应于月经前复查阴道分泌物。所以选项 B 错误。题中患者诊断为复发性外阴阴道假丝酵母菌病，治疗重点在于积极寻找并去除诱因，预防复发。抗真菌治疗方案分为强化治疗与巩固治疗，根据培养和药物敏感试验选择药物，即以全身用药为主。

44. E 婴幼儿外阴阴道炎是因婴幼儿外阴皮肤黏膜薄、雌激素水平低及阴道内异物等所致的外阴阴道继发感染。常见于 5 岁以下婴幼儿，多与外阴炎并存。由于婴幼儿的解剖、生理特点，其外阴阴道容易发生炎症。婴幼儿外阴阴道炎的病因：①婴幼儿外阴尚未完全发育好（选项 A），不能遮盖尿道口及阴道前庭，细菌容易侵入；②婴幼儿阴道环境与成人不同，新生儿出生后 2~3 周，母体来源

的雌激素水平下降，自身雌激素水平低（选项 B），阴道上皮薄，糖原少，pH 升至 6.0~8.0，乳杆菌没有成为优势菌，阴道抵抗力差，易受其他细菌感染；③婴幼儿卫生习惯不良（选项 D），外阴不洁、尿液及粪便污染、外阴损伤或蛲虫感染，均可引起炎症；④阴道内误放异物（选项 C），造成继发感染。⑤病原体常通过患病成人的手、衣物、毛巾、浴盆等间接传播。饮食习惯与婴幼儿外阴阴道炎无明显关系，故本题应选 E。

45. D 婴幼儿外阴阴道炎的治疗原则：①保持外阴清洁、干燥，减少摩擦（选项 A）。②针对病原体选择相应口服抗生素治疗（选项 B），或用吸管将抗生素溶液滴入阴道，因此排除 D 项。③对症处理：若阴道内有异物，应及时取出（选项 C）。小阴唇粘连者外涂雌激素软膏（选项 E）后，多可松解，严重者应分离粘连，并涂以抗生素软膏。因此本题应选 D。

46. B 根据患者的病史和辅助检查，萎缩性阴道炎最为可能。长期哺乳、无排卵造成的低雌激素状态是导致此种阴道炎的原因。萎缩性阴道炎主要症状为外阴灼热不适、瘙痒，阴道分泌物稀薄，呈淡黄色。阴道分泌物镜检可见大量白细胞而未见滴虫、假丝酵母菌等致病菌。

47. D 萎缩性阴道炎的治疗原则为补充雌激素，增加阴道抵抗力；使用抗生素抑制细菌生长。停止哺乳恢复月经可以去除病因；或用 1% 乳酸或 0.5% 醋酸液冲洗阴道，每日 1 次，增加阴道酸度，抑制细菌生长繁殖。己烯雌酚、甲硝唑、甲羟孕酮不适用于哺乳期。

48. C 宫颈疾病在进行物理治疗前，需明确有无恶性病变。对可疑宫颈病变的患者可先进行宫颈细胞学及人乳头瘤病毒（HPV）

筛查；若筛查发现有异常，建议行阴道镜检查；而对于阴道镜检查结果仍有异常者，可进行宫颈锥形切除进行诊断及治疗。本例患者有中度宫颈柱状上皮外移，需先行宫颈刮片进行宫颈细胞学检查排除宫颈恶性病变。

49. C 宫颈物理治疗最好选在月经干净后 3~7 天内进行。

50. A 患者曾有慢性盆腔炎病史，此次高热、腹痛伴分泌物增多。查体：脓性分泌物，宫颈举痛，附件炎性包块，可考虑为慢性盆腔炎急性发作。

51. D 盆腔炎性疾病的特异性诊断标准：阴道超声检查显示输卵管增粗，输卵管积液，伴或不伴有盆腔积液、输卵管卵巢肿块。阴道超声可协助明确左侧囊性包块性质及盆腔积液情况。

52. C 慢性盆腔炎急性发作，一般需要应用抗生素静脉输液进行抗感染治疗，严重者需要进行手术治疗。

53. E 手术治疗用于抗生素控制不满意的输卵管卵巢脓肿或盆腔脓肿。手术指征：①脓肿经药物治疗无效：输卵管卵巢脓肿或盆腔脓肿经药物治疗 48~72 小时，体温持续不降，患者中毒症状加重或包块增大者，应及时手术，以免发生脓肿破裂。②脓肿持续存在：经药物治疗病情有好转，继续控制炎症数日（2~3 周），包块仍未消失但已局限化，可手术治疗。③脓肿破裂：突然腹痛加剧、寒战、高热、恶心、呕吐、腹胀，检查腹部拒按或有中毒性休克表现，应怀疑脓肿破裂。所以患者应采取剖腹探查的手术措施。

54. A 患者为性传播疾病的高危人群，子宫压痛，右附件区压痛，提示符合盆腔炎性疾病的最低诊断标准，高热以及宫颈口有脓性分泌物提示诊断的特异性增加，虽然可能

同时存在宫颈炎症，但主要的病变还是为盆腔炎性疾病。所以选项 A 正确，选项 C 错误。患者无消化道症状，不首先考虑阑尾炎（选项 D）。虽然梅毒（选项 B）也为性传播疾病，但极少出现发热及腹痛。患者无异位妊娠的症状表现，故应排除选项 E。因此本题应选 A。

55. E 阴道分泌物 0.9% 氯化钠湿片中白细胞升高，可提高诊断盆腔炎性疾病的特异性，若白细胞很少，基本可排除盆腔炎性疾病。

56. D 患者的病原体可能为性传播疾病的病原体，淋病奈瑟菌及沙眼衣原体是主要的病原体，淋病奈瑟菌感染的盆腔炎性疾病可有高热，但沙眼衣原体感染很少高热，因此推测该患者的病原体可能为淋病奈瑟菌。故抗生素主要选择三代头孢菌素头孢曲松钠。

57. A 实验室检查对诊断盆腔炎性疾病有一定的价值，可选择的检查有：①血常规检查。表现为白细胞计数上升，中性粒细胞占比升高，但也有少部分患者的血常规在正常范围。②C 反应蛋白。炎症早期即可升高，并可早于白细胞的变化。③阴道分泌物常规检查，有较多的白细胞甚至脓细胞。④经阴道超声。明确子宫及附件情况是诊断盆腔炎性疾病非常重要的辅助检查手段。⑤该患者右侧附件区包块、压痛，需与阑尾炎鉴别，可进行阑尾超声检查。因此选项 B、C、D、E 检查均需要进行。根据病史，患者为盆腔炎性疾病反复发作，一般为盆腔局部感染，较少有细菌入血，患者无寒战、发热，血培养目前意义不大。因此，本题应选择 A。

58. D 患者有宫腔操作后反复下腹痛病史，抗生素治疗有效，此次再发腹痛，查体发现阴道分泌物增多、子宫压痛、右附件区触及包块、压痛，符合盆腔炎性疾病反复发作。所

以选项 D 正确。急性阑尾炎（选项 A）典型症状为转移性右下腹痛，伴恶心、呕吐、腹泻等消化道症状，查体麦氏点压痛明显；该患者没有这些症状及体征，不支持"阑尾炎"诊断。卵巢黄体破裂（选项 B）一般发生在黄体期，患者月经干净后 3 天腹痛，还处于卵泡期，因此排除"卵巢黄体破裂"诊断。患者已绝育，异位妊娠（选项 C）可能性小。卵巢囊肿蒂扭转（选项 E）有卵巢囊肿病史，在同房、剧烈活动、体位改变后出现剧烈腹痛，该患者症状不支持。因此，本题选择 D。

四、B1 型题

59 ~ 61. B、A、D 检测淋病奈瑟菌常用的方法有：①分泌物涂片革兰染色，查找中性粒细胞中有无革兰阴性双球菌，由于子宫颈分泌物涂片的敏感性、特异性差，不推荐用于女性淋病的诊断方法；②淋病奈瑟菌培养，为诊断淋病的"金标准"方法；③核酸检测，包括核酸杂交及核酸扩增，尤其核酸扩增方法诊断淋病奈瑟菌感染的敏感性、特异性高。

62 ~ 63. E、D 检测沙眼衣原体常用的方法有：①衣原体培养，因其方法复杂，临床少用；②酶联免疫吸附试验检测沙眼衣原体抗原，为临床最常用的方法；③核酸检测，包括核酸杂交及核酸扩增，尤以后者为检测沙眼衣原体感染敏感、特异的方法。

64. C 病原体先侵入人体的其他系统，再经血液循环感染生殖器，为结核菌感染的主要途径。

65. A 沿生殖道黏膜上行蔓延：病原体侵入外阴、阴道后，或阴道内的病原体沿子宫颈黏膜、子宫内膜、输卵管黏膜，蔓延至卵巢及腹腔，是非妊娠期、非产褥期盆腔炎性疾病的主要感染途径。

66. B 经淋巴系统蔓延：病原体经外阴、阴道、子宫颈及宫体创伤处的淋巴管侵入盆腔结缔组织及内生殖器其他部分，是产褥感染、流产后感染及放置宫内节育器后感染的主要感染途径。

67. C 宫颈息肉是由于慢性炎症长期刺激，使宫颈管局部黏膜增生，因子宫有排除异物倾向，可使增生的黏膜逐渐自基底部向宫颈外口突出而形成息肉。

68. B 慢性炎症的长期刺激导致腺体及间质增生。此外，子宫颈深部的腺囊肿均可使子宫颈呈不同程度肥大，硬度增加。

69. A 宫颈阴道部外观呈细颗粒状的红色区，可考虑为宫颈柱状上皮异位。

五、X 型题

70. ABCD 绝经后妇女因卵巢功能衰退或缺失，雌激素水平降低，阴道壁萎缩，黏膜变薄，上皮细胞内糖原减少，阴道内 pH 升高（多为 5.0 ~ 7.0），嗜酸的乳杆菌不再为优势菌，局部抵抗力降低，以需氧菌为主的其他致病菌过度繁殖，从而引起炎症。

71. BDE 萎缩性阴道炎的治疗原则为补充雌激素，增加阴道抵抗力；使用抗生素抑制细菌生长。

72. ABCD 淋病奈瑟菌感染子宫颈管柱状上皮，沿黏膜面扩散引起浅层感染，病变以子宫颈管明显。除子宫颈管柱状上皮外，淋病奈瑟菌还常侵袭尿道移行上皮、尿道旁腺及前庭大腺。

73. ABCD 检测淋病奈瑟菌常用的方法有：①分泌物涂片革兰染色，查找中性粒细胞中有无革兰阴性双球菌，由于子宫颈分泌物涂片的敏感性、特异性差，不推荐用于女性淋病的诊断方法；②淋病奈瑟菌培养，为诊断淋病的"金标准"方法；③核酸检测，包括核酸杂交及核酸扩增，尤其核酸扩增方法诊断淋病奈瑟菌感染的敏感性、特异性高。而酶联免疫吸附试验是用来检测沙眼衣原体抗原的临床常用方法。

74. BCDE　检测沙眼衣原体常用的方法有：①衣原体培养，因其方法复杂，临床少用；②酶联免疫吸附试验检测沙眼衣原体抗原，为临床常用的方法；③核酸检测，包括核酸杂交及核酸扩增，尤以后者为检测沙眼衣原体感染敏感、特异的方法。

75. ABC　沙眼衣原体感染所致子宫颈炎的治疗药物主要有：①四环素类：如多西环素 100mg，每日 2 次，连服 7 日；米诺环素 0.1g，每日 2 次，连服 7～10 日；②大环内酯类：主要有阿奇霉素 1g，单次顿服；克拉霉素 0.25g，每日 2 次，连服 7～10 日；红霉素 500mg，每日 4 次，连服 7 日；③氟喹诺酮类：主要有氧氟沙星 300mg，每日 2 次，连服 7 日；左氧氟沙星 500mg，每日 1 次，连服 7 日；莫西沙星 400mg，每日 1 次，连服 7 日。头孢菌素（选项 D）及头霉素类药物（选项 E）用于治疗单纯急性淋病奈瑟菌性子宫颈炎。因此本题应选 ABC。

76. DE　急性子宫颈炎的病原体：①性传播疾病病原体：淋病奈瑟菌及沙眼衣原体，主要见于性传播疾病的高危人群；②内源性病原体：部分子宫颈炎发病与细菌性阴道病病原体、生殖支原体感染有关。

77. ACD　物理治疗注意事项：①治疗前，应常规行子宫颈癌筛查；②有急性生殖道炎症列为禁忌；③治疗时间应选在月经干净后 3～7 日内进行；④物理治疗后有阴道分泌物增多，甚至有大量水样排液，术后 1～2 周脱痂时可有少许出血；⑤在创面尚未愈合期间（4～8 周）禁盆浴、性交和阴道冲洗；⑥物理治疗有引起术后出血，子宫颈狭窄，不孕，感染的可能，治疗后应定期复查，观察创面愈合情况直到痊愈，同时注意有无子宫颈管狭窄。所以选项 ACD 正确。

78. ABC　沿生殖道黏膜上行蔓延是指病原体侵入外阴、阴道后，或阴道内的病原体沿子宫颈黏膜、子宫内膜、输卵管黏膜，蔓延至卵巢及腹腔。淋病奈瑟菌、沙眼衣原体及葡萄球菌等，常沿此途径扩散。所以选项 ABC 正确。厌氧菌和大肠埃希菌经淋巴系统蔓延。

79. ABD　腹腔镜诊断盆腔炎性疾病标准包括：①输卵管表面明显充血；②输卵管壁水肿；③输卵管伞端或浆膜面有脓性渗出物。所以选项 ABD 正确。

第十三章 子宫内膜异位症与子宫腺肌症

一、A1 型题

1. E 卵巢巧克力囊肿是子宫内膜异位症累及卵巢（80%），如病变限于卵巢表层则可见到大小不等的单发或多发囊肿，一般为 5~6cm，半数以上累及双侧卵巢。典型情况下，陈旧性血液聚集在囊内形成咖啡色黏稠液体，似巧克力样，俗称"卵巢巧克力囊肿"。因囊肿周期性出血，囊内压力增大，囊壁易反复破裂，破裂后囊内容物刺激腹膜发生局部炎性反应和组织纤维化，导致卵巢与邻近器官、组织紧密粘连，造成囊肿固定、不活动，手术时囊壁极易破裂。黄体囊肿是在排卵后出现，来月经以后会自然萎缩，这是一种生理性的变化，所以叫做生理性卵巢囊肿。所以卵巢巧克力囊肿与黄体囊肿不同。因此本题应选 E。

2. D 引起子宫内膜异位症不孕的原因复杂，如盆腔微环境改变影响精卵结合及运送、免疫功能异常导致抗子宫内膜抗体增加而破坏子宫内膜正常代谢及生理功能、卵巢功能异常导致排卵障碍和黄体形成不良等。此外，未破裂卵泡黄素化综合征（LUFS）在内异症患者中具有较高的发病率。中、重度患者可因卵巢、输卵管周围粘连而影响受精卵运输。子宫内膜异位症一般不引起宫颈黏液性状的改变。所以本题的正确答案为 D。

3. C 痛经和持续性下腹痛是子宫内膜异位症的主要症状，多为继发性、进行性加重。疼痛多位于下腹、腰骶及盆腔中部，有时可放射至会阴部、肛门及大腿，常于月经来潮时出现，并持续至整个经期。疼痛的程度与异位的部位有关，但与病灶的大小不成正比。27%~

40% 患者可无痛经。

4. C 疼痛是内异症的主要症状，典型症状为继发性痛经、进行性加重。疼痛多位于下腹、腰骶及盆腔中部，有时可放射至会阴部、肛门及大腿，常于月经来潮时出现，并持续至整个经期。疼痛严重程度与病灶大小不一定呈正比，粘连严重的卵巢异位囊肿患者可能并无疼痛，而盆腔内小的散在病灶却可引起难以忍受的疼痛。少数患者可表现为持续性下腹痛，经期加剧。但有 27%~40% 患者无痛经，因此痛经不是内异症诊断的必需症状。所以选项 C 错误，本题应选 C。

5. D 卵巢癌和子宫内膜异位症的共同体征是阴道后穹隆硬性结节，当卵巢癌累及子宫直肠陷凹时，会出现后穹隆硬性结节，均可出现触痛。所以选项 D 正确。卵巢癌和子宫内膜异位症 CA125 均可升高，但此项属于辅助检查，不是体征。故排除选项 C。子宫内膜异位症的巧克力肿块是囊性的，肿块大小随月经发生改变，经期肿块较大，卵巢癌的肿块多为囊实性，其大小与月经无关。所以排除选项 B、E。卵巢癌常伴有腹水，而子宫内膜异位症没有。故排除选项 A。因此本题应选 D。

6. B 子宫内膜异位症病因不清，其组织学发生复杂，不能完全预防。根据可能的病因及流行病学结果，可从以下几个方面进行预防：①防止经血逆流，及时发现并治疗引起经血逆流的疾病，如先天性生殖道畸形（阴道横隔、阴道部分闭锁或狭窄、针状处女膜）、手术导致的宫颈狭窄、继发性宫颈粘连、阴道狭窄、残角子宫等。②防止医源性异位内膜种植，尽量避免多次的宫腔手术操作，特别是在月经前禁行输卵管通畅实验，以免将内膜碎屑推入腹腔。剖宫产术是导致腹壁切口内异症的直接原因，手术时应注意保护好腹壁切口，缝闭前应充分冲洗，减少内膜种植的机会。③适时婚育，口服避孕药可有效减低发生内异症的风险。阴道完全性纵隔相当于双阴道，经血是通畅的。

7. D　B 型超声检查是诊断卵巢异位囊肿和膀胱、直肠内异症的最佳方法，可确定异位囊肿位置、大小和形状，其诊断敏感性和特异性均在 96% 以上。

8. D　腹腔镜手术是子宫内膜异位症首选的手术方法，目前认为腹腔镜确诊、手术＋药物为内异症的"金标准"治疗。在手术治疗中，由于腔镜下放大作用，使得手术的视野更清楚。

9. E　子宫内膜异位症的异位内膜绝大多数位于盆腔脏器和壁腹膜，以卵巢、宫骶韧带最常见，其次为子宫及其他脏腹膜、阴道直肠隔等部位，故有盆腔子宫内膜异位症之称。所以选项 A 正确。腹腔镜检查是目前国际公认的内异症诊断的最佳方法，除了阴道或其他部位可直视的病变外，腹腔镜检查是确诊盆腔内异症的标准方法。所以选项 B 正确。疼痛是内异症的主要症状，典型症状为继发性痛经、进行性加重。所以选项 C 正确。卵巢子宫内膜异位囊肿引起月经异常可能与病灶破坏卵巢组织，影响卵巢功能有关。所以选项 D 正确。虽然子宫内膜异位症在形态学上呈良性表现，但在临床行为学上具有类似恶性肿瘤的特点，如种植、侵袭及远处转移等。所以选项 E 错误。因此本题的正确答案为 E。

10. E　子宫内膜异位症的治疗方案，因病情的轻重，患者的年龄和生育情况而有所不同。如病情较重，或表现为重的痛经，或盆腔检查发现有肯定的内膜异位结节，就必须采取药物或手术治疗。

11. D　达那唑治疗子宫内膜异位症的药理作用是通过抑制垂体促性腺激素峰、抑制卵巢甾体激素的产生、直接与子宫内膜雌孕激素受体结合，最终使子宫内膜萎缩，导致假绝经。

12. E　子宫内膜异位症患者行根治性手术是将子宫、双附件及盆腔内所有异位内膜病灶予以切除和清除，适用于 45 岁以上重症患者，术后不用雌激素补充治疗者，几乎不复发。

13. B　当子宫内膜腺体及间质侵入子宫肌层时，称为子宫腺肌病。多发生于 30～50 岁经产妇，约 15% 同时合并内异症，约半数合并子宫肌瘤。虽对尸检和因病切除的子宫作连续切片检查，发现 10%～47% 子宫肌层中有子宫内膜组织，但其中 35% 无临床症状。子宫腺肌病与子宫内膜异位症病因不同，但均受雌激素的调节。所以选项 B 错误。

14. D　子宫腺肌病的异位内膜在子宫肌层多呈弥漫性生长，累及后壁居多，故子宫呈均匀性增大，前后径增大明显，呈球形，一般不超过 12 周妊娠子宫大小。少数腺肌病病灶呈局限性生长形成结节或团块，似肌壁间肌瘤，称为子宫腺肌瘤。腺肌瘤不同于肌瘤之处在于其周围无包膜存在，因局部反复出血导致病灶周围纤维组织增生，故与周围肌层无明显界限，手术时难以将其自肌层完整剥出。所以选项 D 错误。

15. C　子宫腺肌病的手术方式：年轻或希望生育的子宫腺肌瘤患者，可行病灶切除术，子宫动脉阻断术对妊娠及生育的影响仍不明确，有导致卵巢功能下降、子宫内膜粘连等风险，因此对于有生育要求的子宫腺肌病患者应慎重采用，术后有复发可能；无生育要求表现为月经过多者，可进行子宫内膜去除术；对症状严重、无生育要求或药物治疗无效者，应行全子宫加双侧输卵管切除术，是否保留卵巢取决于卵巢有无病变及患者年龄。所以选项 C 叙述不正确。

二、A2 型题

16. E 患者最恰当的诊断是卵巢子宫内膜异位囊肿。卵巢子宫内膜异位囊肿属于卵巢型内异症，多发于生育年龄的妇女。卵巢子宫内膜异位囊肿多为与子宫粘连、活动受限、有压痛的囊性肿块，可有继发性痛经、性交痛、不孕等病史。

17. C 该患者未婚年轻女性，右侧附件区 4cm 囊性包块，活动好，CA125 正常，B 超提示单房囊性肿物，考虑为卵巢滤泡囊肿，卵巢滤泡囊肿为育龄期妇女最常见卵巢瘤样病变，一般无自觉症状，仅偶然检查时被发现，观察或口服避孕药 2～3 个月可自行消失。所以 C 选项正确。输卵管卵巢囊肿（选项 A）为炎性积液，有盆腔炎性疾病反复发作病史，边界不清，活动受限。卵巢巧克力囊肿（选项 B）直径多约 5cm 左右，大至 10～20cm，CA125 可能升高，囊肿周期性出血，囊内压力增大，囊壁反复破裂，囊液刺激腹膜局部炎症反应和组织纤维化，导致粘连，造成囊肿固定不动。卵巢皮样囊肿（选项 D）又称成熟畸胎瘤，与卵巢黏液性囊腺瘤（选项 E）均为卵巢的良性肿瘤，血清 CA125 > 35U/ml。因此本题的正确答案为 C。

18. D 诊断首先考虑为子宫内膜异位症。子宫内膜异位症的典型症状是继发性痛经，进行性加重。生育期女性有继发性痛经且进行性加重、不孕或慢性盆腔痛，妇科检查扪及

与子宫相连的囊性包块或盆腔内有触痛性结节，即可初步诊断为子宫内膜异位症。典型盆腔内异症双合诊检查时，可发现子宫后倾固定，直肠子宫陷凹、宫底韧带或子宫后壁下方可扪及触痛性结节，一侧或双侧附件处触及囊实性包块，活动度差。

19. E 子宫内膜异位症术后药物治疗的目的是抑制卵巢功能，阻止内异症的发展。因此术后不应使用结合雌激素，应抑制雌激素合成，使异位子宫内膜萎缩。

20. B 生育期女性有继发性痛经且进行性加重、不孕或慢性盆腔痛，妇科检查扪及与子宫相连的囊性包块或盆腔内有触痛性结节，即可初步诊断为子宫内膜异位症。所以选项 B 正确。卵巢肿瘤（选项 A）症状常表现为腹胀、腹部肿块及腹腔积液等，题中无相关描述。慢性盆腔炎（选项 C）一般有急性盆腔炎史，题中无相关描述。子宫腺肌病（选项 D）子宫呈均匀性增大或有局限性结节隆起，质硬而有压痛，与题中叙述不符。题中无盆腔相关的症状描述，故排除选项 E。因此本题的正确答案为 B。

21. C 依据育龄女性，典型的进行性痛经和月经过多史，妇科检查子宫均匀增大或局限性隆起、质硬且有压痛、活动差可初步诊断为子宫腺肌病；子宫后壁及直肠子宫陷凹处扪及 2 个质硬结节，触痛明显，可诊断为子宫内膜异位症。因此本题应选 C。

22. C 阴道后穹隆处有小紫蓝色结节、子宫骶韧带呈串珠状增厚都是子宫内膜异位症的典型体征，结合经期腹痛、子宫粘连、卵巢囊肿应考虑的诊断是子宫内膜异位症。

23. E 腹痛、继发性痛经、进行性加重及婚后不孕是子宫内膜异位症的典型临床表现，结合直径大约 6cm 右卵巢包块，呈囊性，

不活动，骶韧带处有豆大的痛性结节，可能性最大的是子宫内膜异位症。

24. C　修正的 RAFS 分期法评分：Ⅰ期（微型）：1~5分；Ⅱ期（轻型）：6~15分；Ⅲ期（中型）：16~40分；Ⅳ期（重型）：>40分。题中 RAFS 评分为 14分，属于Ⅱ期。

25. E　进行性加重的痛经应考虑为子宫内膜异位症或子宫腺肌症，对于此类疾病的检查包括：妇科检查、盆腔 B 型超声、CA125 测定、腹腔镜检查。腹部 X 线平片一般用于检查腹部是否有异常阴影，如腹部脏器病变发生的钙化，或发现有不透 X 线的异物、结石，或腹腔内游离气体的出现，或肠腔内气体、液体增多等现象，不适用于子宫内膜异位症及子宫腺肌症。所以选项 E 正确。

26. B　子宫腺肌病与子宫内膜异位症的一个区别是药物治疗无明显改善。结合经量增多、经期延长以及逐渐加重的进行性痛经，妇科检查子宫呈均匀增大或有局限性结节隆起，质硬且有压痛，考虑为子宫腺肌病。

27. C　根据典型的进行性痛经和月经过多史、妇科检查子宫均匀增大或局限性隆起、质硬且有压痛而初步诊断为子宫腺肌病。所以选项 C 正确。原发性痛经（选项 A）指生殖器无器质性病变的痛经，妇科检查无异常发现，本例患者妇科检查发现子宫均匀增大如孕 8 周大小，故可排除。子宫肌瘤（选项 B）可引起经量增多、经期延长等月经改变，但一般不导致痛经，妇科检查可扪及子宫表面不规则单个或多个结节状突起，不伴压痛。子宫内膜异位症（选项 D）与子宫腺肌病临床症状相似，但其病灶出现在子宫体以外的部位，可表现为附件区囊性包块，或于阴道后穹隆触及触痛性结节，子宫腺肌症的患者可能合并子宫内膜异位症。子宫内膜结核（选

项 E）常表现为月经过少、闭经等月经异常表现，可伴有疲劳、盗汗、低热、消瘦等结核感染的全身症状，查体常发现患者子宫发育偏小或有畸形，若合并有盆腔结核，可以扪及盆腔包块或有压痛等阳性体征。

28. C　根据继发性痛经、进行性加重、妇科检查子宫均匀增大或局限性隆起、质硬且有压痛而初步诊断为子宫腺肌病，后穹隆触痛结节，考虑合并子宫内膜异位症。子宫腺肌病的手术方式：年轻或希望生育的子宫腺肌瘤患者，可行病灶切除术，但术后有复发可能；对症状严重、无生育要求或药物治疗无效者，应行全子宫加双侧输卵管切除术，是否切除卵巢应考虑患者的年龄、生育要求及病情严重程度。该患者年轻，子宫病灶局限，应行子宫内膜异位症病灶切除术。所以选项 C 正确。

三、A3/A4 型题

29. C　根据继发性痛经、进行性加重可初步诊断为子宫内膜异位症，患者不孕率高达40%。卵巢异位囊肿较大时，妇科检查可扪及与子宫粘连的肿块。盆腔子宫内膜内异位症在双合诊检查时，可发现子宫后倾、固定，直肠子宫陷凹、宫骶韧带或子宫后壁下方可扪及触痛性结节，在一侧或双侧附件处可触及囊实性包块，活动度差。

30. A　腹腔镜检查是目前国际公认的内异症诊断的最佳方法，除了阴道或其他部位可直视的病变外，腹腔镜检查是确诊盆腔内异症的标准方法。对在腹腔镜下见到大体病理所述的典型病灶或可疑病变进行活组织检查即可确诊。

31. A　为了防止子宫内膜异位症（EMT）保守手术术后复发，应给予药物治疗，促性腺激素释放激素激动剂（GnRH-a）是一类广泛应用于 EMT 术后的药物。GnRH-a 为人工

合成的十肽类化合物，其作用与体内 GnRH 相同，促进垂体 LH 和 FSH 释放，但其对 GnRH 受体的亲和力较天然 GnRH 高百倍，且半衰期长、稳定性好，抑制垂体分泌促性腺激素，导致卵巢激素水平明显下降，出现暂时性闭经。

32. B 患者有继发性痛经、月经异常等症状，查体发现子宫活动欠佳、右侧附件区囊性包块，为内异症的典型表现，可借助下列辅助检查来明确：影像学检查（超声检查为首选，盆腔 CT 及 MRI 有诊断价值，但价格昂贵，不作为初选的检查方法）；血清 CA125（可能升高，尤其重症患者，但特异性较低，不作为独立的诊断依据）；腹腔镜检查（是诊断和治疗内异症的最佳方法）。同时患者存在不孕的情况，子宫输卵管碘油造影和输卵管通液术均为输卵管通畅性的检查方法，而子宫输卵管碘油造影准确性更高。所以选项 B 符合题意。

33. D 患者有痛经、经量增多、经期延长及不孕症，应考虑为子宫内膜异位症。所以选项 D 符合。卵巢癌（选项 A）早期常无症状，晚期主要症状为腹胀、腹腔积液、腹部肿块及其他消化道症状，可有消瘦、贫血等恶病质表现，功能性肿瘤还可出现不规则阴道流血或绝经后阴道流血。盆腔脓肿（选项 B）多为急性起病，表现为高热、下腹痛、阴道分泌物增多等症状，双合诊有明显下腹部压痛和宫颈举痛，子宫和双附件区亦触痛剧烈，或感觉盆腔饱满、有波动性触痛性肿块。卵巢畸胎瘤（选项 C）通常呈卵巢囊实性占位，典型声像图具有面团征、杂乱结构征、脂液分层征或瀑布征，临床表现无特异性，多数于查体时发现，少数当肿瘤破裂、扭转或出血会出现急腹痛，通常不引起痛经和发热。子宫浆膜下肌瘤（选项 E）为实质性包块，与子宫关系密切，需与卵巢实质性肿瘤相鉴别，通常不引起

痛经。

34. E 患者年轻，痛经进行性加重，且有生育要求，因此不适用药物治疗。手术治疗除通过诊断性腹腔镜检查术以确诊内膜异位症和进行手术分期外，还适用于：①药物治疗后症状不缓解，局部病变加剧或生育功能仍未恢复者；②卵巢内膜异位囊肿直径≥4cm，特别是迫切希望生育者。

35. A 根据手术范围的不同，可分为保留生育功能手术、保留卵巢功能手术和根治性手术 3 类。①保留生育功能手术：适用于药物治疗无效、年轻和有生育要求的患者。手术范围为切净或破坏所有可见的异位内膜病灶、分离粘连、恢复正常的解剖结构，但保留子宫、一侧或双侧卵巢，至少保留部分卵巢组织。②保留卵巢功能手术：适用于 Ⅲ、Ⅳ 期患者、症状明显且无生育要求的 45 岁以下患者。手术范围为切除盆腔内病灶及子宫，保留至少一侧或部分卵巢。③根治性手术：适用于 45 岁以上重症患者，术后不用雌激素补充治疗者。手术范围为切除和清除子宫、双附件及盆腔内所有异位内膜病灶。题中患者年轻且有生育要求，所以应采取保留生育功能手术，即切除患侧卵巢囊肿。所以本题应选 A。

36. A 严重的子宫内膜异位症和致密粘连会使盆腹腔解剖结构变异，容易导致输尿管、肠管或血管的损伤。输尿管下行进入骨盆入口时与骨盆漏斗韧带相邻，在阔韧带基底部潜行至宫颈外侧约 2cm 处，潜于子宫动静脉下方，又经阴道侧穹隆上方绕前进入膀胱壁。在施行附件切除或子宫动脉结扎时，要避免损伤输尿管。附件切除首先要结扎和断离骨盆漏斗韧带，故手术的第一步应该是分解粘连，识别输尿管。

37. E 全子宫切除时需要断离的韧带包

括阔韧带、圆韧带、主韧带、宫骶韧带。骨盆漏斗韧带系切除附件时需要离断的韧带。

38. C 子宫腺肌病一般不会出现阴道出血 20 天等症状，其表现为连续数个月经周期中月经期出血较多，伴有逐渐加重的进行性痛经，查体子宫呈均匀增大或有局限性结节隆起，质硬且有压痛，故诊断不考虑为子宫腺肌病。

39. E 止血首选取环及诊刮术，诊刮对了解子宫内膜变化及对性激素的反应、有无排卵、有无结核等症有重要意义。

40. D 子宫内膜病理为月经期内膜，那么上述反应有可能为正常，则观察，不需治疗。

41. C 进行性痛经、子宫均匀性增大如孕 2 个月大小，质硬，压痛考虑为子宫腺肌病。子宫腺肌病有多次妊娠及分娩、人工流产史等。

42. B 子宫腺肌病对生育具有负面影响，出现生育力下降，多为继发性不孕症。

43. D 患者最可靠的诊断方法盆腔 B 超，盆腔 B 超是对盆腔和阴道进行 B 超检查，可早期发现子宫肌瘤、子宫腺肌病、卵巢囊肿等病变。

44. E 患者进行性加重痛经应考虑子宫内膜异位症或子宫腺肌病，可借助以下辅助检查来明确诊断：影像学检查（超声检查为首选，盆腔 CT 及 MRI 有诊断价值，但价格昂贵，不作为初选的检查方法）；血清 CA125（可能升高，尤其重症患者，但特异性较低，不作为独立的诊断依据）；腹腔镜检查（是诊断内异症的最佳方法）。宫腔镜检查是诊断和治疗宫腔内疾病的有效方法，但宫腔镜检查无法了解子宫整体病变情况，故不适用于子宫腺肌症的诊断。

45. B 患者子宫后倾，活动欠佳，增大如妊娠 8 周，右角结节状突起质硬，轻压痛应考虑为子宫腺肌病。腺肌病病灶呈局限性生长形成结节或团块，似肌壁间肌瘤，称为子宫腺肌瘤。所以选项 B 正确。慢性盆腔炎（选项 D）所致下腹疼痛无周期性，抗炎治疗有效，查体子宫可能活动受限或粘连固定、输卵管增粗压痛或触及囊性包块、子宫旁片状增厚压痛等表现。

46. E 患者 46 岁，无生育要求，痛经进行性加重，药物治疗无效，因此期待疗法（选项 A）不适用。围绝经期女性，口服避孕药（选项 B）和 GnRH - a 治疗（选项 C）也不适合。对症状严重、年龄大、无生育要求或药物治疗无效者，可行全子宫加双侧输卵管切除术（选项 E），不适用于单纯的腺肌瘤病灶切除（选项 D），是否保留卵巢应考虑患者的年龄、病情严重程度及卵巢病变。所以选项 E 正确。

47. B 患者有痛经症状，子宫增大，活动不好，双附件区增厚，肌壁有不规则边界欠清回声，考虑为子宫腺肌病。

48. A 对于症状较轻、有生育要求或近绝经期患者可试用达那唑、孕三烯酮、GnRH - a 或左炔诺孕酮宫内缓释系统（LNG - IUS）治疗，均可缓解症状，但需要注意药物的副作用。患者 49 岁，有月经稀发、潮热盗汗等症状，属于围绝经期，且目前症状较前缓解，考虑该疾病具有雌激素依赖的特点，患者雌激素水平呈递减趋势，可考虑采用期待治疗。

49. C 对于症状严重、无生育要求或药物治疗无效者，应行全子宫及输卵管切除术。是否保留卵巢，取决于卵巢有无病变和患者年龄。本例患者已 49 岁，虽然已进入围绝经期，但在随访过程中，CA125 升高，应警惕病情进展或恶变，故应考虑全子宫及输卵管切除，术前 B 型超声提示右附近区有一个 4cm 囊性无回声区，术中应行卵巢囊肿剥除，可根据术中冰冻病理检查情况，决定是否保留卵巢。所以选项 C 正确。

四、B1 型题

50. E 长期口服大量高效孕激素，辅以小量雌激素防止突破性出血以造成类似妊娠的人工闭经，称为假孕疗法。临床上常用高效或长效孕酮类药物，如己酸孕酮、甲地孕酮、甲羟孕酮等，并加用一定量的雌激素。

51. D 促性腺激素释放激素激动剂（Gn-RH－a）为人工合成的十肽类化合物，对 Gn-RH 受体的亲和力较天然 GnRH 高百倍，在短期促进垂体 LH 和 FSH 释放后持续抑制垂体分泌促性腺激素，导致卵巢激素水平明显下降，出现暂时性闭经，此疗法又称"药物性卵巢切除"。

52. B 达那唑为合成的 17α－乙炔睾酮衍生物。抑制 FSH、LH 峰，抑制卵巢合成甾体激素，导致子宫内膜萎缩，出现闭经。因 FSH、LH 呈低水平，又称假绝经疗法。适用于轻度及中度内异症痛经明显的患者。

53～55. A、B、D 子宫内膜异位症的治疗目标是减小和去除病灶，减轻和控制疼痛，治疗和促进生育，减少和预防复发。根据患者的年龄、症状、体征、病变范围以及对生育要求等选择个体化的治疗方法。主要包括期待治疗、药物治疗、手术治疗和联合治疗等。①症状轻或没有症状的轻微病变可选择期待治疗，不采取任何治疗措施，观察疾病的发展状况。②有生育要求的轻度患者，在明确诊断后可先行药物治疗，病情重者行保留生育功能手术。③年轻没有生育要求的重症患者可

行保留卵巢功能手术，并辅以药物治疗。④症状及病变均严重、且无生育要求的患者，可行子宫和双附件切除以及病灶清除手术。

56. B 戈舍瑞林是子宫内膜异位症假绝经疗法的常用药物，无转氨酶升高的不良反应。

57. A 孕三烯酮是子宫内膜异位症假绝经疗法的常用药物，对肝功能影响较小，很少因转氨酶过度升高而需中途停药。

58. C 甲羟孕酮是子宫内膜异位症孕激素疗法的常用药物，副作用有恶心、轻度抑郁、水钠潴留、体重增加及阴道不规则点滴出血等。患者在停药数月后痛经缓解，月经恢复。

59. E 达那唑是子宫内膜异位症假绝经疗法的常用药物，属于合成的 17α－乙炔睾酮衍生物。抑制 FSH、LH 峰，抑制卵巢合成甾体激素，导致子宫内膜萎缩，出现闭经。

五、X 型题

60. AB 子宫内膜异位症的异位内膜可侵犯全身任何部位，如脐、膀胱、肾、输尿管、肺、胸膜、乳腺，甚至于臂、大腿等处，但绝大多数位于盆腔脏器和壁腹膜，以卵巢、宫骶韧带最常见，其次为子宫及其他脏腹膜、阴道直肠隔等部位。

61. ABCD 子宫内膜异位症的基本病理变化为异位子宫内膜随卵巢激素变化而发生周期性出血，导致周围纤维组织增生和囊肿、粘连形成，在病变区出现紫褐色斑点或小泡，最终发展为大小不等的紫褐色实质性结节或包块。

62. ABCD 子宫内膜异位症的临床表现是：①下腹痛和进行性、继发性痛经；②不孕；③性交不适；④月经异常；⑤其他特殊症状，如周期性疼痛、出血和肿块，腹痛、腹

泻。体征包括：子宫粘连固定，附件粘连肿块，子宫直肠陷凹处及骶骨韧带上有触痛性结节等。所以选项 ABCD 正确。

63. ABCE　下列情况应首选腹腔镜检查：疑为内异症的不孕症患者、妇科检查及超声检查无阳性发现的慢性腹痛及痛经进行性加重者、有症状特别是血清 CA125 水平升高者。

64. ABC　内异症相关疼痛未合并不孕及无附件包块者，首选药物治疗。一线药物包括：非甾体类抗炎药、口服避孕药及高效孕激素。二线药物包括促性腺激素释放激素激动剂（GnRH – a）、左炔诺孕酮宫内缓释系统（LNG – IUS）。一线药物治疗无效改二线药物，若依然无效，应考虑手术治疗。

65. ABCE　内异症恶变的主要部位在卵巢，其他部位少见。临床有以下情况应警惕内异症恶变：①绝经后内异症患者，疼痛节律改变；②卵巢囊肿直径 > 10cm；③影像学检查有恶性征象；④血清 CA125 水平 > 200U/ml。

66. ABCD　典型的异位内膜组织在镜下可见子宫内膜腺体、间质、纤维素及出血等成分。无色素型早期异位病灶一般可见到典型的内膜组织，但异位内膜反复出血后，这些组织结构可被破坏而难以发现，出现临床表现极典型而组织学特征极少的不一致现象，约占 24%。出血来自间质内血管，镜下找到少量内膜间质细胞即可确诊内异症。临床表现和术中所见很典型，即使镜下仅能在卵巢囊壁中发现红细胞或含铁血黄素细胞等出血证

据，亦应视为内异症。典型的子宫内膜异位症病灶镜下见不到阿 – 斯小体。所以选项 ABCD 正确。

67. CDE　预防子宫内膜异位症时主要注意以下几点以减少其发病：①防止经血逆流：及时发现并治疗引起经血逆留的疾病，如先天性梗阻性生殖道畸形和继发性宫颈粘连、阴道狭窄等。②药物避孕：口服避孕药可抑制排卵、促使子宫内膜萎缩，降低内异症的发病风险。③防止医源性异位内膜种植：尽量避免多次的宫腔手术操作。月经前禁作输卵管通畅试验，以免将内膜碎屑推入腹腔。宫颈及阴道手术不宜在经前进行，以避免经血中内膜碎片种植于手术创面。人工流产吸宫术时，宫腔内负压不宜过高，避免突然将吸管拔出。所以选项 CDE 正确。

68. ABC　子宫腺肌病子宫剖面见子宫肌壁显著增厚且硬，无旋涡状结构，于肌壁中见粗厚肌纤维带和微囊腔，腔内偶有陈旧血液。少数腺肌病病灶呈局限性生长形成结节或团块，似肌壁间肌瘤。其余为子宫肌瘤的大体表现。

69. ABC　子宫腺肌病子宫的镜下特征为肌层内有呈岛状分布的异位内膜腺体及间质，特征性的小岛由典型的子宫内膜腺体与间质组成，且为不成熟的内膜，属基底层内膜，对雌激素有反应性改变，但对孕激素无反应或不敏感，故异位腺体常呈增殖期改变，偶尔见到局部区域有分泌期改变。

第十四章　外阴上皮非瘤样病变

一、A1 型题

1. D 见到外阴皲裂、破溃、隆起、硬结等病变，应活检行病理检查，明确诊断后行相应治疗。所以选项 D 错误。

2. D 外阴白色病变又称外阴营养不良，包括增生型外阴营养不良、硬化苔藓型外阴营养不良、混合型外阴营养不良三种类型，后两型中又进一步分为无不典型增生和不典型增生两型。外阴营养不良伴有上皮不典型增生指两种病变同时存在。可能原因为硬化性苔藓患者长期瘙痒及搔抓，导致在原有外阴营养不良的基础上出现上皮不典型增生。因上皮不典型增生属癌前病变，应特别重视病理检查。故 D 正确。白癜风是外阴黑色素细胞被破坏所引起的疾病，为良性病变。

3. E 外阴慢性单纯性苔藓的恶变率很低，手术治疗影响外观及局部功能，且有远期复发可能，故一般不采用手术治疗，仅适用于：①反复药物、物理治疗无效；②出现不典型增生或有恶变可能者。所以选项 E 错误。

4. E 外阴慢性单纯性苔藓病损早期表现为皮肤暗红或粉红色，加重后则为白色病变。后期则表现为皮肤增厚、色素沉着，皮肤纹理明显，呈苔藓样改变。可有抓痕、皲裂、溃疡等。所以选项 E 错误。

5. D 根据症状及体征外阴慢性单纯性苔藓可以作出初步诊断，确诊靠组织学检查。活检应在色素减退区、皲裂、溃疡、硬结、隆起或粗糙处进行，选择不同部位多点取材。活检前先用 1% 甲苯胺蓝涂抹病变皮肤，干燥后用

1% 醋酸液擦洗脱色，在不脱色区活检。所以选项 D 错误。

6. A 外阴慢性单纯性苔藓可分原发性和继发性两种，前者又称特发性，后者可继发于硬化性苔藓、扁平苔藓或其他外阴疾病，和慢性摩擦或搔抓刺激有关。有研究发现病变可能与局部维 A 酸受体 α 含量减少有关。所以选项 A 错误。

7. C 外阴硬化性苔藓的主要病理特征为表皮萎缩、过度角化及黑色素细胞减少，造成外阴苍白伴皮肤皱缩。

8. A 外阴硬化性苔藓根据临床表现可作出初步诊断，确诊靠组织学检查。活检应在皲裂、溃疡、挛缩处进行，应多点活检。所以选项 A 错误。

9. D 贝赫切特病临床上以 20～40 岁年轻妇女多见，先出现口腔溃疡，然后外阴溃疡，最后出现眼部病变。溃疡为单个或多个，边界清楚，溃疡愈合后可形成瘢痕。溃疡初发时局部疼痛显著，急性期可有发热、乏力、头痛等全身症状。眼部病变最初表现结膜炎、视网膜炎，晚期可出现眼前房积脓，最后可发生视神经萎缩等，甚至失明。所以选项 D 错误。

10. A 外阴白癜风患者一般无不适，除伴发皮炎应按炎症处理外，通常不需治疗。

二、A2 型题

11. C 外阴奇痒首先考虑外阴慢性单纯性苔藓，应与外阴硬化性苔藓相鉴别。外阴慢性单纯性苔藓病损早期表现为皮肤暗红或粉

红色，加重后则为白色病变。后期则表现为皮肤增厚、色素沉着，皮肤纹理明显，呈苔藓样改变。可有抓痕、皲裂、溃疡等。

12. E　最可能的诊断是外阴硬化性苔藓。外阴硬化性苔藓的主要症状为病变部位发痒，但比外阴慢性单纯性苔藓所致的奇痒症状轻，甚至个别患者无瘙痒症状。病变进一步发展，皮肤及黏膜变薄、变白，失去弹性，干燥易裂，阴蒂萎缩且与包皮粘连，小阴唇缩小变薄，逐渐与大阴唇内侧融合以致完全消失。晚期皮肤菲薄皱缩呈烟纸样外观，阴道口挛缩狭窄，仅容小指，造成性交困难。

13. B　根据大小阴唇皮肤增厚，似皮革样改变，粗糙、隆起，局部有抓痕及破溃，患者患有外阴慢性单纯性苔藓的可能性比较大。外阴慢性单纯性苔藓的一般治疗包括：保持局部皮肤清洁干燥，不食辛辣、过敏食物。不用刺激性药物或肥皂清洗外阴，忌穿不透气的化纤内裤。对瘙痒症状明显以致紧张、失眠者，可加用镇静、安眠和抗过敏药物。所以选项 B 错误。

14. C　患者"性交困难，阴蒂萎缩，小阴唇平坦消失，阴道口挛缩狭窄，仅容指尖"符合外阴硬化性苔藓的临床表现，应在有皲裂、溃疡、隆起、硬结或粗糙处多处取材活检，如发现不典型增生及癌变时，应选择手术治疗。

三、A3/A4 型题

15. C　外阴慢性单纯性苔藓的主要症状为外阴瘙痒，其瘙痒程度远较外阴硬化性苔藓严重，患者多难忍受而搔抓。由于搔抓局部时刺激较大的神经纤维，可抑制神经纤维反射，患者瘙痒可暂时得到缓解。但搔抓又可加重皮损，使瘙痒更剧，形成恶性循环。可有性情抑郁，或居住潮湿，或各种阴道炎症等病

史。结合患者情绪，考虑为外阴慢性单纯性苔藓。外阴慢性单纯性苔藓后期表现为皮肤增厚、色素沉着，皮肤纹理明显，呈苔藓样改变。

16. D　本病的治疗首先是患者应保持外阴清洁、干燥，禁用肥皂及其他刺激物清洗外阴，内裤应选用透气较好的棉质品以免加重病情，避免用手或器械搔抓患处，并忌食辛辣刺激及易致敏食物；在控制局部瘙痒时，主张采用皮质激素局部治疗；同时加以外用药物来辅助治疗。局部应用皮质激素药物控制瘙痒，可选用 0.025% 氟轻松软膏、0.01% 曲安奈德软膏。长期使用类固醇药物（如丙酸睾酮软膏）可使局部皮肤萎缩，故当瘙痒症状缓解后，停用高效类固醇药物，改用作用轻微的 1%～2% 氢化可的松软膏。仍欠佳可考虑局部病灶切除术或激光治疗。所以选项 D 错误。

17. C　为防止癌变，应行扩大的局部病灶切除术（距病灶边缘 1cm）。

18. B　本例患者最可能的诊断是外阴硬化性苔藓。外阴硬化性苔藓可发生于任何年龄，但以绝经后女性最多见，其次为幼女。主要表现为外阴病损区瘙痒及外阴烧灼感，瘙痒程度外阴慢性单纯性苔藓（选项 B）者轻，也有个别患者无瘙痒不适。外阴硬化性苔藓病损区常位于大阴唇、小阴唇、阴蒂包皮、阴唇后联合及肛周，多呈对称性。早期病变较轻时呈皮肤发红肿胀，出现粉红、象牙白色或有光泽的多角形小丘疹，丘疹融合成片后呈紫癜状，但在其边缘仍可见散在丘疹；进一步发展则出现外阴萎缩，小阴唇变小甚至消失，大阴唇变薄，皮肤颜色变白、发亮、皱缩，弹性差，常伴有皲裂及脱皮；晚期病变则出现皮肤进一步萎缩菲薄呈雪茄纸或羊皮样改变，阴道口挛缩狭窄。幼女病变的过度角化通常不及成年女性严重，检查时在外阴及肛周区可见锁孔珠黄色

花斑样或白色病损坏，至青春期多数病变可能自行消失。外阴白癜风（选项C）及白化病（选项E）往往皮肤光滑润泽，弹性正常。外阴癌（选项D）最常见的临床症状是外阴瘙痒、局部肿块或溃疡，合并感染或较晚期癌可出现疼痛、渗液和出血，可通过外阴病灶组织活检病理检查明确。

19. C 幼女硬化性苔藓治疗一般不宜采用丙酸睾酮油膏或软膏局部治疗，以免出现男性化。现多用1%氢化可的松软膏或用0.5%黄体酮油膏涂擦局部，症状多获得缓解，但应定时长期随访。

四、B1 型题

20. D 外阴慢性单纯性苔藓的主要症状是外阴瘙痒，治疗瘙痒首选皮质激素软膏如0.025%氟轻松软膏，0.01%曲安奈德软膏或1%~2%氢化可的松软膏，或2%苯海拉明软膏及1%丙酸睾酮鱼肝油软膏涂搽。

21. E 治疗外阴硬化性苔藓成年人使用2%丙酸睾酮或苯酸睾酮油膏或水剂，或丙酸睾酮制剂与1%或2.5%氢化可的松软膏混合，或0.3%黄体酮油膏，或0.05%氯倍他索软膏涂擦患部治疗至瘙痒缓解，然后连续减少用药频率。瘙痒顽固、局部用药无效者，可用曲安奈德混悬液皮下注射。对使用睾酮无效的患者也可用丙酸倍他米松每日2次，用1个月后改为每日1次，连用2个月。

22. B 外阴白化病为遗传性疾病，可表现为全身性，也可能仅在外阴局部出现白色病变。外阴白化病无自觉症状，也不发生癌变，无需治疗。

23. B 外阴白癜风患者一般无不适，除伴发皮炎应按炎症处理外，通常不需治疗。

五、X 型题

24. ABCD 外阴慢性单纯性苔藓的病理特点为表皮层角化过度和角化不全，棘细胞层增厚，但上皮细胞排列整齐、无异型性。

25. ACDE 外阴慢性单纯性苔藓的药物治疗：局部应用皮质激素药物控制瘙痒，可选用0.025%氟轻松软膏、0.01%曲安奈德软膏，涂抹病变部位，每日3~4次。长期使用类固醇药物可使局部皮肤萎缩，故当瘙痒症状缓解后，停用高效类固醇药物，改用作用轻微的1%~2%氢化可的松软膏，每日1~2次，维持治疗6周。局部用药前可先用温水坐浴，每日2~3次，每次10~15分钟，可使皮肤软化、促进药物吸收、缓解瘙痒症状。症状控制后，增厚的皮肤仍需较长时间才能有明显改善或恢复正常。所以选项ACDE正确。

26. ABCDE 局部物理治疗是通过去除局部异常上皮组织和破坏真皮层神经末梢，从而阻断瘙痒和搔抓所引起的恶性循环，适用于对症状严重或药物治疗无效者。常用方法：①聚焦超声；②CO_2激光或氦氖激光；③其他：波姆光、液氮冷冻等。

27. BD 2006年国际外阴阴道疾病研究学会（ISSVD）分类有棘层细胞增生型、苔藓样型、均质化或硬化型等，外阴硬化性苔藓以外阴、肛周皮肤变薄、色素减退呈白色病变为主要特征，属于2006年ISSVD分类中的苔藓样型或硬化型亚型。

28. ABCE 外阴硬化性苔藓的病损区常位于大阴唇、小阴唇、阴蒂包皮、阴唇后联合及肛周，多呈对称性。一般不累及阴道黏膜。所以选项ABCE正确。

29. BD 局部药物治疗有效率约为80%，多数只能改善症状而不能痊愈，且需要长期用药。所以选项A、C正确，选项B错误。幼女硬化性苔藓至青春期有可能自愈，一般不采用丙酸睾酮油膏治疗，以免出现男性化。局部涂

1%氢化可的松软膏或 0.5% 黄体酮油膏，症状多能缓解，但应定时长期随访。所以选项 D 错误，选项 E 正确。因此本题的正确答案为 BD。

30. ABCD　贝赫切特病又称眼－口－生殖器综合征，属于 2006 年 ISSVD 分类中的脉管源性病损。以反复发作的口腔黏膜溃疡、外阴溃疡、眼炎或其他皮肤损害为主要特征，可伴有心血管、关节甚至中枢神经系统损害。

第十五章　生殖器结核与性传播疾病

一、A1 型题

1. C 生殖器结核是由结核杆菌侵入生殖器所引起的一种慢性肉芽肿疾病。由于输卵管黏膜有利于结核分枝杆菌的潜伏感染，结核分枝杆菌首先侵犯的是输卵管，然后依次扩散到子宫内膜及卵巢，侵犯子宫颈、阴道或外阴者较少。

2. A 结核菌素试验"阳性"说明以下 3 种情况：①有过结核感染（自然感染），而目前已愈；②目前正处于结核病活动期；③接种卡介苗已成功。此诊断对生殖器结核的诊断无特异性。所以本题应选 A。子宫输卵管造影（选项 B）对生殖器结核的诊断帮助较大，若碘油进入子宫一侧或两侧静脉丛，应考虑有子宫内膜结核的可能。盆腔 X 线摄片（选项 C）可发现孤立钙化点，提示曾有盆腔淋巴结结核病灶。子宫内膜病理检查（选项 D）是诊断子宫内膜结核最可靠的依据。腹腔镜检查（选项 E）能直接观察子宫、输卵管浆膜面有无粟粒结节，并可取腹腔液行结核菌培养，或在病变处做活组织检查。

3. E 生殖器结核发病多缓慢，常无自觉症状，少数有盗汗、疲劳及潮热等。月经多不调，可因炎症而有经血过多、经期延长或不规则出血，到炎症后期则因内膜萎缩，经血将减少，最终导致闭经。部分患者可有下腹坠痛及白带增多等。由于输卵管阻塞，且子宫内膜结核可妨碍孕卵着床，故绝大多数患者均不能受孕。在原发不孕者中，生殖道结核常为常见原因之一。

4. C 抗结核药物治疗对 90% 女性生殖器结核有效。药物治疗应遵循早期、联合、规律、适量、全程的原则。采用异烟肼、利福平、乙胺丁醇及吡嗪酰胺等抗结核药物联合治疗 6~9 个月，可取得良好疗效。推荐两阶段短疗程药物治疗方案，前 2~3 个月为强化期，后 4~6 个月为巩固期。

5. C 卵巢结核占生殖器结核的 20%~30%，主要由输卵管结核蔓延而来，因有白膜包围，通常仅有卵巢周围炎，侵犯卵巢深层较少。少部分卵巢结核由血液循环传播而致，可在卵巢深部形成结节及干酪样坏死性脓肿。所以选项 C 错误。

6. B 生殖器结核常见的传染途径有血行传播、直接蔓延、淋巴传播和性交传播。血行传播为最主要的传播途径。青春期时正值生殖器发育，血供丰富，结核菌易借血行传播。腹膜结核、肠结核可直接蔓延到内生殖器。淋巴传播较少见。性交传播极罕见。

7. E 加强健康教育，使人们对性病和性行为有正确的认识，提倡洁身自爱，可有效地减少感染性患者群。

8. D 孕妇可通过胎盘将梅毒螺旋体传给胎儿引起先天梅毒。梅毒孕妇即使病期超过 4 年，梅毒螺旋体仍可通过胎盘感染给胎儿。所以选项 D 正确。

9. D 经典性传播疾病有 5 种，即梅毒、淋病、软下疳、性病性淋巴肉芽肿、腹股沟肉芽肿。

10. A 感染人类的支原体有十余种，常见的与泌尿生殖道感染有关的支原体有解脲支原体（UU）、人型支原体（MH）及生殖道支原体（MG）。MH感染主要引起阴道炎、子宫颈炎和输卵管炎，UU多表现为非淋菌性尿道炎（NGU）。MG多引起子宫颈炎、子宫内膜炎、盆腔炎。

11. C 单纯疱疹病毒（HSV）属于双链DNA病毒，分为HSV-1和HSV-2两个血清型。生殖器疱疹主要由HSV-2引起。Ⅰ型生殖器疱疹称口型或上半身型，占生殖器疱疹中的10%，主要是引起上半身皮肤、黏膜或器官疱疹，如唇疱疹、疱疹性脑炎等，但极少感染胎儿，不易通过垂直传播感染胎儿。所以选项C错误。

12. B 生殖器疱疹的病原体是HSV（单纯疱疹病毒），HSV属双链DNA病毒，分为HSV-1和HSV-2两个血清型。HSV-2是生殖器疱疹的主要病原体，占70%~90%。

13. C 人类对病毒的清除，除了抗病毒药物之外，还靠自身的细胞免疫力，艾滋病损害的就是细胞免疫力，因此此类患者的治疗时间、周期可能比免疫力正常者更长一些，治疗的难度更大一些。所以选项C错误。

14. D 目前重点防治的性传播疾病共8种，即梅毒、淋病、艾滋病、软下疳、性病性淋巴肉芽肿、生殖道沙眼衣原体感染、尖锐湿疣和生殖器疱疹。阴道念珠菌病不包括在内。故本题应选D。

15. D 尖锐湿疣外阴较小病灶，用80%~90%三氯醋酸涂擦局部，每周1次。若病灶大且有蒂，可行物理治疗，如激光、微波、冷冻、电灼等。巨大尖锐湿疣可直接手术切除疣体，待愈合后再行局部药物治疗。一般不用抗生素药物。所以本题应选D。

16. C 淋病治疗后应进行随访观察，判

断患者是否已痊愈，检查症状和体征是否消失，应于治疗结束后4~7天取患部组织涂片和培养，连续3次阴性为治愈。

二、A2型题

17. D 通过诊断性刮宫取子宫内膜作病检可协助诊断生殖器结核。刮宫时应注意刮取子宫角部内膜，并将刮出物送病理检查，在病理切片上找到典型结核结节，诊断即可成立，但阴性结果并不能排除结核的可能。若有条件应将部分刮出物或分泌物作结核菌培养。遇有宫腔小而坚硬，无组织物刮出，结合临床病史及症状，也应考虑为子宫内膜结核，并作进一步检查。所以选项D错误。

18. C 考虑闭经的原因可能是盆腔结核。多数生殖器结核因不孕而就诊。盆腔结核时，子宫一般发育较差，往往因周围有粘连使活动受限。若附件受累，在子宫两侧可触及条索状的输卵管。子宫输卵管碘油造影显示输卵管管腔有多个狭窄部分，呈典型串珠状或显示管腔细小而僵直。

19. E 患者最可能诊断为生殖器结核。生殖器结核是由结核杆菌侵入女性生殖器官的炎性病变，其临床表现有：①不孕；②月经失调；③下腹坠痛；④全身症状：如发热、盗汗、乏力。子宫输卵管碘油造影检查显示输卵管不通，有串珠样改变。

20. D 生殖器结核的临床表现为不孕、月经失调、下腹坠痛、全身中毒症状。妇科检查子宫发育差，若附件累及，在子宫两侧可触及条索状的输卵管，质硬，表面不平，呈结节状突起。

21. B 患者首先考虑为尖锐湿疣。尖锐湿疣表现为外阴瘙痒，灼痛或性交后疼痛。病灶初为散在或呈簇状增生的粉色或白色小乳头状疣，细而柔软指样突起。病灶增大后融合

呈鸡冠状、菜花状或桑椹状。典型的尖锐湿疣肉眼即可诊断。

三、A3/A4 型题

22. B 患者不孕，有发热、盗汗、食欲不振等活动期结核病的一般症状，结合妇科检查，子宫发育较差，活动受限。附件受累，在子宫两侧可触及肿块。最可能的诊断是生殖器结核。

23. B 女性生殖器结核时，需做腹腔镜检查，可直接观察子宫、输卵管浆膜面有无粟粒结节，取腹腔液进行结核菌培养，或在病变处做活组织检查以便进一步明确诊断。

24. E 生殖器结核采用抗结核药物治疗为主，休息营养为辅的治疗原则，必要时手术治疗。抗结核药物治疗对90%女性生殖器结核有效。

25. E 若此患者月经周期正常，经量增多。由于经前子宫内膜较厚，若有结核菌，此时阳性率高，故应选择在经前1周或月经来潮6小时内行刮宫术进行子宫内膜病理检查。

26. E 子宫输卵管造影对生殖器结核的诊断帮助较大，可了解子宫及输卵管腔道内情况。造影不但能提示输卵管是否通畅，指出输卵管阻塞的部位，还能观察子宫腔形态。

27. C 子宫内膜病理检查是诊断子宫内膜结核最可靠的依据。在经前1周或月经来潮6小时内行刮宫术，刮宫时应注意刮取子宫角部内膜，并将刮出物送病理检查，在病理切片上找到典型结核结节，诊断即可成立。

28. E 生殖器结核采用异烟肼、利福平、乙胺丁醇及吡嗪酰胺等抗结核药物联合治疗6~9个月，可取得良好疗效。

29. C 患者为不孕症，因此不考虑为异位妊娠。

30. E 根据原发性不孕，子宫较小，活动度欠佳，宫旁组织增厚，右侧可触及肿物，轻度压痛，子宫输卵管造影显示串珠样改变，该患者可诊断为生殖器结核，最佳治疗为系统抗结核治疗。如果效果差，可选择手术治疗，切除双侧输卵管，保留生育功能。

四、B1 型题

31. C 生殖器结核若为活动期，可有结核病的一般症状，如发热、盗汗、乏力、食欲不振、体重减轻等，有时仅有经期发热。典型临床表现为月经失调、下腹坠痛、不孕，输卵管碘油造影呈串珠状。

32. D 子宫内膜异位症的主要表现为痛经、查体时可发现子宫后倾固定，双侧或单侧内异囊肿。

33. A 异位妊娠的临床表现为停经、腹痛（主要症状）、阴道不规则流血，少量、深褐色。轻者出现晕厥，严重者出现失血性休克。出血越多越快，症状出现也越迅速越严重，但与阴道流血量不成正比。

五、X 型题

34. ABDE 生殖器结核常见的传染途径有血行传播、直接蔓延、淋巴传播和性交传播。一旦确诊的话就需要积极的做调节治疗为宜，定期复查病变的情况。

35. ABCD 生殖器结核取月经血或宫腔刮出物或腹腔液作结核菌检查，常用方法：①涂片抗酸染色查找结核菌；②结核分枝杆菌培养，此法准确，但结核菌生长缓慢，通常1~2个月才能得到结果；③分子生物学方法，如 PCR 技术，方法快速、简便，但可能出现假阳性；④动物接种，方法复杂，需时较长，难以推广。所以选项 ABCD 正确。"γ-干扰素释放实验"不是检查结核菌的方法，是诊断结核病的新方法。

36. ABC　感染人类的支原体有十余种，常见的与泌尿生殖道感染有关的支原体有解脲支原体（UU）、人型支原体（MH）及生殖道支原体（MG）。MH 感染主要引起阴道炎、子宫颈炎和输卵管炎，UU 多表现为非淋菌性尿道炎（NGU）。MG 多引起子宫颈炎、子宫内膜炎、盆腔炎。

第十六章　女性生殖系统发育异常

一、A1 型题

1. B　阴道纵隔为双侧副中肾管会合后，尾端纵隔未消失或部分消失所致，常伴有双子宫、双宫颈、同侧肾脏发育不良。可分为完全纵隔和不全纵隔，前者下端达阴道口，后者未达阴道口。阴道完全纵隔者无症状，性生活和阴道分娩无影响。不全纵隔者可有性生活困难或不适，分娩时胎先露下降可能受阻。

2. E　残角子宫系一侧副中肾管发育正常，另一侧发育不全所致，可伴有该侧泌尿道发育畸形。

3. D　处女膜闭锁又称无孔处女膜，系发育过程中，阴道末端的泌尿生殖窦组织未腔化所致。由于处女膜无孔，故阴道分泌物或月经初潮的经血排出受阻，积聚在阴道内。有时经血可经输卵管逆流至腹腔。若不及时切开，反复多次的月经来潮使积血增多，发展为子宫腔、输卵管和盆腔积血，输卵管可因积血粘连而致伞端闭锁，经血逆流至盆腔易发生子宫内膜异位症。

4. D　处女膜闭锁系发育过程中，阴道末端的泌尿生殖窦组织未腔化所致。由于处女膜无孔，故阴道分泌物或月经初潮的经血排出受阻，积聚在阴道内。有时经血可经输卵管逆流至腹腔。若不及时切开，反复多次的月经来潮使积血增多，发展为子宫腔、输卵管和盆腔积血，输卵管可因积血粘连而致伞端闭锁，经血逆流至盆腔易发生子宫内膜异位症。绝大多数患者至青春期发生周期性下腹坠痛，进行性加剧，但无月经来潮。检查可见处女膜膨出，表面呈紫蓝色，无阴道开口；肛诊可扪及盆腔囊性包块。确诊后应及时手术治疗。先用粗针穿刺处女膜中部膨隆部，抽出陈旧积血后再进行"X"形切开，排出积血；待积血大部分排出后，常规检查宫颈是否正常，但不宜进一步探查宫腔，以免引起上行感染。所以选项 D 错误。

5. C　先天性宫颈闭锁临床上极罕见。若患者子宫内膜有功能时，青春期后可因宫腔积血而出现周期性腹痛，经血还可经输卵管逆流入腹腔，引起盆腔子宫内膜异位症。治疗可以手术方式穿通宫颈，建立人工子宫－阴道通道以使经血畅流。手术成功后，月经正常排出，但受孕率很低。所以选项 C 正确。

6. E　阴道横隔为两侧副中肾管会合后的尾端与尿生殖窦相接处未贯通或部分贯通所致。横隔可位于阴道内任何部位，以上、中段交界处居多。完全性横隔较少见，多数是隔中央或侧方有一小孔，月经血自小孔排出。横隔位置较低者，多因性生活不满意就医，一般应将横隔切开，并切除其多余部分，最后缝合切缘以防粘连形成。术后要定期扩张阴道或放置阴道模具，防止横隔残端挛缩。所以选项 E 错误。

7. B　先天性无阴道是因为双侧副中肾管发育不全导致，染色体核型为 46，XX，几乎均合并先天性无子宫或仅有始基子宫，极个别患者有发育正常的子宫，卵巢一般正常。检查时见外阴和第二性征发育正常，但无阴道口或仅在前庭后部见一浅凹陷，有时可见到泌尿生殖窦内陷形成约 2cm 短浅阴道盲端。建议 18

岁后进行治疗。有短浅阴道者可先用机械扩张法，按顺序从小到大使用阴道模型局部加压扩张，可逐渐加深阴道长度，至满足性生活要求。不适宜机械扩张或扩张无效者，则行阴道成形术，手术一般在性生活开始前进行。对于发育正常子宫的患者，初潮时即应行阴道成形术，同时引流宫腔积血并将人工阴道与子宫相接，以保留生育功能。所以选项 B 正确。

8. D　始基子宫是因两侧副中肾管汇合后不久即停止发育所致，常常与无阴道症状一起出现。这种子宫极小，仅 1～3 厘米长，并且通常无宫腔和子宫内膜，没有月经来潮，故合并存在原发不孕的可能性大。

9. A　幼稚子宫是指双侧副中肾管融合后不久即停止发育，子宫极小，卵巢发育正常。幼稚子宫月经稀少、或初潮延迟，常伴痛经。检查可见子宫体小，宫颈相对较长，宫体与宫颈之比为 1：1 或 2：3。子宫可呈极度前屈或后屈。幼稚子宫有周期性腹痛或宫腔积血者需手术切除；幼稚子宫主张雌激素加孕激素序贯周期治疗。所以选项 A 错误。

10. D　残角子宫为先天发育畸形，由于一侧副中肾管发育，另一侧副中肾管中下段发育缺陷形成（选项 A 正确）。残角子宫有正常输卵管和卵巢（选项 B 正确），但常伴有同侧泌尿器官发育畸形（选项 C 正确）。残角子宫若内膜有功能，但其宫腔与单角宫腔不相通者，常因月经血逆流或宫腔积血出现痛经，也可发生子宫内膜异位症（选项 D 错误）。残角子宫确诊后，应切除残角子宫及同侧输卵管切除，避免输卵管妊娠的发生（选项 E 正确）。因此本题的正确答案为 D。

二、A2 型题

11. A　患者 19 岁仍无月经来潮，出现周

期性下腹痛伴有肛门坠胀，首先考虑为处女膜闭锁，处女膜闭锁外阴检查时可见处女膜向外膨隆，表面呈紫蓝色，无阴道开口。

12. C　对性生活不满意，且无月经，可考虑为先天性无阴道。先天性无阴道症状为原发性闭经及性生活困难。所以选项 C 正确。

13. C　最可能的诊断是先天性阴道闭锁。先天性阴道闭锁绝大多数患者至青春期发生周期性下腹坠痛，呈进行性加剧。严重者可引起肛门或阴道部胀痛和尿频等症状。妇科检查发现包块位置较低，位于直肠前方，无阴道开口，闭锁处黏膜表面色泽正常，亦不向外隆起，肛诊可扪及凸向直肠包块，位置较处女膜闭锁高。

14. A　子宫畸形是流产的原因之一，此题干中有宫腔镜检查可见双侧输卵管开口，宫底部向内突出，可初步诊断为双角子宫。

15. A　患者第二产程延长行阴道检查发现阴道横隔，应行手术切除横隔，缝合止血处理。分娩时，若横隔薄者可于胎先露部下降压迫横隔时切开横隔，胎儿娩出后再切除横隔。

三、A3/A4 型题

16. B　该患者原发闭经，首先应行 B 型超声检查了解子宫、卵巢的情况，排除生殖道畸形；再行内分泌检查了解体内激素水平，排除性发育异常。所以选项 B 正确。盆腔磁共振检查（选项 A）可以明确内生殖器官的情况；染色体核型检查（选项 D）可以明确染色体问题；泌尿系超声（选项 C）可了解肾脏、输尿管、膀胱情况。这些检查均不能明确诊断。因此，本题应选 B。

17. D　先天性无阴道系因双侧副中肾管发育不全，几乎均合并先天性无子宫或仅有始基子宫，卵巢功能一般正常，血内分泌检查为

正常女性水平，查体外阴和第二性征发育正常，但无阴道口或仅在阴道外口处见一浅凹陷，有时可见到 2cm 的短浅阴道盲端。该患者特征符合"先天性无阴道"诊断。所以选项 D 正确。处女膜闭锁（选项 A）表现为青春期周期性下腹痛，检查见处女膜膨出，表面呈紫蓝色，肛诊可扪及盆腔囊性肿块，盆腔超声检查见子宫正常，阴道有积液。阴道下段闭锁（选项 B）患者的子宫内膜多正常，表现为阴道上段扩张，严重时合并宫腔积血。阴道横隔（选项 C）可位于阴道内任何部位，以上中段交界处居多，妇科检查见阴道较短或仅见盲端，横隔中部可见小孔，肛诊可扪及宫颈及宫体。雄激素不敏感综合征（选项 E）患者外阴阴毛缺如或稀少，睾酮为男性正常水平。因此，本题应选择 D。

18. D 先天性无阴道患者的染色体核型为 46，XX，血内分泌检查为女性正常水平。因此，本题应选 D。

19. E 先天性无阴道治疗分非手术治疗和手术治疗。顶压法用阴道模具压迫阴道凹陷，使其扩张并延伸到正常阴道长度，适用于阴道有浅凹、凹陷组织松弛者，因其无创常作为一线方法推荐给患者。不适宜机械扩张或扩张无效者，则行阴道成形术，手术一般在性生活开始前进行。该患者检查时发现阴道前庭后部见一浅凹陷，约 3cm，较松弛，可尝试使用顶压法。因此本题选 E。

20. B 《塞萨洛尼基 ESHRE/ESGE 对女性生殖道畸形诊断的共识》推荐对于无症状女性使用妇科检查及二维超声进行评估。对于有症状的可能为女性生殖道畸形的高危人群以及无症状但常规检查可疑为生殖道畸形的患者，推荐使用三维超声进行评估。对复杂畸形或难以诊断的畸形患者，推荐使用 MRI 以及内镜检查。对于可疑合并女性生殖道畸

形的青少年患者，应全面进行二维、三维、MRI 及内镜检查。该患者有症状，可疑子宫畸形，可先进行三维超声检查。

21. A 纵隔子宫是纵隔吸收受阻所致，B 型超声提示子宫外形正常，横径较宽，宫底无凹陷，宫底中央低回声带将子宫内膜分为左右两部分，临床表现主要为影响育龄女性的妊娠结局，包括反复流产、早产等表现，其中以反复流产为最常见。该患者符合"纵隔子宫"诊断。所以选项 A 正确。双角子宫（选项 B）超声表现为宫底凹陷 >10mm，宫角呈羊角状。双宫角分离至宫颈内口上为不完全双角子宫，至宫颈内口处为完全双角子宫。双子宫（选项 C）超声表现为宫底呈蝶状，两个子宫中间有较宽的间隙，宫颈见两个宫颈管。弓形子宫（选项 D）为宫底部发育不良，宫底中间有一轻微凹陷。单角子宫（选项 E）仅一侧副中肾管正常发育，同侧卵巢正常，对侧副中肾管未发育或未形成管道，未发育侧卵巢、输卵管及肾脏往往同时缺如。因此本题应选 A。

22. E 纵隔子宫患者，大部分无生育障碍及症状，偶尔在行超声、子宫输卵管造影术检查时发现。仅 20%～25% 的纵隔子宫影响育龄女性的妊娠结局，包括反复流产、早产、不孕等。纵隔子宫影响生育时，可在妇科 B 型超声或腹腔镜监护下通过宫腔镜切除纵隔。手术简单、安全、微创，妊娠结局良好。因此本题选择 E。

23. B 纵隔子宫影响生育时，应予手术治疗。可在腹腔镜监视下通过宫腔镜切除纵隔，通常于手术后 3 个月即可妊娠，妊娠结局良好。

24. C 残角子宫分为：①残角子宫有宫腔，与发育侧单角子宫相通，超声表现宫旁见一与子宫肌层等回声包块，其外缘与子宫浆膜

相延续，中央为内膜回声，但与子宫腔、宫颈相通。②残角子宫有宫腔，但与发育侧单角子宫不相通，超声表现宫旁见一与子宫肌层等回声包块，其外缘与子宫浆膜相延续，中央为内膜回声，但与子宫腔、宫颈不通。该患者诊断为这一类型的残角子宫。③残角子宫为发育不良的实体始基，无宫腔，以纤维带与发育侧单角子宫相连，超声表现宫旁见一肌性组织回声自子宫一侧壁中下段向外延伸，其外缘与子宫浆膜层相延续。所以选项 C 正确。双子宫（选项 A）超声表现为宫底呈蝶状，两个子宫中间有较宽的间隙，宫颈见两个宫颈管。双角子宫（选项 B）超声表现为宫底凹陷 >10mm，宫角呈羊角状；双宫角分离至宫颈内口上为不完全双角子宫，至宫颈内口处为完全双角子宫。纵隔子宫（选项 D）是纵隔吸收受阻所致，B 型超声提示子宫外形正常，横径较宽，宫底无凹陷，宫底中央低回声带将子宫内膜分为左右两部分，临床表现主要为影响育龄女性的妊娠结局，包括反复流产、早产等。弓形子宫（选项 E）为宫底部发育不良，宫底中间有一轻微凹陷。因此本题应选 C。

25. B　非孕期残角子宫确诊后应切除，同时应切除同侧输卵管，防止残角子宫妊娠后破裂及输卵管妊娠的发生。因此本题选 B。

26. D　残角子宫如在早、中期妊娠时诊断，及时切除妊娠的残角子宫，避免子宫破裂造成严重的内出血。切除残角子宫时将同侧输卵管切除，避免输卵管妊娠的发生，圆韧带应固定于发育侧同侧宫角位置。

四、B1 型题

27～29. E、B、D　幼稚子宫又称子宫发育不良，但卵巢发育正常，月经量少或无月经来潮；始基子宫及处女膜闭锁，青春期没有月经来潮；鞍状子宫为宫底部轻度融合不全所致，对妊娠多无明显影响；纵隔子宫可引起不孕及反复妊娠失败。

30. E　处女膜是阴道腔与尿生殖窦之间的环状薄膜，由阴道上皮、泌尿生殖窦上皮及间质组织构成。若泌尿生殖窦上皮未能贯穿前庭部，则导致处女膜闭锁，又称无孔处女膜。在生殖道发育异常中比较常见。

31. A　阴道闭锁为泌尿生殖窦未参与形成阴道下段所致。闭锁位于阴道下段，长度 2～3cm，其上多为正常阴道。

32. B　阴道纵隔为双侧中肾旁管融合后，其中隔未消失或未完全消失所致。纵隔一般附着在阴道前、后壁的正中线上，纵向行走，可分为部分性和完全性，后者形成双阴道，常合并双宫颈，双子宫。

33. D　先天性无阴道可能由于基因突变（可能有家庭史）引起副中肾管发育异常所致。

34. C　阴道横隔系胚胎期由泌尿生殖窦—阴道球向头端增生、增长演变而成的阴道板，自下而上腔道化时受阻，阴道横隔未贯通或未完全腔化所致。常发生于阴道上、中 1/3 交界处，也可发生于阴道任何部位，直到阴道顶端，接近宫颈。

五、X 型题

35. ACDE　常见的生殖器官发育异常有：①正常管道形成受阻所致异常，包括处女膜闭锁、阴道横隔、阴道纵隔、阴道闭锁和宫颈闭锁；②副中肾管衍化物发育不全所致异常，包括无子宫、无阴道、痕迹子宫、子宫发育不良、单角子宫、始基子宫、输卵管发育异常；③副中肾管衍化物融合障碍所致异常，包括双子宫、双角子宫、鞍状子宫和纵隔子宫等。所以纵隔子宫是由于副中肾管衍化物融合障碍所致，不是由于副中肾管衍化物发育不全所致。所以本题应选 ACDE。

36. ABCE 先天性无阴道几乎均合并无子宫或仅有始基子宫，卵巢功能多为正常。所以选项 A 正确。阴道闭锁为泌尿生殖窦未参与形成阴道下段所致。阴道闭锁段多位于阴道下段。所以选项 B 正确。阴道横隔很少伴有泌尿系统和其他器官的异常，横隔位于阴道上、中段交界处为多见。所以选项 C 正确。分娩时，若横隔薄者可于胎先露部下降压迫横隔时切开横隔，胎儿娩出后再切除横隔；横隔厚者应行剖宫产术。所以选项 D 错误。阴道完全纵隔者无症状，性生活和阴道分娩无影响。不全纵隔者可有性生活困难或不适，分娩时胎先露下降可能受阻。所以选项 E 正确。因此本题应选 ABCE。

37. ABDE 子宫发育异常根据副中肾管发育及融合异常可分为以下几种：（1）子宫未发育或发育不良。是指双侧副中肾管融合前后发育异常导致的。该病患者卵巢发育正常，可进一步分为先天性无子宫、始基子宫和幼稚子宫。（2）单角子宫与残角子宫。（3）双子宫。（4）双角子宫。（5）纵隔子宫。（6）弓形子宫。（7）己烯雌酚所致的子宫发育异常。

38. ABCD 先天性宫颈发育异常主要包括宫颈缺如、宫颈闭锁、先天性宫颈管狭窄、宫颈角度异常、先天性宫颈延长症伴宫颈管狭窄、双宫颈等，临床上罕见。

第十七章 盆底功能障碍性疾病与生殖系统损伤疾病

一、A1 型题

1. E 子宫脱垂的发病机制：分娩过程中软产道及其周围的盆底组织极度扩张，肌纤维拉长或撕裂，尿生殖裂孔受损松弛而扩大，特别是助产手术分娩所导致的损伤，导致维持子宫正常位置的盆腔深浅筋膜及肛提肌损伤，这种损伤若未缝合或缝合不佳，或产妇产后过早参加体力劳动，特别是重体力劳动，将影响盆底组织张力的恢复，削弱子宫支持力，使未复旧的子宫不同程度的下移。

2. D 子宫脱垂表现为阴道脱出肿块。当行走或增加腹压时有肿块自阴道脱出，卧床休息后能自行回缩。病情发展严重时则不能回缩，须用手推进阴道。所以选项 D 正确。子宫脱垂需要与以下疾病进行鉴别：①阴道壁肿物：阴道壁肿物在阴道壁内，固定、边界清楚。膀胱膨出时可见阴道前壁有半球形块状物膨出，柔软，指诊时可于肿块上方触及宫颈和宫体。②宫颈延长：双合诊检查阴道内宫颈虽长，但宫体在盆腔内，屏气并不下移。

③子宫黏膜下肌瘤：患者有月经过多病史，宫颈口见红色、质硬之肿块，表面找不到宫颈口，但在其周围或一侧可扪及被扩张变薄的宫颈边缘。④慢性子宫内翻：罕见。阴道内见翻出的宫体，被覆暗红色绒样子宫内膜，两侧角可见输卵管开口，三合诊检查盆腔内无宫体。

3. C 子宫托是一种支持子宫和阴道壁并使其维持在阴道内而不脱出的工具。子宫托也可能造成阴道刺激和溃疡。所以宫颈或阴道壁有炎症和溃疡者不宜使用。应选择大小合适的子宫托。子宫托应间断性地取出，白天放置，晚间取出，清洗并重新放置，若长期放置不取会出现包括尿瘘或粪瘘的形成、嵌顿、出血和感染等严重后果。所以选项 C 错误。

4. D 盆腔器官脱垂定量分期法（POP－Q）中，与处女膜平行以 0 表示，位于处女膜以上用负数表示，处女膜以下用正数表示。参见下表，结合本题，"无脱垂的女性阴道后壁"的盆腔器官脱垂（POP）评分应为 D。

盆腔器官脱垂评估指示点（POP－Q 分期）

指示点	内容描述	范围
Aa	阴道前壁中线距处女膜3cm 处，相当于尿道膀胱沟处	－ 3 ~ + 3cm
Ba	阴道顶端或前穹隆到 Aa 点之间阴道前壁上段中的最远点	在无阴道脱垂时，此点位于 － 3cm，在子宫切除术后阴道完全外翻时，此点将为 + TVL
C	宫颈或子宫切除后阴道顶端所处的最远端	－ TVL ~ + TVL
D	有宫颈时的后穹隆的位置，它提示了子宫骶骨韧带附着到近端宫颈后壁的水平	－ TVL ~ + TVL 或空缺（子宫切除后）

续表

指示点	内容描述	范围
Ap	阴道后壁中线距处女膜3cm处，Ap与Aa点相对应	−3 ~ +3cm
Bp	阴道顶端或后穹隆到Ap点之间阴道后壁上段中的最远点，Bp与Ba点相对应	在无阴道脱垂时，此点位于−3cm，在子宫切除术后阴道完全外翻时，此点将为+TVL

阴裂的长度（gh）为尿道外口中线到处女膜后缘的中线距离。
会阴体的长度（pb）为阴裂的后端边缘到肛门中点距离。
阴道总长度（TYL）为总阴道长度。

5. B 盆腔器官脱垂（POP）指盆腔器官脱出于阴道内或阴道外，包括阴道前壁膨出、膀胱膨出、尿道膨出、直肠膨出、肠疝、子宫脱垂、阴道穹隆脱垂。尿道憩室是指尿道周围与尿道相通的囊性腔隙，不属于盆腔器官脱垂。因此本题的正确答案为B。

6. A 腹压增加下不自主溢尿是压力性尿失禁最典型的症状，而尿急、尿频，急迫性尿失禁和排尿后膀胱区胀满感亦是常见的症状。压力性尿失禁（SUI）指腹压突然增加导致的尿液不自主流出，但不是由逼尿肌收缩压或膀胱壁对尿液的张力压所引起。

7. C 压力性尿失禁无单一的诊断性试验。以患者的症状为主要依据，压力性尿失禁除常规体格检查、妇科检查及相关的神经系统检查外，还需相关压力试验、指压试验、棉签试验和尿动力学检查等辅助检查，排除急迫性尿失禁、充盈性尿失禁及感染等情况。亚甲蓝试验常用于生殖道尿瘘的临床诊断，不是压力性尿失禁常进行的辅助检查。因此本题应选C。

8. A 棉签试验是测量患者在静息时及紧闭声门屏气时棉签棒与地面之间形成的角度，在静息及屏气动作时该角度差小于15°为良好结果，说明有良好的解剖学支持；如角度大于30°，说明解剖学支持薄弱，而非尿道下垂；15°~30°时，结果不能确定。所以选项A

错误。

9. A 膀胱阴道瘘是指膀胱与阴道之间形成异常通道，尿液自阴道排出，不能控制，主要表现为阴道无痛性持续性流液，属于尿瘘的范畴；压力性尿失禁是指腹压突然增加导致尿液不自主流出，其特点是正常状态下无遗尿，而腹压突然增高时尿液自动流出。所以膀胱阴道瘘不属于尿失禁范畴。因此选项A错误。

10. C 膀胱镜、输尿管镜检查可了解膀胱容积、黏膜情况，有无炎症、结石、憩室，明确瘘孔的位置、大小、数目及瘘孔和膀胱三角的关系等。从膀胱向输尿管插入输尿管导管或行输尿管镜检查，可以明确输尿管受阻的部位。所以选项C正确。阴道流液的肌酐测定与血液及尿液的肌酐测定对比，可明确漏液是否是尿液。所以选项A、B错误。放射性核素肾图可了解肾功能及输尿管功能，无法明确瘘孔位置。所以选项D错误。泌尿系统彩超可明确肾脏、输尿管有无积液、膀胱有无占位等，无法明确瘘孔位置。所以选项E错误。因此本题应选C。

11. C 绝大多数尿瘘可以预防，提高产科质量，预防产科因素所致的尿瘘是关键。所以选项A正确。疑有损伤者，留置导尿管10日，保证膀胱空虚，有利于膀胱受压部位血液循环恢复，预防尿瘘发生。所以选项C错误。妇科手术时，对盆腔粘连严重、恶性肿瘤有广泛浸润等估计手术困难时，术前经膀胱镜放入输尿管导管，使术中易于辨认。所以选项 D 正确。即使是容易进行的全子宫切除术，术中也须明确解剖关系后再行手术操作。术中发现输尿管或膀胱损伤，必须及时修补。所以选项 E 正确。使用子宫托须定期取出。所以选项 B 正确。因此本题的正确答案为 C。

12. E　粪瘘是指肠道与生殖道之间的异常通道，最常见的是直肠阴道瘘。其余四个选项均属于尿瘘。

13. D　分娩过程中Ⅲ度会阴撕裂（选项 A）可致直肠撕裂或会阴撕裂，缝合时缝线穿透直肠黏膜可导致直肠阴道瘘。盆腔手术（选项 B）如子宫切除术或严重盆腔粘连分离手术易损伤直肠。感染性肠病（选项 C）如克罗恩病或溃疡性结肠炎常是引起直肠阴道瘘的重要原因。生殖道先天性发育畸形（选项 E）可致直肠阴道瘘。便秘不会导致直肠与阴道产生异常通道，故不会导致直肠阴道瘘。因此本题的正确答案为 D。

14. A　粪瘘以手术修补为主要的治疗方法，应掌握其手术时机。手术损伤者应在术中立即修补；先天性粪瘘应在患者 15 岁左右月经来潮后再行手术，过早手术容易造成阴道狭窄。所以选项 A 错误。压迫坏死性粪瘘应等待 3~6 个月后再行手术修补；术前严格肠道准备，同时口服肠道抗生素；术后给予静脉高营养，同时口服肠蠕动抑制药物；术后 5~7 天逐渐从进水过渡到饮食；注意保持会阴清洁。所以选项 B、C、D、E 均正确。因此本题应选 A。

二、A2 型题

15. D　对脱垂超出处女膜的有症状的患者可考虑手术治疗。手术分封闭手术和重建手术。题中患者为老年患者，子宫脱垂Ⅲ度伴

阴道前后壁膨出，且有症状，年老体弱不能耐受较大手术者最佳的治疗方案是阴道封闭术。该手术是将阴道前后壁分别剥离长方形黏膜面，然后将阴道前后壁剥离创面相对缝合以部分或完全封闭阴道，以最大限度避免子宫脱垂反复。

16. A　患者宫颈及部分宫体脱出阴道口外，为Ⅱ度重型子宫脱垂，且合并阴道壁明显脱垂，最适宜的处理方式手术治疗，选择曼彻斯特手术，即阴道前后壁修补、主韧带缩短及子宫颈部分切除术。适用于年龄较轻、宫颈延长的Ⅱ、Ⅲ度子宫脱垂者。

17. D　阴道内 2/3 膀胱区域脱出称之膀胱膨出。阴道前壁膨出中国传统分度为 3 度：①Ⅰ度：阴道前壁形成球状物，向下突出，达处女膜缘，但仍在阴道内；②Ⅱ度：阴道壁展平或消失，部分阴道前壁突出于阴道口外；③Ⅲ度：阴道前壁全部突出于阴道口外。结合题意，患者最大屏气用力状态下，阴道前壁突出部位已达阴道口外，因此为Ⅲ度。故本题应选 D。

18. C　目前对于脱垂的治疗方法有非手术治疗和手术治疗。非手术治疗包括盆底肌训练和物理治疗、子宫托治疗、中药和针灸治疗；手术治疗包括重建手术和封闭性手术等不同的术式。需根据患者的年龄、脱垂程度、手术耐受情况、是否合并内外科疾病、前次手术史及对生活质量的要求，选择个体化的治疗方案。本例患者为 78 岁女性，因脱垂导致排尿困难，严重影响患者生活质量，需要进行治疗；但患者年龄大、曾因冠心病放置冠脉支架以及有糖尿病史 16 年，考虑其手术耐受差，患者全身状况不适宜做手术，故首选非手术治疗。物理治疗只针对轻度脱垂患者，有效率 60% 左右，重度脱垂的患者应优选放置子宫托。子宫托是一种支持子宫和阴道壁并使其维

持在阴道内而不脱出的工具，分为支撑型和填充型两大类，根据患者具体情况选择。可以自己取出和放置子宫托，每两周取出子宫托，清洗消毒后次日再放置。对于不能自行取放子宫托的患者，可以指导家属或每 2 周到医院辅助取放。所以本题应选 C。

19. B 非手术治疗对于所有 POP 患者都是应该首先推荐的一线治疗方法，通常用于 POP－Q Ⅰ～Ⅱ度有症状的患者。非手术治疗包括：盆底肌肉锻炼和物理疗法、子宫托、中药和针灸。患者为 26 岁年轻女性，妇科检查提示阴道前壁远端小部分膨出（阴道前壁膨出Ⅰ度），有轻度尿失禁，属于 POP 分期Ⅱ度有症状者，加之产后 1 年内轻度盆腔器官脱垂和尿失禁仍有自然恢复的可能，所以该患者首选治疗方案应为非手术治疗。盆底肌训练和物理治疗主观改善率和客观改善率为60%～70%；患者为产后、轻症，因此首先考虑盆底肌训练和物理治疗，因此答案应选 B。子宫托（选项 A）适用于重度子宫脱垂者。另外，托特罗定类药物主要用于膀胱过度活动症的患者，而本例患者为轻度压力性尿失禁，故不适合使用，排除选项 E。阴道前壁修补术和尿路吊带手术均属于手术治疗，手术治疗适用于脱垂超出处女膜的有症状的患者，因此排除选项 C、D。

20. A 阴式子宫全切除及阴道前后壁修补术适用于Ⅱ、Ⅲ度子宫脱垂伴阴道前、后壁脱垂，年龄较大无生育要求且无手术禁忌证者。

21. E 依据题干信息可知，患者为子宫脱垂Ⅱ度伴阴道前壁膨出，伴渗血溃疡。子宫脱垂手术治疗禁忌证之一：子宫颈及阴道有溃疡者，治愈后再手术。因此，患者溃疡愈合后，行经阴道子宫切除术及阴道前后壁修补术。

22. B 阴道前壁膨出多因膀胱和尿道膨出所致，以膀胱膨出常见，检查可见阴道前壁呈球状膨出，阴道口松弛，膨出膀胱柔软。阴道前壁膨出中国传统分度为 3 度：①Ⅰ度：阴道前壁形成球状物，向下突出，达处女膜缘，但仍在阴道内；②Ⅱ度：阴道壁展平或消失，部分阴道前壁突出于阴道口外；③Ⅲ度：阴道前壁全部突出于阴道口外。题中导尿时可在隆起的肿物内扪及导尿管，证明有膀胱膨出。阴道前壁完全膨出于阴道口外，可诊断为阴道前壁Ⅲ度膨出。阴道前壁Ⅲ度膨出易出现膀胱膨出。

23. E 尿频、尿急、尿痛属于膀胱刺激征，结合阴道口脱出肿物伴排尿困难可诊断为阴道前壁脱垂合并膀胱膨出。

24. B 压力性尿失禁最典型的症状为腹压增大后出现不自主溢尿，该患者剧烈运动后腹压增大情况下出现不受控的溢尿，故其最可能的诊断为压力性尿失禁。因此，本题选 B。

25. D 根据患者的症状，可诊断患者为盆腔器官脱垂合并压力性尿失禁。其中，子宫脱垂及阴道前后壁膨出经妇科检查不难诊断和分度，阴道后壁膨出可通过肛门指检来检查肛门括约肌功能及盆底肌肉组织的检查。压力性尿失禁无单一诊断性试验，压力性试验、棉签试验等均可辅助诊断。亚甲蓝试验则常用于诊断生殖道尿瘘的临床诊断。因此，本题应选 D。

26. E 首先需要明确漏出液体为尿液，可以通过生化检查来比较漏出液与尿液、血液中的电解质及肌酐来明确。尿液中电解质和肌酐水平应该为血液中的数倍，若漏出液中的电解质和肌酐水平接近尿液则高度怀疑有尿瘘可能。尿瘘可通过亚甲蓝试验，靛胭脂试验，膀胱镜、输尿管镜检查及一些相关影像学检查如静脉肾盂造影等辅助诊断。故膀胱镜检查可以诊断尿瘘，但阴道排出物肌酐含量测定为最简单发现尿瘘的方法。所以选项 D 错误、选项 E 正确。尿动力学检查用于诊断尿失禁，无法诊断尿瘘。所以选项 A 错误。尿路超声、盆腔 CT 均无法诊断尿瘘。所以选项 B、C 均错误。因此本题的正确答案为 E。

27. E　行亚甲蓝试验示蓝染液体从阴道壁孔流出可判断为膀胱阴道瘘。患者术后第 5 天出现尿瘘，瘘周围组织健康，可尽早行经阴道膀胱阴道瘘修补术（选项 E 正确）。非手术治疗仅限于分娩后或者手术后 1 周内发生的膀胱阴道瘘和输尿管小瘘孔（选项 A 错误）；如果膀胱阴道瘘孔 <5mm，可以用 Foley 尿管持续膀胱引流（选项 D 错误），瘘口有可能自行愈合；但由于长期留置导尿管会刺激尿道黏膜引起疼痛，引起泌尿系统感染及影响患者生活质量，因此膀胱阴道瘘如采取非手术治疗可行耻骨联合上膀胱造瘘，进行膀胱引流（选项 C 错误）。输尿管支架置入一般用于输尿管阴道瘘的治疗（选项 B 错误）。因此本题的正确答案为 E。

三、A3/A4 型题

28. A　盆腔器官脱垂的临床分度有几种方法，国际上应用最多的是盆腔器官脱垂定量分期法（POP - Q）。此分期系统是分别利用阴道前壁、阴道顶端、阴道后壁上的 2 个解剖指示点与处女膜的关系来界定盆腔器官的脱垂程度。所以选项 A 正确。诱发试验和膀胱颈抬举试验是尿失禁患者常用的检查方法，肠镜检查和盆腔超声检查不能作为脱垂程度的检查项目。

29. D　经阴道肌瘤剔除术（TVM）（选项 A）和阴道封闭术（选项 B）在手术后对患者

性生活质量的影响较大，适用于年龄较大的患者。该患者 50 岁，尚有性生活需求，所以不应选择 TVM 和阴道封闭术。曼式手术（选项 C）包括阴道前后壁修补、主韧带缩短及宫颈部分切除术，适用于年龄较轻、宫颈延长的子宫脱垂患者，但本例患者并无宫颈延长，且阴道前壁和子宫脱垂均为 IV 期，曼式手术术后复发率高，不是最佳选择方案。患者为 50 岁绝经女性，伴有咳嗽漏尿以及排便不尽感，妇检提示阴道前壁脱垂和子宫脱垂均 IV 期，即患者以前、中盆腔缺陷为主，阴道骶骨固定术（选项 D）被认为是中盆腔缺陷的最佳术式，对阴道顶端的悬吊效果最佳，故选择阴道骶骨固定术。因此本题的正确答案为 D。

30. A　盆腔器官脱垂是指盆腔器官脱出于阴道内或阴道外。阴道前壁膨出常伴有排尿困难，阴道后壁膨出常表现为排便困难。根据阴道前、后壁大部分脱出处女膜缘外，可诊断为阴道膨出。阴道膨出属于盆腔器官脱垂。根据阴道前、后壁部分脱出阴道口外，可诊断为重度盆腔器官脱垂。因此选项 A 正确。子宫黏膜下肌瘤（选项 B）好发于生育年龄女性，且多伴不规则阴道流血，该病可通过妇科检查和妇科超声进行鉴别。尿道憩室（选项 C）有时会误诊为阴道前壁脱垂或阴道前壁囊肿，患者常伴排尿后尿液淋漓，可行尿道镜检查和排尿造影鉴别。肠疝（选项 D）包括小肠疝或直肠疝，以及少见的会阴疝，患者有排便困难症状，可通过盆底超声检查排除。阴道壁囊肿（选项 E）是指阴道壁上固定的囊性包块，不活动，妇科检查可鉴别。

31. B　盆腔器官脱垂的手术治疗包括重建手术和封闭性手术等术式。需根据患者的年龄、脱垂程度、手术耐受情况、是否合并内外科疾病、前次手术史及对生活质量的要求选择个体化的治疗方案。该患者 75 岁，重度盆腔器官脱垂，阴道封闭术后失去性交功能，适用于年老体弱不能耐受较大手术，且无性生活要求者，所以，阴道封闭术是该患者最佳的手术方式，故答案为 B。

32. B 压力性尿失禁是指腹压突然增加导致的尿液不自主流出，但不是由逼尿肌收缩压或膀胱壁对尿液的张力压所引起。其特点是正常状态下无遗尿，而腹压突然增高时尿液自动流出。题中患者溢尿现象多在大笑、打喷嚏、咳嗽时出现，结合阴道前壁膨出，考虑压力性尿失禁的可能性大。

33. A 尿失禁的类型可以通过尿动力学检查来明确诊断。尿动力学检查包括膀胱内压测定和尿流率测定，膀胱内压测定主要观察逼尿肌的反射以及患者控制或抑制这种反射的能力，膀胱内压力的测定可以区别患者是因为非抑制性逼尿肌收缩还是 SUI 而引起的尿失禁。尿流率测定可以了解膀胱排尿速度和排空能力。

34. B 无症状的轻度阴道前壁膨出的患者不需治疗。重度有症状的患者应行阴道前壁修补术。合并中度以上压力性尿失禁时，应同时在阴道前壁修补时治疗，行尿道膀胱颈筋膜缝合术。如无阴道前壁膨出的压力性尿失禁，可行尿道中段无张力聚丙烯网带悬吊术如 TVT、TOT。

35. B 子宫托安放不当可导致粪瘘或尿瘘，膀胱阴道瘘为常见的尿瘘。

36. B 进一步的检查宜先采用亚甲蓝试验。若染色液体经阴道壁小孔流出为膀胱阴道瘘；自宫颈口流出为膀胱宫颈瘘或膀胱子宫瘘；海绵无色或黄染提示可能输尿管阴道瘘。

37. C 非直接损伤所致的尿瘘，应待 3 个月后，待组织水肿消退、局部血液供应恢复

正常再行手术。

四、B1 型题

38～42. A、B、C、D、E 子宫脱垂是指子宫从正常位置沿阴道下降，宫颈外口达坐骨棘水平以下，甚至子宫全部脱出于阴道口以外，称为子宫脱垂。子宫脱垂常合并有阴道前壁和（或）后壁膨出。其临床分度：①Ⅰ度：轻型为宫颈外口距处女膜缘 <4cm，未达处女膜缘；重型为宫颈已达处女膜缘，阴道口可见子宫颈。②Ⅱ度：轻型为宫颈脱出阴道口，宫体仍在阴道内；重型为部分宫体脱出阴道口。③Ⅲ度：宫颈与宫体全部脱出阴道口外。

43～45. A、B、C 阴道内 2/3 膀胱区域脱出称之膀胱膨出。阴道前壁膨出中国传统分度为 3 度：①Ⅰ度：阴道前壁形成球状物，向下突出，达处女膜缘，但仍在阴道内；②Ⅱ度：阴道壁展平或消失，部分阴道前壁突出于阴道口外；③Ⅲ度：阴道前壁全部突出于阴道口外。

46～48. A、B、C 压力性尿失禁临床常用简单的主观分度：①Ⅰ级尿失禁：只有发生在剧烈压力下，如咳嗽、打喷嚏或慢跑。②Ⅱ级尿失禁：发生在中度压力下，如快速运动或上下楼梯。③Ⅲ级尿失禁：发生在轻度压力下，如站立时，但患者在仰卧位时可控制尿液。

49～51. A、D、E 亚甲蓝试验见到有蓝色液体经阴道壁小孔流出为膀胱阴道瘘；自宫颈口流出者为膀胱宫颈瘘或膀胱子宫瘘；海绵无色或黄染提示可能输尿管阴道瘘。

五、X 型题

52. ADE 盆腔器官脱垂定量分期法（POP - Q）是由 Bump 提出的，此分期系统是分别利用阴道前壁、阴道顶端、阴道后壁上的

2 个解剖指示点与处女膜的关系来界定盆腔器官的脱垂程度。与处女膜平行以 0 表示，位于处女膜以上用负数表示，处女膜以下则用正数表示。阴道前壁上的 2 个点分别为 Aa 和 Ba 点；阴道顶端的 2 个点分别为 C 和 D 点；阴道后壁的 Ap、Bp 两点与阴道前壁 Aa、Ba 点是对应的。另外还包括阴裂（gh）的长度、会阴体（pb）的长度，以及阴道的总长度（TVL）。

53. ABCD　预防盆腔器官脱垂应避免腹压增加的疾病和劳作。有子宫脱垂者应在行子宫切除同时顶端重建，以免术后发生穹隆膨出和肠膨出。所以预防子宫脱垂应避免重体力劳动。

54. ABDE　压力性尿失禁分为两型。90% 以上为解剖型压力性尿失禁，为盆底组织松弛引起。盆底组织松弛的原因主要有妊娠与阴道分娩损伤、绝经后雌激素水平降低、盆腔手术史，比如根治性子宫切除术等。最为广泛接受的压力传导理论认为压力性尿失禁的病因在于盆底支持结构缺损而使膀胱颈/近端尿道脱出于盆底外。不足 10% 的患者为尿道内括约肌障碍型，为先天发育异常所致。尿路感染不会导致盆底组织结构发生改变引起压力性尿失禁。

55. AC　尿瘘可发生在生殖道与泌尿道之间的任何部位，根据解剖位置分为膀胱阴道瘘、尿道阴道瘘、膀胱尿道阴道瘘、膀胱宫颈瘘、膀胱宫颈阴道瘘、输尿管阴道瘘及膀胱子宫瘘。常见尿瘘为产伤和盆腔手术损伤所致的膀胱阴道瘘和输尿管阴道瘘。

56. ABCE　尿瘘的辅助诊断方法包括：亚甲蓝试验，靛胭脂试验，膀胱镜、输尿管镜检查，影像学检查（如肾盂造影）。

第十八章 妇科常见危重急症

一、A1 型题

1. A 输卵管妊娠以壶腹部妊娠最多见，约占 78%，其次为峡部、伞部，间质部妊娠较少见。另外，在偶然情况下，可见输卵管同侧或双侧多胎妊娠，或宫内与宫外同时妊娠，尤其多见于辅助生殖技术和促排卵受孕者。

2. A 输卵管妊娠的病因有输卵管炎症、输卵管妊娠史或手术史、输卵管发育不良或功能异常、辅助生殖技术、避孕失败等。其中，输卵管炎症是输卵管妊娠的主要病因。可分为输卵管黏膜炎和输卵管周围炎。

3. A 急诊行输卵管妊娠破裂或流产手术时，首要原则是尽快止血，因此，应当尽快钳夹出血处，行保守手术或根治手术。对于无生育要求的患者，可切除患侧输卵管；对于有生育要求的年轻患者输卵管妊娠包块直径 < 3cm，术后输卵管长度 ≥5cm 者可保留患侧输卵管，故本题应选 A。题干已明确为输卵管妊娠，病灶未涉及同侧卵巢及子宫，故不予切除子宫、同侧卵巢，故可排除选项 C、D。输卵管妊娠破裂或流产需急诊手术患者通常失血多，且多伴有休克，在积极纠正休克的同时，手术中首要原则是尽快止血，再根据术中情况酌情处理对侧输卵管，故排除 B。当腹腔内出血量较大时，腹腔游离血液可作自体输血，但回输腹腔内血液必须符合以下条件：妊娠 <12 周、胎膜未破、出血时间 <24 小时；血液未受污染、红细胞破坏率 <30%。故自体血回输不作为首选手术原则，故排除选项 E。综上所述，本题应选 A。

4. C 异位妊娠的声像特点：宫腔内未探及妊娠囊。若宫旁探及异常低回声区，且见卵黄囊、胚芽及原始心管搏动，可确诊异位妊娠；若宫旁探及混合回声区，子宫直肠窝有游离暗区，虽未见胚芽及胎心搏动，也应高度怀疑异位妊娠；即使宫外未探及异常回声，也不能排除异位妊娠。

5. A 输卵管间质部妊娠时，子宫大小与停经月份基本符合，但子宫不对称，一侧角部突出，破裂所致的征象与子宫破裂极相似。所以选项 A 错误。

6. E 输卵管妊娠的临床表现与受精卵着床部位、是否流产或破裂以及出血量多少和时间长短等有关。

7. E 输卵管妊娠的检查方法包括 hCG 测定、血清孕酮测定、B 型超声检查、腹腔镜检查、经阴道后穹隆穿刺、诊断性刮宫。检查方法不包括宫腔镜检查。因此本题应选 E。

8. A 甲氨蝶呤属于细胞周期特异性药，能阻止嘌呤和嘧啶的合成，干扰 DNA 的合成和细胞倍增，从而抑制滋养细胞的生长与繁殖，因其具有对卵巢损伤小、给药方便、费用低等优点而成为治疗异位妊娠的首选药物。

9. E 采用化学药物治疗，主要适用于病情稳定的输卵管妊娠患者及保守性手术后发生持续性异位妊娠者。化疗必需用于异位妊娠确诊和排除了宫内妊娠的患者。符合下列条件可采用此法：①无药物治疗的禁忌证；②输卵管妊娠未发生破裂；③妊娠囊直径 < 4cm；④血 hCG < 2000U/L；⑤无明显内出血。主要

的禁忌证为：①生命体征不稳定；②异位妊娠破裂；③妊娠囊直径≥4cm 或 ≥3.5cm 伴胎心搏动；④药物过敏、慢性肝病、血液系统疾病、活动性肺部疾病、免疫缺陷、消化性溃疡等。

10. B　异位妊娠手术治疗适用于：①生命体征不稳定或有腹腔内出血征象者；②异位妊娠有进展者（如血 hCG >3000U/L 或持续升高、有胎心搏动、附件区大包块等）；③随诊不可靠者；④药物治疗禁忌证或无效者；⑤持续性异位妊娠者。病情稳定、血清 hCG 水平较低（<1500U/L）且呈下降趋势者适用期待治疗。所以本题应选 B。

11. E　卵巢妊娠指受精卵在卵巢着床和发育。卵巢妊娠的诊断标准为：①患侧输卵管完整；②异位妊娠位于卵巢组织内；③异位妊娠以卵巢固有韧带与子宫相连；④绒毛组织中有卵巢组织。选项 E 不属于诊断标准。故本题应选 E。

12. A　卵巢妊娠的治疗方法为手术治疗，手术应根据病灶范围作卵巢部分切除、卵巢楔形切除、卵巢切除术或患侧附件切除术。

13. E　宫颈妊娠的诊断标准：①妇科检查发现在膨大的宫颈上方为正常大小的子宫；②妊娠产物完全在宫颈管内；③分段刮宫，宫腔内未发现任何妊娠产物。超声检查对诊断有帮助，显示宫腔空虚，妊娠产物位于膨大的宫颈管内。所以选项 ABCD 均正确。确诊后可行宫颈管搔刮术或行宫颈管吸刮术，术前应做好输血准备或手术前行子宫动脉栓塞术以减少术中出血；术后用纱布条填塞宫颈管创面，或应用小水囊压迫止血，若流血不止，可行双侧髂内动脉结扎。若效果不佳，应及时行全子宫切除术，以挽救生命。为减少刮宫时出血并避免切除子宫，可采用术前给予甲氨蝶

呤治疗，经甲氨蝶呤治疗后，胚胎死亡，其周围绒毛组织坏死，刮宫时出血量明显减少。所以选项 E 叙述不恰当。因此本题应选 E。

14. D　经阴道超声检查是诊断剖宫产瘢痕部位妊娠的主要手段，其图像为：①宫腔内及宫颈管内无妊娠囊；②妊娠囊位于子宫峡部前壁，可见原始心管搏动或者仅见混合性回声包块；③子宫前壁肌层连续性中断，妊娠囊与膀胱壁之间的肌层明显变薄、甚至消失；④彩色多普勒血流显像显示妊娠囊周边高速低阻血流信号。所以本题应选 D。

15. E　输卵管妊娠全身用药常用甲氨蝶呤（MTX），抑制滋养细胞增生，破坏绒毛，使胚胎组织坏死、脱落、吸收而免于手术。应用化学药物治疗，未必每例均获成功，故应在 MTX 治疗期间，应用超声检查和血 hCG 进行严密监护，并注意患者的病情变化及药物毒副反应。若用药后 14 日血 hCG 下降并连续 3 次阴性，腹痛缓解或消失，阴道流血减少或停止者为显效。

16. E　卵巢肿瘤蒂扭转术时一经确诊即行手术切除肿瘤（选项 A 正确），术时应先在扭转蒂部靠子宫的一侧钳夹后，再切除肿瘤和扭转的瘤蒂（选项 B 正确），钳夹前不可先将扭转的蒂复位（选项 E 错误），以防血栓脱落造成重要器官栓塞。尽量避免术中将肿瘤弄破（选项 C 正确），切下肿瘤后应剖检并送病检（选项 D 正确）。因此本题应选 E。

17. E　稽留流产子宫较停经周数小；先兆流产时子宫大小与停经周数相符；我国将妊娠未达到 28 周、胎儿体重不足 1000g 而终止者，称为流产；早期流产是指在妊娠 12 周以前发生流产；复发性流产指自然流产连续 3 次以上者，每次流产往往发生在同一妊娠月份。所以五个选项中只有选项 E 叙述正确。

18. D 稽留流产处理较困难。胎盘组织机化，与子宫壁紧密粘连，致使刮宫困难。晚期流产稽留时间过长可能发生凝血功能障碍，导致弥散性血管内凝血（DIC），造成严重出血。处理前应检查血常规、血小板计数及凝血功能，并做好输血准备。若凝血功能正常，可先口服 3~5 日雌激素类药物，提高子宫肌对缩宫素的敏感性。子宫 <12 孕周者，可行刮宫术，术中肌内注射缩宫素，手术应特别小心，避免子宫穿孔，一次不能刮净，于 5~7 日后再次刮宫；子宫 ≥12 孕周者，可使用米非司酮（RU486）加米索前列醇，或静脉滴注缩宫素，促使胎儿、胎盘排出。若出现凝血功能障碍，应尽早输注新鲜血、血浆、纤维蛋白原等，待凝血功能好转后，再行刮宫。所以选项 D 错误。

19. E 由于无妊娠物排出，故子宫颈口未开、子宫大小与停经时间相符，故选项 E 是错误的。hCG 是合体滋养层细胞合成的，而尿妊娠试验检测的就是 hCG。先兆流产时由于妊娠物尚在体内，因此尿妊娠试验多为阳性，但出现流产的临床症状，如少量阴道流血、下腹坠痛或腰背痛等。因此本题应选 E。

20. B 自身免疫因素、内分泌因素、染色体异常、子宫异常等均可引起复发性流产，免疫因素中与抗磷脂抗体相关。

二、A2 型题

21. D 输卵管妊娠流产或破裂后，若长期反复内出血形成的盆腔血肿不消散，血肿机化变硬并与周围组织粘连。当这种情况发生时，临床上就将之称为陈旧性宫外孕。患者停经 46 天，下腹部隐痛，右侧附件触及鸡蛋大韧性包块，考虑为陈旧性宫外孕。

22. C 患者临床表现为停经、腹痛、阴道流血，可初步诊断为异位妊娠。经阴道 B

型超声是诊断异位妊娠的主要手段，还有助于明确异位妊娠部位和大小。异位妊娠的声像特点：宫腔内未探及妊娠囊。若宫旁探及异常低回声区，且见卵黄囊、胚芽及原始心管搏动，可确诊异位妊娠；若宫旁探及混合回声区，子宫直肠窝有游离暗区，虽未见胚芽及胎心搏动，也应高度怀疑异位妊娠；即使宫外未探及异常回声，也不能排除异位妊娠。所以本题应选 C。诊断性刮宫（选项 A）很少应用，适用于与不能存活的宫内妊娠的鉴别诊断和超声检查不能确定妊娠部位者。宫腔镜检查（选项 B）不是异位妊娠的主要检查方法。腹腔镜检查（选项 E）不再是异位妊娠诊断的金标准，且有 3%~4% 的患者因妊娠囊过小而被漏诊，也可能因输卵管扩张和颜色改变而误诊为异位妊娠，目前很少将腹腔镜作为检查的手段，而更多作为手术治疗。尿或血 hCG 测定（选项 D）对早期诊断异位妊娠至关重要，异位妊娠时，体内 hCG 水平较宫内妊娠低，但超过 99% 的异位妊娠患者 hCG 阳性，除非极少数陈旧性宫外孕可表现为阴性结果。

23. C 对于异位妊娠腹腔内出血最有价值的辅助检查方式是阴道后穹隆穿刺，如抽出暗红色不凝血液，说明有腹腔积血。

24. E 患者有心功能不全及肺动脉高压，不适于保守治疗及再次妊娠，对于无生育要求的异位妊娠患者，手术选择患侧输卵管切除，同时行对侧输卵管结扎。因此本题应选 E。

25. E 患者为双侧输卵管不通行体外受精-胚胎移植（IVF-ET），目前为左侧异位妊娠（活胎），不宜保守治疗或者期待治疗，应采取手术治疗。手术选择应为：患侧输卵管切除，同时行对侧输卵管结扎，以降低再次异位妊娠的发生率，提高 IVF-ET 宫内妊娠的成功率。因此本题应选 E。

26. E　患者有子宫肌瘤和卵巢囊肿史，以往有痛经史。继发性痛经、进行性加重且妇科检查扪及囊性包块可考虑为子宫内膜异位症。此次剧痛，伴发热和宫颈举痛，可诊断为子宫内膜异位囊肿破裂。

27. D　输卵管妊娠破裂一般发生在妊娠 6 周左右，突然下腹部剧烈疼痛并伴阴道流血为常见症状。

28. D　无性生活，可排除妊娠，故可排除输卵管妊娠流产（选项 A）。患者在右附件区有囊性肿块，压痛，近子宫处压痛最明显，根据临床表现和辅助检查，应诊断为卵巢肿瘤蒂扭转。所以本题应选 D。

29. E　扭转复位或附件切除术的选择年龄因素是关键。绝经前患者，即使术中肉眼观察卵巢黑色边，也应常规扭转复位。绝经后患者，卵巢功能已严重降低，附件肿块恶性几率相对较高，应进行附件切除术。

30. E　急性盆腔炎多见于有月经、性活跃的妇女。结合患者下腹疼痛伴发热 2 天，双附件区明显增厚及压痛，血 WBC 偏高，可能的诊断是急性盆腔炎。

31. C　见红或宫颈黏液栓的脱落是即将临产的标志，血液中混有黏液可以区分见红与产前出血。

32. C　产妇阴道出血已经导致休克，产程此时处于潜伏期，应立即建立静脉通道，尽快行剖宫产结束分娩，抢救母儿生命。

33. C　患者停经 2 个月，大量阴道流血 1 天，妇科检查见宫口有组织物排出，子宫如 2 个月妊娠大小，此为难免流产的临床特点。难免流产一旦确诊，应尽早使胚胎及胎盘组织完全排出，立即行清宫术，故选项 C 最恰当。因患者有大量出血表现，应查血常规、给予输液扩容并给予止血药物。查血 β－hCG 用于确认患者妊娠及监测流产后数值的变化。

34. E　患者可考虑为流产后胚胎残留宫腔合并感染。治疗原则为控制感染的同时尽快清除宫内残留物。患者阴道流血量多，静脉滴注抗生素及输血的同时，先用卵圆钳将宫腔内残留大块组织夹出，使出血减少，切不可用刮匙全面搔刮宫腔，以免造成感染扩散。术后应继续用广谱抗生素并补液，待感染控制后再行彻底刮宫。

35. C　宫颈粘连是指由于宫颈管黏膜受损伤后粘连致颈管狭窄或闭锁。由于粘连程度与范围不一，可引起宫腔分泌物或经血流通不畅甚至完全受阻，导致宫腔积液、经血潴留，而发生痛经、隐性闭经，继发感染而致宫腔积脓。不孕是该疾病最主要的症状。

36. E　① 妊娠早期下腹痛＋阴道流血多为流产所致；妊娠晚期下腹痛＋阴道流血多为胎盘早剥；妊娠晚期无下腹痛＋阴道流血多为前置胎盘。题中患者孕 6 周＋下腹痛＋阴道流血，应首先考虑为流产。妇检宫口开大，应诊断为难免流产或不全流产。无论难免流产，还是不全流产，一经确诊，均应尽快行负压吸宫术，清除宫腔妊娠物。所以选项 E 正确。不全流产时，妊娠物残留宫腔，子宫收缩不良，即使使用止血药物（选项 A）仍难以止血。硫酸沙丁胺醇（选项 B）为 β_2 肾上腺素受体激动剂，可抑制宫缩，常用于早产的治疗。硫酸镁（选项 C）也可抑制子宫平滑肌收缩，多用于早产、妊娠高血压综合征的治疗。孕酮（选项 D）多用于复发性流产的治疗。

37. D　宫口未开，少量出血，与妊娠周数相符，说明先兆流产的可能性大。出现腹痛、阴道流血增多等症状时，应当休息，安静卧床，禁止性生活。所以选项 D 正确。难免流产或不全流产对应的措施为药物流产或清宫术。引产应在妊娠 12 周后进行，本例仅 5 周，不应进行引产。

三、A3/A4 型题

38. E 输卵管妊娠的典型症状为停经、腹痛与阴道流血，即异位妊娠三联征。腹痛是输卵管妊娠患者的主要症状。当发生输卵管妊娠流产或破裂时，突感一侧下腹部撕裂样疼痛，常伴有恶心、呕吐。若血液局限于病变区，主要表现为下腹部疼痛，当血液积聚于直肠子宫陷凹时，可出现肛门坠胀感及坠痛，急性内出血的血液刺激腹膜，可引起全腹疼痛。胚胎死亡后，常有不规则阴道流血，色暗红或深褐，量少呈点滴状，一般不超过月经量。由于腹腔内出血及剧烈腹痛，轻者出现晕厥，严重者出现失血性休克。

39. B 经阴道后穹隆穿刺术是最简单可靠的诊断方法，适用于疑有腹腔内出血的患者。腹腔内出血最易积聚于直肠子宫陷凹，即使血量不多，也能经阴道后穹隆穿刺抽出血液。抽出暗红色不凝血液，说明有腹腔积血。

40. E 患者最可能诊断为输卵管妊娠破裂。停经、腹痛与阴道流血为输卵管妊娠的典型症状。腹痛是输卵管妊娠患者的主要症状。当发生输卵管妊娠破裂时，突感一侧下腹部撕裂样疼痛，常伴有恶心、呕吐。胚胎死亡后，常有不规则阴道流血，色暗红或深褐，量少呈点滴状，一般不超过月经量。由于腹腔内出血及剧烈腹痛，轻者出现晕厥，严重者出现失血性休克。所以选项 A 正确。腹部检查：下腹有明显压痛及反跳痛，尤以患侧为著，但腹肌紧张轻微。出血较多时，叩诊有移动性浊音。所以选项 B 正确。当腹腔出血不多时，血压可代偿性轻度升高；当腹腔出血较多时，可出现面色苍白、脉搏快而细弱、心率增快和

血压下降等休克表现。所以选项 C 正确。妇科检查：输卵管妊娠流产或破裂者，子宫略大较软，阴道后穹隆饱满，有触痛。将宫颈轻轻上抬或向左右摆动时引起剧烈疼痛，称为宫颈举痛或摇摆痛。所以选项 D 正确。经阴道后穹隆穿刺术抽出暗红色不凝血液，说明有腹腔积血。所以选项 E 错误。

41. A 为了进一步确诊，需要进行 B 超检查。超声检查对异位妊娠诊断必不可少，还有助于明确异位妊娠部位和大小，经阴道超声检查较经腹部超声检查准确性高。

42. B 异位妊娠破裂导致腹腔内出血、失血性休克时表现为患者面色苍白、四肢厥冷、脉搏细速、血压下降。腹部膨隆、全腹压痛及反跳痛与肌紧张、移动性浊音阳性。妇科检查见阴道少量血液，后穹隆饱满、触痛；宫颈剧痛明显；子宫略增大、变软，有漂浮感；子宫后方或患侧附件可扪及压痛性肿块。所以本题应选 B。

43. B 疑有腹腔内出血的患者需要立即做后穹隆穿刺。抽出暗红色不凝血液，说明有腹腔积血。

44. C 该患者应考虑异位妊娠破裂，伴有失血性休克，需尽快抗休克同时手术治疗。

45. C 输卵管间质部妊娠为避免绒毛残留，应行宫角楔形切除及患侧输卵管切除术。

46. D 患者"末次月经"量少并伴有淋漓不净出血，应考虑停经后的异常出血，同时伴有突发下腹痛、盆腔积液以及休克症状，且已上置节育器 10 年，因此异位妊娠破裂是最有可能的诊断。

47. E 失血性休克，补充血容量，按照先晶体后胶体的原则，通常首先用平衡盐溶液。

48. E 异位妊娠破裂出血的手术，应以控制出血为首要步骤，该患者带环发生异位妊娠，考虑环的效用下降或者位置异常，因此需要取环。

49. E 活动后突发一侧腹痛，伴恶心呕吐，子宫右侧可扪及直径约 10cm 肿块，活动、触痛，根部压痛尤为明显，以上均为卵巢肿瘤蒂扭转的表现。所以本题应选 E。

50. E 超声检查可以看到肿物来源，且根据图像尤其是血流情况协助诊断为卵巢肿瘤蒂扭转。

51. E 卵巢囊肿蒂扭转属于急腹症，一经确诊，应立即手术治疗。所以选项 E 正确。

52. C 诊断可能性最大的是急性盆腔炎。急性盆腔炎可因炎症轻重及范围大小而有不同的临床表现。发病时下腹痛伴发热，若病情严重可有寒战、高热、头痛、食欲缺乏等表现。月经期发病可出现经量增多、经期延长，非月经期发病可有白带增多。盆腔检查：阴道可能充血，并有大量脓性分泌物；宫颈充血、水肿，举痛明显；宫体稍大，有压痛，活动受限；双侧附件区压痛明显。

53. A 急性盆腔炎主要为抗生素药物治疗，必要时手术治疗。

54. D 患者人工流产后有性交史，腹痛发热，子宫及双侧附件均有压痛，血象高，均表明急性盆腔炎的可能。所以选项 D 正确。阑尾炎（选项 A）和肠炎（选项 C）多有消化道症状。肾盂肾炎（选项 B）和膀胱炎（选项 E）多有泌尿系统症状。

55. E 对生殖器感染疾病，应做病原学检查，以便选择有效的抗生素。盆腔炎患者可见血沉升高，盆腔超声可伴或不伴盆腔积液，均无特异性。尿 hCG 及胸片对盆腔炎的鉴别诊断无明显意义。

56. E 生殖道感染可以是多种细菌的混合感染，首选抗生素药物治疗，经恰当的抗生素积极治疗，绝大多数盆腔炎性疾病能彻底治愈（选项 E 正确）。止痛片仅能短效缓解症状，不能作为治疗盆腔炎的处理措施（选项 A 错误）。输血、腹部加压包扎对盆腔炎治疗无效（选项 B、C 错误）；手术治疗主要用于抗生素控制不满意的输卵管卵巢脓肿或盆腔脓肿（选项 D 错误）。

57. A 无排卵型功血主要发生于青春期和围绝经期，其特点是月经周期紊乱，经期长短不一，血量时多时少，甚至大量出血，反复发作。出血多者可致贫血。

58. A 无排卵性功能失调性子宫出血的治疗原则是出血期止血并纠正贫血，血止后调整周期预防子宫内膜增生和异常子宫出血复发，有生育要求者促排卵治疗。

59. A 患者最可能的诊断是复发性流产。复发性流产又称习惯性流产，是指妊娠 28 周之前连续发生 3 次或 3 次以上的自然流产。

60. E 以病史为指征的宫颈环扎术，又称预防性宫颈环扎术。典型的病史为有 3 次及以上的妊娠中期自然流产史或早产史，一般建议于妊娠 12～14 周手术。

61. E 休克指数（SI）＝脉率/收缩压（mmHg），当 SI＝0.5，血容量正常；SI＝1.0，失血量为 10%～30%（500～1500ml）；SI＝1.5，失血量为 30%～50%（1500～2500ml）；SI＝2.0，失血量为 50%～70%（2500～3500ml）。患者休克指数为 1.7，故估计出血量为 1500～2500ml。因此本题应选 E。

62. A 患者最可能的诊断为难免流产伴休克。难免流产是指流产不可避免。表现为阴道流血量增多，阵发性下腹痛加剧，或出现阴道流液（胎膜破裂）。妇科检查宫颈口已扩张，有时可见胚胎组织或羊膜囊堵塞于宫颈口内，子宫大小与停经周数基本相符或略小。患者面色苍白，血压 70/50mmHg，可诊断为休克。故本题应选 A。

63. A 患者为早期妊娠并难免流产。难免流产一旦确诊，应尽早使胚胎及胎盘组织完全排出。早期流产应及时行清宫术，对妊娠物应仔细检查，并送病理检查；如有条件可行绒毛染色体核型分析，对明确流产的原因有帮助。

64. C 孕 12 周前终止妊娠称为早期流产。题中患者停经 3 个月，阴道少许流血，应考虑为早期流产。为明确诊断，首选超声检查。超声检查可明确妊娠囊的位置、形态及有无胎心搏动，确定妊娠部位和胚胎是否存活，以指导正确的治疗方法。所以选项 C 正确。腹部 CT 检查（选项 A）有放射性，一般不用于诊断早期流产。彩色多普勒超声（选项 B）主要用于检查组织器官的血流速度和血流状态。诊断性刮宫（选项 D）主要适用于不全流产者。血孕酮测定（选项 E）主要用于判断先兆流产的预后。

65. D 稽留流产又称过期流产。是指胚胎或胎儿已死亡滞留宫腔内未能及时自然排出者。表现为早孕反应消失，宫口闭合，子宫较停经周数小，不能闻及胎心。本例宫口已闭，子宫小于妊娠周数，但大于正常子宫，应诊断为稽留流产。所以选项 D 正确。完全流产（选项 A）表现为宫口闭合，但子宫如正常大小。难免流产（选项 B）表现为宫口扩张。流产感染（选项 C）表现为阴道长时间流出脓血性物，寒战、高热等。先兆流产（选项 E）表现为宫口闭合，但子宫大小与妊娠周数相等。

66. D 稽留流产的处理原则为：先口服炔雌醇，以提高子宫肌对缩宫素的敏感性；子宫 < 12 孕周者可行刮宫术；子宫 ≥ 12 孕周者，可使用米非司酮 + 米索前列醇，或静脉滴注缩宫素，促使胎儿、胎盘排出。题中子宫如妊娠 8 周大，故应在雌激素治疗后刮宫。所以选项 D 正确。

67. C 患者妊娠早期阵发性下腹痛 + 阴道流血，应考虑为流产。患者宫颈口未开，应考虑为先兆流产或完全流产而不是难免流产、不全流产，因为难免流产或不全流产宫口均应开大。患者子宫较正常稍大，应诊断为先兆流产而不是完全流产，因为完全流产子宫小于孕周。复发性流产是指自然流产 3 次或 3 次以上，所以可排除选项 E。因此本题应选 C。

68. D 难免流产多在先兆流产基础上发展而来，表现为阴道流血增多，下腹疼痛加剧，宫颈口扩张，胚胎组织堵塞宫颈口，故本例应诊断为难免流产。虽然不全流产也可有宫颈口扩张，宫颈妊娠物堵塞，但下腹痛常减轻而不是加剧，因此本例只能诊断为难免流产（选项 D）而不是不全流产（选项 A）。所以选项 D 正确。先兆流产（选项 C）常表现为宫颈口闭合。稽留流产（选项 B）又称过期流产，常为胎死宫内。复发性流产（选项 E）是指自然流产 3 次或 3 次以上。

69. C 对于难免流产，应尽早行刮宫术，使胚胎及胎盘组织完全排出。若不彻底清除宫腔内残留组织，则子宫收缩不良，出血不止，即使应用止血药物或阴道纱布填塞，效果均不好。本例早孕仅 46 天，胚胎很小，压迫下腹部，不可能排出胚胎组织。

70. C 患者妊娠早期下腹痛 + 阴道流血，应考虑为流产。组织物排出，腹痛减轻，阴道出血减少，应考虑为完全流产。

71. B　对于完全流产患者，流产症状消失，超声检查证实宫腔内无残留妊娠物，若无感染征象，无需特殊处理。

四、B1 型题

72. C　输卵管妊娠的症状表现是腹痛、停经、阴道不规则流血、晕厥与休克及不孕史。阴道后穹隆常常饱满，触痛，阴道后穹隆穿刺可抽出不凝固血液。子宫颈有明显的抬举痛。

73. E　黄体破裂起病急骤，根据病史、临床表现和检查进行诊断。月经后半期突发下腹部疼痛，下腹部压痛、反跳痛，妇科检查后穹隆触痛，一侧附件区包块伴压痛。B 超发现一侧附件低回声区，阴道后穹隆穿刺抽出不凝血。

74. A　流产的主要症状是停经、阴道流血和腹痛及阴道排出组织。盆腔检查宫颈举痛，直肠子宫陷凹有肿块。阴道后穹隆穿刺可抽出不凝血。

75. A　先兆流产是指妊娠 28 周前先出现少量阴道流血，常为暗红色或血性白带，无妊娠物排出，随后出现阵发性下腹痛或腰背痛。妇科检查宫颈口未开，胎膜未破，子宫大小与停经周数相符。宫口闭是诊断先兆流产的主要依据。

76. B　难免流产是指流产不可避免。在先兆流产基础上，阴道流血量增多，阵发性下腹痛加剧，或出现阴道流液（胎膜破裂）。妇科检查宫颈口已扩张，有时可见胚胎组织或羊膜囊堵塞于宫颈口内，子宫大小与停经周数基本相符或略小。

77. E　完全流产是指妊娠物已全部排出，阴道流血逐渐停止，腹痛逐渐消失。妇科检查宫颈口已关闭，子宫接近正常大小。

五、X 型题

78. ABDE　子宫残角妊娠指受精卵于残角子宫内着床并生长发育，多发生于初产妇。残角子宫为子宫畸形的一种，多与发育较好的子宫腔不相通，即便相通亦不能经阴道分娩。超声检查有助于诊断。子宫残角妊娠确诊后应及早手术，切除残角子宫，若为活胎，应先行剖宫产，然后切除残角子宫。所以选项 C 错误。其余四个选项均正确。

79. BCDE　输卵管妊娠和正常妊娠一样，合体滋养细胞产生 hCG 维持黄体生长，使甾体激素分泌增加，致使月经停止来潮，子宫增大变软，子宫内膜出现蜕膜反应。所以选项 A 正确，选项 B、C 均错误。输卵管妊娠时子宫内膜形态学改变呈多样性。所以选项 E 错误。若胚胎死亡已久，内膜可呈增殖期改变，有时可见 Arias–Stella（A–S）反应，这种子宫内膜过度增殖和分泌反应，可能为甾体激素过度刺激所引起，但并非输卵管妊娠特有的，所以选项 D 错误。因此本题的正确答案为 BCDE。

80. ADE　受精卵在子宫体腔以外着床称为异位妊娠，习惯称宫外孕。阔韧带妊娠、腹腔妊娠和卵巢妊娠属于异位妊娠，即宫外孕。宫颈妊娠和子宫残角妊娠属于宫内妊娠。

81. ABCDE　复发性流产大多数为早期流产，少数为晚期流产。早期复发性流产常见原因为胚胎染色体异常、免疫功能异常、黄体功能不全、甲状腺功能低下等；晚期复发性流产常见原因为子宫解剖异常（如子宫纵隔）、自身免疫异常、血栓前状态等。所以选项 ABCDE 正确。

82. ACD　该患者症状为绝经后阴道流血。引起阴道流血的常见原因有：①卵巢内分泌功能失调，卵巢具有内分泌功能的肿瘤，如颗粒细胞瘤。②与妊娠相关的子宫出血，常见的有流产、异位妊娠、葡萄胎等。③生殖器炎症，如阴道炎、急性子宫颈炎、宫颈息肉。④生殖器肿瘤，如子宫肌瘤、阴道癌、子宫颈癌、子宫内膜癌、输卵管癌等。⑤损伤、异物和外源性性激素等。⑥全身疾病相关的阴道流血，如血小板减少性紫癜、再生障碍性贫血、白血病等。所以选项 ACD 正确。前庭大腺囊肿（选项 B）多表现为大阴唇囊肿，可有外阴坠胀感或性交不适感，无阴道流血症状。处女膜闭锁（选项 E）多表现为原发性闭经及周期性腹痛，无阴道出血症状。

83. ACDE 输卵管妊娠的典型症状为停经、腹痛与阴道流血，即异位妊娠三联征。表现为：①停经。②腹痛：输卵管妊娠发生流产或破裂之前，常表现为一侧下腹部隐痛或酸胀感。当发生输卵管妊娠流产或破裂时，突感一侧下腹部撕裂样疼痛，常伴有恶心、呕吐。③阴道流血：常有不规则阴道流血，色暗红或深褐，量少呈点滴状，一般不超过月经量，少数患者阴道流血量较多，类似月经。④晕厥和休克。⑤腹部包块。根据以上所述，选项 B 叙述错误。因此本题应选 ACDE。

第十九章　女性生殖系统肿瘤

1. E　外阴良性肿瘤较少见，主要有来源于上皮的外阴乳头瘤、汗腺腺瘤及来源于中胚叶的纤维瘤、脂肪瘤、平滑肌瘤和神经纤维瘤，而淋巴管瘤、血管瘤等罕见。

2. C　子宫颈鳞状上皮内病变（SIL）是与宫颈浸润癌密切相关的一组癌前病变，它反映了子宫颈癌发生发展中的连续过程。所以选项 C 正确。SIL 既往称为"子宫颈上皮内瘤变"（CIN）（选项 A 错误）。WHO 女性生殖器肿瘤分类（2014）建议采用与细胞学分类相同的二级分类法（即 LSIL 和 HSIL），低级别鳞状上皮内病变（LSIL）相当于 CIN1（轻度不典型增生），约 60% 会自然消退（选项 B 错误），30% 病变保持不变，仅不到 10% 的病变会进展，所以对于 CIN1 治疗上趋于保守（选项 D 错误）；高级别鳞状上皮内病变（HSIL）包括 CIN3（重度不典型增生及原位癌）（选项 E 错误）和大部分 CIN2（中度不典型增生），具有癌变潜能，可能发展为浸润癌，被视为癌前病变，除特殊人群外，均应给予处理，不可进行随访观察。因此本题应选 C。

3. A　子宫颈阴道部鳞状上皮由深至浅可分为基底带、中间带及浅表带 3 个带。基底带由基底细胞和旁基底细胞组成。中间带与浅表带为完全不增生的分化细胞，细胞渐趋死亡、脱落。

4. C　子宫肌瘤按肌瘤与子宫肌壁的关系分：①肌壁间肌瘤：占 60% ~ 70%，肌瘤位于子宫肌壁间，周围均被肌层包围。②浆膜下肌瘤：约占 20%，肌瘤向子宫浆膜面生长，并突出于子宫表面，肌瘤表面仅由子宫浆膜覆盖。③黏膜下肌瘤：占 10% ~ 15%。

5. D　子宫肌瘤根据与子宫肌壁间的关系，可以分为子宫浆膜下肌瘤、子宫肌壁间肌瘤，还有子宫黏膜下肌瘤。其中，子宫黏膜下肌瘤最常出现月经增多、经期延长、月经周期缩短等月经异常的表现。

6. E　子宫肌瘤合并妊娠时发生红色变确诊后采用保守治疗，妊娠合并肌瘤多能自然分娩，不需急于干涉。

7. C　子宫肌瘤是由平滑肌及结缔组织组成的最常见的妇科良性肿瘤，肌瘤失去原有的典型结构称为子宫肌瘤变性。常见的变性有玻璃样变、囊性变、红色样变、肉瘤样变及钙化，其中玻璃样变又称透明变性，最常见。所以选项 C 正确。子宫肌瘤玻璃样变继续发展，肌细胞坏死液化即可发生囊性变（选项 B）。红色样变（选项 A）多见于妊娠期或产褥期，为肌瘤的一种特殊类型坏死，肌瘤剖面为暗红色，质软，漩涡状结构消失，镜下见组织高度水肿，假包膜内大静脉及瘤体内小静脉血栓形成，广泛出血伴溶血，肌细胞减少，细胞核常溶解消失，并有较多脂肪小球沉淀。肌瘤恶变为肉瘤（选项 D）少见，仅为 0.4% ~ 0.8%，多见于绝经后伴疼痛及出血的患者。肌瘤恶变后，组织变软且脆，切面灰黄色，似生鱼肉状，与周围组织界限不清，镜下见平滑肌细胞增生，排列紊乱，漩涡状结构消失，细胞有异型性。肌瘤钙化（选项 E）多见于血供不足的浆膜下肌瘤以及绝经后女性的肌瘤。

8. A 子宫肌瘤症状与肌瘤部位、大小、有无变性相关,大多数子宫肌瘤无明显症状,仅在体检时偶然发现。经量增多及经期延长(选项 A)是子宫肌瘤最常见的症状,多见于大的肌壁间肌瘤及黏膜下肌瘤,肌瘤使宫腔增大,子宫内膜面积增加并影响子宫收缩,此外肌瘤可能使肿瘤附近的静脉受压,导致子宫内膜静脉丛充血与扩张,从而引起经量增多、经期延长。长时间月经量增多可继发贫血。肌壁间肌瘤使宫腔增大,内膜腺体分泌增加,并伴有盆腔充血,致白带增多(选项 B)。肌瘤较小时,在腹部摸不到包块,当肌瘤逐渐增大,比如子宫超过妊娠 3 个月大小时,患者可在下腹部触及包块(选项 C)。肌瘤长大可压迫周围器官导致尿频尿急便秘等压迫症状(选项 D),或者引起下腹坠胀腰酸(选项 E)等其他不适。因此本题应选 A。

9. A 根据世界卫生组织(WHO)制定的女性生殖器肿瘤组织学分类(2014 版),卵巢肿瘤分为 14 大类,其中主要组织学类型为上皮性肿瘤、生殖细胞肿瘤、性索–间质肿瘤及转移性肿瘤。上皮性肿瘤是最常见的组织学类型,约占 50% ~ 70%。生殖细胞肿瘤占 20% ~ 40%。性索–间质肿瘤占 5% ~ 8%。转移性肿瘤占卵巢肿瘤 5% ~ 10%。

10. A 良性卵巢囊性畸胎瘤可以发生蒂扭转、破裂、感染、恶性变等并发症,卵巢畸胎瘤内容物可有油脂、毛发、牙齿或骨骼,由于其重心多偏于头节一侧,故蒂扭转发生更常见。因此本题应选 A。

11. D 卵巢肿瘤标志物有血清 CA125(A 项)、血清 AFP(B 项)、血清 hCG(E 项)、雌激素(C 项)和血清人附睾蛋白 4(HE4)。选项 D"鳞状细胞癌抗原"是从子宫颈鳞状上皮细胞癌分离制备得到的一种肿瘤糖蛋白相关抗原,其对绝大多数鳞状上皮细胞癌有较高特异性。所以本题应选 D。

12. E B 型超声检测肿块部位、大小、形态,可提示肿瘤性状,临床诊断符合率 > 90%。确定肿瘤的性质需要术中或术后的病理学检查检出。所以本题应选 E。

13. E 肿瘤标志物是协助诊断肿瘤的敏感指标,但迄今为止,还没有卵巢上皮性癌的特异性肿瘤标志物。所以选项 E 正确。CA125(选项 A)与浆液性囊腺癌有明显的相关性,CA199(选项 C)与黏液性囊腺癌有相关性,且其水平的消长与肿瘤负荷具有相关性,但并非特异。CA125 升高也出现在其他的疾病中如子宫腺肌病、子宫内膜异位症、炎性疾病、子宫内膜癌等;CA199 升高也出现在胃肠道黏液性癌中。卵巢上皮性癌早期病变,肿瘤负荷较小时,常为阴性。血清 AFP(选项 D)对卵巢卵黄囊瘤有特异性诊断价值。

14. E 卵巢瘤样病变中滤泡囊肿和黄体囊肿最常见。多为单侧,壁薄,直径 ≤8cm。观察或口服避孕药 2 ~ 3 个月,可自行消失;若肿块持续存在或增大,卵巢肿瘤的可能性较大。

15. C 浆膜下子宫肌瘤或肌瘤囊性变易与卵巢实体瘤或囊肿混淆。检查时肿瘤随宫体及宫颈移动,B 超检查可协助鉴别。所以选项 C 正确。

16. C 卵巢肿瘤需要与生殖道以外的原发肿瘤相鉴别,如腹膜后肿瘤、直肠癌、乙状结肠癌等鉴别,消化道癌和乳腺癌易于转移至卵巢,常为双侧。B 超检查、钡剂灌肠、纤维结肠镜、胃镜等检查有助于鉴别。若患者双侧卵巢肿瘤,无腹水,同时伴有大便性状、体重的改变,首先应排除大肠来源的转移癌,首选纤维结肠镜检查。故本题应选 C。

17. A　卵巢良性肿瘤的手术方案应根据患者年龄、生育要求及对侧卵巢情况决定手术范围。年轻患者行卵巢肿瘤剥除术，以保留部分正常卵巢组织；绝经前后妇女行全子宫＋双侧附件切除术。术中不能明确诊断者应将切下的卵巢肿瘤送快速冰冻组织病理学检查以确定卵巢肿瘤性质，再决定手术范围。故本题应选 A。

18. C　卵巢黄素囊肿常在水泡状胎块清除后 2～4 个月自行消退，一般不需处理，若扭转可行 B 超引导下穿刺吸液复位术或患侧附件切除术。所以本题应选 C。

19. A　转移性滋养细胞肿瘤易继发于非葡萄胎妊娠，或为经组织学证实的绒癌。肿瘤主要经血行播散，转移发生早而且广泛。最常见的转移部位是肺（80%），其次是阴道（30%），以及盆腔（20%）、肝（10%）和脑（10%）等。

20. E　在子宫肌层内或子宫外转移灶组织中若见到绒毛或退化的绒毛阴影，则诊断为侵蚀性葡萄胎；若仅见成片滋养细胞浸润及坏死出血，未见绒毛结构者，则诊断为绒癌。若原发灶和转移灶诊断不一致，只要在任一组织切片中见有绒毛结构，均诊断为侵蚀性葡萄胎。

21. A　完全性葡萄胎的典型症状：①停经后阴道流血：为最常见的症状。一般在停经 8～12 周左右开始不规则阴道流血，量多少不定。②子宫异常增大、变软：因葡萄胎迅速增长及宫腔内积血导致子宫大于停经月份，质地变软，并伴 hCG 水平异常升高。③妊娠呕吐：常发生于子宫异常增大和 hCG 水平异常升高者。④子痫前期征象：多发生于子宫异常增大者，可在妊娠 24 周前出现高血压、蛋白

尿和水肿，但子痫罕见。⑤甲状腺功能亢进。⑥腹痛：因葡萄胎增长迅速和子宫过度快速扩张所致，表现为阵发性下腹痛，一般不剧烈，能忍受，常发生于阴道流血之前。⑦卵巢黄素化囊肿：常为双侧，但也可单侧，大小不等，最小仅在光镜下可见，最大可在直径 20cm 以上。

22. E　葡萄胎患者清宫后必须定期随访，以便尽早发现滋养细胞肿瘤并及时处理。随访应包括以下内容：①定期 hCG 测定，葡萄胎清宫后每周一次，直至连续 3 次阴性，以后每个月一次共 6 个月，然后再每 2 个月一次共 6 个月，自第一次阴性后共计一年；②询问病史，包括月经状况，有无阴道流血、咳嗽、咯血等症状；③妇科检查，必要时可选择超声、X 线胸片或 CT 检查等。

23. C　胸痛和咯血提示存在肺转移病灶，常为侵蚀性葡萄胎和绒毛膜癌的临床表现。

24. B　外阴恶性肿瘤约占女性生殖道原发恶性肿瘤的 3%～5%，以鳞状细胞癌最常见，其他包括恶性黑色素瘤、基底细胞癌、前庭大腺癌、疣状癌、肉瘤等。

25. A　外阴鳞状细胞癌的癌灶以大阴唇最多见，其次为小阴唇、阴蒂、会阴、尿道口、肛门周围等。若已转移至腹股沟淋巴结，可扪及增大、质硬、固定淋巴结。

26. E　外阴恶性肿瘤中恶性程度而言，以恶性黑色素瘤和肉瘤较高，腺癌和鳞癌次之，基底细胞癌恶性程度最低。

27. A　外阴恶性黑色素瘤较少见，居外阴原发恶性肿瘤的第 2 位（2%～4%）。肿瘤恶性程度高，预后差。多见于 65～75 岁妇女，常诉外阴瘙痒、出血、色素沉着范围增大。病灶常位于小阴唇，其次是阴蒂周围，呈痣样、结节状生长、有色素沉着（肿瘤多为棕褐色

或蓝黑色），可伴溃疡。诊断需活组织病理检查。所以选项 A 错误。

28. A 外阴基底细胞癌的病灶多位于大阴唇，其次是小阴唇、阴蒂和阴唇系带，可有局部瘙痒或无症状，病灶呈湿疹或瘤样改变伴有色素沉着，亦可呈结节状肿物。

29. D 子宫颈癌与人乳头瘤病毒（HPV）感染、多个性伴侣、吸烟、性生活过早（<16 岁）、性传播疾病、经济状况低下、口服避孕药和免疫抑制等因素相关。

30. A 宫颈癌是最常见的妇科恶性肿瘤（选项 C），高发年龄为 50～55 岁（选项 E），主要组织学类型是鳞癌（75%～80%）（选项 D），其次是腺癌（20%～25%）（选项 B）。主要为直接蔓延及淋巴转移，血行转移极少见（选项 A）。所以选项 A 描述不恰当。

31. A 子宫颈癌的主要组织学类型是鳞癌，腺癌次之。浸润性鳞状细胞癌占子宫颈癌的 75%～80%。腺癌近年来子宫颈腺癌的发生率有上升趋势，占子宫颈癌的 20%～25%。少见类型如腺鳞癌、腺样基底细胞癌、绒毛状管状腺癌、内膜样癌等上皮性癌，神经内分泌肿瘤，间叶性肿瘤等。

32. E 宫颈腺癌易出现早期转移，且对于放疗和化疗不如鳞癌敏感，其治疗后的预后远不如鳞癌。所以选项 E 错误。

33. B 宫颈癌的转移途径主要为直接蔓延及淋巴转移，血行转移极少见。①直接蔓延最常见。癌组织向局部浸润，并向邻近器官及组织扩散，向上、下累及子宫体及阴道，向两侧蔓延至主韧带、阴道旁组织，延伸到骨盆壁。癌灶向前、后蔓延可侵犯膀胱或直肠；②宫颈癌的淋巴结转移分为一级组包括宫旁、宫颈旁，闭孔，髂内，髂外，骶前淋巴结。二级组包括髂总、腹股沟深浅、腹主动脉旁淋巴

结；③血行转移极少见，晚期可转移至肺、肾或脊柱等。

34. B 子宫内膜癌的主要转移途径为直接蔓延、淋巴转移和血行转移。当肿瘤累及子宫深肌层、宫颈间质或为高级别时，易发生淋巴转移。

35. E 子宫内膜癌可能有两种发病机制。Ⅰ型为雌激素依赖型，其发生可能是在无孕激素拮抗的雌激素长期作用下（选项 A），如无排卵性功血、多囊卵巢综合征和颗粒细胞瘤患者（选项 B），发生子宫内膜增生症（单纯或复杂型，伴或不伴非典型增生），继而癌变；患者较年轻，常伴有肥胖、高血压、糖尿病、不孕或不育及绝经延迟（选项 C）；大约 20% 的内膜癌患者有家族史（选项 D）。Ⅱ型子宫内膜癌是非雌激素依赖型，发病与雌激素无明确关系。这类子宫内膜癌的病理形态属少见类型，如子宫内膜浆液性癌、透明细胞癌、癌肉瘤等。多见于老年妇女。所以，选项 E 错误。故本题应选 E。

36. D 盆腔淋巴结切除术是内膜癌手术分期的一个重要步骤，但满足低危淋巴结转移因素的患者，可以考虑不行淋巴结切除术：肌层浸润深度 <1/2（选项 D）、肿瘤直径 <2cm、G1 或 G2。而肌层浸润深度近肌壁全层（选项 A）、肿瘤直径 >2cm（选项 B）则需要行盆腔淋巴结切除。此外，有深肌层浸润、子宫内膜样腺癌 C3（选项 E）、浆液性腺癌、透明细胞癌（选项 C）等高危因素的患者，还需行腹主动脉旁淋巴结切除术。

37. C 子宫内膜癌治疗后应定期随访，75%～95% 复发在术后 2～3 年内。随访内容应包括详细询问病史、盆腔检查、阴道细胞学检查、胸部 X 线摄片、腹盆腔超声、血清 CA125 检测等，必要时可作 CT 及磁共振检

查。一般术后 2～3 年内每 3 个月随访 1 次，3 年后每 6 个月 1 次，5 年后每年 1 次。所以选项 C 正确。

38. E　子宫内膜癌的病理类型：①腺癌占 80%～90%。G1（高分化）：非鳞状或桑葚状实性生长区域≤5%，常局限于子宫内膜；G2（中分化）：分化稍差，腺体轮廓欠清晰，部分为实性癌，非鳞状或桑葚状实性生长区域占 6%～50%；G3（低分化或未分化癌）：分化差，腺体结构消失，实性癌块为主，非鳞状或桑葚状实性生长区域 >50%。②腺癌伴鳞状上皮化生，包括良性鳞状上皮（腺棘癌）及鳞癌（腺鳞癌）。③透明细胞癌呈管状结构，内衬透明的靴钉状细胞，恶性度高。④浆液性乳头样腺癌 1/3 含有砂粒体，易广泛累及肌层和脉管，恶性度极高。

39. C　子宫内膜癌化疗主要用于：①癌者晚期不能手术者；②手术后有复发高危因素者，如低分化、深肌层浸润、淋巴血管间隙受侵、淋巴结癌转移、特殊组织类型如透明细胞癌、浆液性乳头状腺癌；③复发患者。放射治疗适用于老年或有严重并发症不能耐受手术者，Ⅲ、Ⅳ期病例不宜手术者，均可考虑放射治疗。所以本题应选 C。

40. C　子宫内膜癌的孕激素治疗主要用于保留生育功能的早期子宫内膜癌患者，也可作为晚期或复发子宫内膜癌患者的综合治疗方法之一。以高效、大剂量、长期应用为宜，至少应用 12 周以上方可评定疗效。孕激素受体（PR）阳性者有效率可达 80%。长期使用可有水钠潴留或药物性肝炎等副作用，停药后可恢复。有血栓性疾病史者慎用。所以选项 C 错误。

41. D　子宫内膜癌的预防措施：①重视绝经后妇女阴道流血和绝经过渡期妇女月经

紊乱的诊治；②正确掌握雌激素应用指征及方法；③对有高危因素的人群，如肥胖、不育、绝经延迟、长期应用雌激素及他莫昔芬等，应密切随访或监测；④加强对林奇综合征妇女的监测，有建议可在 30～35 岁后开展每年一次的妇科检查、经阴道超声和内膜活检，甚至建议在完成生育后可预防性切除子宫和双侧附件。所以选项 D 错误。

42. E　阴道镜检查可用于外阴、阴道及宫颈病变的诊断，但不能用于内膜病变的诊断。

43. E　子宫肉瘤少见，恶性程度高（选项 A），大多数预后极差，占子宫恶性肿瘤的 2%～4%，占女性生殖道恶性肿瘤 1%。子宫肉瘤来源于子宫肌层、肌层内结缔组织和内膜间质（选项 B），也可继发于子宫平滑肌瘤（选项 D）。子宫肉瘤症状通常无特异性，早期症状不明显，最常见的症状为阴道不规则流血伴腹痛（选项 C）。继发性平滑肌肉瘤为原已存在的平滑肌瘤恶变，恶变自肌瘤中心部分开始，向周围扩展到整个肌瘤发展为肉瘤，往往侵及包膜。继发性子宫平滑肌肉瘤的预后比原发性好（选项 E 项）。所以选项 E 错误。

44. B　子宫肉瘤的临床症状无特异性（选项 A），早期症状多数不明显（选项 B），随着病情进展可出现一系列临床症状。阴道不规则流血最常见（选项 C），出血量多少不等。肉瘤生长快，可因子宫迅速增大或瘤内出血、坏死、子宫破裂引起急性腹痛（选项 D）。患者常诉下腹部包块迅速增大（选项 E）。随着包块的增大可出现一系列的压迫症状：可压迫膀胱或直肠，出现尿频、尿急、尿潴留、大便困难等症状。晚期患者全身消瘦、贫血、低热或出现肺、脑转移相应症状。宫颈肉瘤或肿瘤自宫腔脱出至阴道内，常伴有大量恶臭分泌物。所以选项 B 错误。

45. B 手术治疗是子宫平滑肌肉瘤的主要治疗方法，范围为全子宫及双附件切除术＋盆腔淋巴结和腹主动脉旁淋巴结切除术。子宫平滑肌肉瘤对放疗的敏感性较低，一般主张手术治疗，术后可辅助放疗，有助于预防盆腔复发，提高 5 年生存率，子宫内膜间质肉瘤对放疗的敏感性要高于子宫中胚叶混合瘤和子宫平滑肌肉瘤，一般认为手术后辅助放疗要比单纯放疗的疗效好，子宫肉瘤多采用盆腔外照射和阴道腔内放疗，对于复发或转移的晚期患者，可行姑息性放疗；子宫平滑肌肉瘤对化疗的敏感性不太高，一般认为子宫平滑肌肉瘤的化疗敏感性高于子宫内膜间质肉瘤和子宫中胚叶混合瘤，化疗对肺转移的效果好于盆腹腔及肝转移，但疗效不肯定，可作为综合治疗措施之一；低度恶性子宫内膜间质肉瘤术后可采用大剂量孕激素辅助治疗。所以选项 B 错误。

46. A 卵巢恶性肿瘤早期常无症状，不易被发现，可在妇科检查时偶然发现，约 2/3 的卵巢癌就诊时已属晚期。卵巢恶性肿瘤无特异症状，主要表现为腹胀、下腹部肿块以及腹水。症状的轻重取决于：①肿瘤的大小、位置、侵犯邻近器官的程度；②肿瘤的组织类型、生长速度；③有无并发症如扭转、破裂、感染。

47. D 因子宫 - 直肠凹是盆、腹腔的最低位，最容易出现癌细胞的种植转移，双合诊在阴道后穹隆、三合诊在子宫 - 直肠凹处，触及不规则硬性结节或"月牙刀"样片状硬性结节，是卵巢癌最为典型的妇科查体体征。腹胀、下腹部肿块、腹水、子宫 - 直肠凹内硬性结节同时出现，应考虑晚期卵巢癌的诊断。

48. A 无性细胞瘤对放疗敏感，但放疗会破坏患者卵巢功能，故已极少应用，仅用于治疗复发的无性细胞瘤。

49. E 早期卵巢恶性上皮性肿瘤手术起关键作用，尤其是首次手术尤为重要，疑为恶性肿瘤应尽早行剖腹探查术。若为早期卵巢恶性上皮性肿瘤（Ⅰ～ⅡA 期），应全面探查盆、腹腔，包括横膈、肝、脾、消化道、腹膜后各组淋巴结及内生殖器，对可疑病灶及易发生转移部位应多处取材作组织病理学检查，行全子宫＋双侧附件切除＋盆腔及腹主动脉旁淋巴结清扫＋大网膜和（或）阑尾切除。

50. C 晚期卵巢恶性肿瘤行肿瘤细胞减灭术的手术目的是尽最大努力切除卵巢恶性肿瘤的原发灶和转移灶，使肿瘤残余灶直径＜1cm，若肿瘤残余灶直径不能＜1cm，那么盆腔及腹主动脉旁淋巴结清扫也就无意义了。对于手术困难的患者可在组织病理学确诊为卵巢恶性肿瘤后，先行 1～4 个周期的化疗后再行手术。

51. D 晚期卵巢恶性肿瘤已在盆、腹腔内广泛转移，应充分评估后，选择行卵巢肿瘤细胞减灭术或间歇性卵巢癌肿瘤细胞减灭术。

52. A 转移性滋养细胞肿瘤常见的化疗毒副反应为骨髓抑制，其次为消化道反应，肝、肾功能损害及脱发等。所以化疗前应先检查骨髓及肝肾功能等，用药期间严密观察，注意防治。

53. A 绒毛膜癌是目前唯一能通过化疗达到痊愈的恶性肿瘤，也是女性生殖器恶性肿瘤中预后最好的恶性肿瘤。故本题应选 A。

54. A 滋养细胞肿瘤出现脑转移的预后凶险，为主要死亡原因，多因脑瘤增大及周围组织出血、水肿，造成颅内压进一步升高，脑疝形成，压迫生命中枢而危及生命。

55. B 妊娠滋养细胞肿瘤 60% 继发于葡萄胎妊娠，30% 继发于流产，10% 继发于足月妊娠或异位妊娠，其中侵蚀性葡萄胎全部继发于葡萄胎妊娠，绒癌可继发于葡萄胎妊娠，也可继发于非葡萄胎妊娠。所以选项 B 错误。

56. E　在颅内压较高尚未得到缓解时，鞘内注射 MTX（甲氨蝶呤）会加剧颅内压升高，有发生脑疝的风险。所以选项 E 错误。

57. A　患者应取侧卧位，头低脚高位，防止误吸以致阻塞呼吸道而窒息。所以选项 A 错误。

58. B　胎盘部位滋养细胞肿瘤起源于胎盘部位中间型滋养细胞，临床罕见，无绒毛结构，大多数病灶局限于子宫、预后良好。大体检查见肿瘤可为突向宫腔的息肉样组织，也可侵入子宫肌层或子宫外扩散，切面呈黄褐色或黄色。所以选项 B 错误。

59. E　B 超检查提示宫腔内充满不均质或条索状回声，此为葡萄胎的"落雪征"表现。所以选项 E 错误。

60. E　妊娠滋养细胞肿瘤患者突发急性腹痛，需警惕子宫病灶穿破浆膜层（A 项）、肝转移病灶破裂（B 项）、卵巢黄素化囊肿扭转（C 项）、卵巢黄素化囊肿破裂（D 项）。

61. D　葡萄胎预防性化疗的指征包括：完全性葡萄胎排出前 $\beta-hCG > 10^5$ IU/L（A项）、子宫明显大于停经月份（B 项）、黄素化囊肿直径 >6cm（C 项）、随访困难的完全性葡萄胎（E 项）。部分性葡萄胎不作预防性化疗。因此本题应选 D。

62. B　发生在葡萄胎以后的妊娠滋养细胞肿瘤可以为侵蚀性葡萄胎或绒癌，而发生在流产、足月妊娠、异位妊娠以后的妊娠滋养细胞肿瘤为绒癌（B 选项）。侵袭性葡萄胎镜下可见水泡状组织侵入肌层，有绒毛结构及滋养细胞增生和异型性。妊娠滋养细胞肿瘤主要通过血行转移。

二、A2 型题

63. A　患者 TCT 即提示 LSIL，应转诊阴道镜，必要时取活检，明确宫颈病变程度。

64. A　子宫腺肌病主要表现是经量增多，痛经常在月经来潮的前 1 周就开始，至月经结束，子宫里均匀性增大或有局限性结节隆起，质硬而有压痛，故选项 D 不正确。子宫内膜异位症表现为原发性痛经进行性加重，盆腔有触痛性结节，故选项 E 不正确。子宫肌瘤的典型表现为月经周期缩短、经量增多、经期延长、不规则阴道流血等，腹部扪及肿块，长期月经过多导致继发性贫血，故选项 A 正确。

65. C　子宫肌瘤红色样变多见于妊娠期或产褥期，患者可有剧烈腹痛伴恶心、呕吐、发热等症状。产褥感染不会出现腹部包块增大至脐部的症状。

66. C　经腹部非恶性肿瘤手术，一般性胃肠道准备为：术前 8 小时开始禁食，术前 2 小时开始禁水。因此本题应选 C。

67. C　子宫肌瘤是导致不孕的常见原因，CT 检查符合子宫肌瘤（选项 C）表现。葡萄胎（选项 B）及子宫内膜癌（选项 D）病变常位于宫腔内，少见钙化。子宫腺肌瘤（选项 A）可位于子宫肌层，肌层密度不均匀，少有钙化。因此本题应选 C。

68. E　一侧卵巢予以切除，另一侧卵巢常予以保留，那么切除端的卵巢功能将被代偿，但不能完全代偿。正常情况下两侧卵巢才排出 1 个成熟卵泡，排卵性月经周期会因一侧卵巢切除而改变。卵巢肿瘤的发生与切除一侧卵巢无关。

69. E　围绝经期妇女肌瘤可合并子宫内膜癌。故绝经过渡期妇女月经紊乱或不规则阴道出血者应先排除子宫内膜癌。诊刮或宫腔镜检查有助于鉴别。排除内膜癌后再行全子宫切除术。

70. C 子宫位于盆腔中央，前为膀胱，后为直肠，毗邻输尿管结肠等重要器官。子宫动脉为髂内动脉前干分支，在腹膜后沿骨盆侧壁向下向前行，经阔韧带基底部、宫旁组织到达子宫外侧，相当于宫颈内口水平约 2cm 处，横跨输尿管至子宫侧缘。输尿管起自肾盂，在腹膜后沿腰大肌前面偏中线侧下行（腰段）；在骶髂关节处跨髂外动脉起点的前方进入骨盆段（盆腔），并继续在腹膜后沿髂内动脉下行，到达阔韧带基底部向前内方行，在子宫颈外侧缘约 2cm 处，于子宫动脉下方穿过，位于子宫颈阴道上部的外侧 1.5 ~ 2.0cm 处。斜向前穿越输尿管隧道进入膀胱。因此子宫切除结扎子宫动脉时最容易损伤输尿管。因此本题应选 C。

71. A 经量增多是子宫肌瘤最常见的症状。多见于大的肌壁间肌瘤及黏膜下肌瘤。子宫肌瘤越大，越能使宫腔增大、子宫内膜面积增加并影响子宫收缩，从而引起经量增多。因此肌瘤的部位和肌瘤大小直接影响月经量情况。因此选项 A 正确。而肌瘤钙化（选项 B）及肌瘤玻璃样变（选项 D）都是常见的肌瘤退行性变性，不易引起月经改变。肌瘤数目多（选项 C）但肌瘤体积小或位于浆膜下，亦不会引起经量改变。肌瘤伴感染（选项 E）多表现为腹痛、发热。因此本题应选 A。

72. D 子宫内膜受雌激素长期持续的刺激，又无孕激素的拮抗，可发生子宫内膜增生症，也可癌变。题中患者考虑为无排卵性疾病引起的子宫内膜中度不典型增生，属癌前病变。因患者年轻，应给予孕激素治疗，使内膜周期性脱落后复查。

73. E 根据阴道脱落细胞及子宫内膜活

检提示该女性体内受雌激素高度影响，而绝经后女性理论上雌激素水平低下，因此选择分泌雌激素的卵泡膜细胞瘤。因此本题应选 E。

74. E 因妇科检查肿物活动，有囊性感，血肿瘤标记物未见异常，故可确诊为良性肿瘤或生理性，可以分娩后复查。

75. C 交界性黏液性囊腺瘤一般较大，多为单侧，乳头细小，质软，少量核分裂象，无间质浸润。根据病理结果考虑诊断为交界性黏液性囊腺瘤。

76. A 浆液性囊腺瘤是良性肿瘤，故选择肿瘤切除术为宜。

77. E 初步诊断是完全性葡萄胎。完全性葡萄胎的典型症状：①停经后阴道流血：为最常见的症状。一般在停经 8 ~ 12 周左右开始不规则阴道流血，量多少不定。②子宫异常增大、变软：因葡萄胎迅速增长及宫腔内积血导致子宫大于停经月份，质地变软，并伴 hCG 水平异常升高。③妊娠呕吐：常发生于子宫异常增大和 hCG 水平异常升高者。④子痫前期征象：多发生于子宫异常增大者，可在妊娠 24 周前出现高血压、蛋白尿和水肿，但子痫罕见。⑤甲状腺功能亢进。⑥腹痛：因葡萄胎增长迅速和子宫过度快速扩张所致，表现为阵发性下腹痛，一般不剧烈，能忍受，常发生于阴道流血之前。⑦卵巢黄素化囊肿：常为双侧，但也可单侧，大小不等，最小仅在光镜下可见，最大可在直径 20cm 以上。

78. E 外阴癌患者常并发外阴上皮内非瘤变，其中仅 5% ~ 10% 伴不典型增生患者有可能发展为外阴癌。

79. A 子宫颈癌的癌灶侵入淋巴管，形成瘤栓，随淋巴液引流进入局部淋巴结。淋巴转移分为两级：一级组包括子宫旁、闭孔、髂内、髂外、髂总、骶前淋巴结；二级组包括腹股沟深浅淋巴结、腹主动脉旁淋巴结。

80. B　间质浸润深度 <5mm，水平方向播散不超过 7mm 的宫颈癌为 I A 期。

81. A　CIN 和宫颈原位癌的宫颈外观可以呈正常光滑或糜烂样改变。患者，女性，53岁，绝经后雌激素水平下降，子宫颈萎缩，宫颈鳞 - 柱交界退回宫颈管内，宫颈内外观可呈光滑外观（选项 A 正确）。HSIL 相当于 CINⅡ和 CINⅢ，后者包括宫颈原位癌和宫颈上皮重度异型（选项 E 错误）。宫颈原位癌又称上皮内癌。上皮全层极性消失，细胞显著异型，核大、深染、染色质分布不均，有核分裂象；但病变限于上皮层内，基底膜未穿透，间质无浸润（选项 C 错误）。异型细胞可沿宫颈腺腔开口进入移行带区的宫颈腺体，致使腺体原有的柱状细胞为多层异型鳞状细胞替代，但腺体基底膜保持完整，称宫颈原位癌累及腺体。微小浸润癌：原位癌基础上，在显微镜下发现癌细胞小团似泪滴状、锯齿状穿破基底膜，或进而出现膨胀性间质浸润（选项 B 错误）。因此阴道镜下无法区别原位癌及微小浸润癌，必须通过病理诊断（选项 D 错误）。因此本题的正确答案为 A。

82. E　宫颈腺癌来自宫颈管，并浸润宫颈管壁。癌灶呈乳头状、芽状、溃疡或浸润型。病灶向宫颈管内生长，宫颈外观完全正常，但宫颈管膨大如桶状（选项 A 正确）。当癌灶长至一定程度即突向宫颈外口，常侵犯宫旁组织（选项 D 正确），因此宫颈腺癌易出现早期转移，对于放疗及化疗不如鳞癌敏感，宫颈腺癌的治疗预后远不如鳞癌（选项 E 错误）。常见腺癌的组织学类型包括普通型宫颈腺癌和黏液性腺癌，后者又进一步分为胃型、肠型等，其中高分化的胃型腺癌又称微偏腺癌（MDC），肿瘤细胞貌似良性，腺上皮细胞无异型性，但癌性腺体多，形态多变，伸入宫

颈间质深层，因此在腺癌中预后最差（选项 C 正确）。外生型、内生型、溃疡型和颈管型是宫颈鳞癌的巨检分型（选项 B 正确）。因此本题的正确答案为 E。

83. A　围绝经期女性，出现不规则阴道流血，且有高血压糖尿病病史，这些均是子宫内膜癌高危因素，因此需重点排除子宫内膜癌，最佳检查为宫腔镜检查及子宫内膜活检。所以选项 A 正确。宫颈刮片细胞学检查（选项 D）及阴道镜（选项 B）是用以诊断宫颈病变，并不能检查宫腔及内膜情况。后穹隆取材行细胞学检查（选项 C）也不能检查宫腔及内膜情况。尿妊娠试验（选项 E）只是作为辅助检查排除妊娠诊断之用。故本题应选 A。

84. D　子宫内膜癌手术病理分期（FICO，2009）指出：Ⅰ期，肿瘤局限于子宫体；Ⅰ A，肿瘤浸润深度 <1/2 肌层；Ⅰ B：肿瘤浸润深度 ≥1/2 肌层。Ⅱ期，肿瘤侵犯宫颈间质，但无宫体外蔓延。分化程度：Ⅰ级，高分化，G1；Ⅱ级，中分化，G2；Ⅲ级，低分化，G3。因此，本题选择 D。

85. D　子宫内膜癌的治疗以手术治疗为主，辅以放疗、化疗和激素等综合治疗。应结合患者的年龄、全身状况和有无内科合并症等，综合评估选择和制订治疗方案。患者无既往内外科病史，根据术前评估考虑子宫内膜癌Ⅰ期（子宫体外无转移证据），应以手术为主。手术一为切除病变，二为分期，因此需行全面分期手术（留取腹腔冲洗液 + 全子宫及双附件切除 + 盆腔淋巴结及腹主动脉旁淋巴结切除术），宫颈癌或子宫内膜癌转移到宫颈可行广泛性子宫切除术。该患者未发现子宫内膜病变转移到宫颈，因此无须行广泛性子宫切除术，故本题选择 D。

86. B　题中老年患者为手术后复发病例，

并且分化差，不宜进行手术，最佳治疗方案即为放疗加化疗。单纯放射治疗仅用于有手术禁忌证或无法切除的晚期子宫内膜癌患者。对于复发病例应采取放、化疗结合的治疗方案。

87. A 腺癌虽对放射治疗不敏感，但老年或有严重并发症不能耐受手术和Ⅲ、Ⅳ期病例不宜手术者均可考虑放射治疗，仍有一定疗效，故题中患者目前应选用放疗法。

88. A 该患者为子宫内膜癌Ⅱ期，应行全子宫＋双侧附件切除术＋盆腔、腹主动脉旁淋巴结清扫术

89. A 该患者系内膜癌术后、放疗后，阴道断端局部复发，可考虑选择再次手术切除局部复发病灶，或内分泌治疗。但该患者 78 岁，高龄，合并高血压、2 型糖尿病，再次手术（选项 E）风险高，血尿素氮 10.0mmol/L，肾功能不全，不适合化疗（选项 B），且该患者肿瘤组织 ER（＋）、PR（＋），采取选择内分泌（选项 A）治疗更为安全，亦可达到较好的治疗效果。因此本题应选 A。

90. B 患者系绝经后阴道流血，具有内膜癌发病的高危因素（肥胖、高血压、2 型糖尿病），并有癌症家族史，查体明确出血来源为宫腔内，应首先考虑子宫肿瘤可能性大。经阴道超声检查（选项 B）可了解子宫大小、宫腔形状、宫腔内有无赘生物、子宫内膜厚度、肌层有无浸润及深度等，对阴道流血的原因作出初步判断，因此作为首选检查项目。盆腔 MRl（选项 C）对肌层浸润深度和宫颈间质浸润有较准确的判断，因此多用于确诊为恶性肿瘤，为明确分期时使用。患者有子宫外转移者或者浆液性癌，血清 CA125（选项 D）可升高。若检查结果高度怀疑内膜癌，应行诊断性刮宫，获得子宫内膜的组织标本进行病理诊

断。凝血功能检查（选项 A）是常规的检查项目，不能协助诊断子宫内膜癌。性激素检查（选项 E）可用于了解患者绝经后激素状态，以分析病因，但不作为疾病诊断的首选项。因此本题应选 B。

91. B 盆腔肿块合并血清甲胎蛋白水平异常，应考虑卵巢内胚窦瘤。故本题应选 B。

92. D 对于无生育要求的患者，建议行全面分期手术。年轻并希望保留生育功能的恶性生殖细胞肿瘤患者，无论期别早晚，只要对侧卵巢和子宫未被肿瘤浸润，均可行保留生育功能手术；除Ⅰ期无性细胞瘤和Ⅰ期 G1 的未成熟畸胎瘤外，其他患者均需化疗；因此本题应选 D。

93. A 无性细胞瘤对放疗高度敏感（选项 A 正确，选项 B 错误），颗粒细胞瘤次之，上皮癌敏感性较低，恶性畸胎瘤、内胚窦瘤等放疗敏感性最差。无性细胞瘤好发于青春期及生育期女性（选项 D 错误）。未成熟畸胎瘤有恶性程度逆转现象（选项 E 错误），内胚窦瘤可产生 AFP（甲胎蛋白）（选项 C 错误）。因此本题选择 A。

94. C 卵巢颗粒细胞瘤为恶性肿瘤，患者 16 岁，考虑卵巢癌Ⅰ A 期，可行保留生育功能手术，应行患侧附件切除，术后化疗。

95. C 卵巢浆液性囊腺瘤和黏液性囊腺瘤多为单侧；畸胎瘤也多为单侧且年轻女性多见；卵巢颗粒细胞瘤为最常见的一种具有内分泌（以雌激素为主）功能的卵巢肿瘤，肿瘤发生于绝经后妇女时，绝经后出血是典型的临床症状，此外还会出现乳房胀、乳房增大、阴道涂片提示鳞状上皮成熟指数右移等表现；患者因有胃癌史，且双侧附件区有包块，首先考虑的临床诊断应为卵巢转移性肿瘤。

96. A 结核有低热、盗汗、消瘦、咳嗽、

咯血、胸痛五大典型症状，根据题中所述可排除选项 C。绒癌继发于葡萄胎、流产、足月妊娠后，患者占了两个高危因素，而且绒癌肺转移占 80%，故综合首先考虑的诊断是绒癌肺转移。所以选项 A 正确。

97. A　"阴道病灶组织病理检查见成对高度增生滋养细胞，无绒毛结构"提示绒毛膜癌。

98. C　阴道口脱出块状物，用力屏气时有尿液溢出考虑为阴道前壁膨出。阴道口外见一半球形块物为阴道前壁Ⅲ度膨出。

99. B　子宫腔内"蜂窝状回声或落雪状回声"是葡萄胎的典型超声图像。故本题应选 B。

100. B　子宫腔内"蜂窝状回声"是葡萄胎的典型超声图像。葡萄胎常常同时合并卵巢黄素化囊肿。因此本题应选 B。

101. B　子宫肌层内见细胞和合体滋养细胞高度增生，明显异型，未见绒毛或水泡状结构，是绒癌的典型病理学表现。故选项 B 正确。镜下是否见绒毛结构是葡萄胎与绒癌的区别。

102. A　根据葡萄胎排空后或流产、足月分娩、异位妊娠后出现阴道流血和/或转移灶及其相应症状和体征，应考虑妊娠滋养细胞肿瘤可能，非葡萄胎妊娠后只继发绒癌（选项 A 正确），而侵袭性葡萄胎只能继发于葡萄胎（选项 D 错误）。因此本题的正确答案为 A。

三、A3/A4 型题

103. B　病历中患者生育年龄女性，月经周期正常，有月经量增多表现，查体子宫增大，超声提示子宫前壁低回声包块并向宫腔突出（内膜线后移），因此宫腔病变可能性

大。宫腔镜检查是应用膨宫介质扩张宫腔，通过插入宫腔的光导玻璃纤维窥镜直视观察宫颈管、宫颈内口、宫腔及输卵管开口的生理与病理变化，以便于对病变组织直观准确取材并送病理检查；同时也可直接在宫腔镜下手术治疗。因此，本病例最合适的检查应为宫腔镜检查（选项 B），便于观察肿物形态、大小、位置，必要时可同时取材活检。诊断性刮宫（选项 A）可用于内膜病变的诊断和治疗，但对于肌壁间瘤体的诊治作用不佳。盆腔 MRI（选项 C）在妇科疾病诊断中不是首选，次于超声检查。子宫输卵管造影（选项 D）是可了解宫腔形态及输卵管通畅性的检查方法，对病变具体情况无法了解。腹腔镜（选项 E）可用于子宫肌壁向腹腔突出病变的检查和治疗。因此本题应选 B。

104. C　子宫肌瘤（选项 C）是女性生殖器最常见的良性肿瘤，由平滑肌及结缔组织构成，肌瘤大体上为实质性球形包块，表面光滑，质地较子宫肌层硬。子宫内膜息肉（选项 A）为炎性子宫内膜局部血管和结缔组织增生形成息肉状赘生物突入宫腔内所致，息肉大小数目不一，多位于宫体部，借助细长蒂附着于子宫腔内壁，质软。子宫内膜腺体及间质侵入子宫肌层，称子宫腺肌病（选项 B），异位内膜在子宫肌层多呈弥漫性生长，累及后壁居多，故子宫呈均匀增大，前后径增大明显，呈球形，少数腺肌病病灶呈局限性生长形成结节或团块，似肌壁间肌瘤，但与周围肌层无明显界限，称为子宫腺肌瘤。子宫腺肌瘤很少会有大部分突向宫腔的情况。子宫内膜癌（选项 D）分为局灶型和弥漫型，局灶型多见于宫腔底部或宫角部，呈息肉样或菜花状，质较脆；弥漫型表现为子宫内膜大部或全部被癌组织侵犯，并突向宫腔，常伴有出血、坏死。子宫内膜间质肉瘤（选项 E）临床少见，是子宫肉

瘤的一种，来自子宫内膜间质细胞，子宫呈球形增大，肿瘤呈息肉状或结节状，突向宫腔，富有弹性。因此本题应选 C。

105. C 患者因月经量多 1 年就诊，实验室检查提示贫血，因此观察随诊（选项 A）不再合适。超声及宫腔镜检查均提示赘生物大部分位于宫腔内，考虑黏膜下肌瘤可能性大。患者为 30 岁年轻女性，还有生育要求，暂不适合行子宫切除手术（选项 B）。合适的手术治疗方案应为宫腔镜下肌瘤电切术（选项 C），术后根据最终病理结果决定下一步处理。子宫动脉栓塞（选项 D）或 CnRH-a 药物治疗（选项 E）用于短时间内控制出血，但对于病变无法根治，停药后会面临再发出血问题。故本题应选 C。

106. D 患者为年轻女性，经量多，经期长，这是子宫肌瘤最常见的症状。同时妇科检查可扪及子宫增大，表面不规则单个或多个结节状突起。辅助检查提示贫血。根据患者年龄、症状、体征、辅助检查，应首先考虑的诊断是子宫肌瘤。所以选项 D 正确。子宫内膜癌（选项 A）多发于老年女性，常见症状为绝经后阴道流血；子宫颈癌（选项 B）的典型症状是接触性出血；子宫腺肌病（选项 E）的典型症状是进行性加重的痛经，子宫增大呈球状。该患者没有这些症状，均可排除；子宫畸形（选项 C）不会引起经量增多、经期延长，亦可排除。综上，本题 D 是正确答案。

107. C 子宫肌瘤的治疗一般根据患者的年龄、症状、生育要求以及肌瘤的类型、大小、增长速度、有无合并贫血全面考虑。希望保留生育功能的，应选择子宫肌瘤剔除术：不要求保留生育功能或疑有恶变者，可行子宫切除术。本例患者为年轻女性，未生育，无恶变表现，但有月经量多、经期延长表现，并已继发贫血，有手术指征，应选择子宫肌瘤剔除

术。对于有生育要求的患者行子宫切除术是不合适的。子宫肌瘤较大的患者不能服用激素类药物。综上，本题 C 选项正确。

108. E 非特殊类型的子宫肌瘤术后无需辅助治疗，定期随访即可。促性腺激素释放激素抑制剂（GnRH-a）、米非司酮、达那唑、孕激素适合用于子宫内膜异位症的治疗。因此，本题选择 E。

109. A 患者为年轻女性，因不孕症就诊，检查发现：宫体增大，双附件囊肿，因子宫内膜异位症是常见的女性不孕因素，结合患者病史及辅助检查，考虑双侧卵巢子宫内膜异位症及子宫腺肌病可能性较大，有手术指征。手术目的为全面了解患者盆腹腔情况，以指导患者后续受孕方式选择；如术中发现病变，予以相应处理。有条件最好加做宫腔镜，以便了解患者宫腔形态、内膜情况及宫腔有无畸形等。患者有生育要求，非恶性肿瘤，故不考虑子宫及附件切除术，故可排除 C、D、E 三个选项，且术中应注意保护患者卵巢功能，避免电灼卵巢导致卵巢功能降低，排除 B。为排除是否有双侧输卵管因素引起的不孕症，应加行双侧输卵管通液术。因此选项 A 是本题的最佳处理方法。

110. E 卵巢囊肿常见的并发症为蒂扭转、破裂、感染及恶变。出血（选项 A）不属于卵巢肿瘤的并发症，可排除。约 10% 卵巢肿瘤可发生蒂扭转（选项 E），约 3% 卵巢肿瘤会发生破裂（选项 B），感染（选项 C）较少见，对于肿瘤迅速生长尤其双侧性，应考虑有恶变可能（选项 D）。综上，卵巢肿瘤最常见的并发症是蒂扭转，故选 E。

111. B 良性肿瘤以手术治疗为主，恶性肿瘤则选择综合治疗，包括手术、化疗、放疗。故选项 A、C 正确。卵巢囊肿蒂扭转的治

疗原则是：一经确诊，尽快行手术治疗。术时应先在扭转蒂部靠子宫的一侧钳夹后，再切除肿瘤和扭转的蒂部，钳夹前不可先将扭转的蒂回复，以防血栓脱落造成重要的器官栓塞。故选项 B 是不正确的。卵巢囊肿破裂，可能会导致腹腔内出血、腹膜炎及休克，因此一旦怀疑，应立即手术，选项 D 正确。卵巢肿瘤感染多继发于蒂扭转或破裂，也可来自邻近器官感染灶的扩散，治疗原则是抗感染治疗后，手术切除肿瘤，选项 E 正确。综上，不正确的是 B。

112. C　外阴恶性肿瘤的发病相关因素包括：①人乳头瘤病毒（HPV）（HPV16，HPV18，HPV31 等）感染（A 项）和吸烟（B 项）相关，来自 VIN，倾向于多灶性，多发生于年轻女性，其中 HPV16 型感染超过 50%；②非HPV 感染相关病变如外阴硬化性苔藓（E 项），分化型外阴鳞状上皮内癌变（D 项）等，多见于老年女性。外阴巴氏腺囊肿（C 项）多为单侧，也可为双侧，生育期女性多见，急性起病时局部肿胀、疼痛、质软，少数患者可能出现发热等全身症状，腹股沟淋巴结可呈不同程度增大，其与外阴鳞癌无明确相关性。故本题应选 C。

113. E　外阴癌的预后与癌灶大小（A 项）、癌灶部位（B 项）、外阴癌分期（D 项）、肿瘤分化、有无淋巴结转移（C 项）及治疗措施等有关，病灶大小及癌灶部位决定了手术切除范围及是否直接影响器官功能，与预后相关。其中以淋巴结有无转移最为重要，有淋巴结转移的患者 5 年生存率约 50%，而无淋巴结转移者 5 年生存率为 90%。肿瘤是否有破溃（E 项）对外阴肿瘤预后无关。故本题应选 E。

114. C　外阴鳞状细胞癌临床表现可以无症状，癌灶为浅表溃疡或硬结节，可伴坏死、

感染、出血，周围皮肤可增厚及色素改变，最常见的症状是外阴瘙痒、局部肿块或溃疡，合并感染或较晚期癌可出现疼痛、渗液和出血。癌灶以大阴唇最多见，若已转移至腹股沟淋巴结，可扪及增大、质硬、固定的淋巴结。所以选项 C 正确。外阴乳头瘤（A 项）症状有外阴肿物和瘙痒，肿物多发生于大阴唇，呈多个或单个乳头状突出表面，可有破溃、出血，但其为良性外阴病变，无淋巴结转移可能。外阴黑色素瘤（B 项）的主要临床表现为外阴瘙痒、出血、色素沉着范围增大。检查可见病灶稍隆起，有色素沉着（肿瘤多为棕褐色或蓝黑色），呈平坦状或结节状，可伴溃疡，病例患者外阴肿物位于大阴唇，且该肿物无色素沉着。外阴硬化性苔藓（D 项）主要症状为局部灼烧感，表皮萎缩，表层过度角化，由于表皮过度角化及黑色素减少使皮肤外观呈白色。外阴纤维瘤（E 项）主要表现为大阴唇上单发的光滑质硬赘生物，由成纤维细胞增生而成表面可有溃疡和坏死，无淋巴转移可能。

115. D　若病变可疑局限于上皮内，首次评估需对病灶进行多点活检（D 项）以排除浸润癌。3mm 或 4mm 深度的 Keyes 活检器是理想的工具。多发病灶需从各病灶多处取材。若病变可疑浸润癌，通常在门诊局麻下进行楔形切除或 Keyes 活检，取材应有足够的深度，建议包含临近的正常皮肤及皮下组织，可在阴道镜（A 项）指引下在可疑病灶部位活检。在未明确外阴肿物性质前，可暂不对腹股沟淋巴结进行活检（C 项）。HPV 检测（E 项）可行，但不能作为明确诊断的唯一检查。TCT 检查（B 项）为排除宫颈病变的检查，与题干不符。

116. C　外阴癌分期现采用国际妇产科联盟（FICO）2009 年制定的分期，病历中提示病理证实腹股沟区 1 个淋巴结转移，因此至少

为ⅢA 期（C 项）。

117. A 外阴癌以往主要采用手术疗法，而在过去 30 年内，放射治疗和化疗已逐渐融入其治疗体系。因此，外阴癌的治疗是多学科参与的个体化治疗。Ⅱ～Ⅲ期的局部晚期肿瘤则应行腹股沟淋巴结和外阴病灶分步处理，先行影像学评估和淋巴结病理活检，再根据结果采取个体化的手术或与放化疗结合的综合治疗。故选项 A 正确。

118. E 虽然鳞癌对放射治疗较敏感，但外阴正常组织对放射性耐受性极差，易出现外阴放射性外阴皮肤损害（A 项），如肿胀、糜烂、剧痛等，难以达到放射根治剂量。除此之外还可能出现：放射性尿道炎（B 项）、放射性肠炎（C 项）、膀胱阴道瘘（D 项）等，但对转移淋巴结区域的照射效果良好。

119. E 患者宫颈可见病灶 >4cm，肿瘤侵犯阴道 1/3（后穹隆受累），宫旁无明显浸润，因此诊断为ⅡA2 期。

120. D ⅠB 至ⅡA 期宫颈癌，放疗和手术疗效相似。ⅠB2 和ⅡA2 期可选择：①盆腔外照射 + 顺铂同期化疗 + 阴道近距离放疗，A 点剂量≥85Gy（1 级证据）。②广泛性子宫切除术 + 盆腔淋巴结切除 ± 主动脉旁淋巴结取样（2B 级证据）。③盆腔外照射 + 顺铂同期化疗 + 近距离放疗，A 点剂量 75～80Gy，放疗后行辅助性子宫切除术（3 级证据）。以上 3 种推荐中，首选同期放化疗。

121. D 局部晚期子宫颈癌（主要指宫颈局部肿瘤≥4cm 早期子宫颈癌），由于局部肿瘤病灶大，可能存在脉管浸润，局部肿瘤不易控制，更容易发生淋巴结转移或远处转移，容易复发，是具有不良预后因素的一类宫颈癌，如需手术应尽量行根治性手术（至少为广泛性子宫切除 + 盆腔淋巴结切除术 ± 主动脉旁

淋巴结取样），不宜行保留生育功能手术。因子宫颈鳞状细胞癌转移卵巢概率低，45 岁以下的鳞癌患者可保留卵巢。因此，本题选择 D。

122. C 早期宫颈癌的诊断应采用宫颈细胞学检查和/或高危型 HPV – DNA 检测、阴道镜、宫颈活组织检查的三阶段程序。宫颈细胞学检查是最常用的筛查宫颈癌的方法，阴道镜（C 项）可便于我们观察宫颈，以提高诊断率，但确诊依据是组织学诊断。组织来源可通过宫颈活检，包括阴道镜下宫颈活检（B 项）、直接癌灶活检（肉眼可见明显病灶者）（E 项）；除此之外，对于如题所诉内生型病灶，也可通过宫颈管搔刮术（A 项）或宫颈锥切术进行诊断（D 项）。所以本题应选 C。

123. E 目前已知的 HPV 分型有 120 多个，其中只有十余种高危型的 HPV 感染与 SIL 和宫颈癌发病密切相关（A 项），其中约 70% 与 HPV16/18 型相关（B 项）。因年轻女性是 HPV 感染的高峰年龄，建议高危型 HPV 检测用于 30 岁以上女性（C 项）。高危型 HPV DNA 检测相对于细胞学检查其敏感性较高，特异性较低，可与细胞学检查联合应用于宫颈癌筛查，但不是诊断方法（D 项）。HPV16/18 阳性者，发生 HSIL 和宫颈癌风险显著增高，建议直接行阴道镜检查（E 项）。

124. D 根据病史及妇科检查，考虑宫颈病变，宫颈液基细胞学检查提示：ASC – US（无明确诊断意义的鳞状上皮细胞病变）。人乳头状瘤病毒（HPV）感染能够引起子宫颈上皮内瘤变（CIN）及子宫颈癌的发生，高危型 HPV 的持续感染是促使宫颈癌发生的最主要因素。本例需进一步完善 HPV 检测（D 项），这对 ASC – US 可进行有效的分流。患者体检已行宫颈液基细胞学检查，没有必要再重复进行宫颈刮片检查，故 C 选项错误。B 型超

声、MRI、CT、阴道分泌物检查，不能反映子宫颈的早期病变情况，故 A，B，E 均可排除。综上，D 为正确选项。

125. B 阴道镜检查并行病理组织活检是诊断宫颈癌前病变或宫颈癌的金标准。若液基细胞学检查为 ASC – US 并高危 HPVDNA 检测阳性，或者低度鳞状上皮内病变（LSIL）及以上者，应做阴道镜检查，根据醋白试验及碘染色等方法观察宫颈情况，必要时行活检。该患者液基细胞学检查为 ASC – US，且 HPV 高危型阳性，需行阴道镜检查，明确宫颈病变的性质，再决定下一步治疗方案。不可在病变性质没有明确的情况下直接行子宫颈电灼、子宫颈锥切或宫腔镜检查。综上，本题选择 B。

126. B 宫颈高度鳞状上皮病变（HSIL）阴道镜检查不充分者通常采用子宫颈锥切术（B 项），包括子宫颈环形电切除术和冷刀锥切术。宫颈锥切目的为排除活检可能遗漏的更高一级病变或可疑浸润癌，明确病变累及程度及决定手术范围，同时还有治疗作用。经子宫颈锥切确诊、年龄较大、无生育要求，合并有其他有手术指征的妇科良性疾病的 HSIL 也可行全子宫切除术。故根据本例病史，选择 B 项。

127. E 患者肿瘤超越子宫，浸润宫旁，并引起肾积水，考虑诊断宫颈癌ⅢB 期，治疗方案为体外照射 + 腔内照射放疗 + 同步化疗。故选项 E 正确。

128. C 宫颈癌放疗的副作用包括：皮肤反应、骨髓抑制、淋巴水肿、放射性直肠炎、放射性膀胱炎等，少数患者可有恶心、呕吐，少数晚期患者可出现较严重的并发症，如肠梗阻、肠出血、肠穿孔，需专科医生治疗。因此，"肾脏毒性"不是放疗的副作用。故本题

选择 C。

129. B 放射治疗原则是最大程度地消灭肿瘤，同时又最大程度地保护正常组织。要遵循：①诊断清晰原则。②对患者一般情况进行 Karnofsky 评分，掌握重要生命器官、肿瘤周围组织功能状况及其他合并症。③细致计划原则，充分进行放疗前的准备。④个体化原则。因此，本题选择 B。

130. B 对于月经经量增多及经期延长，考虑的疾病包括子宫肌瘤、子宫腺肌病、排卵性异常子宫出血及子宫内膜癌。而围绝经期女性应排除内膜癌后再按照良性疾病处理。该患者肥胖，体重指数为 32.46，既往有多囊卵巢病史，属子宫内膜癌高危人群。诊断性刮宫（B 项）能获得子宫内膜的组织标本进行病理诊断，是常用而有价值的内膜癌诊断方法。

131. C 子宫内膜癌患者治疗原则是以手术（C 项）为主，辅以放疗、化疗和激素治疗等综合治疗。应根据患者的年龄、全身情况、癌变累及范围及组织学类型选用和制订适宜的治疗方案。

132. E 患者月经不规律，伴有月经量增多，经期延长，超声结果提示子宫后壁肌壁间见 3.2cm×2.8cm×3.0cm 大小的弱回声团块，子宫肌瘤可能性大，但该肌瘤位置和大小引起患者月经改变的可能性不大；而宫内占位可能引起相关症状。患者既往月经不规律，有内膜癌家族史，体重指数 25.39，属内膜癌发病高危人群，尽管患者年轻未生育，仍需通过诊断性刮宫获得子宫内膜的组织标本进行病理检查明确诊断。

133. B 患者年轻，诊断性刮宫结果提示高分化宫内膜样腺癌，有生育要求，可考虑评估是否适合选择保留生育功能的治疗方案。对影像学评估病灶局限于子宫内膜的高分化的

年轻子宫内膜样癌患者，可以考虑采用孕激素治疗为主的保留生育功能治疗。MRI 可协助判断病变范围，病变是否局限于子宫腔、有无肌层浸润及浸润深度。子宫内膜癌适合接受保留生育功能治疗的病例选择标准可用：年龄＜40 岁；渴望保留生育功能，愿意承担治疗风险；病灶局限在内膜，高分化；孕激素受体（＋）；血清 CA125＜35IU/L。保留生育功能治疗风险高，治疗前应充分告知患者保留生育功能治疗的利弊。

134. E 内膜癌保留生育功能的治疗方案应选用高效、大剂量、可长期应用的孕激素药物。常用药物包括醋酸甲地孕酮、甲羟孕酮、左炔诺孕酮宫内缓释装置。

135. C 子宫内膜癌孕激素治疗后至少应用 12 周以上方可评定疗效。保留生育功能的子宫内膜癌患者应 3 个月进行一次诊断性刮宫，判断疗效以决定后续治疗。

136. C 根据国际妇产科联盟（FICO）关于子宫内膜癌的手术病理分期，患者病变累及宫颈，暂无其他区域扩散转移的证据，因此诊断为 Ⅱ 期（C 项）。

137. A 内膜癌患者治疗原则是以手术为主，辅以放疗、化疗和激素治疗等综合治疗。应根据患者的年龄、全身情况、癌变累及范围及组织学类型选用和制订适宜的治疗方案。

138. D 术前或术中很难区分原发性宫颈癌与子宫内膜癌 Ⅱ 期，因此对于可疑宫颈受累的内膜癌患者，应按照宫颈腺癌的手术要求，行改良广泛性子宫切除＋双附件切除＋盆腔淋巴结清扫＋腹主动脉旁淋巴结清扫术，所以应选 D。

139. C 单纯放疗仅用于有手术禁忌证或无法手术切除的晚期内膜癌患者。对 Ⅰ 期 G1，不能接受手术治疗者可选用单纯腔内照射，其他各期均应采用腔内腔外联合照射。

140. D 妇科 B 型超声检查、MRI/CT 可了解肿块大小、部位、囊性或实性、囊内有无乳头、肿物的血流等情况，但无法确诊。腹部 X 线对盆腔肿物诊断价值不大。肿瘤标志物可帮助判断肿瘤的性质，但无法确诊。肿瘤的确诊需要病理学检查。腹腔镜检查不仅可以明确肿瘤来源，同时可以行病理学检查进行确诊。因此，本题选 D。

141. A 卵巢恶性肿瘤的主要转移途径为直接侵犯和腹腔种植转移，也可发生血行转移，但少见，因此本题选 A。

142. E 盆腹腔肿瘤腹腔镜分期的突出优点包括：诊断治疗一体化；创伤小、痛苦轻；可避免不必要的开腹；可直观直接地获取诊断依据。但能否使用腹腔镜来进行分期手术在术前要经过严格的评估。对于病变转移范围广、病灶大的病例不适合进行采用腹腔镜分期手术。因此本题选 E。

143. E 该患者在使用化疗药物后出现过敏反应。化疗过程中可导致过敏反应的常见药物为紫杉醇，紫杉醇不良反应有过敏反应，用药数分钟后出现荨麻疹、呼吸窘迫、支气管痉挛、低血压。故化疗前多采用系统脱敏，化疗前给予地塞米松、西咪替丁、苯海拉明预防性用药。顺铂的副反应包括肾功损害，中度骨髓抑制，神经毒性；而卡铂（CBP）克服了顺铂（DDP）消化道不良反应和肾脏毒性反应，但骨髓抑制较重，多于化疗后 7～10 天达最低，临床可表现为疲乏、无力和发热等。实验室检查主要为血常规指标的下降。综上，本题选择 E。

144. B 直接破坏 DNA 并阻止其复制的药物：烷化剂（环磷酰胺，即 CTX）、丝裂霉素 C（MMC）、博来霉素（BLM）、铂类（顺铂、卡铂）等。本题选择 B。

145. D 绒毛膜癌临床表现为：①流产、分娩或葡萄胎排空术后阴道不规则出血。②腹痛（子宫肌壁受累或癌组织穿破子宫内出血）。③检查子宫长大不规则或有盆腔肿块。④转移灶相应的症状及体征如肺转移（咯血、胸痛）、阴道转移（流血及转移结节破损）、脑转移（出现脑血管栓塞、颅内高压、脑疝等相应症状）。⑤HCG 测定。葡萄胎清宫术后 12 周，流产后、自然流产后 1 个月，HCG 值持续升高。X 线、胸片、B 超、CT 等检查可协助确定转移部位。患者人工流产并行绝育术后 1 年，阴道不规则流血，子宫稍大，尿 HCG（+），胸片示右肺有两处阴影，为绒毛膜癌的典型临床表现。

146. D 治疗原则为以化疗为主、手术和放疗为辅的综合治疗。

147. C 根据病例特点考虑诊断为葡萄胎。葡萄胎清宫术后血 hCC 持续升高，子宫前壁占位，阴道壁可见转移病灶，诊断为妊娠滋养细胞肿瘤。妊娠滋养细胞肿瘤包括侵蚀性葡萄胎、绒癌和胎盘部位滋养细胞肿瘤，其中侵蚀性葡萄胎全部继发于葡萄胎妊娠，而绒癌可以继发于葡萄胎，也可以继发于流产、足月妊娠或者异位妊娠。妊娠滋养细胞肿瘤是唯一不需要组织病理学依据就能诊断的恶性肿瘤。

148. D 滋养细胞肿瘤 FICO 分期：肿瘤局限于子宫为 Ⅰ 期，肿瘤扩散，但仍局限于生殖器（卵巢、输卵管、阴道、阔韧带）为 Ⅱ 期，肺转移为 Ⅲ 期，所有其他部位的远处转移为 Ⅳ 期。该患者阴道壁见 2cm×1cm 紫蓝色结节，病变扩散至阴道，X 线胸片和胸部 CT 阴性，因此，FIGO 分期为 Ⅱ 期。根据 FIGO/WHO 预后评分：转移病灶 1 个，1 分；治疗

前 hCG 为 $10^3 \sim 10^4$，1 分；共计 2 分。因此，本题选择 D。

149. A 滋养细胞肿瘤的主要治疗方案为化疗，化疗方案取决于分期及预后分级，低危妊娠滋养细胞肿瘤（预后评分 <7 分）首选单药化疗，包括甲氨蝶呤和放线菌素 D。

150. B 本例患者足月产后阴道流血，hCG 异常升高，咳嗽、咯血伴肺部阴影，阴道转移结节，应首先考虑妊娠滋养细胞肿瘤。

151. D 妊娠滋养细胞肿瘤可继发于葡萄胎排空后，也可发生在流产、足月妊娠、异位妊娠以后，hCG 水平是妊娠滋养细胞肿瘤的主要诊断依据，需除外妊娠物残留或再次妊娠，组织学诊断依据不是必需的（D 项），X 线胸片明确的肺转移支持妊娠滋养细胞肿瘤诊断。

152. D 滋养细胞肿瘤病灶极易出血，应避免单纯为明确诊断而行活检（D 项）；并且大多数病灶化疗后可消失，无需特殊处理。

153. C 宫腔内布满"落雪状回声"首先考虑葡萄胎，该病发生黄素化囊肿（C 项）的概率较高，双侧发生者占绝大多数。

154. D 葡萄胎一经诊断应尽快行清宫术（D 项）。

155. C 葡萄胎患者术后需要定期随访（C 项），定期 hCG 测定，术后应可靠避孕 1 年。为减少出血，清宫中可以使用缩宫素，但不常规应用，若需要应在充分扩张宫颈管和开始吸宫后使用。术后避孕不建议使用宫内节育器，避免混淆子宫出血原因或造成穿孔。预防性化疗不常规使用。

四、B1 型题

156～160. A、A、B、C、D 微小浸润性鳞状细胞癌肉眼观察无明显异常，或类似子宫颈柱状上皮异位。随病变发展，可形成 4 种类

型：①外生型：最常见，癌灶向外生长呈乳头状或菜花样，组织脆，触之易出血。常累及阴道。②内生型：癌灶向子宫颈深部组织浸润，子宫颈表面光滑或仅有柱状上皮异位，子宫颈肥大变硬，呈桶状。常累及宫旁组织。③溃疡型：上述两型癌组织继续发展合并感染坏死，脱落后形成溃疡或空洞，似火山口状。④颈管型：癌灶发生于子宫颈管内，常侵入子宫颈管和子宫峡部供血层及转移至盆腔淋巴结。

161. C 子宫颈癌临床分期（FIGO，2009 年）Ⅱ期是指肿瘤超越子宫，但未达骨盆壁或未达阴道下 1/3。ⅡA 期是指肿瘤侵犯阴道上 2/3，无明显宫旁浸润。ⅡA1 期是指肉眼可见癌灶 ≤4cm。ⅡA2 期是指肉眼可见癌灶 >4cm。ⅡB 期是指有明显宫旁浸润，但未达到盆壁。

162. A 肿瘤浸润深度 <1/2 肌层属于ⅠA 期。

163. E 宫颈癌的 FIGO 2009 临床分期Ⅳ期是指癌浸润膀胱黏膜或直肠黏膜。

164～165. A、E 外阴基底细胞癌为低度恶性肿瘤，多为单发，平均发病年龄 70 岁，病灶多位于大阴唇，肿瘤生长缓慢，确诊可见毛囊或表皮基底层的多功能幼稚细胞浸润性生长。细胞有异型性，局限于真皮层内。所以选项 A 符合题意。外阴恶性黑色素瘤（选项 E）多见于 65～75 岁妇女，常诉外阴瘙痒、出血、色素沉着范围增大。病灶常位于小阴唇，其次是阴蒂周围，呈痣样、结节状生长、有色素沉着（肿瘤多为棕褐色或蓝黑色），可伴溃疡。外阴鳞状上皮内病变（选项 D）症状无特异性，多表现为外阴瘙痒、皮肤破损及溃疡。部分患者无症状。病变可发生于外阴任何部位，最常见外阴病变为丘疹、斑点、斑块

或乳头状疣，单个或多个，呈灰白、粉红色、少数为略高出皮肤的黑色素沉着，严重者可弥漫状覆盖整个外阴。外阴脂肪瘤（选项 B）来自大阴唇或阴阜脂肪组织，位于皮下组织内，质软。外阴乳头瘤（选项 D）常见于绝经期和绝经后女性，多发生于大阴唇，呈多个或单个乳头状突出皮肤表面。

五、X 型题

166. AB 外阴良性肿瘤中，来源于上皮的有外阴乳头瘤、汗腺腺瘤，来源于中胚叶的有纤维瘤、脂肪瘤、平滑肌瘤和神经纤维瘤。

167. BD 外阴癌不是只生在外阴皮肤表面，也可能生长在阴道内。外阴鳞状细胞癌以大阴唇最多见，常有外阴瘙痒。所以选项 B、D 错误。其余选项均正确。

168. ABCE 子宫肌瘤常易与子宫腺肌病、妊娠子宫、卵巢肿瘤、子宫恶性肿瘤（子宫肉瘤、子宫内膜癌、子宫颈癌）及卵巢子宫内膜异位囊肿、盆腔炎性包块、子宫畸形等混淆，应予以鉴别。

169. AB 卵巢性索间质肿瘤起源于原始性腺中的性索和间质组织，包括颗粒细胞－间质细胞瘤（颗粒细胞瘤、卵泡膜细胞瘤、纤维瘤）、支持细胞－间质细胞瘤（又称为睾丸母细胞瘤）。内胚窦瘤和皮样囊肿均属于卵巢生殖细胞肿瘤。所以本题应选 AB。

170. ACDE 卵巢生殖细胞肿瘤为来源于原始生殖细胞的一组肿瘤，包括畸胎瘤（成熟畸胎瘤、未成熟畸胎瘤）、无性细胞瘤和卵黄囊瘤。睾丸母细胞瘤属于卵巢性索间质肿瘤。所以选项 ACDE 正确。

171. AE 皮样囊肿即成熟畸胎瘤，为良性肿瘤，可发生于任何年龄，以 20～40 岁居多；无性细胞瘤为恶性肿瘤，占卵巢恶性肿瘤

1%～2%。好发于青春期及生育期妇女。中度恶性，单侧居多，右侧多于左侧；卵黄囊瘤为恶性肿瘤，较罕见，占卵巢恶性肿瘤1%。常见于儿童及年轻妇女；成人型颗粒细胞瘤占卵巢肿瘤的1%，占颗粒细胞瘤的95%，为低度恶性肿瘤，可发生于任何年龄，高峰为45～55岁；卵泡膜细胞瘤常与颗粒细胞瘤同时存在，但也可单一成分，多为良性。所以选项AE符合题意。

172. ACE　美国癌症协会将恶性黑色素瘤的早期征象归结为"ABCDE"五个特征：①不对称病变（asymmetry）；②边缘不规则（borderirregularity）；③颜色多样（colorvariety）；④直径增大（diameterenlarging）；⑤隆起（elevation）。这些特征可为临床早期诊断提供依据，但确诊还需要组织病理学检查。

173. BCD　患者宫颈可见病灶＞4cm，肿瘤侵犯阴道1/3（后穹隆受累），宫旁无明显浸润，可诊断为ⅡA2期。局部晚期子宫颈癌如需手术应尽量行根治性手术（至少为广泛性子宫切除＋盆腔淋巴结切除术±主动脉旁淋巴结取样），不宜行保留生育功能手术。淋巴结阳性、切缘阳性和宫旁浸润被认为是"高危因素"。具备任何一个"高危因素"均推荐术后补充盆腔外照射＋顺铂同期化疗（1级证据）＋阴道近距离放疗。阴道切缘阳性者，阴道近距离放疗可以增加疗效。因此，本题选择B、C、D。

174. ABD　绝经后阴道出血有多种病因。其中包括良性病变和恶性病变。及早对其做出病因诊断，对于改善患者预后非常重要。而作为确诊手段的是活组织检查。该患者查体时阴道、宫颈未见异常，出血来源于宫口内，因此子宫体及宫颈管病变可能性较大，应行B型超声（A项）、TCT（B项）及分段诊刮（D项）明确诊断，阴道镜检查及宫颈活检主要用于宫颈外观明确病变及TCT/HPV检查异常时，明确宫颈疾病的检查。

175. BE　子宫内膜癌手术分期及评估原则中：深肌层浸润、高级别癌、浆液性腺癌、透明细胞腺癌和癌肉瘤需切除主动脉旁淋巴结；而浆液性腺癌、透明细胞腺癌和癌肉瘤需行大网膜切除活检。因此本题选择BE。

176. ABC　原发性输卵管癌是一种较少见的妇科恶性肿瘤，其发病率约占妇科恶性肿瘤的0.5%。发病年龄平均为52岁，2/3患者发生于绝经以后。阴道排液、腹痛和盆腔包块是输卵管癌三联征。如果颈管、子宫内膜病理检查均为阴性，对阴道不规则出血，阴道排液患者有助于输卵管癌的诊断。如果病理检查为癌，首先应考虑为子宫内膜原发癌。

177. AE　卵巢上皮性恶性肿瘤常用药物有顺铂、卡铂、紫杉醇、环磷酰胺、依托泊苷等，其中铂类联合紫杉醇为"金标准"，为一线化疗方案。一线静脉化疗方案细分为：①紫杉醇＋卡铂3周化疗；②紫杉醇周疗＋卡铂3周化疗；③低剂量紫杉醇＋卡铂单周化疗；④多西紫杉醇＋卡铂3周化疗；⑤紫杉醇＋卡铂＋贝伐单抗。

178. ABC　围绝经期女性，盆腔单侧囊实性包块，短期内生长迅速，伴有腹水，CA125异常升高，高度考虑卵巢恶性肿瘤，B型超声提示多房肿瘤，因此黏液性囊腺瘤恶变或原发性粘液性囊腺癌为首要考虑。浆液性囊腺癌不除外。需与以下疾病进行鉴别：①结核性腹膜炎。常合并腹水，盆、腹腔内粘连性块状物形成，多发生于年轻、不孕女性。多有肺结核史，全身症状有消瘦、乏力、低热、盗汗、食欲缺乏、月经稀少或闭经。妇科检查肿块位置较高，形状不规则，界限不清，固定不动。叩诊时鼓音和浊音分界不清。②卵巢库肯勃瘤。

有消化道癌、乳癌病史，在附件区扪及双侧性、中等大、肾形、活动的实性肿块。根据患者病史、妇科检查及辅助检查，可排除"结核性腹膜炎""卵巢库肯勃瘤"。因此本题选 ABC。

179. AC HPV 感染是宫颈癌的高危因素；哺乳和服用避孕药是卵巢癌的保护因素；遗传因素、持续排卵、遗传性非息肉性结直肠癌综合征、遗传性卵巢癌综合征为卵巢癌的高危因素，因此，本题选 AC。

180. ABE 卵巢上皮性肿瘤的病理类型包括：①浆液性肿瘤；②黏液性肿瘤；③子宫内膜样肿瘤；④透明细胞肿瘤；⑤移行细胞肿瘤；⑥鳞状细胞肿瘤；⑦混合性上皮性肿瘤；⑧未分化和未分类肿瘤。畸胎瘤属于生殖细胞肿瘤，颗粒细胞、卵泡膜细胞瘤属于性索 – 间质肿瘤。因此，本题选 ABE。

181. ABD 胎盘部位滋养细胞肿瘤来源于胎盘种植部位的一种恶性滋养细胞肿瘤，镜下不形成绒毛或水泡状结构，血 β – HCG 是妊娠滋养细胞肿瘤的主要诊断依据，但无明确指定值。

第二十章　女性生殖内分泌疾病

一、A1 型题

1. B 基础体温测定（BBT）是诊断无排卵性异常子宫出血最常用的手段，无排卵性基础体温呈单相型。

2. D 对无排卵性异常子宫出血大量出血患者，应该在性激素治疗的 6 小时内见效，24~48 小时内出血基本停止。若 96 小时仍不止血，应考虑有器质性病变存在的可能。

3. A 无排卵性异常子宫出血常见于青春期、绝经过渡期，生育期也可发生。排卵性异常子宫出血多发生于生育期女性。所以选项 A 正确。

4. C 年龄大于 35 岁，药物治疗无效或存在子宫内膜癌高危因素的异常子宫出血患者，应行诊断性刮宫明确是否存在子宫内膜病变。所以选项 C 正确。B 型超声（选项 B）仅能作为诊断内膜病变的辅助检查；只有通过诊刮获得内膜病理标本才是诊断子宫内膜癌、子宫内膜不典型增生的金标准。液基细胞学检查（选项 A）是宫颈病变筛查的常用手段；阴道镜检查（选项 D）是将阴道和宫颈进行放大 10~40 倍检查，直接观察这些部位的血管形态和上皮结构，以发现与癌变有关的异型上皮、异型血管，并对可疑部位进行定位活检。所以本题应选 C。

5. D Sheehan 综合征又称希恩综合征，是垂体性闭经垂体梗死的常见类型。由于产后大出血休克，导致垂体尤其是腺垂体促性腺激素分泌细胞缺血坏死，引起腺垂体功能低下而出现的一系列症状，表现为消瘦，乏力，脱发，畏寒，闭经，乳房萎缩等，严重者可致死。

6. C 孕激素试验阳性说明子宫内膜已受一定水平的雌激素影响，卵巢有分泌雌激素的功能，子宫内膜受一定水平雌激素影响后可对孕激素起反应而引起撤退性出血。闭经时孕激素试验阳性可以提示下丘脑－垂体－卵巢轴之间尚有一定功能，但不能说明下丘脑－垂体－卵巢轴正常。所以选项 C 正确。

7. C 原发性闭经根据第二性征发育的情况，分为第二性征存在和第二性征缺乏两类。第二类性征存在的原发性闭经包括 MRKH 综合征（又称米勒管发育不全综合征）、雄激素不敏感综合征（又称睾丸女性化完全型）、对抗性卵巢综合征（又称卵巢不敏感综合征）、生殖道闭锁和真两性畸形。第二性征缺乏的原发性闭经包括：低促性腺激素性腺功能减退，高促性腺激素性腺功能减退。卵巢不敏感综合征正是原发性闭经的一种。因此本题应选 C。其余四项均属于继发性闭经。

8. A 继发性闭经的发生率明显高于原发性闭经。病因复杂，根据控制正常月经周期的 5 个主要环节，以下丘脑性最常见，其次为垂体、卵巢、子宫性及下生殖道发育异常闭经。

9. A 卵巢性闭经内分泌特征为高促性腺激素水平，特别是 FSH（卵泡刺激素）升高。

10. C 继发性子宫性闭经的病因包括感染、创伤导致宫腔粘连引起的闭经。①Asherman 综合征：为子宫性闭经最常见原因。多因人工流产刮宫过度或产后、流产后出血刮宫损伤子宫内膜，导致宫腔粘连而闭经。流产后感染、产褥感染、子宫内膜结核感染及各种宫腔手术所致的感染，也可造成闭经。宫颈锥切手术所致的宫颈管粘连、狭窄也可致闭经。当仅有宫颈管粘连时有月经产生而不能流出，宫腔完全粘连时则无月经。②手术切除子宫或放疗：破坏子宫内膜也可闭经。

11. A 氯米芬、促性腺激素和促性腺激素释放激素（GnRH）均属于促排卵药物。氯米芬是最常用的促排卵药物。适用于有一定内源性雌激素水平的无排卵者。

12. E 多囊卵巢综合征患者因长期无排卵，子宫内膜单纯受雌激素刺激，内膜癌发生率高。螺内酯是抑制卵巢和肾上腺合成雄激素，与睾酮竞争毛囊雄激素受体，可治疗多毛，但起不到预防子宫内膜癌的作用。所以本题应选 E。

13. E 多囊卵巢综合征以雄激素过高的临床或生化表现、持续无排卵、卵巢多囊改变为特征。因无排卵，子宫内膜长期受雌激素刺激，呈现不同程度增生性改变，甚至呈不典型增生。长期持续无排卵增加子宫内膜癌的发生概率。因此应给予口服避孕药、孕激素后半周期疗法等措施来抑制子宫内膜过度增生和调节月经周期，保护子宫内膜，预防子宫内膜癌的发生。

14. A 多囊卵巢综合征多起病于青春期，主要临床表现包括月经失调、雄激素过量和肥胖。月经失调为最主要症状。多表现为月经稀发（周期 35 日～6 个月）或闭经，闭经前常有经量过少或月经稀发。也可表现为不规则子宫出血，月经周期或行经期或经量无规律性。

15. D 多囊卵巢综合征超声检查在月经周期或孕酮撤退后出血的 3～5 天进行，显示卵巢体积增大，双侧卵巢均有≥12 个直径 2～9mm 的小卵泡。

16. D 多囊卵巢综合征的诊断性刮宫应选在月经前数日或月经来潮 6 小时内进行，刮出的子宫内膜呈不同程度增生改变，无分泌期变化。

17. C 痛经分为原发性和继发性两类，前者是指生殖器无器质性病变的痛经，后者是指由盆腔器质性疾病引起的痛经，如子宫内膜异位症、盆腔炎或宫颈狭窄等所引起的痛经。所以原发性痛经和继发性痛经的主要鉴别点是有无盆腔器质性疾病。

18. A 原发性痛经在青春期多见，常在初潮后 1～2 年内发病。原发性痛经的发生主要与月经时子宫内膜前列腺素含量增加，使子宫收缩加强并造成子宫缺血有关，也受精神和神经因素影响；在孕激素作用下，分泌型子宫内膜剥脱，经血的前列腺素含量显著高于增生型内膜经血中浓度，因而无排卵性月经一般无痛经；痛经分为原发性和继发性两类，前者是指生殖器官无器质性病变所致的痛经，后者是指由于盆腔器质性疾病所引起的痛经，因此子宫腺肌症属继发性痛经。所以选项 A 正确。

19. B 原发性痛经在青春期多见，常在初潮后 1～2 年内发病。

20. B 氟西汀是 5－羟色胺受体的抑制剂，能选择性抑制中枢神经系统 5－羟色胺的再摄取。约 70% 的经前期综合征能得到精神症状的缓解，可作为一线药物应用，每天 20mg，全月经期服用。

21. B 绝经过渡期开始的第一个标志是以往规律的月经周期出现紊乱，临床表现为月经周期、经期持续时间或经量改变，可伴或不伴有雌激素下降的表现，此期症状的出现取决于卵巢功能状态的波动性变化。实际上，在规律月经改变之前，卵巢功能已开始衰退，因此，宜采用规律月经改变作为临床上进入绝经过渡期开始的标志（B 项），用更年期症状作为进入绝经过渡期的指标，某些女性没有症状就无从计算绝经过渡期的开始。骨质疏松是绝经综合征常见的远期症状，一般发生在绝经后的 5~10 年内。

22. A　降催乳激素治疗目前最常用的药物为溴隐亭，其对功能性或肿瘤引起的催乳素水平升高均能产生抑制作用。溴隐亭治疗后能缩小肿瘤体积，使患者月经和生育能力得以恢复。

23. D　高催乳激素血症发病的原因有下丘脑疾病、垂体疾病和特发性高催乳激素血症，其中垂体性疾病垂体微腺瘤和空碟鞍综合征是最常见的原因。

二、A2 型题

24. D　多囊卵巢综合征（PCOS）是生育年龄妇女常见的一种复杂的内分泌及代谢异常所致的疾病，以慢性无排卵（排卵功能紊乱或丧失）和高雄激素血症（妇女体内男性激素产生过剩）为特征，主要临床表现为月经周期不规律、不孕、多毛和（或）痤疮，是最常见的女性内分泌疾病。可行保守治疗，暂不考虑辅助生殖技术。多囊卵巢综合征患者因无排卵，缺乏孕激素分泌，雌激素长期作用于内膜，易发生子宫内膜癌。需要预防子宫内膜癌发生。所以本题应选 D。

25. C　患者为正处青春期的女性，月经紊乱，查体未见明显异常，不伴痛经，故首先考虑无排卵性异常子宫出血。所以本题应选 C。子宫肌瘤（选项 A）常见于 30~50 岁女性，20 岁以下少见，题目中已提示子宫附件正常，因此排除 A 选项。宫颈息肉（选项 B）极少发生持续性大量出血，可通过妇检排除，

因此排除 B 选项。排卵性异常子宫出血（选项 D）多见于生育年龄女性，患者仍有可辨认的月经周期，因此排除 D 选项。子宫腺肌症（选项 E）多发生于 30~50 岁经产妇，约 15% 同时合并子宫内膜异位症，主要症状是经量过多、经期延长和逐渐加重的进行性痛经，疼痛位于下腹正中，常于经前 1 周开始，直至月经结束，超声或者妇检时常提示有子宫肿块及子宫增大，因此排除 E 选项。

26. B　该患者为绝经过渡期异常子宫出血，多为无排卵性，体内有一定水平的雌激素，单用孕激素治疗即可。

27. C　黄体功能不全是指卵巢排卵后形成的黄体内分泌功能不足，以致孕激素分泌不足，使子宫内膜分泌转化不足，出现排卵性异常子宫出血，且不利于受精卵着床，可导致不孕或复发性流产。黄体功能不全的患者基础体温是呈双相型的，但是上升和下降缓慢，上升幅度小于 $0.3\,℃$，持续时间仅 9~10 天，有时卵泡期延长。

28. D　子宫内膜不规则脱落临床表现为月经周期正常，但经期延长，长达 9~10 天，基础体温双相型，但下降缓慢。诊断性刮宫在月经期第 5~7 日进行，内膜切片检查仍能见到呈分泌反应的内膜，且与出血期及增生期内膜并存。所以本题应选 D。黄体功能不足（选项 C）一般表现为月经周期缩短，有时月经周期虽在正常范围内，但卵泡期延长、黄体期缩短，以致患者不易受孕或在孕早期流产。子宫内膜形态一般表现为分泌期内膜腺体分泌不良，内膜活检显示分泌反应落后 2 日。就本题而言，"高温相下降迟缓"是子宫内膜不规则脱落的表现。题干没有提示有停经史，故不考虑选项 A。

29. A　基础体温双相说明卵巢及以上部

位内分泌正常，而孕激素试验（－），人工周期治疗 3 个月仍不见月经，考虑是子宫性闭经，患者有过人工流产史，故很可能是子宫内膜损伤，因此答案选 A。

30. A FSH＞40mIU/ml 为高促性腺激素性腺功能低落，提示病变环节在卵巢；FSH＜5mIU/ml 为低促性腺激素性腺功能低落，提示病变环节在下丘脑或垂体。

31. E 雌孕激素序贯试验适用于孕激素试验阴性的闭经患者。服用雌激素并在后半周期 10 天加用孕激素后，如发生撤退性出血者为阳性，如为阴性者，可重复一次试验，仍为阴性，提示子宫内膜有缺陷或被破坏，可诊断子宫性闭经。若怀疑下丘脑或垂体因素引起的闭经时，则需进行磁共振检查（选项A）。促排卵（选项 B）则适用于怀疑无排卵引起的闭经；而对于无排卵引起的闭经采用雌孕激素序贯疗法则会有月经复潮。大剂量雌激素（选项 C）可促进乳房、外生殖器发育，腋毛、阴毛生长，子宫内膜增生、脱落，这对生理及心理均有治疗意义，须长期使用。而题目中已经采用了雌孕激素序贯疗法，其结果是阴性，再采用大剂量雌激素治疗不合适。孕激素和雌激素具有拮抗作用，采用大剂量孕激素治疗（选项 D）更加不会有月经复潮。综上所述，选项 E 为最合适的答案。

32. D 多囊卵巢综合征（PCOS）的诊断为排除性诊断。现在使用的是鹿特丹标准：①稀发排卵或无排卵。②高雄激素的临床表现和高雄激素血症。③卵巢多囊性改变，B 型超声检查见一侧或双侧卵巢直径 2～9mm 的卵泡≥12 个和/或卵巢体积≥10ml。④3 项中符合 2 项并排除其他高雄激素病因。所以本题应选 D。子宫内膜不规则脱落（选项 A）及黄体功能不足（选项 C）均属于排卵性月经失调，此类患者仍有临床上仍有可辨认的月经周期。

子宫内膜异位症中（选项 E）异位的子宫内膜随卵巢激素变化发生周期性出血，导致周围纤维组织增生和囊肿、粘连等，最终发展为大小不等的紫褐色实质性结节或包块，B 型超声可确定并位囊肿的存在。子宫内膜异位症主要症状为经期下腹痛，经期过后可自行缓解，比较少出现停经等情况。子宫内膜不规则脱落（选项 A）则可能出现不规则阴道出血症状。而卵巢早衰（选项 B）表现为卵巢体积偏小，卵泡稀少甚至缺乏。卵巢早衰除可能出现停经，月经量少，同时 FSH、LH 明显升高。

33. B 多囊卵巢综合征的诊断是排除性诊断，其临床表现多样，因此诊断标准也存在争议，目前采用较多的是鹿特丹标准：①稀发排卵或无排卵；②高雄激素的临床表现和（或）高雄激素血症；③卵巢多囊改变：超声提示一侧或双侧卵巢直径 2～9mm 的卵泡≥12 个和（或）卵巢体积≥10ml；④3 项中符合 2 项并排除其他高雄激素病因。本题中，患者月经稀发符合稀发排卵表现，痤疮、多毛是高雄激素的临床表现，符合鹿特丹标准中 2 条，选项 B 中排除了致雄激素升高的疾病，可诊断为多囊卵巢综合征。所以选项 B 正确。选项 A、C、D、E 均未排除其他导致雄激素升高的疾病，故不选。

34. D 多囊卵巢综合征治疗首先应该进行生活方式调整，主要为控制饮食、运动及戒烟、戒酒，减轻体重可改善胰岛素抵抗、降低睾酮水平，有利于排卵的恢复，所以选项 A 正确。多囊卵巢综合征患者因慢性无排卵，使雌激素依赖性肿瘤发生风险增加，周期性孕激素治疗或口服短效避孕药治疗可改善子宫内膜状态，拮抗雌激素作用，预防子宫内膜癌的发生。所以选项 B 正确。环丙孕酮具有很强的抗雄激素作用，能抑制垂体促性腺激素的分泌，使体内睾酮水平降低。所以选项 C 正确。

对于有生育要求的患者，应在生活方式调整、抗雄激素和改善胰岛素抵抗等基础治疗后进行促排卵治疗；氯米芬是目前多囊卵巢综合征诱导排卵的首选药，但若雄激素过高，直接使用氯米芬促排卵的效果差，应先予抗雄激素或口服避孕药治疗 3 个月，再给氯米芬，疗效较好。所以选择 D 错误。由于体毛的生长有其固有的周期，口服短效避孕药治疗多毛时一般需 3~6 个月才见效。所以选项 E 正确。因此本题应选 D。

35. D　患者可考虑诊断为原发性痛经。原发性痛经的疼痛大多是自月经来潮后开始，最早出现在经前 12 小时，行经第 1 天疼痛最剧，常为下腹部阵发性绞痛和腰骶部痛，持续 2~3 天缓解。有时伴有恶心、呕吐、腹泻、头晕、乏力等症状，严重时面色发白、出冷汗，甚至晕厥。妇科检查无异常发现。

36. D　避孕药适用于需用避孕措施的痛经患者，可抑制排卵，降低月经血中前列腺素的含量、血管加压素及催产素水平，抑制子宫活动。

37. B　经前期综合征是指反复在黄体期出现周期性以情感、行为和躯体障碍为特征的综合征，月经来潮后症状自然消失。多见于 25~45 岁妇女，症状出现于月经前 1~2 周，月经来潮后迅速减轻直至消失。主要症状归纳为：①躯体症状：头痛、背痛、乳房胀痛、腹部胀满、便秘、肢体水肿、体重增加、运动协调功能减退；②精神症状：易怒、焦虑、抑郁、情绪不稳定、疲乏以及饮食、睡眠、性欲改变，而易怒是其主要症状；③行为改变：注意力不集中、工作效率低、记忆力减退、神经质、易激动等。周期性反复出现为其临床表现特点。

38. E　围绝经期是女性自生育期的规律月经过渡到绝经的阶段，包括从出现与卵巢功能下降有关的内分泌、生物学和临床特征起，至末次月经后一年。绝经前后最明显变化是卵巢功能衰退，随后表现为下丘脑 - 垂体功能退化，月经紊乱是围绝经期的常见症状。

39. C　结合年龄及停经症状，该患者可能进入围绝经期。绝经综合征的主要表现：月经紊乱、血管舒缩症状（潮热、多汗）（选项 A）、自主神经失调症状（睡眠障碍、疲倦等）（选项 D）、精神神经症状（激动易怒、焦虑不安等）（选项 B）、泌尿生殖道症状（阴道干涩、疼痛、排尿困难、性交痛、反复发作的阴道炎）（选项 E）、心血管和骨质疏松（腰背、四肢疼痛）。利用排除法，本题应选择 C。

40. A　闭经、溢乳综合征患者中约 2/3 存在高催乳素血症，其中有 1/3 为垂体微腺瘤。血清催乳素 > 1.14nmol/L 可确诊为高催乳素血症。所以选项 A 正确。

三、A3/A4 型题

41. C　子宫内膜息肉是妇科的常见病，是由子宫内膜局部过度增生所致，表现为突出于子宫腔内的单个或多个光滑肿物，蒂长短不一，可引起不规则阴道流血、不孕。根据题意可予以排除。

42. C　根据右卵巢囊肿 6.8cm×7.0cm×7.0cm，左附件（ - ），病理示增生期内膜，可诊断为右侧卵巢囊肿，黄体萎缩不全。

43. B　黄体功能不全的诊断可以根据基础体温、血孕酮测定和内膜活检。

44. D　患者为正处青春期的女性，月经紊乱，查体未见明显异常，故首先考虑无排卵性异常子宫出血。所以选项 D 正确。子宫黏膜下肌瘤、子宫内膜炎、子宫内膜息肉好发于 30~50 岁，而排卵期异常子宫出血好发于育龄期女性，有可辨认的月经周期。

45. D 青春期及育龄女性的阴道不规则流血必须首先进行妊娠试验以排除妊娠。所以选项 D 正确。性激素检查（选项 A）是用来判断子宫异常出血的重要检查；经阴道 B 型超声（选项 B）可以了解子宫大小、宫腔形状、宫腔内有无赘生物、子宫内膜厚度、肌层有无浸润及深度，可对异常子宫或阴道流血的原因作出初步判断并为进一步检查的选择提供参考；盆腔 MRI（选项 C）对诊断子宫腺肌症及评估恶性肿瘤对周边的侵犯转移有重要作用；雄激素检查（选项 E）则多用于有高雄激素表现疾病的鉴别。

46. D 性激素联合用药的止血效果优于单一药物。短效口服避孕药在治疗青春期和生育年龄无排卵性功能失调性子宫出血时较为有效。所以本题应选 D。地屈孕酮（选项 A）为单纯孕激素，停药后短期即有撤退性出血，适用于体内已有一定雌激素水平、血红蛋白 >80g/L 的患者；诊断性刮宫（选项 C）多用于绝经过渡期及病程长的生育年龄的患者，且该患者很可能无性生活史，因此诊刮不作为首选治疗方案；丙酮睾丸（选项 E）具有对抗雌激素的作用，可以减少盆腔充血和增加子宫血管的张力，减少出血量，起协助止血作用。此题中患者血色素 70g/L，故应考虑用效果较明显的药物。

47. D 育龄女性阴道不规则流血必须首先进行妊娠试验以排除妊娠，患者头晕乏力，需查血常规了解血色素水平，以评估贫血状态。所以选项 D 正确。B 型超声（选项 A）是诊断子宫、双附件病变的重要检查手段，但是不作为该患者的首要检查；雌二醇、促卵泡激素、黄体生成素及孕酮等激素检查（选项 B、C、E）对于协助了解体内激素水平意义重大；但这两者皆不属于首要进行的检查。故本题

应选 D。

48. E 无排卵性异常子宫出血好发于绝经过渡期和青春期。排卵性月经失调较无排卵性少见，多发生于生育期女性，患者有月经性排卵，因此临床上有可辨认的月经周期，主要包含黄体功能不足、子宫内膜不规则脱落和子宫内膜局部异常所致的异常子宫出血（AUB）。子宫内膜癌发病平均年龄为 60 岁，其中 75% 发生于 50 岁以上女性，最常见的症状为绝经后及绝经过渡期异常子宫出血，诊断性刮宫及宫腔镜下活检为最常用的诊断方法，典型的子宫内膜癌的超声图像有宫腔内不均回声，或宫腔线消失、肌层内有不均回声区，彩色多普勒显像可显示丰富血流信号。尿妊娠阴性可排除滋养细胞疾病。故最可能的诊断为 E。

49. B 患者 47 岁，由于已经重度贫血，并且已经生育，结合两者最为有效并可以获得子宫内膜病理的操作就是在输血的基础上进行全面的分段诊刮术，同时也可以作为治疗手段起到止血的效果。

50. C 皮肤苍白、毛发稀疏、消瘦应考虑腺垂体功能减退症，该类患者往往先出现促性激素、生长激素、催乳素缺乏表现，其次是促甲状腺激素缺乏的表现。出现该症的原因很多，有分娩史的患者最可能由于子宫收缩无力引起大出血，使腺垂体大部分缺血坏死。故应询问患者分娩史。

51. E 腺垂体功能减退可致垂体危象。由于垂体前叶功能减退症对于各种应激因素的反应能力低下，故感染、腹泻、呕吐、脱水、饥饿、创伤、手术、麻醉、寒冷、安眠药及镇静剂等均可诱使原有症状加重而出现危象，以低血糖昏迷最为多见。

52. D 垂体激素检查有利于确定有无垂

体功能减退。

53. C　对于闭经患者，B 型超声可以了解卵巢大小及卵泡数目情况，性激素检查可以了解性激素分类及水平，而甲状腺激素检查可以筛查是否存在甲亢导致的月经异常；宫腔镜检查则可以了解宫腔和内膜情况，并有机会获得内膜的病理标本。根据题目描述，患者出现卵巢功能下降的临床表现，闭经主要考虑为卵巢早衰引起，以上几项检查均有助于进一步诊断是否为卵巢功能下降引起的闭经；而腹腔镜则对闭经的诊断意义有限。所以本题应选 C。

54. A　卵巢早衰是指 40 岁前由于卵巢内卵泡耗竭或医源性损伤发生卵巢功能衰竭。主要原因是卵巢功能衰竭后卵巢产生的雌激素水平明显降低，可以通过性腺轴中的负反馈作用刺激下丘脑 – 垂体增加 FSH、LH 的分泌，其激素的特征为高促性腺激素水平，特别是 FSH 升高（FSH＞40IU/L），伴有雌激素水平下降。

55. B　患者为有子宫的继发性闭经患者，适合使用雌孕激素人工周期疗法（选项 B）。雌激素补充治疗（选项 A）适用于无子宫者；孕激素补充治疗（选项 C）适用于体内有一定内源性雌激素水平的 I 度闭经患者；促排卵药（选项 D）适用于有生育要求的患者；卵巢打孔术（选项 E）适用于多囊卵巢的患者，但只作为二线治疗方法。

56. D　对于闭经患者，需鉴别原发性闭经和继发性闭经，宫腔操作后出现无月经来潮的情况，且子宫大小正常，考虑宫腔粘连可能性较大。B 型超声可以了解子宫内膜情况，如出现内膜显示不清或连续性中断则更支持宫腔粘连的诊断。而性激素检查有助于了解有妇科内分泌因素导致的停经，宫腔镜检查

是诊断宫腔粘连的首选方法并有助于病程的评估。hCG 可以排除妊娠和滋养细胞疾病。中枢性闭经常见原因有垂体微腺瘤引起的高泌乳素血症等，但从病史分析，患者无相关症状，也没有中枢系统症状，并不首先考虑这类病因，所以选择头颅 MRI 并不恰当。

57. C　根据患者病史与超声结果，提示子宫内膜损伤，宫腔粘连可能性大，最恰当的检查应该为宫腔镜检查。

58. C　阿谢曼（Asherman）综合征即子宫粘连综合征。因人工流产刮宫过度或产后、流产后出血刮宫损伤子宫内膜，导致宫腔粘连而闭经。

59. B　多囊卵巢综合征（PCOS）因月经稀发、无排卵，子宫内膜长期缺乏孕激素对抗易增生、癌变。基础体温测定表现为单相型基础体温曲线。

60. B　多囊卵巢综合征是一种常见的妇科内分泌疾病，内分泌检查结合临床表现可确诊。

61. D　患者出现不规则阴道出血，量多，淋漓不断，应进行诊断性刮宫术 + 病理检查。对闭经或月经不规律者进行诊断性刮宫，可以了解子宫内膜增生情况。

62. A　子宫内膜单纯性增生是由于无孕激素拮抗的雌激素长期刺激所致的子宫内膜生理性反应，对有生育要求者，应使用促排卵药物结合孕激素药物治疗。

63. C　有生育要求者，中、重度不典型增生需要大剂量孕激素连续用药。MRI 评估后如病灶未侵犯子宫个肌层，甲羟孕酮 250 ～ 500mg/日连续应用，用药 3 个月后，再诊刮 1 次。

64. E　若用药 3 个月后诊刮病理提示为

轻度不典型增生则说明用药有效，应继续大剂量孕激素治疗。甲羟孕酮250～500mg/日继续应用。

65. B 中 – 低分化子宫内膜样腺癌应行手术治疗，不宜保留生育功能。

66. C 高分化子宫内膜样腺癌应用大剂量孕激素连续用药后可以逆转，完成生育后应行全子宫切除术。

67. B 月经稀发、不孕、多毛、痤疮且进行性肥胖，盆腔超声提示双卵巢增大，呈多囊性改变，均提示为多囊卵巢综合征。

68. E 此患者月经稀发、不孕、多毛、痤疮等表现，诊断为多囊卵巢综合征。多囊卵巢综合征患者可同时伴有肥胖、胰岛素抵抗、长期无排卵，长期发展后果不良，可出现如糖尿病、高血压、高血脂和心血管疾病等代谢综合征，长期无排卵使雌激素依赖性肿瘤发生风险增加。所以 ABCD 均属于远期并发症。因此本题应选 E。

69. B 在促排卵治疗时，一定要严密监测卵泡，防止发生卵巢过度刺激综合征。

70. C 一般不孕症促排卵治疗前均应排除输卵管病变，该患者双侧输卵管梗阻，无自然受孕机会，因此不应再进行促排卵治疗，故体外受精胚胎移植为首选。

71. A 结合题目中患者年龄、月经紊乱、潮热出汗、阴道干涩、入睡困难等症状，考虑诊断为绝经综合征。所以选项 A 正确。经前期综合征（选项 B）多见于 25～45 岁女性，症状出现于月经期 1～2 周，主要症状有躯体症状（头痛、背痛、乳房胀痛、便秘、肢体水肿等）、精神症状（易怒、焦虑、抑郁、疲乏、情绪不稳定等）、行为改变（注意力不集中、工作效率低、记忆力减退等）。抑郁症、

甲亢和异常子宫出血均未在题中有所表述，故可排除选项 CDE。因此本题应选 A。

72. B 绝经后妇女雌激素缺乏使骨质吸收增加，导致骨量快速丢失，而出现骨质疏松。50 岁以上女性半数以上会发生绝经后骨质疏松，一般发生在绝经后 5～10 年内，最常发生在椎体。所以选项 B 正确。

73. A 绝经后雄烯二酮的产生量约为绝经前的一半。

四、B1 型题

74. C 多囊卵巢综合征（PCOS）又称为 Stein – Leventhal 综合征，临床表现为月经稀发、闭经或月经不调、多毛、肥胖、不孕、卵巢增大及多囊。

75. A 席汉综合征是由于产后大出血休克，导致垂体尤其是腺垂体促性腺激素分泌细胞缺血坏死，引起腺垂体功能低下而出现一系列症状，如闭经、无泌乳、性欲减退、毛发脱落等。

76. E 人工流产后闭经很可能由于在刮宫的过程中损伤了子宫内膜而导致黏连。

77. A 无排卵性异常子宫出血为确定有无排卵或黄体功能，应在月经来潮月经前 1～2 日或月经来潮 6 小时内刮宫。病理表现：增生期子宫内膜。

78. E 为确定是否子宫内膜不规则脱落，需在月经第 5～7 日刮宫。正常月经第 3～4 日时，分泌期子宫内膜已全部脱落。黄体萎缩不全时，月经期第 5～6 日仍能见到呈分泌反应的子宫内膜。常表现为混合型子宫内膜，即残留的分泌期内膜与出血坏死组织及新增生的内膜混合共存。

79. D 黄体功能不足性异常子宫出血诊刮时间应在经前 1 天，如果子宫内膜分泌不良

或落后于刮诊日两天的内膜，则考虑为黄体功能不足。病理：分泌期宫内膜，腺体分泌不足，腺体与间质发育不同步。

80. C　卵巢性闭经，卵巢分泌的雌激素水平低下，激活负反馈调节机制导致卵泡刺激素（FSH）和黄体生成素（LH）这两项促性腺激素的升高，属高促性腺激素性闭经。

81. B　下丘脑性闭经是指中枢神经系统及下丘脑各种功能和器质性疾病引起的闭经，以功能性原因为主。此类闭经的特点是下丘脑合成和分泌 GnRH 缺陷或下降导致垂体促性腺激素（Gn），即卵泡刺激素（FSH），特别是黄体生成素（LH）的分泌功能低下，故属低促性腺激素性闭经。

五、X 型题

82. ACDE　在青春期，下丘脑-垂体-卵巢轴激素间的反馈调节尚未成熟，大脑中枢对雌激素的正反馈作用存在缺陷，下丘脑和垂体与卵巢间尚未建立稳定的周期性调节，FSH 呈持续低水平，无促排卵性 LH 峰形成，卵巢虽有卵泡生长，但卵泡发育到一定程度即发生退行性变，形成闭锁卵泡，无排卵发生。所以青春期功血是由于大脑对雌激素正反馈机制缺陷引起的。因此选项 B 错误。本题应选 ACDE。

83. ABC　原发性闭经的常见原因有性腺发育障碍、米勒管发育不全及下丘脑功能异常等，诊断时应重视染色体核型分析。继发性闭经的常见原因有多囊卵巢综合征、高催乳素血症及卵巢早衰等，以下丘脑性闭经最常见，诊断时应重视性激素测定。

84. ABC　药物撤退试验用于评估体内雌激素水平，以确定闭经程度。常用的药物撤退试验有孕激素试验、雌孕激素序贯试验、垂体兴奋试验（又称 GnRH 刺激试验）。因此选项

ABC 正确。血甾体激素测定和催乳素及垂体促性腺激素测定属于激素测定。

85. ABCD　多囊卵巢综合征的内分泌特征有：①雄激素过多；②雌酮过多；③黄体生成激素/卵泡刺激素（LH/FSH）比值增大；④胰岛素过多。

86. ABD　原发性痛经的主要特点为：①原发性痛经在青春期多见，常在初潮后 1～2 年内发病；②疼痛多自月经来潮后开始，最早出现在经前 12 小时，以行经第 1 日疼痛最剧烈，持续 2～3 日后缓解，疼痛常呈痉挛性，通常位于下腹部耻骨上，可放射至腰骶部和大腿内侧；③可伴有恶心、呕吐、腹泻、头晕、乏力等症状，严重时面色发白、出冷汗；④妇科检查无异常发现。

87. ABCE　激素补充治疗（HRT）是针对绝经相关健康问题采取的一种医疗措施，可有效缓解绝经相关症状，改善生活质量，必须遵循治疗规范，严格掌握治疗的适应证及禁忌证。HRT 适应证：①绝经相关症状。潮热、盗汗、睡眠障碍、疲倦、情绪障碍如易激动、烦躁、焦虑、紧张或情绪低落等。②泌尿生殖道萎缩的问题。阴道干涩、疼痛、排尿困难、性交痛、反复发作的阴道炎、反复泌尿系统感染、夜尿多、尿频和尿急（D 项）。③低骨量及骨质疏松症。有骨质疏松的危险因素及绝经后骨质疏松。HRT 的禁忌证：①已知或怀疑妊娠。②原因不明的阴道流血（A 项）。③已知或可疑患有乳腺癌（E 项）。④已知或可疑患有性激素依赖性肿瘤。⑤患有活动性静脉或动脉血栓栓塞性疾病（最近 6 个月）（C 项）。⑥严重的肝肾功能障碍（B 项）。⑦血卟啉症、耳硬化症。⑧已知患有脑膜瘤（禁用孕激素）。选项 D 为 HRT 的适应证，因此本题应选 ABCE。

第二十一章　不孕症与辅助生殖技术

一、A1 型题

1. E　输卵管阻塞最常见的原因是炎症，阑尾炎可以穿孔后引起盆腔炎，导致输卵管炎，同样盆腔炎和结核性腹膜炎都可以累及输卵管，选项 D 是输卵管本身发育有问题，也会造成不孕。选项 E 结肠炎不会引起输卵管炎，不会造成不孕。

2. B　不孕症伴有痛经常发生于子宫内膜异位症，因为子宫内膜异位症常可引起输卵管周围粘连影响卵母细胞捡拾，或因卵巢病变影响排卵。

3. E　氯米芬为促排卵的首选药物，用于高泌乳素性不孕以外的各种无排卵。尿促性素（HMG）可用于对氯米芬反应不好的不孕患者，此药物应用个体内与个体间变异较大，需进行 B 超监测了解卵泡发育状况及防止卵巢过度刺激症发生。绒促性素（HCG）具有 LH 样作用，常与上述促排卵药物合用促使卵泡最后成熟与排卵。促性腺激素释放激素（GnRH）适用于下丘脑性无排卵。溴隐亭适用于高泌乳素血症无排卵者。

4. D　性交后精子穿透力试验应在预测的排卵期进行，并不一定在确定的排卵日。若宫颈黏液拉丝长，放在玻片干燥后形成典型的羊齿状结晶，表明试验时间选择恰当。同时在试验前 3 天内禁止性交，避免阴道用药或冲洗，还应在性交后 2~8 小时取材。

5. A　输卵管堵塞最常见的原因是输卵管或盆腔腹膜炎症，炎症影响了输卵管管腔及其周围的组织，使得输卵管管腔变窄、管腔上

皮纤毛缺损，形成疤痕或者纤维化，或导致输卵管黏连，或影响输卵管的正常蠕动，从而影响受精卵的运输情况。

6. C　随着月经周期的发展，宫颈黏液也出现周期性变化，同时子宫内膜也出现周期性变化，故 D、E 正确。B 超可以直接监测到排卵过程，故 B 正确。排卵前卵巢分泌的为雌激素，基础体温大多波动在 36.6℃以下；排卵后卵巢内形成黄体，黄体分泌孕激素，孕激素对中枢神经系统有致热升温的作用，使基础体温升高 0.3~0.5℃，故根据体温变化可推测排卵日，故 A 正确，根据题意，C 选项与排卵相关性最差，因此正确答案为 C。

7. C　对不孕症进行诊断性刮宫的时间，应选择月经前或月经来潮 12 个小时内刮宫，以判断有无排卵或黄体功能不良，还可以了解到子宫内膜增生情况，子宫内膜息肉等疾病，找到不孕原因，在做出相关针对性的治疗。

8. D　输卵管妊娠保守治疗后，会影响输卵管通畅，继发不孕，可用通液术疏通。

9. D　输卵管结核一般不影响排卵，主要引起输卵管梗阻而致不孕。

10. E　输卵管因素是女性不孕最常见的因素，包括输卵管黏膜破坏，使输卵管完全阻塞或积水导致不孕，或输卵管炎引起伞端闭锁等。

11. C　子宫内膜异位症的不孕发生率高于正常妇女，其原因可能有盆腔粘连输卵管蠕动受限、黄体功能不足、免疫因子影响精卵结合、发生未破卵泡黄素化综合征（LUFS）。

12. E 腹腔镜检查不可作为门诊常规治疗（选项 A 错误）。腹腔镜检查能直接观察子宫、输卵管、卵巢有无病变或粘连，确定输卵管是否畅通，约有 20% 的患者通过腹腔镜可以发现术前没有诊断出来的病变（选项 B 错误）。腹腔镜可以诊断也可治疗（选项 C 错误）。腹腔镜检查对于子宫病变有诊断价值（选项 D 错误）。因此正确答案选 E。

13. E 妊娠涉及夫妻双方的健康状况，因此治疗不孕症的关键在于全面评估双方健康情况后，进行对因性治疗。

14. C 男女双方共同检查，明确病因，对症治疗（选项 A 错误）；腹腔镜不是常规检查（选项 B 错误）；性交后试验的日期，应选择在临近排卵期前后，排卵时间可用常规的临床或实验室方法来确定（基础体温、宫颈黏液变化、激素测定等）（选项 D、E 错误）。因此本题正确答案选 C。

15. E 阴道涂片卵巢分泌的性激素可以影响阴道细胞的大小、形态。因此检查阴道脱落细胞可以间接反应卵巢功能。取标本时，医生用窥阴器扩张阴道液，用小木板刮取或用棉签涂取，作为标本送检（选项 A 正确）。宫颈黏液检查卵巢功能正常的育龄妇女在卵巢激素的影响下，宫颈黏液发生周期变化，排卵期雌激素水平达到高峰，宫颈黏液分泌量增多，变得稀薄、透明，像鸡蛋清一样，可以拉得很长。通过这种检查也可以了解卵巢功能（选项 B 正确）。基础体温测定卵巢功能正常的育龄妇女，在月经后体温比较低（36.5℃），排卵后体温可上升 0.3℃ ~ 0.5℃，持续 12 ~ 14 天，通过测基础体温，可以了解有无排卵，大致了解排卵的功能（选项 C 正确）。诊断性刮宫可以了解有无排卵。因子宫内膜对卵巢激素有周期性的反应，因此通过诊刮也可以了解卵巢功能（选项 D 正确）。腹

腔镜有创，不必要。因此本题正确答案选 E。

16. E 检测是否有排卵应在月经前期取活检。要看卵巢是否有排卵，应该看子宫内膜处于增生期还是分泌期，在子宫内膜的周期性变化中，处于增生期的子宫内膜一般为无排卵期，排卵后孕激素作用使增生期子宫内膜转化为分泌期。经前期取子宫内膜活检可以监测是否有排卵，还可以了解黄体功能。

17. C 卵巢功能检测包括：B 型超声监测卵泡发育、基础体温测定、阴道脱落细胞涂片检查、宫颈黏液结晶检查、月经来潮前子宫内膜活组织检查、女性激素测定等以了解卵巢有无排卵及黄体功能状态。肾上腺功能检测用于一些肾上腺功能的检查，与卵巢排卵功能关系不大。

18. A 女性无避孕性生活至少 12 个月而未孕称为不孕症。

19. C 宫颈因素中宫颈黏液功能异常、宫颈炎症及宫颈免疫学功能异常，影响精子通过，均可造成不孕，但宫颈腺囊肿系宫颈腺腺管堵塞，分泌物潴留导致，不是造成不孕的因素。

20. B 能怀孕而无正常足月分娩，如流产、早产、死胎、死产、宫外孕等，虽妊娠而无活婴获得，不属于不孕症范围，属于不育症。

21. D 卵巢过度刺激综合征是指诱导排卵药物刺激卵巢后，导致多个卵泡发育、雌激素水平过高及颗粒细胞黄素化，引起全身血管通透性增加、血液中水分进入体腔（可导致胸腹腔、盆腔积液）和血液成分浓缩等血流动力学病理改变，hCG 升高会加重病理进程。由于全身血管通透性增加，导致盆腹腔积液等，进而引起全身处于低血容量和高凝状态。应避免使用利尿剂（D 项），因其可使血容量

减少，加剧凝血功能障碍。治疗原则以增加胶体渗透压扩容为主，防止血栓形成，辅以改善症状和支持治疗。大量腹腔或胸腔积液导致呼吸窘迫者，可在超声指导下做腹腔穿刺或胸腔穿刺放液（量宜小）。

22. E 我国实施人类辅助生殖技术的伦理原则：维护社会公益，医务人员不得对单身妇女实施辅助生殖技术，医务人员不得实施非医学需要的性别选择，医务人员不得实施代孕，一个供精者的精子最多只能提供给 5 名妇女受孕。故 E 正确。互盲和保密的原则：医疗机构和医务人员须对捐赠者和受者的有关信息保密，故 D 不正确。

二、A2 型题

23. E 患者痛经明显，双侧卵巢增大 6cm×5cm×4cm 大小，右骶骨韧带处有触痛硬结，并伴有不孕，这些均为子宫内膜异位症的特点。所以选项 E 正确。

24. B 有排卵的子宫内膜为分泌期。

25. C 患者子宫碘油造影示双输卵管不通，右侧输卵管呈典型串珠状改变，考虑不排除结核，故需行子宫内膜活检。

26. D 患者不孕、近来低热消瘦，查体子宫比正常略小，活动受限，左侧附件区增厚感，右侧可及条块状物，界限不清，子宫输卵管碘油造影示双侧输卵管不通，有串珠样改变。考虑存在盆腔结核所致闭经可能。

27. E 育龄期女性，停经 50 天（异位妊娠破裂常有 6~8 周的停经史），剧烈腹痛 2 天，阴道不规则流血 3 天（典型症状为停经后腹痛与阴道流血），从阴道排出三角形膜样组织（阴道流血可伴有蜕膜管型或蜕膜碎片排出，是子宫蜕膜剥离所致），贫血外貌（当腹腔出血较多时可出现面色苍白），下腹部压

痛反跳痛明显（腹部检查：下腹有明显的压痛及反跳痛，尤以患侧为著，但腹肌紧张轻微），最可能的诊断为异位妊娠，正确治疗应选择行腹腔镜手术（选项 E 正确）。静脉滴注缩宫素适用于协调性宫缩乏力时的催产和晚期难免流产时的引产（选项 A 错误）。吸宫术终止妊娠适用于早期难免流产及不全流产，可清除宫腔内残留组织，也可用于功能失调性子宫出血，有助于诊断，并有迅即止血效果（选项 C 错误）。肌注麦角新碱用于流产后预防出血和治疗宫收缩无力或缩复不良导致的产后出血（选项 B 错误）。应用止血药属于一般辅助治疗措施，对异位妊娠破裂出血效果不佳（选项 D 错误）。

28. D 41 周妊娠已足月，可以放宽剖宫产指征。

29. B 触痛、性交痛提示可能存在子宫内膜异位症，应行检查明确病因，并联合药物治疗。

30. B 手术探查左侧卵巢正常，右卵巢肿块完整剥除，冰冻病理为"交界性浆液性囊腺瘤"，患者有生育要求，可行右侧附件切除术，术后密切随访观察。

31. C 无排卵性功血由于雌激素波动，内膜脱落不规则不完整，凝血功能缺陷。所以选 C。

32. D 早期患者可因子宫内膜充血及溃疡，出现月经过多，后期可因子宫内膜不同程度的破坏，而致出现闭经或月经稀少。由于盆腔的炎症和粘连，患者可出现不同程度的下腹坠痛，在月经期尤为明显。如在结核活动期，患者还可有发热、盗汗、乏力、体重减轻等。由于输卵管黏膜的破坏与粘连，常使管腔阻塞，造成不孕。在原发性不孕患者中，生殖器结核常为主要原因之一。因多数患者缺乏明显

症状，因此当患者有原发不孕、月经失调、低热盗汗、盆腔炎时，均应考虑生殖器结核的可能。通过子宫输卵管碘油造影、子宫内膜活组织检查，确认结核，需系统治疗。

33. A　经前子宫内膜活检明确有无排卵。

34. C　女方妇科检查基本正常。男方有腮腺炎病史。男性在幼年时患腮腺炎会引起睾丸发育不良，导致男性因素不孕，因此应首先检查男方精液常规。

35. C　患者不孕，近年腹部渐胀大，乏力。查体：腹部膨隆，有腹水征；子宫小；双侧有核桃大小的肿块，粘连不活动。腹水草黄色。提示可能为结核性腹膜炎。

36. A　不明原因的不孕应先确认病因，再行治疗。现无法确认是否为与排卵异常有关的不孕。

37. C　基础体温测定曲线呈单相型显示无排卵。

38. A　题中患者其他检查未见异常，但左侧穹隆稍增厚，需行月经前诊断性刮宫确认增厚病因。

39. C　排卵障碍导致的不孕症有很多内分泌疾病的共同表现，占妇女的 20% ~ 25%。主要表现为月经不规则甚至闭经，还可出现多毛症、男性化、溢乳及雌激素过少等内分泌病紊乱的信号，所以挤压双侧乳房是否有乳汁溢出是最不可忽略的。

40. D　根据题干所给信息，年老患者子宫增大且伴有不规则阴道流血，应考虑子宫内膜癌。分段诊刮是确诊内膜癌最常用、最可靠的方法，故选 D。

41. C　垂体催乳素瘤是常见的垂体瘤，其临床表现主要与高催乳素血症有关，通过增加多巴胺的抑制作用可以减少催乳素的分泌，溴隐亭是多巴胺激动剂，可以通过与垂体多巴胺受体结合，直接抑制垂体 PRL 分泌，恢复排卵。

42. D　基础体温受卵巢分泌雌、孕激素的影响而变动，在正常月经周期，排卵周期基础体温曲线呈双相型，该患者基础体温曲线呈单相型，说明无排卵，缺乏孕激素，只受雌激素影响，而雌激素可以使宫颈黏液分泌增多，形状变稀薄，所以该患者宫颈黏液的特征是量多稀薄。

43. C　闭经、不孕及月经失调者，无论有无溢乳均应测 PRL，以除外高催乳素血症。该患者近 5 年月经不规律，月经量少，经常有乳房泌乳现象，首先考虑高催乳素血症。为明确诊断，首选检查项目应是血 PRL 测定，血清催乳素 > 1.14nmol/L（25μg/L）可确诊。

44. A　因为丈夫精液常规检查、监测排卵、输卵管通畅性检查是不孕症最常见的筛查项目。当前两项检查都正常时，应考虑子宫输卵管碘油造影检查。

45. D　该患者婚后 3 年不孕，造影示双侧输卵管堵塞，其他检查无异常，为输卵管性不孕症（临床上对输卵管性不孕症患者，在通过其他常规治疗无法妊娠，为 IVF - ET 的适应证）。适宜的辅助生育是体外受精与胚胎移植（选项 D 正确），即从妇女卵巢内取出卵子，在体外与精子发生受精并培养 3 ~ 5 天，再将发育到卵裂期或囊胚期阶段的胚胎移植到宫腔内，使其着床发育成胎儿的全过程。配子输卵管内移植（选项 A 错误）是将配子，即成熟的卵子及获能的精子，通过腹腔镜或腹部小切口直接放进输卵管壶腹部，使精子和卵子在体内正常输卵内自然受精，然后受精卵通过输卵管管壁的纤毛运动移行到子宫内着床发育；人工授精（选项 E 错误）是将精子通过非性交方式注入女性生殖道内使其受孕的一种技术,适用于具备正常发育的卵泡、正常范围的活动精子数目、健全的女性生殖道结构,至少一条通畅的输卵管的不孕(育)症夫妇。以上两种辅助生殖技术均需至少一条通畅的输卵管,不适用于本例患者。胞浆内单精子注射(选项B错误)主要用于治疗重度少、弱、畸形精子症的男性不育患者。植入前遗传学诊断技术(选项C错误)主要用于解决有严重遗传性疾病风险和染色体异常夫妇的生育问题,可以使得产前诊断提早到胚胎期,避免了常规中孕期产前诊断可能导致引产对母体的伤害。

46. C 该患者原发不孕3年,基础体温曲线呈双相型,基础内分泌检查正常,丈夫精液检查正常,HSG示双侧输卵管峡部不通,为输卵管性不孕症。临床上对输卵管性不孕症患者,在通过其他常规治疗无法妊娠,为IVF-ET的适应证。

47. B 该患者基础体温双相,提示排卵正常,男方精液正常,排除男方因素,输卵管通畅,排除输卵管性不孕,约80%的不孕合并痛经者是子宫内膜异位症。

48. B 超声检查有卵泡发育,但是没有排卵,基础体温双相,应是未破裂卵泡黄素化综合征(LUFS)。

三、A3/A4型题

49. A 曾有妊娠史,未避孕连续12个月未孕称继发不孕;妇科检查双侧附件区有压痛并触及片状物提示附件炎。

50. C 从临床表现分析考虑患者为输卵管因素所致的不孕,此亦为女性不孕的主要原因。所以可选择全身抗炎基础上行输卵管通液术。

51. E 输卵管通液术示双侧输卵管通而不畅,考虑双侧输卵管炎症。患者有痛经史,呈进行性加重,为子宫内膜异位症的特点。而附件区液性暗区伴密集光点,考虑卵巢子宫内膜异位囊肿可能性大,为明确诊断需行腹腔镜检查。

52. B 患者痛经明显,呈进行性加重及性交痛、并伴有不孕,这些均为子宫内膜异位症的特点(选项B正确)。而附件区液性暗区伴密集光点,考虑卵巢子宫内膜异位囊肿可能性大。急性盆腔炎多为急性起病,表现为高热、下腹痛、阴道分泌物增多等症状,双合诊有明显下腹部压痛和宫颈举痛(选项A错误)。多囊卵巢综合征在临床上以雄激素过高的临床或生化表现、持续无排卵、卵巢多囊改变为特征,并不引起痛经或同房痛(选项C错误)。正常黄体是囊性结构,可使卵巢略增大,若囊性黄体持续存在或增长,或黄体血肿含血量较多,血液被吸收后,均可致黄体囊肿(选项D错误);由于囊肿持续分泌孕激素,常使月经周期延迟;若囊肿破裂可出现腹痛及阴道流血,而与异位妊娠破裂相似。未破裂卵泡黄素化综合征是指卵泡成熟但不破裂,卵细胞未排出而原位黄素化,形成黄体并分泌孕激素,引起效应器官发生一系列类似排卵周期的改变,临床以月经周期长,有类似排卵表现但持续不孕为主要特征(选项E错误)。

53. B 月经稀发、多毛、痤疮、肥胖等均提示多囊卵巢综合征(选项B正确)。子宫内膜异位症主要症状为下腹痛、痛经、不孕及性交不适(选项A错误)。高催乳素血症临床特征为溢乳及月经紊乱、不孕、头痛等(选项C错误)。单纯性肥胖患者无内分泌紊乱现象及代谢障碍性疾病(选项D错误)。输卵管炎若未能得到及时正确的治疗,则可由于盆腔粘连、输卵管堵塞而导致不孕,患者既往急性盆腔炎病史，正规治疗后无复发，且外院行输卵管通液术示双侧输卵管通畅，故可排除（选项 E 错误）。

54. B　该患者月经延长，提示排卵稀发，最适合的方案为调整生活方式，抗雄激素及改善胰岛素抵抗后诱发排卵，指导同房。所以选项 B 正确。

55. E　超声提示左侧卵巢囊实性肿瘤，其周边血供丰富，具备手术指征，应完整切除肿瘤并行快速病理明确诊断，指导后续治疗。

56. A　快速病理报告为"浆液性囊腺瘤"，为良性肿瘤，切除肿瘤即可。

57. C　快速病理报告为"交界性浆液性囊腺瘤"，术中探查右侧卵巢表面"珊瑚样转移灶 1cm"，应行左侧附件切除术 + 右侧病灶局部切除。

58. B　快速病理报告为"浆液性囊腺癌"，无腹水，手术病理分期 IAG1，患者有生育要求，故行患侧附件切除术 + 术后密切随访。

四、B1 型题

59. C　丈夫患有生殖细胞不发育症，可选择的治疗为供精者精液人工授精（AID）。供精者精液人工授精的适应证：①重度男性不育：非梗阻性无精症；重度少精症、重度弱精症、重度畸精症、少弱畸精症；ICSI 受精失败。②家族或遗传性疾病：如血友病、亨廷顿病。③重度 Rh 血型不合。

60. E　对于患有子宫内膜异位症，继发不孕的患者，选择体外授精方式为体外受精 - 胚胎移植（IVF - ET）技术。

61. D　对于免疫性不孕患者，首选的助孕方式是丈夫精液人工授精（AIH）。AIH 的适应证：①射精障碍：解剖结构性，如尿道下

裂；神经性，如脊髓损伤；逆行射精，如多发性硬化；心理性，如阳痿。②宫颈因素：宫颈黏液稠厚或宫颈黏液稀少。③轻度男性因素不孕：少精症、弱精症、畸精症、少弱畸精症。④免疫因素：男性抗精子抗体阳性，女性抗精子抗体阳性（宫颈、血液）。⑤不明原因的不孕症。⑥子宫内膜异位症。⑦排卵障碍。⑧男方 HIV 阳性而女方 HIV 阴性的夫妇。

62. B　对于患有地中海贫血的夫妇，应选择的助孕方式是胚胎植入前遗传学诊断（PGD）。PGD 主要用于单基因相关遗传病、染色体病、性连锁遗传病及可能生育异常患儿的高风险人群均是 PGD 的适应证。

63. B　临床上对输卵管性不孕症、原因不明的不孕症、子宫内膜异位症、男性因素不育症、排卵异常及宫颈因素等不孕症患者，在通过其他常规治疗无法妊娠，均为体外受精 - 胚胎移植（IVF - ET）的适应证。

64. D　供胚移植适用于患卵巢功能不良或有严重遗传病的女性患者。

65. E　人工授精主要用于治疗男性不育。

五、X 型题

66. BCDE　输卵管性不孕症的处理方式手段有：经宫腔通液术、经宫颈输卵管导管疏通术、输卵管阻塞手术复通术，明确阻塞部位，恢复输卵管及周围组织正常解剖结构，改善通畅度和功能。

67. ABCE　自然流产的病因包括胚胎因素、母体因素、父亲因素和环境因素。母体因素主要有①全身性疾病，如严重感染、血栓性疾病等；②生殖器异常，如子宫畸形、子宫肌瘤、子宫腺肌症、宫腔粘连及宫颈机能不全等（故 C 正确）；③内分泌因素，如黄体功能不全、甲减、糖尿病血糖控制不佳等（故 B、E

正确）；④强烈应激及不良习惯。父亲因素：有研究证实精子的染色体异常可导致自然流产（故 A 正确）。

68. ABCE IVF－ET 的并发症包括：①卵巢过度刺激综合征（OHSS）；②宫外孕；③感染、出血；④多胎妊娠；⑤妊娠并发症：如流产、早产、胎膜早破等；⑥胎儿畸形等先天缺陷。

第二十二章 计划生育

一、A1 型题

1. C 短效口服避孕药是雌、孕激素组成的复合制剂，通过抑制排卵、改变子宫内膜环境、改变宫颈黏液的性状、阻止精子穿透、抗着床等机制而达到避孕的目的。避孕药中雌、孕激素负反馈抑制下丘脑释放 GnRH，从而抑制垂体分泌 FSH 和 LH，同时直接影响垂体对 GnRH 的反应，不出现排卵前 LH 峰，排卵受到抑制，故选项 C 正确，选项 D 错误。孕激素使宫颈黏液量多、黏稠度增加，不利于精子运行，故选项 B 错误。避孕药抑制子宫内膜增殖变化，使子宫内膜与胚胎发育不同步，不适于受精卵着床，故选项 E 错。在雌孕激素作用下，输卵管上皮纤毛功能、肌肉节段运动和输卵管液体分泌均受到影响，改变受精卵在输卵管内正常运动，干扰受精卵着床，故选项 A 错误。

2. E 复方短效口服避孕药的不良反应为：①类早孕反应：雌激素可刺激胃黏膜引起头晕、乏力、畏食以致恶心呕吐。②月经影响：服药时抑制了内源性激素分泌，留体避孕药替代性对子宫内膜发生作用。一般服药后月经变规则，经期缩短，经血量减少，痛经减轻或消失。③体重增加：因雌激素成分使水钠潴留所致（E 对）。④色素沉着：少数妇女的颜面部皮肤出现淡褐色色素沉着如妊娠期所见，停药后不一定都能自然消退。

3. E 短效口服避孕药是雌、孕激素组成的复合制剂。雌激素成分为炔雌醇，孕激素成分各不相同，构成不同配方及制剂。

4. B 吉妮环是含铜无支架宫内节育器（IUD），母体乐也是含铜 IUD，以聚乙烯为支架，呈伞状。曼月乐是左炔诺孕酮 IUD，以聚乙烯作为 T 形支架，人工合成孕激素（左炔诺孕酮）储存在纵管内，主要的作用是使子宫内膜变化不利于受精卵着床，宫颈黏液变稠不利于精子穿透。TCu - IUD 是带铜 T 形 IUD，以聚乙烯为支架，VCu - IUD 是带铜 V 形 IUD，由不锈钢作 V 型支架。

5. E 类早孕反应是因为雌激素刺激胃黏膜所致，一般无需特殊处理，坚持服药数个周期后副作用自然消失，症状严重需更换制剂或停药改用其他措施，在服用长效避孕药及探亲避孕药中最为常见（A 错）。白带增多系雌激素作用（B 错）。雌激素引起水钠潴留，导致体重增加（C 错）。复方短效口服避孕药如果发生类早孕反应，一般不需要特殊的处理（D 错）。服药期间阴道流血又称突破性出血，多数发生在漏服避孕药后，少数未漏服避孕药也能发生（E 对）。

6. B 紧急避孕药主要有雌孕激素复方制剂，单孕激素制剂及抗孕激素制剂 3 大类（A 对）。复方左炔诺孕酮片属于复方短效避孕药，是雌孕激素复方制剂（B 错）。服用紧急避孕药可出现恶心、呕吐、不规则阴道流血及月经紊乱等症状，一般不需要处理（C、D 对）。紧急避孕药激素剂量大，副作用亦较大，不能代替常规避孕（E 对）。

7. C 安全期避孕又称自然避孕（选项 A 对），是根据女性生殖生理知识推测排卵日期，推测易受孕期进行禁欲而达到避孕目的

（选项 E 对）。包括日历表法、基础体温法、宫颈黏液观察法（选项 B 对）。日历法适用于周期规则的女性，排卵通常发生在下次月经前 14 天左右，据此推算出排卵前后 4~5 天为易受孕期。其余时间视为安全期。基础体温的曲线变化与排卵时间的关系并不恒定（选项 D 对），宫颈黏液观察需要经过培训才能掌握，因此，安全期避孕法并不十分可靠，不宜推广（选项 C 错）。

8. E 复方短效口服避孕药的副作用包括类早孕反应、不规则阴道出血、闭经、体重增加、改善皮肤痤疮、乳房胀痛等副作用，长期服用复方短效口服避孕药可减少卵巢癌、子宫内膜癌的发病率。

9. A 人工流产负压吸引术适用于妊娠 10 周内要求终止妊娠者。

10. C 子宫穿孔是人工流产术的严重并发症（选项 A 对）。感染可发生急性子宫内膜炎、盆腔炎等，应予抗生素治疗（选项 B 对）。妊娠月份较大时因子宫较大，子宫收缩欠佳，出血量多。可在扩张宫颈后宫颈注射缩宫素，并尽快取出绒毛组织。吸管过细、胶管过软或负压不足引起出血，应及时更换吸管和胶管，调整负压。不需立即停止操作（选项 C 错）。羊水栓塞少见，往往由于宫颈损伤，胎盘剥离使血窦开放，为羊水进入创造条件，即使并发羊水栓塞，其症状及严重性不如晚期妊娠发病凶猛（选项 D 对）。远期并发症包括宫颈粘连、宫腔粘连、慢性盆腔炎、月经失调、继发性不孕等（选项 E 对）。

11. C 手术流产的禁忌证包括：生殖道炎症、各种疾病的急性期、全身情况不良、不能耐受手术、术前两次体温在 37.5℃ 以上者。哮喘是药物流产的禁忌证。

12. E 药物流产的适应证包括：①早期

妊娠≤49 日可门诊行药物流产；>49 日应酌情考虑，必要时住院流产；②本人自愿，血或尿 hCG 阳性，超声确诊为宫内妊娠；③人工流产术高危因素者，如瘢痕子宫、哺乳期、宫颈发育不良或严重骨盆畸形；④多次人工流产术史，对手术流产有恐惧和顾虑心理者。妊娠剧吐是药物流产的禁忌证。

13. D 目前临床应用的药物为米非司酮和米索前列醇，米非司酮是一种类固醇类的抗孕激素制剂，具有抗孕激素及抗糖皮质激素作用。米索前列醇是前列腺素类似物，具有子宫兴奋和宫颈软化作用。两者配伍应用终止早孕完全流产率达 90% 以上。

14. D 负压吸引术最大的并发症是子宫穿孔，发生率与手术者操作技术以及子宫本身情况（如哺乳期妊娠子宫，剖宫产后瘢痕子宫妊娠等）有关。

15. B 输卵管结扎术常规结扎部位在输卵管峡部，输卵管峡部是整个输卵管管腔最狭窄的部位，这个部位结扎，具有血管损伤少，并发症少，成功率高的优点。

16. A 经腹输卵管结扎术时间选择：非孕妇女最好是月经结束后 3~4 天；人工流产或分娩后宜在 48 小时内，剖宫产同时；哺乳期或闭经妇女应排除早孕后再行手术。

17. B 已经确定怀孕应做流产，而不是紧急避孕。故选项 B 不恰当。在无保护性生活后 5 日（120 小时）之内放入 IUD 有效率达 95% 以上，故选项 A 正确。米非司酮为抗孕激素制剂，在无保护的性生活 120 小时之内口服米非司酮 10mg 即可，有效率可达 85% 以上，故选项 C、D 均正确。53 号避孕药为探亲避孕片，可作为紧急避孕药使用，故选项 E 正确。

18. D 药物流产较适用于妊娠 49 天内，

有人工流产术高危因素的健康妇女。完全流产率为90%以上，若流产失败，应及时手术终止。

19. B 放置宫内节育器可以引起子宫内膜无菌性炎症。

20. A 子宫过度后屈，前壁面对宫颈内口，扩宫和操作时前壁容易穿孔。

21. C 人工流产综合反应主要是由于宫颈和子宫受到机械性刺激引起迷走神经兴奋所致，同时与孕妇精神紧张，不能耐受宫颈管扩张、牵拉和过高的负压有关。临床表现为受术者在人工流产术中或手术结束时，出现心动过缓、心律紊乱、血压下降、面色苍白、出汗、头晕、胸闷，甚至发生昏厥和抽搐。

22. D 输卵管结扎术必须追踪见到伞端后才能结扎，以防误扎。

23. B 并发生殖道炎症时，先给予抗感染治疗，治愈后再取出宫内节育器。

24. D 子宫穿孔是人工流产术的严重并发症。手术时突然感到无宫底感觉，或手术器械进入深度超过原来所测得深度。提示子宫穿孔，应立即停止手术。穿孔小，无脏器损伤或内出血，手术已完成，可注射子宫收缩剂保守治疗，并给予抗生素预防感染。同时密切观察血压、脉搏等生命体征。若宫内组织未吸净，应由有经验医师避开穿孔部位，也可在超声引导下或腹腔镜下完成手术。破口大、有内出血或怀疑脏器损伤，应剖腹探查或腹腔镜检查，根据情况做相应处理。穿孔修补后应避孕1~2年。

25. D 人工流产的远期并发症有宫颈粘连、宫腔粘连、慢性盆腔炎、月经失调、继发性不孕等。双胎不属于并发症范畴。

二、A2 型题

26. D 安全期避孕不推荐为常规的避孕方式。患者准备一年后生育，不适合宫内节育器、长效避孕药和皮下埋植这类长效的避孕方式。复方短效口服避孕药的有效率接近100%，因此是最适合的避孕方法。

27. D 患者人工流产术后出现闭经和周期性腹痛首先考虑宫颈粘连。慢性盆腔炎和子宫内膜异位症一般不引起闭经。人工流产后月经失调引起的闭经，一般不伴有周期性下腹痛。如漏吸4个月后，妇科查体应发现子宫增大符合孕周。因此本题正确答案选D。

28. A 人工流产综合反应是指，因手术疼痛或局部刺激，使受术者在术中或术毕出现恶心呕吐、心动过缓、心律不齐、面色苍白、头昏、胸闷、大汗淋漓，严重者甚至出现血压下降、昏厥、抽搐等迷走神经兴奋症状。这与受术者的情绪、身体状况及手术操作有关。发现症状应立即停止手术，给予吸氧，一般能自行恢复。

29. B 人工流产综合反应一般能自行恢复，但该患者当前出现心动过缓、血压下降、面色苍白、出汗、胸闷的表现为休克前的表现，阿托品用于急性微循环障碍，治疗严重心动过缓，故应静脉注射阿托品。

30. B 哺乳期的避孕原则为不影响乳汁质量及婴儿健康。因此阴茎套为最佳的避孕方式。

31. E 该患者为青年经产妇，处于生育后期，避孕方式选择的原则是：选择长效、安全、可靠的避孕方法，减少非意愿妊娠进行手术带来的痛苦。各种避孕方法（宫内节育器、皮下埋植剂、复方口服避孕药、避孕针、阴茎套等）均适用，根据个人身体状况进行选择。患者妇检阴道前后壁明显膨出，宫口松，不适宜采用宫内节育器（D 错），且有重度颗粒型宫颈糜烂，研究表明阴茎套与宫颈糜烂的发生有关，故不宜选用阴茎套（B 错）。安全期避孕法又称自然避孕法，并不十分可靠，不宜推广（A 错）。外用避孕药又称外用杀精剂，使用失误时，失败率高达 20% 以上，不作为避孕首选药（C 错）。故该患者最合适选择的避孕方法是口服短期避孕药，且该方法使用方便，避孕效果好，不影响性生活（E 对）。

32. D 该患者为经产妇，带宫内节育环半年，现有腰酸、坠胀感，并伴有少量阴道出血，阴道流血需排除宫颈癌的可能，遂需要做宫颈刮片；B 超和妇科检查是所有妇科疾病的首选检查；尿 hCG 检查可排除患者怀孕流产的可能。

33. B 缓释避孕药主要是孕激素，该患者皮下埋植缓释孕酮类避孕药已 3 个月，出现不规则阴道少量出血 2 个月，属于此类避孕方法的不良反应之一，如长时间流血不能停止，可给予雌激素拮抗孕激素的作用，达到止血的目的。

34. B 输卵管结扎术是把输卵管结扎，阻断卵子通往子宫的通道，以达到妇女永久性绝育目的的手术。该患者有风心病，重复剖宫产史，应首选输卵管结扎术。与工具避孕相比，绝育术是一种安全、永久的节育措施。

35. B 患者为青年经产妇，处于生育后期，避孕方式选择的原则是：选择长效、安全、可靠的避孕方法，减少非意愿妊娠进行手术带来的痛苦。各种避孕方法（宫内节育器、皮下埋植剂、复方口服避孕药、避孕针、阴茎套等）均适用，根据个人身体状况进行选择。该患者现月经周期不规则且月经量多有贫血史，故该患者最合适选择的避孕方法是口服短期避孕药，该方法使用方便，避孕效果好，

不影响性生活，还能调整月经周期，所以选项 B 正确。

36. D 宫内节育器的不良反应主要是不规则阴道流血。如出现不良反应，应立即取环。该患者 49 岁，属于绝经过渡期，出现阴道不规则流血，建议取环后进行诊刮，进行止血的同时做病理检查排除子宫内膜癌。

37. B 妊娠 10 周内要求终止妊娠应用负压吸引术；妊娠在 11～14 周以内要求终止妊娠而无禁忌者应用钳刮术。

38. B 吸宫不全是指人工流产术后部分妊娠组织物的残留。手术后阴道流血时间长，血量多或流血停止后再现多量流血，应考虑为吸宫不全。吸宫不全血量过多或流血停止后又有多量流血。

39. E 子宫穿孔是人工流产术的严重并发症。手术时突然感到无宫底感觉，或手术器械进入深度超过原来所测得深度。提示子宫穿孔，应立即停止手术。穿孔小，无脏器损伤或内出血，手术已完成，可注射子宫收缩剂保守治疗，并给予抗生素预防感染。同时密切观察血压、脉搏等生命体征。若宫内组织未吸净，应由有经验医师避开穿孔部位，也可在超声引导下或腹腔镜下完成手术。破口大、有内出血或怀疑脏器损伤，应剖腹探查或腹腔镜检查，根据情况做相应处理。患者现腹痛并出现腹膜刺激征，术中见黄色脂肪组织，怀疑有肠管损伤，应立即行剖腹探查术。所以选项 E 不恰当。

40. B 人工流产术中可出现面色苍白、出冷汗、血压下降，心率缓慢，甚至昏厥，主要是由于手术操作机械刺激迷走神经引起的人工流产综合反应。这种综合征比较容易发生在精神紧张，对人工流产手术充满疑虑的孕妇中。因此，预防此综合征的发生，首先要从心

理因素上着手，消除对人流的恐惧心理，避免精神过度紧张，也要尽可能避免在过分疲劳、饥饿的情况下实施手术。手术中，尽可能地减轻对子宫口和宫壁的刺激强度（包括牵拉、扩张宫口，刮搔宫壁等），开始的动作宜轻一些。所以，本题选 B

41. D 患者很可能有宫颈粘连，导致经血排不出来，故出现肛门坠胀、子宫增大。所以首先要探宫腔。主要的处理方式为探查宫腔，检查是否有宫颈粘连致经血蓄积于宫腔内。

42. C 人流术后 1 周一般出血应该停止，该患者出血突然增多，无感染征象，查子宫稍大稍软，且宫口有活动出血，首先应考虑吸宫不全。子宫穿孔或羊水栓塞应该在手术时突然发生，故不予考虑。B 超为简便、快速、无创的确诊方法，可直接探查宫内回声情况。如果吸宫不全，宫内有残留，B 超可见宫内有不均质回声团。

43. D 双相曲线提示有排卵，有可能是人工流产术后损伤基底层导致的闭经。

44. B 患者术后阴道流血时间长，血量过多，或流血停止后又有多量流血，应考虑为吸宫不全，同时伴有发热者，应考虑并发感染。

三、A3/A4 型题

45. D 曼月乐是含有左炔诺孕酮的避孕环，在子宫局部释放孕激素，可抑制子宫内膜生长，减少月经量，缓解痛经（选项 D 对）。惰性宫内节育器由惰性材料如金属、硅胶、塑料等制成，由于脱落率及带器妊娠率高，已停产（选项 A 错）。母体乐以聚乙烯为支架，呈伞状，两弧形臂上各有 5 个小齿，具有可塑性，铜表面积 375mm²。吉妮环是含铜无支架宫内节育器，为 6 个铜套串在一根尼龙线上，

顶端有一个结固定于子宫肌层，使宫内节育器不易脱落，悬挂在宫腔中，铜表面积 330mm²。TCu - IUD 是带铜 T 形宫内节育器，以聚乙烯为支架。除曼月乐外，其他几种宫内节育器仅有避孕效果，无减少月经、改善痛经的功能（选项 B、C、E 均错）。

46. E 宫内节育环放置的禁忌证有：①妊娠或妊娠可疑。②生殖道急性炎症。③人工流产出血多，怀疑妊娠组织物残留或感染可能；中期妊娠引产、分娩或剖宫产胎盘娩出后，子宫收缩不良有出血或潜在感染可能。④生殖器肿瘤。⑤生殖器畸形如纵隔子宫、双子宫等。⑥宫颈内口过松、重度陈旧性宫颈裂伤或子宫脱垂。⑦严重全身性疾病。⑧宫腔 <5.5cm 或 >9.0cm（除外足月分娩后、大月份引产后或放置含铜无支架宫内节育器）。⑨近 3 个月内有月经失调、阴道不规则流血。⑩有铜过敏史。

47. E 术后休息 3 天，1 周内忌重体力劳动，2 周内忌性交及盆浴，保持外阴清洁。术后第一年 1、3、6、12 个月进行随访，以后每年随访 1 次直至停用，特殊情况随时就诊。

48. A 紧急避孕、安全期避孕不推荐为常规的避孕方式。重度陈旧性宫颈裂伤属于放环的禁忌证，因此选择口服复方短效避孕药。

49. E 放置宫内节育器的并发症有：节育器异位、节育器嵌顿或断裂、节育器下移或脱落、带器妊娠。

50. D 紧急避孕包括放置含铜宫内节育器和口服紧急避孕药。但本患者的重度陈旧性宫颈裂伤属于放环的禁忌证。皮下埋植剂是一种缓释系统的避孕剂。

51. D 患者步入围绝经期，患糖尿病、高血压多年，应首选避孕套避孕。安全期避孕和体外射精的避孕失败率相对较高。含有甾体

激素的避孕方式（复方短效口服避孕药、皮下埋植）不适合步入围绝经期及有内科合并症的女性。

52. A 早孕终止妊娠的方式包括药物流产和人工流产。药物流产禁忌包括患有心血管疾病、青光眼、哮喘、癫痫、结肠炎等使用前列腺素药物禁忌。本例患者 46 岁，且患高血压多年，不适合药物流产，适合人工流产。缩宫素以及水囊引产适用于大月份引产，妊娠≥10 周的早期妊娠应采用钳刮术。

53. B 青光眼病史是药物引产的禁忌证，患者孕周小于 10 周可以行人工流产。水囊引产、依沙吖啶引产适合中期引产，缩宫素引产适合晚期引产。

54. A 受精卵着床后，在孕激素和雌激素作用下子宫内膜腺体增大，腺上皮细胞内糖原增加，结缔组织细胞肥大，血管充血，此时的子宫内膜成为蜕膜。患者宫体后倾后屈，容易漏吸，并且吸出组织未见绒毛，通常吸出的组织物为蜕膜。

55. B 妇科 B 型超声是一种无创检查，可以明确胎囊位置，是首选的检查。血 hCG 和尿 hCG 测定只能检测患者是否妊娠，无法判断患者受精卵着床的位置。白带常规主要用来检测患者是否有阴道炎症。后穹隆穿刺通常用于检查患者是否存在腹腔内出血。

56. B 药物流产适合妊娠 49 天内，人工流产适合妊娠 10 周内，钳刮适合妊娠 11～14 周，依沙吖啶羊膜腔内注射和水囊引产适合中孕引产。因患者目前处于哺乳期，适合采用人工流产。

57. C 人工流产综合反应是指手术时疼痛或局部刺激，使受术者在术中或术毕出现恶心呕吐、心动过缓、心律不齐、面色苍白、头昏、胸闷、大汗淋漓，严重者甚至出现血压下降、昏厥、抽搐等迷走神经兴奋症状。题干中未描述出血情况，子宫穿孔时术中突然感到无宫底感觉，或手术器械进入深度超过原来所测深度。施行人工流产术未吸出胚胎及绒毛而导致继续妊娠或胚胎停止发育，称为漏吸。吸宫不全是指人工流产术后部分妊娠组织物的残留。

58. B 人工流产综合反应与受术者的情绪、身体状况及手术操作有关。发现症状应立即停止手术，给予吸氧，一般能自行恢复。

59. C 术前重视精神安慰，术中动作轻柔，吸宫时掌握适当负压，减少不必要的反复吸刮，均能降低人工流产综合反应的发生率。

60. E 人工流产手术中出现"无底"感觉，探宫腔深度明显大于孕周，应该考虑子宫穿孔。施行人工流产术未吸出胚胎及绒毛而导致继续妊娠或胚胎停止发育，称为漏吸。感染一般发生于术后，可发生急性子宫内膜炎、盆腔炎等。人工流产综合反应是手术疼痛或局部刺激，使受术者在术中或术毕出现恶心呕吐、心动过缓、心律不齐、面色苍白、头昏、胸闷、大汗淋漓，严重者甚至出现血压下降、昏厥、抽搐等迷走神经兴奋症状。羊水栓塞往往由于宫颈损伤，胎盘剥离使血窦开放，为羊水进入创造条件，即使并发羊水栓塞，其症状及严重性不如晚期妊娠发病凶猛，典型临床表现为骤然出现低氧血症、低血压、凝血功能障碍。

61. C 提示子宫穿孔，应立即停止手术。穿孔小，无脏器损伤或内出血，手术已完成，可注射子宫收缩剂保守治疗，并给予抗生素预防感染。同时密切观察血压、脉搏等生命体征。若宫内组织未吸净，应由有经验医师避开穿孔部位，也可在超声引导下或腹腔镜下完成手术。破口大、有内出血或怀疑脏器损伤，应剖腹探查或腹腔镜检查，根据情况做相应处理。

62. E　药物流产的禁忌证包括：①有使用米非司酮禁忌证，如肾上腺及其他内分泌疾病、妊娠期皮肤瘙痒史、血液病、血管栓塞等病史；②有使用前列腺素药物禁忌证，如心血管疾病、青光眼、哮喘、癫痫、结肠炎等；③带器妊娠、异位妊娠；④其他：过敏体质、妊娠剧吐、长期服用抗结核、抗癫痫、抗抑郁、抗前列腺素药等。瘢痕子宫是药物流产的适应证，其他几项是药物流产的禁忌证。

63. D　服药后可出现恶心、呕吐、腹痛、腹泻等胃肠道症状。该患者经 B 超确定为宫内妊娠，宫外孕破裂时可出现腹腔内出血，因此可除外。

64. A　B 超是诊断早期妊娠快速准确的方法。

65. B　人工流产吸宫术适用于妊娠 6～10 周，钳刮术适用于妊娠 11～14 周，药物流产适合妊娠 49 天内。

66. A　育龄期女性常规的避孕方法为宫内节育器、药物及避孕套，长效口服避孕药多不采用，紧急避孕药不是常规避孕方法，而外用杀精子剂、安全期避孕失败率较高。

67. A　宫内节育器的抗生育作用，主要是局部组织对异物的组织反应而影响受精卵着床。

68. A　手术后阴道流血时间长，血量多或流血停止后再现多量流血，应考虑为吸宫不全。

69. A　首选 B 超，可观察子宫情况及内膜厚度。

70. C　抗生素预防感染，清宫术清宫内残留物。

71. A　患者术中曾有剧烈腹痛，现早孕，考虑存在子宫穿孔导致节育器异位，需行 B 超检查明确宫内情况。

72. D　有妊娠光环，为带器妊娠。带器妊娠多见于节育器下移、脱落或异位。

73. E　绝经 6 年已无妊娠可能，取环；绝经后流血，考虑恶变，需分段诊刮并送病理检查。

74. D　B 超检查可以了解子宫大小、子宫内膜厚度、有无回声不均或宫腔内赘生物，有无肌层浸润及其程度等，其诊断符合率达 80% 以上。患者绝经后阴道流血，超声提示膜厚度增加，故考虑为子宫内膜癌。因此本题应选 D。

75. B　Ⅰ期：肿瘤局限于宫体。ⅠA 期：肿瘤浸润深度 <1/2 肌层。ⅠB 期：肿瘤浸润深度 ≥1/2 肌层。Ⅱ期：肿瘤累及宫颈。Ⅲ期：肿瘤播散于子宫体外，局限于盆腔内（阴道、宫旁组织可能受累，但未累及膀胱、直肠）。Ⅳ期：肿瘤播散于盆腔内累及膀胱或直肠（黏膜明显受累），或有盆腔以外的播散。因此选 B。

76. E　Ⅰ期行次广泛全子宫、双附件、盆腔及腹主动脉旁淋巴结切除。开腹后应采取腹腔冲洗液做细胞学检查。Ⅱ期行术前腔内照射后行次广泛或广泛全子宫、双附件及盆腔、腹主动脉旁淋巴结切除，如有淋巴结转移，术后应补充外照射。Ⅲ期仍争取行次广泛全子宫、双附件及淋巴结切除，可加术前及术后放疗。晚期或复发癌，手术困难者可选择放疗、化疗及激素治疗。具备下列任一条件需切除腹主动脉旁淋巴结并达到肾血管水平：①盆腔淋巴结阳性，②深肌层浸润，③G3，④浆液性腺癌、透明细胞或癌肉瘤高危类型内膜癌，⑤淋巴脉管间隙浸润。因此本题应选 E。

四、B1 型题

77. C 人工流产子宫复旧不全可能会导致宫腔不规则出血，宫腔内有残留淤血，出现疼痛，淋漓不断出血，月经不调等。

78. A 宫颈宫腔粘连综合征根据粘连的部位、程度及面积的不同，临床表现各种各样，如闭经、月经过少、痛经、反复流产及不孕等。月经异常表现为刮宫术后月经减少或闭经，部分患者伴有周期性的下腹疼痛。

79. B 人工流产后感染一般会导致高热、腹痛、下腹剧烈疼痛，而且还会有白带增多、阴道出血、月经不调、腰酸等症状。

五、X 型题

80. ABDE 复方短效口服避孕药是雌、孕激素组成的复合制剂，主要作用为抑制排卵，正确使用避孕药的有效率接近 100%。服药初期约 10% 的女性出现食欲缺乏、恶心、呕吐、乏力、头晕等类早孕反应，1%～2% 女性发生闭经，常发生于月经不规则女性。年龄 >35 岁的吸烟女性服用避孕药可增加心血管疾病发病率，不宜长期服用。

81. ABCE 甾体激素避孕药的作用机制：①抑制排卵：避孕药中雌、孕激素负反馈抑制下丘脑释放 GnRH，从而抑制垂体分泌 FSH 和 LH，同时直接影响垂体对 GnRH 的反应，不出现排卵前 LH 峰，排卵受到抑制。②改变宫颈黏液性状：孕激素使宫颈黏液量减少，黏稠度增加，拉丝度降低，不利于精子穿透。单孕激素制剂改变宫颈黏液作用可能为主要的避孕机制。③改变子宫内膜形态与功能：子宫内膜的正常生理变化，为胚胎着床创造必要条件，避孕药抑制子宫内膜增殖变化，使子宫内膜与胚胎发育不同步，不适于受精卵着床。④改变输卵管的功能：在雌、孕激素作用下，输卵管上皮纤毛功能、肌肉节段运动和输卵管液体分泌均受到影响，改变受精卵在输卵管内正常运动，干扰受精卵着床。

模拟试卷

一、A1/A2 型题

1. 医师跨省调动工作，需申请办理变更执业注册手续时，应

A. 向原注册管理部门申请

B. 向拟执业地注册管理部门申请

C. 向原或拟执业地任何一个注册管理部门申请

D. 先向拟执业地注册管理部门申请，再向原注册地管理部门申请

E. 先向原注册管理部门申请，再向拟执业地注册管理部门申请

2. 医疗机构从事药剂技术工作必须配备

A. 管理制度

B. 相应的卫生条件

C. 检验仪器

D. 保证制剂质量的设施

E. 依法经过资格认定的药师或者其他药学技术人员

3. 某村发生一起非法生产引火线导致的爆炸事故，重伤者 9 人，急送乡卫生院抢救。市中心血站根据该院用血要求，急送一批无偿献血的血液到该院。抢救结束后，尚余 900ml 血液，该院却将它出售给另一医疗机构。根据《中华人民共和国献血法》规定，对于乡卫生院的这一违法行为，县卫生局除了应当没收其违法所得外，还可以对其处以罚款

A. 十万元以下　　　B. 五万元以下

C. 三万元以下　　　D. 一万元以下

E. 五千元以下

4. 医师开具处方不能使用

A. 药品的商品名或曾用名

B. 复方制剂药品名称

C. 药品通用名称

D. 新活性化合物的专利药品名称

E. 国家卫生健康委员会公布的药品习惯名称

5. 以下关于"不伤害"原则的表达不正确的是

A. 绝对不伤害

B. 尽可能避免身体的伤害

C. 尽可能避免生理的伤害

D. 尽可能避免心理的伤害

E. 尽可能避免经济上的损失

6. 保密原则的具体要求在必要时可以除外

A. 保护患者隐私

B. 保护家庭隐私

C. 告知家属必要信息

D. 不公开患者提出保密的不良诊断

E. 不公开患者提出保密的预后判断

7. 某青年女患者因患左侧乳腺癌住院行根治术。术中同时为右侧乳房一个不明显硬节也做了常规的冰冻病理切片，结果提示：右侧乳房小肿块部分癌变。此时，医生的最佳伦理选择是

A. 依人道原则，立即行右乳大部切除术

B. 依救死扶伤原则，立即行右乳大部切除术

C. 依有利原则，立即行右乳根治术

D. 依知情同意原则，立即行右乳根治术

E. 依知情同意原则，立即行右乳大部分切

除术

淺淋巴结

8. 在患者处于急性感染但无意识障碍的情况下，通常采用的医患关系模式是

A. 共同参与型　　B. 指导－合作型

C. 主动－被动型　D. 父母与婴儿式

E. 以上均不是

9. 构成医患信托关系的根本前提是

A. 患者在医患交往中处于被动地位

B. 患者求医行为中包含对医师的信任

C. 医师是"仁者"

D. 现代医学服务是完全可以信赖的

E. 医患交往中加入一些特殊因素

10. 患者女性，34 岁，发现外阴肿物 7 年，无不适。左侧大阴唇外直径 3cm 肿物，质硬，边界清楚，有一定活动度，表面见沟纹，色泽如正常皮肤。合理的诊断是

A. 外阴平滑肌瘤　B. 外阴乳头状瘤

C. 外阴纤维瘤　　D. 外阴脂肪瘤

E. 外阴颗粒成肌细胞瘤

11. 输卵管结构从内向外排列分别为

A. 间质部、壶腹部、峡部和伞部

B. 峡部、间质部、壶腹部和伞部

C. 峡部、壶腹部、间质部和伞部

D. 间质部、峡部、壶腹部和伞部

E. 壶腹部、峡部、间质部和伞部

12. 关于女性生殖器淋巴液的流向，以下叙述不正确的是

A. 阴道下段淋巴主要汇入腹股沟浅淋巴结

B. 阴道上段淋巴大部汇入髂内及闭孔淋巴结

C. 卵巢淋巴部分汇入腰淋巴结，部分汇入髂内外淋巴结

D. 子宫颈淋巴汇入腹股沟深淋巴结

E. 子宫体两侧淋巴沿圆韧带汇入腹股沟

13. 关于成年妇女的子宫形态学特征，以下叙述正确的是

A. 重约 150g

B. 下部较上部宽

C. 长度 7～8cm

D. 子宫体：子宫颈 =1：2

E. 子宫腔容量约 10ml

14. 以下选项中关于月经周期的叙述不正确的是

A. 黄体萎缩，雌、孕激素量急剧减少

B. 雄激素使子宫内膜呈分泌期变化

C. 排卵前雌激素水平达高峰

D. 排卵在下次月经前 14 天

E. 排卵后雌激素水平开始下降

15. 关于子宫肌层的叙述，以下正确的是

A. 子宫肌层非孕时厚度约 0.6cm

B. 子宫肌层由平滑肌束、网状纤维和胶原纤维组成

C. 子宫肌纤维外层纵行排列，是子宫收缩的起始点

D. 子宫肌纤维中层较薄，环形围绕血管

E. 子宫肌纤维内层肌纤维交叉排列，痉挛性收缩可形成子宫收缩环

16. 女性的性腺器官是

A. 阴道　　　　B. 卵巢

C. 输卵管　　　D. 子宫

E. 外阴

17. 会阴组织由表向里依次为

A. 皮肤、皮下脂肪、肛门外括约肌、筋膜

B. 皮肤、皮下脂肪、筋膜、部分肛提肌和会阴中心腱

C. 皮肤、会阴中心腱、皮下脂肪

D. 皮肤、部分肛提肌、皮下脂肪

E. 皮肤、筋膜、皮下脂肪

18. 关于女性邻近器官的叙述，以下不正确的是

 A. 妊娠晚期增大的子宫常压迫左侧输尿管

 B. 女性患阑尾炎时可能累及右侧附件及子宫

 C. 女性尿道短而直，易引起泌尿系统感染

 D. 肛提肌及盆筋膜发生损伤可出现张力性尿失禁

 E. 在施行高位结扎卵巢血管、结扎子宫动脉及打开输尿管隧道时易损伤输尿管

19. 在评价某种筛查方案的检出率时，要固定假阳性率，通常将假阳性率固定在多少

 A. 4%   B. 5%

 C. 6%   D. 7%

 E. 8%

20. 首次产前检查最合适的时间是

 A. 妊娠 8 周   B. 妊娠 11 周

 C. 妊娠 12 周   D. 妊娠 16 周

 E. 确诊早孕时

21. 产前检查与孕期保健的内容包括

 A. 对孕妇进行规范的产前检查

 B. 对孕妇进行健康教育与指导

 C. 对孕妇进行胎儿健康的监护与评估

 D. 对孕妇进行孕期营养及体重管理和用药指导

 E. 以上全部

22. 初产妇，22 岁，现孕 38 周，常规门诊产检。平素胎动正常，行 NST 发现胎儿心率减慢，最低至 100 次/分左右，无宫缩，减慢发生至最低的时间为 10 秒，恢复快，恢复后的基线变异及加速都正常，最有可能的原因是

 A. 胎头受压   B. 脐带受压

 C. 胎盘功能不全 D. 胎盘早剥

 E. 胎儿宫内缺氧

23. 以下不属于高危儿的是

 A. 小于孕龄儿或大于孕龄儿

 B. 生后 1 分钟内 Apgar 评分 4~7 分

 C. 孕妇既往有分娩异常新生儿的病史

 D. 手术产分娩的新生儿

 E. 新生儿的出生体重 <2500g

24. 以下骨盆测量数值不正确的是

 A. 骶耻外径 18~20cm

 B. 坐骨切迹宽度 5.5~6cm

 C. 出口后矢状径 8~9cm

 D. 耻骨弓角度 <80°

 E. 髂棘间径 23~26cm

25. 关于受精卵的发育、运行及着床，以下说法正确的是

 A. 精子获能是精子通过女性生殖道时接触子宫内膜白细胞，而解除顶体酶上的去获能因子

 B. 受精后第 5 天受精卵分裂成为实心细胞团的桑椹胚

 C. 受精后的第 8 天进入宫腔，第 10 天开始植入

 D. 受精卵着床时透明带尚未消失

 E. 卵子受精发生于输卵管的峡部

26. 晚期囊胚约在受精后第几天开始着床

 A. 2   B. 3

 C. 4   D. 5

 E. 6~7

27. 妊娠期间，母体血液系统的变化正确的是

 A. 血细胞比容不变

 B. 血小板减少

 C. 血容量的增加以血浆为主

D. 凝血因子 X 的活性降低

E. 血沉减慢

28. 关于妊娠期母体的凝血功能，以下叙述正确的是

A. 血浆纤维蛋白原增加 50%

B. 凝血酶原时间增加

C. 凝血因子 XI、XII 增加

D. 血液处于低凝状态

E. 凝血时间增加

29. 妊娠早期羊水的主要来源是

A. 母体血清经胎膜进入羊膜腔的透析液

B. 胎儿尿液

C. 胎儿皮肤

D. 胎儿肺

E. 胎膜

30. 已婚女性，24 岁，平时月经规律 $\dfrac{4}{28 \sim 30}$ 天，现停经 52 天，黄体酮试验无出血。下列最可能的诊断是

A. 早期妊娠　　B. 子宫内膜炎症

C. 继发闭经　　D. 卵巢早衰

E. 宫颈粘连

31. 胎膜完整早产的原因不包括

A. 双胎或多胎妊娠

B. 羊水过多

C. 精神、心理压力过大

D. 宫内感染

E. 宫颈机能不全

32. 早产患儿 32 周以后大剂量长期使用吲哚美辛抑制宫缩，可出现

A. 胎儿心律失常

B. 胎儿宫内生长受限

C. 胎儿肾积水

D. 胎儿心包积液

E. 胎儿动脉导管提前关闭

33. 以下药物不能用于先兆早产抑制宫缩治疗的是

A. β - 肾上腺素能受体抑制剂

B. 阿托西班

C. 前列腺素合成酶抑制剂

D. 钙离子通道阻滞剂

E. 硫酸镁

34. 经产妇，32 岁，G_3P_1，现孕 15 周，既往均因胎膜早破晚期流产 1 次，早产 1 次，为预防胎膜早破，以下处理措施不恰当的是

A. 妊娠期积极治疗阴道炎

B. 补充锌及铜

C. 避免腹部撞击及负重

D. 妊娠晚期禁止性生活

E. 若宫颈内口松弛，建议妊娠 20 ~ 24 周行宫颈环扎术

35. 羊水过多合并胎儿畸形时，以下处理方式原则不恰当的是

A. 一经确诊立即终止妊娠

B. 一般在破膜后予缩宫素引产

C. 高位破膜后 12 小时若无宫缩需用抗生素

D. 腹部穿刺放出部分羊水后再行人工破膜

E. 较严重的羊水过多一般采用经腹羊膜腔内注入药物引产

36. 下列叙述正确的是

A. 过期妊娠是指平时月经周期规律，妊娠达到或超过 42 周

B. 过期妊娠的发生率占妊娠总数的 25%

C. 过熟儿与胎盘血流灌注不足无关

D. 小样儿与过期妊娠不可能并存

E. 过期妊娠均伴有胎盘功能减退

37. 以下关于妊娠期肝内胆汁淤积症的叙述正

确的是

A. 妊娠期肝内胆汁淤积症可能与雌激素、遗传及环境等因素有关

B. 妊娠期肝内胆汁淤积症患者血清肝酶升高 AST 较 AIT 敏感

C. 多数妊娠期肝内胆汁淤积症患者分娩后瘙痒症状持续整个产褥期

D. 大多数妊娠期肝内胆汁淤积症患者黄疸先于皮肤瘙痒发生

E. 妊娠期肝内胆汁淤积症的发生无明显地域差异

38. 与过期妊娠无关的是

A. 羊水过多

B. 头盆不称

C. 巨大胎儿

D. 雌、孕激素比例失调

E. 胎盘缺乏硫酸酯酶

39. 以下关于硫酸镁解痉的描述不正确的是

A. 硫酸镁中毒首先出现的表现是呼吸抑制

B. 血清镁离子有效治疗浓度为 1.8 ~ 3.0mmol/L

C. 超过 3.5mmol/L 可能出现中毒症状

D. 硫酸镁不可作为降压药使用

E. 镁离子中毒时可用葡萄糖酸钙治疗

40. 淋菌的特征有

A. 为革兰阳性双球菌

B. 淋菌表面有菌毛

C. 为革兰染色阳性菌

D. 对复层鳞状上皮有亲和力

E. 孕妇感染淋菌并不多见

41. 关于淋病在妊娠期间的治疗，以下说法恰当的是

A. 多合并支原体感染应给予抗支原体药物

B. 青霉素过敏可选喹诺酮类药物

C. 性伴侣可以不同时进行治疗

D. 临床症状消失为治愈

E. 用药必须足量、及时

42. 心脏病患者妊娠后，应及时终止妊娠的指征除外

A. 心脏功能Ⅱ级

B. 有细菌性心内膜炎史

C. 有缺血性脑缺血发作史

D. 伴有肺动脉高压表现者

E. 有心力衰竭史

43. 孕妇，26 岁，G_1P_0，现妊娠 28 周来医院行产前检查。ALT 40IU/L，HBsAg（＋），HBeAg（＋），其他常规检查正常。产科检查正常。孕妇母婴传播的情况可能是

A. 乙肝病毒不通过胎盘传递给胎儿

B. 其母婴传播率为 5% ~ 10%

C. 分娩时通过母血传播，但其唾液和汗液不传播给婴儿

D. 其婴儿将不会成为病毒携带者

E. 孕中期患急性乙型肝炎者，婴儿感染率为 70%

44. 妊娠合并病毒性肝炎，对母体的影响不包括

A. 加重早孕反应

B. 使子痫前期发病率增加

C. 易发生羊水过多

D. 易发生产后出血

E. 易发展为重型肝炎

45. 关于妊娠合并阑尾炎，以下说法不正确的是

A. 妊娠期盆腔血液及淋巴循环欠佳

B. 增大的子宫将腹壁与发炎阑尾分开

C. 子宫妨碍大网膜游走

D. 炎症波及子宫诱发宫缩，宫缩促使炎

症扩散

E. 妊娠分泌类固醇激素增多，抑制孕妇免疫机制

46. 妊娠晚期合并急性阑尾炎的鉴别诊断不包括

A. 先兆临产

B. 妊娠急性脂肪肝

C. 子宫肌瘤红色变性

D. 右侧卵巢囊肿蒂扭转

E. 胎盘早剥

47. 关于妊娠合并心脏病患者，以下叙述正确的是

A. 妊娠期如无心力衰竭可进普食

B. 胎儿娩出后肌注缩宫素预防产后出血

C. 一般行剖宫产术终止妊娠

D. 产后 24 小时应行输卵管结扎术

E. 产褥期心功能Ⅲ级以上者可哺乳

48. 胎盘最重要的作用是

A. 分泌孕激素和雌激素

B. 分泌人绒毛膜促性腺激素

C. 促进胎儿的血液循环

D. 充当胎儿的肺

E. 充当胎儿的内分泌器官

49. 前置胎盘患者在孕期腹部触诊、听诊所见是

A. 子宫强制性收缩、宫底升高、血压下降、胎心消失

B. 阵发性子宫收缩、松弛不全、胎心音弱

C. 子宫持续性收缩、胎位不清、胎心消失

D. 无子宫收缩、胎先露高浮、胎心好

E. 阵发性子宫收缩、胎心音良好

50. 前置胎盘最主要的症状是

A. 妊娠晚期无痛性反复阴道出血

B. 多在妊娠早期出现阴道出血

C. 完全性前置胎盘通常出血量不多

D. 出血量与前置胎盘的类型无关

E. 常易造成胎膜早破

51. 以下关于前置胎盘的处理，不正确的是

A. 处理原则是抑制宫缩、止血、纠正贫血和预防感染

B. 应在保证孕妇安全的前提下，尽可能缩短孕周

C. 期待疗法不适合于所有孕妇

D. 胎龄达 36 周以上者可终止妊娠

E. 胎心异常者可进行刮宫产

52. 初产妇已确诊为重型胎盘早剥，宫口开大 4cm，最恰当的处理方式是

A. 人工破膜术

B. 头皮牵引术

C. 即刻剖宫产术

D. 静脉点滴缩宫素加速产程

E. 人工破膜及缩宫素静脉点滴

53. 初孕妇，31 岁，妊娠 36 周，枕左前位。因"少量阴道无痛性流血"入院。无宫缩，胎心 140 次/分。此种情况最恰当的处理方式应是

A. 期待疗法

B. 药物引产

C. 立即人工破膜

D. 行剖宫产术

E. 口服止血药物

54. 生理妊娠女性，孕 36 周，行 24 小时尿蛋白定量检查，以下结果属于异常的是

A. 150mg　　B. 200mg

C. 250mg　　D. 280mg

E. 300mg

55. 以下形式属于出生缺陷二级预防的是

A. 遗传咨询　　B. 合理营养

C. 产前筛查　　　　D. 对症治疗

E. 康复治疗

56. 关于前置胎盘的处理，在下列叙述中不恰当的是

A. 剖宫产是处理前置胎盘的主要手段

B. 术前 B 超检查的重要目的是胎盘定位

C. 术前必须做阴道检查

D. 术前必须做好防止出血和抢救的准备

E. 子宫切口应避开胎盘附着部位

57. 于第二产程期间诊断胎儿窘迫，最有价值的方法是

A. 用听筒听取胎心率并计数

B. B 型超声检查羊水平段

C. 测孕妇尿液雌三醇值

D. 羊膜镜观察羊水性状

E. 测胎儿头皮血 pH

58. 关于胎儿生长受限的诊断标准，以下说法正确的是

A. 新生儿体重小于 2500g

B. 体重低于同胎龄应有体重第 5 百分位数以下

C. 体重低于同胎龄应有体重第 15 百分位数以下

D. 体重低于同胎龄平均体重 2 个标准差

E. 体重低于同胎龄平均体重 1 个标准差

59. 急性胎儿宫内窘迫的重要临床征象不包括

A. 产时胎心率异常

B. 胎动减少

C. 羊水胎粪污染

D. 胎盘功能减退

E. 胎儿头皮血 pH 值 <7.35

60. 关于内旋转，以下描述不正确的是

A. 使胎头矢状缝与中骨盆及骨盆出口前后径一致

B. 在中骨盆进行

C. 胎头内旋转向后旋转 45°

D. 内旋转后，胎头后囟转至耻骨弓下

E. 在第一产程末完成

61. 分娩时子宫颈口扩张的机制不正确的是

A. 是前羊水囊扩张的作用

B. 子宫颈扩张的快慢是决定产程长短的因素之一

C. 破膜后胎先露直接压迫子宫颈

D. 是子宫体肌肉缩复作用向上牵拉的结果

E. 初产妇的子宫颈管消失与子宫颈扩张同时进行

62. 关于胎膜破裂说法，在下列中错误的是

A. 胎膜多在宫口近开全时自然破裂

B. 胎膜一旦破裂应立即听胎心，观察羊水的性状、颜色、流出量

C. 破膜后应每 2 小时测量产妇体温，注意排查绒毛膜羊膜炎

D. 羊水清而胎头仍浮动未入盆时警惕胎儿窘迫

E. 破膜分娩后应予抗炎药物预防感染

63. 以下属于产后异常的临床表现的是

A. 产后 12 小时体温 37.8℃

B. 产后 3 天下腹部阵痛，有时难忍

C. 产后 3 天仍为血性恶露

D. 经阴道分娩的产妇，产后 16 天宫底在耻上一横指

E. 产后 5 天，双侧乳房出现肿、胀、痛

64. 下列属于枕左前位分娩机制的是

A. 下降动作呈持续性

B. 进入骨盆入口时，胎头呈俯屈状态

C. 俯屈动作完成后，胎头以枕额径通过产道

D. 胎头颅骨最低点达骨盆最大平面时，出现内旋转

E. 内旋转动作完成于第一产程末期

65. 初产妇，28 岁，5 分钟前经阴道自然分娩一男婴，重 3200g，处理好脐带后准备协助娩出胎盘。以下不属于胎盘剥离征象的是
    A. 宫体变硬呈球形，宫底升高达脐上
    B. 阴道少量出血
    C. 阴道大量出血
    D. 阴道口外露的脐带自行延长
    E. 耻骨联合上方按压子宫下段，脐带不回缩

66. 产后子宫重量逐渐减少，以下描述中不恰当的是
    A. 分娩结束时约有 1000g
    B. 产后 1 周约为 500g
    C. 产后 2 周约为 400g
    D. 产后 2 周约为 300g
    E. 产后 6 周约为 50g

67. 与子宫收缩乏力无关的是
    A. 双胎妊娠
    B. 子宫肌瘤
    C. 头盆不称
    D. 产妇体内前列腺素合成过多
    E. 胎儿、胎盘合成与分泌硫酸脱氢表雄酮量少

68. 关于临产后胎头呈前不均倾位的处理，在下列中恰当的是
    A. 发现前不均倾位首先加强宫缩
    B. 行人工破膜术
    C. 等待产程自然进展，第二产程助产
    D. 不论胎儿大小均可试产
    E. 行剖宫产术

69. 妊娠足月胎儿，以下胎位不可能经阴道分娩的是
    A. 额后位　　　　B. 枕后位

C. 枕横位　　　　D. 额前位
E. 单臀先露

70. 以下对臀位妊娠的处理不恰当的是
    A. 新生儿出生后 3 日内肌内注射维生素 K_1
    B. 孕 34 周前可施行外倒转术
    C. 骨盆入口径度狭窄时行剖宫产术
    D. 临产后禁止肥皂水洗肠
    E. 一旦破水应卧床，抬高臀部

71. 初产妇，24 岁，G_1P_0，现孕 38^{+5} 周。胎头双顶径 9.3cm，骨盆入口约成三角形，两侧壁内聚，坐骨棘突出，耻骨弓较窄，骶坐切迹窄呈高弓型，骶骨较直而前倾，出口后矢状径较短。预计临产后不易发生的是
    A. 第二产程延长
    B. 持续性枕后位
    C. 第一产程潜伏期延长
    D. 持续性枕横位
    E. 第一产程活跃期停滞

72. 初产妇，足月妊娠，宫口开全 1.5 小时尚未分娩。阴道检查：头先露，宫口开全，胎头位于坐骨棘水平下 3cm，枕左横位，胎膜已破，羊水清，胎心 140 次/分，估计胎儿重 3200g。正确的处理是
    A. 行剖宫产术
    B. 缩宫素静脉滴注
    C. 行产钳助产术
    D. 等待阴道自然分娩
    E. 徒手将胎头枕部转向前方，然后阴道分娩

73. 以下可使用缩宫素加强宫缩，经阴道试产的是
    A. 宫颈严重水肿
    B. 头盆不称

C. 不协调性宫缩乏力

D. 协调性宫缩乏力

E. 子宫痉挛性狭窄环

74. 经阴道分娩时，为预防产后出血，静脉注射麦角新碱应在

A. 胎头拔露，阴唇后联合紧张时

B. 胎头已着冠时

C. 胎头娩出时

D. 胎肩娩出时

E. 胎盘娩出后

75. 产后出血应用无菌纱条止血，取出时应

A. 肌内注射子宫收缩药

B. 给予静脉抗炎药物

C. 先按摩子宫

D. 给予止血药物

E. 结扎血管

76. 以下因素中，与羊水栓塞时，羊水进入母体血循环的机制无关的是

A. 宫缩过强

B. 羊水浑浊

C. 子宫存在开放血管

D. 死胎

E. 巨大儿

77. 肺动脉高压可导致的病理生理改变不包括

A. 右心负荷加重

B. 急性左心扩张

C. 左心排出量减少

D. 充血性右心衰竭

E. 周围血液循环衰竭

78. 羊水栓塞的正确处理应为

A. 慎用肾上腺皮质激素

B. 休克早期禁用右旋糖酐

C. 出血不止时，立即应用肝素

D. 解除肺动脉高压，纠正缺氧

E. 立即行剖宫产术终止妊娠，可提高治

愈率

79. 关于新生儿生理性黄疸的特点，以下叙述不正确的是

A. 一般情况好，不伴有其他症状

B. 多于生后 2~3 天出现

C. 足月儿在 2 周内消退

D. 血清结合胆红素 $>26\mu mol/L$

E. 每天血清胆红素升高 $<85\mu mol/L$

80. 新生儿出生 4 天后出现黄疸者，首先不考虑为

A. 败血症

B. 新生儿溶血病

C. 胆道闭锁

D. 新生儿肺炎

E. 母乳性黄疸

81. 新生儿溶血病发生胆红素脑病（核黄疸）一般在出生后　　出现症状。

A. 1 天内 　　　　B. 1~2 天

C. 2~3 天 　　　　D. 2~5 天

E. 4~7 天

82. 新生儿胆红素代谢的特点不包括

A. 新生儿肝脏葡萄糖醛酸转移酶含量不足

B. 新生儿红细胞寿命短，数量多，易破坏

C. 新生儿肝细胞 Y 蛋白含量极微

D. 新生儿肠腔内葡萄糖醛酸苷酶浓度较低

E. 新生儿肝细胞排泄胆红素的能力不足

83. 足月新生儿，女，有窒息史，生后第 2 天嗜睡，面色微绀，呼吸频率 32 次/分，心率 95 次/分，前囟紧张，心音较低钝，四肢肌张力差，拥抱反射消失。最可能的诊断是

A. 吸入综合征

B. 湿肺

C. 新生儿肺透明膜病

D. 缺氧缺血性脑病

E. 低血糖

84. 男婴，足月顺产，出生体重 3500g，生后 36 小时，血清总胆红素 297.5μmol/L，以间接胆红素为主。首选的治疗方法是

A. 口服苯巴比妥　　　B. 换血

C. 输血浆　　　　　　D. 光照疗法

E. 输注白蛋白

85. 下列不属于产褥感染的是

A. 急性子宫内膜炎

B. 急性乳腺炎

C. 急性盆腔腹膜炎

D. 急性盆腔结缔组织炎

E. 血栓静脉炎

86. 产褥感染的病原体主要来源于

A. 生殖道正常寄生的病原体

B. 空气中细菌

C. 手术区细菌污染

D. 无菌操作不严

E. 手术器械带来的致病菌

87. 关于妊娠合并急性阑尾炎的描述，以下错误的是

A. 增加了孕产妇病死率

B. 妊娠 3 个月末时阑尾在髂嵴下 2 横指

C. 容易发生阑尾穿孔及腹膜炎

D. 一经确诊应给予大剂量广谱抗生素，同时尽快手术治疗

E. 发生在妊娠晚期，腹肌紧张较明显

88. 初产妇，26 岁，剖宫产术后 10 天，因"3 天前发热伴下腹痛"急诊入院。患者 10 天前因"产程停滞"转剖宫产终止妊娠。3 天前无明显诱因出现发热，伴下腹痛。入院查体：体温 39.5℃，脉搏 110 次/分，呼吸 22 次/分，血压 99/70mmHg。下腹痛压痛（＋）、反跳痛（－），无腹肌紧张，子宫轮廓可触及，宫底平脐，宫体压痛（＋）。妇科检查：阴道内见大量脓性分泌物，有异味。子宫增大，如孕 3 个月大小，宫体压痛明显，双侧附件区无明显压痛。患者可首要诊断考虑为

A. 急性乳腺炎

B. 泌尿系感染

C. 急性子宫内膜炎

D. 急性弥漫性腹膜炎

E. 上呼吸道感染

89. 发生晚期产后出血最常见的时间为

A. 产后 12 小时　　　B. 产后 3～5 天

C. 产后 1～2 周　　　D. 产后 4～6 周

E. 产后 6～8 周

90. 以下关于外阴瘙痒的叙述不正确的是

A. 滴虫阴道炎和假丝酵母菌阴道炎是引起外阴瘙痒最常见的原因

B. 非女性生殖系统疾病也可以引起外阴瘙痒

C. 外阴瘙痒多位于阴蒂、小阴唇、大阴唇、会阴甚至肛周等皮损区

D. 外阴慢性单纯性苔藓一般不引起外阴瘙痒

E. 外阴瘙痒常为阵发性发作，通常夜间加重

91. 宫颈与阴道黏膜可见散在的红色斑点，应考虑的诊断是

A. 念珠菌性阴道炎

B. 血小板减少性紫癜

C. 滴虫阴道炎

D. 链球菌性阴道炎

E. 盆腔炎

92. 滴虫阴道炎的传播方式不恰当的是

A. 宫内传播

B. 性交传播

C. 不洁器械和敷料传播

D. 公共浴池传播

E. 游泳池传播

93. 诊断细菌性阴道病的指标中，必备条件为

A. 匀质、稀薄、灰白色阴道分泌物，常黏附于阴道壁

B. 阴道分泌物 pH > 4.5

C. 胺试验阳性

D. 线索细胞阳性

E. 挖空细胞阳性

94. 关于外阴阴道假丝酵母菌病，以下说法不恰当的是

A. 白带呈白色稠厚豆渣样

B. 外阴痒、灼痛，可致坐卧不安

C. 小阴唇内侧黏膜附着膜状物

D. 首选药物为青霉素及甲硝唑

E. 湿片法镜下见孢子及假菌丝

95. 盆腔炎性疾病不包括

A. 子宫内膜炎

B. 输卵管炎

C. 输卵管卵巢脓肿

D. 盆腔腹膜炎

E. 直肠旁结缔组织炎

96. 盆腔炎性疾病的最低诊断标准为

A. 妇科检查　　　　B. 病理检查

C. 实验室检查　　　D. 影像学检查

E. 以上全部

97. 关于盆腔炎性疾病的病原体，以下叙述正确的是

A. 往往是需氧菌与厌氧菌混合感染

B. 以厌氧菌为主

C. 以需氧菌为主

D. 以兼性厌氧菌为主

E. 性传播疾病的病原体与需氧菌及厌氧菌的混合感染

98. 关于子宫内膜异位症的病理，以下叙述正确的是

A. 异位内膜不会发生恶变

B. 仅能在卵巢的囊壁中发现红细胞或含铁血黄素的巨噬细胞不能视为内异症

C. 异位内膜随卵巢周期变化而发生增生和分泌改变，但其改变不一定与子宫内膜同步

D. 异位内膜往往仅表现为分泌期改变

E. 内异症临床表现极典型时，其组织病理特征也常为典型

99. 以下关于宫颈内膜异位症的说法正确的是

A. 很常见

B. 病灶位于表浅的黏膜面或深部间质内

C. 表浅病灶多为直肠子宫陷凹异位灶直接蔓延而来

D. 不形成明显的异位病灶

E. 常造成盆腔粘连

100. 应用高效孕激素和假孕疗法治疗子宫内膜异位症效果较差的是

A. 卵巢巧克力囊肿

B. 直肠子宫陷凹病灶

C. 膀胱的子宫内膜异位

D. 远处转移的子宫内膜

E. 子宫腺肌病

101. 子宫内膜异位症患者行保留卵巢功能手术的适合的年龄为

A. 35 岁以下　　　　B. 40 岁以下

C. 45 岁以下　　　　D. 50 岁以下

E. 55 岁以下

102. 关于孕妇感染巨细胞病毒，以下说法恰当的是

A. 早期妊娠发现并确诊，应及时治疗，

继续妊娠

B. 母婴垂直传播是重要传播途径

C. 中晚期妊娠发现确诊，应予引产

D. 可以哺乳，因乳汁中无病毒

E. 抗病毒药阿糖胞苷有显效

103. 患者女性，42 岁，G_1P_1，流产 1 次，继发性痛经，进行性加重 8 年，痛经剧烈，服用止痛药物不能缓解，伴性交痛。查体：子宫后倾后屈，60 天妊娠大小，质硬不活动，子宫后壁触及米粒大小触痛结节，子宫右后方扪及约 8cm×8cm 大小包块，不活动，张力较大。该患者可能的诊断是

A. 阑尾周围脓肿

B. 卵巢子宫内膜异位囊肿

C. 输卵管卵巢脓肿

D. 卵巢系膜囊肿

E. 子宫肌瘤

104. 患者女性，29 岁，预妊娠 3 年未孕，近 2 年来，月经量多，无明显痛经，$G_1P_0A_1$。妇科检查：子宫正常大小，左侧附件区可触及一囊实性包块，大小约 5cm×6cm×6cm，后穹隆可触及痛性结节。首选考虑的诊断是

A. 子宫肌瘤

B. 子宫腺肌病

C. 子宫内膜异位症

D. 输卵管卵巢囊肿

E. 原发性痛经

105. 关于子宫腺肌病的叙述，正确的是

A. 多发生在初产妇

B. 发病与经血倒流有关

C. 假孕疗法有效

D. 子宫内膜对孕激素敏感

E. 经量增多和经期延长，继发痛经，子宫均匀增大和质硬

106. 患者女性，40 岁，已婚，经产妇，月经期延长，量多，痛经明显，子宫孕 50 天大小，有压痛，双附件正常。最可能的诊断为

A. 子宫肌瘤   B. 子宫腺肌病

C. 子宫肥大   D. 子宫内膜异位症

E. 早孕

107. 关于子宫腺肌病的治疗，以下叙述不正确的是

A. 根据患者年龄、有无生育要求和症状轻重而定

B. 目前尚无根治本病的有效药物

C. 对年轻、有生育要求和近绝经患者可试用 GnRH-a 治疗

D. 在 GnRH-a 治疗时应注意患者骨丢失的风险

E. 有痛经者可直接行全子宫加双侧输卵管切除术

108. 关于外阴硬化性苔藓的病因，叙述错误的是

A. 与自身免疫有关

B. 与感染有关

C. 可有家族史，并有特异基因

D. 与性激素缺乏有关

E. 临床睾酮药物治疗有效

109. 扁平苔藓属于 2006 年 ISSVD 分类中的

A. 棘层细胞增生型

B. 苔藓样型

C. 均质化型

D. 硬化型

E. 脉管源性病损

110. 患者女性，35 岁，外阴奇痒，分泌物不多。两侧小阴唇增厚，外阴黏膜不红，阴道畅，皱襞正常，无异常分泌物，宫颈柱状，光滑，肥大，子宫前位、正常

大小，双附件（－）。为确诊应选用

A. 外阴活检

B. 阴道分泌物涂片

C. 宫颈涂片（CCT）

D. 阴道镜

E. 盆腔 B 超

111. 女性生殖器结核中最常见的是

A. 盆腔腹膜结核

B. 输卵管结核

C. 子宫颈结核

D. 卵巢结核

E. 子宫内膜结核

112. 生殖器结核抗结核药物治疗的原则不包括

A. 早期　　　　B. 联合

C. 规律　　　　D. 足量

E. 全程

113. 关于输卵管结核，以下说法不恰当的是

A. 多为双侧性

B. 输卵管增粗肥大，其伞端外翻如烟斗嘴状

C. 与非结核性炎症的区别是在输卵管管腔内可见到干酪样物质

D. 输卵管常与其邻近器官广泛粘连

E. 输卵管结核患者及少数同时有子宫内膜结核

114. 生殖器疱疹的主要传播方式是

A. 性传播

B. 血源性传播

C. 粪－口途径传播

D. 飞沫传播

E. 垂直传播

115. 患者女性，28 岁，患有原发不孕，发现盆腔包块及月经量逐渐减少 4 年，子宫边界不清，包块直径 8cm 左右，欠活动，

可能为

A. 卵巢肿瘤　　　B. 子宫肌瘤

C. 生殖器结核　　D. 子宫腺肌病

E. 陈旧性宫外孕

116. 外生殖器异常中最常见的是

A. MRKH 综合征　　B. 阴道闭锁

C. 阴道横隔　　　　D. 处女膜闭锁

E. 阴道斜隔综合征

117. 以下阴道发育异常中，属于副中肾管发育不良的是

A. 子宫、阴道未发育

B. 阴道闭锁

C. 阴道横隔

D. 阴道纵隔

E. 阴道斜隔综合征

118. 患者女性，15 岁，因"第二性征发育，无月经来潮"就诊。检查时见仅有浅短阴道盲端，约 2cm，B 型超声未探及子宫，双侧卵巢大小正常，染色体检查为 46，XX，性激素水平正常。可能的诊断为

A. 处女膜闭锁　　B. 阴道闭锁

C. 阴道纵隔　　　D. 先天性无阴道

E. 先天性宫颈闭锁

119. 患者女性，30 岁，停经 2 个月，B 型超声发现为残角子宫妊娠，该进行的处理是

A. 定期产前检查，可以正常分娩

B. 可以正常妊娠，但需剖宫产终止妊娠

C. 立即终止妊娠，在 B 型超声监护下清宫

D. 开腹或腹腔镜手术，切除残角子宫

E. 以上都不是

120. 对周期性下腹痛半年余，无月经来潮的青春期女性，首选的检查是

A. 妇科超声检查　　B. 双合诊检查

C. 外阴部视诊　　　D. 内分泌检查

E. 肛诊检查

121. 以下不属于盆腔脱垂症状的是

A. 腰骶部酸痛

B. 排便、排尿困难

C. 压力性尿失禁

D. 月经不规则

E. 易并发尿路感染

122. 患者女性，67岁，主诉外阴肿物脱出半年，可还纳，内裤带血1个月。出血最可能的原因是

A. 外阴癌

B. 宫颈癌

C. 老年性阴道炎

D. 绝经后出血，应除外子宫内膜病变

E. 子宫脱垂Ⅱ度，伴宫颈炎症、溃疡

123. 尿瘘的最典型临床表现是

A. 外阴瘙痒

B. 外阴疼痛

C. 阴道无痛性持续性流液

D. 尿频、尿急、尿痛

E. 下腹疼痛

124. 异位妊娠中最常见的是

A. 输卵管妊娠　　B. 卵巢妊娠

C. 腹腔妊娠　　　D. 宫颈妊娠

E. 阔韧带妊娠

125. 有关输卵管妊娠破裂时妇科检查的特点，以下叙述不正确的是

A. 阴道内有少量血液

B. 阴道后穹隆饱满，宫颈举痛

C. 子宫稍大而软

D. 盆腔可触及包块，可活动且表面光滑

E. 子宫有漂浮感

126. 已婚妇女，29岁，停经9周。因"下腹部阵发性剧痛6小时伴阴道多量流血超过月经量"求诊。妇科检查：宫口开2cm。最恰当的处置是

A. 给予止血药物

B. 静脉滴注缩宫素

C. 肌内注射麦角新碱

D. 肌内注射黄体酮

E. 尽早行负压吸宫术

127. 常导致内分泌紊乱的疾病是

A. 脑膜瘤　　　　B. 神经纤维瘤

C. 垂体微腺瘤　　D. 星形细胞瘤

E. 海绵状血管瘤

128. 关于输卵管妊娠的说法错误的是

A. 输卵管妊娠多发生在壶腹部

B. 输卵管壶腹部妊娠多在妊娠8~12周流产

C. 输卵管峡部妊娠多在妊娠6周左右破裂

D. 输卵管间质部妊娠多在妊娠12~16周发生破裂

E. 输卵管妊娠流产或破裂后，胚胎落入腹腔继续生长，发生原发性腹腔妊娠

129. 流产的临床过程，以下叙述正确的是

A. 妊娠8周前的流产，多为不全流产

B. 妊娠8~12周的流产，多为完全流产

C. 难免流产时妊娠试验均为阴性

D. 难免流产由不全流产发展而来

E. 不全流产易发生失血性休克

130. 患者女性，30岁，根据症状和体征初步诊断为异位妊娠流产或破裂，下一步对患者最有助于诊断和治疗方案的检查应是

A. 尿妊娠试验阳性

B. 妇检宫颈举痛

C. 腹部叩诊移动性浊音阳性

D. 后穹隆穿刺抽出不凝血

E. 腹部压痛、反跳痛

C. 宫颈　　　　D. 阴道

E. 外阴

131. 多囊卵巢综合征的临床表现不包括

A. 双侧卵巢囊肿　　B. 肥胖

C. 闭经　　　　D. 多毛

E. 不孕

137. 以下患者中不易出现胎膜早破的是

A. 双胎妊娠　　　　B. 胎位异常

C. 羊水过多　　　　D. 宫颈机能不全

E. 妊娠期高血压疾病

132. 多囊卵巢综合征患者的卵巢变化不正确的是

A. 多个直径 <1mm 的囊性卵泡

B. 无排卵痕迹

C. 双侧卵巢变大

D. 白膜增厚硬化

E. 卵巢包膜增厚为正常的 2~4 倍

138. 盆腔内血栓性静脉炎常侵及的静脉不包括

A. 子宫静脉　　　　B. 卵巢静脉

C. 髂内静脉　　　　D. 髂总静脉

E. 大隐静脉

133. 患者女性，36 岁。月经稀发 3 年。停经 1 年。实验室检查：血 FSH 48mIU/ml，雌激素 10pg/ml。最可能的诊断为

A. 子宫腺肌病

B. 卵巢早衰

C. 黄体功能不足

D. 多囊卵巢综合征

E. 子宫内膜异位症

139. 有关子宫内膜异位症，以下叙述不正确的是

A. 多见于生育年龄

B. 发病与卵巢的周期性排卵有一定关系

C. 最易发生在部位是卵巢

D. 属良性病变，但具有远处种植活力

E. 卵巢异位内膜形成的囊肿很易恶变

134. 下列疾病中与痛经无关的是

A. 无排卵性功血

B. 宫颈狭窄

C. 盆腔炎

D. 子宫内膜异位症

E. 子宫腺肌病

140. 关于输卵管妊娠的治疗，以下叙述不正确的是

A. 以手术治疗为主，其次是非手术治疗

B. 对有生育要求者，可行保守性手术

C. 间质部妊娠可行子宫角部切除或子宫切除术

D. 输卵管妊娠破裂休克者，应待休克控制后再手术

E. 保守性手术后发生持续性异位妊娠者可使用化学药物治疗

135. 放置宫内节育器的适应证是

A. 月经周期正常，经血量不多

B. 严重的急慢性系统疾病

C. 宫颈口过松或有重度陈旧性撕裂伤

D. 生殖器官炎症

E. 子宫畸形

141. 对于无排卵性异常子宫出血，诊刮病理结果不可以出现

A. 分泌期与增生期内膜并存

B. 子宫内膜腺瘤型增生过长

C. 子宫内膜腺囊型增生过长

D. 增生期子宫内膜

E. 萎缩型子宫内膜

136. 卵巢周期中不出现周期性变化的器官是

A. 子宫　　　　B. 输卵管

142. 子宫肌瘤的手术指征不包括

    A. 月经过多继发贫血

    B. 因肌瘤造成不孕或反复流产

    C. 有蒂肌瘤扭转引起的急性腹痛

    D. 子宫增大如孕 8 周大小

    E. 疑有肉瘤变

143. 卵巢肿瘤临床上在 B 超检查后还会再行 CT 或 MRI 检查，是因为

    A. B 超检查不能确定肿瘤性质

    B. CT 或 MRI 可以确定肿瘤的性质

    C. CT 或 MRI 比 B 超检查更经济

    D. CT 或 MRI 更清晰地显示肿瘤的比邻关系

    E. CT 或 MRI 比 B 超检查更清晰

144. 对生殖器结核进行子宫内膜病理检查，以下说法不恰当的是

    A. 术中注意刮取子宫角部内膜

    B. 无组织物刮出可以排除子宫内膜结核

    C. 病理切片找到典型结核结节可确诊

    D. 应选经前 1 周或月经来潮 6 小时内进行

    E. 术前 3 日及术后 4 日每日肌内注射链霉素 0.75g 及口服异烟肼 0.3g

145. 对产褥期产妇进行精神、心理的护理，最好应做到

    A. 将新生儿交给产妇照顾

    B. 注意产妇营养

    C. 做好产妇的思想工作

    D. 丈夫要关心妻子

    E. 不必太在意产妇产后抑郁的表现，过一段时间自然会自愈

146. 关于 TTTS，以下叙述正确的是

    A. TTTS 发生于单绒毛膜单羊膜囊双胎

    B. 羊水量异常为诊断的必要条件

    C. 两个胎儿体重有差异是诊断条件之一

    D. 两个胎儿血红蛋白 Hb 相差 5g 是次要诊断标准

    E. TTTS 的 Quintero 分期可分为 4 期

147. 以下女性生殖器官发育异常中，合并存在泌尿系统畸形可能性最大的是

    A. 单角子宫   B. 残角子宫

    C. 幼稚子宫   D. 无子宫无阴道

    E. 双子宫双阴道

148. 以下不符合痉挛性狭窄环的临床规律的是

    A. 常由于过多阴道操作所致

    B. 多发生在子宫上、下段交界处

    C. 环也可位于胎体狭窄部

    D. 一旦出现可致产程停滞

    E. 是子宫破裂先兆

149. 下列器官的黏膜为高柱状上皮的是

    A. 阴道、子宫颈管

    B. 子宫体、子宫峡部

    C. 输卵管、子宫体

    D. 阴道、输卵管

    E. 子宫颈管、输卵管

150. 产褥病率的定义是

    A. 产褥期内有两次体温达到或超过 38℃

    B. 指分娩 24 小时内每小时测体温，测量 4 次，有 2 次体温≥38℃

    C. 分娩 24 小时以后的 10 日内，每日用口表测量体温 4 次，间隔时间 4 小时，有 2 次体温≥38℃

    D. 产后 24 小时以后 1 周内用口表每日测量 4 次体温，有 2 次体温≥38℃

    E. 产后 24 小时以后的 1 个月内用口表每日测量 4 次，有 2 次体温≥38℃

151. 压力性尿失禁易并发的疾病是

    A. 子宫黏膜下肌瘤

    B. 子宫后壁膨出

C. 阴道壁囊肿

D. 阴道前壁膨出

E. 子宫内翻

152. 肌壁间肌瘤的临床特点为

    A. 大的肌壁间肌瘤易致月经周期缩短，经量增多，经期延长

    B. 小的肌壁间肌瘤最主要症状为月经过多，随肌瘤增大，可出现经期延长

    C. 肌壁间肌瘤常伴血性阴道排液

    D. 腹痛为常见症状

    E. 是最少见的肌瘤

153. 关于前庭大腺炎症的叙述不正确的是

    A. 前庭大腺位于两侧大阴唇后 1/3 深部，腺管开口于处女膜与小阴唇之间

    B. 前庭大腺脓肿治疗主要采取切开引流术

    C. 前庭大腺囊肿立即行囊肿造口术

    D. 生育期妇女多见，幼女及绝经后期妇女少见

    E. 多为混合性细菌感染

154. 在妊娠合并心脏病中，发病率居于首位的疾病是

    A. 围生期心肌病   B. 各种心律失常

    C. 先天性心脏病   D. 风湿性心脏病

    E. 先兆子痫性心脏病

155. 羊水栓塞最多发生于

    A. 妊娠早期   B. 妊娠中期

    C. 妊娠晚期   D. 分娩过程中

    E. 产后

156. 关于妊娠期母体循环系统的变化，以下叙述不正确的是

    A. 心脏向左、上、前方移位

    B. 心脏心浊音界稍扩大

    C. 心排出量随妊娠的进展而不断增加，到妊娠末期达峰值

D. 收缩压和舒张压均轻度降低，脉压稍增大

E. 易导致下肢水肿、静脉曲张及深部静脉血栓发生

157. 外阴慢性单纯性苔藓属于 2006 年 ISSVD 分类中的

    A. 棘层细胞增生型

    B. 苔藓样型

    C. 均质化型

    D. 硬化型

    E. 综合型

158. 足月顺产新生儿，女性，出生体重 3.4kg，生后 3 天发现巩膜、皮肤明显黄染，食欲缺乏。体检：体温不升，前囟平，全身皮肤黄染，心率 140 次/分，规则，两肺呼吸音正常，腹稍胀，肝肋下 2.5cm。以下检查不必要的是

    A. 血培养   B. 血常规

    C. 母婴血型检查   D. 血清胆红素测定

    E. 粪常规

159. 患者女性，48 岁，阴道不规则出血 3 个月，查体宫颈柱状上皮异位，出血明显，宫颈活检提示高级别鳞状上皮内病变（HSIL）（CINⅡ），此类疾病的发病相关因素不包括

    A. 糖尿病   B. 吸烟

    C. 经济状况   D. 性生活过早

    E. 持续高危型 HPV 感染

160. 淋病奈瑟菌感染的扩散途径是

    A. 经淋巴系统蔓延

    B. 经血液循环传播

    C. 直接蔓延

    D. 沿生殖器黏膜上行蔓延

    E. 以上都不是

二、A3/A4 型题

(161~162 题共用题干)

患者，女性，51 岁。月经周期不规则 3 年。月经周期 40 天，经期长短不一，血流量大；基础体温呈单相；宫颈黏液羊齿状结晶呈持续高度影响。

161. 此种情况子宫内膜最有可能的改变是

　　A. 处于增生期

　　B. 处于分泌期

　　C. 子宫内膜增生症

　　D. 处于增生期 + 分泌期

　　E. 处于分泌期，分泌功能不足

162. 最能明确诊断的检查是

　　A. B 超

　　B. 宫腔镜检查

　　C. 性激素水平测定

　　D. 诊断性刮宫

　　E. 宫颈细胞检查

(163~166 题共用题干)

孕妇，31 岁，G_3P_1，现妊娠 36 周。因"头痛、视物不清，面部浮肿 2 天"入院。今晨头痛加剧，恶心、呕吐 3 次时突然牙关紧闭，双眼上吊，面部肌肉抽动，四肢肌肉强直，随后剧烈抽搐约 1 分钟渐清醒，立即测血压 195/120mmHg，胎心 120 次/分，有不规则宫缩。宫口未开，先露头 S^{-2}。骨产道正常。

163. 孕妇突然抽搐应诊断为

　　A. 高血压危象　　B. 脑出血

　　C. 子痫　　　　　D. 癔病

　　E. 癫痫

164. 首选紧急处理方式为

　　A. 肌内注射 654-2

　　B. 静脉推注肼屈嗪

　　C. 静脉滴注甘露醇

　　D. 肌内注射地西泮

　　E. 静脉滴注硫酸镁，镇静剂

165. 为估计病情严重程度，最常用且最有参考价值的检查为

　　A. 脑 CT 检查　　B. 眼底检查

　　C. 心电图检查　　D. 腹部 B 超检查

　　E. 胎心监护

166. 孕妇经治疗 6 小时后未再抽搐，血压 195/120~180/105mmHg，此时最恰当的处理方式是

　　A. 即刻剖宫产终止妊娠

　　B. 进入第二产程后应予以助产

　　C. 积极解痉，镇静，防止再次抽搐

　　D. 即人工破膜，缩宫素静脉点滴引产

　　E. 治疗 24~48 小时，血压控制不满意即终止妊娠

(167~170 题共用题干)

孕妇，25 岁，G_3P_0，现妊娠 34 周。因"出现皮肤瘙痒、发黄 4 天"入院。一般情况好，产科检查无明显异常，其姐姐怀孕时也曾出现类似症状。

167. 该患者最可能的诊断是

　　A. 急性肝炎

　　B. 药物性肝损害

　　C. 妊娠期肝内胆汁淤积症

　　D. 妊娠期急性脂肪肝

　　E. 妊娠高血压综合征肝损害

168. 确诊本病的最主要实验证据是

　　A. 血红蛋白测定

　　B. 白细胞测定

　　C. 血小板测定

　　D. 丙氨酸氨基转移酶（ALT）测定

　　E. 血清总胆汁酸（TBA）测定

169. 该患者的处理原则是

　　A. 立即引产

　　B. 期待疗法

C. 立即给予依沙吖啶引产

D. 立即行剖宫产术

E. 积极治疗后适时终止妊娠

170. 假如患者在继续治疗中出现 NST 无反应型，生物物理评分 <6 分，处理原则为

A. 期待疗法

B. 立即行剖宫产

C. 立即行依沙吖啶（利凡诺）引产

D. 积极治疗后终止妊娠

E. 立即引产

（171～172 题共用题干）

孕妇，26 岁，G_3P_1，现孕 38 周。13 岁体检时发现"房间隔缺损"，未予处理。孕晚期能爬 4 楼，稍有气促，无胸闷、心悸等不适。现 LOA，单活胎临产，胎心 142 次/分，宫缩 50～60 秒/1～2 分钟，宫口开全 1 小时，头先露，LOA，S^{+2}，产妇未诉特殊不适。

171. 该产妇的处理正确的是

A. 立即剖宫产终止妊娠

B. 鼓励产妇尽早用力，缩短第二产程

C. 避免产妇用力屏气加腹压，行阴道助产，尽可能缩短第二产程

D. 胎儿娩出后立即使用麦角新碱加强宫缩，防止产后出血

E. 产后不易出现心力衰竭，不需特别监护

172. 该产妇在孕早期有以下哪种情况需要终止妊娠

A. 心功能 Ⅰ～Ⅱ 级

B. 心功能 Ⅲ 级

C. 既往无心力衰竭病史

D. 年龄 <35 岁

E. 无心律失常

（173～175 题共用题干）

孕妇，30 岁，G_2P_0，现孕 31 周。患者从 28 周开始反复阴道出血，共 4 次，出血量少于月经量，不伴腹痛。因"1 天前阴道出血量大于月经量"入院。查体：血压 100/80mmHg，脉搏 84 次/分，子宫软，宫缩不规律，胎头高浮，胎心 144 次/分。

173. 依据病史及查体，患者可诊断为

A. 前置胎盘　　　　B. 胎盘早剥

C. 先兆早产　　　　D. 前置血管破裂

E. 宫颈息肉出血

174. 应着手进行的检查为

A. 测定血、尿或 B 超检查判断胎儿是否成熟

B. 超声检查确定胎盘的位置

C. X 线检查

D. 肛查判断宫颈是否已经扩张

E. 阴道检查明确出血的原因

175. 以下处理方式最恰当的是

A. 行羊膜腔穿刺术检查胎儿是否成熟

B. 立即行剖宫术终止妊娠

C. 若出血多可用阴道纱布填塞

D. 卧床休息，抑制宫缩，纠正贫血、预防感染

E. 使用宫缩素

（176～177 题共用题干）

孕妇，24 岁，现孕 34 周。产前检查时测血压 170/110mmHg，拒绝住院治疗，3 小时前突然剧烈腹痛，伴少量阴道流血，血压 75/40mmHg，脉搏 120 次/分，宫底剑突下二横指，胎位不清。

176. 该患者最可能的诊断是

A. 前置胎盘　　　　B. 胎盘早剥

C. 先兆子痫　　　　D. 早产临产

E. 不完全性子宫破裂

177. 对该患者正确的处理方式是

A. 抗休克，缩宫素引产

B. 抗休克，等待自然分娩

C. 人工破膜，缩宫素引产

D. 抗休克，尽快剖宫产

E. 应用肝素改善凝血

（178~179 题共用题干）

初产妇，28 岁，G_1P_0，现孕 41 周，胎儿估计 3200g。骨盆测量：坐骨结节间径 7cm，出口后矢状径 6cm，耻骨弓角度 < 90°。

178. 该患者易发生

A. 持续性枕横位

B. 持续性枕后位

C. 第一产程潜伏期延长

D. 第一产程活跃期停滞

E. 第二产程停滞

179. 该位患者最恰当的处理是

A. 会阴侧切术　　B. 产钳术

C. 剖宫产术　　　D. 等待自然分娩

E. 缩宫素静脉滴注

（180~183 题共用题干）

孕妇，37 岁，G_6P_2，因"停经 32^{+2} 周，阴道大量流血 2 小时"入院。孕期未进行定期产检，早孕期间发现"胎盘低置"，既往有两次剖宫产手术史及三次人工流产手术史。1 个月前因阴道流血于当地医院治疗，发现"完全性前置胎盘合并胎盘植入"。2 小时前再次阴道流血，量约 100g（称重法），现无明显活动性出血，听诊胎心 135 次/分，由当地医院急诊转入他院。

180. 对于该孕妇目前合适的处理是

A. 立即终止妊娠

B. 使用糖皮质激素后立即终止妊娠

C. 输血后立即终止妊娠

D. 使用宫缩抑制剂

E. 建议转回当地医院

181. 以下哪项不是该患者发生"完全性前置

胎盘合并胎盘植入"的高危因素

A. 高龄

B. 剖宫产手术史

C. 人工流产手术史

D. 中孕期间发现"胎盘低置"

E. 孕期未定期产检

182. 该孕妇入院后经积极处理并完善磁共振等检查，提示为胎盘植入。35^{+5} 周突发活动性阴道流血，称重 800g，现在的处理不正确的是

A. 监测胎心情况，若正常，继续使用抑制宫缩药物，期待治疗至 37 周

B. 立即联系血库及新生儿科等，做好充分准备

C. 与患者及家属积极沟通

D. 立即剖宫产终止妊娠

E. 密切监测胎儿情况

183. 术中出血汹涌对该患者使用了强有力的促宫缩药物并进行了 B-Lynch 缝合后，立即于放射科行髂内动脉栓塞术，返回病房后患者仍有活动性阴道出血，1 小时内共计阴道出血 500g（称重法），此时最应考虑的处理是

A. 继续使用强有力的促宫缩药物

B. 行宫腔 Bakri 球囊填塞

C. 行宫腔阴道纱条填塞

D. 做好充分准备后拟行子宫切除术

E. 做好充分准备后拟行盆腔血管结扎手术

（184~185 题共用题干）

患者女性，42 岁，G_2P_2。自诉分娩后，咳嗽、打喷嚏、慢跑后出现不自主溢尿，近两年来症状有所加重。患者入院后完善相关辅助检查，其中压力试验（+）、指压试验（+），尿常规（-），妇科检查：阴道通畅，未见明显膨出，未见异常分泌物。

184. 结合患者病史及相关检查，考虑诊断为

　　A. 尿路感染　　　B. 急迫性尿失禁

　　C. 阴道前壁膨出　　D. 膀胱阴道瘘

　　E. 压力性尿失禁

185. 下面治疗不合理的是

　　A. 耻骨后膀胱尿道悬吊术

　　B. 盆底肌肉锻炼

　　C. α肾上腺素能激动剂

　　D. 人工尿道括约肌植入术

　　E. 阴道无张力尿道中段悬吊术

三、案例分析题：以下提供若干个案例，每个案例下设若干道考题。根据题目所提供的信息，在每道考题下面的备选答案中选出全部正确答案，其中正确答案有 **1** 个或几个。答题过程是不可逆的，即进入下一问后不能再返回修改所有前面的答案。

（186～188 共用题干）

初产妇，26 岁，G_1P_0，现孕 7 周。因"近 2 周频繁恶心呕吐"入院。孕妇每日呕吐 6 次左右，呕吐物中有胆汁，体重较妊娠前下降6%。

186. 为明确诊断，以下检查最有意义的是

　　A. 血常规　　　　B. 腹部超声

　　C. 尿液检查　　　D. 血气分析

　　E. 眼底及神经系统检查

187. 经诊断为妊娠呕吐，以下处理恰当的是

　　A. 经检查若出现水及电解质紊乱，应酌情补充水和电解质

　　B. 使用维生素 B_6 – 多西拉敏复合剂

　　C. 若不能进食，可选择鼻饲管或中心静脉全胃肠外营养

　　D. 对合并有代谢性酸中毒者，可给予碳酸氢钠或乳酸钠纠正

　　E. 广谱抗生素预防感染

188. 该孕妇考虑终止妊娠的情况有

　　A. 持续黄疸

　　B. 持续蛋白尿

　　C. 血压升高

　　D. 体温持续高于 38℃

　　E. 卧床休息时心率 >120 次/分

（189～192 题共用题干）

初孕妇，27 岁。妊娠 30^{+5} 周，因头痛伴呕吐 1 次来院。自述既往体健，孕期行不规律产前检查，未见明显异常。入院查体：血压 165/99mmHg，心率 85 次/min。尿蛋白（+），双下肢轻度水肿。腹膨隆，腹部未扪及宫缩，胎心率 138 次/min。

189. 该患者入院后需继续完善的辅助检查有

　　A. 血常规、尿常规、肝肾功能

　　B. 静脉泌尿系造影

　　C. 超声心动图及心功能测定

　　D. 超声检查胎儿生长发育状况

　　E. 超声等影像学检查肝、肾等器官及胸腹水情况

190. 针于该患者的处理措施，叙述正确的是

　　A. 休息、镇静、监测母胎情况

　　B. 给予硫酸镁静脉滴注预防子痫

　　C. 行开颅减压手术

　　D. 给予地塞米松促胎肺程度

　　E. 给予厄贝沙坦控制血压

191. 关于患者对硫酸镁的使用，以下叙述正确的是

　　A. 静脉用药负荷剂量为 4～6g，继而 1～2g/h 静脉滴注维持

　　B. 一般每天静脉滴注 6～12h，24h 总量不超过 25g

　　C. 硫酸镁长期应用会对胎儿钙水平和骨质造成影响

　　D. 镁离子中毒时应给予 10% 葡萄糖酸钙处理

E. 治疗期间镁离子有效浓度为 3.5 ~ 4.0mmol/L

192. 入院经过相应处理，1d 后该患者血压波动在（130 ~ 139）/（80 ~ 89）mmHg，未再出现头痛、呕吐等不适，关注下一步治疗方案，恰当的是

    A. 提前转至早产儿救治能力较强的医疗机构

    B. 持续硫酸镁静脉滴注直至妊娠足月

    C. 立即行引产或剖宫产终止妊娠

    D. 可考虑继续期待治疗

    E. 妊娠至≥34 周考虑终止妊娠

（193 ~ 196 题共用题干）

孕妇，28 岁，G_3P_0，现停经 24 周。因"恶心、呕吐伴四肢皮肤瘙痒 2 周"入院。查体：巩膜略黄染，血压 120/80mmHg，全身可见散在抓痕，以脐周和四肢为主，无瘀斑、丘疹等。ALT 170IU/L，AST 80IU/L，TBA 51μmol/L，DBIL 44μmol/L。

193. 本例最可能的诊断是

    A. 药物性肝炎

    B. 急性病毒性肝炎

    C. 妊娠期急性脂肪肝

    D. 妊娠期肝内胆汁淤积症

    E. 妊娠期高血压疾病引起肝损伤

194. 诊断妊娠期肝内胆汁淤积症的临床依据有

    A. 子痫   B. 瘙痒

    C. 阴道出血   D. 黄疸

    E. 恶心、呕吐

195. 对该患者的治疗目标包括

    A. 缓解瘙痒症状

    B. 降低血胆汁酸水平

    C. 硫酸镁解痉治疗

    D. 改善肝功能

E. 延长孕周

196. 妊娠期肝内胆汁淤积症对孕妇的影响不包括

    A. 脂溶性维生素 K 吸收减少

    B. 出现产后出血

    C. 大多数患者 AST、ALT 轻，中度升高

    D. 肝组织活检可见明显的炎症表现

    E. 可出现糖、脂代谢紊乱

（197 ~ 199 题共用题干）

患者女性，55 岁，G_3P_2，绝经 3 年，阴道不规则流血 1 个月余。妇科查体：外阴（－），阴道畅，宫颈肥大，Ⅱ度糜烂，触血（＋），子宫略萎缩，双附件未及异常。

197. 该患者可能的出血原因是

    A. 子宫颈炎   B. 子宫颈癌

    C. 子宫内膜癌   D. 卵巢癌

    E. 子宫内膜炎   F. 子宫内膜息肉

198. 进一步确诊可选择的方法为

    A. 宫颈涂片细胞学检查

    B. HPV 检查

    C. 子宫内膜采集

    D. 诊断性刮宫术

    E. 腹腔镜检查术

    F. 宫腔镜检查术

    G. 后穹隆穿刺术

    H. 胸片检查

199. 若以上检查均未发现可疑病灶，下一步处理可行

    A. 阴道冲洗   B. 激光

    C. 冷冻   D. 微波

    E. 局部中药治疗   F. 宫颈锥切术

（200 ~ 202 题共用题干）

患者女性，30 岁，婚后 3 年未孕，月经规则，近 2 年出现进行性痛经，曾行输卵管通液检查显示通畅。妇科检查：子宫正常大小，

后位，不活动，后壁有触痛性小结节，左附件可触及 4cm×3cm×3cm 包块，不活动，有压痛。

200. 以下处理正确的是

    A. 行 B 型超声检查

    B. 行腹腔镜检查

    C. 试用假孕疗法

    D. 试用炔诺酮治疗

    E. 行宫腔镜检查

201. 为进一步确诊，应首选的检查为

    A. 子宫内膜病理检查

    B. 基础体温测定

    C. 腹腔镜检查

    D. 输卵管碘油造影

    E. 剖腹探查

202. 若已确诊为子宫内膜异位症，该患者的治疗方式应为

    A. 一直口服避孕药

    B. 药物治疗控制病情后，使用人工授精助孕

    C. 直接行体外受精胚胎移植术助孕

    D. 使用孕三烯酮治疗 3~6 个月后指导其自然怀孕

    E. 使用亮丙瑞林皮下注射治疗 3~6 个月后指导其自然怀孕

（203~206 题共用题干）

患者女性，45 岁，孕产史"1－0－2－1"。卫生院体检时发现盆腔有一 5cm 包块，为进一步明确诊断来到上级医院。

203. 以下初步处理措施正确的是

    A. 排空膀胱行妇科检查

    B. 超声影像学检查

    C. 盆腔 CT

    D. 静脉肾盂造影

    E. hCG 检测

    F. 膀胱镜检查

204. 妇科检查提示左附件有一约 5cm 囊实性包块，活动，无压痛，超声提示左卵巢内有一囊实性包块，直径约 5cm，并见短线状强回声，肿瘤标志物均正常。诊断首先考虑为

    A. 畸胎瘤

    B. 卵巢浆液性囊腺瘤

    C. 卵巢黏液性囊腺瘤

    D. 卵巢内胚窦瘤

    E. 卵巢子宫内膜异位囊肿

    F. 卵巢颗粒细胞瘤

205. 该患者可能出现的并发症包括

    A. 肿瘤蒂扭转   B. 肿瘤破裂

    C. 肿瘤感染   D. 肿瘤出血

    E. 肿瘤恶变   F. 月经紊乱

206. 最终病理证实为良性，以下治疗措施合理的有

    A. 经腹子宫全切＋双附件切除

    B. 经腹行患侧附件切除术

    C. 经腹行患侧肿瘤剔除术

    D. 腹腔镜下行患侧附件切除术

    E. 腹腔镜下行患侧肿瘤剔除术

    F. 卵巢癌根治术

（207~210 题共用题干）

患者女性，55 岁，G_3P_2，流产 1 次，绝经 6 年。因"阴道不规则流血 2 个月"来诊，既往患糖尿病。查体：身高 152cm，体重 75kg，妇科检查示宫颈肥大，宫颈轻度柱状上皮异位改变，子宫后位，均匀增大如孕 6 周，活动、无压痛，双附件区未扪及明显占位。B 型超声检查提示子宫增大，内膜厚 8mm（单层），回声不均匀，双附件区未见明显异常。宫颈脱落细胞学检查提示查见不明意义的腺上皮细胞。

207. 该患者最可能的考虑诊断有

    A. 子宫肌瘤

B. 子宫内膜癌

C. 宫颈癌

D. 功能性卵巢肿瘤

E. 糖尿病

F. 阴道炎

208. 下一步的处理恰当的有

A. 孕激素周期治疗

B. 诊断性刮宫

C. 宫内放置左炔诺孕酮缓释装置

D. 子宫肌瘤剔除术

E. 子宫全切术

F. 阴道镜检查

209. 患者诊断性刮宫结果示子宫内膜样腺癌，行子宫内膜癌分期手术，术中剖视子宫见子宫左侧宫角处有 2cm×2cm 大小的菜花状赘生物，侵及宫角肌层 >1/2，左侧

卵巢表面可见 1cm×1cm 大小的菜花状赘生物，探查盆腹腔内脏器，余未见明显异常。术中冰冻病理结果提示宫角及左侧卵巢赘生物均为低分化宫内膜样腺癌。该患者的临床病理分期至少为

A. ⅠA 期   B. ⅠB 期

C. Ⅱ 期   D. ⅢA 期

E. Ⅳ 期   F. 不能确定

210. 该患者应选择的手术方式为

A. 全子宫 + 双附件切除术

B. 肿瘤细胞减灭术

C. 盆腔淋巴结切除术

D. 盆腔淋巴结切除术 + 腹主动脉旁淋巴结切除术

E. 大网膜切除术

F. 阑尾切除术

模拟试卷答案与解析

一、A1/A2 型题

1. B 根据《中华人民共和国医师法》第十八条的规定，医师变更执业地点、执业类别、执业范围等注册事项的，应当依照本法规定到准予注册的卫生健康主管部门办理变更注册手续。故应向拟执业地注册管理部门申请。

2. E 《中华人民共和国药品管理法》第六十九条规定，医疗机构应当配备依法经过资格认定的药师或者其他药学技术人员。非药学技术人员不得直接从事药剂技术工作。

3. A 根据《中华人民共和国献血法》第十八条规定，有下列行为之一的，由县级以上地方人民政府卫生行政部门予以取缔，没收违法所得，可以并处十万元以下的罚款；构成犯罪的，依法追究刑事责任：①非法采集血液的；②血站、医疗机构出售无偿献血的血液的；③非法组织他人出卖血液的。

4. A 《处方管理办法》第十七条规定，医师开具处方应当使用经药品监督管理部门批准并公布的药品通用名称、新活性化合物的专利药品名称和复方制剂药品名称。医师开具院内制剂处方时应当使用经省级卫生行政部门审核、药品监督管理部门批准的名称。医师可以使用由国家卫生健康委员会公布的药品习惯名称开具处方。

5. A 不伤害原则要求医务人员在诊治过程中，应尽量避免对患者造成生理上和心理上的伤害，更不能人为有意地制造伤害。依据伤害后果可分为躯体伤害、精神伤害和经济损失。在医疗活动中，绝对的不伤害是不可能的。

6. C 保密原则以不伤害病人的健康与生命利益为前提，不应伤害无辜者的利益，不应损害社会利益。在必要时，也可不告知家属必要信息。

7. E 本案例中对患者右侧乳房不明显硬结作了常规冰冻病理切片后，提示有癌变，作为医生，应尊重患者的知情同意权，在患者了解病情同意后，行右乳大部分切除术，该手术为治疗最佳方案，以保证患者生命的延续。

8. B 指导－合作模式中，患者被看作有意识、有思想的人，具有一定的主动性，能够主动述说病情，反映诊治情况，配合检查和治疗。但对医生的诊治措施既提不出异议，也提不出反对意见，医者仍具有权威性，仍居于主导地位，这种模式适用于大多数患者。

9. B 医患关系是一种信托关系。作为信托关系，是指患者及其家属基于对医者的信任，将患者的生命健康委托给医者，在医者对其生命和健康进行管理处分的过程中所结成的利益关系。

10. C 外阴纤维瘤由成纤维细胞增生而成。常单发，多位于大阴唇，初起为皮下硬结，继而可增大，形成光滑、质硬的带蒂肿块，大小不一，色如正常皮肤或呈深红色，可推动或有蒂呈悬挂状，表面可有溃疡和坏死。切面为致密、灰白色纤维结构。肿瘤恶变少见。治疗原则为沿肿瘤局部切除。

11. D 输卵管为一对细长而弯曲的肌性

管道，为卵子与精子结合场所及运送受精卵的通道。位于阔韧带上缘内，内侧与子宫角相连通，外端游离呈伞状，与卵巢相近，全长 8～14cm。根据输卵管的形态，由内向外分为间质部、峡部、壶腹部和伞部 4 部分。

12. D 阴道下段淋巴主要汇入腹股沟浅淋巴结。阴道上段淋巴回流基本与子宫颈淋巴回流相同，大部汇入髂内及闭孔淋巴结，小部汇入髂外淋巴结，经髂总淋巴结汇入腰淋巴结和（或）骶前淋巴结。子宫底、输卵管、卵巢淋巴部分汇入腰淋巴结，部分汇入髂内外淋巴结。子宫体前后壁淋巴可分别回流至膀胱淋巴结和直肠淋巴结。子宫体两侧淋巴沿圆韧带汇入腹股沟浅淋巴结。所以选项 D 错误。

13. C 子宫是有腔壁厚的肌性器官，呈前后略扁的倒置梨形，重约 50～70g，长 7～8cm，宽 4～5cm，厚 2～3cm，容量约 5ml。子宫分为子宫体和子宫颈两部分。子宫体与子宫颈的比例因年龄和卵巢功能而异，青春期前为 1：2，生育期妇女为 2：1，绝经后为 1：1。所以选项 C 正确。

14. B 孕激素使子宫内膜呈分泌期变化，即使增殖期子宫内膜转化为分泌期内膜。所以选项 B 错误。

15. C 子宫肌层较厚，非孕时厚约 0.8cm，由大量平滑肌组织、少量弹力纤维与胶原纤维组成，分为 3 层：内层肌纤维环行排列，痉挛性收缩可形成子宫收缩环；中层肌纤维交叉排列，在血管周围形成 "8" 字形围绕血管，收缩时可压迫血管，有效地制止子宫出血；外层肌纤维纵行排列，极薄，是子宫收缩的起始点。所以选项 C 叙述正确。

16. B 卵巢为一对扁椭圆形的性腺，是产生与排出卵子，并分泌甾体激素的性器官。

皮质是其主体，由各级发育卵泡及黄体等组成。

17. B 狭义的会阴又称为会阴体，是指位于阴道口和肛门之间的楔形软组织，厚 3～4cm，由表及里为皮肤、皮下脂肪、筋膜、部分肛提肌和会阴中心腱。

18. A 妊娠晚期子宫右旋，故增大的子宫常压迫右侧输尿管。所以选项 A 错误。阑尾常位于右髂窝内，下端有时可达右侧输卵管及卵巢位置，因此，妇女患阑尾炎时有可能累及右侧附件及子宫。所以选项 B 正确。尿道快速闭合需借助尿道周围的肛提肌收缩。肛提肌及盆筋膜对尿道有支持作用，在腹压增加时提供抵抗而使尿道闭合，如发生损伤可出现张力性尿失禁。所以选项 D 正确。由于女性尿道短而直，与阴道邻近，容易引起泌尿系统感染。所以选项 C 正确。输尿管起自肾盂，在腹膜后沿腰大肌前面偏中线侧下行（腰段）；在骶髂关节处跨髂外动脉起点的前方进入骨盆腔（盆段），并继续在腹膜后沿髂内动脉下行，到达阔韧带基底部向前内方行，在子宫颈部外侧约 2.0cm，于子宫动脉下方穿过，位于子宫颈阴道上部的外侧 1.5～2.0cm 处，斜向前内穿越输尿管隧道进入膀胱。在施行高位结扎卵巢血管、结扎子宫动脉及打开输尿管隧道时，应避免损伤输尿管。所以选项 E 正确。故本题应选 A。

19. B 理想的产前筛查应对目标疾病有高的检出率和低的假阴性率，所以所选择的筛查方案要具有高敏感性及特异性、低假阳性率及假阴性率。目标疾病的检出率和假阳性率均与切割值的选取密切关联。通常将假阳性率定在 5%。

20. E 首次产前检查从确诊早孕开始，根据我国《孕前和孕期保健指南（2018

年)》，目前推荐的产前检查孕周分别是：妊娠 6 ~ 13^{+6} 周，14 ~ 19^{+6} 周，20 ~ 24 周，25 ~ 28 周，29 ~ 32 周，33 ~ 36 周，37 ~ 41 周（每周 1 次）。有高危因素者，可酌情增加次数。

21. E 产前检查与孕期保健包括对孕妇进行规范的产前检查、健康教育与指导、胎儿健康的监护与评估、孕期营养及体重管理和用药指导等，是降低孕产妇和围产儿并发症的发生率及死亡率、减少出生缺陷的重要措施。

22. B 胎儿在宫内环境中，各种原因均可能导致胎儿心率的改变，如脐带的受压、直立性低血压、各种内外科合并症或妊娠并发症导致的胎盘功能不全等。无高危因素存在下，胎动正常，胎儿出现一过性的胎儿心率减慢，符合变异减速的特点，常见于脐带受压；胎心恢复后加速与变异均正常，不存在宫内缺氧与胎儿酸血症的可能性。

23. B 高危儿包括：①孕龄 < 37 周或 ≥ 42 周；②出生体重 < 2500g；③小于孕龄儿或大于孕龄儿；④生后 1 分钟内 Apgar 评分 0 ~ 3 分；⑤产时感染；⑥高危妊娠产妇的新生儿；⑦手术产儿；⑧新生儿的兄姐有严重的新生儿病史或新生儿期死亡等。

24. D 骶耻外径的正常值为 18 ~ 20cm。所以选项 A 正确。坐骨切迹宽度代表中骨盆后矢状径，其宽度为坐骨棘与骶骨下部间的距离，即骶棘韧带宽度。将阴道内的示指置于韧带上移动，若能容纳 3 横指（5.5 ~ 6cm）为正常。所以选项 B 正确。出口后矢状径的正常值为 8 ~ 9cm。所以选项 C 正确。耻骨弓角度的正常值为 90°，小于 80° 为异常。所以选项 D 错误。髂棘间径的正常值为 23 ~ 26cm。所以选项 E 正确。故本题应选 D。

25. A 精液射入阴道后，精子离开精液经子宫颈管、子宫腔进入输卵管腔，在此过程中精子顶体表面糖蛋白被生殖道分泌物中的 α、β 淀粉酶降解，同时顶体膜结构中胆固醇与磷脂比率和膜电位发生变化，降低顶体膜的稳定性，此过程称为精子获能，需 7 小时左右。所以选项 A 正确。受精后 50 小时为 8 细胞阶段，至受精后 72 小时分裂为 16 个细胞的实心胚，称为桑椹胚。所以选项 B 错误。受精后第 4 日早期囊胚进入宫腔。受精后第 5 ~ 6 日早期囊胚透明带消失，总体积迅速增大，继续分裂发育，形成晚期囊胚。大约在受精 6 ~ 7 日后胚胎植入子宫内膜。所以选项 C、D 均错误。卵子从卵巢排出后，经输卵管伞部数分钟后进入输卵管，到达壶腹部与峡部连接处时，等待受精。卵子受精必须发生在排卵后几分钟或不超过几小时，因此排卵时精子必须存在于输卵管。所以选项 E 错误。故本题应选 A。

26. E 受精卵开始进行有丝分裂的同时，借助输卵管蠕动和纤毛推动，向子宫腔方向移动，约在受精后第 3 天，分裂成由 16 个细胞组成的实心细胞团，称为桑椹胚，也称早期囊胚。约在受精后第 4 天，早期囊胚进入子宫腔。受精后第 5 ~ 6 日早期囊胚透明带消失，总体积迅速增大，继续分裂发育，形成晚期囊胚。约在受精后第 6 ~ 7 天，晚期囊胚透明带消失后开始着床。

27. C 从妊娠第 6 周起，母体血容量开始增多。在增加的血容量中，血浆成分约占 60%，明显多于红细胞增加，因而产生相对性的稀释性贫血。由于血液稀释，血细胞比容下降，血红蛋白浓度下降，血液黏度下降，这些改变在产后一段时间内可以恢复。凝血因子 Ⅱ、Ⅴ、Ⅶ、Ⅷ、Ⅸ、Ⅹ 的活性增加，仅凝血因子 Ⅺ 及 Ⅻ 的活性降低，妊娠末期血小板增加，血液处于高凝状态。血浆纤维蛋白原由正常的 3～4g/L 升至妊娠末期的 5～6g/L，再加上血浆总蛋白和白蛋白减少，使得血沉加快。所以选项 C 正确。

28. A 妊娠期血液处于高凝状态，为防止围产期出血做好准备。凝血因子Ⅱ、Ⅴ、Ⅶ、Ⅷ、Ⅸ、Ⅹ增加，仅凝血因子Ⅺ及ⅩⅢ降低。妊娠晚期凝血酶原时间（PT）及活化部分凝血活酶时间（APTT）轻度缩短，凝血时间无明显改变。血浆纤维蛋白原含量比非孕妇女约增加 50%，于妊娠末期平均达 4.5g/L（非孕妇女平均为 3g/L）。所以选项 A 正确。

29. A 羊水的来源：①妊娠早期的羊水主要来自母体血清经胎膜进入羊膜腔的透析液；②妊娠中期以后，胎儿尿液成为羊水的主要来源，使羊水的渗透压逐渐降低；③妊娠晚期胎肺参与羊水的生成，每日大约 350ml 液体从肺泡分泌至羊膜腔；④羊膜、脐带华通胶及胎儿皮肤渗出液体，但量少。

30. A 根据停经 52 天，黄体酮试验无出血，可能为早期妊娠。生育期、有性生活史的健康妇女，平时月经周期规则，一旦月经过期，应考虑到妊娠，停经 10 日以上，尤应高度怀疑妊娠。

31. E 胎膜完整早产是自发性早产最常见的类型，其发生的机制主要为：①宫腔过度扩张，如双胎或多胎妊娠、羊水过多等；②母胎应激反应，由于孕妇精神、心理压力过大，导致胎盘、胎儿肾上腺 - 内分泌轴紊乱，过早、过多分泌促肾上腺皮质素释放激素（CRH）和雌激素，使宫颈过早成熟并诱发宫缩；③宫内感染，感染途径最常见为下生殖道的病原体经宫颈管逆行而上，另外，母体全身感染病原体也可通过胎盘侵及胎儿、或盆腔感染病原体经输卵管进入宫腔。最常见的病原体有阴道加德纳菌、梭形杆菌、人型支原

体、解脲支原体等。宫颈机能不全（选项 E）引起未足月胎膜早破早产。所以选项 E 符合题意。

32. E 吲哚美辛属于前列腺素合成酶抑制剂，减少前列腺素合成或者抑制前列腺素释放，从而抑制宫缩。因其可以通过胎盘，大剂量长期使用可以使胎儿动脉导管提前关闭，导致肺动脉高压，故此类药物仅适用于孕 32 周前短期使用。

33. A β - 肾上腺素能受体激动剂才是抑制宫缩的药物，所以选项 A 错误。先兆早产常用的宫缩抑制剂有以下几种：①钙离子通道阻滞剂，常用的药物为硝苯地平；②前列腺素合成酶抑制剂，常用的药物为吲哚美辛。③β - 肾上腺素能受体激动剂，常用的药物为利托君；④阿托西班；⑤硫酸镁。所以选项 A 符合题意。

34. E 针对胎膜早破的预防包括：①尽早治疗下生殖道感染，妊娠期应及时治疗细菌性阴道病、滴虫阴道炎、沙眼表原体感染等；②注意营养均衡，补充足量的维生素、锌及铜等营养素；③妊娠晚期禁性生活、避免突然腹压增加；④治疗宫颈内口松弛，于妊娠 12～14 周行宫颈环扎术并卧床休息。所以选项 E 不恰当。

35. E 羊水过多合并严重胎儿畸形一经确诊立即终止妊娠。具体处理措施为：①做阴道拭子细菌培养，然后住院引产。②孕妇无明显心肺压迫症状，一般情况尚好，可经腹羊膜腔穿刺放出适量羊水后，注入依沙吖啶 50～100mg 引产。③人工破膜引产：用高位破膜器自宫口沿胎膜向上送入 15～16cm，刺破胎膜，使羊水以 500ml/ 小时的速度缓慢流出，并于羊水流出后腹部放置沙袋，注意严格无菌操作和生命体征监测，预防腹压骤降引起胎盘早

剥、回心血量骤减等。破膜后 12 小时无宫缩，可促宫颈成熟或用缩宫素等引产。可预防性应用抗生素。所以选项 E 不恰当。

36. A 平时月经周期规则，妊娠达到或超过 42 周（≥294 日）尚未分娩者，称为过期妊娠。所以选项 A 正确。过期妊娠的发生率占妊娠总数的 3% ~ 15%。所以选项 B 错误。过熟儿表现出过熟综合征的特征性外貌，与胎盘功能减退、胎盘血流灌注不足、胎儿缺氧及营养缺乏等有关。所以选项 C 错误。小样儿可与过期妊娠共存，后者更增加胎儿的危险性，约 1/3 过期妊娠死产儿为生长受限小样儿。所以选项 D 错误。过期妊娠的胎盘病理有胎盘功能正常和胎盘功能减退两种类型。所以选项 E 错误。因此本题的正确答案为 A。

37. A 妊娠期肝内胆汁淤积症（ICP）可能与雌激素、遗传及环境等因素有关。所以选项 A 正确。大多数 ICP 患者的门冬氨酸转氨酶（AST）、丙氨酸转氨酶（ALT）轻至中度升高，为正常水平的 2 ~ 10 倍，一般不超过 1000U/L，ALT 较 AST 更敏感。所以选项 B 错误。ICP 的瘙痒症状常出现在实验室检查异常结果之前，多于分娩后 24 ~ 48 小时缓解。所以选项 C 错误。无皮肤损伤的瘙痒是 ICP 的首发症状，70% 以上的患者在妊娠晚期出现，少数在妊娠中期出现。10% ~ 15% 患者出现轻度黄疸，多在瘙痒 2 ~ 4 周后出现。所以选项 D 错误。ICP 发病率也有显著的地域区别、家族聚集性和复发性。所以选项 E 错误。因此本题应选 A。

38. A 过期妊娠的原因有：①雌、孕激素比例失调，使子宫不收缩，延缓分娩发动；②头盆不称；③巨大胎儿；④家族遗传胎盘硫酸酯酶缺乏症。选项 A "羊水过多" 与过期妊娠无关。过期妊娠时羊水减少。

39. A 硫酸镁是子痫治疗的一线药物，也是重度子痫前期预防子痫发作的关键药物。血清镁离子有效治疗浓度为 1.8 ~ 3.0mmol/L，超过 3.5mmol/L 可能出现中毒症状。首先表现为膝反射减弱或消失，继之出现全身肌张力减退、呼吸困难、复视、语言不清，严重者可出现呼吸肌麻痹，甚至呼吸停止，心脏停搏，危及生命。所以选项 A 错误，选项 B、C 均正确。硫酸镁不可作为降压药使用。所以选项 D 正确。镁离子中毒时停用硫酸镁并静脉缓慢推注（5 ~ 10 分钟）10% 葡萄糖酸钙 10ml。所以选项 E 正确。故本题应选 A。

40. B 淋菌为革兰阴性双球菌，对柱状上皮及移行上皮黏膜有亲和力，常隐匿于泌尿生殖道引起感染。菌毛是革兰阴性菌菌体表面密布短而直的丝状结构，须借助电子显微镜才能观察到，化学成分是蛋白质，具有抗原性。孕妇感染淋菌较多见，孕妇感染后可累及绒毛膜、羊膜导致胎儿感染，新生儿也可在分娩时通过感染的产道而传染。所以选项 B 正确。

41. E 妊娠合并淋病的治疗以及时、足量、规范化用药为原则。所以选项 E 正确。为提高疗效和减少耐药性，推荐联合使用头孢菌素和阿奇霉素。所以选项 A 错误。对不能耐受头孢菌素类药物者，可选用阿奇霉素。所以选项 B 错误。性伴侣应同时进行治疗。疗程治疗结束后，需复查淋菌是否存在，连续进行 3 次宫颈分泌物涂片及淋菌培养均为阴性始属治愈。所以选项 C、D 均错误。因此本题的正确答案为 E。

42. A 妊娠合并心脏病患者需要终止妊娠的指征有：心脏功能 Ⅲ ~ Ⅳ 级，以前有心脏病合并症，比如心力衰竭，心律失常，心肌梗死，缺血性脑缺血发作，脑水肿以及中度、重度的肺动脉高压和细菌性心内膜炎，急性心肌疾病的患者，以及年龄 35 岁以上，心脏疾病时间比较长，怀孕以后发生心力衰竭的可能性比较大。以上情况如果怀孕后需要终止妊娠，以免造成心衰，造成对母体生命的危险。心脏病变较轻，心功能Ⅰ～Ⅱ级且既往无心力衰竭史，亦无其他并发症，妊娠风险低级别者，可以妊娠。所以本题应选 A。

43. B 该病例的诊断是乙型肝炎病毒携带者，e 抗原阳性，表示为感染期，提示大量病毒存在于血液中，传染性较强，胎儿多数受感染。围生期感染的婴儿中，85%～90% 将会转为慢性病毒携带者（选项 D 错误），如本病例在妊娠晚期患急性肝炎，婴儿感染率为70%；妊娠中期患急性肝炎，婴儿感染率为25%（选项 E 错误）；妊娠早期患急性肝炎，婴儿无一例感染。母婴传播是我国慢性乙型肝炎病毒（HBV）感染的主要原因，故强调对婴幼儿的预防。HBsAg 阳性者（俗称"小三阳"）母婴传播率为 0～0.5%，而 HBsAg 及 HBeAg 均阳性者（俗称"大三阳"）为5%～10%（选项 B 正确）。乙型肝炎病毒通过母婴传播的三种方式为：经胎盘传播（选项 A 错误）；接触母血或羊水；接触母亲唾液或喂母乳（选项 C 错误）。因此本题应选 B。

44. C 妊娠合并病毒性肝炎发生于妊娠早期可加重早孕反应，妊娠晚期可能因肝脏灭活胆固醇的能力下降，使子痫前期发病率增加。病情严重时影响凝血因子合成功能，导致凝血因子降低，容易发生产后出血；妊娠晚期合并肝炎易发展为重型肝炎，增加孕产妇死亡率。羊水过多不是妊娠合并病毒性肝炎对母体的影响。所以本题应选 C。

45. A 妊娠期盆腔血液及淋巴循环旺盛，毛细血管通透性及组织蛋白溶解能力增强。由于大网膜被增大的子宫推移，难以包裹炎症，一旦穿孔不易使炎症局限，造成弥漫性腹膜炎。若炎症波及子宫浆膜，可诱发子宫收缩，宫缩促使炎症扩散。妊娠分泌类固醇激素增多，抑制孕妇免疫机制，促进炎症的发展。所以选项 A 错误。

46. D 妊娠早期合并急性阑尾炎，若症状典型诊断多无困难。但要与右侧卵巢囊肿蒂扭转、右侧输卵管妊娠破裂相鉴别。妊娠中期要注意与右侧卵巢囊肿蒂扭转、右侧肾盂积水、急性肾盂肾炎、右输尿管结石、急性胆囊炎相鉴别。妊娠晚期需要鉴别的疾病有先兆临产、胎盘早剥、妊娠急性脂肪肝、子宫肌瘤红色变性等。产褥期急性阑尾炎有时与产褥感染不易区别。

47. B 妊娠期应摄入高热量、高维生素、低盐低脂饮食。所以选项 A 错误。为防止产后出血过多而加重心肌缺血和心力衰竭，可静脉注射或肌内注射缩宫素 10～20U，禁用麦角新碱。所以选项 B 正确。心脏病妊娠风险低且心功能Ⅰ级者通常可耐受经阴道分娩。对有产科指征及心功能Ⅱ～Ⅳ级者，均应择期剖宫产。所以选项 C 错误。产后 1 周做绝育术。所以选项 D 错误。产褥期心脏病妊娠风险低且心功能Ⅰ级者建议哺乳。对于疾病严重的心脏病产妇，即使心功能Ⅰ级，也建议人工喂养。心功能Ⅲ级的产妇不可喂母乳。所以选项 E 错误。故本题的正确答案为 B。

48. D 胎盘的一个重要的作用就是充当胎儿的肺，进行着气体的交换。但实际气体交换的效率只有肺的1/150。母体血液输送的氧气要通过胎盘的绒毛间隙进入胎儿血液循环，胎儿血中的二氧化碳也要通过弥散的方式进入母体血液循环。

49. D 前置胎盘腹部检查：子宫软，轮廓清楚，无压痛，子宫大小与孕周相符。胎位清楚，胎先露高浮或伴有胎位异常。所以选项 D 正确。

50. A 前置胎盘的典型症状为妊娠晚期或临产后发生无诱因、无痛性反复阴道流血。所以选项 A 正确。妊娠晚期附着于子宫下段及宫颈内口的胎盘不能相应伸展，与其附着处错位而发生剥离，致血窦破裂而出血。初次出血量一般不多，偶有初次即发生致命性大出血。前置胎盘出血时间、出血频率、出血量多少与前置胎盘的类型有关。完全性前置胎盘初次出血时间较早，多发生在妊娠 28 周左右，出血频繁，出血量较多；边缘性前置胎盘初次出血时间较晚，往往发生在妊娠末期或临产后，出血量较少；部分性前置胎盘的初次出血时间及出血量介于以上两者之间。前置胎盘较少发生胎膜早破。

51. B 前置胎盘的治疗原则是抑制宫缩、纠正贫血、预防感染和适时终止妊娠。应在保证孕妇安全的前提下尽可能延长孕周，以提高围生儿存活率。因此答案选 B。

52. C 重型胎盘早剥，特别是初产妇不能在短时间内结束分娩者应立即行剖宫产术。

53. A 妊娠晚期发生无诱因、无痛性反复阴道流血是前置胎盘的典型症状。阴道出血不多、胎儿存活、孕妇情况良好的前置胎盘可行期待疗法，严密观察母体及胎心的变化。

54. E 非妊娠女性 24 小时尿蛋白定量 < 150mg。妊娠期女性 24 小时尿蛋白定量可达 250～300mg，这是由于妊娠期肾血流量增加及蛋白滤过率增加所致。妊娠期 24 小时尿蛋白定量≥300mg 为异常。

55. C 出生缺陷的一级预防是在孕前通过婚检、孕前健康检查、科普教育和采取干预措施进行预防，以防止出生缺陷胎儿的发生，如遗传咨询；二级预防是在孕期通过超声检查、或通过采集母儿样本进行产前筛查和产前诊断；三级预防是在出生后对新生儿进行

早筛查、早治疗、早康复，减慢或延缓有出生缺陷患儿的疾病进展，减少患儿不可逆的身体及神经系统损伤的发生。

56. C 前置胎盘阴道流血期间应减少活动量，注意休息，禁止肛门检查和不必要的阴道检查。所以选项 C 错误。

57. E 测胎儿头皮血 pH 值，若 < 7.20 为酸中毒，胎儿窘迫。

58. D 小于孕龄儿是指出生体重低于同胎龄应有体重第 10 百分位数以下或低于同胎龄平均体重 2 个标准差的新生儿，胎儿生长受限是指无法达到其应有生长潜力的小于孕龄儿。低出生体重儿指足月胎儿出生时的体重小于 2500g。

59. D 急性胎儿宫内窘迫主要发生于分娩期，多因脐带因素（如脱垂、绕颈、打结等）、胎盘早剥、宫缩过强且持续时间过长及产妇处于低血压、休克状态等而引起。临床表现为产时胎心率异常、羊水胎粪污染、胎动异常及酸中毒。选项 D "胎盘功能减退"不是急性胎儿宫内窘迫的重要临床征象。故本题应选 D。

60. C 当胎头下降至骨盆底遇到阻力时，胎头为适应前后径长、横径短的特点，枕部向母体中线方向旋转45°达耻骨联合后方，使其矢状缝与中骨盆及骨盆出口前后径相一致的动作称内旋转。胎头于第一产程末完成内旋转。枕先露时胎头枕部最低，遇到骨盆底肛提肌阻力，肛提肌收缩将胎头枕部推向阻力小、部位宽的前方。所以选项 C 错误。

61. E 初产妇多是子宫颈管先消失，子宫颈外口后扩张；经产妇则多是子宫颈消失与子宫颈外口扩张同时进行。所以选项 E 错误。

62. D 胎儿先露部衔接后，将羊水分隔

为前后两部，在胎先露部前面的羊水称前羊水。当宫缩时羊膜腔内压力增加到一定程度时胎膜自然破裂，前羊水流出。自然分娩胎膜破裂多发生在宫口近开全时。所以选项A正确。一旦胎膜破裂，应立即监测胎心，并观察羊水性状（颜色和流出量），记录破膜时间，测量体温。若有胎心异常，应立即阴道检查排除脐带脱垂。所以选项B正确。破膜后应每2小时测量产妇体温，注意排查绒毛膜羊膜炎，根据临床指标决定是否启用抗生素预防或治疗感染。若无感染征象，破膜超过12小时尚未分娩可给予抗生素预防感染。所以选项C、E均正确。先露为胎头时羊水呈黄绿色混有胎粪，警惕胎儿窘迫，应立即行阴道检查明确有无脐带脱垂，并给予紧急处理。所以选项D错误。因此本题应选D。

63. D 产后10天，子宫降至骨盆腔内，腹部检查触不到宫底。所以选项D属于产后异常的临床表现。产后体温多数在正常范围内。体温可在产后24小时内略升高，一般不超过38℃，可能与产程延长致过度疲劳有关。所以选项A属于产后正常的临床表现。在产褥早期因子宫收缩引起下腹部阵发性剧烈疼痛，称为产后宫缩痛。于产后1～2日出现，持续2～3日自然消失。所以选项B属于产后正常的临床表现。血性恶露持续3～4日。所以选项C属于产后正常的临床表现。产后5天乳房出现肿、胀、痛一般是因为胀奶、乳汁结块、乳汁淤积等原因。所以选项E属于产后正常的临床表现。因此本题应选D。

64. E 下降动作呈间歇性；胎头呈半俯屈状态进入骨盆入口；俯屈动作完成后，胎头以枕下前囟径通过产道；胎儿围绕骨盆纵轴旋转，使其矢状缝与中骨盆及骨盆出口前后径相一致的动作称为内旋转；胎头于第一产程末期完成内旋转动作。所以本题应选E。

65. C 胎盘剥离征象有：①宫体变硬呈球形，胎盘剥离后降至子宫下段，下段被动扩张，宫体呈狭长形被推向上方，宫底升高达脐上；②阴道口外露的脐带段自行延长；③阴道少量流血；④用手掌尺侧在产妇耻骨联合上方轻压子宫下段，宫体上升而外露的脐带不再回缩。胎盘剥离后从阴道排出体外。所以选项C不属于胎盘剥离的征象。

66. C 产后子宫重量逐渐减轻，分娩结束时约为1000g，产后1周时约为500g，产后2周时约为300g，直至产后6周时约为50g，接近非孕期子宫大小。所以选项C错误。

67. D 影响子宫收缩功能的因素出现异常均会引起子宫收缩乏力。子宫收缩乏力的原因包括：头盆不称或胎位异常、子宫肌源性因素（包括子宫畸形、子宫肌瘤、子宫肌纤维过度伸展，如巨大儿、双胎妊娠）、内分泌失调（临产后孕妇体内缩宫素及前列腺素合成及释放减少，胎儿、胎盘合成与分泌硫酸脱氢表雄酮量较少，致宫颈成熟度欠佳）等。因此本题应选D。

68. E 一旦发现前不均倾位，除个别胎儿小、骨盆宽大、宫缩强、给予短时间试产外，均应尽快以剖宫产结束分娩。

69. A 面先露中颏前位可经过胎头仰伸、下降、内旋转、俯屈、复位及外旋转经阴道分娩，而颏后位继续下降时，已极度延伸的胎头大部分嵌顿在耻骨联合后上方不能再继续仰伸适应骨盆轴下降，更不能俯屈，故颏后位不能经阴道分娩。所以选项A正确。单臀先露若胎儿体重小于3500g，无头盆不称，可经阴道试产。枕横位或枕后位并非阴道分娩禁忌，但阴道助产率升高，可通过体位调整、加强宫缩、旋转胎位等处理。

70. B 一般建议臀位妊娠患者在36～37

周后，排除外倒转术（ECV）禁忌证后选择适宜人群，在严密监测下实施外倒转术。所以选项 B 错误。高龄初产、骨盆狭窄等多主张行剖宫产术。阴道分娩：①第一产程：产妇左侧卧位，少行肛查，禁止灌肠，防止胎膜早破；②第二产程：脐部娩出至胎头娩出一般控制在 2~3 分钟，最长不超过 8 分钟，以免新生儿窒息或死亡；③第三产程：常规检查软产道，如有裂伤及时缝合。预防产后出血及感染，给予缩宫素和抗生素。新生儿出生后 3 日内肌内注射维生素 K_1。所以选项 A、C、D、E 均正确。因此本题应选项 B。

71. C 中骨盆狭窄可使胎头下降延缓、胎头下降停滞、活跃期及第二产程延长，胎头内旋转及下降受阻易发生持续性枕后位及持续性枕横位。不易发生第一产程潜伏期延长。所以本题应选 C。

72. E 第二产程初产妇需 1~2 小时，故此产妇为正常产程，但胎儿为枕左横位，需用手或行胎头吸引术将胎头转成枕前位娩出。

73. D 协调性子宫收缩乏力：应首先明确病因；阴道检查宫口扩张和胎先露下降情况，及时发现有无头盆不称或胎位异常，若估计不能经阴道分娩者，应及时行剖宫产术。无头盆不称和胎位异常，无胎儿窘迫征象，估计能经阴道分娩者，则应加强宫缩。一般将缩宫素 2.5U 配制于 0.9% 生理盐水 500ml 中，从 1~2mU/min 开始，根据宫缩强弱进行调整，调整间隔为 15~30 分钟，每次增加 1~2mU/min 为宜，最大给药剂量通常不超过 20mU/min，维持宫缩时宫腔内压力达 50~60mmHg，宫缩间隔 2~3 分钟，持续 40~60 秒。对于不敏感者，可酌情增加缩宫素给药剂量。

74. E 在胎儿及胎盘未娩出前禁用麦角新碱，否则可使胎盘嵌留宫腔内；如胎儿娩出前使用本品，可能发生子宫强直性收缩，以致胎儿缺氧或颅内出血。所以经阴道分娩时，为预防产后出血，静脉注射麦角新碱应在胎盘娩出后。

75. A 产后出血应用无菌纱条止血，取出时应肌内注射子宫收缩药，注意预防感染。

76. E 羊水进入母体血循环的机制可能与下列因素有关：①宫缩过强或强直性收缩；②子宫存在开放血管；③死胎；④羊水混浊刺激性强。选项 E "巨大儿"与羊水进入母体血循环的机制无关。故本题应选 E。

77. B 羊水中的有形物质形成小栓子及其刺激肺组织产生和释放血管活性物质，使肺血管反射性痉挛，致使肺动脉高压，直接使右心负荷加重，导致急性右心扩张及充血性右心衰竭；又使左心房回心血量减少，左心排出量明显减少，引起周围血液循环衰竭，使血压下降产生一系列休克症状，产妇可因重要脏器缺血而突然死亡。所以本题应选 B。

78. D 发生羊水栓塞时首先要解除肺动脉高压，改善低氧血症；要抗过敏，在改善缺氧的同时，早期使用大剂量糖皮质激素；用右旋糖酐补充血容量，抗休克；肝素用于血液高凝状态。孕妇发生羊水栓塞时若在第一产程，应终止妊娠去除病因；若在第二产程中发病，行阴道助产结束分娩。所以选项 D 正确。

79. D 生理性黄疸也称为非病理性高胆红素血症。人类初生时胆红素产量大于胆红素排泄量，在我国几乎所有足月新生儿在生后早期都会出现不同程度的暂时性血清胆红素增高。生理性黄疸是排除性诊断，其特点为：①一般情况良好；②足月儿生后 2~3 天出现黄疸，4~5 天达高峰，5~7 天消退，最迟不超过 2 周；早产儿黄疸多于生后 3~5 天出现，5~7 天达高峰，7~9 天消退，最长可延迟到

3~4 周；③每天血清胆红素升高 <85μmol/L 或每小时 <0.5mg/dl；④血清总胆红素值尚未超过小时胆红素曲线（Bhutani 曲线）的第 95 百分位数，或未达到相应日龄、胎龄及相应危险因素下的光疗干预标准。

80. B 新生儿出生 4 天后出现黄疸，首先不考虑为新生儿溶血病。因为大多数 Rh 溶血病患儿生后 24 小时内出现黄疸并迅速加重，而多数 ABO 溶血病在第 2~3 天出现。

81. E 胆红素脑病为新生儿溶血病最严重的并发症，主要见于血清总胆红素（TSB）>20mg/dl（342μmol/L）或（和）上升速度 >0.5mg/dl（8.5μmol/L）、胎龄 >35 周新生儿；低出生体重儿在较低血清总胆红素水平，如 10~14mg/dL（171~239μmol/L）也可发生胆红素脑病，患儿多于生后 4~7 天出现症状。

82. D 新生儿胆红素代谢的特点：胎儿血氧分压低，红细胞数量代偿性增加，出生后血氧分压升高，过多的红细胞被破坏；新生儿红细胞寿命也相对短，一般早产儿低于 70 天，足月儿约 80 天，成人 120 天；新生儿血红蛋白分解速度是成人的 2 倍，所以新生儿每日生成的胆红素明显高于成人；新生儿刚出生时干细胞内的 Y 蛋白含量极微，二磷酸尿苷葡萄糖醛酸基转移酶（UDPGT）含量低（仅为成人的 1%~2%）且活性差（仅为正常的 0~30%），含量在生后 l 周时才接近正常，因此生成结合胆红素的量较少；且新生儿肝细胞排泄胆红素的能力不足，早产儿更为明显，可出现暂时性的肝内胆汁淤积。所以本题应选 D。

83. D 该患儿有窒息史，无明显肺部症状，生后 48 小时内有神经系统的异常症状和体征，表现为嗜睡，前囟紧张，四肢肌张力差，拥抱反射消失，最可能的诊断是新生儿缺氧缺血性脑病。面色微绀，心率偏慢，心音较低钝，说明患儿窒息程度较重。

84. D 患儿系新生儿黄疸，以间接胆红素为主，光照疗法是减低间接胆红素（非结合胆红素）简单而有效的方法。

85. B 产褥感染根据感染发生部位，可分为会阴、阴道、宫颈、腹部伤口、子宫切口局部感染，急性子宫内膜炎，急性盆腔结缔组织炎、腹膜炎，血栓静脉炎，脓毒血症等。选项 B "急性乳腺炎" 属于产褥病率，产褥病率常由产褥感染引起，但也可由生殖道以外的感染如急性乳腺炎、上呼吸道感染、泌尿系感染等原因所致。所以本题应选 B。

86. A 引起产褥感染的常见病原体有链球菌、大肠杆菌、葡萄球菌、支原体和衣原体等。正常情况下，它们大多寄生于生殖道，维持生殖道的菌群平衡，但是当身体免疫力下降后或细菌数量增多后可以成为致病菌，引起局部甚至全身的感染。此外，一些病原体来自于生殖道以外的地方，如不洁性生活、被污染的医疗器械等。所以选项 A 正确。

87. E 妊娠晚期子宫撑起腹壁腹膜，阑尾又处于腹腔深处，被增大的妊娠子宫掩盖，使得腹膜炎体征不明显。所以选项 E 错误。

88. C 根据患者产后出现发热、下腹痛，查体宫体压痛，阴道内见大量脓性分泌物且有异味，可初步判断为急性子宫内膜炎。所以选项 C 正确。急性子宫内膜炎主要应与上呼吸道感染、急性乳腺炎、泌尿系感染相鉴别。患者炎症扩散至子宫浆膜可形成急性盆腔腹膜炎，继而发展成弥漫性腹膜炎，全身中毒症状明显，高热、恶心、呕吐、腹胀，检查时下腹部明显压痛、反跳痛、肌紧张，还会出现腹泻、里急后重与排尿困难。

89. C 分娩 24 小时后，在产褥期内发生的子宫大量出血，称为晚期产后出血。以产后 1 ~ 2 周发病最常见，亦有迟至产后 2 月余发病者。

90. D 外阴阴道假丝酵母菌病和滴虫阴道炎是引起外阴瘙痒最常见的原因。细菌性阴道病、萎缩性阴道炎、阴虱、疥疮、蛲虫病、寻常疣、疱疹、湿疹、外阴色素减退性疾病，药物过敏或护肤品刺激及不良卫生习惯等，也常是引起外阴瘙痒的原因。外阴瘙痒多位于阴蒂、小阴唇、大阴唇、会阴甚至肛周等部位。外阴慢性单纯性苔藓的主要症状为外阴瘙痒，多难耐受而搔抓，搔抓进一步加重皮损，形成所谓的"痒－抓"恶性循环。外阴瘙痒常为阵发性，也可为持续性，通常夜间加重。所以选项 D 错误。

91. C 滴虫阴道炎检查可见阴道黏膜充血，严重者有散在出血点，甚至宫颈有出血斑点，形成"草莓样"宫颈。

92. A 经性交直接传播是滴虫阴道炎的主要传播方式。滴虫可寄生于男性的包皮皱褶、尿道或前列腺中，男性由于感染滴虫后常无症状，易成为感染源。滴虫阴道炎也可经公共浴池、浴盆、浴巾、游泳池、坐式便器、衣物、污染的器械及敷料等间接传播。宫内传播不是滴虫阴道炎的传播方式。所以本题应选 A。

93. D 细菌性阴道病主要采用 Amsel 临床诊断标准，下列 4 项中具备 3 项，即可诊断为细菌性阴道病，多数认为线索细胞阳性为必备条件：线索细胞阳性；匀质、稀薄、灰白色阴道分泌物，常黏附于阴道壁；阴道分泌物 pH > 4.5；胺试验阳性。除上述临床诊断标准外，还可应用 Nugent 革兰染色评分，根据阴道分泌物的各种细菌相对浓度进行诊断。

94. D 外阴阴道假丝酵母菌病（VVC）主要表现为外阴阴道瘙痒、阴道分泌物增多。外阴阴道瘙痒症状明显，持续时间长，严重者坐立不安，以夜晚更加明显。部分患者有外阴部灼热痛、性交痛以及排尿痛。所以选项 B 正确。阴道分泌物的特征为白色稠厚，呈凝乳状或豆腐渣样。所以选项 A 正确。妇科检查可见阴道黏膜红肿、小阴唇内侧及阴道黏膜附有白色块状物，擦除后露出红肿黏膜面，急性期还可见到糜烂及浅表溃疡。所以选项 C 正确。对有阴道炎症症状或体征的妇女，若在阴道分泌物中找到假丝酵母菌的芽生孢子或假菌丝即可确诊。可用湿片法或革兰染色检查分泌物中的芽生孢子和假菌丝。所以选项 E 正确。治疗方法为消除诱因，根据患者情况选择局部或全身抗真菌药物，以局部用药为主。及时停用广谱抗生素、雌激素等药物，积极治疗糖尿病。患者应勤换内裤，用过的毛巾等生活用品用开水烫洗。单纯性 VVC 常采用唑类抗真菌药物。所以选项 D 错误。因此本题应选 D。

95. E 盆腔炎性疾病（PID）指女性上生殖道的一组感染性疾病，主要包括子宫内膜炎、输卵管炎、输卵管卵巢脓肿（TOA）、盆腔腹膜炎。直肠旁结缔组织炎不属于盆腔炎性疾病。因此本题应选 E。

96. A 盆腔炎性疾病的诊断标准中，妇科检查为最低标准，实验室检查为附加标准，病理或影像学检查为特异标准。

97. A 盆腔炎性疾病的病原体有外源性及内源性两个来源，两种病原体可单独存在，但通常为混合感染，可能是外源性的衣原体或淋病奈瑟菌感染造成输卵管损伤后，容易继发内源性的需氧菌及厌氧菌感染。所以选项 A 正确。

98. C 异位内膜虽可随卵巢周期变化而有增生和分泌变化，但其改变不一定与子宫内膜同步（选项 C 正确），且往往仅表现为增生期改变（选项 D 错误），可能与异位内膜周围组织纤维化以致血供不足有关。异位内膜极少发生恶变（选项 A 错误），恶变率低于 1%，恶变组织学类型以透明细胞癌及子宫内膜样腺癌为主。无色素型早期异位病灶一般可见到典型的内膜组织，但异位内膜反复出血后，这些组织结构可被破坏而难以发现，出现临床表现极典型而组织学特征极少的不一致现象（选项 E 错误）。内异症临床表现和术中所见很典型，即使镜下仅能在卵巢囊壁中发现红细胞或含铁血黄素细胞等出血证据，亦应视为内异症（选项 B 错误）。所以本题应选 C。

99. B 宫颈内膜异位症累及宫颈者较少，表浅者多系子宫内膜直接种植所致，在宫颈表面可见暗红色或紫蓝色小结节，深部病灶在宫颈剖面呈点状紫蓝色或含陈旧血液的小囊腔。腹膜早期病变，通过腹腔镜可见到无色素的早期子宫内膜异位腹膜病灶，发展成为典型的色素灶约需时 6~24 个月。盆腔子宫内膜异位症容易出现盆腔粘连。宫颈内膜异位症不会造成盆腔粘连。所以选项 B 正确。

100. E 治疗子宫内膜异位症的常用治疗方法有期待治疗、药物治疗和手术治疗。其中药物治疗包括假孕疗法（雌/孕激素）、假绝经疗法（达那唑）和药物卵巢切除疗法（促性腺激素释放激素激动剂（GnRH-a））。当异位内膜侵犯除子宫外其他部位如卵巢、腹膜、膀胱或远处转移时，可出现卵巢巧克力囊肿（选项 A）、子宫直肠陷凹病灶（选项 B）、膀胱的子宫内膜异位（选项 C）、远处转移的子宫内膜（选项 D）。高效孕激素和假孕疗法可降低垂体促性腺激素水平，并直接作用于子宫内膜和异位内膜，导致内膜萎缩和经量减少。子宫腺肌病（选项 E）肌层内的异位内膜为不成熟的内膜，属基底层内膜，对孕激素无反应或不敏感，故对高效孕激素和假孕疗法治疗效果较差。所以本题应选 E。

101. C 保留卵巢功能手术是指切除盆腔内病灶及子宫，保留至少一侧或部分卵巢。适用于子宫内膜异位症Ⅲ、Ⅳ期患者、症状明显且无生育要求的 45 岁以下患者。

102. B 孕妇感染巨细胞病毒后，通过胎盘将此病毒传播给胎儿，母亲在感染后可产生抗体，以后再次生育胎儿受感染的机会较少或症状较轻，甚至无症状，但不能完全阻止垂直传播的发生。所以选项 B 正确。

103. B 根据育龄女性，进行性加重的痛经，性交痛，子宫后倾后屈，增大，质硬，固定，子宫后壁触痛结节，子宫右后方包块，不活动，张力较大，诊断考虑为卵巢子宫内膜异位囊肿。

104. C 子宫内膜异位症的临床表现有：①下腹痛或痛经；②不孕；③性交不适；④月经异常；⑤其他特殊症状如局部出现周期性疼痛和出血。生育期女性有继发性痛经且进行性加重、不孕或慢性盆腔痛，妇科检查扪及与子宫相连的囊性包块或盆腔内有触痛性结节，即可初步诊断为子宫内膜异位症。

105. E 子宫腺肌病的主要症状是经量过多、经期延长和逐渐加重的进行性痛经，疼痛位于下腹正中，常于经前 1 周开始，直至月经结束。妇科检查子宫呈均匀增大或有局限性结节隆起，质硬且有压痛，经期压痛更甚。

106. B 子宫腺肌病的主要表现是经量增多、经期延长以及逐渐加重的进行性痛经。子宫经期时压痛尤为显著。本病例提示子宫腺肌病可能性大，因此本题应选 B。子宫肌瘤、子宫肥大进行性痛经少见，所以选项 A、C 可排除。子宫内膜异位症痛经症状较子宫腺肌病轻，以侵犯卵巢最为常见，所以选项 D 可排除。早孕应有停经史及其他早孕反应，所以选项 E 可排除。

107. E 子宫腺肌病的治疗应视患者症状、年龄和生育要求而定，目前无根治性的有效药物。对于症状较轻、有生育要求或近绝经期患者可试用达那唑、孕三烯酮、GnRH - a 或左炔诺孕酮宫内缓释系统（LNG - IUS）治疗，均可缓解症状。在 GnRH - a 治疗时应注意患者骨丢失的风险，可以给予反向添加治疗和钙剂补充。年轻或希望生育的子宫腺肌瘤患者，可试行病灶切除术，但术后有复发风险。若患者长期有剧烈痛经或年龄大、无生育要求则应行全子宫加双侧输卵管切除术，根据患者年龄及卵巢是否有病变，决定是否保留卵巢。所以选项 E 错误。

108. C 外阴硬化性苔藓的病因不明，可能相关的因素有：①自身免疫：约 21% 患者合并自身免疫性相关性疾病；②感染；③遗传：有报道可有家族史，但尚未发现特异基因；④性激素缺乏：有患者血清二氢睾酮及雄烯二酮低于正常，临床睾酮药物治疗有效。所以选项 C 错误。

109. B 2006 年国际外阴阴道疾病研究学会（ISSVD）分类有棘层细胞增生型、苔藓样型、均质化或硬化型等，扁平苔藓属于 2006 年 ISSVD 分类中的苔藓样型，为细胞免疫异常介导的皮肤病损。

110. A 该患者最主要症状是外阴奇痒，分泌物不多。结合题干其他信息，初步怀疑为外阴慢性单纯性苔藓，该病主要依靠病理检查方能确诊。活检应在皲裂、溃疡、隆起、硬结或粗糙处进行，并应选择不同部位多点取材。

111. B 输卵管结核占女性生殖器结核的 90% ~100%，即几乎所有的生殖器结核均累及输卵管，双侧性居多，但双侧的病变程度可能不同。所以选项 B 正确。盆腔腹膜结核（选项 A）多合并输卵管结核。子宫颈结核（选项 C）较少见，占生殖器结核的 10% ~20%。卵巢结核（选项 D）占生殖器结核的 20% ~30%。子宫内膜结核（选项 E）占生殖器结核的 50% ~80%。

112. D 抗结核药物治疗对 90% 女性生殖器结核有效。药物治疗应遵循早期、联合、规律、适量、全程的原则。

113. E 输卵管结核约占女性生殖器结核的 90% ~100%，双侧性居多，但双侧的病变程度可能不同。输卵管增粗肥大，其伞端外翻如烟斗嘴状是输卵管结核的特有表现；也可表现为伞端封闭，管腔内充满干酪样物质；有的输卵管增粗，管壁内有结核结节；有的输卵管僵直变粗，峡部有多个结节隆起。在输卵管管腔内见到干酪样物质，有助于同非结核性炎症相鉴别。输卵管常与其邻近器官如卵巢、子宫、肠曲广泛粘连。子宫内膜结核常由输卵管结核蔓延而来，输卵管结核患者约半数同时有子宫内膜结核。所以选项 E 错误。

114. A 生殖器疱疹患者和病毒携带者均是传染源，主要通过性交时皮肤黏膜的直接接触而传染，疱疹液、精液、前列腺液、尿道及阴道分泌物均带有病毒。

115. C 不孕是生殖器结核的主要症状，以不孕为唯一主诉。因输卵管首先受累，病变常致伞端或其他节段阻塞、狭窄、或因间质炎症，使输卵管蠕动异常或黏膜纤毛破坏，影响精子或受精卵的输送而致不孕。

116. D 外生殖器异常最常见的是处女膜

闭锁，又称无孔处女膜，系发育过程中，阴道末端的泌尿生殖窦组织未腔化所致。其余四个选项均属于阴道发育异常。

117. A 根据 1998 年美国生殖学会提出的分类法，阴道发育异常可分为：①副中肾管发育不良，包括子宫、阴道未发育（MRKH 综合征），即为常见的先天性无阴道；②泌尿生殖窦发育不良，典型患者表现为部分阴道闭锁；③副中肾管融合异常，又分为垂直融合异常和侧面融合异常，垂直融合异常表现为阴道横隔，侧面融合异常表现为阴道纵隔和阴道斜隔综合征。

118. D 该患者 15 岁无月经来潮，染色体核型为 46，XX，检查仅发现浅短阴道盲端，B 型超声未探及子宫，而卵巢正常，符合"先天性无阴道"的诊断。所以选项 D 正确。处女膜闭锁（选项 A）表现为青春期周期性下腹痛，进行性加剧；检查可见处女膜膨出，表面呈紫蓝色；超声检查可见阴道内有积液；该患者特点不支持此诊断。阴道闭锁（选项 B）因闭锁位置不同而表现出不同的症状，因月经流出受阻，检查可发现包块，超声检查可见到子宫，该患者不符合"阴道闭锁"诊断。阴道纵隔（选项 C）可能出现性生活困难或不适，检查时可见阴道被一纵形黏膜分为两条纵形通道，超声提示子宫正常，该患者不符合"阴道纵隔"诊断。先天性宫颈闭锁（选项 E）临床上罕见，青春期后因宫腔积血而出现周期性腹痛，超声下可见到宫体，该患者特征不支持此诊断。因此，本题应选 D。

119. D 残角子宫壁发育不良，不能承受胎儿生长发育，常于妊娠中期时发生残角自然破裂，引起严重内出血，症状与输卵管间质部妊娠相似。偶有妊娠达足月者，分娩期亦可出现宫缩，但因不可能经阴道分娩，胎儿往往在临产后死亡。该患者尚处在妊娠早期，为避

免子宫破裂发生，在确诊后应及进行早开腹或腹腔镜手术，切除残角子宫。因此，本题应选 D。

120. C 青春期女性无月经来潮，出现周期性下腹痛，考虑存在处女膜闭锁，首选的检查应为外阴部视诊，检查处女膜是否正常。

121. D 盆腔脱垂轻症患者一般无症状。重度脱垂韧带筋膜有牵拉，盆腔充血，患者有不同程度的腰骶部酸痛或下坠感，站立过久或劳累后症状明显，卧床休息则症状减轻。阴道前壁膨出常伴有尿频、排尿困难、残余尿增加，部分患者可发生压力性尿失禁，但随着膨出的加重，其压力性尿失禁症状可消失，甚至需要手助压迫阴道前壁帮助排尿，易并发尿路感染。子宫脱垂不管程度多重一般不影响月经，轻度子宫脱垂也不影响受孕、妊娠和分娩。所以选项 D 错误。因此本题应选 D。

122. E 患者有外阴肿物脱出，可还纳，为子宫脱垂Ⅱ度以上。暴露在外的宫颈和阴道黏膜长期与衣裤摩擦，可致宫颈发生溃疡而出血，易感染。

123. C 尿瘘的临床表现包括漏尿、外阴瘙痒和疼痛、尿路感染等症状。其中漏尿为典型临床表现，常表现为产后或盆腔手术后出现阴道无痛性持续性流液。

124. A 异位妊娠以输卵管妊娠为最常见（占 95%），少见的还有卵巢妊娠、腹腔妊娠、宫颈妊娠、阔韧带妊娠。

125. D 输卵管妊娠流产或破裂者，阴道内常有来自宫腔的少许血液。子宫稍大而软。阴道后穹隆饱满，有触痛。将宫颈轻轻上抬或向左右摆动时引起剧烈疼痛，称为宫颈举痛或摇摆痛，此为输卵管妊娠的主要体征之一，是因加重对腹膜的刺激所致。内出血多时，检查子宫有漂浮感。子宫一侧或其后方可触及肿

块，其大小、形状、质地常有变化，边界多不清楚，触痛明显。所以选项 D 错误。

126. E 患者停经 9 周，大量阴道流血超过月经量，妇科检查见宫口开 2cm，此为难免流产的临床特点。难免流产一经确诊应尽早使妊娠物完全排出，故应尽早行负压吸宫术。

127. C 垂体腺瘤是脑垂体发生的一种良性肿瘤，不仅会引起颅内占位征，而且还会产生内分泌失调症状，如不孕、性功能减退、面容及肢端改变等。

128. E 输卵管妊娠以壶腹部妊娠最多见，约占 78%，其次为峡部、伞部，间质部妊娠较少见。所以选项 A 正确。输卵管妊娠流产多见于妊娠 8～12 周的输卵管壶腹部或伞端妊娠。所以选项 B 正确。输卵管妊娠破裂多见于妊娠 6 周左右输卵管峡部妊娠。所以选项 C 正确。输卵管间质部妊娠虽不多见，但由于输卵管间质部管腔周围肌层较厚，血运丰富，因此破裂常发生于妊娠 12～16 周。所以选项 D 正确。原发性腹腔妊娠只存在于腹腔内，无输卵管妊娠等的可能性。继发性腹腔妊娠多见于输卵管妊娠流产或破裂后，偶见于卵巢妊娠或子宫内妊娠而子宫存在缺陷时，胚胎落入腹腔。所以选项 E 错误。因此本题应选 E。

129. E 妊娠 8 周前的流产，多为完全流产；妊娠 8～12 周的流产，多为不全流产；难免流产时妊娠试验多数为阴性，少数为阳性；难免流产由先兆流产发展而来。不全流产易发生失血性休克。所以选项 E 正确。

130. D 阴道后穹隆穿刺抽出暗红色不凝固血液，可确诊盆腔内有出血，此时可有移动性浊音阳性、宫颈举痛、腹部压痛、反跳痛，但反之不能确诊盆腔内有出血。后穹隆穿刺抽出不凝血是手术指征之一。

131. A 多囊卵巢综合征的临床表现为闭经、肥胖、多毛、不孕和双侧卵巢呈多囊性增大，而不是单纯的卵巢囊肿。

132. A 多囊卵巢综合征患者卵巢变化：大体检查见双侧卵巢均匀性增大，为正常妇女的 2～5 倍，呈灰白色，包膜增厚、坚韧。切面见卵巢白膜均匀性增厚，较正常厚 2～4 倍，白膜下可见大小不等、≥12 个囊性卵泡，直径在 2～9mm。镜下见白膜增厚、硬化，皮质表层纤维化，细胞少，血管显著存在。白膜下见多个不成熟阶段呈囊性扩张的卵泡及闭锁卵泡，无成熟卵泡生成及排卵迹象。所以选项 A 错误。

133. B 40 岁前，由于卵巢内卵泡耗竭或医源性损伤发生卵巢功能衰竭，称为卵巢早衰。特点是原发或继发闭经伴随血促性腺激素水平升高（5～40mIU/ml 正常）和雌激素水平（卵泡期 10～90pg/ml，排卵期 100～500pg/ml，黄体期 50～240pg/ml，绝经期 10～30pg/ml）降低，并伴有不同程度的一系列低雌激素症状如潮热多汗、面部潮红、性欲低下等。

134. A 原发性痛经的发生主要与月经来潮时子宫内膜前列腺素含量增加，使子宫收缩加强并造成子宫缺血有关，也受精神、神经因素影响。无排卵性月经一般无痛经，在孕激素作用下，分泌型子宫内膜剥脱，经血的前列腺素含量显著高于增生型内膜经血中浓度。

135. A 宫内节育器适用于生育期妇女无禁忌证、要求放置宫内节育器者。禁忌证为：①妊娠或妊娠可疑。②生殖道急性炎症。③人工流产出血多，怀疑有妊娠组织物残留或感染可能；中期妊娠引产、分娩或剖宫产胎盘娩出后，子宫收缩不良有出血或潜在感染可能。④生殖器肿瘤。⑤生殖器畸形如纵隔子宫、双子宫等。⑥宫颈内口过松、重度陈旧性宫颈裂伤或子宫脱垂。⑦严重的全身性疾病。⑧宫腔 <5.5cm 或 >9.0cm（除外足月分娩后、大月份引产后或放置含铜无支架宫内节育器）。⑨近 3 个月内有月经失调、阴道不规则流血。⑩有铜过敏史。

136. E 卵巢周期使子宫内膜发生周期性变化。阴道黏膜、宫颈黏液、输卵管以及乳房组织在卵巢周期作用下亦发生周期性变化。外阴在卵巢周期中不出现周期性变化。

137. E 宫腔压力过高如双胎妊娠、羊水过多等，容易引起胎膜早破。胎位异常、头盆不称等可使胎儿先露部不能与骨盆入口衔接，前羊膜囊所受压力不均；宫颈机能不全，前羊膜囊楔入，胎膜受压不均，导致胎膜早破。妊娠期高血压疾病不会出现胎膜早破。

138. E 盆腔内血栓性静脉炎常侵及子宫静脉、卵巢静脉、髂内静脉、髂总静脉及阴道静脉。

139. E 子宫内膜异位症多见于生育年龄，发病与卵巢的周期性排卵有一定关系，最易发生在部位是卵巢，属良性病变，但具有远处种植活力。卵巢异位内膜形成的囊肿不容易恶变。所以选项 E 错误。

140. D 输卵管妊娠的治疗有手术治疗、药物治疗和期待治疗。以手术治疗为主，其次是非手术治疗。所以选项 A 正确。保守手术适用于有生育要求的年轻妇女，特别是对侧输卵管已切除或有明显病变者。所以选项 B 正确。输卵管间质部妊娠，应争取在破裂前手术，避免可能威胁生命的大量出血。手术应作子宫角部楔形切除及患侧输卵管切除，必要时切除子宫。所以选项 C 正确。输卵管妊娠破裂休克者，应边纠正休克边手术。所以选项 D 错误。化学药物治疗，主要适用于病情稳定

的输卵管妊娠患者及保守性手术后发生持续性异位妊娠者。所以选项 E 正确。因此本题的正确答案为 D。

141. A 无排卵性异常子宫出血患者的子宫内膜受雌激素持续作用而无孕激素拮抗，可有不同程度的增生性改变，少数可呈萎缩性改变。但不会出现分泌期。

142. D 子宫肌瘤的手术适应证：①因肌瘤导致月经过多，致继发贫血；②严重腹痛、性交痛或慢性腹痛、有蒂肌瘤扭转引起的急性腹痛；③肌瘤体积大压迫膀胱、直肠等引起相应症状；④因肌瘤造成不孕或反复流产；⑤疑有肉瘤变。子宫增大超过妊娠 10 周大小，有意愿手术者可进行手术。对于症状轻，肌瘤小于 2 个月妊娠子宫大小的可考虑保守治疗（观察或药物治疗）。所以选项 D 符合题意。

143. D CT 或 MRI 检查比 B 超检查更能清晰地显示肿块性状，最主要的是可以更多地提供肿瘤的比邻关系，有利于手术方案的制订和术中操作的入径实施。CT 检查还可显示有无肝、肺结节及腹膜后淋巴结转移。影像学的信息不能确定肿瘤的性质，最终需要病理学诊断。所以选项 D 正确。

144. B 子宫内膜病理检查是诊断子宫内膜结核最可靠的依据。由于经前子宫内膜较厚，若有结核菌，此时阳性率高，故应选择在经前 1 周或月经来潮 6 小时内行刮宫术。术前 3 日及术后 4 日应每日肌内注射链霉素 0.75g 及口服异烟肼 0.3g，以预防刮宫引起结核病灶扩散。由于子宫内膜结核多由输卵管蔓延而来，故刮宫时应注意刮取子宫角部内膜，并将刮出物送病理检查，在病理切片上找到典型结核结节，诊断即可成立，但阴性结果并不能排除结核的可能。若有条件应将部分刮出物或分泌物作结核菌培养。遇有宫腔小而坚硬，无组

织物刮出，结合临床病史及症状，也应考虑为子宫内膜结核，并作进一步检查。若子宫颈可疑结核，应做活组织检查确诊。所以选项 B 错误。

145. A 产妇分娩后首先关心的是婴儿的健康，因此将婴儿交给母亲是对产妇最好的安慰和鼓励。

146. B 双胎输血综合征（TTTS）是单绒毛膜双羊膜囊单卵双胎的严重并发症。所以选项 A 错误。TTTS 的诊断标准为羊水量异常，既往对于双胎输血综合征的诊断通常是通过产后检查新生儿，如果两个胎儿体重相差≥20%、血红蛋白相差 >50g/L，提示双胎输血综合征，这一观点已被摒弃。所以选项 B 正确，选项 C、D 错误。根据 Quintero 分期，TTTS 可分为 5 期：Ⅰ期：仅羊水量异常；Ⅱ期：超声不能显示供血儿膀胱；Ⅲ：出现脐动脉、静脉导管、脐静脉多普勒血流的异常；Ⅳ期：任何一胎水肿；Ⅴ期：任何一胎死亡。所以选项 E 错误。因此本题的正确答案为 B。

147. D 先天性无阴道几乎均合并无子宫或仅有始基子宫，卵巢功能多为正常。症状为原发性闭经及性生活困难。因子宫为始基状况而无周期性腹痛。检查见患者体格、第二性征以及外阴发育正常，但无阴道口，或仅在前庭后部见一浅凹，偶见短浅阴道盲端。15%～45% 患者可伴有泌尿道发育异常，个别伴有脊椎异常。

148. E 子宫痉挛性狭窄环是指子宫局部平滑肌持续不放松，痉挛性不协调性收缩形成的环形狭窄。多因精神紧张、过度疲劳和不适当使用缩宫剂或粗暴实施阴道内操作所致。狭窄环位于胎体狭窄部及子宫上、下段交界处如胎儿颈部、腰部，不随宫缩上升，与病理性缩复环不同。子宫痉挛性狭窄环使产程延

长，易发生胎儿窘迫、新生儿窒息甚至死亡。痉挛性狭窄环和病理性缩复环均为不协调性子宫收缩过强引起，但后者有梗阻性难产因素，随宫缩上升，致子宫下段肌肉变薄变长，是子宫破裂先兆的主要表现之一。所以本题应选 E。

149. E 柱状上皮细胞主要分布于鼻腔、鼻咽、肺部、胃肠部、子宫颈、子宫内膜及输卵管等部位。子宫颈管黏膜为单层高柱状上皮，黏膜内腺体分泌碱性黏液，形成黏液栓堵塞子宫颈管。输卵管壁内层为黏膜层，由单层高柱状上皮覆盖。

150. C 产褥病率指分娩 24 小时以后的 10 日内，每日测量体温 4 次，间隔时间 4 小时，有 2 次体温达到或超过 38℃。

151. D 阴道前壁膨出常导致与其紧连的膀胱也向下膨出，严重者膀胱宫颈筋膜受损严重，紧连阴道前壁的尿道膨出，患者常出现尿急、尿频、溢尿等症状。80% 的压力性尿失禁患者伴有阴道前壁膨出。因此，本题应选 D。

152. A 肌壁间肌瘤占子宫肌瘤的 60%～70%，肌瘤位于子宫肌壁间，周围均被肌层包围。大的肌壁间肌瘤易致月经周期缩短，经量增多，经期延长。

153. C 病原体侵入前庭大腺引起的炎症，称为前庭大腺炎，可分为前庭大腺炎、前庭大腺脓肿和前庭大腺囊肿。生育期妇女多见，幼女及绝经后期妇女少见（选项 D 正确）。前庭大腺位于两侧大阴唇后 1/3 深部，腺管开口于处女膜与小阴唇之间（选项 A 正确），在性交、分娩等情况污染外阴部时易发生炎症。前庭大腺炎症多为混合性细菌感染（选项 E 正确）。主要病原体为葡萄球菌、大肠埃希菌、链球菌、肠球菌。前庭大腺炎症的治疗主要是抗感染，若形成前庭大腺脓肿，需

及时行切开引流术（选项 B 正确），以缓解疼痛。无症状的前庭大腺囊肿可随访观察（选项 C 错误）；对囊肿较大或反复发作者可行囊肿造口术。所以本题应选 C。

154. C 妊娠合并心脏病主要分为结构异常性心脏病、功能异常性心脏病和妊娠期特有心脏病三类。以结构异常性心脏病为主，其中先天性心脏病占 35% ~ 50%。随着生活及医疗条件的改善，以往发病率较高的风湿性瓣膜性心脏病发病率逐年下降。妊娠期特有心脏病如妊娠期高血压疾病性心脏病、围产期心肌病等也占有一定的比例。

155. D 羊水栓塞通常起病急骤、来势凶险。70% 发生在阴道分娩时，19% 发生在剖宫产时。大多发生在分娩前 2 小时至产后 30 分钟之间。极少发生在中孕引产、羊膜腔穿刺术中和外伤时。所以选项 D 正确。

156. D 妊娠期增大的子宫使膈肌升高，心脏向左、上、前方移位，心脏沿纵轴顺时针方向扭转，加之血流量增加及血流速度加快，心浊音界稍扩大，心尖搏动左移 1 ~ 2cm。所以选项 A、B 均正确。伴随着外周血管阻力下降，心率增加及血容量增加，心排出量自妊娠 10 周逐渐增加，至妊娠 32 ~ 34 周达高峰，持续至分娩。所以选项 C 正确。妊娠早期及中期血压偏低，妊娠 24 ~ 26 周后血压轻度升高。一般收缩压无变化，舒张压因受外周血管扩张、血液稀释及胎盘形成动静脉短路而轻度降低，使脉压稍增大。所以选项 D 错误。妊娠期下肢静脉压显著升高，加之增大子宫压迫下腔静脉，导致下肢水肿、静脉曲张和褥疮的发生率增加，同时也增加深部静脉血栓（DVT）的发生风险。所以选项 E 正确。故本题应选 D。

157. A 2006 年国际外阴阴道疾病研究学会（ISSVD）分类有棘层细胞增生型、苔藓样型、均质化或硬化型等，外阴慢性单纯性苔藓属于 2006 年 ISSVD 分类中的棘层细胞增生型。

158. E 该患儿巩膜、皮肤明显黄染，食欲缺乏，肝大，应考虑是否存在新生儿败血症、新生儿黄疸。因此需完善血培养、血常规、母婴血型检查、血清胆红素测定等检查。患儿无大便次数及大便性状改变，可暂不行粪常规检查。

159. A 子宫颈上皮内病变以及宫颈癌与持续 HPV 感染（选项 E）、性生活紊乱、性生活过早（< 16 岁）（选项 D）、多个性伴侣、吸烟（选项 B）、性传播疾病、经济状况低下（选项 C）、口服避孕药和免疫抑制密切相关。糖尿病（选项 A）为子宫内膜癌的高危因素。因此本题应选 A。

160. D 淋病奈瑟菌主要侵袭黏膜，以生殖、泌尿道黏膜柱状上皮、移行上皮为主，并沿生殖道黏膜上行扩散。

二、A3/A4 型题

161. C 患者 51 岁，处于围绝经期，表现为月经周期不规则，经期长短不一，血流量大。基础体温呈单相型提示无排卵。宫颈黏液羊齿状结晶呈持续高度影响提示子宫内膜受雌激素作用表现为增殖期内膜。最有可能为子宫内膜增生症。月经异常是本病突出症状之一。

162. D 子宫内膜增生症的诊断依赖于子宫内膜组织学诊断。取材的方法包括：内膜活检、扩宫刮宫术、负压吸宫术、宫腔镜检查。

163. C 孕妇突然抽搐应诊断为子痫。患者妊娠 36 周时，出现持续性头痛及视觉障碍的症状，应视为重度子痫前期，在子痫前期基础上发生不能用其他原因解释的抽搐，即为子病。子痫抽搐进展迅速，前驱症状短暂，表现为抽搐、面部充血、口吐白沫、深昏迷；随之深部肌肉僵硬，很快发展成典型的全身高张阵挛惊厥、有节律的肌肉收缩和紧张，持续约1~5分钟，其间患者无呼吸动作；此后抽搐停止，呼吸恢复，但患者仍昏迷，最后意识恢复，但困惑、易激惹、烦躁。

164. E 子痫发作时首先应控制抽搐，首选硫酸镁静滴及静推，加用镇静药，血压过高时加用降压药。降压药物首选肼苯哒嗪。头痛剧烈伴呕吐时可选用利尿药。

165. B 眼底改变是反映子痫-子痫前期病变程度的重要标志，对估计病情有重要意义。

166. A 子痫患者一旦抽搐控制后即可考虑终止妊娠。

167. C 患者最可能的诊断是妊娠期肝内胆汁淤积症。妊娠期肝内胆汁淤积症表现为孕晚期出现皮肤瘙痒，少数人有黄疸等不适，分娩后瘙痒症状迅速消失

168. E 血清总胆汁酸（TBA）测定是诊断 ICP 的最主要实验证据，也是监测病情及治疗效果的重要指标。空腹血清 TBA≥10μmol/L 伴皮肤瘙痒是 ICP 诊断的主要依据。

169. E 轻度 ICP 患者终止妊娠的时机在孕 38~39 周左右。患者应积极治疗后适时终止妊娠。

170. D 患者未出现严重影响胎儿的症状，故应积极治疗后适时终止妊娠。

171. C 妊娠合并心脏病阴道分娩过程中，在第二产程应避免产妇用力屏气加腹压，可行会阴侧切、胎头吸引、钳产助产，以尽可能缩短产程。胎儿娩出后严禁使用麦角新碱，以防静脉压增高。产后 3 天内，尤其是 24 小时内仍是发生心力衰竭的危险时期。所以选项 C 正确。

172. B 年龄在 35 岁以上、心功能 Ⅲ~Ⅳ级、有心力衰竭病史、严重心律失常的心脏病患者均不宜妊娠。

173. A 依据病史及查体，患者可诊断为前置胎盘。前置胎盘的典型症状为妊娠晚期发生无诱因、无痛性反复阴道流血。大量出血呈现面色苍白、脉搏增快微弱、血压下降等休克表现。腹部检查：子宫软，无压痛，大小与妊娠周数相符。这些都是前置胎盘的征象。由于子宫下段有胎盘占据，影响胎先露部入盆，故胎先露高浮，常并发胎位异常。

174. B 超声检查可清楚显示子宫壁、胎盘、胎先露部及宫颈的位置，有助于确定前置胎盘类型。前置胎盘不可以做肛查，也不能做阴道检查，因为前置胎盘主要是胎盘附着的位置靠下，如果做肛查或者是阴道的内诊，就会不小心触碰到胎盘组织，容易发生大出血，是非常凶险的。所以本题应选 B。

175. D 患者妊娠<36 周，一般情况良好，可行期待疗法，目的是在保障母儿安全的前提下，尽量延长妊娠时间，提高胎儿存活性。具体的措施有：绝对卧床休息、抑制宫缩、纠正贫血、预防感染等。

176. B 患者有突然发作的持续性腹痛，伴少量阴道流血，血压下降、脉搏细弱等休克表现，并且体征表现为宫底升高，胎位不清，最可能的诊断是胎盘早剥。

177. D 胎盘早剥一经确诊应尽快行剖宫产术终止妊娠。题中患者血压 75/40mmHg，脉搏 120 次/分，应采取抗休克治疗后，尽快剖宫产终止妊娠。

178. E 通过骨盆外测量，坐骨结节间径

<8cm，耻骨弓角度<90°，可以诊断出此产妇为漏斗型骨盆，属于骨盆出口平面狭窄。骨盆出口平面狭窄常与中骨盆平面狭窄并存，易致继发性宫缩乏力和第二产程停滞，胎头双顶径不能通过骨盆出口平面。

179. C 患者为骨盆出口平面狭窄，临床上常用坐骨结节间径与出口后矢状径之和估计阴道出口大小。若两者之和>15cm，多数可经阴道分娩，有时需行产钳助产或胎头吸引术助产。若两者之和≤15cm，足月胎儿不易经阴道分娩，应行剖宫产术结束分娩。骨盆出口平面狭窄不宜强行阴道助产，应行剖宫产术，否则会导致严重的软产道裂伤及新生儿产伤。

180. D 前置胎盘的治疗原则为止血、纠正贫血、预防感染并适时终止妊娠。期待治疗的目的是在母儿安全的前提下，延长妊娠时间，提高胎儿的存活率。适用于妊娠<36周，一般情况良好，胎儿存活，阴道流血不多，无需紧急分娩的孕妇。期待治疗需要在有母儿抢救能力的医疗机构进行。该孕妇目前无活动性阴道流血，胎心听诊正常，应选择在有治疗能力的机构尽量延长孕周，期待治疗，必要时及时终止妊娠。

181. E 前置胎盘的高危因素包括：流产史、宫腔操作史、产褥期感染史、高龄、剖宫产史、吸烟、多胎妊娠及妊娠28周前的超声检查提示胎盘前置状态等。

182. A 期待治疗过程中，若患者出现大出血，为挽救患者生命，应果断终止妊娠。对于无症状的前置胎盘合并胎盘植入者，可于妊娠36周后择期手术终止妊娠，无症状的完全性前置胎盘，可期待治疗至37周。该患者系完全性前置胎盘合并胎盘植入，目前已35^{+5}周，突发大量阴道流血，应做好充分准备

及时终止妊娠。所以选项A不正确。

183. D 子宫切除术适用于各种保守治疗方法无效时，一般为子宫次全切除，但若前置胎盘或部分胎盘植入到子宫颈时行子宫全切术。该患者保守治疗无效，应考虑行子宫切除。反复大量出血应输血维持血容量。

184. E 腹压增大下不自主溢尿是压力性尿失禁最典型的症状，压力性尿失禁的辅助检查压力试验及指压试验为阳性，因此，可诊断为压力性尿失禁。结合患者相关体格检查及实验室检查可以排除其他选项。因此本题应选E。

185. D 压力性尿失禁治疗分为非手术治疗和手术治疗。非手术治疗用于轻、中度压力性尿失禁治疗和手术治疗前后的辅助治疗。非手术治疗包括盆底肌肉锻炼、盆底电刺激、膀胱训练、α肾上腺素能激动剂等。30%~60%的患者经非手术治疗能改善症状，并治愈轻度的压力性尿失禁。手术治疗方法很多，目前公认的术式为耻骨后膀胱尿道悬吊术、阴道无张力尿道中段悬吊术。然而，人工尿道括约肌植入术常用于Ⅲ型压力性尿失禁治疗，即静止状态下膀胱颈处于开放状态。考虑患者年龄症状及相关检查，人工尿道括约肌植入术不合理。因此，本题选D。

三、案例分析题

186. C 孕妇可初步诊断为妊娠剧吐。妊娠剧吐是指妊娠早期孕妇出现严重持续的恶心、呕吐，并引起脱水、酮症甚至酸中毒，需要住院治疗者。题中患者每日呕吐6次左右，呕吐物中有胆汁，体重较妊娠前下降6%，为明确诊断，最有意义的检查是尿液检查。尿液检查可测定尿酮体、尿量、尿比重；中段尿细菌培养以排除泌尿系统感染。

187. ABCD 妊娠剧吐患者应住院治疗，

禁食，根据化验结果，明确失水量及电解质紊乱情况，酌情补充水分和电解质（选项 A 正确）。输液中应加入氯化钾、维生素 C 等，并给予维生素 B_1 肌内注射。止吐剂一线用药为维生素 B_6 或维生素 B_6 – 多西拉敏复合制剂（选项 B 正确）。对合并有代谢性酸中毒者，可给予碳酸氢钠或乳酸钠纠正（选项 D 正确）。营养不良者，静脉补充必需氨基酸、脂肪乳。一般经上述治疗 2～3 日后，病情多可好转。若患者体重减轻大于 5%～10%，不能进食，可选择鼻饲管或中心静脉全胃肠外营养（选项 C 正确）。孕妇可在呕吐停止后，试进少量流质饮食，可逐渐增加进食量，同时调整补液量。选项 E 的处理不恰当，广谱抗生素不能用来预防感染。因此本题应选 ABCD。

188. ABDE 因妊娠剧吐，需要终止妊娠的指征为：①体温持续高于 38℃；②卧床休息时心率 >120 次/分；③持续黄疸或蛋白尿；④出现多发神经炎及神经性体征；⑤有颅内或眼底出血经治疗不好转者；⑥出现 Wernicke 脑病。选项 C 不属于终止妊娠的情况。

189. ACDE 选项 A、C、D、E 所提及的辅助检查对妊娠期高血压疾病的病情评估及诊治均有一定意义。静脉泌尿系造影主要用于了解泌尿系统器官功能、形态、位置、通畅情况，对子痫前期病情评估及诊治无帮助。

190. ABD 患者头痛为子痫前期重度的严重表现，应积极治疗原发病情，可给予硫酸镁静脉滴注预防子痫。选项 C 不恰当。厄贝沙坦为血管紧张素 Ⅱ 受体抑制剂，妊娠中晚期禁用，故选项 E 不恰当。因此本题的正确答案为 ABD。

191. BCD 选项 A 为控制子痫抽搐时所使用的剂量。该患者尚未发生子痫，预防子痫发作的负荷剂量为 2.5～5.0g，维持剂量与控制子痫抽搐相同。所以选项 A 错误。硫酸镁的有效镁离子浓度为 1.8～3.0mmol/L，超过 3.5mmol/L 即可出现中毒症状，故选项 E 也不正确。因此本题的正确答案为 BCD。

192. ADE 硫酸镁应用期间应监测镁离子浓度，提前转至早产儿救治能力较强的医疗机构，病情稳定后在使用 5～7 天后停用硫酸镁，不可长时间持续使用。所以选项 A 正确，选项 B 错误。该患者为子痫前期重度，目前孕周为 30^{+5} 周，对于孕 28～34 周，如果积极治疗后病情稳定，可继续期待治疗至 34 周。所以选项 C 错误，选项 D 正确。妊娠 ≥34 周的子痫前期重度患者应考虑终止妊娠。所以选项 E 正确。因此本题的正确答案为 ADE。

193. D 本例最可能的诊断是妊娠期肝内胆汁淤积症。妊娠期肝内胆汁淤积症表现为妊娠中晚期出现皮肤瘙痒、黄疸，瘙痒以脐周和四肢为主，大多数 ICP 患者 ALT 和 AST 轻至中度升高，为正常的 2～10 倍，一般不超过 1000IU/L。

194. BDE 妊娠期肝内胆汁淤积症（ICP）的临床表现为：①皮肤瘙痒为主要的首发症状，初起为手掌、脚掌或脐周瘙痒，可逐渐加剧而延及四肢、躯干、颜面部；瘙痒程度各有不同，夜间加重，严重者甚至引起失眠。70% 以上发生在妊娠晚期，平均发病孕周为 30 周，也有少数在孕中期出现瘙痒的病例。瘙痒大多在分娩后 24～48 小时缓解，少数在 48 小时以上缓解。②黄疸，出现瘙痒后 24 周内部分患者可出现黄疸，黄疸发生率较低，多数仅出现轻度黄疸，于分娩后 1～2 周内消退。③皮肤抓痕，ICP 不存在原发皮损，但因瘙痒抓挠皮肤可出现条状抓痕，皮肤组织活检无异常发现。④其他表现，少数孕妇可有恶心、呕吐、食欲缺乏、腹痛、腹泻、轻微脂肪痢等非特异性症状，极少数孕妇出现体重下降及维生素 K 相关凝血因子缺乏，而后者可能增加产后出血的风险。所以选项 BDE 正确。

195. ABDE 妊娠期肝内胆汁淤积症的治疗目标是缓解瘙痒症状，改善肝功能，降低血胆汁酸水平，延长孕周，改善妊娠结局。

196. D 患者脂溶性维生素 K 的吸收减少，致使凝血功能异常，导致产后出血，也可发生糖、脂代谢紊乱；一般而言，血清总胆红素水平正常或轻度升高，直接胆红素水平升高为主；谷丙转氨酶、谷草转氨酶、血清 α 谷胱甘肽转移酶在 ICP 表现为轻度升高；肝组织活检见肝细胞无明显炎症或变性表现，仅肝小叶中央区胆红素轻度淤积，毛细胆管胆汁淤积及胆栓形成。电镜切片发现毛细胆管扩张合并微绒毛水肿或消失。所以本题应选 D。

197. ABCEF 慢性子宫颈炎（选项 A）临床表现可有性交后出血，经间期出血。妇科检查可发现子宫颈呈糜烂样改变，或有黄色分泌物覆盖宫颈口或从宫颈口流出，也可表现为子宫颈息肉或子宫颈肥大。子宫颈癌（选项 B）亦可表现为宫颈糜烂，并伴有接触性出血。绝经后是子宫内膜癌（选项 C）的高危年龄，绝经后阴道流血是其典型临床症状。绝经后子宫内膜炎症（选项 E）或子宫内膜息肉（选项 F）亦可引起阴道流血。卵巢癌是不会导致阴道出血的。所以选项 D 可排除。

198. ABCDF 绝经后阴道流血，宫颈涂片及 HPV 检查（选项 A、B）可以排查子宫颈癌；子宫内膜采集（选项 C）、诊断性刮宫（选项 D）、宫腔镜检查（选项 F）均可用来进一步明确是否存在子宫内膜炎、子宫内膜息肉或子宫内膜癌。

199. BCDE 上述检查均未见异常，提示本患者可能存在子宫颈炎。对于宫颈糜烂样改变伴有分泌物增多、乳头状增生或接触性出血，可给予局部物理治疗，包括激光（选项 B）、冷冻（选项 C）、微波（选项 D）等方法；也可给予中药保妇康栓进行局部中药治疗（选项 E），或将其作为物理治疗前后的辅助治疗。

200. ABCD 根据题干，进行性痛经及查体见子宫后壁触痛性结节、左附件固定包块伴压痛，可初步考虑为子宫内膜异位症。行宫腔镜检查仅能观察子宫内膜病变，不能观察盆腔内的结构异常，故选项 E 不正确。B 型超声检查（选项 A）可了解子宫及附件情况；腹腔镜检查（选项 B）可在直视下检查子宫、附件及盆腔情况。试用假孕疗法（选项 C）是指外源性给予高效孕激素及相对较小量的雌激素，模拟妊娠期间体内激素的状态来治疗子宫内膜异位症的方法。炔诺酮（选项 D）是一种口服有效的孕激素，可外源性提高孕激素，即假孕治疗，可用于子宫内膜异位症的治疗。因此本题应选 ABCD。

201. C 本病例初步诊断为子宫内膜异位症，首选的检查是腹腔镜检查。所以选项 C 正确。子宫内膜病理检查（选项 A）只能排查子宫内膜病变。基础体温测定（选项 B）可监测月经周期内有无排卵，但在此无意义。输卵管碘油造影（选项 D）用于观察双侧输卵管是否通畅。腹腔镜检查可充分暴露盆腔术野，便于手术操作优于剖腹探查（选项 E）。因此本题应选 C。

202. BCDE 治疗子宫内膜异位症应该根据不同年龄需求制订个体化治疗方案。本例患者有生育要求，诊断为不孕症，首先要进行全面的不孕症检查，排除其他不孕因素。对于子宫内膜异位症，腹腔镜检查是首选的手术治疗方式。可在药物治疗控制病情后给予生育指导；对于有高危因素者（年龄在 35 岁以上、不孕年限超过 3 年，尤其是原发性不孕者；重度内异症、盆腔粘连、病灶切除不彻底者；输卵管不通者），应积极行辅助生殖技术助孕。如一直口服避孕药使患者一直处于避孕状态，则无法受孕。因此选项 A 不正确。其他选项均正确。

203. AB 为明确盆腔包块大小、位置、形态、性质等，需要行妇科检查（选项 A）和超声（选项 B）进行初步检查，妇科检查前需要排空膀胱。

204. A 囊实性并且有短线状强回声的卵巢肿块首先考虑为畸胎瘤。故选项 A 正确。

205. ABCE 卵巢肿瘤的常见并发症包括蒂扭转（选项 A）、破裂（选项 B）、感染（选项 C）、恶性变（选项 E）等。

206. BCDE 卵巢良性肿瘤经充分沟通利弊后，可以考虑行经腹或经腹腔镜下患侧附件切除术（选项 B、D 项）或患侧肿瘤剔除术（选项 C、E），术中是否保留卵巢取决于肿瘤的位置、大小、是否存在扭转所致坏死，以及患者年龄。术中剖检，必要时送快速冰冻病理检查。

207. BCE 患者既往有糖尿病，可诊断为糖尿病（选项 E）。绝经后阴道出血，考虑为阴道炎（选项 F）、宫颈癌（选项 C）和子宫内膜癌（选项 B）。但阴道炎往往出血量极少，持续数天即净。而患者有子宫内膜癌的高危因素，超声亦提示子宫内膜增厚，宫颈脱落细胞学检查异常，因此，子宫内膜癌（选项 B）和宫颈癌（选项 C）是重点考虑的诊断。子宫肌瘤（选项 A）多为育龄期女性经量改变，子宫表面凹凸不平，超声可见低回声结节。功能性卵巢肿瘤（选项 D）可能导致子宫内膜病变，进展为子宫内膜癌，但一般超声检查可见卵巢实性肿物，该患者双侧附件区未及包块，不支持该诊断。

208. BF 该患者肥胖，既往有糖尿病病史，属子宫内膜癌高危人群。B 型超声提示子宫内膜增厚，诊断性刮宫能获得子宫内膜的组织标本进行病理诊断，是最常用、最有价值的内膜癌诊断方法，因此，应选择诊断性刮宫（选项 B）明确该患者是否为内膜癌。除此之外，宫颈脱落细胞学检查提示查见不明意义的腺上皮细胞，为进一步明确病变及其来源，应行阴道镜检查（选项 F）和宫颈管搔刮术，后者包括在诊断性刮宫的检查中。绝对不应对未排除恶性肿瘤患者直接行相关治疗，如激素治疗（选项 A、C）、手术治疗（选项 D、E）。

209. D 子宫内膜癌的分期现采用 FICO 2009 年制定的手术病理分期（见下表）。因病变累及宫角和卵巢，因此分期至少为ⅢA 期。

国际妇产科联盟子宫内膜癌的手术病理分期（2009 年）

分期	肿瘤范围
Ⅰ期	肿瘤局限于子宫体
ⅠA	无或 <1/2 肌层浸润
ⅠB	≥1/2 肌层浸润
Ⅱ期	癌瘤累及子宫颈间质，但无宫体外蔓延
Ⅲ期	局部和/或区域扩散
ⅢA	癌瘤累及子宫体浆膜层和/或附件
ⅢB	阴道和/或宫旁受累
ⅢC	癌瘤转移至盆腔和/或腹主动脉旁淋巴结
ⅢC1	癌瘤转移至盆腔淋巴结
ⅢC2	癌瘤转移至腹主动脉旁淋巴结，有/无盆腔淋巴结转移
Ⅳ期	癌瘤累及膀胱和/或直肠黏膜；和/或远处转移
ⅣA	癌瘤累及膀胱和/或直肠黏膜
ⅣB	远处转移，包括腹腔转移和/或腹股沟淋巴结转移

210. B Ⅲ期子宫内膜癌患者病变已超出子宫实质，手术应个体化，以尽可能切除所有肉眼可见病灶为目的，手术方案同卵巢癌患者，行肿瘤细胞减灭术。所以选项 B 正确。